国际骨科权威经典译著

第13版

普及版

CAMPBELL'S
OPERATIVE ORTHOPAEDICS
坎贝尔骨科手术学

原著者　Frederick M. Azar
　　　　James H. Beaty
　　　　S. Terry Canale

主　译　唐佩福　王　岩　卢世璧

第6卷　创伤骨科

分卷主译　张立海　吴克俭　张　巍　张里程

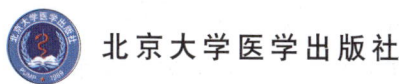

KANBEIER GUKE SHOUSHUXUE (DI 13 BAN, PUJI BAN)——DI 6 JUAN: CHUANGSHANG GUKE

图书在版编目(CIP)数据

坎贝尔骨科手术学：第13版：普及版.第6卷，创伤骨科 /（美）阿扎（Azar F.M.），（美）贝蒂（Beaty J.H.），（美）卡内尔（Canale S.T.）原著；唐佩福，王岩，卢世璧主译.—北京：北京大学医学出版社，2018.3（2021.4重印）

书名原文：Campell's Operative Orthopeadics，13th edition

ISBN 978-7-5659-1739-4

Ⅰ.①坎…　Ⅱ.①阿…②贝…③卡…④唐…⑤王…⑥卢…　Ⅲ.①骨科学—外科手术②骨损伤—外科手术　Ⅳ.①R68②R683

中国版本图书馆CIP数据核字（2017）第309293号

内 容 提 要

《坎贝尔骨科手术学》全书共19部分89章，系统介绍了骨科理论和手术技术。对于第13版修订，作者在大量更新理论、技术及相关经验，最大限度收录最新骨科手术技术的同时，仍保留了被视为"金标准"的经典手术技术，并秉承了严谨求实的编写风格。与上版比，第13版修订幅度在30%以上，涉及微创、关节镜的章节和脊柱部分几乎全部重写，有些章节的内容虽然文字修改量不大，但很多理念已截然不同，手术技术方面也有很多改良和创新。同时，此次中文版翻译出版工作在解放军总医院骨科团队的倾力支持和组织下，邀请了全国一百余位权威、知名专家参与翻译和审校工作，译稿质量也得到了极大的提升。

此次再版，堪称积极创新与沉淀经典的完美结合，再次将这部历经80余年辉煌的国际骨科权威经典巨著推向了一个新的高度。正如戴尅戎院士指出：《坎贝尔骨科手术学》之所以成为经典，是作者在渊博的理论知识和丰富的临床经验基础上，荟萃海量文献，正确地把握手术适应证、手术时机，详尽入微地描述手术技术各种细节及围术期处理、并发症防治，并对相关手术技术做出客观公允评价的结果。因此，无论是骨科专业研究生，中、低年资的骨科医师，还是已具有较高水平的骨科专家，都能够从中汲取到丰富的营养。

坎贝尔骨科手术学（第13版，普及版）——第6卷：创伤骨科

主　　译：唐佩福　王　岩　卢世璧
分卷主译：张立海　吴克俭　张　巍　张里程
出版发行：北京大学医学出版社
地　　址：（100191）北京市海淀区学院路38号　北京大学医学部院内
电　　话：发行部 010-82802230；图书邮购 010-82802495
网　　址：http://www.pumpress.com.cn
E-mail：booksale@bjmu.edu.cn
印　　刷：三河市春园印刷有限公司
经　　销：新华书店
策划编辑：黄建松　　责任编辑：马联华　阳耀林　　责任校对：马思志　张　娟　　责任印制：李　啸
开　　本：889mm×1194mm　1/16　　印张：39.75　　字数：1287千字
版　　次：2018年3月第1版　2021年4月第2次印刷
书　　号：ISBN 978-7-5659-1739-4
定　　价：230.00元（普及版）

版权所有，违者必究

（凡属质量问题请与本社发行部联系退换）

北京市版权局著作权合同登记号：图字 01-2017-7247

ELSEVIER

Elsevier (Singapore) Pte Ltd.
3 Killiney Road, #08-01 Winsland House I, Singapore 239519
Tel: (65) 6349-0200; Fax: (65) 6733-1817

Campell's Operative Orthopeadics, 13th edition

Copyright © 2017 by Elsevier Inc. All rights reserved.

Previous editions copyrighted 2013, 2008, 2003, 1998, 1992, 1987, 1980, 1971, 1963, 1956, 1949, 1939 by Mosby, an affiliate of Elsevier Inc.

ISBN: 978-0-323-37462-0

This translation of Campbell's Operative Orthopaedics, 13th edition by Frederick M. Azar, James H. Beaty and S. Terry Canale was undertaken by Peking University Medical Press and is published by arrangement with Elsevier (Singapore) Pte Ltd.

Campbell's Operative Orthopaedics, 13th edition by Frederick M. Azar, James H. Beaty and S. Terry Canale 由北京大学医学出版社进行翻译，并根据北京大学医学出版社与爱思唯尔（新加坡）私人有限公司的协议约定出版。

《坎贝尔骨科手术学（第13版，普及版）——第6卷：创伤骨科》（唐佩福　王　岩　卢世璧　主译）

ISBN 978-7-5659-1739-4

Copyright © 2018 by Elsevier (Singapore) Pte Ltd. and Peking University Medical Press.

All rights reserved. No part of this publication may be reproduced or transmitted in any form or by any means, electronic or mechanical, including photocopying, recording, or any information storage and retrieval system, without permission in writing from Elsevier (Singapore) Pte Ltd. Details on how to seek permission, further information about the Elsevier's permissions policies and arrangements with organizations such as the Copyright Clearance Center and the Copyright Licensing Agency, can be found at our website: www.elsevier.com/permissions.

This book and the individual contributions contained in it are protected under copyright by Elsevier (Singapore) Pte Ltd. and Peking University Medical Press (other than as may be noted herein).

注　意

本译本由 Elsevier (Singapore) Pte Ltd. 和北京大学医学出版社完成。相关从业及研究人员必须凭借其自身经验和知识对文中描述的信息数据、方法策略、搭配组合、实验操作进行评估和使用。由于医学科学发展迅速，临床诊断和给药剂量尤其需要经过独立验证。在法律允许的最大范围内，爱思唯尔、译文的原文作者、原文编辑及原文内容提供者均不对译文或因产品责任、疏忽或其他操作造成的人身及/或财产伤害及/或损失承担责任，亦不对由于使用文中提到的方法、产品、说明或思想而导致的人身及/或财产伤害及/或损失承担责任。

Published in China by Peking University Medical Press under special arrangement with Elsevier (Singapore) Pte Ltd. This edition is authorized for sale in the People's Republic of China only, excluding Hong Kong SAR, Macau SAR and Taiwan. Unauthorized export of this edition is a violation of the contract.

纪念

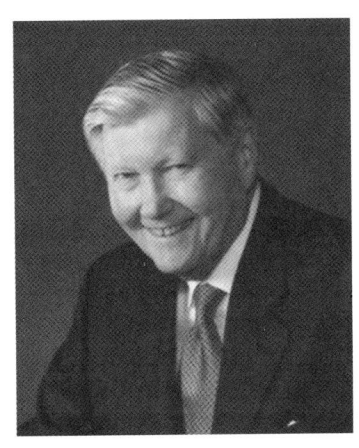

Lee W. Milford, MD

（1922—2013）

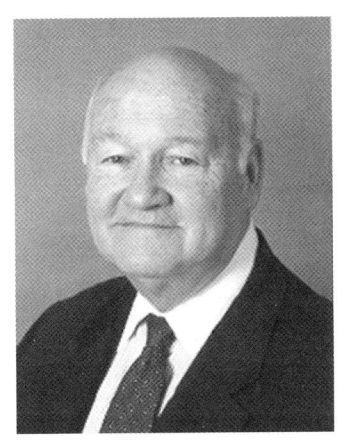

Robert E. Tooms, MD

（1933—2013）

自本书第12版问世以来，我们痛失了两位朋友和导师，Dr.Lee Milford和Dr.Robert Tooms，他们对多个版本的《坎贝尔骨科手术学》都做出了重要贡献。Dr.Milford是手外科专业领域的大师，第1章的负责人。在《坎贝尔骨科手术学》第7版（1987）编写过程中，他创造性地将一个包含大量信息的章节拆分为18个独立章节，从而拓展为本书的手外科部分。在Dr.Milford的努力下，他编写的手外科内容成为了当前手外科部分的基础。Dr.Tooms同样在本专业领域中进行了更新和拓展。他将截肢这个领域从一个章节丰富延展成为多个以解剖为基础的章节，辐射出多个知识点，更便于广大骨科医师学习。在临床工作中，Dr.Tooms对截肢患者（尤其是儿童）关怀备至，受到大家的尊敬和钦佩。他也是全关节置换术的早期实践者，并根据自身实践经验和理论，丰富了全膝关节和全踝关节置换术等章节的内容，做出了突出贡献。总之，这两位大师级专家的临床经验和专业知识极大地丰富了本书的内容，提升了本书的价值。我们希望后续版本的作者能以他们为典范，将他们严谨治学的态度和持之以恒的精神延续下去。

致谢

第13版《坎贝尔骨科手术学》献给所有曾经对本书做出贡献的人们，如果没有他们的知识和奉献，就没有本书的问世。多年来，近100名作者与他们的同事、住院医师、进修医师和医学院学生们无偿地付出时间和精力，分享他们的临床经验。他们在各领域的专业知识和独到见解使本书覆盖了一系列广泛应用的骨科手术技术，并保持内容不断更新。这些专家在各自领域中花费大量时间，做出巨大努力，贡献出深思熟虑、精心编写的章节，在很大程度上使《坎贝尔骨科手术学》在近80年里始终成为经典。

（李　宁　陈锦旭　武诚志　译　黄　鹏　校）

译校者名单

主　译　唐佩福　王　岩　卢世璧
主　审　邱贵兴　戴尅戎　张英泽　张伯勋　王继芳　田　伟　王坤正

第1卷：关节外科（第1~13章）

主　译　陈继营　周勇刚　陈晓东　郝立波
主　审　翁习生　曲铁兵　裴福兴　赵德伟　尚希福　戴　闽
副主译　徐卫东　汤　欣　李开南　宋卫东　柴　伟　卢　强　康　汇　张国强
译　者　(以姓氏笔画为序)
　　　　于宝占　王　毅　卢　强　母建松　朴　尚　刘　侃　刘　浩　刘长剑
　　　　汤　欣　孙菁阳　杜银桥　李　扬　李　剑　李　恒　李开南　吴　博
　　　　吴家昌　宋卫东　张国强　张明超　张登君　张德强　陈旭旭　陈炳豪
　　　　陈晓东　陈继营　罗　松　金志刚　周勇刚　郝立波　姜福民　姚　琦
　　　　柴　伟　倪　明　徐卫东　高志森　黄　轩　康　汇　彭海文
审校者　(以姓氏笔画为序)
　　　　王本杰　王先泉　王志为　厉　轲　石小军　田　华　曲铁兵　朱　晨
　　　　刘旭强　刘保一　孙　水　李　锋　李子剑　林　源　尚希福　周一新
　　　　赵德伟　胡　飞　翁习生　黄　伟　裴福兴　廖军义　戴　闽

第2卷　骨病骨肿瘤（第14~28章）

主　译　毕文志　陶　笙　张　堃　余　斌
主　审　郭　卫　牛晓辉　肖建如　李建民　韩　纲　戴　闽
副主译　禹宝庆　纪　方　许　猛　贾金鹏　王　威　林庆荣　宋　哲　李　想
译　者　(以姓氏笔画为序)
　　　　丁文彬　马　睿　王　威　王　筠　王鹏飞　毕文志　吕　刚　任汉儒
　　　　许　猛　纪　方　李　想　李　靖　佟大可　余　斌　宋　哲　张　堃
　　　　张涌泉　林庆荣　胡文山　禹宝庆　敖荣广　贾金鹏　郭　征　陶　笙
　　　　黄俊琪　韩　纲　韩　涛　戴　闽
审校者　(以姓氏笔画为序)
　　　　马小远　牛晓辉　曲华毅　刘玉杰　许　炜　李　卡　李大森　李建民
　　　　杨明磊　杨勇昆　肖建如　何银辉　邵显昊　赵越超　钟南哲　郭　卫
　　　　唐　顺　阎　峻　韩　纲　戴　闽

第3卷　儿童骨科（第29～36章）

主　译　黄　鹏　颉　强　卢　强　陈顺有

主　审　李浩宇　杨建平　洪　毅　慕明章　苗武胜　黄耀添

副主译　卓　奇　唐　伟　姚浩群　林　然　陈世铮　梁永辉　李　佳　聂少波

译　者（以姓氏笔画为序）

王晓威　王清防　卢　强　许瑞江　孙　川　李　佳　李　敏　杨海涛
吴永涛　辛志军　汪　兵　陆清达　陈世铮　陈顺有　苗　巍　林　然
卓　奇　屈继宁　胡文建　洪　毅　姚浩群　聂少波　唐　伟　黄　鹏
梁永辉　颉　强　曾祥超　慕明章　潘源城

审校者（以姓氏笔画为序）

王　侃　王恩波　邓书贞　付　喆　许　鹏　李浩宇　杨建平　陈兆强
陈顺有　苗武胜　林　然　黄耀添　蔡　刚　潘源城

第4卷　脊柱外科（第37～44章）

主　译　王　征　陆　宁　朱泽章　王　冰

主　审　侯树勋　邱　勇　吕国华　罗卓荆　海　涌　赵　宇

副主译　郑国权　毛克亚　张雪松　张西峰　朱守荣　赵永飞　黄　鹏　崔　赓

译　者（以姓氏笔画为序）

王　冰　王　征　王兆瀚　毛克亚　史本龙　邝　磊　朱守荣　朱泽章
乔　军　刘　臻　闫　煌　孙　旭　李　松　李亚伟　吴　兵　吴子祥
沙士甫　宋　凯　张子方　张西峰　张雪松　陆　宁　郑国权　赵永飞
秦晓东　徐磊磊　黄　鹏　崔　赓　雷　伟　鲍虹达

审校者（以姓氏笔画为序）

吕国华　邱　勇　邱贵兴　宋科冉　张　硕　张扬璞　张耀申　陈　龙
陈孝玉　罗卓荆　赵　宇　胡学昱　侯树勋　唐家广　海　涌　黄景辉
韩超凡　潘爱星

第5卷　运动医学及关节镜（第45～52章）

主　译　李众利　刘玉杰　雷光华　章亚东

主　审　敖英芳　李国平　陈百成　陈世益　王志刚　尹　峰

副主译　魏　民　张　强　李春宝　肖文峰　顾东强　齐　玮　袁　锋

译　者（以姓氏笔画为序）

王　琪　王志刚　刘玉杰　刘雨丰　齐　玮　李　冀　李众利　李宇晟
李春宝　肖文峰　汪喜顺　张　浩　张　强　张伯勋　袁　锋　顾东强
高曙光　常　晗　鹿　鸣　章亚东　程　徽　傅仰木　雷光华　蔡　谞
廖雄伟　熊依林　魏　民　魏　钰

审校者（以姓氏笔画为序）

马 敏　王志刚　尹 峰　卢亮宇　严 辉　李国平　张晓阳　陈世益
陈百成　尚西亮　敖英芳　袁 锋　徐 雁　郭秦炜　龚 喜　焦 晨
蔡俊丰　潘张翼

第6卷　创伤骨科（第53~63章）

主　译　张立海　吴克俭　张 巍　张里程
主　审　王满宜　曾炳芳　刘 璠　吴新宝　张 堃　梁向党
副主译　张 群　郭义柱　王晓宁　张 建　秦本刚　张 卓　郝 明　赵燕鹏
译　者（以姓氏笔画为序）

王 琨　王 翔　王军松　王国旗　王晓宁　方锦涛　邓俊豪　石 斌
付振书　吕厚辰　朱正国　朱颖波　邬晓勇　刘建恒　刘贵奇　齐红哲
汤俊君　李 明　李 佳　李 亮　李志锐　李建涛　杨建涛　吴克俭
吴韬光　何纯青　张 伟　张 卓　张 建　张 浩　张 群　张 巍
张立海　张如意　张攻孜　张里程　张宜远　陆海波　陈 刚　罗 扬
孟钰童　赵 喆　赵晶鑫　赵燕鹏　郝 明　姜 钰　娄盛涵　姚 琦
秦本刚　聂少波　顾凡彬　顾立强　郭 徽　郭义柱　黄 鑫　崔 翔
康晓琪　梁永辉　彭 烨

审校者（以姓氏笔画为序）

马 腾　王 虎　王 谦　王 颢　王鹏飞　王满宜　公茂琪　丛雨轩
朱仕文　刘 璠　刘雅克　李宇能　肖鸿鹄　吴新宝　宋 哲　张 堃
张亚峰　顾航宇　唐佩福　梁向党　曾炳芳

第7卷　手外科（第64~79章）

主　译　顾立强　毕郑刚　陈 宏　陈 华
主　审　张长青　徐文东　陈山林　徐永清　高伟阳　项 舟
副主译　尚 剑　王 欣　魏均强　陈 超　竺 枫　杨建涛　李福春　朱正国
译　者（以姓氏笔画为序）

王 欣　王旭明　王科杰　王晓宇　毕郑刚　朱正国　齐红哲　李 卫
李俊杰　李福春　杨 羿　杨建涛　吴滨奇　何雯婷　陈 华　陈 宏
尚 剑　竺 枫　祝 斌　秦本刚　耿 硕　顾凡彬　顾立强　涂哲慧
常祖豪　蔡晓明　滕晓峰　潘佳栋

审校者（以姓氏笔画为序）

万圣祥　王 珑　王天兵　王彦生　丛晓斌　庄永青　刘 畅　芮永军
张长青　陈山林　陈振兵　金志成　周宗伟　项 舟　宫 旭　宫可同
徐 雷　徐文东　徐永清　高伟阳　崔树森　蒋军健

第8卷　足踝外科（第80～89章）

主　译	姜保国	张建中	梁向党	魏　民			
主　审	俞光荣	梁晓军	武　勇	马　昕	徐向阳	唐康来	苗旭东
副主译	张奉琪	谢　鸣	胡　勇	宋秀峰	张　辉	王　智	张　卓	徐海林

译　者（以姓氏笔画为序）

王　智　刘　丰　齐　玮　李　毅　李亚星　李宏志　杨　杰　吴仕舟
宋秀锋　张　宁　张　伟　张　卓　张　晖　张奉琪　张建中　赵宏谋
赵晶晶　胡　勇　姜保国　黄若昆　鹿　军　梁向党　梁晓军　温晓东
谢　鸣　雷　波　魏　民

审校者（以姓氏笔画为序）

马　昕　朱　渊　宋卫东　张　强　张弓浩　张建中　陈炳豪　武　勇
苗旭东　赵友光　俞光荣　姜保国　徐向阳　徐海林　唐康来　曹　乐

特邀专家（以姓氏笔画为序）

丁真琦　于亚东　王　飞　王　友　王　钢　王　跃　王　敏　王思群
王爱国　尹　宏　石志才　申才良　田文硕　史建刚　付中国　丛　锐
冯　华　同志超　朱　勇　刘　毅　许　鹏　许玉本　许伟华　孙永强
纪　方　李玉军　杨　佩　杨团民　杨茂伟　吴饶平　余家阔　辛景义
沙　轲　沈建雄　张先龙　张育民　张保中　张殿英　陈　仲　陈兆军
陈雄生　罗从风　周　方　赵　涛　赵金忠　胡懿郃　侯志勇　贺西宁
贺宝荣　夏　虹　钱齐荣　殷国勇　高石军　曹　力　曹学伟　常　非
崔国庆　梁　裕　鲁　谊　曾意荣　温树正　游洪波　谢　杰　楼　跃
魏世隽　魏在荣

培训教育工作组

组　长　唐佩福
委　员　张　堃　余　斌　赵志昕　冯智勇　黄建松

中文版序

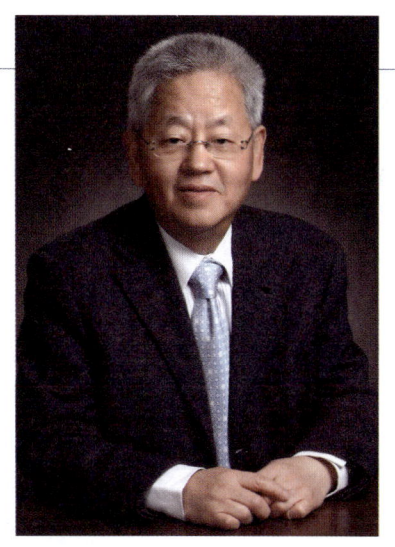

《坎贝尔骨科手术学》是一部经历了80余年辉煌的国际骨科权威经典巨著，每一版都为读者提供了众多令人欣喜与惊讶的新理论、新技术、新设备，同时继续保持了严谨求实的风格，保留与塑造了众多被视为"金标准"的经典手术技术，堪称积极创新与沉淀经典的完美结合。20世纪末，卢世璧院士首次将其第9版翻译成中文，将这部被誉为"骨科医师圣经"的巨著引入中国。在那个互联网尚不发达的年代，卢院士这一开创性工作为中国骨科医师打开了一扇通往国际视野的窗口。在卢院士精神的感召下，解放军总医院骨科团队进行了持续不断的跟踪与精心译制，现已到第13版，其以"信"为本，忠实但不拘泥，每一新版译著都受到了国内广大骨科同仁的推崇和好评，被视为"骨科医师必备参考书"。

当下，伴随着材料学、化学、基础生命科学等领域的蓬勃发展，骨科也以迅雷不及掩耳之势向前发展着，新理论、新术式、新材料、新器械和新辅助手段不断引入，骨科的观念及水平又有了新的飞跃。第13版《坎贝尔骨科手术学》是在继承其内容丰富全面、注重细节的传统特色基础上，原著作者推陈出新，不遗余力地阅读大量关于新技术、新设备和新知识的文献，系统地总结归纳各项手术操作、手术器械以及手术原则编撰而成。承袭前人衣钵，解放军总医院骨科团队在唐佩福院长的带领下再次承担起第13版的翻译出版工作，并邀请了全国一百余位权威专家参与翻译、审校，继续为国内骨科同仁奉上学术飨餮盛宴。

为了更准确地传递原著丰富的知识和信息，所有参与的专家都做出了积极的努力，从对英文原著的学习理解，到字斟句酌地潜心翻译，再到精心雕琢，力求"信、达、雅"，不难发现大家所付出的艰辛。这种无私奉献、严谨治学的精神，值得我们学习！

热烈祝贺第13版《坎贝尔骨科手术学》中文版成功出版！

中国工程院院士
北京协和医院骨科教授

中文版前言

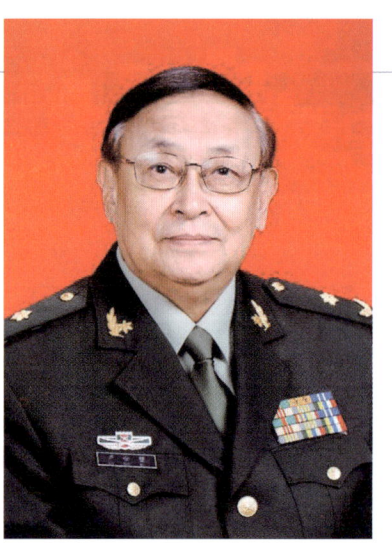

中国工程院院士
解放军总医院全军骨科研究所所长

《坎贝尔骨科手术学》在解放军总医院骨科几代人的努力付出和业界同仁的支持下，已出版了第9、10、11、12版中文版，现为第13版中文版。本书的每次修订带来的变化总能让我们无比惊讶！翻阅第13版，您会深切地感受到微创理念已贯穿全文，无论是大家熟知的创伤骨科、脊柱外科、关节外科领域，还是在较为陌生的足部畸形矫正手术中，专家学者们都已经在深入思考、寻找尽可能减少手术创伤的方法，各种新器械、新设备、新技术不断被发明，在实践应用中取得理想效果。关节镜和内镜更是显得无所不能，随着计算机科学技术的飞速发展，特别是高清晰度内镜系统和术中影像学检查系统的应用与手术技术的日趋成熟，曾经所谓的手术禁忌在不断被突破，相关应用在不断拓展。

与第12版相比，本版目录体系虽看似变化小，仍为89章，但全书的修改幅度在30%以上，涉及微创和内镜方面的章节和脊柱部分几乎全部重写，占15%之多，尤其是脊柱内镜、运动医学及关节镜部分。有些章节看似文字修改量不大，但理念已截然不同，手术技术也有很多改良，最新的学术观点和技术创新已融入其中，如您深入阅读，一定能发现和体会到其中的奥妙。与以往版本一脉相承的是，本版在介绍各项手术技术时，不仅详细阐述了手术适应证、手术时机，细致入微地描述了各种手术细节、经验诀窍、围术期处理、并发症防治及相关注意事项等内容，而且还简要介绍了同类手术发展过程，客观公允地评价了相关手术技术的优缺点，分析了临床应用结果，并提供了大量参考文献佐证，以引导和辅助读者更好地认知和学习手术新技术，深入体会新技术的先进要点。特别是当一种疾病具有不同手术方法时，作者在进行科学的比较的同时，推荐了个体化选择方案，这对临床实践工作具有极高的指导价值。因此，《坎贝尔骨科手术学》相关手术技术及应用方案常常被视为业界"金标准"。

中文版前言

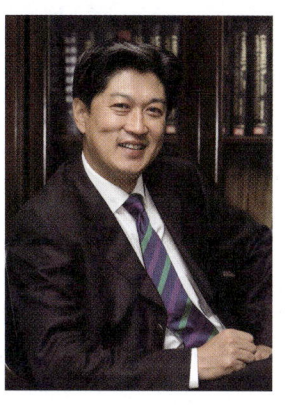
王 岩

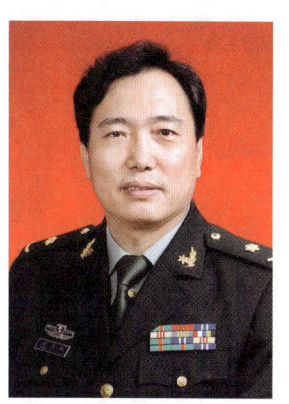
唐佩福

第13版再次实现了积极创新与沉淀经典的完美结合。为了以更高质量、更高标准完成此次翻译出版工作，本次翻译、审校专家团队做了重大调整，我们以解放军总医院骨科专家为主体，邀请了全国数十家知名医院的一百余位权威专家、知名学者参与翻译、审校，并得到了骨科学界大家张英泽、田伟、王坤正、姜保国、王满宜、曾炳芳教授，特别是邱贵兴院士、戴尅戎院士等人的支持、指导和亲自把关，极大地提升了本版的翻译出版工作水平。在具体翻译工作中，我们制订了相关流程，严格落实责任人制度，并由相关领域权威专家审校把关，各个环节都要求精益求精，尤其是文句表意方面更是力求在准确表达的同时，要符合中文表述习惯。另外，我们还规范、统一了专业名词术语，对于我国骨科界尚不熟知或不统一的名词术语，我们在中文译文后注释了英文。需要说明的是，由于本版修订幅度大，新增译者、审校者较多，本版根据具体情况仅保留了第11、12版少量译校专家的署名。作为本版翻译工作的主要组织者，我们特向所有为这部译著做出贡献的专家表示感谢，也恳请各位能一如既往给予支持！此外，值得缅怀的是英年早逝的张永刚教授，他为本书引入中国及前几版的翻译出版工作都做出过巨大贡献。

随着科学技术的快速发展，我们探知伤病的手段、治疗伤病的方法、对伤病本身的认知在不断变化。希望第13版《坎贝尔骨科手术学》在帮助青年骨科医师扎实学习理论知识和手术技术的同时，对中、高年资骨科医师也能够起到开阔视野，激发创新的作用，以使他们更好地了解相关新知识、新技术和国际新进展，更好地开展国际学术交流合作。

第13版《坎贝尔骨科手术学》中文版编委会

原著前言

过去4年的骨科又有了许多惊人的进步！越来越多的微创手术竞相开展，许多关节镜和内镜技术适应证不断扩大，造福了更多患者。与此同时，移动手术中心也逐渐成为骨科手术的重要部分，韧带修复、关节外科及门诊手术在许多标准化医院中已频繁地开展起来。随着知识和技术的不断扩增，我们在查阅各类文献，详尽收集大量新技术、新设备和新知识的基础上，对本书进行了全面修订，大量更新了相关理论知识和临床经验，尽最大限度收录了最新的骨科手术技术，保留了仍被视为"金标准"的经典手术技术。

与以往各个版本一样，坎贝尔基金会的工作人员——Kay Daugherty和Linda Jones，Shawn Maxey，Tonya Priggel，都为新版的出版做出了卓越的贡献。Kay和Linda甚至会把灵感随手记录在餐巾纸上，然后回到办公室把这些难以辨认的笔记转录成流畅的语言，之后又一遍遍地更新，力求完美；对于Shawn来说，他一直在追踪数百个知识点，并针对某一知识点不断进行挖掘和探索，绞尽脑汁，使得本书更加全面和新颖；而Tonya则总是通过各种渠道寻找最新信息，然后耐心地筛选和编排。为了能更加专业地阐述相关知识点，他们与许多骨科医师一起参观走访了多家医院，从深入的考察和实践中获取宝贵经验。海量的参考资料、粗糙的草稿和装满笔记的文件夹，都成为这一宏伟事业的见证。我们要感谢内容开发编辑Taylor Ball和执行内容策划师Dolores Meloni，以及在Elsevier出版公司担任高级项目经理的John Casey，感谢他们的指导、鼓励和帮助。我们也要感谢全体骨科医师们，假如没有他们的专业知识和创新精神，就没有这版新书的诞生；假如没有他们在学习、教学中的热情，以及为骨科所做的贡献，我们将无法出色地完成此次任务。

感激家人对此项事业的大力支持，在此特别对我们各位的爱人Sissie Canale、Terry Beaty和Julie Azar说声谢谢！当我们沉浸在编写出版过程中而无法自拔的时候，她们总是默默地陪伴和支持。

信息交流因科技而更加便捷。正如一位权威人士所说，如果"淹没"在技术中，信息的迷雾就可能将知识驱逐。我们展示当前最全、最新的研究内容，用统一的方式呈现信息，以简洁的方式驱除"迷雾"，展示真理。多年前，坎贝尔先生就曾指出："本书将以最简单的形式为读者展示最全面的骨科手术技术。"为了不断追求这一目标，我们一直在不懈努力！

Frederick M. Azar, MD
James H. Beaty, MD
S. Terry Canale, MD

（郭清华 译 黄 鹏 校）

原著者名单

EDITORIAL
Frederick M. Azar, MD
James H. Beaty, MD
S. Terry Canale, MD

EDITORIAL ASSISTANCE
Kay Daugherty and Linda Jones

GRAPHIC ASSISTANCE
Shawn Maxey

CONTRIBUTORS

Frederick M. Azar, MD
Professor
Director, Sports Medicine Fellowship
University of Tennessee–Campbell Clinic
Department of Orthopaedic Surgery and
Biomedical Engineering
Chief-of-Staff, Campbell Clinic
Memphis, Tennessee

James H. Beaty, MD
Harold B. Boyd Professor and Chair
University of Tennessee–Campbell Clinic
Department of Orthopaedic Surgery and
Biomedical Engineering
Memphis, Tennessee

Clayton C. Bettin, MD
Instructor
University of Tennessee–Campbell Clinic
Department of Orthopaedic Surgery and
Biomedical Engineering
Memphis, Tennessee

James H. Calandruccio, MD
Associate Professor
Director, Hand Fellowship
University of Tennessee–Campbell Clinic
Department of Orthopaedic Surgery and
Biomedical Engineering
Memphis, Tennessee

Francis X. Camillo, MD
Associate Professor
University of Tennessee–Campbell Clinic
Department of Orthopaedic Surgery and
Biomedical Engineering
Memphis, Tennessee

S. Terry Canale, MD
Harold B. Boyd Professor and Chair
Emeritus
University of Tennessee–Campbell Clinic
Department of Orthopaedic Surgery and
Biomedical Engineering
Memphis, Tennessee

David L. Cannon, MD
Associate Professor
University of Tennessee–Campbell Clinic
Department of Orthopaedic Surgery and
Biomedical Engineering
Memphis, Tennessee

Kevin B. Cleveland, MD
Instructor
University of Tennessee–Campbell Clinic
Department of Orthopaedic Surgery and
Biomedical Engineering
Memphis, Tennessee

Andrew H. Crenshaw Jr, MD
Associate Professor
University of Tennessee–Campbell Clinic
Department of Orthopaedic Surgery and
Biomedical Engineering
Memphis, Tennessee

John R. Crockarell Jr, MD
Professor
University of Tennessee–Campbell Clinic
Department of Orthopaedic Surgery and
Biomedical Engineering
Memphis, Tennessee

Gregory D. Dabov, MD
Assistant Professor
University of Tennessee–Campbell Clinic
Department of Orthopaedic Surgery and
Biomedical Engineering
Memphis, Tennessee

Raymond J. Gardocki, MD
Assistant Professor
University of Tennessee–Campbell Clinic
Department of Orthopaedic Surgery and
Biomedical Engineering
Memphis, Tennessee

Benjamin J. Grear, MD
Instructor
University of Tennessee–Campbell Clinic
Department of Orthopaedic Surgery and
Biomedical Engineering
Memphis, Tennessee

James L. Guyton, MD
Associate Professor
University of Tennessee–Campbell Clinic
Department of Orthopaedic Surgery and
Biomedical Engineering
Memphis, Tennessee

James W. Harkess, MD
Associate Professor
University of Tennessee–Campbell Clinic
Department of Orthopaedic Surgery and
Biomedical Engineering
Memphis, Tennessee

Robert K. Heck Jr, MD
Associate Professor
University of Tennessee–Campbell Clinic
Department of Orthopaedic Surgery and
Biomedical Engineering
Memphis, Tennessee

Susan N. Ishikawa, MD
Assistant Professor
Co-Director, Foot and Ankle Fellowship
University of Tennessee–Campbell Clinic
Department of Orthopaedic Surgery and
Biomedical Engineering
Memphis, Tennessee

Mark T. Jobe, MD
Associate Professor
University of Tennessee–Campbell Clinic
Department of Orthopaedic Surgery and
Biomedical Engineering
Memphis, Tennessee

Derek M. Kelly, MD
Associate Professor
University of Tennessee–Campbell Clinic
Department of Orthopaedic Surgery and
Biomedical Engineering
Memphis, Tennessee

David G. Lavelle, MD
Associate Professor
University of Tennessee–Campbell Clinic
Department of Orthopaedic Surgery and
Biomedical Engineering
Memphis, Tennessee

Santos F. Martinez, MD
Assistant Professor
University of Tennessee–Campbell Clinic
Department of Orthopaedic Surgery and
Biomedical Engineering
Memphis, Tennessee

Anthony A. Mascioli, MD
Assistant Professor
University of Tennessee–Campbell Clinic
Department of Orthopaedic Surgery and
Biomedical Engineering
Memphis, Tennessee

Benjamin M. Mauck, MD
Instructor
University of Tennessee–Campbell Clinic
Department of Orthopaedic Surgery and
Biomedical Engineering
Memphis, Tennessee

Marc J. Mihalko, MD
Assistant Professor
University of Tennessee–Campbell Clinic
Department of Orthopaedic Surgery and
Biomedical Engineering
Memphis, Tennessee

William M. Mihalko, MD
Professor, H.R. Hyde Chair of Excellence
in Rehabilitation Engineering
Director, Biomedical Engineering
University of Tennessee–Campbell Clinic
Department of Orthopaedic Surgery and
Biomedical Engineering
Memphis, Tennessee

Robert H. Miller III, MD
Associate Professor
University of Tennessee–Campbell Clinic
Department of Orthopaedic Surgery and
Biomedical Engineering
Memphis, Tennessee

G. Andrew Murphy, MD
Associate Professor
Co-Director, Foot and Ankle Fellowship
University of Tennessee–Campbell Clinic
Department of Orthopaedic Surgery and
Biomedical Engineering
Memphis, Tennessee

Ashley L. Park, MD
Clinical Assistant Professor
University of Tennessee–Campbell Clinic
Department of Orthopaedic Surgery and
Biomedical Engineering
Memphis, Tennessee

Edward A. Perez, MD
Associate Professor
Director, Trauma Fellowship
University of Tennessee–Campbell Clinic
Department of Orthopaedic Surgery and
Biomedical Engineering
Memphis, Tennessee

Barry B. Phillips, MD
Associate Professor
University of Tennessee–Campbell Clinic
Department of Orthopaedic Surgery and
Biomedical Engineering
Memphis, Tennessee

David R. Richardson, MD
Associate Professor
Co-Director, Foot and Ankle Fellowship
University of Tennessee–Campbell Clinic
Department of Orthopaedic Surgery and
Biomedical Engineering
Memphis, Tennessee

Matthew I. Rudloff, MD
Assistant Professor
University of Tennessee–Campbell Clinic
Department of Orthopaedic Surgery and
Biomedical Engineering
Memphis, Tennessee

Jeffrey R. Sawyer, MD
Professor
Director, Pediatric Orthopaedic
Fellowship
University of Tennessee–Campbell Clinic
Department of Orthopaedic Surgery and
Biomedical Engineering
Memphis, Tennessee

David D. Spence, MD
Assistant Professor
University of Tennessee–Campbell Clinic
Department of Orthopaedic Surgery and
Biomedical Engineering
Memphis, Tennessee

Thomas W. Throckmorton, MD
Professor
Director, Resident Education
University of Tennessee–Campbell Clinic
Department of Orthopaedic Surgery and
Biomedical Engineering
Memphis, Tennessee

Patrick C. Toy, MD
Assistant Professor
University of Tennessee–Campbell Clinic
Department of Orthopaedic Surgery and
Biomedical Engineering
Memphis, Tennessee

William C. Warner JR, MD
Professor
University of Tennessee–Campbell Clinic
Department of Orthopaedic Surgery and
Biomedical Engineering
Memphis, Tennessee

John C. Weinlein, MD
Assistant Professor
University of Tennessee–Campbell Clinic
Department of Orthopaedic Surgery and
Biomedical Engineering
Memphis, Tennessee

A. Paige Whittle, MD
Associate Professor
University of Tennessee–Campbell Clinic
Department of Orthopaedic Surgery and
Biomedical Engineering
Memphis, Tennessee

Keith D. Williams, MD
Associate Professor
Director, Spine Fellowship
University of Tennessee–Campbell Clinic
Department of Orthopaedic Surgery and
Biomedical Engineering
Memphis, Tennessee

Dexter H. Witte, MD
Clinical Assistant Professor of Radiology
University of Tennessee–Campbell Clinic
Department of Orthopaedic Surgery and
Biomedical Engineering
Memphis, Tennessee

总目录

第 1 卷　关节外科

第一部分　**基本原理**　**1**
　第 1 章　外科技术与手术入路　2
　第 2 章　骨科磁共振成像　128
第二部分　**成人髋关节重建**　**155**
　第 3 章　人工全髋关节置换术　156
　第 4 章　髋关节表面置换术　303
　第 5 章　髋关节融合术　314
　第 6 章　青壮年髋关节疼痛和保髋手术　322
第三部分　**成人膝关节重建**　**367**
　第 7 章　膝关节置换术　368
　第 8 章　膝关节融合术　435
　第 9 章　膝关节软组织手术和截骨矫形　443
第四部分　**成人踝关节重建**　**473**
　第 10 章　全踝关节置换术　474
　第 11 章　踝关节融合术　499
第五部分　**成人肩肘关节重建**　**531**
　第 12 章　肩肘关节置换术　532
　第 13 章　肩关节、肘关节融合术　581

第 2 卷　骨病骨肿瘤

第六部分　**截肢**　**593**
　第 14 章　截肢的一般原则　594
　第 15 章　足部截肢　609
　第 16 章　下肢截肢　630
　第 17 章　髋关节和骨盆截肢　641
　第 18 章　上肢截肢　648
　第 19 章　手部截肢　663
第七部分　**感染**　**693**
　第 20 章　感染诊治的一般原则　694
　第 21 章　骨髓炎　715
　第 22 章　感染性关节炎　738
　第 23 章　结核及其他少见的感染　764
第八部分　**肿瘤**　**781**
　第 24 章　肿瘤的诊治原则　782
　第 25 章　良性骨肿瘤和类肿瘤样的非肿瘤性病变　846
　第 26 章　良性、侵袭性骨肿瘤　871
　第 27 章　骨的恶性肿瘤　891
　第 28 章　软组织肿瘤　922

第 3 卷　儿童骨科

第九部分　**先天性疾病和发育异常**　**951**
　第 29 章　下肢先天性异常　952
　第 30 章　先天性和发育性髋关节及骨盆异常　1051
　第 31 章　先天性躯干和上肢畸形　1091
　第 32 章　骨软骨病或骨骺炎及其他病变　1105
第十部分　**儿童神经系统障碍**　**1173**
　第 33 章　脑性瘫痪　1174
　第 34 章　麻痹性疾病　1224
　第 35 章　神经肌肉疾病　1308
第十一部分　**儿童骨折与脱位**　**1337**
　第 36 章　儿童骨折与脱位　1338

第 4 卷　脊柱外科

第十二部分　**脊柱**　**1475**
　第 37 章　脊柱解剖与手术入路　1476
　第 38 章　颈椎退变性疾病　1512
　第 39 章　胸椎和腰椎退行性疾病　1544

第 40 章	脊柱滑脱		1624
第 41 章	脊柱的骨折、脱位和骨折 – 脱位		1650
第 42 章	脊柱感染与肿瘤		1713
第 43 章	小儿颈椎		1744
第 44 章	脊柱侧凸和脊柱后凸		1782

第 5 卷　运动医学及关节镜

第十三部分　运动医学　2001
- 第 45 章　膝关节损伤　2002
- 第 46 章　肩和肘关节损伤　2163
- 第 47 章　复发性脱位　2206
- 第 48 章　创伤性疾病　2261

第十四部分　关节镜　2307
- 第 49 章　关节镜总论　2308
- 第 50 章　足踝关节镜　2320
- 第 51 章　下肢关节镜　2333
- 第 52 章　上肢关节镜　2406

第 6 卷　创伤骨科

第十五部分　成人骨折与脱位　2489
- 第 53 章　骨折治疗的一般原则　2490
- 第 54 章　下肢骨折　2546
- 第 55 章　髋部骨折和脱位　2648
- 第 56 章　髋臼和骨盆骨折　2692
- 第 57 章　肩部、上臂与前臂骨折　2753
- 第 58 章　骨折畸形愈合　2832
- 第 59 章　骨折延迟愈合和骨不连　2895
- 第 60 章　急性脱位　2927
- 第 61 章　陈旧性未复位的关节脱位　2945

第十六部分　周围神经损伤　2969
- 第 62 章　周围神经损伤　2970

第十七部分　显微外科　3031
- 第 63 章　显微外科　3032

第 7 卷　手外科

第十八部分　手外科　3103
- 第 64 章　基本外科手术技术和术后处理　3104
- 第 65 章　急性手外伤　3125
- 第 66 章　屈肌肌腱和伸肌肌腱损伤　3150
- 第 67 章　骨折、脱位和韧带损伤　3200
- 第 68 章　神经损伤　3258
- 第 69 章　腕部疾病　3274
- 第 70 章　手部特殊疾病　3363
- 第 71 章　瘫痪手　3380
- 第 72 章　脑瘫手　3421
- 第 73 章　手部关节炎　3441
- 第 74 章　骨筋膜室综合征和 Volkmann 挛缩　3499
- 第 75 章　Dupuytren 挛缩　3510
- 第 76 章　腕管综合征、尺管综合征与狭窄性腱鞘炎　3526
- 第 77 章　手部肿瘤及瘤样病变　3545
- 第 78 章　手部感染　3577
- 第 79 章　先天性手部畸形　3596

第 8 卷　足踝外科

第十九部分　足与踝　3675
- 第 80 章　手术技巧　3676
- 第 81 章　踇趾疾病　3685
- 第 82 章　肌腱和筋膜疾病及青少年和成年人扁平足　3788
- 第 83 章　足趾畸形　3854
- 第 84 章　足部关节炎　3901
- 第 85 章　糖尿病足　3929
- 第 86 章　神经源性疾病　3953
- 第 87 章　趾甲与皮肤病变　3990
- 第 88 章　足部骨折与脱位　4012
- 第 89 章　踝关节运动损伤　4083

第6卷目录

第十五部分　成人骨折与脱位　2489

第53章　骨折治疗的一般原则　2490

第一节　骨折的分类　2491
第二节　软组织损伤的分类　2491
第三节　创伤治疗的原则　2495
　一、开放性骨折　2496
　二、软组织损伤的治疗　2503
　三、清创术　2505
　四、骨损伤的治疗　2508
第四节　骨折愈合（骨再生）　2509
　促进骨折愈合的方法　2511
第五节　手术治疗的原则　2517
　一、手术复位及固定的适应证　2517
　二、手术复位及固定的禁忌证　2517
　三、手术复位及固定的缺点　2518
　四、手术治疗的时机　2518
　五、骨折手术治疗的Lambotte原则　2518
第六节　骨折固定的生物材料　2519
　一、金属　2519
　二、生物可吸收材料　2519
第七节　内植物设计和骨折固定的生物力学　2521
　一、针和钢丝固定　2521
　二、螺钉固定　2523
　三、钢板螺钉固定　2527
　四、髓内钉固定　2531
　五、外固定　2533
第八节　康复　2541
第九节　骨折外科治疗并发症的处理　2542
　一、感染　2542
　二、气性坏疽　2542
　三、破伤风　2543
　四、软组织并发症　2544
　五、血栓栓塞性并发症　2544
　六、生物力学结构的并发症　2545

第54章　下肢骨折　2546

第一节　踝关节　2546
　一、分类　2546
　二、单纯内、外踝骨折　2548
　三、双踝骨折　2549
　四、下胫腓联合损伤　2550
　五、三角韧带撕裂合并外踝骨折　2554
　六、难以复位的骨折或骨折脱位　2555
　七、三踝骨折　2556
　八、后踝骨折　2557
　九、前踝骨折　2558
　十、糖尿病患者的踝部骨折　2558
　十一、开放性踝关节骨折　2559
　十二、不稳定的踝关节骨折脱位　2560
　十三、胫骨Pilon骨折　2560
第二节　胫骨干骨折　2574
　一、治疗方法　2576
　二、胫骨骨折后足部及足趾畸形　2596
第三节　胫骨平台骨折　2596
　一、骨折分型　2596
　二、骨折-脱位的分型　2597
　三、评估　2600
　四、治疗　2601
第四节　髌骨骨折　2608
　一、治疗　2609
　二、髌骨粉碎性骨折　2614

第五节　膝关节骨软骨骨折	2616
第六节　股骨远端骨折	2617
一、钢板螺钉固定	2618
二、动力性髁螺钉固定	2619
三、髓内钉固定	2620
四、外固定	2621
五、股骨髁骨折	2622
第七节　股骨干骨折	2628
一、牵引和石膏固定	2629
二、外固定	2629
三、钢板螺钉固定	2630
四、髓内钉固定	2632
五、病理性骨折的髓内固定	2645
六、股骨干骨折合并髋关节脱位	2646
七、带人工股骨头假体的股骨干骨折	2646

第 55 章　髋部骨折和脱位　2648

第一节　股骨颈骨折	2648
一、分型	2648
二、诊断	2650
三、治疗	2650
四、结果和并发症	2656
五、关节置换术	2660
第二节　股骨转子间骨折	2660
一、分型	2660
二、治疗	2661
第三节　股骨转子下骨折	2671
一、分型	2672
二、治疗	2673
第四节　髋关节脱位和股骨头骨折	2681
一、股骨头后脱位的复位方法	2686
二、股骨头前脱位的复位方法	2686
第五节　肢体同侧股骨颈和股骨干骨折	2690

第 56 章　髋臼和骨盆骨折　2692

第一节　髋臼骨折	2692
一、早期治疗	2692
二、解剖学	2693
三、影像学检查	2695
四、分型	2699
五、治疗	2700
六、术后处理	2712
七、结果和并发症	2713
八、髋臼骨折的全髋关节置换治疗	2717
九、创伤后关节炎的全髋关节置换治疗	2721
第二节　骨盆骨折	2722
一、早期处理	2723
二、解剖学	2724
三、分型	2724
四、影像学检查	2728
五、治疗	2732

第 57 章　肩部、上臂与前臂骨折　2753

第一节　锁骨骨折	2753
一、治疗	2754
二、锁骨外侧骨折	2757
第二节　肩关节周围骨折	2760
一、肩胛骨骨折	2760
二、肱骨近端骨折	2761
第三节　肱骨干骨折	2775
一、手术治疗适应证	2776
二、钢板接骨术	2776
三、髓内钉固定	2781
四、伴桡神经麻痹的肱骨干骨折	2784
五、假体周围肱骨干骨折	2786
六、肱骨远端骨折	2786
第四节　肘关节骨折脱位	2794
一、桡骨小头骨折	2794
二、尺骨冠突骨折	2795
三、简单的肘关节脱位	2798
四、肘关节的骨折脱位	2798
五、肘关节的恐怖三联征损伤	2799
六、伴有肘关节脱位的桡骨头和桡骨颈骨折	2803
七、尺骨鹰嘴的骨折和骨折脱位	2803
八、桡骨头或桡骨颈骨折合并下尺桡关节脱位（Essex-Lopresti 骨折脱位）	2808
九、尺骨近端 1/3 骨折合并桡骨小头脱位（Monteggia 骨折-脱位）	2810

第五节　桡骨干和尺骨干骨折　2811
　　桡骨远端 1/3 骨折合并远端桡尺关节脱位
　　　（Galeazzi 骨折 - 脱位）　2812
第六节　桡骨远端骨折　2816
　　一、分型　2817
　　二、稳定性评估　2817
　　三、治疗方法　2817
　　四、并发症　2829

第58章　骨折畸形愈合　2832

第一节　足部骨折畸形愈合　2833
　　一、趾骨　2833
　　二、跖骨　2833
　　三、跗骨　2834
　　四、距骨　2834
　　五、跟骨　2835
第二节　踝部骨折畸形愈合　2842
　　踝部骨折畸形愈合的关节融合治疗　2845
第三节　小腿骨折畸形愈合　2846
　　一、胫骨干和腓骨干　2846
　　二、胫骨髁　2853
第四节　髌骨骨折畸形愈合　2854
第五节　股骨和髋部骨折畸形愈合　2854
　　一、股骨髁　2854
　　二、股骨髁上骨折　2855
　　三、股骨干　2856
　　四、股骨粗隆区　2861
　　五、股骨颈 - 粗隆区　2862
第六节　骨盆骨折畸形愈合　2862
　　骨盆骨折畸形愈合的三期重建术　2863
第七节　肩胛骨骨折畸形愈合　2864
第八节　锁骨骨折畸形愈合　2866
　　锁骨干骨折畸形愈合　2866
第九节　肱骨骨折畸形愈合　2869
　　一、检查　2871
　　二、治疗　2871
　　三、肱骨解剖颈　2873
　　四、肱骨外科颈　2873
　　五、肱骨近 1/3　2874
　　六、肱骨中 1/3　2874

　　七、肱骨远端　2874
第十节　前臂骨折畸形愈合　2874
　　一、桡骨和尺骨近 1/3　2874
　　二、成人桡骨干和尺骨干　2877
第十一节　桡骨远端畸形愈合　2880
　　一、临床评估　2880
　　二、X 线检查　2881
　　三、手术治疗　2881
　　四、关节外骨折畸形愈合伴背侧成角　2883
　　五、关节外骨折畸形愈合伴掌侧成角　2885
　　六、关节内骨折畸形愈合　2889
　　七、桡尺远端关节不匹配和关节病　2891
第十二节　腕骨骨折畸形愈合　2894
第十三节　手部骨折畸形愈合　2894

第59章　骨折延迟愈合和骨不连　2895

第一节　定义　2895
　　一、延迟愈合　2895
　　二、骨不连　2895
第二节　病因学和病理生理学　2896
第三节　骨不连的一般治疗　2897
　　一、术前检查　2897
　　二、手术前的考虑　2898
　　三、减少和预防骨不连　2900
　　四、植骨　2902
　　五、陶瓷骨　2903
　　六、稳定骨折端　2903
　　七、关节成形术　2905
　　八、截肢术　2905
　　九、低强度超声　2907
　　十、电和电磁刺激　2908
　　十一、体外的冲击波治疗　2909
第四节　骨不连并发症　2909
　　一、感染　2909
　　二、畸形、短缩和节段性骨缺失　2910
第五节　各个部位骨不连　2913
　　一、胫骨骨不连　2913
　　二、腓骨骨不连　2918
　　三、髌骨骨不连　2918
　　四、股骨骨不连　2918

五、骨盆和髋臼	2923
六、锁骨骨不连	2923
七、肱骨骨不连	2924
八、尺骨上 1/3 骨不连伴桡骨头脱位	2925
九、前臂骨不连	2926

第 60 章　急性脱位　2927

第一节　切开复位指征	2927
第二节　踝关节脱位	2927
第三节　髌骨脱位	2928
一、急性髌骨脱位	2928
二、髌骨关节内脱位	2930
第四节　膝关节脱位	2930
近侧胫腓关节脱位	2931
第五节　髋关节脱位	2933
耻骨联合和骶髂关节脱位	2936
第六节　胸锁关节脱位	2936
第七节　肩锁关节脱位	2937
一、病因和分类	2937
二、临床表现	2938
三、治疗	2938
第八节　肩关节脱位	2942
第九节　肘关节脱位	2942
桡骨头脱位	2942
第十节　桡尺远侧关节脱位	2943

第 61 章　陈旧性未复位的关节脱位　2946

第一节　足	2946
第二节　踝关节	2946
第三节　近侧胫腓关节	2946
第四节　膝关节	2947
第五节　髌骨	2948
第六节　髋关节	2949
一、慢性未复位的（陈旧性）髋关节前脱位	2949
二、慢性未复位的（陈旧性）髋关节后脱位	2950
第七节　胸锁关节	2951
胸锁关节后脱位	2952

第八节　肩锁关节	2952
第九节　肩关节	2957
一、治疗	2958
二、前脱位	2960
三、后脱位	2961
四、半肩关节置换术	2963
五、全肩关节置换术	2964
第十节　肘关节	2964
一、闭合复位	2964
二、切开复位	2964
三、肘关节成形术	2967
四、桡骨头前脱位	2968

第十六部分　周围神经损伤　2969

第 62 章　周围神经损伤　2970

第一节　脊神经的解剖	2970
一、混合性脊神经的成分	2970
二、大体解剖	2971
三、显微解剖	2972
第二节　周围神经内部结构	2972
第三节　神经元的变性与再生	2972
第四节　神经损伤的分类	2974
第五节　周围神经损伤的表现	2975
一、运动	2975
二、感觉	2976
三、反射	2977
四、自主神经功能	2977
五、复杂性区域疼痛综合征（反射性交感神经营养不良）	2978
第六节　周围神经损伤的病因	2980
第七节　神经损伤的临床诊断	2980
诊断性检查	2981
第八节　神经损伤治疗概述	2983
第九节　神经缝合后影响神经再生的因素	2984
一、年龄	2984
二、神经断端间的缺损	2984
三、神经损伤至修复的时间间隔	2985
四、神经损伤平面	2985
五、神经断端的状况	2985

第十节 手术概述	2985
一、适应证	2985
二、手术时机	2986
三、器械与设备	2986
四、麻醉	2986
五、消毒和铺单	2986
第十一节 神经修复技术	2986
一、神经内松解术	2987
二、神经部分缝合术	2987
三、神经缝合和神经移植术	2987
四、神经缝合技术	2990
五、手术效果	2993
第十二节 颈丛神经损伤	2993
脊副神经损伤	2993
第十三节 臂丛神经损伤	2994
一、臂丛神经损伤的病因及分类	2995
二、臂丛神经损伤的诊断	2995
三、臂丛神经损伤的治疗	2997
四、臂丛卡压综合征	3004
五、肩胛上神经损伤	3004
六、胸长神经损伤	3005
七、腋神经损伤	3006
八、肌皮神经损伤	3007
九、桡神经损伤	3008
十、尺神经损伤	3010
十一、正中神经损伤	3018
第十四节 腰丛神经损伤	3022
股神经损伤	3023
第十五节 骶丛神经损伤	3023
一、坐骨神经损伤	3024
二、腓总、腓浅和腓深神经损伤	3027
三、胫神经损伤	3028

第十七部分　显微外科　　3031

第63章　显微外科　　3032

第一节 显微血管技术	3033
第二节 神经损伤的显微外科治疗	3035
一、一期神经缝合术	3036
二、神经束间移植术	3038

第三节 再植	3040
一、结果	3040
二、再植小组	3041
三、一般问题	3041
四、适应证和禁忌证	3041
五、患者和断离肢体的处理和运输	3045
六、术前准备	3045
七、修复顺序	3047
八、骨与关节的处理	3047
九、手指移位	3048
十、肌腱修复	3048
十一、血管修复	3049
十二、再植后循环危象的处理	3051
十三、其他并发症	3052
十四、康复	3052
十五、显微血管术后监测方法	3053
第四节 血运重建	3053
特殊技术	3053
第五节 一期组织移植（游离组织瓣）	3054
一、适应证和优点	3054
二、禁忌证和缺点	3055
三、游离组织瓣的选择	3055
四、术前要求	3056
五、手术的总体计划	3057
六、一般术后处理	3058
七、监测	3058
八、游离腹股沟皮瓣	3058
九、股前外侧皮瓣	3061
十、肩胛和肩胛旁皮瓣	3062
十一、上臂外侧皮瓣	3064
第六节 游离肌瓣和肌皮瓣	3066
一、背阔肌移植	3066
二、前锯肌皮瓣	3068
三、胸大肌移植	3069
四、阔筋膜张肌肌皮瓣	3071
五、股薄肌移植	3072
六、腹直肌移植	3073
第七节 有功能的神经肌肉移植	3075
有功能肌肉的游离移植	3075
第八节 吻合血管的游离骨移植	3077
一、适应证	3078

二、术前计划 3078
三、吻合血管的游离腓骨移植 3079
四、吻合血管股骨内侧髁骨瓣 3083
五、切取复合肋骨移植体 3084

第九节　足部复合游离组织移植　3085
一、神经血管解剖 3085
二、足背皮瓣 3086
三、带神经血管的第1趾蹼、趾腹和半趾腹游离皮瓣 3089
四、带神经血管蒂的游离踇趾皮瓣 3090

第十节　踇趾和手指再造　3093
一、一期踇趾移植 3093
二、第2、3趾移植 3096

第十一节　吻合血管的带关节和骨骺的游离组织瓣　3100

第十二节　吻合血管的神经移植　3101

第十五部分
成人骨折与脱位

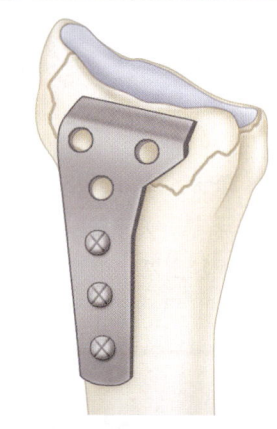

第53章

骨折治疗的一般原则

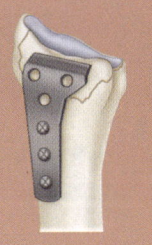

著者：A. Paige Whittle
译者：吴克俭　王晓宁　黄　鑫　朱颖波　姜　钰
审校：刘　璠　唐佩福　张亚峰　刘雅克

在美国，意外伤害是1～45岁人群中最为常见的死亡原因（表53-1）。在超过65岁的老年人中，跌倒是常见的损伤；每3人中就有1人因跌倒导致严重的损伤，甚至死亡。跌倒是老年人最常见的住院原因，占骨折的87%。每年老年人跌倒导致的直接医疗费用高达200亿美元。据估计，在20世纪90年代中期，仅髋骨骨折导致的医疗费用就高达30亿美元，预计在未来10年内这一数字将超过300亿美元。在2009年，医疗机构接收了超过870万例意外（非故意）非致命的跌倒伤患者，每年发生率为2 831人/10万人，但这可能仅仅占实际发生例数的一小部分。随着人类预期寿命的增加，意外伤害的发生率也大大增加。

骨折自古以来就被当作医学问题。希波克拉底的大多数文章都描述了损伤的处理，特别是骨折的治疗。在20世纪期间，关于骨折处理的生物学方面的知识有了极大发展。患者的预期也达到了前所未有的水平。针对骨折的手术和药物治疗的庞大的跨国产业已经形成。

骨的血供是骨折愈合的基础。早在1932年，Girdlestone曾警示："我们现在治疗骨折的方法在机械效能方面有其固有的危险，这种危险就是术者忘记了骨折愈合只能被促进而不能被强制进行。骨骼就像一株植物，它扎根于软组织中，一旦血供受到破坏，其通常所需要的不是细木工的技术，而是园丁的呵护和理解。"

现在，骨科医师正在深切体会着Girdlestone的预言的巨大冲击。在决定所需外科治疗的时机和方式时，处理创伤的骨科医师必须能够理解创伤对全身的影响，包括免疫系统损害、营养不良、肺部和胃肠道功能障碍及神经系统损伤。由于选择众多，骨折治疗的方法不易确定。每种方法均有其优点和潜在的并发症。因此，要想在恰当的时间进行合适的治疗，就必须对下面这些治疗原则有全面的了解。

骨折治疗的目的是要在解剖位置上获得骨性愈合，使患肢恢复最大的功能。由于外科手术不可避免地会对肢体造成进一步的损伤，所以，必须选择对软组织及骨组织损伤最小的手术。为求得解剖学复位而付出完全破坏骨折段血供的代价的手术，无论从计划还是从实施的角度来讲都不可取。另外，应考虑作用于患肢和固定物上的机械应力。最后，对患者的全身情况和手术的风险必须加以权衡，以决定最佳的治疗方法。

任何形式的固定物充其量都是有一定寿命的夹板装置。因此，在固定物失效和骨折愈合之间存在一场持续的赛跑。关键是找到合适的治疗方法，在达到最可预期的和接受的骨折愈合的同时发生最少的并发症。在尝试复杂的切开复位内固定手术之前，外科医师必须考虑自己所接受的专业训练和所掌握的手术技能，必须熟悉相应的术式。实施手术的场所也必须加以考虑。手术间应具有良好的环境。参加手术的人员应熟悉术式和器械，全套器械和内植物应齐备并保养良好。出色的麻醉和术中监护是手

表 53-1	美国 25～44 岁人群最常见的死亡原因		
排序	1980 年	2003 年	2013 年
1	意外伤害	意外伤害	意外伤害
2	癌（各种类型）	癌（各种类型）	癌（各种类型）
3	心脏疾病	心脏疾病	心脏疾病
4	他杀	自杀	自杀
5	自杀	他杀	他杀
6	慢性肝病／肝硬化	人获得性免疫缺陷综合征	慢性肝病／肝硬化
7	脑血管疾病	慢性肝病／肝硬化	糖尿病
8	糖尿病	脑血管疾病	脑血管疾病
9	肺炎与流感	糖尿病	人获得性免疫缺陷综合征
10	先天性异常	肺炎与流感	肺炎与流感

（引自：国家健康统计中心：健康，美国，2010，http://www.cdc.gov/nchs/hus.htm.）

术安全的必要保障。患者应被充分告知所选外科治疗方法的利弊，并愿意配合术后所需的康复锻炼，这一点对于任何治疗方法的成功都至关重要。

骨折的成功治疗取决于对患者的全面评估（不仅仅限于受伤部分），以及针对每位患者的特殊需要制订治疗计划。应选择最有可能使软组织和骨愈合且并发症最少的治疗方法。

第一节 骨折的分类

在综合评估外科医师的能力、设备、物力及患者具体情况的基础上，对骨折及伴随软组织损伤的范围和类型进行分类，可以让医师确定最佳的治疗方案。骨折类型的分析能揭示肢体所遭受的创伤的能量的大小和骨折复位后的稳定性，使外科医师对高危损伤类型有所警惕。分类也可使外科医师能够观察手术的结果，并将自己的治疗结果与其他外科医师及研究者的治疗结果进行比较；同时，分类也可为评估新的治疗方法提供基础。

骨科创伤协会（Orthopaedic Trauma Association，OTA）扩展的分类法（图 53-1）已将骨折的编码与扩展的国际疾病分类（第 10 版）(International Classification of Disease,tenth edition,ICD-10) 码对应起来，以利于诊断和治疗。该分类法已尽可能地将普遍认可的分类系统并入其中，如髋臼骨折的 Judet、Judet 和 Letournel 分类以及肱骨近端骨折的 Neer 分类。已制定了标准的随诊评估格式以进行一致的术后评估。2007 年最新版本的 OTA 分类法包含了 AO 分类法。AO 字母数字式分类法是一项国际性合作的结果，由许多学者根据"AO 文献中心"的信息和每个人自己的临床经验完成。该分类系统是根据骨折的形态特征和位置而制定的。AO 分类系统已被用于 2 700 例与此系统观念相对应的、经手术治疗的骨干骨折上，并在 400 例胫骨或腓骨骨干骨折病例中进行了专门的评估。随着骨折类型的严重程度的增加，所造成的损伤类型和组别也在相应提高。所有这些分类系统都是详细而又复杂的，详细的讨论请读者参阅参考文献。

第二节 软组织损伤的分类

正如骨损伤必须进行分类以便对骨折做出正确的评估并进行比较性研究以得出正确的结果那样，对伴随的软组织损伤也必须进行评估。开放性损伤已有几种分类系统。Gustilo 和 Anderson 在 1976 年介绍 1 025 例开放性骨折的治疗时，应用一种分级系统为感染性骨折的结局提供了预后信息。1984 年又对这一系统进行了修改，并对其结果进行了修订。修改后的分类系统以创面大小、骨膜软组织损伤、骨膜剥离和血管损伤为基础（图 53-2），将开放性骨折分为：

- Ⅰ类开放性骨折，仅有＜1 cm 的清洁伤口。
- Ⅱ类开放性骨折，伤口的撕裂超过 1 cm，但没有

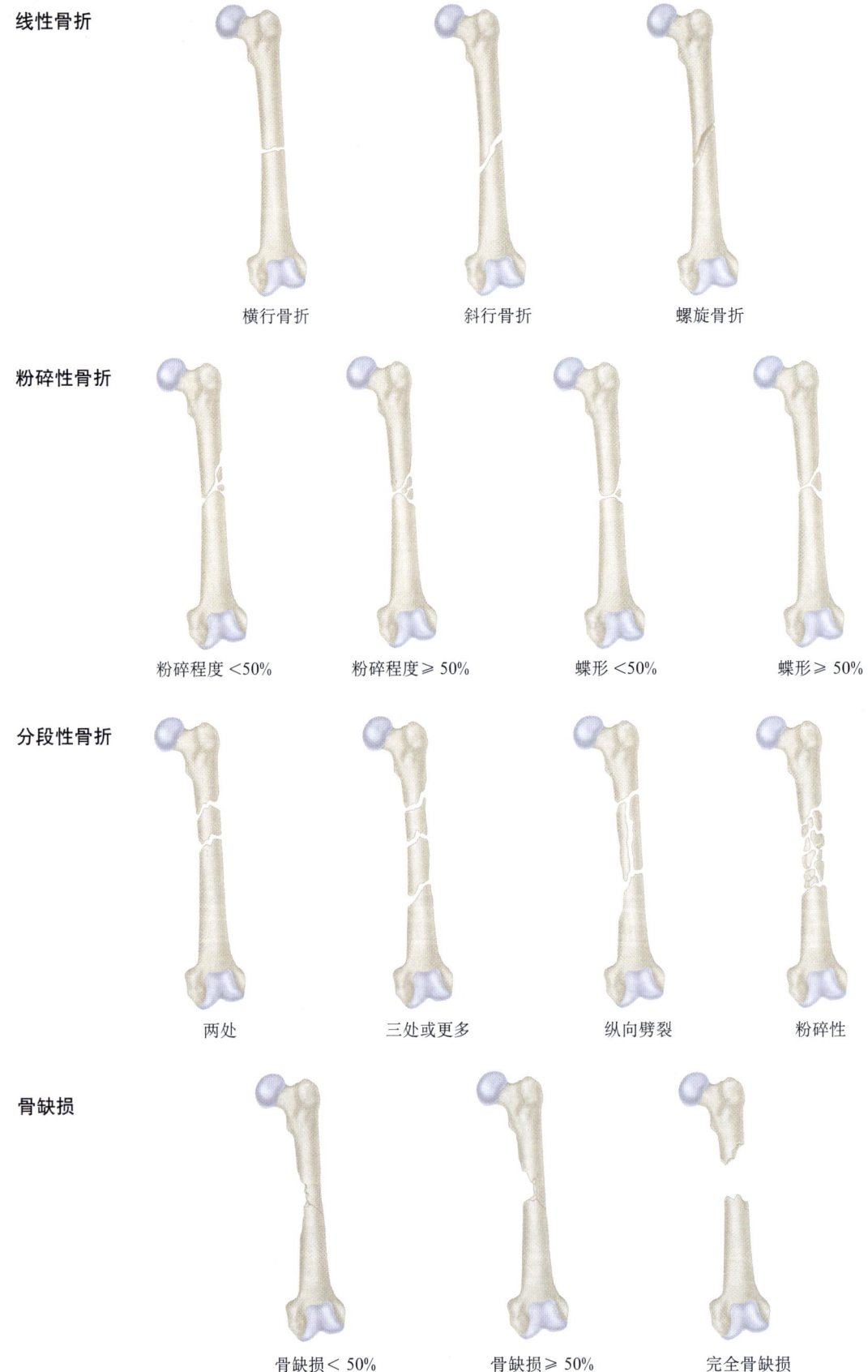

图 53-1　长骨骨折的 OTA 分类法
（引自：Gustilo RB: *The Fracture Classification manual*. St. Louis, 1991, Mosby.）

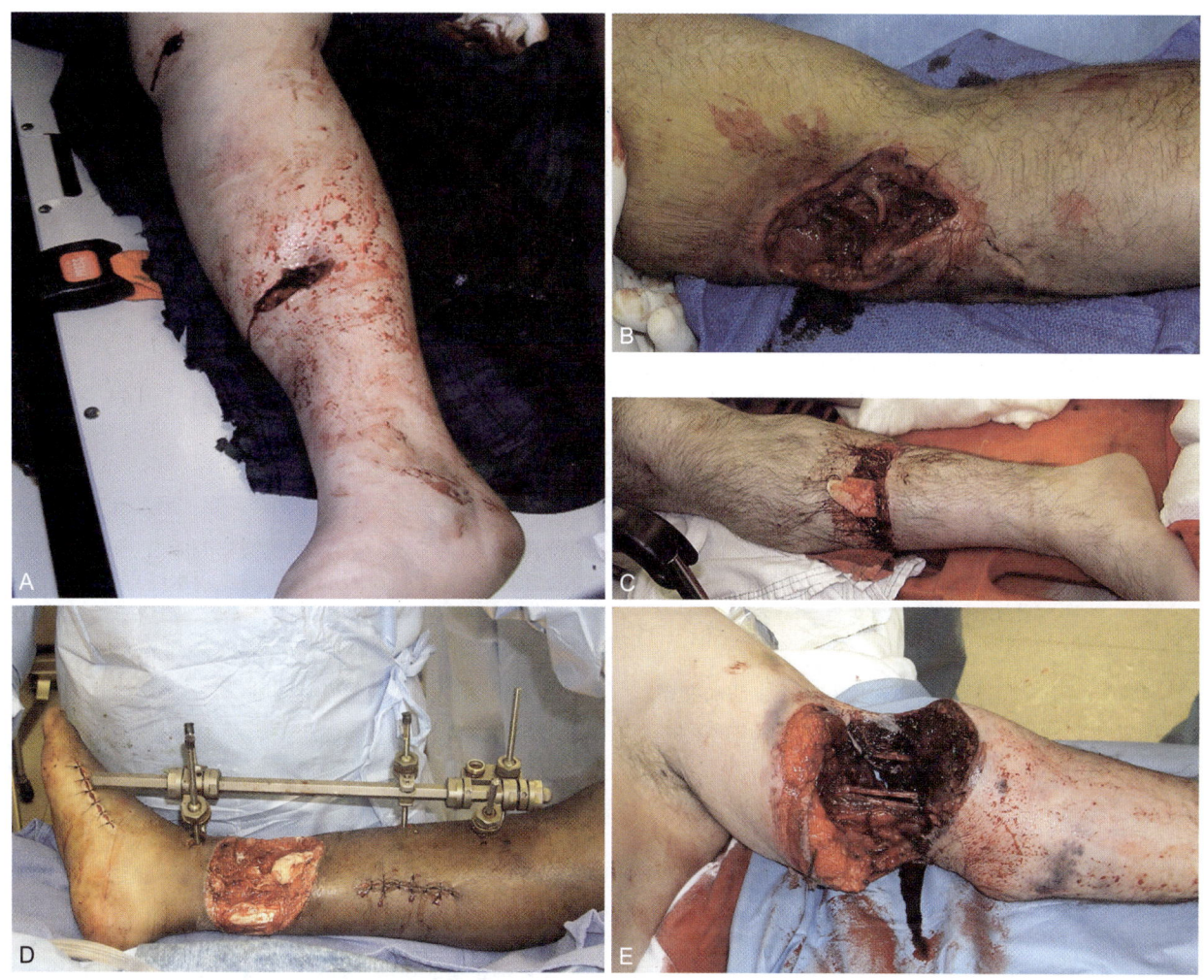

图 53-2 开放性骨折的 Gustilo-Anderson 分类

A. 髌骨 I 类开放性骨折，胫骨干 II 类开放性骨折；B. III A 类开放性骨折，有广泛的皮肤和肌肉裂伤，几乎波及整个腿部；C. III A 类胫骨开放性骨折合并广泛的骨膜撕脱，但没有大面积污染；D. III B 类胫骨开放性骨折用外固定架固定；E. 肱骨近端 III C 类骨折

广泛的软组织损伤、皮瓣或撕脱。

- III A 类开放性骨折，有广泛软组织撕裂伤或形成皮瓣，但骨骼仍有适当的软组织覆盖，或者不论伤口大小的高能量外伤。这一类损伤包括节段性或严重的粉碎性骨折，甚至包括那些只有 1cm 撕裂伤。
- III B 类开放性骨折，有广泛的软组织缺失并伴有骨膜剥离和骨外露，这类骨折常被严重污染。
- III C 类开放性骨折，包括伴有动脉损伤需要修补的开放性骨折，不论软组织创口有多大。

这种分类法对预后有重要意义，在开放性骨折部分进行更加详尽的讨论。

其他分类方法包括广泛应用于欧洲的 Tscherne 和 Gotzen 分类法。闭合性骨折被分为 0～3 级（图 53-3），开放性骨折被分为 1～4 级（表 53-2）。这个分类法包括其他方法所没有的软组织损伤和筋膜间室综合征。AO-ASIF 工作组将类似于 Tscherne 和 Gotzen 分类法的软组织损伤分类法加入其广泛的骨折分类系统中。这个分类系统包括闭合性和开放性损伤、肌肉和肌腱损伤及神经血管损伤（框 53-1）。也有人提出了其他一些创伤评分体系，包括：创伤评分系统（TS）；改进的创伤评分系统（RTS）；创伤严重程度评分系统（ISS）；修正后的简明创伤严重程度评分系统（MISS）；儿童创伤评分系统（PTS）；综合考虑神经损伤、局部缺血、软组织损伤、骨骼损伤、休克以及患者年龄等因素的评分系统（NISSSA）；Hanover 骨折评分系统 -97（HFS-97）。这些评分系统都试图定

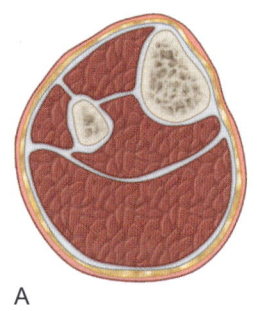 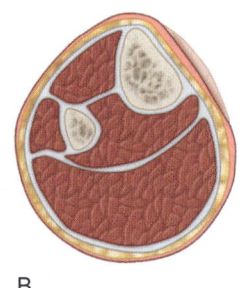 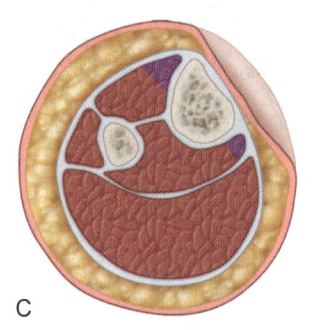 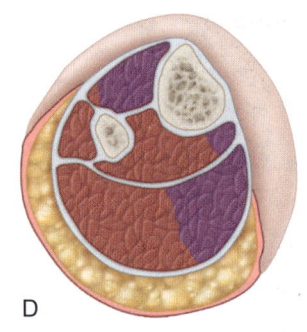

A B C D

图 53-3 闭合性骨折中软组织损伤的分级

A．0 级：极少甚至没有软组织损伤；B．1 级：伴有局部皮肤和肌肉挫伤的浅表擦伤（阴影区域）；C．2 级：伴有局部皮肤和肌肉挫伤（阴影区域）的深部污染性擦伤；D．3 级：广泛的皮肤挫伤或挤压伤，肌肉损毁（阴影区域）

（引自：Tscheme H, Gotzen L: *Fractures with soft-tissue injuries*, Berlin, 1984, Springer-Verlag.）

表 53-2	开放性胫骨骨折的 Tsherne 分类
1 级	骨折块从内向外刺破皮肤，没有或很少有皮肤挫伤
2 级	任何类型的皮肤裂伤伴有周围皮肤和软组织的挫伤和中度污染，可与任何类型的骨折同时发生
3 级	骨折伴有严重软组织损伤，常伴有主要血管和（或）神经的损伤；所有伴有缺血、严重粉碎和筋膜间室综合征的骨折属于此类型
4 级	肢体的完全和不全离断，指所有重要结构离断，尤其是主要血管断裂导致肢体完全缺血；剩余软组织不应超过肢体周径的 1/4（任何再血管化的损伤为 3 级）

框 53-1	软组织损伤的 AO/ASIF 分类法
程度	
1	正常（开放性骨折除外）
2～4	损伤的严重程度增加
5	特殊情况
皮肤损害（闭合性骨折）	
IC1	无皮肤损伤
IC2	无皮肤裂伤，但有皮肤挫伤
IC3	环形脱套
IC4	广泛的闭合性脱套
IC5	挫伤皮肤坏死
皮肤损害（开放性骨折）	
IO1	皮肤由内向外破裂
IO2	皮肤裂口＜5cm，皮缘挫伤
IO3	皮肤裂口＞5cm，皮缘失活
IO4	皮肤全层挫伤，撕脱，软组织缺损，肌肉肌腱损伤
肌肉肌腱损伤	
MT1	无肌肉损伤
MT2	环形损伤，仅涉及一个间室
MT3	严重损伤，涉及两个间室
MT4	肌肉缺损，肌腱撕裂，广泛挫伤
MT5	筋膜间室综合征／挤压损伤
神经血管损伤	
NV1	无神经血管损伤
NV2	孤立性神经损伤
NV3	局部血管损伤
NV4	广泛的节段性血管损伤
NV5	复合型神经血管损伤，包括肢体完全或不全离断

量评估骨折相关软组织损伤的程度及感染或其他不利于愈合的问题发生的可能性。然而，一项评价 AO/OTA 骨折分类系统的研究发现，C 型骨折患者的功能表现和损害程度明显差于 B 型骨折患者，而与 A 型骨折患者没有显著性差异，说明对于孤立的单侧下肢骨折，AO/OTA 骨折分类系统并不能很好地预测功能表现和损害程度。

在 2010 年 OTA 分类法委员会为开放性骨折推荐了一种新的分类方法，这种新的分类方法使用了五种评价指标（框 53-2）：皮肤损伤、肌肉损伤、动脉损伤、污染及骨缺损。它为患者一入院还未接受任何治疗时就进行分类提供了一种系统化的方法。对于所有分类系统，其复杂性可能导致重复性下降而影响广泛使用，并且其评估预后的能力也需要考虑在内。

（引自：German G, Sherman R, Levin LS: *Decision-making in reconstructive surgery upper-extremity*, New York, 1999, Springer-Verlag.）

框 53-2　新提出的开放性骨折分类法（OTA，2010）

皮肤
1. 能估计损伤程度
2. 不能估计损伤程度
3. 广泛脱套

肌肉
1. 损伤区域无肌肉，无明显的肌肉坏死，虽有肌肉损伤，但有完整的肌肉功能
2. 肌肉缺损仍保持一定的肌肉功能，损伤处肌肉坏死较局限，需部分切除，肌肉-肌腱功能单位完整
3. 肌肉坏死，肌肉功能缺失，部分或全部间室切除，肌肉-肌腱结构完全破坏，肌肉缺损无法评估

动脉
1. 无损伤
2. 动脉损伤但无局部缺血
3. 动脉损伤且有局部缺血

污染
1. 没有或仅有少量的污染
2. 表面污染（容易清除，未深入骨或深部软组织）
   a. 污染深入骨或深部软组织
   b. 高风险的环境因素（如农场、粪便、污水）

骨缺损
1. 无骨缺损
2. 骨缺损或者失去血供，但骨折近端和远端仍有连接
3. 节段性骨缺损

（引自：Orthopaedic Trauma Association: Open Fracture Study Group: A new classification scheme for open fractures, *J Orthop Trauma* 24:457,2010.）

第三节　创伤治疗的原则

多发性创伤患者的处理需要更多的医疗资源，在小的社区医院里通常缺乏这些资源。按照目前的创伤中心治疗方案，可能无法提供对长骨、骨盆和脊柱骨折进行紧急固定所需的设施以及医师和护理辅助人员。在1级或2级创伤中心的治疗目前已被证实可以提高多发创伤患者的治疗水平和存活率。另外，最初就在创伤中心治疗的患者其住院时间和治疗费用都比先在另一地治疗后再转移到创伤中心的患者明显低。从医疗质量和经济角度来讲，对多发性创伤患者的最佳处理办法就是尽快将其转送到专门的创伤救治中心。

自20世纪90年代初以来，救治重点已经放在对多发性损伤患者的早期"全面"救治上，包括骨折固定。肺部并发症的发生率，包括成年人呼吸窘迫综合征（ARDS）、脂肪栓塞综合征、肺炎等，与长骨骨折的治疗时机和方式有关。据统计，如果大骨折延迟固定，肺部并发症的发生率和住院时间在统计学上都显著增加。一项大规模多中心的研究也报道，采用早期全面救治可减少死亡率。

50%以上的多发性创伤患者有骨折或脱位或两者兼有，因此，骨科医师在创伤救治组中起着关键性的作用。骨科损伤的处理对患者最后的功能恢复可能会产生深远的影响，甚至可能影响到其生命或肢体保存，如果早期即积极地补液或输血后患者仍出现血流动力学不稳定的骨盆开放性损伤，使用骨盆带固定。对于开放性骨折、伴有泌尿生殖系损伤的骨盆或髋臼损伤及伴有血管损伤的肢体骨折，治疗组内成员的交流和合作是非常必要的。

早期固定脊柱、骨盆、髋臼骨折和其他大关节的骨折可减少肺部并发症和其他被迫卧床所引起的疾患，但对这类骨折的治疗需要较复杂的外科技术、设备，常常需要神经系统的监护。"骨科损伤控制"即在对肢体全面评估的同时，用外固定架迅速稳定骨折，使骨折获得稳定的固定，并恢复肢体长度，是目前治疗的标准模式。如果尚未获得血流动力学的稳定，危及生命的潜在因素尚未解决，或化验及放射检查结果尚不足以制订出一个令人满意的外科手术计划，就不应进行手术治疗。

在特殊情况下，骨科损伤控制可在急诊室或复苏区进行。对于长骨骨折不稳定的患者，进行急诊外固定架固定可能是必要的，但是这会带来针道感染或更少见的深静脉血栓等并发症。对于有些患者，外固定可以一直保留到骨折愈合。与髓内钉固定相比，使用外固定架治疗股骨骨折，成年人呼吸窘迫综合征的发病率明显下降。在一项前瞻性的、随机的、多中心的研究中，在用髓内钉和外固定架治疗的股骨骨折患者中检测到了炎症因子。研究发现，髓内钉固定能引起炎症反应，而外固定则不会。由于样本量较小，没有发现临床并发症的差异。创伤外科中损伤控制的概念目前正在进行深入的评估。这一理念被发现有助于在紧急情况下处理复杂的骨

折。并发症多出现于因临床情况无法改善又不能进行最终固定的患者。

多发伤及其复苏过程可激活伤员的细胞因子而产生全身反应,包括由细胞因子介导产生的炎症因子、免疫因子和血流动力学因子。细胞因子的增加与器官功能的减退密切相关。多发伤还与系统免疫综合征有关,是广泛损伤产生的细胞因子和其他化学物质介导的一种弥漫性的炎症反应。骨科损伤控制是一种处理双重损伤的方法,即在处理外伤的同时又兼顾处理手术加重的损伤。

因为有以下一些因素存在,例如,患者有意识状态的改变,血流动力学不稳定妨碍了全面的骨科检查,同一肢体上有另一处较明显的损伤,以及早期的X线检查不充分等,5%~20%的多发性创伤患者在初次检查时会有一些损伤被漏诊。当较危急的损伤稳定后,应重复进行骨科检查,找出所有漏诊的损伤并进行早期治疗。研究表明,骨盆和颈椎的CT扫描比X线透视和X线平片检查能更多地发现损伤。

对多发伤患者的治疗要求进行特殊的和可靠的评估及治疗。美国外科医师协会制定的高级创伤生命支持系统(ATLS)是应用最广泛的创伤患者评估系统。该评估系统可基于ABCDE助记:

A(airway,气道):气道应该保持通畅。

B(breathing,呼吸):在正常给氧的情况下,呼吸应该尽可能保持正常。

C(circulation,循环):包括中央循环和外周循环,所有肢体有良好的毛细血管充盈反应并维持正常血压。

D(disability,功能障碍):包括神经系统、骨骼肌肉系统、泌尿生殖系统损伤,尽管很少危及生命,但可以导致严重的长期功能障碍。

E(environment,环境):很多损伤并非发生在隔离的环境中,由此可能造成污染,使医护人员染病。

从骨科学角度来看,骨骼肌肉系统和神经系统的评估方案在决定损伤的类型和程度方面极为重要。危及生命和肢体的骨骼肌肉损伤包括:伤口和骨折的出血,开放性骨折的感染,血管损毁和筋膜间室综合征造成的肢体丧失,脊柱和周围神经损伤导致的功能丧失。隐性出血、原因不明的多部位失血以及伴发的血流动力学不稳定,是血液循环评估的主要方面。多发骨折,特别是骨盆和长骨骨折引发的出血,要求早期固定减少失血。

处置时应首先考虑患者的全身情况。急诊措施必须包括治疗疼痛、出血和休克。出血应该以加压来控制。由于可能进一步损伤神经、血管,极少推荐使用止血带。由于有损伤邻近的周围神经的风险,建议不要在伤口内盲目使用止血钳钳夹止血。从患者受伤到清理伤口准备手术这段时间内,应用无菌敷料保护伤口,用夹板固定肢体,以防止锐利骨折块移动造成软组织的额外损伤。

病史应包括受伤的时间和地点。体检应包括确定软组织伤口的范围和类型及是否存在血管、神经损伤。应紧急处理血管损伤或筋膜间室综合征,以避免组织缺血,如果这些损伤超过8h,将造成不可逆转的肌肉和神经损伤。一项对犬的实验研究发现,当组织压低于舒张压10mmHg或平均动脉压在30mmHg之内时将发生不可逆转的肌肉损伤(见第48章)。该研究强调,组织压和舒张压之间10~20mmHg的差距是急性筋膜切开的指征,而非绝对的组织压数值。

X线摄像应该用来显示骨骼损伤的程度和类型。有时软组织损伤的程度只有在手术探查时才能确定。距离受伤的时间及软组织损伤的类型和范围对治疗的选择有指导意义。与低速率、低能量的创伤相比,高速率、高能量的创伤可以对软组织和骨骼造成更广泛的损伤,同时可以带来更不确定的预后。患者的全身情况、有无相关损伤及众多的其他因素都会影响最终结果,并且对治疗产生影响。

一、开放性骨折

开放性骨折属于外科急症,也许应当被看做是不全离断伤。Tscherne描述了开放性骨折治疗的四阶段:挽救生命、保全肢体、防止感染、保存功能。第1个阶段或清创前阶段一直持续到20世纪。第2个阶段(保全肢体阶段)跨越了两次世界大战,其特点是截肢率高,引起了对人工假肢研究的兴趣。第3个阶段持续至20世纪60年代中期,在这一时代人们的注意力集中在防止感染和应用抗生素上。第4个阶段,即保存功能时代,其特征是积极的伤口清创、用内固定或外固定确实地制动骨折及延期闭合创口。目前的第5个阶段是快速高效的创伤救治的结果。最新的研究证实,大多数开放性骨折(Gustilo-Anderson ⅢA类以下)都可以闭合创口，这样做并没有明显的风险，而且并发症发生率和住院时间都有所降低。另外，预防性应用抗生素的需求也遭到了质疑。最近一篇有关预防性应用抗生素的文献综述揭示，那些支持预防性应用抗生素的研究文章质量低劣，其结论值得怀疑。有些文章的作者对开放性骨折患者入院 2 h 内迅速预防性应用抗生素的做法和所用抗生素的剂量及给药时间都提出了疑问。最后，许多研究也表明，至少对于 Gustilo-Anderson Ⅰ、Ⅱ类和Ⅲ A 类开放性骨折来说，对于严格的正规清创术及入院 6 h 内冲洗所有创口给予预防性应用抗生素并不是必需的。

（一）火器所致的开放性骨折

对火器所致的开放性骨折患者的评估应包括受伤部位的正、侧位 X 线平片，包括上、下关节。可能需要关节造影来判明是否存在关节的子弹贯通伤。如果损伤涉及脊柱或骨盆，CT 可用于确定子弹的精确位置，并可有助于评估关节损伤。如果怀疑血管损伤，可能需要血管造影或动脉造影明确诊断。

在和平时期遇到的火器伤有三种不同类型：①低速手枪或步枪伤口；②高速步枪伤口；③近距离的猎枪伤口。在低速手枪或步枪伤口中，软组织损伤常常较小，故不需广泛清创（图 53-4）。伤口的进出口小，常常不需缝合，而只需对皮肤边缘进行清创。在低速枪伤伤口的治疗中，冲洗、局部清创、预防破伤风及肌内注射单次剂量的长效头孢菌素与 48 h 静脉应用抗生素的疗效相同，而且口服和静脉输注抗生素对于预防感染有同等的疗效。在这类伤口中，感染很少见。有人推荐了一套关节内骨折的治疗方案，即对于子弹穿过清洁皮肤或衣物的损伤预防性使用抗生素 1～2 d；对于子弹穿过肺、肠道、严重污染的皮肤或衣物的损伤，使用广谱抗生素 1～2 周。民间枪伤的分类方法包括创伤能量、是否累及致命性的组织结构、伤口特征、骨折和伤口的污染程度。然而，这种复杂的分类方法并没有被确立，对治疗也没有起到指导作用。

某些枪伤可以在静脉注射单次剂量的头孢菌素后在院外口服抗生素治疗。Dickson 等报道，用以下方法院外治疗 41 例患者（44 处骨折）低速枪伤所致的 Gustilo Ⅰ、Ⅱ型开放性骨折，仅有 1 例发生了浅表感染：破伤风抗毒素 0.5 ml 肌注冲洗和局部伤口清创，闭合复位（必要时），放置敷料或夹板，静脉注射头孢唑林 1 g，口服头孢氨苄（cefalexin）500 mg，每日 4 次，共 7 d。

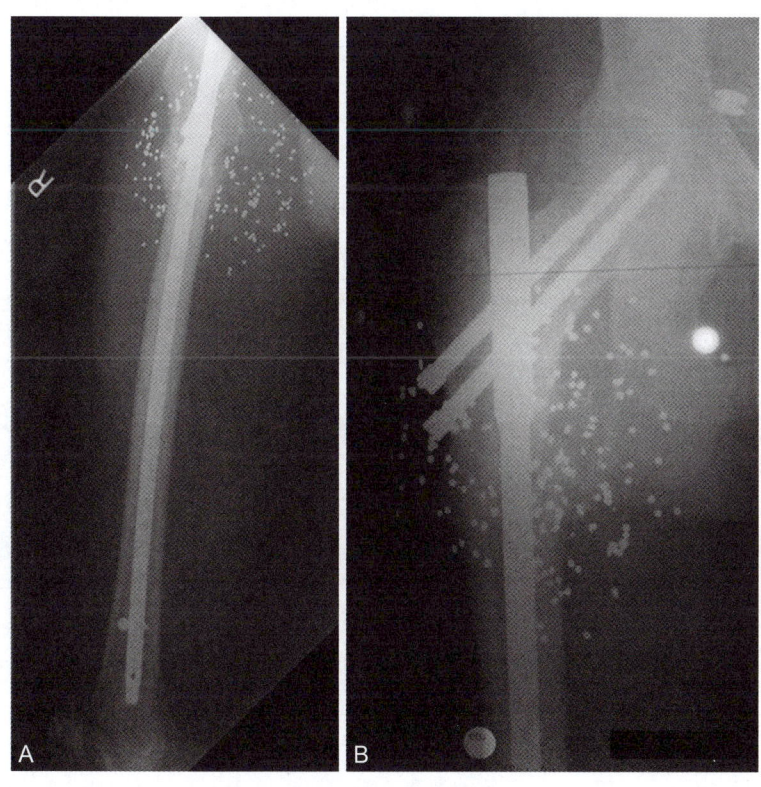

图 53-4　股骨的低速猎枪伤，软组织损伤较小

在高速步枪和猎枪伤口中，软组织和骨损伤是大量的，组织坏死是广泛的（图53-5）。对这类伤口最好采用类似战伤的治疗方式。需要广泛地显露并清除所有失活的软组织。这类伤口应敞开，根据伤口本身情况再做延迟一期或二期缝合。在近距离猎枪伤口中，骨和软组织有广泛的损伤。除非伤口是贯通的，否则弹壳填料常存留在伤口内，可引起严重的异物反应。因此，应找到并去除所有填料，同时切除失活的软组织。没有必要清除所有的铅弹散粒，因铅弹似乎很少引起反应，而企图去除它们时会对软组织造成更多的损伤。然而，应从关节内或滑囊内清除子弹和子弹碎片，因为它们可能造成机械磨损、铅滑囊炎和全身性铅中毒等并发症。据报道，关节内枪伤后全身性铅中毒的发生早可至伤后2d，晚可至伤后40年。这类伤口也应敞开，择期再关闭。

虽然延期和急诊应用扩髓交锁髓内钉都成功地治疗股骨开放性骨折，但对于因枪伤引起的股骨骨折，与延期髓内钉固定相比，即刻髓内钉固定可缩短住院日，明显降低住院费用，对临床结果也没有不利影响。目前，我们倾向于使用静力型交锁髓内钉治疗低速和中速股骨干骨折，包括多数粗隆下和髁上骨折。高速股骨骨折应以外固定架做临时固定，直至创面愈合满意；在伤后2周左右行髓内钉固定。有些高速骨折可以即刻行不扩髓髓内钉固定。如果有严重的软组织损伤，包括血管神经损伤，可能需要一期截肢。在我们当地一级创伤中心治疗的52例伴有动脉损伤的股骨干骨折中，保存肢体的有32例（61.5%）。在一期（16例）髓内钉固定，或在牵引和外固定后行髓内钉固定的所有22例股骨骨折病例，均保肢成功。在高速损伤的肢体中有8例行一期截肢，9例行二期截肢，3例患者死于其他损伤。在骨折固定前行血管修复的患者中没有发生吻合口撕裂（图53-6）。

外固定可能适合于严重损伤（Gustilo Ⅲ型）。有报道认为，延迟一期闭合伤口和Ilizarov外固定架在治疗这些复杂骨折时的总并发症发生率和感染率较低。

在一篇髋部枪伤治疗的报道中，发现检查关节是否被穿透的最好的诊断性试验为髋关节穿刺抽吸和随后做关节造影。虽然所选择的病例都未做关节切开，而以抗生素治疗获得了成功，但对所有穿透关节腔的损伤都需要立即做关节切开。子弹继续接

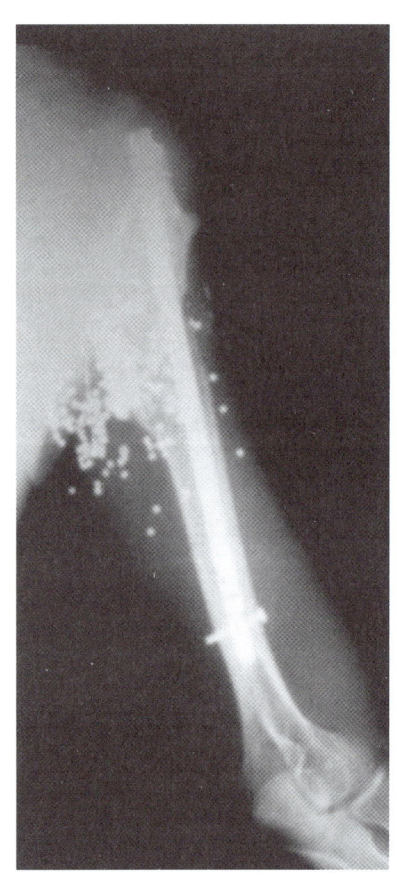

图53-5　肱骨的高速枪伤

触关节液可导致关节损坏或感染。因为所有用内固定治疗的移位性股骨颈骨折的结果都不佳，所以，该报道建议用髋关节成形术或关节融合术作为这类损伤的最终治疗方法。

（二）截肢与保肢

随着复杂的开放性骨折处理方案的出现，设计了相应的治疗手段，挽救了许多没有功能的肢体。然而，人们注意到了"只重技术而忽视合理性"的问题，并指出，如此保肢的最终结果不仅是留下了一个无用的肢体，而且也使每个患者在身体上、心理上、经济上和社交上都受到了影响。不可避免的截肢常被拖延太久而增加了财政、个人和社会的花费，更重要的是，增加了伴随而来的后遗症发生率和可能的死亡率。在一项对开放性胫骨骨折的研究中，与早期行膝下截肢患者相比，保肢患者并发症更多，手术次数更多，住院时间更长，住院费用也更高。与早期截肢患者相比，更多的保肢患者认为自身有残疾。

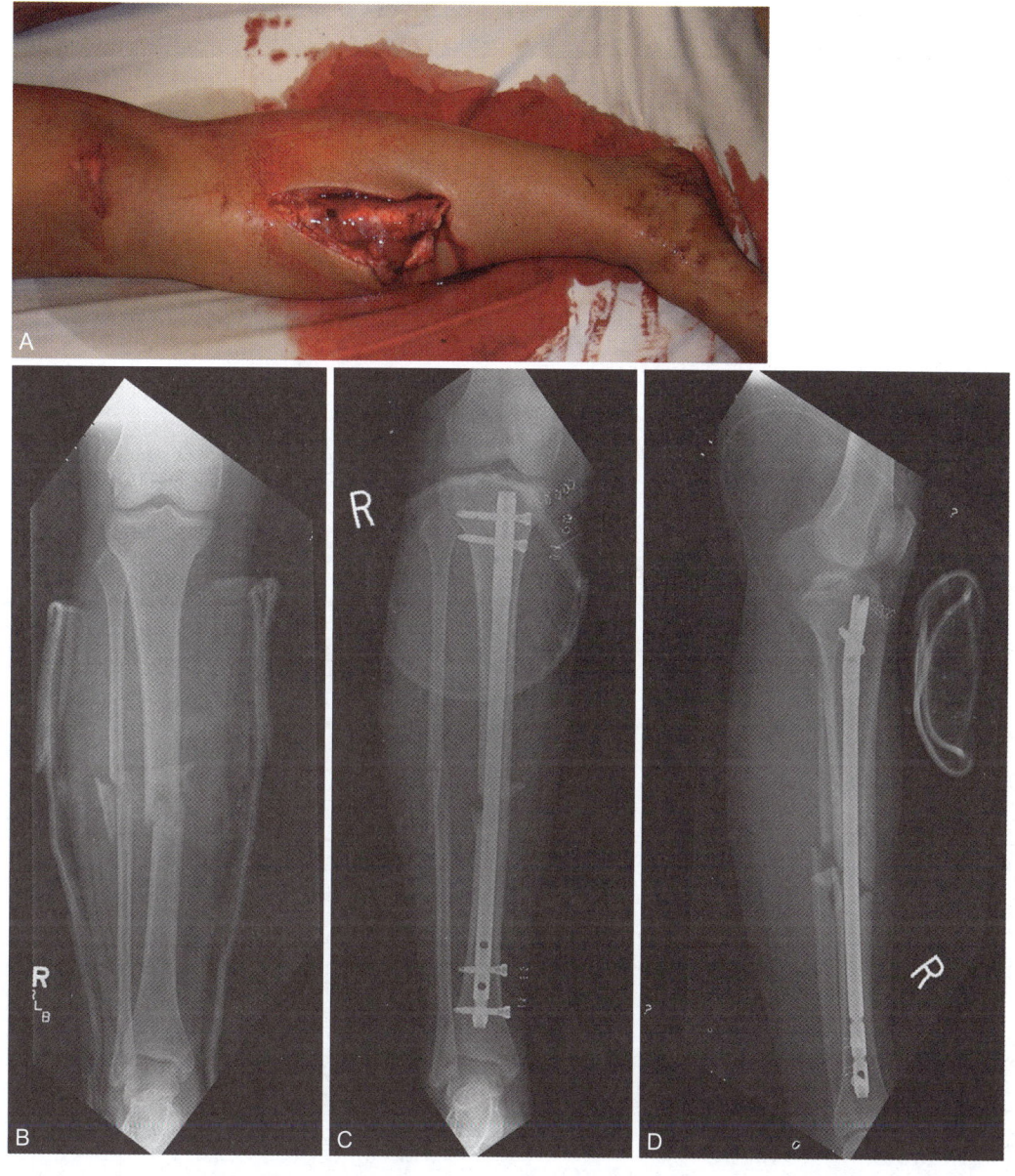

图 53-6 A. 伴有血管损伤的开放性ⅢB型胫骨骨折；B. X线表现；C 和 D. 交锁髓内钉固定术后

　　为了更好地评估损伤和更好地确定采用早期截肢治疗的损伤类型，人们进行了几种尝试。Mangled肢体创伤严重程度评分（Mangled Extremity Severity Score，MESS）从四个方面进行评分：骨骼和软组织损伤、休克、局部缺血及年龄（表53-3）。在一些研究中，MESS分数达到7~12分的患者的肢体最终都需要截肢，而MESS分数为3~6分的患者的肢体能够存活。然而，在其他研究中均未发现MESS、LSI（保肢指数）或PSI（预测保肢指数）有预测价值。评分系统的高特异性证实，低分可以预测保肢的可能性，但其低敏感性却不能证明其作为截肢预测指标的有效性。

这些评分系统似乎用途有限，不能作为判断是否应该截肢的唯一标准。而位于或高于截肢阈值的下肢创伤严重程度评分在决定能否保留遭受高能量创伤的下肢时应该谨慎使用。

　　最近，Rajasekaran 等为了评估开放性胫骨Gustilo ⅢA、ⅢB骨折，提出了一种新的评分系统，包括皮肤覆盖、骨骼结构、肌腱和神经损伤以及并存病情况（框53-3）。他们使用该系统，把109例Ⅲ型开放性胫骨骨折分成四组，以评估保肢的可能性。第1组分数为5分或更少，第2组分数为6~10分，第3组分数为11~15分，第4组分数为16分或更高。分数为14分或更大的作为截

表 53-3　Mangled 肢体创伤严重程度评分（MESS）

类型	特征	损伤	评分
骨骼/软组织			
1	低能量	刺伤，单纯的闭合性骨折，小口径枪弹伤	1
2	中等能量	开放性或多节段骨折，脱位，中等程度挤压伤	2
3	高能量	猎枪炸伤（近距离），高速枪弹伤	3
4	严重挤压伤	伐木、铁路、钻井事故	4
休克			
1	血流动力学压力正常	在现场和手术室血压稳定	0
2	一过性低血压	在现场血压不稳定，但对静脉输液有反应	1
3	长时间低血压	在现场收缩压低于 90 mmHg，仅在手术室对静脉输液有反应	2
缺血			
1	无	肢体有脉搏，无缺血征象	0*
2	轻度	脉搏减弱，无缺血征象	1*
3	中度	多普勒探测无脉搏，毛细血管充盈迟滞，感觉异常，运动功能减退	2*
4	重度	无脉，体温低，麻痹，麻木，毛细血管无充盈	3*
年龄			
1	< 30 岁		0
2	30 ~ 50 岁		1
3	> 50 岁		2

* 如果缺血时间超过 6 h，加 2 分

（引自：Helfet DL, Howey T, Sanders R, Johansen K: Limb salvage versus amputation: preliminary results of the mangled extremity severity score, *Clin Orthop Relat Res* 256:80, 1990.）

框 53-3　Gustilo ⅢA 型和ⅢB 型开放性胫骨骨折损伤严重程度评分

覆盖结构：皮肤和筋膜
无皮肤缺损
　损伤不在骨折处：1
　骨折暴露：2
有皮肤缺损
　皮肤缺损不在骨折处：3
　皮肤缺损在骨折处：4
有皮肤缺损的环形伤口：5

骨结构：骨与关节
横行、斜行或蝶形骨折块 < 50% 周径：1
大蝶形骨块 > 50% 周径：2
粉碎性或节段性骨折无骨缺损：3
骨缺损 < 4 cm：4
骨缺损 > 4 cm：5

功能性组织：肌腱和神经单位
肌腱单位部分损伤：1
完全但是可修复的肌腱单位损伤：2
肌腱单位的不可修复性损伤，部分或完全丧失 1 个筋膜间
　室，胫后神经完全损伤：3
一个筋膜间室的肌腱单位丧失：4
两个或更多的筋膜室丧失或高位截肢：5

损伤情况：每出现一种情况加 2 分
损伤到清创的时间间隔 > 12 h
污物或有机物污染或在农场受伤
年龄 > 65 岁
依赖药物的糖尿病或心血管、呼吸疾病导致麻醉风险增加
多发伤累及胸腔或腹腔、创伤评分 > 25 分、脂肪栓塞
血压过低（< 90 mmHg）
同一肢体存在另一个主要的损伤或筋膜间室综合征

肢指标，敏感性为98%，特异性为100%，阳性预测值为100%，阴性预测值为70%。这些结果与MESS分析的99%敏感性及97%的阳性预测值相似，但是优于MESS分析的17%的特异性和50%的阴性预测值。这个新的评分系统的高特异性可能成为更好的截肢预测方法。然而，目前所有的评分系统的预测能力都维持在低水平。

（三）抗生素治疗

开放性骨折的治疗实际上是应用微生物学的一次临床实践。一旦皮肤屏障遭破坏，细菌就从局部进入伤口并企图附着和繁殖（图53-7）。损伤区域愈广，坏死组织愈多，对细菌的营养支持潜力就愈大。由于损伤部位的循环遭到损坏，机体免疫系统利用细胞防御和体液防御的能力也都遭到破坏，于是在细菌造成感染和机体动员足够的免疫机制克服感染之间就展开了一场竞赛。

感染微生物的毒力取决于：它对宿主基质如坏死的皮肤、筋膜、肌肉和骨的黏附能力，它的致病力，以及由细菌本身的体液和机械因素所决定的中和宿主防卫的攻击力。目前已认识到，异物反应是保护细菌免受吞噬细胞吞噬的细菌糖蛋白的一种复杂的相互作用（图53-8）。细菌侵入机体后黏附在宿主的细胞基质上并分泌体液和糖蛋白保护罩，于是它们就能进行细胞复制，形成临床感染。细菌的繁殖会以对数形式进行，直至耗尽可获得的营养物质、宿主死亡或宿主的防御成功地抵抗了感染为止。如果发生了后者且宿主仍存活，则细菌或被消灭，或被抑制和孤立，形成慢性骨髓炎（图53-9）。

一般来说，开放性损伤的治疗包括术后全身使用抗生素。2004年，Cochrane的系统性综述确立了抗生素对开放性骨折患者的益处。这篇综述表明，开放性骨折使用抗生素后可将感染风险降低59%。数据支持这样的结论：伤后迅速短期使用第一代头孢菌素并结合骨折伤口及时处理的先进方法，可以显著降低感染风险。其他常用的治疗方法尚缺乏足够的数据证明其有效性，比如，延长抗生素的使用时间或重复短程使用抗生素，扩大抗生素的抗菌谱至革兰氏阴性杆菌或梭状芽胞杆菌，或者局部使用抗生素，如PMNA链珠。

多数方案建议使用广谱抗生素，通常是第一代头孢菌素，而对于有革兰氏阴性细菌污染风险的严重污染的Gustilo Ⅲ型损伤的伤口，则需另加氨基糖苷类抗生素，如妥布霉素或庆大霉素。如果有厌氧菌感染的可能性，如梭状菌，则推荐使用大剂量青霉素。由于多数情况下病原菌是医源性的，所以，抗生素治疗的时间应加以限制。Gustilo建议，对于Gustilo Ⅰ型和Ⅱ型开放性骨折，在入院时给予头孢孟多2g，然后每8小时1g，持续3d。对

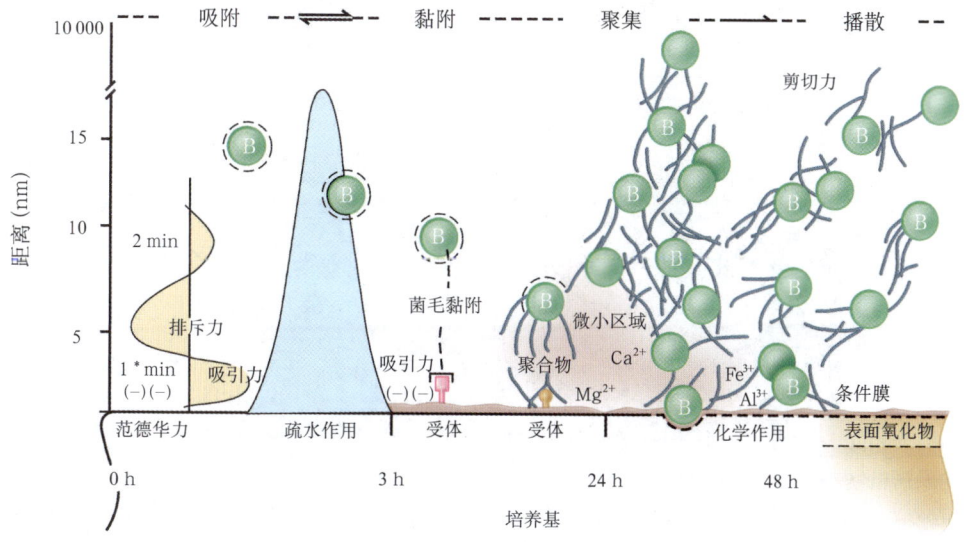

图53-7　细菌（B）在培养基表面贴附、黏附、聚集和播散的分子学顺序。根据细菌和培养基（营养物、污染物、大分子、种属和材料）的特性可能发生几种相互作用

（引自：Gristina AG: Biomaterial-centered infection: microbial adhesion versus tissue integration, *Science* 273:1588, 1987.）

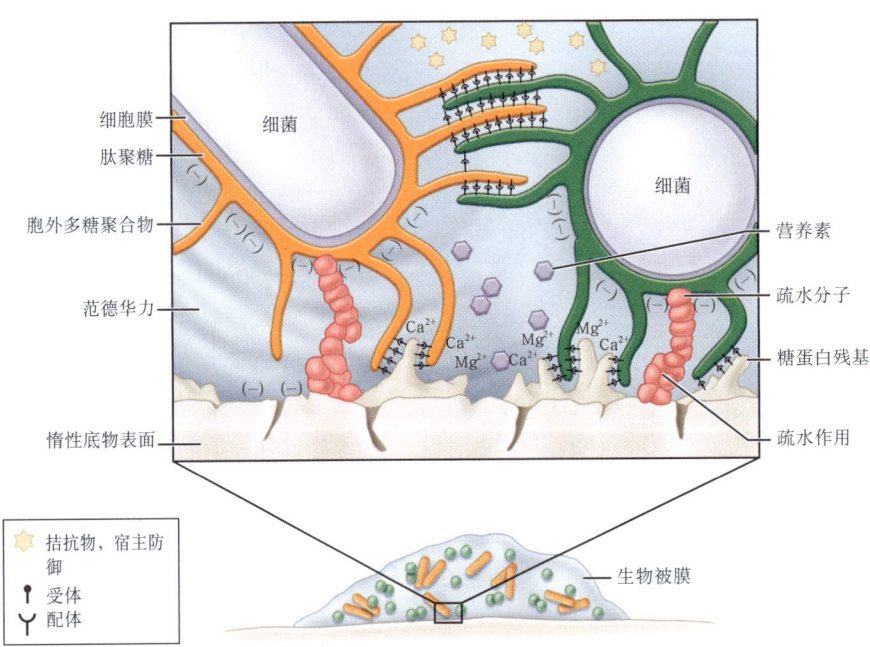

图 53-8　在一定的距离上，阴性的细菌和基质表面电荷间的初始排斥力被范德华引力所克服。同时还有分子间的疏水性相互作用。在适当条件下产生大量的胞外多糖聚合物，有助于配体、受体间的相互作用和细菌在基质上贴附和黏附

（引自：Gristina AG, Oga M, Webb LX, et al: Adhevent bacterial colonization in the pathogenesis of osteomyelitis, *Science* 228:990,1985.）

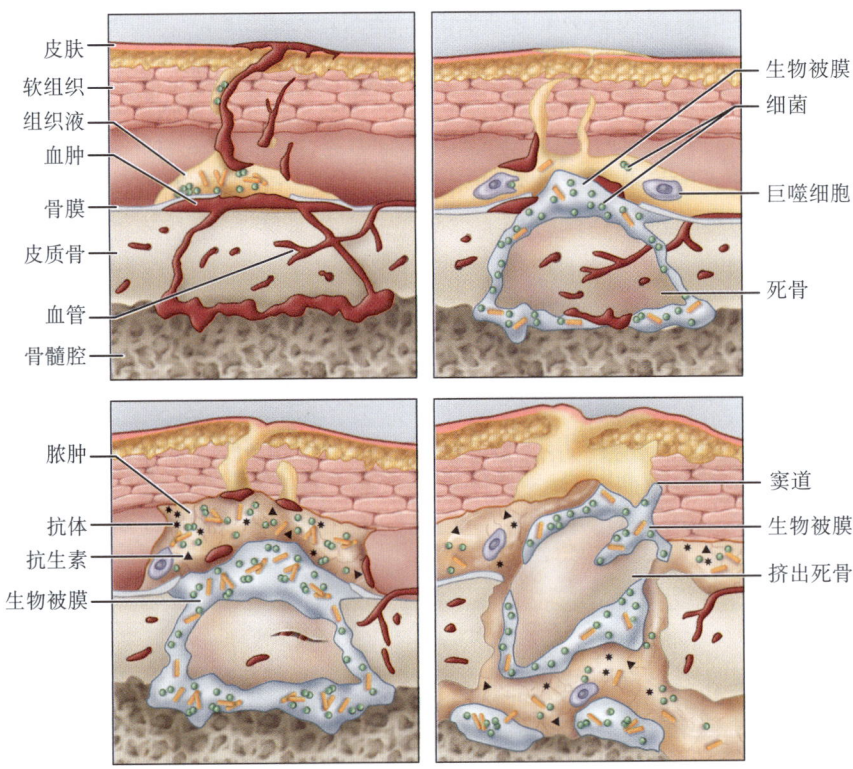

图 53-9　骨髓炎的发病机制

左上图，原发伤造成软组织破坏、骨碎裂以及细菌污染。在闭合创伤中，污染可能来自血源性播散。右上图，在感染进展的过程中，细菌在保护性胞外多糖生物膜内形成菌落，在失去活力的骨片尤其多，这种骨片作用就如同菌落的被动培养基。左下图，宿主动员防御对抗感染，但不能穿透生物膜。右下图，炎症进展和脓肿形成的结果是形成窦道，在某些病例最终会有死骨被排出，死骨是顽固性感染的病灶

（引自：Gristina AG, Barth E, Webb LX: Microbial adhesion and the pathogenesis of biomaterial-centered infections. In Gustilo RB, Gruninger RP, Tsukayama DT, eds: *Orthopaedic infection: diagnosis and treatment*, Philadelphia 1989, Saunders.）

Gustilo Ⅲ型开放性骨折，每天给予氨基糖苷类抗生素3～5mg/kg，而对于田间损伤，则需每天另加青霉素1000万～1200万单位。Gustilo仅持续应用3d双抗生素治疗，并在闭合伤口、行内固定和植骨手术时重复此疗法。近来，Okike和Bhattacharyya推荐使用头孢唑林1g，静脉注射，每8小时1次，直至创口闭合后24h。对于Ⅲ型骨折，加用静脉注射庆大霉素（根据体重调整剂量）或左氧氟沙星（每24小时500mg）。由于喹诺酮类对骨折愈合有不良反应，所以，不应该作为开放性骨折患者的预防性抗生素应用。

尽管医师一致认为应用抗生素治疗开放性骨折有效，但对持续时间、给药方式和抗生素的种类还存在争议。一项前瞻性双盲研究发现，使用头孢菌素者感染率为2.3%，与之相比，不使用抗生素者感染率则为13.9%，但有人对该结果提出了质疑，而关于这个问题目前还缺乏足够数量的可靠的研究。另一项研究发现，每日1次大剂量抗生素和低剂量分次给药的效果是一样的。

对于何时对开放性伤口做细菌培养尚存争议。人们认为，清创前仅有很少量的细菌最终造成感染，这说明清创术前或术后进行细菌培养基本没有价值。最常见的感染细菌是革兰氏阴性菌和甲氧西林耐药金黄色葡萄球菌（MRSA），多数可能是在院内获得的。我们建议对第二次清创时存在明显临床感染表现的患者进行培养。虽然可能增加二次手术率，最近人们还提到一种显著改善感染率的方法，即根据清创术和创口冲洗后获得的细菌培养结果来决定是否需要重复进行正规的清创术和冲洗。根据伤口的具体情况，早期、快速按经验使用抗生素是预防开放性骨折感染的最有效的方法。

二、软组织损伤的治疗

在将开放性损伤患者送往医疗机构前，初步处理应包括伤口压迫、骨折夹板固定、无菌敷料覆盖。组织暴露于空气可以导致细菌进一步污染，因此，必须将患者迅速转移至合适的医疗中心。有人发现，受伤20min内在创伤中心接受治疗的患者的感染率为3.5%，而受伤10h内由其他医院转至创伤中心的患者的感染率为22%。

在急诊室，有必要对患者的状况进行快速评估，并即刻对伤口进行清创和冲洗。清创和冲洗自第一次世界大战后才开始用于防止创伤后感染。比利时外科医师DePag基于伤口的细菌学评估引入了清除失活组织和延迟闭合伤口的概念。从那时起，清创连同冲洗就成为治疗开放性损伤的主要治疗方式，尤其是伴有骨折的开放性损伤。

推荐采取以下步骤治疗开放性损伤：

1. 将开放性骨折当作急诊处理。
2. 进行全面的初期评估，诊断危及生命和肢体的损伤。
3. 在急诊室或最迟于手术室开始给予合适的抗生素治疗，仅持续2～3d。
4. 即刻清除伤口内污染和失活组织，广泛冲洗，并于24～72h重复清创。
5. 按照初期评估时确定的方法固定骨折。
6. 敞开伤口（尚存争议）。
7. 早期进行自体松质骨移植。
8. 积极进行患肢的康复锻炼。

总体来说，文献报道的伤口感染率在Ⅰ型骨折为0～2%，在Ⅱ型骨折为2%～7%，在全部Ⅲ型骨折为10%～25%，其中在ⅢA型骨折为7%，在ⅢB型骨折为10%～50%，在ⅢC型骨折为25%～50%。在ⅢC型骨折截肢率高达50%以上。

伴随闭合骨折的软组织损伤尽管不如开放性骨折明显，但可能更加严重。没有发现这些损伤并在治疗中加以考虑可能会导致严重的并发症，从延迟愈合到部分或全厚组织坏死和严重感染。此型损伤中最常遗漏的是皮肤与筋膜分离时发生的Morel-Lavallée综合征。其将产生间隙并有大量出血。通常会形成皮下血肿，血肿过大时将危及表面皮肤的活力（图53-10）。此综合征常发生于骨盆骨折的患者，特别是遭受剪力损伤的肥胖患者。建议使用MRI和超声检查确定诊断。

许多治疗方法可以用于Morel-Lavallée综合征的治疗，包括：根治性切开术，这一方法经常留有巨大的伤口；以及微创方法，如伤口引流。最初的建议是在稳定骨折的同时处理软组织问题。由于切开会增加皮肤失去血供的风险，我们更愿意等待观察而非进行急诊减压。对于经皮穿刺我们有一定经验，但发现肿胀有复发的可能。股部（大腿）的血供不恒定，故此种情况尤其危险（图53-11）。有人建议对血肿行小切口引流和绷带加压包扎。我们一直使用类似的引流技术，但发现当发生皮肤坏死或伤口裂开时，感染概率增加。

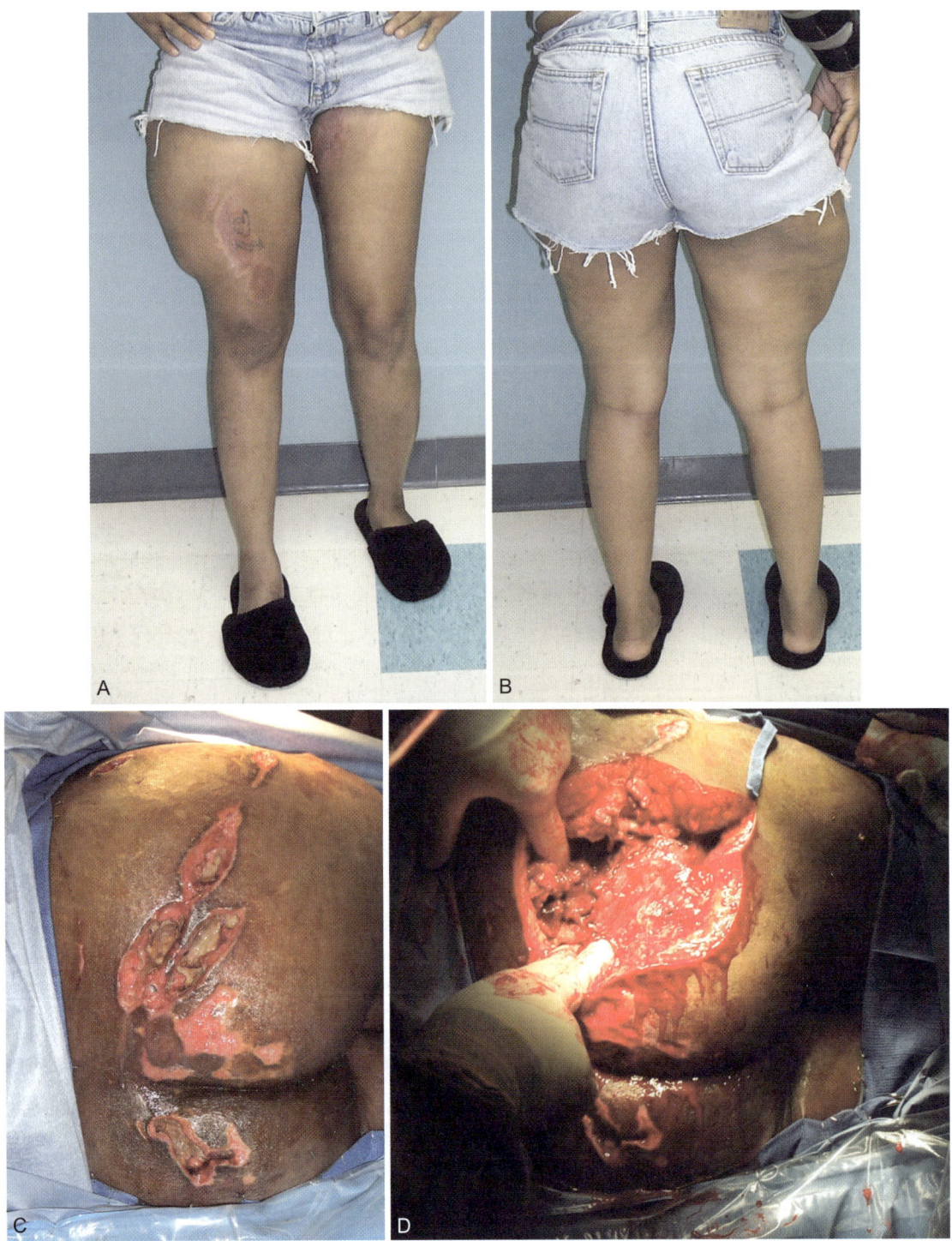

图 53-10 Morel-Lavallée 损伤

A 和 B. 骨盆骨折后 Morel-Lavallée 损伤大腿部的外观；C. Morel-Lavallée 损伤的臀部外观；D. 术中显示深部损伤

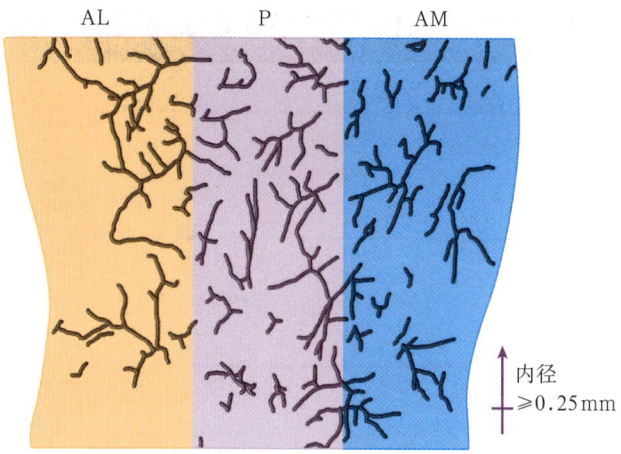

图 53-11　大腿部内径 ≥ 0.25 mm 的血管的描记图
AL. 前外侧；P. 后侧；AM. 前内侧
（引自：Cormack GC, Lamberty BGH: The blood supply of thigh skin, *Plast Reconstr Surg* 75:342,1985.）

最近，Tseng 和 Tornetta 描述了 19 例有 Morel-Lavallée 损伤的患者，这些患者在入院后的 3 d 内使用经皮引流技术治疗取得了良好效果。在 6 例髋臼手术和 2 例骨盆环手术中，保留引流至少 24 h。19 例患者中只有 3 例在引流时培养出了细菌，其中 1 例进行了持续引流探查。随访 6 个月没有深部感染。

Morel-Lavallée 损伤的经皮引流技术

手术技术 53-1

（Tseng 和 Tornetta）

- 将患者摆放于适于显露受累部位的体位。
- 在病变远侧切 2 cm 的切口。
- 在损伤的上部和后方切 2 cm 的切口。
- 通过损伤区域放置一个吸头判定损伤的范围。
- 根据损伤的大小决定是否增加新的切口。
- 取伤口内的液体进行细菌培养和药物敏感试验。
- 用吸头引流血肿。
- 用塑料刷子清除松散的脂肪。
- 使用脉冲灌洗清理创腔，直至引流液清晰、没有脂肪碎片流出为止。
- 在伤口内放置闭式引流，引流整个空腔内液体。
- 紧密闭合切口。
- 连接墙壁吸引器引流至 24 h 引流量 < 30 ml（此过程约需要 8 d）。
- 持续静脉使用头孢菌素或其他有效抗生素，至拔出引流 24 h 后。

三、清创术

在决定清创所需的准确范围时，应考虑每个患者的特点；一般来说，皮肤应清创至边缘出血为止。清创时不应上止血带，以免不能分辨皮肤的活力。

肌肉清创应将没有收缩或明显污染的失活肌肉全部清除。严重污染的完全断裂的肌腱断端也应切除，尽管这点在肌肉肌腱单位完整时存在很大争议。清除污染的同时保留肌腱是可能的。必须注意保持肌腱湿润，肌腱一旦干燥将发生坏死，就必须切除。早期皮瓣或敷料覆盖可以防止这些脆弱组织干燥。处理肌肉时，必须观察"4C 征"，即韧性（consistency）、颜色（color）、收缩性（contractility）和循环（circulation）。夹持或电刺激时应该能看到肌肉的正常收缩。肌肉的质地应该正常，不能是苍白的或水煮样的。肌肉应该是正常的红色，而不是褐色。应该在组织边缘看到好的出血点。

及时清创的经验性标准为"6h 原则"，但是只有少数研究表明 6h 内清创可以减少感染率，许多研究对这个标准的可靠性提出了质疑。有些学者认为，手术清创对于低级别的开放性骨折可能是不必要的。尽管如此，我们认为，伤后尽快进行彻底的手术清创是对所有开放性骨折的治疗标准。最近有项研究质疑：手术医师是否清除了正常的肌肉。此研究中，手术医师根据四"C"原则来判断肌肉的活性，同时做组织学检查进行比较。在 60% 的样本，组织学显示为正常肌肉和轻度间质性炎症的组织，而手术医师认为是坏死或即将坏死的组织。如果这类肌肉组织未被清除，其预后不得而知。在没有更好的办法在术中判断肌肉活性之前，清除可疑的组织是谨慎的做法（否则还得回到手术室进行二次清创）。

在清除失活污染的坏死组织后，应进行大量冲洗。一些实验研究对冲洗的效果进行了评价，但这方面的临床研究很少（表 53-4）。最常用生理盐水进行冲洗，可以通过球状注射器、倾倒、低压或高压灌洗的方式进行。每一种方法都有其各自的优点。高压灌洗较球状注射器能够清除更多的细菌和坏死组织，如果有大量污染或处理延迟，可能更加有效。然而，有人注意到，高压灌洗后第 1 周新骨形成较对照部位减少，而且脉冲灌洗后伤口外 1～4 cm 受到污染。他们还注意到，污染可以沿骨髓腔扩散。

表53-4	冲洗变量	
变量	效果	建议
体积	在动物实验中,增加冲洗液量可以移除更多的颗粒物质和细菌,但其效果达到一定程度后即不再升高,这取决于所用的系统	1型骨折,3L 2型骨折,6L 3型骨折,9L
压力	增加压力可以移除更多的碎屑和细菌;然而,压力过高将对骨造成损害,并将延迟骨折愈合,同时,由于破坏软组织将增加感染的风险	使用可以提供多种设置的动力性冲洗系统;选择低挡或中挡设置
脉冲	理论上,可以通过组织的弹性移除更多的表面碎屑;但有限的研究并未肯定其效果,或已经表明其降低的功效	未确立

(引自:Anglen JO: Wound irrigation in musculoskeletal injury, *J Am Acad Orthop Surg* 9:219, 2001.)

另外,灌洗器尖端接近组织的位置可以影响清洁的程度。最近,Draeger 和 Dhaners 在体外实验模型中发现,高压冲洗枪(HPPL)比球形注射器冲洗对软组织的损伤更大。他们也注意到,高压冲洗比其他清创方法清除的污染物少,并由此推断可能是由于高压使污染物进入更深层的组织内。其他学者也发现,高压冲洗较低压冲洗增加了组织损伤。目前一致认为,高容量、低压力、反复足够次数冲洗可以最好地促进愈合和预防感染。

液体的用量随冲洗方法而变。我们的方案是用9L液体进行脉冲冲洗。另外,对在灌洗液中使用添加剂是否有益尚存疑问。添加剂通常分为三种类型:①防腐剂,包括聚乙烯吡咯烷酮-碘、氯己定(chlorhexidine)-葡萄糖酸盐、六氯芬和过氧化氢(hydrogen peroxide);②抗生素,如杆菌肽、多链丝霉素和新霉素;③表面活性剂,如橄榄皂或苯扎溴铵(benzalkonium bromide)(表53-5)。Bhandari等指出,用于低压冲洗的1%液体肥皂是体内清除细菌最有效的灌洗液。在近期的一项前瞻性随机对照研究中,Anglen 对非消毒橄榄皂和杆菌肽溶液灌洗的398例下肢开放性骨折进行了比较,发现在感染和骨愈合方面两者没有差异,但杆菌肽组存在更多的伤口愈合问题。

所有这些添加剂都有各自的优点和缺点,还没有哪一种添加剂有非常明确的好于其他添加剂的证据,而且哪一种添加剂最好目前还没统一的意见。以下的研究有助于我们明确冲洗压力及冲洗液成分相关的争论。在一项国际性的、多中心的双盲随机对照研究中,四肢开放性骨折患者被分为六组:高压冲洗(>20 psi)、低压冲洗(5~10 psi)、极低压冲洗(1~2 psi),并分别采用正常生理盐水或45%的生理盐水加橄榄皂冲洗。手、足及骨盆部位的骨折被排除在外。我们将12个月内骨折再手术次数、伤口愈合问题及伤口感染作为初始研究指标。在2447例入组的病例中,不同压力冲洗组在再手术方面无明显差异(高压组13.2%,低压组12.7%,极低压组13.7%),肥皂冲洗组再手术率(14.8%)明显高于盐水冲洗组(11.6%)。作者的结论是:极低压冲洗是可接受的,并且是冲洗装置费用较低的方式,而橄榄皂冲洗液并不比盐水更具有优势。

我们的大多数病例的处理方式是采用9L液体重力自流动冲洗。对于污染较重的骨折需要另外增加冲洗液,而对于污染较轻的上肢损伤用较少的冲洗液(5~6L)即可有效冲洗。我们以前的方案是将泌尿生殖系冲洗液作为添加剂,然而,我们目前不再在冲洗液中加入添加剂。无论使用什么冲洗方法,伤口清创最重要的是手术清除坏死和污染组织。

围绕灌洗后是否闭合伤口仍存在争议。以往建议保持伤口开放,不过随着强效抗生素和早期积极清创技术的发展,越来越多的医疗机构有了松弛闭合伤口、留置或不留置引流获得成功的报道。如果清创不能获得清洁的伤口,则不应闭合伤口。另外,为防止皮肤进一步缺血坏死,也不应在有张力的情况下闭合伤口。用2-0尼龙缝线关闭创口并保持不裂开时所产生的张力较为适当。局部的组织结构应用吸水敷料保持湿润。有人报道,用含有万古霉素

表 53-5 冲洗添加剂

分类	示例	优点	缺点	建议
防腐剂	聚乙烯吡咯烷酮-碘、氯己定、过氧化氢	对细菌、真菌和病毒均有作用，可以杀死伤口内的致病原	对宿主细胞有毒性，可能影响免疫细胞的功能，延迟或破坏伤口愈合	动物和临床研究的发现互相矛盾；毒性较其所获得的益处更明确，不应被使用
抗生素	杆菌肽、多链丝霉素和新霉素	如果有足够的浓度和时间，可对伤口产生杀菌或抑菌作用	花费高，毒性低，有过敏反应，可以促使细菌产生耐药性	其预防感染的临床功效尚未被证实，不应常规使用
表面活性制剂	橄榄皂、绿皂、苯扎溴铵	干扰细菌黏附于表面；乳化并去除碎屑	轻度宿主细胞毒性	临床功效尚未被证实；在高度污染的伤口可以考虑使用；应在第1次冲洗时使用

（引自：Anglen JO: Wound irrigation in musculoskeletal injury, J Am Acad Orthop Surg 9:219, 2001.）

或妥布霉素等抗生素粉末浸染的甲基丙烯酸甲酯制成链珠，由线穿在一起放置于伤口内，对于深部感染的控制率较高。

早期闭合伤口可以减少感染、畸形愈合和不愈合的发生率。闭合切口的方法很多，包括直接缝合、皮片移植、游离或带蒂肌瓣。方法的选择取决于以下几个因素，包括缺损的大小、部位及相关的损伤。一项需要皮瓣覆盖的195例胫骨干骨折的多中心研究发现，对于ASIF/OTA分类的C型损伤，行旋转皮瓣后发生伤口并发症而需要手术处理的概率为游离皮瓣的4.3倍。

真空辅助闭合伤口装置（KCI, San Antonio, TEX）是一个近期的创新，它可以减轻慢性水肿，增加局部血液循环，促进肉芽组织形成，有利于伤口愈合。一些有关真空辅助闭合伤口装置在骨创伤治疗方面的报道得到普遍认同，但其有效性尚未明确。真空辅助闭合装置一般在灌洗和清创后后使用并使用到伤口清洁前。

开放性损伤的冲洗和清创

我们的处理原则是对所有Gustilo Ⅲ型开放性骨折，在第1次清创后36~72 h再次清创。而且，我们对所有可疑的伤口均行重复清创和冲洗，而不管其Gustilo分型。每隔48 h行重复清创和冲洗直到伤口清洁为止。这可能需要移除所有内固定或外固定物以便完全显露骨骼。

手术技术 53-2

- 外科医师必须为自己准备充足的防护，包括溅水防护罩（splash guards）、护目镜、靴子和额外的保护手套。
- 患者做术前准备并备皮，如果有可能，则应用无菌止血带，但先不要充气。
- 像正常手术那样清洗伤口并铺单，但应充分显露受伤部位（整个肢体，可能延伸至躯干）。应使用不透水的铺单。
- 组织清创应从皮肤开始，并按顺序进行。切除失活的皮肤直至皮缘出血。建议切除较宽的皮缘，逐步切除皮肤。
- 以相同的方式清除皮下组织，应包括所有污染的组织。
- 切断并电凝静脉。
- 如果浅表神经完整，则应保留，但这种情况不常发生。
- 清除皮瓣下方失活的脂肪直至清洁、出血的皮下组织。
- 切开筋膜显露肌肉肌腱，清除所有失活的肌肉，应注意"4C征"（颜色、收缩性、循环和韧性）。
- 将完全断裂的肌腱修剪至有活力的部分。完整的肌腱应被清洁而非切除，至少在第1次清创时应该这样。

- 扩大伤口以便充分清创和显露骨折。多数情况下，去除失活的骨片，尤其是被严重污染的骨片。使用锯和咬骨钳逐步去除骨质，清除髓腔内的污染物。不要搔刮髓腔，以免感染物质移向髓腔近端。
- 在清除所有坏死组织后，以生理盐水和适当的添加剂冲洗伤口。
- 如果伤口能够闭合，则应首先缝合延长的切口。如果皮肤没有过度的压力和张力，松弛地闭合其余部分伤口，如果有必要，则留置引流。如果不能闭合，则敞开伤口。注意保持骨、神经和肌腱湿润。Henry 等描述的一种链珠（见第 21 章）可以用作不透水的敷料以保持湿润。另外，创面负压疗法的敷料可以更换。此类型的敷料有助于减小死腔和减轻水肿。此特殊类型的敷料可用于骨头和肌腱表面。
- 通常在清创术后决定是否使用内外固定，这有可能影响伤口的闭合和覆盖。我们主张在进行内外固定前对患者再次做准备并重新铺单，更换清创术中使用的所有器械，更换手术衣和手套。

术后处理 根据伤口严重程度和污染情况继续应用抗生素（参见开放性骨折部分）。

四、骨损伤的治疗

对完全失去软组织附着而无血供的小骨折块可以摘除。由于很难清洁干净，被异物严重污染的小骨折块也应被摘除。对是否摘除无血供的大骨折块尚存争议。一般来说，最好摘除所有无血供的骨折块，并计划行二期自体骨移植。保留无血供的骨折块是一个细菌黏附的根源，而且可能是开放性骨折发生持续感染的最常见原因。曾经有使用聚乙烯吡咯烷酮-碘、高压灭菌和氯己定-葡糖酸盐抗生素溶液对脱出的大段骨皮质进行实验性灭菌的报道。应用 Ilizarov 牵伸组织生长技术治疗大段骨缺损也有报道。对于开放性骨折的这类处置，必须用心判断。对有完整骨膜和软组织附着的小片骨折应该保留，以便作为小块植骨刺激骨折愈合。

除污染外，开放性骨折时骨膜的撕裂减少了骨骼的血供和活力，因此，较闭合性骨折更难处理。通常软组织撕脱越严重，骨折越不稳定，骨折固定就越困难。

骨折的稳定

一般来说，应该以对损伤区域的血供及其周围软组织损伤最小的方法来固定开放性骨折。对于 Ⅰ 型损伤，任何适合闭合性骨折的方法均可取得满意的结果。对 Ⅱ 型和 Ⅲ 型损伤的处理则存在争议，可以使用牵引、外固定、不扩髓髓内钉，偶尔采用钢板和螺丝钉。对于干骺端-骨干骨折，更倾向于用外固定，偶尔用螺丝钉行有限的内固定。对于上肢，石膏、外固定、钢板和螺丝钉固定是常用的方法。对于下肢，已经应用髓内钉成功治疗了开放性股骨干和胫骨干骨折，结果显示，对于 Gustilo Ⅰ 型、Ⅱ 型和 Ⅲ A 型骨折，应使用不扩髓髓内钉。

我们在 Elvis Presley 地区创伤中心治疗的开放性股骨和胫骨骨折的经验也支持使用不扩髓髓内钉。对 125 例开放性股骨干骨折行扩髓或不扩髓髓内钉治疗，所有骨折均愈合，仅有 5 例（4%）发生感染。而对 50 例开放性胫骨骨折（Gustilo Ⅰ 型 3 例、Ⅱ 型 13 例、Ⅲ A 型 22 例和 Ⅲ B 型 12 例），48 例（96%）获得愈合，4 例（8%）发生感染，2 例（4%）发生畸形愈合。其中，18 例（36%）骨折需要动力加压和（或）植骨以获得愈合。对于可以救治的 Gustilo Ⅲ B 型和 Ⅲ C 型损伤，外固定仍然是首选的方法。外科医师对所选择的外科固定技术的熟练程度与减少血供的进一步破坏同等重要。

骨折复位和固定的方法取决于骨折部位、骨折类型、清创的效果和患者的一般状况。如果期望限制进一步的手术损伤且骨折稳定，闭合骨折可以采用类似闭合骨折的复位和石膏外固定技术予以治疗。石膏必须分为两半或开窗，以便观察伤口。用外固定架可以方便地评估皮肤和软组织，甚至适合于存在不稳定软组织的稳定骨折，如果骨 Pilon 骨折。涉及肱骨、胫骨、腓骨或小骨骼的开放性骨折可以通过这种方式复位和制动。如果没有可以使用的成熟技术，骨牵引可以提供足够的稳定，对多数伤口允许足够的显露。骨折越不稳定，手术固定或分期固定就越具合理性。

涉及关节或骨骺的骨折可能需要内固定以维持关节面和骨骺的对线。通常，克氏针或有限内固定、伴或不伴外固定可以达到此目的，同时又不使用过多的内固定物。如果可能，我们先治疗软组织损伤并处理伤口，待软组织愈合后，再通过清洁切口行关节内骨折的切开复位和内固定。骨折固定的具体方法在本章的后面部分进行讨论。

第四节 骨折愈合（骨再生）

尽管已有大量的临床、生物力学和实验研究探讨了众多影响骨折愈合的因素，但还没有最终定论。我们对控制骨折愈合的细胞和分子途径的理解正在深入，但尚不完全。骨折愈合可以从生物学、生物化学、力学和临床等角度加以考虑。对骨折愈合各个方面进行讨论超出了本书的范围，建议读者参考相关的优秀杂志文章和教科书以获取更多信息。

骨折愈合是一个复杂的过程，需要在正确的时间和地点募集合适的细胞（成纤维细胞、巨噬细胞、成软骨细胞、成骨细胞和破骨细胞）和相关基因（控制基质的生成和有机化、生长因子和表达因子）的继发表达。骨折可激发一系列炎症、修复和重塑反应，如果这一复杂的相互影响的过程的每一阶段都进展顺利，则患骨将在数月内恢复其初始状态。随着矿化进程而逐渐增加的刚度和强度使骨折部位获得稳定并使疼痛消失时，骨折即达到临床愈合。当X线片显示骨小梁或骨皮质穿越骨折线时，骨折即达到愈合。放射性核素研究显示，在恢复无痛性功能活动和获得X线检查愈合以后的很长时间内，骨折部位仍有浓聚，提示重塑过程需持续数年。

在骨折愈合的炎性阶段，因创伤造成的血管破裂将形成血肿。随后，炎性细胞浸润血肿并激活坏死组织的酶解。Bolander认为，血肿是信号分子来源，如转化生长因子-β（TGF-β）、血小板衍化生长因子（PDGF），可以激发和调控一系列导致骨折愈合的细胞反应。在创伤后4～5d开始的修复阶段，其特征是多潜能间质细胞浸润，此细胞可以分化为成纤维细胞、成软骨细胞、成骨细胞，并形成软骨痂。骨膜和髓腔内血管增生（血管生成）有助于引导相应的细胞进入骨折部位并促使肉芽组织床的形成。而骨痂转变为编织骨及矿化的过程可使新生骨质的刚度和强度增加，这标志着将持续数月甚至数年的重塑阶段的开始。最终编织骨被板层骨替代，髓腔重建，骨骼恢复至正常或接近正常的形态和力学强度。骨折愈合是一个连续的过程，每一个阶段均与后续阶段重叠。

Einhorn描述了以部位为特征的四个不同的愈合反应：骨髓、骨皮质、骨膜和外周软组织（图53-12）。他认为，骨折愈合最重要的部位是骨膜，在骨膜中定向骨原细胞和未定向的未分化间质细胞通过重演胚胎时期的膜内骨和软骨内成骨过程促使骨折愈合。骨膜反应能够迅速桥接骨骼半径长度的缝隙；此过程可被运动加强而被坚强固定抑制。同样，外周软组织反应也非常依赖于力学因素，可被坚强制动抑制。这一反应涉及快速的细胞反应和稳定骨折块的早期桥接骨痂的形成。组织形成的方式是软骨内成骨，通过未分化间质细胞募集、吸附、增殖并最终分化为软骨形成细胞来完成。

在骨折愈合的复杂过程中，新骨形成的四种形式为：骨软骨骨化、膜内成骨、相对的新骨形成和骨单位迁移（爬行替代）。新生骨的类型、数量和部位受骨折类型、间隙状况、固定强度、负荷和生物学环境的影响。研究发现，承受压力和低氧张力的细胞向成软骨细胞和软骨分化，而承受牵张应力和高氧张力的细胞则向成纤维细胞分化并产生纤维组织，表明对不成熟或未分化组织施加的应力类型可以决定新生骨的类型（图53-13）。

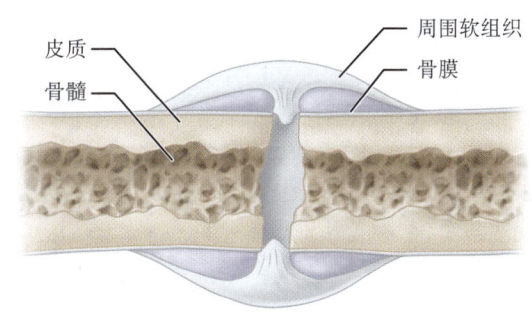

图53-12 参与四种主要骨折愈合反应的组织类型

[重绘自 Einhorn TA: The cell and molecular biology of fracture healing, *Clin Orthop Relat Res* 355(suppl): 7, 1998.]

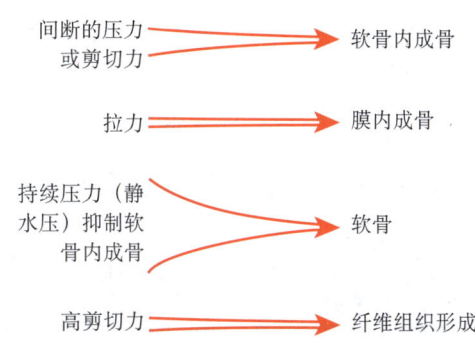

图53-13 由Carter等提出的在不同形式的机械应力条件下骨形成机制的假设

[引自：Carter DR, Beaupré GS, Giori NJ, et al: Mechano-biology of skeletal regeneration, *Clin Orthop Relat Res* 355 (suppl): 41,1998.]

Uthoff列举了大量影响骨折愈合的全身和局部因素（框53-4），并将其分为创伤当时存在的因素、创伤造成的因素、依赖于治疗的因素和并发症相关的因素。人们发现，下列因素是骨折愈合并发症（特别是感染）的最好的预测指标，包括AO骨折分类中软组织情况和创伤能量水平、体重指数≥40、并存疾病因素的存在，如年龄在80岁以上、吸烟、糖尿病、恶性疾病、肺功能不全和全身免疫缺陷。存在上述三个或以上因素的患者发生感染的概率几乎是只存在一个因素患者的8倍。

我们也发现，一个患者的健康状况、生活习惯、社会经济地位、神经精神病史是开放性骨折后并发症较好的预测指标。综合考虑患者的几种变量，我们制定了非常实用的群体分类法（框53-5）。在对87例开放性胫骨骨折病例进行的回顾性分析中，我们发现，并发症的发生率在C型人群中为48%，在B型中为32%，在A型中为19%。特别是感染发生率在C型中为32%，在B型中为17%，在A型中为11%。群体分类法能在初期评估并发症，因此，它对并发症的预测早于Gustilo分类法（常需要清创时才能最后确定）。作为Gustilo系统的补充，群体分类还能在初次评估时决定清创后是否能够闭合创口。

框53-4　影响骨折愈合的因素

Ⅰ．全身因素
 A．年龄
 B．活动状况，包括
  ①全身制动
  ②航天飞行
 C．营养状况
 D．内分泌因素
  ①生长激素
  ②皮质类固醇（微血管骨坏死）
  ③其他［甲状腺素、雌激素、雄激素、降钙素、甲状旁腺素（PTH）、前列腺素］
 E．疾病：糖尿病、贫血、神经疾病、消瘦
 F．维生素缺乏：维生素A、维生素C、维生素D、维生素K
 G．药物：非甾体类抗炎药（NSAID）、抗凝血药、ⅩⅢ因子、钙通道阻滞药［维拉帕米、细胞毒素、双膦酸盐、苯妥英钠（大仑丁）、氟化钠、四环素］
 H．其他物质（尼古丁、乙醇）
 I．高氧症
 J．全身性生长因子
 K．环境温度
 L．中枢神经系统损伤
Ⅱ．局部因素
 A．与损伤、治疗或并发症无关的因素
  ①骨的类型
  ②骨的异常
   a．辐射坏死
   b．感染
   c．肿瘤和其他病变
  ③失神经支配
 B．与损伤有关的因素
  ①局部损坏程度
   a．开放性骨折
   b．骨折粉碎程度
   c．损伤时的速度
   d．维生素K_1的低循环水平
  ②骨、骨折段（大血管骨坏死）或软组织的血液供应破坏范围；损伤的严重程度
  ③骨折类型及部位（一骨或两骨骨折，如单独胫骨或胫腓骨）
  ④骨缺损
  ⑤软组织嵌入
  ⑥局部生长因子
 C．与治疗有关的因素
  ①手术创伤的范围（血液供应、热量）
  ②置入物引起的血流改变
  ③内固定或外固定器的刚度和种类，治疗时机
  ④由负荷引起的骨和软组织变形的程度、持续时间和方向
  ⑤骨端接触情况（间隙大小、错位、过度牵开）
  ⑥刺激创伤后骨生成的因素［植骨、骨形态发生蛋白（BMP）、电刺激、外科技术、间歇性静脉淤血（Bier）］
 D．与并发症有关的因素
  ①感染
  ②静脉淤血
  ③金属过敏反应

（引自：Uhthoff HK: Fracture healing.In Gustilo RB, Kyle RF, Templeman DC: *Fractures and dislocations*, St. Louis, 1993, Mosby.）

| 框 53-5 | 确定开放性骨折并发症风险的群体分类法 |

A 型人群
- 没有全身疾病（如 1 型糖尿病、类风湿关节炎、活动性感染）
- 没有免疫抑制（药物或疾病）
- 没有药物滥用（烟草、乙醇、非法药物）
- 稳定的经济社会地位（营养、住房、援助）
- 健康的神经病学病史

B 型人群
- 一种系统性疾病——得到控制的（如得到控制的糖尿病、长期的抗凝血或抗血小板治疗）
- 没有免疫抑制（药物或疾病）
- 吸烟或休养用药
- 经济社会地位受损（缺乏足够的营养、住房、援助）
- 神经精神受损病史——治疗过的

C 型人群
- 未被控制或多系统疾病
- 免疫抑制（药物或疾病）
- 多种药物滥用
- 经济社会地位不稳定（营养不良、没有住房、得不到援助）
- 神经精神受损病史——未治疗
- 合并这些因素中的任何一种

促进骨折愈合的方法

（一）骨移植

自体骨移植 自体骨移植包含骨形成所需要的三个要素——骨传导性、成骨性及骨诱导性。骨传导性是指能够让骨长入的支架。骨诱导性是指诱导产生成骨细胞的能力。成骨细胞的形成也需要原始的骨细胞。

自体骨移植物可以从身体多部分获取。关节融合术时移除的骨，去除所有软组织且碎成更小的小骨块后可再次使用。可以用一个碎骨机来将骨弄碎。这样就会为骨诱导增加活细胞和蛋白质的数量。

髂嵴是自体骨移植的第 2 常用部位。髂骨的后方能比前方提供更多的骨质，可作为碎骨或结构性骨，例如，三皮质骨移植。但是，从髂嵴处取骨常造成下列并发症：取骨区疼痛、神经瘤、骨折及异位成骨。从髂骨处获取移植骨的手术技术详见第 1 章。

腓骨可以用作结构性植骨，肋骨可以用作结构性植骨或碎骨移植。胫骨也可以用作长的皮髓质结构移植，然而，由于坚强内固定及可靠的同种异体骨移植的出现，这些结构移植的应用范围正在逐渐缩小。

使用股骨钉及一个特制的钻孔／冲洗／抽吸器（RIA）（Synthes）来获取大量股骨内部的骨髓是最近一个常用的方法（图 53-14）。开发 RIA 就是为了降低髓内压，减少钻孔时造成的脂肪栓塞。有文献记载了使用 RIA 能使髓内压明显降低及股静脉内的脂肪明显减少。在该过程中，钻出物和流出物均可获得，可以抽吸出数量可观的骨髓用来移植。根据患者及来源骨的不同，可以获取 25～90 ml 的骨质。这些骨性的碎片富含间充质干细胞。另外，上清液内也含有成纤维细胞生长因子（FGF）-2、胰岛素样生长因子（IGF）-β_1 以及隐性的转化生长因子（TGF）-β_1，但不含有骨形态生成蛋白-2（BMP2）。因此，RIA 是自体骨、间充质干细胞和骨生长因子的一个潜在来源。在不同位置的脊柱手术之前，采用这项技术获得的自体骨也可以用作椎骨移植物。

这项技术也有一些并发症。曾有报道，在供骨部位有骨折发生，一些需要额外的固定。也有报道，骨皮质钻孔的地方需要预防性地置入髓内固定装置。还有因为误吸出现明显的出血。为了避免这些问题或使这些问题降到最小，我们需要采取如下一些措施：

- 术前对取骨区进行 X 线摄像，评估骨的变形情况，对峡部进行测量，来决定钻孔的最大值。
- 进行输血来替代被吸取的血和骨髓。
- 当进行钻孔而无法避免不必要的出血时，抽吸装置应该被关闭。
- 钻孔后，对取骨区应进行详细评估，检查孔眼，如果发现一个孔眼，应该预防性地置入髓内固定装置。
- 术后活动时应采取一些保护措施，避免取骨区的骨折。
- 手术最后应该检查患者的血容量，接下来的 24 h 检查有无明显出血。
- 最后，在有代谢性骨病的患者，如骨质疏松症甚或骨量减少，都不太适合行此手术。

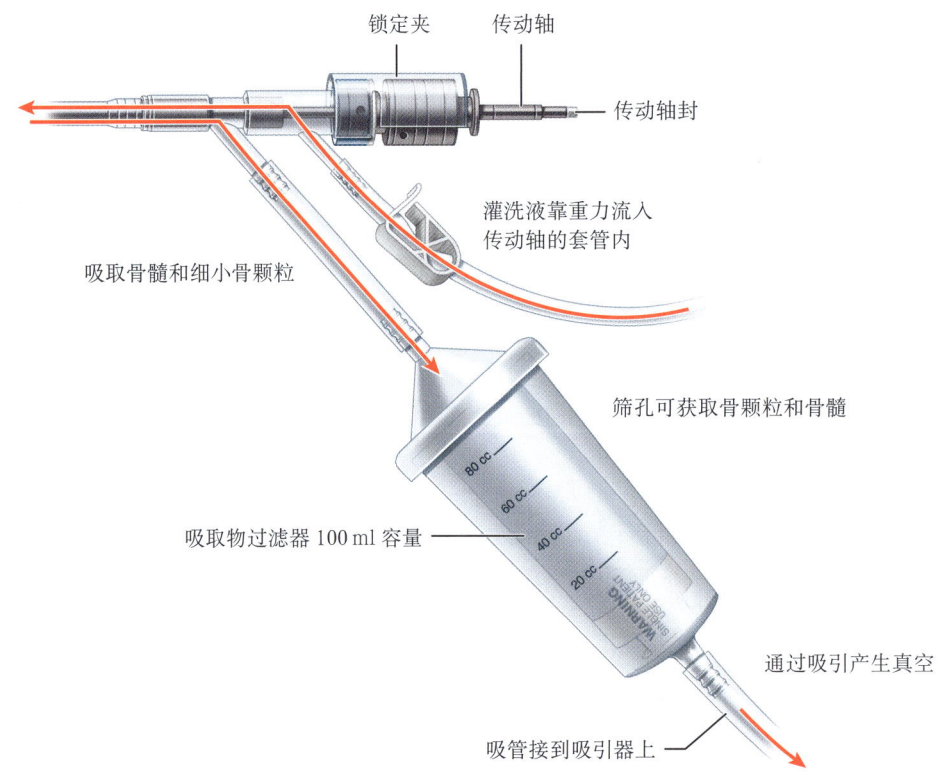

图 53-14　在股骨扩髓的时候，为了获取骨髓而进行扩髓、冲洗、抽吸的器械；吸取的骨髓能用作骨移植物

用 RIA 装置来获取股骨或胫骨骨移植物

手术技术 53-3

术前
- 选择合适的管长进行装配。
- 通过对骨干的 X 线进行测量，明确钻孔直径（图 53-15A）。
- 为了骨组织的获取，选择不超过测量的骨干峡部直径 1.5 mm 的钻头。

术中
- 采取放置髓内钉的标准体位（取股骨应取仰卧位或侧卧位，取胫骨应取仰卧位）。
- 骨的入口采用标准髓内钉手术的入口（图 53-15B 和 C）。
- 插入导丝，沿着长骨干方向走行，透视正、侧位，明确导丝的位置。
- 根据生产商的指示，组装 RIA。
  - 把传动轴装到 RIA 上，覆盖锁定夹的连接装置。
  - 把传动轴封接到传动轴的远端。
  - 连接钻头。
  - 连接冲洗装置到较小入口标记"I."处，开始冲洗前夹钳关闭。
- 连接抽吸装置到较大入口处。
- 确定移植物过滤器与管子相连，收集抽出的骨组织。
- 连接吸引器进行抽吸。
- RIA 顺着导丝滑下（图 53-15D）。
- 插入髓腔前就开始冲洗和抽吸，以确定合适的功能。
- 把钻头插入骨中（图 53-15E），透视下明确它的位置。
- 启动开关，在钻推进的时候，在吸管中可以看到流动的骨组织，在没有冲洗和抽吸时钻也不会启动。
- 向前钻 20 ~ 30 mm，然后回缩 50 ~ 80 mm，以利于冲洗液流入过滤器内（图 53-15F）。
- 重复这个过程，缓慢前进直到感到阻力。
- 再回缩进行抽吸操作，然后再插入，直到到达透视时计划的最远端。
- 如果钻有困难，可以反钻。
- 从骨髓腔内移除 RIA 装置后停止冲洗。
- 关闭抽吸开关或夹闭抽吸管。
- 把过滤器垂直放置，通过活塞挤压移植物，并记录体积。
- 插入活塞，反转过滤器，从外筒取出内置过滤器。

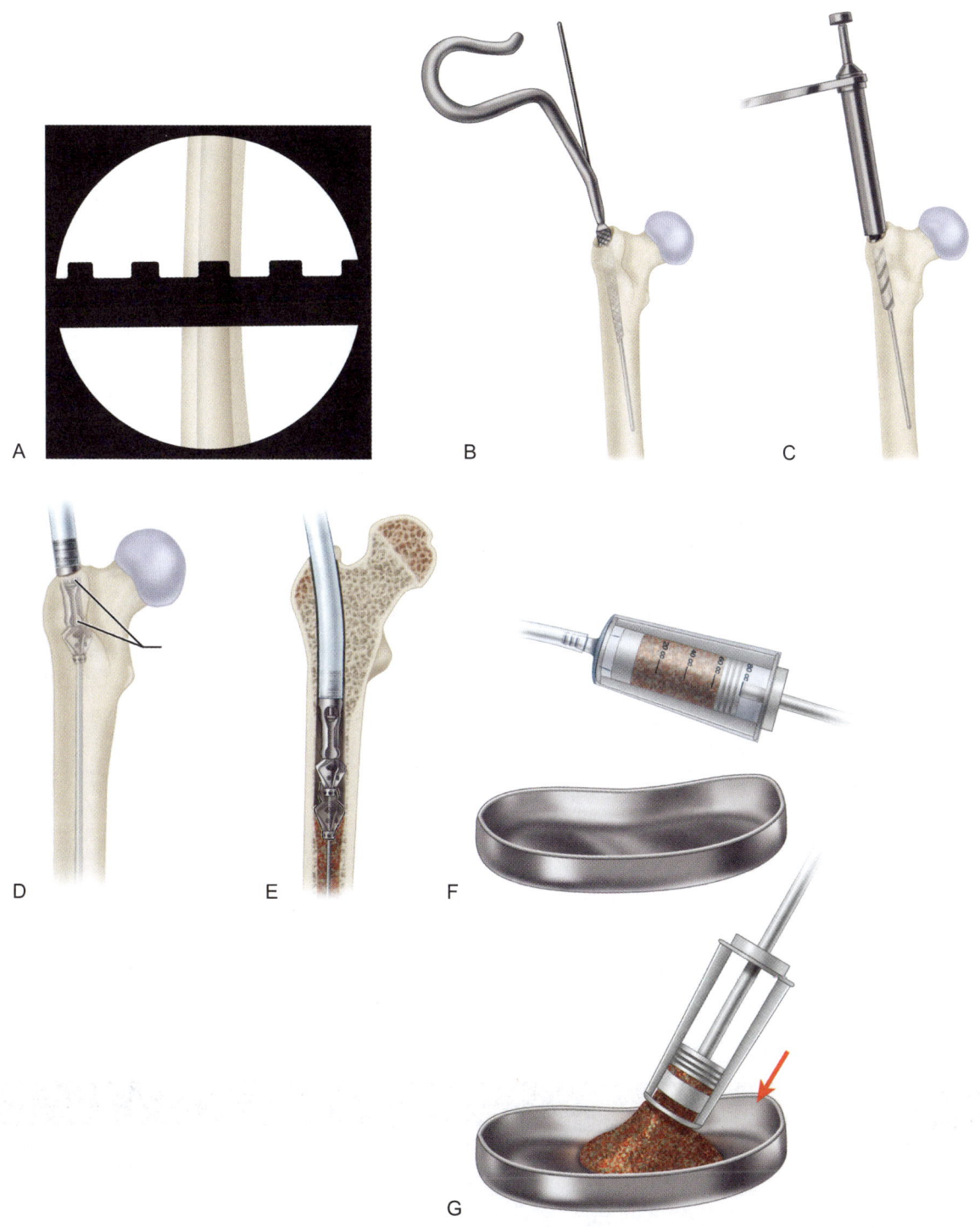

图 53-15 用 RIA 装置获取股骨或胫骨移植物（见正文）
　　A．确定扩髓直径；B 和 C．进针并扩髓；D．插入扩髓器；E．扩髓；F．取下移植物；G．在过滤器内的骨移植物被挤出（见手术技术 53-3）

- 把移植物通过过滤器盛入合适容器内（图53-15G）。
- 仔细检查取骨区薄弱的地方和出现孔眼的地方。
- 置入髓内钉后逐层关闭伤口。

术后处理 尽管尸体研究发现，RIA不会特别明显降低股骨的机械性能，不需要限制术后的负重，但在影像上明确骨已愈合之前，我们更愿意让患者挂拐或限制负重来保护取骨区的骨质。

（二）骨移植替代物

尽管自体骨如髂嵴骨移植依然是填充创伤、感染、肿瘤及手术所造成的骨缺损的"金标准"，但是，使用自体骨常造成下列并发症增多：增加手术过程、增加手术时间和失血量及常存在术后供区并发症（疼痛、美容上的缺陷、疲劳骨折及异位成骨）。可以用于骨移植的自体骨也十分有限。正是由于这些限制，骨移植替代物有了大的发展。

Laurencin等将这些替代材料划分为五种主要的类型：同种异体材料、以因子为基础的材料、以细胞为基础的材料、以陶瓷为基础的材料以及以多聚体为基础的材料（表53-6）。同种异体替代物使用同种异体骨，单用或复合其他元素，能被用作结构移植物或填充移植物。以因子为基础的移植材料不仅包括天然的生长因子，也包括重组的生长因子，能单独使用，或结合其他材料使用。以细胞为基础的替代物是使用细胞产生新骨。以陶瓷为基础的替代物是使用各种类型陶瓷来作为骨生长的支架。以多聚体为基础的替代物可以单独使用生物可降解多聚体，也可以复合其他材料使用。其各种各样的材料还包括来自海洋的材料，如珊瑚和海绵骨架。

1. 基于同种异体的骨移植替代物 同种异体移植物可以以很多形式存在，可以通过很多方法制备，包括冻干、辐照（电子束和γ射线）和脱钙。经冻干和辐照处理的材料能用作皮质骨的结构支撑。一些材料可以磨碎用作特殊的用途，如椎间融合器。脱钙骨（demineralized bone matrix，DBM）是同种异体移植物脱钙后的产物，包含骨诱导蛋白，能刺激骨形成，可做成油状、可注射凝胶状、糊状、粉状、敷贴状和它们的混合。这些不同类型的材料可以与骨髓混合在一块以增加成骨多能细胞。不同DBM产品在刺激骨愈合方面有很大的差异，这可能受多种因素影响，包括移植物的来源[骨库和（或）捐赠者]、处理方法、形态和载体类型。矿化的同种异体移植物通常与载体混合在一起使用，如甘油、硫酸钙粉、玻璃酸钠和明胶。通过γ射线和环氧乙烷灭菌的DBM可减少疾病传播的风险，但也可减少产品的骨诱导活性。所有这些因素在骨活化的有效性上有明显差异。

DBM在合并严重血管或神经疾病、发热、不可控的糖尿病、严重骨退变性疾病、孕妇、高钙血症、肾衰竭、Pott病、手术部位有骨髓炎或脓毒血症的患者，禁忌使用。

来自供体的疾病传播是非常少见的，但是有潜在的风险。同种异基因骨移植并发症还有骨诱导能力不确定、移植物的感染。即使经过严格的筛查和

表53-6 骨移植物和骨移植替代物

分类	使用	举例	性质	有无载体
自体移植物	单用自体骨	ICBG	骨诱导性；骨传导性；成骨性	无
同种异体移植物	单用或与其他材料合用	冻干骨；DBM	骨诱导性；骨传导性	有
以因子为基础替代材料	其他材料合用	rhBMP-7	骨诱导性	无
以细胞为基础替代材料	单用或与其他材料合用	间充质干细胞	成骨性	
以陶瓷为基础替代材料	单用或与其他材料合用	磷酸钙、硫酸钙、生物活性玻璃	骨传导性	有
以聚合物为基础替代材料	其他材料合用	可降解或不可降解聚合物	骨传导性	有
其他移植物	单用或与其他材料合用	珊瑚羟基磷灰石	骨传导性	有

BMP. 骨形态生成蛋白；DBM. 脱钙骨基质；ICBG. 髂嵴自体骨

无菌消毒，完全清除病毒及污染的细菌也是不可能的。大的结构性异基因骨移植也增加了疾病传播的风险。细菌感染和乙型肝炎、丙型肝炎的感染在接受移植患者中也有文献报道。DBM 传播感染的可能性更小。

2. 基于生长因子的骨移植替代物　1965年 Urist 首先发现了骨形态发生蛋白（bone morphogenetic protein，BMP）。同时他发现，BMP 有诱导软骨内成骨的能力。此后，很多蛋白质从这组中分离出来。它们是一个非常大的细胞因子族团的一部分，对多种组织的生长发育有帮助。目前使用的 BMP 中很多被归类为骨转化生长因子家族（TGF-β）。这个家族包括抑制/激活家族、苗勒管抑制物质家族和生存因子蛋白家族（表53-7）。TGF-β 家族的很多蛋白质对成骨没有帮助，但是对其他组织的生长、调节有作用（表53-8）。目前，仅仅有两种蛋白质被分离、生产并运用于人类。通过重组产生的蛋白质被命名为 rhBMP-2 和

表 53-7　TGF-β 家属成员

TGF-β1	TGF-β2
TGF-β1、2、3	TGF-β2/1.2
TGF-β1.2	TGF-β3
TGF-β1/1.2	TGF-β5

rhBMP-7。其他 BMP 家族中被发现有成骨性能的是 BMP-4、BMP-6 和 BMP-9。美国食品药品监督管理局（FDA）已经允许 rhBMP-2 在用钛融合器进行腰椎前路融合时使用。FDA 限制 rhBMP-7 和 OP-1 仅用于人道主义装置豁免下的脊柱融合翻修术。

BMP-2 和 BMP-7 是水溶性的，需要一种载体，以使其在手术位置发挥更有效的作用。它们可以由载体提供，也可以添加到载体上。选择一种具有骨传导性的载体，骨诱导的作用会显著增强。选择载体时一定要谨慎，以防 BMP 的丢失。

表 53-8　骨形态发生蛋白

	已知功能	基因定位
BMP1	BMP1 不属于 TGF-β 家族蛋白，是一种非金属蛋白酶，作用于前胶原 Ⅰ、Ⅱ 和 Ⅲ，与软骨发育有关	染色体：8 位置：8p21
BMP2	有连接二硫化物二聚体的作用，诱导骨和软骨形成，是作为类色素介质的补充，对成骨细胞分化起关键作用	染色体：20 位置：20p12
BMP3	诱导骨形成	染色体：14 位置：14p22
BMP4	调节牙、四肢、骨。从中胚层发育，也对骨折修复起一定作用	染色体：14 位置：14q22～q23
BMP5	对软骨发育起作用	染色体：6 位置：6p12.1
BMP6	在成人保持关节的完整性起一定作用	染色体：6 位置：6p12.1
BMP7	对成骨细胞分化起关键作用，也诱导 SMAD1 的生成，对肾的发育和修复也起关键作用	染色体：20 位置：20q13
BMP8a	与骨、软骨发育有关	染色体：1 位置：1p35～q32
BMP8b	在海马里表达	染色体：1 位置：1p35～q32
BMP10	可能在胚胎心脏的小梁形成起一定作用	染色体：2 位置：2p14
BMP15	可能在卵母细胞和卵泡发育中起一定作用	染色体：X 位置：Xp11.2

BMP. 骨形态发生蛋白；TFG-β. 转化生长因子-β

在脊柱手术中使用BMP的并发症曾有报道，在第41章已经讨论过。

其他蛋白质可能对骨的生长有作用，包括血小板源性生长因子（PDGF）和血管内皮生长因子（VEGF）。

3. **基于细胞的骨移植替代物** 细胞可以刺激种子细胞产生新生组织。目前，最常使用的以细胞为基础的移植物是自体骨髓。未来，成熟干细胞和胚胎干细胞、成体干细胞将随着移植物的使用不断发展，如骨髓间质细胞、表皮干细胞和脐带血细胞。

变性的胶原是一种骨诱导材料。这种材料的常用形式是牛（异种移植物）和人Ⅰ型胶原，常被用作BMP的载体。rhBMP-2和rhBMP-7复合骨胶原在形成肌腱和韧带胶原时可避免BMP的压缩和潜在丢失。

4. **以陶瓷为基础的骨移植替代物** 陶瓷和胶原骨替代物能提供骨传导的性能，没有疾病传播的风险。可利用的陶瓷包括硫酸钙、磷酸钙和生物活性玻璃。此外，它们产生骨传导的同时可保持骨的完整性并与组织产生紧密的粘合。这种产品易碎，需要作为一种载体或保护装置（比如笼），与其他材料联合使用。磷酸钙陶瓷以多种形式存在，包括磷酸钙和人工羟基磷灰石。这些产品可以做成固体基质、油状、颗粒状。生物活性玻璃是以硅酸盐为基础的玻璃，具有生物活性，目前与聚甲基丙烯酸甲酯一块使用，可提高黏合性。如果这个产品没有进行改良或没有与强度更高的产品联合，单用此产品，不被推荐在负重区使用，这个产品应该与DBM一块用，或作为BMP的载体使用。

5. **基于聚合物的骨移植替代物** 可以用于骨移植替代物的聚合物包括天然和人工合成的聚合物，可以是降解的或非降解的。一些不能降解的天然和人工合成的聚合物由聚合物和陶瓷构成，可以用于负重区的填充。生物可降解的天然和人工合成的材料包括PLA和PLGA。这些材料的可吸收性限制了其在负重区的应用。

6. **其他骨移植替代物** 珊瑚羟基磷灰石是最早用作骨移植替代物使用的物质之一。它吸收缓慢，并且可以用作BMP的载体。这种材料具有抗压性强、抗剪切力弱的特性，这些限制了其在脊柱外科的应用。当用作填充物时，由于其吸收缓慢，骨加压可能会导致置入物的移位。

壳聚糖和海绵状骨骼是一种非常有潜力的骨移植替代物，已经证明它们有可靠的疗效。但是需要紧密接触宿主骨组织获得骨传导的作用。

（三）电刺激和超声波刺激

从20世纪70年代早期起，电磁刺激就已被用来治疗骨折延迟愈合和不愈合，报道的成功率分别为64%和85%，但在新鲜骨折的治疗中却未被证明其有效。前瞻性双盲研究显示，电磁刺激对股骨和胫骨截骨术后的愈合具有促进作用，但是对其对促进骨折愈合作用的细胞机制目前还不清楚。体外将成骨细胞暴露于电磁场中培养发现，多种生长因子的分泌增加，包括BMP-2、BMP-4、TGF-β和IGF-2。

尽管动物实验和临床研究已经证实超声能够促进骨折愈合，但其确切的物理机制尚未明确。低强度超声可以增加钙离子与培养的软骨和骨细胞的结合，并刺激大量参与骨折愈合过程的基因表达，包括IGF和TGF-β。在鼠模型动物实验中，超声能够增加软骨痂的形成，导致软骨内化骨的早期启动。对大鼠和兔的动物实验显示，应用超声治疗新鲜骨折可平均加速骨折愈合达1.5倍。临床研究发现，超声可以使胫骨和桡骨骨折愈合时间缩短约40%。另外，低强度超声对伴有糖尿病、供血不足、骨质疏松等疾病及服用激素、非甾体类消炎药或钙离子通道阻滞药等药物的患者的骨折愈合也有促进作用。

（四）影响骨愈合的不利因素

许多因素不利于骨的愈合。吸烟是这些因素中最值得注意的。临床和动物实验均已经证明，吸烟、曾经吸烟、咀嚼碎烟末均会导致骨的延迟愈合。吸烟也会导致一般伤口的延迟愈合。吸烟可使骨折愈合时间加倍并明显增加骨折不愈合的风险。非甾体类抗炎药（环氧化酶-1或环氧化酶-2），如布洛芬，可以延迟甚至阻滞骨的愈合过程。其影响随个体使用药物的不同而不同。喹诺酮家族抗生素也会减慢骨的愈合，尽管这些药物对深部骨感染有效。其他影响骨折愈合的因素包括：缺乏负重，骨折部位肌肉收缩的刺激减少，以及患有糖尿病等并存病等（见框53-3）。

第五节 手术治疗的原则

一、手术复位及固定的适应证

以前骨科学者的学术思想分为两派。主张采用非手术疗法（如闭合复位、石膏固定和牵引技术）的人被认为是"保守疗法"的支持者。第二派学者主张对所有的骨折都采用手术治疗疗法。作为这种区分的大多数标记都已经过时了，如今所有骨科医师均已成为"稳妥骨科观点"（conservative orthopaedic consensus）的成员，治疗的目标是尽可能地保留损伤肢体的潜在功能。

在某些情况下，如果对于一位粉碎性关节内骨折患者采用复杂的切开复位和内固定，可能是患者重获功能性肢体的唯一机会，那么手术治疗就是稳妥的治疗。相比之下，对于一个孤立、单纯且稳定的胫骨干、腓骨干中部的闭合性骨折，可以采用石膏、钢板、髓内钉或外固定来治疗，但当今的大多数外科医师都愿意采用长腿行走石膏固定，随后再采用某种类型的石膏支架固定，以此作为最稳妥的治疗。但是，对于同样的胫腓骨骨折，当伴有同侧股骨骨折、胫骨平台骨折或踝部骨折时，则应考虑采用髓内钉、外固定或钢板螺钉进行手术修复，具体方法根据软组织损伤情况、患者创伤程度评分、伴有的上肢及全身损伤、与邻近骨折的距离及对邻近关节活动和恢复的影响而定。在这种情况下，对胫骨干骨折的稳妥处理方法很可能是手术方法。

1. 下面所列的指征与其说是手术复位及固定的绝对适应证，不如说是需要用手术治疗才更有可能获得最佳结果的情况。

（1）移位的关节内骨折，适合手术复位和固定。

（2）经适当的非手术治疗后失败的不稳定骨折。

（3）伴有重要肌肉-肌腱单元或韧带断裂并已证明非手术治疗效果不佳的大的撕脱骨折。

（4）非临终患者的移位性病理骨折。

（5）已知经非手术治疗功能会很差的骨折，如股骨颈骨折、Galeazzi 骨折-脱位及 Monteggia 骨折-脱位。

（6）具有阻碍生长倾向的移位的骨骺损伤（Salter-Harris Ⅲ、Ⅳ型）。

（7）伴有间室综合征需行筋膜切开术的骨折。

（8）非手术治疗或手术治疗失败后的骨折不愈合，尤其是复位不佳者。

2. 经手术复位和固定后能有中等程度的可能性改善功能的骨折如下：

（1）不稳定的脊柱损伤、长骨骨折和不稳定的骨盆骨折，特别是多发创伤者。

（2）适当地试用非手术治疗后发生的延迟愈合。

（3）即将发生的病理性骨折。

（4）不稳定的开放性骨折。

（5）伴有复杂软组织损伤的骨折（Gustilo Ⅲ B 型开放性骨折、骨折表面有烧伤或先前存在皮炎）。

（6）患者经长期制动会导致全身并发症增加的骨折（如老年患者的髋部和股骨骨折，患者严重程度评分＜18的多发骨折）。

（7）不稳定的感染性骨折或不稳定的感染性骨不愈合。

（8）伴有需要手术修补的血管或神经损伤的骨折，包括合并有脊髓、圆锥或近端神经根损伤的长骨骨折。

3. 手术后功能改善可能性较低的情况如下：

（1）为不影响功能的骨折畸形做整形。

（2）因经济上的考虑而进行手术固定，让患者尽快离开急救护理病房，但在功能上与非手术疗法相比并没有明显的改善。

二、手术复位及固定的禁忌证

Boyd、Lipinski 和 Wiley 指出，好的手术判断来源于经验，而经验则来源于错误的手术判定。正如骨折手术治疗没有绝对的适应证一样，也同样没有绝对的禁忌证。因此，当手术发生并发症和失败的概率超过了成功的可能性时，就建议采用非手术治疗。手术治疗有较高的失败概率的情况如下。

1. 骨质疏松骨太脆弱而不能承受内或外固定。

2. 由于瘢痕、烧伤、活动性感染或皮炎导致骨折或计划手术部位的软组织覆盖太差，此时如行手术内固定将破坏软组织覆盖或使感染恶化，这种情况适于外固定。

3. 活动性感染或骨髓炎。对于这类情况，目前最流行的治疗方法是外固定，同时结合生物学方法控制感染。偶尔采用髓内钉固定并结合生物学措施控制感染，也能成功地获得骨折的稳定。对于这类感染性骨折，由专家采用髓内钉进行固定可以作为最后的手段，但建议不要常规使用。

4. 已不能成功地进行重建的粉碎性骨折。这种情况最常见于由冲击暴力破坏了关节面的严重关节内骨折。

5. 一般来说，如果患者的全身情况不能耐受麻醉，那么骨折的手术治疗也是禁忌证。

6. 无移位骨折或稳定的嵌入骨折其位置可以接受时不需做手术探查或复位。但在特殊情况下（如嵌插的或无移位的股骨颈骨折）行预防性固定会有好处。

7. 当没有足够的设备、人力、训练和经验时。

三、手术复位及固定的缺点

对任何外伤来说，采用手术治疗都会增加进一步的创伤，此时外科医师所面临的挑战是如何改善损伤的整体结局。如果需要切开复位，所采用的技术应尽量减少感染和伤区血管遭到进一步损坏的风险，减少骨折修复生物学过程中止的可能性，否则会导致延迟愈合或不愈合。虽然术中的任何解剖均会产生瘢痕使切口愈合，但解剖本身也会造成与肢体恢复功能有关的肌肉-肌腱单位的削弱和挛缩。手术入路应当沿着神经间的界面进入，并应避免横断肌肉-肌腱单位。对于任何手术入路来说，损伤神经血管的可能性始终是存在的。外科治疗也涉及麻醉的应用及与之相伴的风险。

患者及手术人员发生血源性感染的风险日益受到重视。输血有带来肝炎、获得性免疫缺陷综合征（艾滋病）和免疫反应等风险。手术人员必须尽力减少术中失血和血液污染（见第1章）。美国骨科医师学会曾发表在骨科手术实践中防止人免疫缺陷病毒（HIV）传播的建议，专门小组建议所有的保健人员均应定期进行自愿检查，经适当的商讨和患者自愿同意后了解每个患者的HIV感染状况。他们指出，"理论上讲，如患者有晚期的HIV感染，免疫状况会遭到严重损害，如果进行外科手术，就有增加医院内感染的风险"。

内植物或外固定系统经常需要去除，从而有第二次手术所伴随的风险。曾有去除内植物和外固定后发生再骨折的报道。

四、手术治疗的时机

损伤后最好的手术治疗时机取决于几种因素。手术可分为三类：急诊手术、限期手术和择期手术。需要急诊处理的损伤包括开放性骨折、无法复位的大关节脱位、伴有手术区撕裂伤或全层皮肤脱落的骨折、神经障碍正在加重的脊柱损伤、危及肢体或局部软组织血供的骨折-脱位以及并发筋膜间室综合征的骨折。在这些情况下，延迟手术将导致感染、神经损伤、截肢，并可能危及生命。限期手术是指在损伤后24~72h应当进行的手术，如严重开放性骨折的再清创及多发性创伤患者、髋部骨折和不稳定骨折-脱位的长骨固定。创伤外科中的择期手术是指能延迟3~4d甚至3~4周的手术。能采用择期手术治疗的创伤包括：开始时用非手术方法做了复位和固定，但用手术治疗可以获得更好结果的孤立性骨骼损伤，如前臂双骨折、计划的手术入路处有软组织损伤或有骨折水疱的骨折、需要进一步做X线检查以便制订合适的术前计划的关节内骨折。

如切开复位延迟4~6周或以上，肌肉-肌腱单元的短缩、损伤区失去清楚明确的组织界面以及骨折断面的吸收等都会使外科手术更加困难。在延迟手术时，如同治疗骨折不愈合一样，可行自体骨移植。

五、骨折手术治疗的Lambotte原则

时至今日，骨折手术治疗的Lambotte四项原则仍与18世纪时一样适用。AO/ASIF根据这些原则列出了骨折治疗的四项准则：①骨折端的解剖复位，特别是关节内骨折；②用牢固的内固定满足局部生物力学的要求；③保留肢体损伤区的血液供应；④使骨折附近的肌肉和关节能够进行无疼痛的自主活动，以防止发生骨折病。这些原则随着时间的推移都得到了确认，但对应用此原则的具体方法则有了更进一步的改进。

1. **骨折的显露** 手术切开时应尽可能采用沿神经间可延伸界面。应用有限解剖、韧带复整、撑开器、带复位装置的骨折手术台，这些都有助于手术的显露和减轻骨折部位的破坏。带有影像存储功能的透视设备通常可以使手术在不切开骨折处软组织

的情况下进行，如闭合的髓内钉技术。然而，充分显露可以看到骨折形态与软组织的附着及多平面移位程度的三维轮廓。充分的术前计划可协助显露。

2. **骨折的复位** 一旦明白了骨折的解剖和力学因素，可通过牵引重新施加致畸作用力而使骨折对线，通常能复位，这是骨折脱位闭合治疗的理论基础所在。但是，此方法的成功依赖于附着在骨折段上的相关肌肉和韧带的功能。当肌肉韧带的整体作用丧失时，则必须行切开复位。对器械及机械撑开器的放置和应用应当仔细计划，以便使用最小的力，尽可能少地破坏骨折处损伤的软组织。在评估复位的适合度时必须考虑骨折的解剖位置和对畸形复位的耐受能力。股骨髁负重部位的关节内骨折需要解剖复位，而股骨中段的闭合性粉碎性骨折，如采用交锁髓内钉固定，可允许中间碎片有明显的移位。通过下列四个重要性依次减低的标准衡量骨干及干骺端骨折复位的适合度。

第一，应在前-后面和内-外侧平面矫正骨的轴向对线。对线的过度偏斜将导致负重关节出现异常的负荷形变，这可能会引起创伤后骨关节炎或步态改变，进而有可能改变传导到另一关节或脊柱上的力。

第二，应尽可能将骨的轴向旋转畸形纠正到与对侧正常肢体接近的程度。上肢旋转畸形较下肢更易耐受，这是因为与髋关节相比，肩关节有较大的活动范围。下肢外旋畸形似乎比内旋畸形能更好地被耐受。虽然对畸形复位的容受尺度没有具体的标准，但 5°～10°的成角畸形和 10°～15°的旋转畸形可作为功能上的容受度。

第三，如果有骨缺损，纠正长度是困难的，如果不妨碍骨折的再生生物学，缩短或延长 1 cm 是能够很好耐受的。

第四，如果对线、旋转和长度均已恢复，骨折断端的错位能被很好地耐受，骨折经闭合治疗或采用闭合髓内钉等间接复位技术治疗后，即可发生所谓的"继发性愈合"。

3. **骨折的临时性固定** 骨折一旦达到可接受的复位，常用克氏针或螺丝钉做临时固定，以便用 X 线确定复位情况、选择确定性固定或决定是否需要植骨加强。如不做临时性固定，那么在进行确定性固定时，复位可能丢失。对临时固定的放置需要做仔细的术前设计，使其不干扰确定性固定的安放。

4. **骨折的确定性固定** 确定性固定必须能获得手术前计划中所要求的力学稳定性，以便能够促进所选择的骨折愈合方式。机械构造（钉、钢板和螺钉或者外固定器）必须有足够的疲劳寿命来支撑受伤肢体，直到骨再生过程能承担逐渐增大的负荷为止。固定最好能使邻近的关节和肌肉-肌腱群有一定的无疼痛的活动范围，这样可以避免或减少继发性挛缩和僵硬。在不损害固定稳定性或损坏骨再生生物学的情况下，固定应允许骨折端分担一些负荷。

第六节　骨折固定的生物材料

一、金属

由于具有良好的强度和延展性，金属一直是治疗骨折的主要材料。Venable、Stuck 和 Beach 在 1937 年报道，某些金属在软组织的盐水溶液环境中形成电位并造成局部组织坏死、金属腐蚀，因而目前最流行的骨科内植物都是由 316 L 不锈钢（含铁、铬、镍）、钛-铝-钒合金或商用纯钛（钛和氧）制成的。

新材料金属钽，是一种类似小梁结构的含碳钽合金，表面沉积着金属钽。这种具有小梁结构的多孔钽金属形成了一种新骨生成的生物支架。钽可以被制成高度多孔形态，与不锈钢和钴合金相比，其弹性模量更接近于骨。钽已经用于骨标记物的研究，但是，迄今还没被用于制造内植物。由于钽具有较强的抗腐蚀能力，因此，可作为生物性长入的合适装置，然而其有效性尚需长期的研究才能确认。

自应用铬和镍以后，人们开始对金属致敏性逐渐关心起来。目前对内固定器械的金属致敏性是否会影响骨折再生仍不清楚，但看起来这种并发症似乎非常低。

所有的金属与合金在盐水环境中都会腐蚀。这种腐蚀因金属组件（钢板、钉或螺钉）之间的应力所导致的磨损而显著增加。大多数内植物都是通过钝化来抗腐蚀的，所以在置入内植物的过程中应当注意不要刮擦其表面，并且要避免选用不同的金属，以减少腐蚀和电解作用。

二、生物可吸收材料

聚乙醇酸（polyglycolic acid，PGA）是第一个被用作人工合成的生物可吸收缝线的材料，随后出现了薇乔（Vicryl），是一种由 92% PGA、

8%聚乳酸（polylactic acid，PLA）和聚二噁烷酮（polydioxanone，PDS）组成的共聚物，PDS是第一种用于制成螺钉的生物可吸收材料。目前，PGA、PDS、聚左旋乳酸[poly(L-lactic acid，PLLA]和外消旋聚乳酸[poly (D,L)-lactic acid，PDLLA]是用作生物可吸收内植物的主要的α聚酯。PGA主要通过水解反应降解为丙酮酸，最终以二氧化碳和水排出。与之相似，PDLLA通过三羧酸循环水解为二氧化碳和水，通过呼吸排出。PDS也可以水解，但主要经尿液排出。另外，由于生物可吸收内植物具有较高的玻璃相变温度（Tg），在此温度化合物变得像玻璃一样坚硬，因此不能在术中塑形。内植物可以通过沿纵轴定位纤维的方向来获得更大的抗张力和抗屈曲强度（自身强化）。

这些可吸收多聚物的缺点是蠕变和应力释放。Claes证实，自身强化PLA（self-reinforced PLA，SR-PLA）和PDLLA-PLLA螺钉在20 min内丧失20%加压力。而在自然生理盐水环境中其丢失速度更快。同样，由于内植物的可吸收性，其强度的丢失速度也相对较快。SR-PGA棒的强度在2周时还剩50%，而4周时仅剩13%。PLLA的降解速度和强度丢失最慢。这些多聚物的生物力学特性还受到其化学组成、加工过程、物理尺寸、环境因素和时间的影响（框53-6）。

并发症

PGA的并发症主要为非化脓性炎症和窦道形成。PLLA可能由于其降解缓慢，机体所需排出的局部残余物较少，因此还未发现类似问题。已有报道，在PGA周围发生骨溶解，可能是一种非特异性异物反应。在应用PGA和PLLA生物可吸收内植物固定骨软骨病变时，有报道发生了严重的滑囊炎。据悉，这也可能是由于大量生物降解残余物造成的；而高强度PLLA减缓的吸收速度可以避免此问题的发生。

生物可吸收内植物最常见的骨科用途是将软组织固定于骨，如在肩关节和膝关节手术那样，而应用生物可吸收内植物固定骨与软骨骨折则鲜有报道。在一项包含2 500余例以生物可吸收内植物进行固定的骨折病例随访中，伤口细菌感染率为3.6%，非特异性异物反应发生率为2.3%，固定物失效率为3.7%。在一项包含3 111例踝关节骨折的研究中，应用生物可吸收内固定物的感染率（3.2%）略低于金属内固定物（4.1%）。在一项PLA螺钉与不锈钢螺钉固定内踝移位骨折的前瞻性随机对照研究中，两者在术中和术后并发症方面没有显著性差异。然而，最近的使用可吸收材料板-螺钉内固定治疗掌骨骨折的报道称，在12名患者中有4名出现了异物反应，并且这4名患者都需要进行外科病灶清除术。

生物可吸收内植物的优点是逐渐将负荷转移至愈合的组织上，不需要取出内固定物，可透X线，从而便于术后进行X线评估。目前，生物可吸收内植物的使用局限于骨折愈合前非承受载荷的部位

框 53-6 影响生物可吸收多聚物生物力学性质的因素

化学组成
  分子量
  黏性
  共聚物的摩尔比
  链的序列
  结晶性
加工过程
  机器加工
  挤压成形
  溶解铸形
    压缩铸形
    注射铸形
  纤维强化
  灭菌
物理尺寸
  直径
  力学设计
环境因素
  温度
  pH
  血流量
  降解多聚物的清除速度
  氧化／空气暴露
  酶反应
时间
  黏弹性
  降解速度

（引自：Hovis WD, Watson JT, Bucholz RW: Biochemical and biomechanical properties of bioabsorbable implants used infracture fixation, *Tech Orthop* 13:123,1998.）

（框 53-7），例如，制动的关节周围骨折。生物可吸收材料在体内能逐渐降解，但是不会被骨组织替代。对有生物可吸收性材料植入的骨组织术后进行 CT 扫描发现，骨折愈合后，在螺钉位置没有骨向内生长。这些材料碎裂在关节内，可能导致骨关节病变，并可能需要手术取出。生物可吸收性材料可以作为 BMP-2 和其他化学物质的载体，从而将生物可吸收材料的应用技术发挥到极致。

框 53-7　生物可吸收固定器材的适应证
跖骨截骨术（姆外翻）
掌指关节和跖趾关节融合术
踝部骨折
剥脱性骨软骨炎
桡骨和鹰嘴骨折
骨骺骨折
姆趾尺侧副韧带断裂
半月板病变的关节镜下固定
骨髓腔闭塞以阻挡骨水泥
药物载体
细胞移植（如 Dermagraft）
神经重建（如 Neurotube）
预防粘连

第七节　内植物设计和骨折固定的生物力学

在分析骨折时经常列举的因素为：负荷的类型、大小和频率以及骨的材料和结构特性。骨是一种各向异性材料，依施加应力方向的不同而具有不同的应力-应变关系。由于它们各自的横截面有相应的孔隙结构和不同的直径，在体外，当应变超过原长度的 2% 时皮质骨即发生骨折，而松质骨则要超过 7% 才发生骨折。在分析骨折类型时，根据负荷的方式可深入了解损伤的机制和可能伴有的损伤。负荷通常分为张力、压力、弯曲力、剪切力、扭曲力或这些力的联合（图 53-16）。通过骨折的方式可以预测软组织损伤和骨折的稳定性（表 53-9）。

用来固定骨骼的装置承受负荷和变形力，但很少发生如骨折那样的急性负荷断裂，但是，如果骨没有再生以帮助承受负荷，这些装置就会因疲劳而发生断裂。如图所示，材料的特性是以应力-应变曲线表示的（图 53-17），而结构的性质则是以负荷-形变曲线表示的（图 53-18）。可通过改变区域性惯性矩和极性惯性矩的结构性质以得到所需的内植物的刚度和强度。大多数内植物都在负荷-形变曲线的弹性阶段内发挥功能。理论上讲，内植物有一个形变的弹性范围可能有利于骨的再生，但是对于骨的直接和间接愈合方式，该范围是不同的。如使用髓内钉、钢板螺钉或外固定器，术前计划时必须考虑内固定或外固定将承受的力和内植物的疲劳寿命；这一点对决定术后康复计划也是必需的。

一、针和钢丝固定

Küntscher 描述过用作骨折固定的针（pin）、棒（rod）和钉（nail）之间的生物力学差异。针仅能对抗对线变化，棒能对抗对线和移位变化，而钉则能对抗对线、移位和旋转的变化。克氏针（Kirschner wire）和斯氏针（Steinmann pin）通常既可用作临时性骨折固定，也可用作确定性骨折固定。由于它们对抗弯曲负荷的能力很差，当单独应用时应辅以支架或石膏。在用作确定性固定时，它们常经皮或通过有限的切开复位置入。为防止对

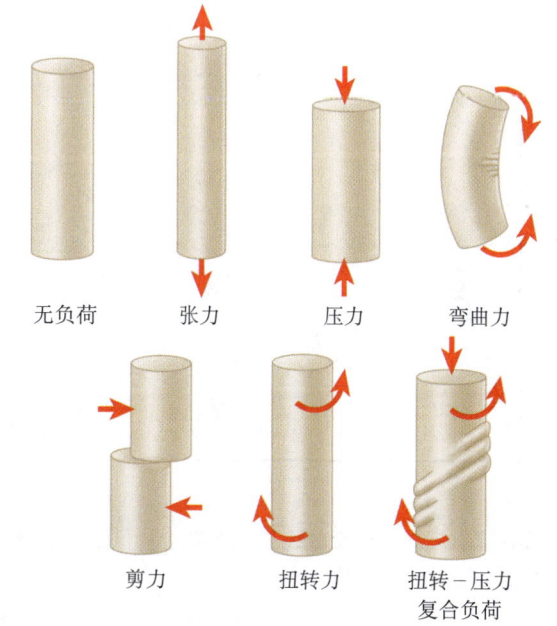

图 53-16　各种负荷方式

（重绘自：Frankel VH, Nordin M: *Basic biomechanics of the skeletal system*, Philadelphia, 1980, Lea & Febiger.）

表 53-9 长骨骨折生物力学总结

骨折类型	形态示意图	损伤机制	软组织铰链的部位	能量
横行骨折		弯曲	凹侧	低
螺旋骨折		扭转	垂直节段	低
斜-横行骨折或蝶形骨折		压缩与弯曲	凹侧或蝶片侧	中
斜行骨折		加压与弯曲	凹侧（通常已损坏）	中
粉碎性骨折		扭转变异	损毁	高
干骺端压端		加压	多种多样	多种多样

（引自：Gozna ER, Harrington IJ: *Biomechanics of musculoskeletal injury*, Batimore, 1982, Williams & Wilkins.）

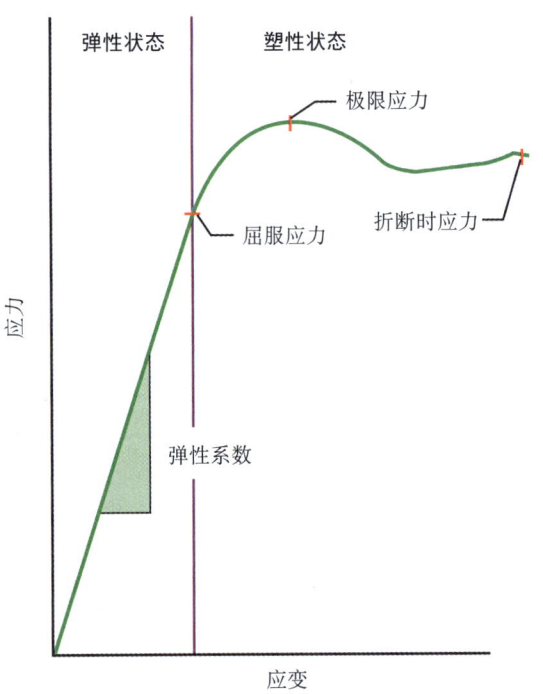

图 53-17 应力-应变曲线显示在单个周期应力作用下发生断裂前的材料性质

试验常以在被固定住的样品上施加拉应力的形式进行

（引自：Russell TA: Biomechanical concepts of femoral intramedullary nailing, *J Int Orthop Trauma* 1:35, 1991.）

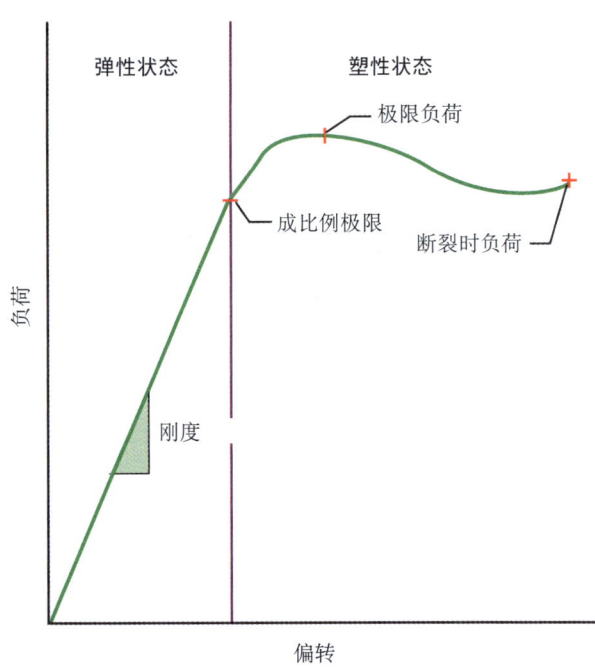

图 53-18 负荷-形变曲线显示了材料特性和结构特性弹性阶段是髓内固定材料的工作区

（引自：Russell TA: Biomechanical concepts of femoral intramedullary nailing, J Int Orthop Trauma 1:35, 1991.）

骨及软组织造成热损伤,使用动力设备时应当将其缓慢置入并间歇钻动。我们倾向于采用光滑钢针,以便在骨折愈合后容易拔除。

带螺纹的钢针在一些地方的骨折能起到很好的临时固定的作用,但在钢针置入时骨折块必须被拢到一起,以防分散。如果骨皮质很坚硬,也有钢针折断的风险。钢针或钢丝通常适于固定干骺端或骨骺部的小骨折片,特别是足、前臂和手部远端的骨折,如 Colles 骨折,以及闭合复位后仍有移位的掌、指骨骨折。钢针通常是在 X 线透视的监控下打入的,这样做可以保护软组织不再遭到进一步的破坏。理论上讲,它能允许最大限度的骨再生,但必须小心操作,以避免在插入时周围的肌腱和神经缠绕在钢针上。钢丝(wire)固定可单独应用或与其他植入物联合使用,作为某些干骺端骨折的确定性固定,如肱骨近端、髌骨和颈椎。应避免钢丝有切痕,因为切痕缩短植入物的疲劳寿命。单独应用钢丝很少能提供肢体功能康复所需的足够的稳定性。

二、螺钉固定

螺钉是一种复合器械,由四部分组成:头、体、螺纹和尖。头部用来与螺丝刀连接,可有六角形、十字形、槽形或 Phillips 形设计;头部也可用作螺钉对骨组织加压的对抗力量。体部或钉杆是螺钉头部与螺纹之间的光滑部分。螺纹是由根(芯)径、螺纹(外)径、螺距(pitch)(两相邻螺纹间的距离)和它的导程(lead)(螺钉每转一圈进入骨组织的距离)确定的。根区(root area)决定了螺钉的抗拔出力,它与螺钉界面间的骨面积和攻丝(tapped thread)的根区有关。横断面设计通常为扶壁柱状(buttress)(ASIF 螺钉)或 V- 螺纹(V-thread)(常用于机器螺钉)(图 53-19)。螺钉尖端可呈圆形(需预先攻丝)或为自攻型(self-tapping)(槽形或套针形)。临床上如果因为骨质较软而担心螺钉会被拉出时,以选用较大的螺纹径为宜;如果骨组织坚硬而更关心疲劳问题时,根径较大的螺钉对疲劳断裂有较大的抵抗能力。螺钉也常分为机械螺钉和 ASIF 螺钉。其他制造商目前所制作的螺钉和钢板都类似于 ASIF 小组的设计。

用螺钉将扭转力转变为骨折块间的压缩力是一项有价值的技术。这项技术的成功,需要使螺钉

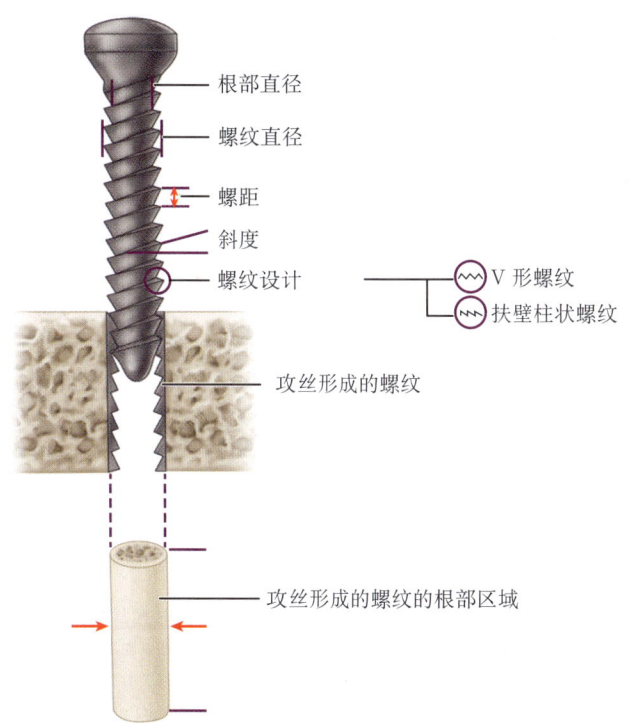

图 53-19　骨科螺钉的设计参数(见正文)
(引自:Gonza ER, Harrington IJ: *Biomechanics of musculoskeletal injury*, Baltimore, 1982, Williams & Wilkins.)

近端在近侧皮质骨内滑动,同时螺纹抓住对侧的皮质,这样螺钉头将发挥负荷作用使骨折靠近。必须仔细选择螺钉与骨折之间的角度,以免在加压时骨折块间移动(图 53-20)。只要遵守原则,任何类型的螺钉都可用作骨折块间固定装置。任何螺钉经过骨折线时都应当采用骨折块间加压技术(interfragmentary technique)。将一内植物连接到骨组织的螺钉被称为位置(positional)或中和螺钉(neutralization screw)。

(一)机械螺钉

机械螺钉全长均有螺纹,可以自攻螺纹或需要在旋入前先攻出螺纹。大多数是自攻螺钉,尖端有一锐槽,当螺钉钻入时锐槽可切出螺纹。机械螺钉主要用于将髋部加压螺钉装置固定在股骨干上。机械螺钉钻孔大小至关重要;如果孔太大,将导致螺纹不能抓紧;如果孔太小,则不能钻入螺钉或钻入时造成骨的劈裂。所选择的钻头应略小于减去螺纹后的螺钉钉杆直径。对于自攻螺钉,用于在皮质骨上钻孔的钻头应较在松质骨上的大 0.3mm,术前应检查螺钉和钻头的大小是否正确。

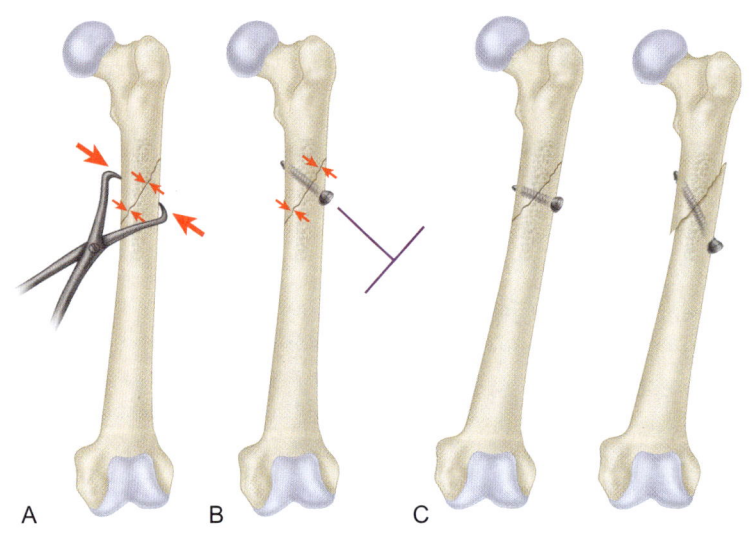

图 53-20 拉力螺钉操作原则

A．确定最佳的位置及倾斜度，用钳子暂时夹紧骨折处临时固定；B．在该位置及定位（倾斜度）用拉力螺钉替代钳子；C．拉力螺钉，最好与骨折断面成直角。二等分角（bisecting angle）适用于骨折线倾斜角小于 40°的骨折。如倾斜角是 60°，由于拉力螺钉倾斜度不够，骨折将移位（见手术技术 53-4）

（重绘自：Müller ME, Allgöwer M, Schneider R, et al: *Manual of internal fixation: techniques recommended by the AO-ASIF group*, 3rd ed, Berlin, 1990, Springer-Verlag.）

（二）内固定螺钉

根据瑞士的 ASIF/AO 学组发展的接骨技术和原则设计的螺钉已被广泛应用。它的螺纹比机械螺钉更水平，并且几乎全部都是自攻螺钉。对于非自攻螺钉而言，拧入螺钉前钻孔后必须用丝锥攻出螺纹。ASIF 螺钉有为皮质骨、松质骨和踝部设计的螺钉。用于固定小骨折块和小骨的微型螺钉（mini-screw）及标准的松质骨和皮质骨螺钉有各种长度和直径（图 53-21）。标准松质骨和皮质骨螺钉头有专用螺丝刀的六角形凹槽，而较小螺钉则为 Phillip 型钉头。

1. **皮质骨螺钉** 皮质骨 ASIF/AO 螺钉全长都有螺纹，有下列直径：4.5 mm、3.5 mm、2.7 mm、2 mm 和 1.5 mm。皮质骨螺钉可用作位置螺钉，也可用作拉力螺钉。在用作拉力螺钉时，将近侧皮质扩孔，即可在骨折块间产生加压作用。

2. **松质骨螺钉** 这种螺钉有较大的螺纹，可以更牢固地抓住较软的骨松质，因此它更常用于干骺端。松质骨螺钉有 6.5 mm 和 4 mm 两种直径、螺纹长度有 16 mm 和 32 mm 两种。空心松质骨螺钉有 6.5 mm、7.0 mm、7.3 mm 直径，螺纹长度有 16 mm 和 32 mm 两种。无论螺钉有多长，只有这两种螺纹长度。踝螺钉为一种 4.5 mm 螺钉，也包括在此组螺钉内，但它是唯一具有自攻环钻钉尖（self-tapping trephine tip）的螺钉。选择正确的直径钻头和钻孔攻丝是确保螺钉固定牢固的关键。这类螺钉通常要用塑料和金属垫圈，以便重新连接撕裂韧带或通过为螺钉提供较大的压迫骨皮质的接触面来给骨折块加压。

3. **自攻自钻螺钉** 自攻螺钉与皮质骨螺钉的大小相同，这些螺钉的尖端设计成一小的凹槽，利于骨屑的清除。受设计结构的影响，自攻螺钉抗拔出

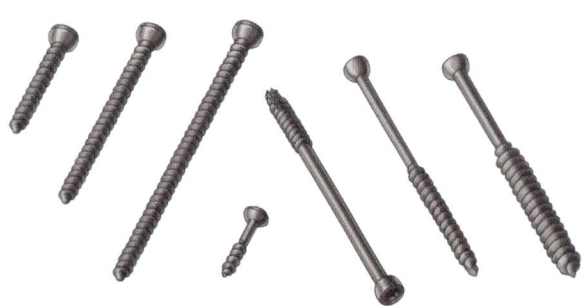

图 53-21 骨折固定用的松质骨和皮质骨螺钉

（引自：Bechtold JE: Biomechanics of fracture fixation devices. In Gustilo RB, Kyle RF, Templeman DC, eds: *Fractures and dislocations*, St Louis, 1993, Mosby.）

的力量较弱，最好用作外固定针。

4.**锁定螺钉** 锁定螺钉是钉帽带有螺纹的自攻螺钉。这些螺钉需要精确的预钻孔，从而与钢板锁定达到紧密的固定，置入时需要特殊的改锥。

（三）螺钉固定技术

对于横行或短斜行骨折，螺钉必须与钢板或其他类型的内固定联合使用。使用骨折块间加压技术比螺钉位置固定作用更受医师们的青睐。如果螺钉的全长都有螺纹，则只起固定作用，除非在近侧皮质扩孔，必须螺纹只抓住远侧皮质；然后当旋紧螺钉时就形成了经过骨折线的压力。如螺钉仅有部分螺纹，靠近钉头的部分没有螺纹，则不用近侧皮质扩孔就可获得经骨折线的加压，但咬合的螺纹部不应跨在骨折线上，否则不可能在骨折块间加压（图53-22）。如欲经骨折线在骨折块间进行加压，AO学组建议采用下面的方法。

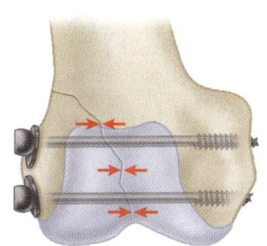

拉力螺钉

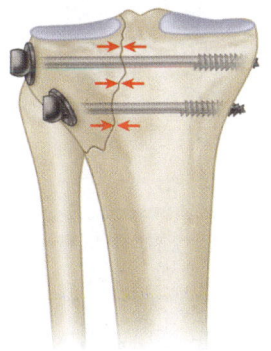

图 53-22 拉力螺钉的置入

为了能够加压，螺纹必须只抓持远端骨折片，以牵拉远端骨折片靠近近端，经骨折处形成加压

（引自：Bechtold JE: Biomechanics of fracture fixation devices. In Gustilo RB, Kyle RF, Templeman DC, eds: *Fractures and dislocations*, St Louis, 1993, Mosby.）

螺钉固定技术

手术技术 53-4

- 首先复位骨折，然后用持骨钳保持复位状态或用克氏针做临时性固定。
- 设计好螺钉位置使其在骨折段的中部进入，与骨折边缘距离相等并与骨折断面垂直。如果螺钉进入的方向与骨折断面不垂直，螺钉的扭力在骨折线上加压时将形成剪力，使已复位的骨折发生移位（见图 53-20）。
- 接着用 4.5mm 钻头在近侧皮质上钻孔。
- 插入 3.2mm 钻头用的导向器，用 3.2mm 钻头在远侧皮质钻孔。
- 4.5mm 的钻孔埋头，使其与螺钉头有最大限度的接触，使皮质上的负荷更加分散。
- 用测深器测出螺钉长度，插入 4.5mm 丝锥，在远侧皮质的孔中攻出螺纹，这样螺钉螺纹可以拉住远侧皮质。
- 放入适当长度的螺钉，当螺钉拧紧时观察由于拉力效应所形成的骨折块间的加压情况。螺钉完全拧紧以前不要去除临时固定或夹持的钳子。

单独用骨折块螺钉固定非常适于修复撕脱骨折，这种骨折是由剪力所造成的骨骺及干骺端关节内骨折（图53-23）。

ASIF 松质骨螺钉固定技术

ASIF 松质骨螺钉应该用在用 4.5mm ASIF 皮质骨螺钉做螺钉钢板固定时。如果螺钉仅用来起固定钢板的作用，选择 3.2mm 钻头钻透两侧皮质。用测深器测深确定螺钉长度，然后用 4.5mm 丝锥沿钻孔攻出螺纹，最后置入长度合适的 4.5mm 皮质骨螺钉。松质骨螺钉的置入类似于皮质骨螺钉，只是近侧皮质不扩孔；松质骨螺钉靠近螺钉头的部分没有螺纹，不能把持近侧皮质。

手术技术 53-5

- 如果将要用螺钉固定的松质骨骨质较软，此时旋入螺钉时要在螺钉头下放置一个垫片，以增加接触面积，防止在螺钉旋紧时螺钉头拉穿皮质。
- 如果干骺端骨质坚硬，就要像皮质骨螺钉那样为松质骨螺钉攻出螺纹，且仅在近侧皮质攻螺纹。

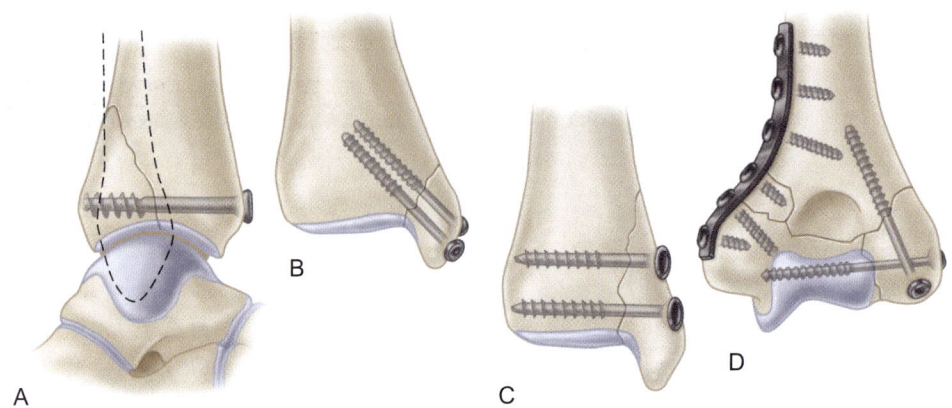

图 53-23 用拉力螺钉固定关节内干骺端及骨骺骨折

A．松质骨螺钉（6.4mm）用于踝部后唇骨折；B．用两枚适合于小骨折块的 4mm 部分螺纹松质骨螺钉固定内踝骨折；C．用两枚适合于小骨折块的 4mm 部分螺纹松质骨螺钉固定 A 型内踝骨折；D．两枚适合于小骨折块的 4mm 部分螺纹松质骨螺钉用于肱骨远端骨骺的拉力螺钉固定和肱骨髁与干骺端的固定

（引自：Müller ME, Allgöwer M, Shneider R, et al: *Manual of internal fixation: techniques recommended by the AO-ASIF group*, 3rd ed, Berlin, 1990, Springer-Verlag.）

- 4mm 松质骨螺钉用 2.5mm 钻头和 3.5mm 丝锥，而 6.5mm 松质骨螺钉则要用 3.2mm 钻头和 6.5mm 丝锥。
- 如果骨质松软，可不必攻丝。
- 如果欲进行骨折块间加压，必须选择合适螺纹长度的螺钉。所选螺钉的螺纹长度应使其螺纹部都在远端骨折块内，而在近端骨折块内没有螺纹，这样才能达到加压。

空心螺钉（cannulated screw）（图 53-24）有数家制造商可以提供，对于固定小骨折块，其理想的临时固定位置要与确定性固定的位置相同。其与普通的拉力螺钉技术的最大区别在于要用空心钻沿导针钻孔。关于旋入螺钉的方向、临时性固定及所有螺纹仅把持对侧骨折块或皮质骨等，仍必须遵循骨折块间拉力螺钉固定原则。图 53-25 显示手术操作技术及相关器械。

髋螺钉（图 53-26）用于固定各种类型的股骨颈骨折。早期髋螺钉的设计，如 Jewett 钉，是由固定在股骨头内并与固定在股骨上的侧板连接在一起的钉或螺钉构成。更现代的设计是在侧板上有一套筒，允许钉或螺钉在其内滑动，以适应骨折愈合过程中不可避免的塌陷。加压髋螺钉遵循张力带原则，即螺钉位于张力侧承受张力，在骨折部位的骨承受压力。侧板和螺钉或钉之间的角度决定了这些装置承受的弯曲力矩，以及疲劳

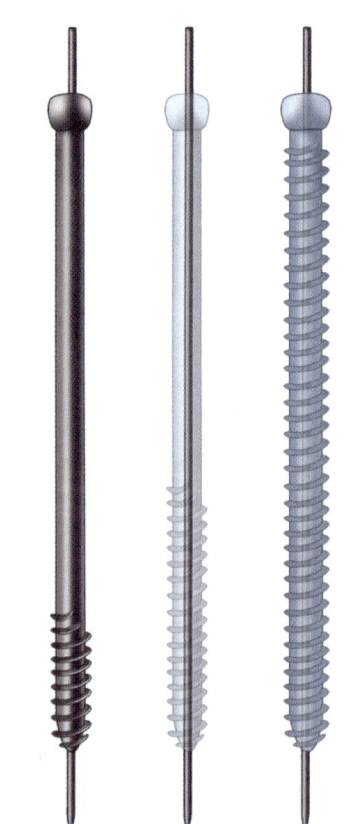

图 53-24 来自不同厂家的空心螺钉

强度。生物力学研究显示，角度较大而力臂较短产生的力矩小于角度较小而力臂较长产生的力矩（图 53-27）。这类器械在股骨颈骨折固定中的应用将在第 54 章讨论。

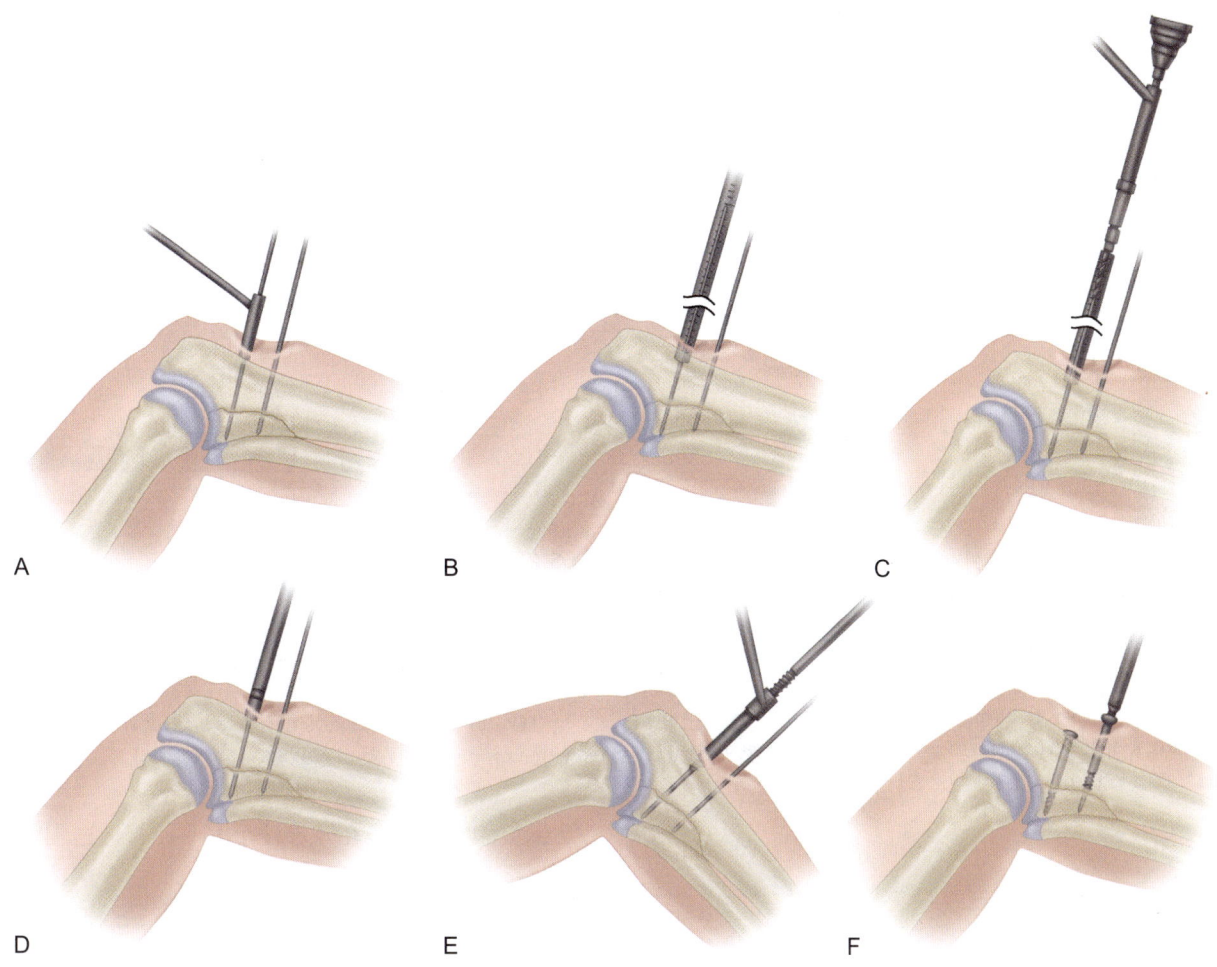

图 53-25　小型空心松质骨螺钉的固定

A．骨折复位后，通过套管用小气动钻钻入 1 枚 1.25 mm 带螺纹的导针，导针应经过骨折线并穿透远端皮质，通过三维投照的 X 线图像确定导针位置，移去套管，与第 1 针平行钻入第 2 针；B．用直接测量器在针上量得导针的钻入深度，实际钻入深度需较测量器测得的读数短 5 mm 以防止穿透远端皮质；C．将空心钻头套在导针上，直至连接器刚好接触导针，将钻放入测量装置内，旋松旋钮螺帽，旋转导针直至钻头长度与钻进的深度相等，再旋紧螺帽，将钻孔装置套在导针上，继续钻孔，直到连接器末端与导针接触；D．将小空心埋头钻套进导针，为螺钉头制作埋头凹槽（如需要可放一个垫片）；E．近端皮质骨用攻丝攻出螺纹；F．将与导针钻入长度相等的小型空心骨螺钉套在导针上旋入，拔除导针，同法旋入其余螺钉

（重绘自：Müller ME, Allgöwer M, Shneider R, et al: *Manual of internal fixation: techniques recommended by the AO-ASIF group*, 3rd ed, Berlin, 1990, Springer-Verlag.）

三、钢板螺钉固定

对骨折的钢板螺钉固定一直进行着设计上的改良和完善。Pauwels 首先在骨折和骨不愈合的固定方面定义和应用了张力带原则。这一技术的原理是：偏心负荷下骨的凸侧产生的张力转变为压力，其办法是在骨的张力侧（或凸侧）跨过骨折处放置一个张力带（固定钢板）。这样张力受此处张力带的对抗作用而转变为压力。钢板如放置在骨的压力侧（或凹侧）则会弯曲、疲劳和断裂。所以，应用张力带钢板固定的一个基本原则是：必须把它放置在骨的张力侧，这样骨本身将承受压力，因而所使用的张力带不必太重和太坚固（图 53-28）。利用张力带原则，可以用钢针或螺钉与钢丝治疗尺骨鹰嘴和髌骨骨折。这些手术方法将在第 54 章和第 57 章讨论。钢板螺钉应用时，张力带原则和轴向加压原则常联合运用。

轴向加压促进松质骨骨折的愈合，现在已得到普遍接受。然而，压力对皮质骨的作用却曾有过争论。这些加压钢板自 1963 年问世以来，不断地发展，已经进行了数次改进（图 53-29）。

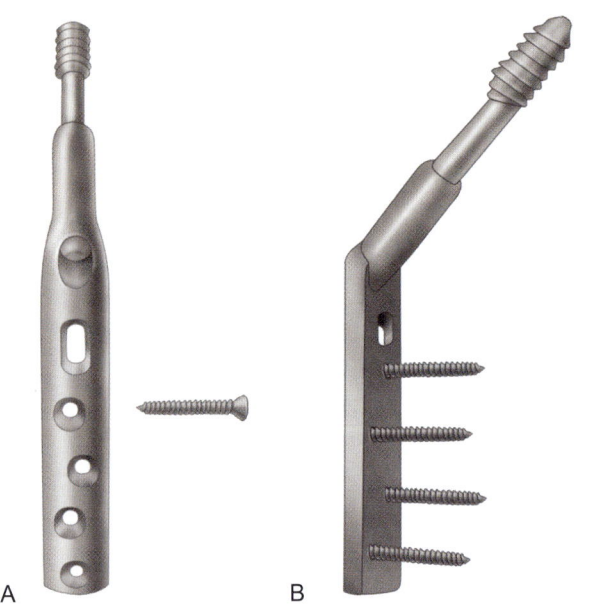

图 53-26　固定型和滑动型髋螺钉和钉的举例

滑动装置允许骨折部塌陷

（引自：Bechtold JE: Biomechanics of fracture fixation devices. In Gustilo RB, Kyle RF, Templeman DC,eds: *Fractures and dislocations*. St Louis, 1993, Mosby.）

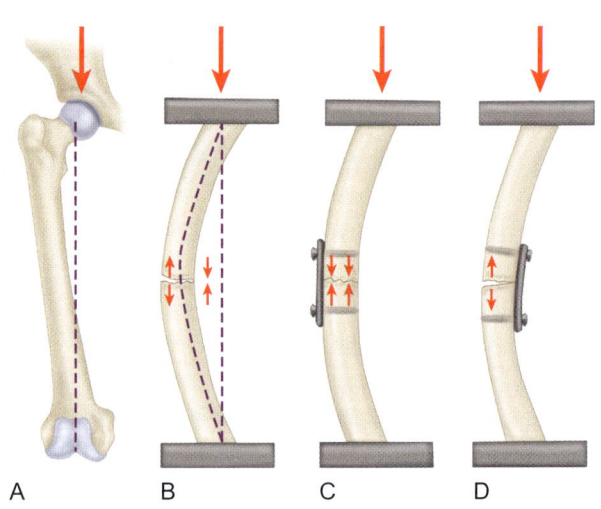

图 53-28　张力带钢板的应用原则

因为长骨承受偏心负荷，如果将钢板放在外侧（或凸侧），可抵消张力，并提供坚强的内固定；如果将钢板放在内侧（或凹侧），则几乎没有固定作用，还要承受过度弯曲应力，不久就将出现疲劳断裂

（引自：Müller ME, Allgöwer M, Willenegger H: *Manual of internal fixation*. New York, 1970, Springer-Verlag.）

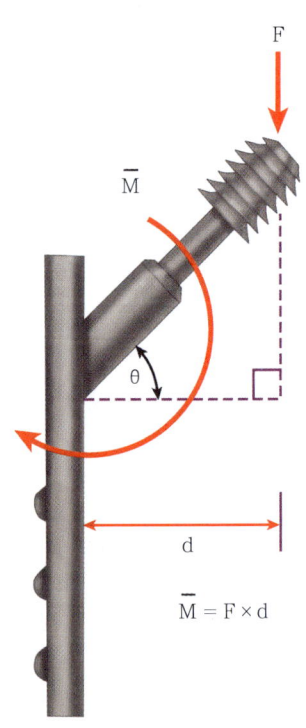

图 53-27　钉板角对弯曲力矩的影响

角度增大，距离（d）缩短，因而力矩减小；相反，角度减少，距离增加，因而力矩增加

（引自：Bechtold JE: Biomechanics of fracture fixation devices. In Gustilo RB, Kyle RF, Templeman DC, eds: *Fractures and dislocations*, St Louis, 1993, Mosby.）

钢板的好处是能在开放性手术下使骨折达到解剖复位，并能为肌肉-肌腱单元和关节的早期功能锻炼提供稳定性，但必须防止过早负重。钢板固定的缺点包括：拆除钢板后发生再骨折，钢板下方的应力保护和骨质疏松，钢板的激惹作用，以及少见的免疫反应。

钢板能中和单独使用螺钉时不能抵消的变形力。钢板需要塑形以维持骨折复位的最大稳定性。螺钉的应用也有严格要求，因为放置的位置或顺序不正确可导致移位或形成剪力及复位的丢失（图53-30）。任何类型的钢板要发挥其功能都需要有足够的螺钉固定。除支撑钢板（buttress plate）外，在骨折的上方和下方通常需要6~8枚螺钉固定。最常见的错误是：选用的钢板长度不够。骨愈粗、应力愈大，选用的钢板就应越长。对于严重的粉碎性骨折，如果粉碎部分超过骨周径的1/3，就应行松质骨植骨。在旋入螺钉时应避免螺钉的过度扭转。在闭合伤口前，应当重新拧紧所有螺钉，使螺钉-骨界面间有应力松弛的时间。

特殊的钢板设计包括半管型、1/3管型和1/4管型、T型和L型、匙状（spoon plate）、动力加压和眼镜蛇样关节融合钢板。对于大骨，如股骨，使用带偏置孔（offset hole）的所谓的宽钢板，以

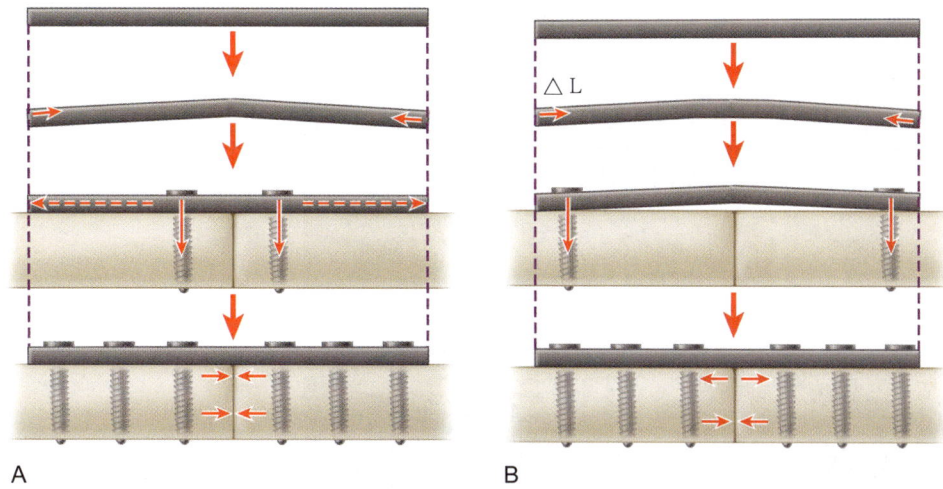

图 53-29　A. 如果使用预弯钢板，应首先安放内侧的螺钉，然后再安放外侧螺钉；B. 如果先安放外侧螺钉，由于钢板比外侧的两螺钉孔间骨的跨度长，可导致靠近钢板侧的皮质张开

（重绘自：Müller ME, Allgöwer M, Schneider R, et al: *Manual of internal fixation: techniques recommended by the AO-ASIF group*, 3rd ed, Berlin, 1990, Springer-Verlag.）

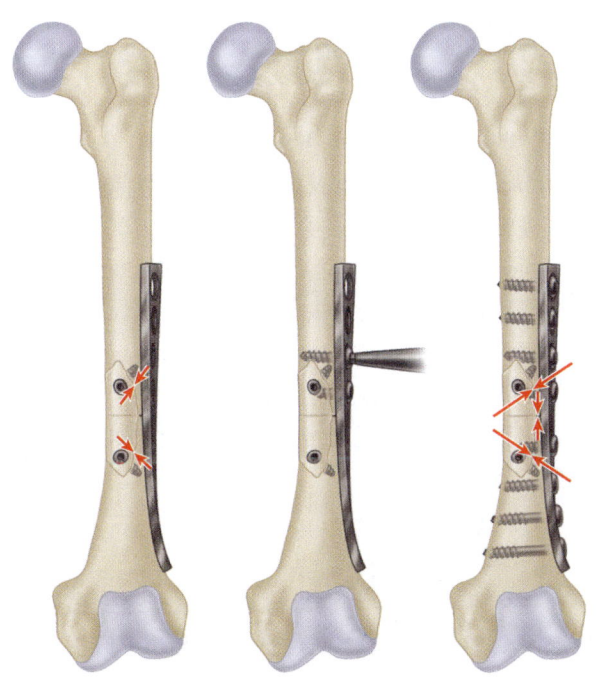

图 53-30　钢板可有一个以上的功能，此钢板不仅是保护钢板，还是加压钢板

加压钢板如果用作中和钢板，则钢板必须准确地塑形，螺钉必须自骨折处开始向钢板末端依次拧入

（重绘自：Müller ME, Allgöwer M, Schneider R, et al: *Manual of internal fixation: techniques reeommended by the AO-ASIF gronp*, 3rd ed, Berlin, 1990, Springer-Verlag.）

减少应力集中。众多不同类型和设计的钢板按功能可分为四类：中和钢板（neutralization plate）、加压钢板、支撑钢板和桥接钢板。近年来，特殊解剖塑形的钢板发展迅速，用于关节周围骨折的尤为突出。

中和钢板与骨折块间可加压螺钉固定联合应用，可抵消扭转力、弯曲力和剪力。这种钢板常用于有蝶形或楔形骨片的骨折，在楔形部分经骨折块螺钉固定后再用钢板固定（图 53-31）。骨折块间螺钉能明显改善钢板的稳定性。常见的用中和钢板固定的骨折为肱骨、桡骨、尺骨及腓骨的 B 型楔形骨折。除不经钉孔进行加压以外，中和钢板固定的技术要点与加压钢板相同。

加压钢板除了可消除扭力、弯曲力和剪力外，还能在骨折部加压，这种加压是通过外部张力装置或通过在动力加压钢板设计中专门设计的自身加压孔（self-compression hole）而实现的，这种孔可在螺钉旋入时使钢板发生移动而形成加压。动力加压钢板用于 A 型骨干骨折、横行或短斜行骨干骨折或楔形骨折片经骨折块固定后的 B 型骨折。手术方法的变化包括：在钢板之外拧入骨折块间螺钉，先旋入两个距离最近的螺钉通过钢板进行加压，然后自骨折处和钢板中部开始偏心旋入其余的螺钉。半管状钢板也能用作加压钢板，常用于固定腓骨骨折。

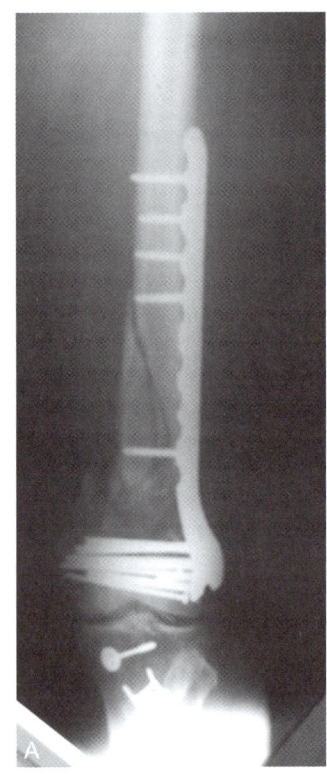
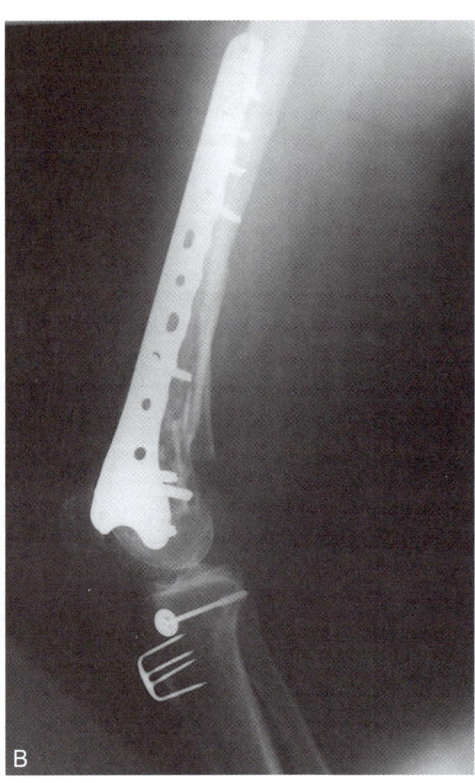

图 53-31　A 和 B. 应用锁定钢板固定股骨远端粉碎性骨折

AO-ASIF 有限接触性动力加压钢板（LC-DCP）系统是为了解决生物学相容问题而设计的。将钢板塑形以改善钢板下的血液循环，允许在骨折处形成一个狭窄的环状骨痂区，从而有利于骨再生。钢板上的孔均匀排列，以便在骨折处最恰当地放置钢板。孔的下方倒角斜面使螺钉旋入时有较大的成角能力，其范围可达 40°。螺钉孔的加压特性还允许通过孔向两个方向加压。该钢板上市的有商用纯钛钢板和不锈钢钢板。

支撑钢板可消除骨骺-干骺端骨折时常产生的压力和剪力，如胫骨平台骨折和胫骨远端骨折（Pilon骨折）。它常与骨段间螺钉固定联合应用。与其他功能型钢板不同，此类钢板锚入主要的稳定骨折片中，而不必进入它所支持的骨折段。必须进行正确的塑形，旋入螺钉时必须使螺钉靠近孔的骨折线侧，从而防止在承受负荷时发生轴向变形。

用桥接钢板横跨不能获得解剖复位，并且无法恢复骨折坚强稳定性的不稳定粉碎性骨折或骨缺损进行固定。对钢板来说，维持这种功能最为困难。这类固定通常需要自体植骨进行生物学加强。推荐使用间接复位技术，以便在骨折处保持最大的骨再生能力。

有了足够的骨再生后，因为患者的要求可能是为了恢复骨骼本身的强度，可能应取出置入物。可在骨折部位进行多方位的 X 线摄片予以评估，将钢板取出后发生再骨折的风险降低至最小。骨髓腔的再通和所有骨折线的消失提示骨折已充分愈合，但是仍可经螺钉孔处发生再骨折。AO-ASIF 报道的取出置入物的一般指导原则会有所帮助（表 53-10）。

锁定钢板

锁定钢板复合了钢板固定技术和经皮桥接钢板技术，应用锁定螺钉形成一种成角固定装置。研究表明，锁定钢板比普通钢板承受的负荷更大。微创稳定系统（LISS）（Synthes, Inc, West Chester, PA）使用单皮质锁定螺钉固定比传统的钢板固定系统允许更多的弹性形变。锁定钢板有锁定和非锁定两种设计，根据 Gardner 的理论，锁定钢板力学上近似于单纯的锁定结构。锁定钢板具有更好的抗拔出性能，特别适用于骨质疏松骨折的患者。锁定钢板可提供足够的力学强度，不需要在股骨远端、胫骨近端和胫骨平台的内外侧联合放置钢板（见图 53-31）。

表 53-10	金属置入物取出的时间
骨折	置入后时间（月）
踝部骨折	8~12
胫骨 Pilon 骨折	12~18
胫骨干	
钢板	12~18
髓内钉	18~24
胫骨头部	12~18
髌骨张力带	8~12
股骨髁部	12~24
股骨干	
单钢板	24~36
双钢板	自18个月开始，分两步（间隔6个月）
髓内钉	24~36
经粗隆及股骨颈	12~18
骨盆（仅在要求时）	从10个月开始
上肢（选择性的）	12~18

这些表中的数据主要适用于新近骨折且愈合过程中无并发症者，不适用于假关节形成、大骨折片或感染后的接骨术——这些情况都应根据个案分别加以考虑。

四、髓内钉固定

20世纪50年代中期以来，骨折的髓内钉固定技术得到了广泛的认可。在北美地区的大多数创伤中心，闭合交锁髓内钉固定是治疗股骨干骨折的首选方法，尤其是对多发性创伤患者。由于对髓内血液循环的破坏、发生脂肪栓塞的可能性以及缺乏对髓内钉固定生物力学原理的了解而造成手术操作不当引起并发症等问题的担心，这种治疗方式出现以来就存在争议。通过科学研究，这些问题已逐一得到了解答，髓内钉固定技术已成为多种骨折的标准治疗选择。

在下列情况下使用髓内钉可获得满意的骨折固定。

1. 髓腔最狭窄段的非粉碎性骨折可考虑用非交锁钉 它不仅能消除侧向力或剪力，也能很好地控制旋转力。如果一侧骨折段的髓腔较另一侧骨折段宽得多，通常难以控制旋转力，在这种情况下需要用交锁技术。一般来说，交锁螺钉应放在离骨折线至少2cm以上的位置，以便为术后主动的功能活动提供足够的稳定性。对于轴向不稳定骨折，最好用静力性或双重交锁髓内钉来治疗。

2. 在选择钉的类型和决定扩髓的程度时，必须考虑骨的弧度 从生物力学上讲，非交锁髓内钉是依靠钉和骨之间的弧度不匹配而获得稳定的，从而形成纵向挤压。如果弧度不匹配的程度较大，则需要更多地扩髓。对于所有的钉来说，入口都是关键，必须选在插入时用力最小的部位。对于股骨，选用直钉时应选择梨状窝内与髓腔在同一条线上的位置，而选用近端外侧弯曲的髓内钉时，其位置选择应在股骨大转子内侧。对于胫骨和肱骨，入口与髓腔线间的偏距会对相应的后侧和内侧皮质产生巨大的作用力。在胫骨，钉从腓骨头平面进入时用力最小。

3. 髓腔有足够的直径和连续性是应用髓内钉技术的前提 应避免过度扩髓，因为这样会使骨质明显减弱且增加热坏死的风险。建议扩髓至骨皮质"发出声"，也就是"扩髓恰到好处"。不能插入直径大于髓腔的钉。通常会选用直径比所用最粗的扩髓钻小0.5~1.0mm的髓内钉。

4. 带锁髓内钉技术允许髓内钉固定关节周围2~4cm范围的骨折 这项技术要求使用锁钉或阻挡钉（"poller"螺钉）（图53-32）。应用更新型的带有斜行导向远端锁定螺钉和能够锁入钉内形成固定角结构螺钉的髓内钉，能够增加干骺端骨折固定的稳定性。

现在还未设计出完美的髓内钉。由于骨的形状轮廓各异，因而不可能设计出这样的一种钉，但髓内钉的设计还在不断地改进。对于每一块骨、每一类骨折或同一骨的不同部位的骨折，均可设计专门的髓内钉。髓内钉应当满足下列要求：

1. 要有足够的强度并提供足够的稳定性以保持骨折的对线和对位，包括防止旋转。必要时它应包括横行交锁螺钉。

2. 它的结构应能使骨折面受到接触压力，这是骨愈合所需要的生理性刺激。

3. 它应放置在容易取出的位置，要提供连接结构以协助取出。

在选择这种方法前，外科医师应当认识到，髓内钉与任何其他内固定一样会发生并发症。它不是一种可临时随意采用的手术方法。我们建议考虑下列情况：

1. 要求有适当的手术前计划，以确保在髓内钉的作用范围内妥善地稳定骨折。

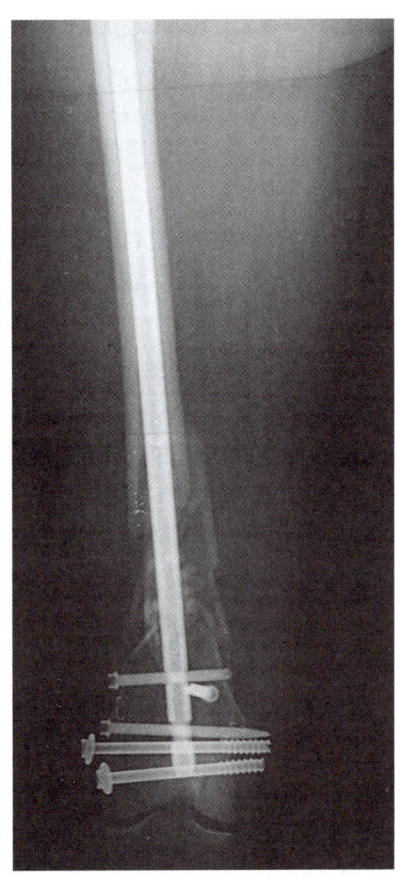

图 53-32　当远端或近端骨折时,锁钉或阻挡钉("poller"螺钉)的应用可以增加髓内钉的稳定性,特别是小直径的细钉

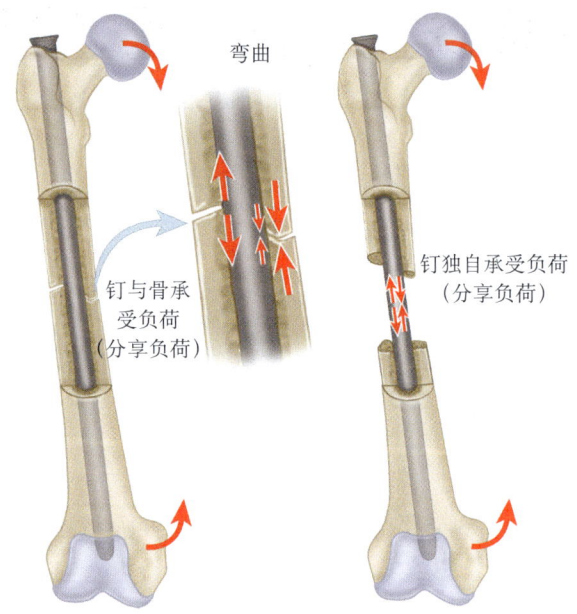

图 53-33　弯曲时髓内钉和骨之间的负荷分配;大部分弯曲负荷由钉承担,如果有节段性缺损,则更是如此

(引自:Bechtold JE: Biomechanics of fracture fixation devices. In Gustilo RB, Kyle RF, Templeman DC: *Fractures and dislocations*. St. Louis, 1993, Mosby.)

2. 患者应能耐受大的手术。由于手术脂肪栓子的增加,可能引起肺部损伤,对于肺部有严重创伤的患者,应当予以特殊考虑。

3. 手术前必须获得并确认有合适长度和直径的髓内钉。

4. 成功的髓内钉手术必须具有合适的器械、训练有素的助手及最佳的医院条件。

5. 金属钉并非骨愈合的替代物,如果在恢复期发生过度的应变,可发生弯曲或折断(图 53-33)。

6. 应当尽可能使用闭合穿针方法。据报道,应用这种方法的骨折的愈合率较高且较少发生感染。但外科医师必须熟悉切开和闭合两种手术方法。随着对闭合方法的经验增多,需要切开复位的骨折将越来越少。限制性切开复位较低质量的闭合复位更受青睐。这种情况常见于高能量的股骨转子下骨折,采取闭合复位牵引力不足以完全纠正屈曲和外展。

(一)髓内钉的类型

与钢板一样,髓内钉也可按解剖部位和功能进行命名。中心髓内钉(centromedullary nail)沿髓腔进入骨内,它们通过纵向多点抵触(interference)与骨接触,依靠恢复骨段间的接触和稳定性来避免骨折的轴向和旋转畸形。中心髓内钉包括经典的克氏(Küntscher)三叶钉和 Sampson 钉。髁头钉(condylocephalic nail)在干骺端的髁部进入骨内,通常进入对侧的骨骺-干骺区。经常打入一组髁头钉以增加旋转稳定性。髁头钉包括 Ender 针和 Hackenthall 针(pin)。头髓钉(cephalomedullary nail)有一个中央髓腔段,但也能向上进入股骨头内进行固定。克氏 Y 形钉和 Zickel 粗隆下钉都属于这类髓内钉。

交锁技术(interlocking technique)进一步改进了这些经典髓内钉,增加了交锁型中央髓内钉和交锁型头髓钉。增加交锁螺钉对抗骨折的轴向、旋转形变,延长了髓内钉的工作长度。Modney 设计了第一枚交锁髓内钉。Küntscher 也设计了一种交锁钉[锁销钉(detensor nail)],由 Klemm 和 Schellman 加以改良,后来由 Kempf 等又进行了改进。这些先驱者们开发的技术和置入物形成了目前正在使用的几个髓内钉设计和技术的基础。交锁头髓钉是为治疗复杂骨折设计的，此类骨折的骨折线扩展到股骨近端，有轴向或旋转不稳定，如复杂的粗隆下骨折、病理性骨折以及同侧的髋部和股骨干骨折。这些髓内钉可通过螺栓、钉和专用拉力螺钉进行交锁固定，典型的如 Russell-Taylor 重建钉、Williams Y 形钉和 Uniflex 钉。目前，股骨髓内钉的设计主要表现在入钉点的不同，为股骨骨折设计的髓内钉置入的区域不同。顺行髓内钉可以通过梨状窝或大粗隆尖入钉，逆行髓内钉通过股骨髁之间入钉。

交锁固定（interlocking fixation）可分为动力交锁、静力交锁和双重交锁。动力固定（dynamic fixation）控制弯曲和旋转畸形，但允许骨进行接近完全的轴向负荷传递。动力固定适用于轴向稳定的骨折和某些骨不愈合（图 53-34A）。静力固定（static fixation）控制旋转、弯曲和轴向负荷，能使置入物更多地承受负荷，但可能缩短疲劳寿命。静力固定在胫骨、股骨的非峡部粉碎性骨折中尤其有用。双重交锁（double-locked）固定可控制弯曲力、旋转力和一些轴向畸形，因为螺钉可在髓内钉内轴向移动，可出现一些短缩（图 53-34B）。这种类型的固定用于肱骨骨折，偶尔也用在骨延迟愈合或不愈合。

交锁髓内钉的动力化（dynamization）最初被用来避免对骨折愈合的损害，这是因为从理论上讲静力交锁会使骨折修复中止。这种技术通过从最长的骨折段上除去交锁螺钉而使静态模式转为动态模式。动力化减少了髓内钉承受的负荷，但增加了髓内钉的疲劳，同时也增加了骨折处的压力。如果在动力化之前没有足够的皮质予以稳定或骨再生，就会出现短缩。目前静力锁定动力化很少使用。髓内钉的具体手术方法将在相应的章节中讨论。

（二）扩髓和不扩髓髓内钉

应用髓内钉治疗多发损伤患者的长骨骨折时是否扩髓一直存在争议。支持不扩髓髓内钉的研究强调了扩髓带来不利的生理影响，例如，髓内脂肪造成肺栓塞，并且实验证据表明，扩髓对肺功能有不利影响。然而，这对大多数患者来说没有临床意义，一些学者认为，肺部并发症的发生与相关胸部损伤的严重程度的关系比与扩髓的关系更为密切。而支持扩髓髓内钉的研究则通常报道，采用扩髓和不扩髓髓内钉的患者之间的肺部并发症没有统计学差异。因为有很多因素与成人呼吸窘迫综合征（ARDS）的发生有关，所以与可能因扩髓造成损害的患者很难区分。

另一个争论是长骨骨折行扩髓髓内钉固定是否增加感染率。现有的临床资料显示，扩髓与不扩髓股骨髓内钉之间的感染率没有差别。我们行髓内钉手术的经验也证实了这一点：在 125 例开放性股骨骨折患者中，95 例行扩髓髓内钉固定，30 例行不扩髓髓内钉固定，总感染率为 4%，扩髓髓内钉的感染率为 3.2%，不扩髓髓内钉的感染率为 6.4%。在 50 例以不扩髓髓内钉治疗的开放性胫骨骨折中，感染发生 4 例（8%），4 例全部为Ⅲ型损伤。

五、外固定

外固定在创伤治疗中很有用，无论是损伤控制，还是终极治疗。尽管外固定相比内固定需要更多的临床和影像学监管，但其应用和治疗的一般原则相对简单，且其灵活性允许其用于很多类型的骨折。但外固定并非对所有类型的骨折都是合适的，尤其是当存在其他更合适的固定方式时，如螺钉、接骨

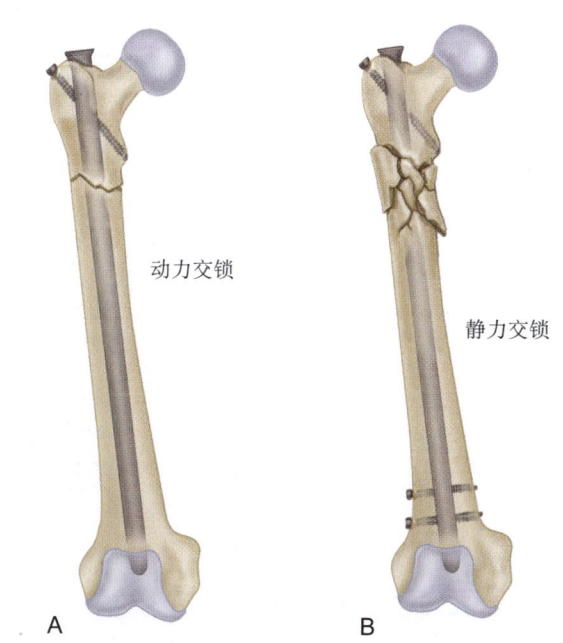

图 53-34　髓内钉的动力（A）和静力（B）交锁

（引自：Bechtold JE: Biomechanics of fracture fixation devices. In Gustilo RB, Kyle RF, Templeman DC, editors: *Fractures and dislocations*, St Louis, 1993, Mosby.）

板或髓内钉。

（一）外固定的优点

外固定可为那些因这样或那样的原因而不适合应用其他固定形式的骨骼提供坚强的固定。这种情况在严重的Ⅱ型和Ⅲ型开放性骨折中最常见，此时如果采用石膏管型或牵引方法，则无法对软组织伤口进行处理，而且若显露和分离进行内固定物置入，则会使较大的区域失去活力并受到污染，可明显增加感染或丧失肢体的风险。

1. 按骨折的形态通过外固定可以对骨折断端进行加压、中和或固定性撑开。非粉碎性横行骨折最适合加压；在粉碎性骨折中，通过近侧和远侧主要骨折段上的钢针能维持肢体长度（中和模式）；在成对骨中，一侧骨有骨折并伴有缺损时可用固定性撑开法，例如，尺、桡骨或小腿延长术。

2. 外固定可直接对肢体和伤口的情况进行监管，包括伤口的愈合、神经血管情况、皮瓣存活情况及肌间室的张力。能够在不干扰骨折对线和固定的情况下进行相关的治疗，如更换敷料、皮肤移植、骨移植和伤口灌洗。坚强的外固定允许同时对骨及软组织进行积极的治疗。

3. 允许立即进行远、近侧关节的活动，这样有助于减轻水肿并使关节面获得营养，推迟关节囊纤维化、关节僵硬、肌肉萎缩和骨质疏松的发生。

4. 可在不压迫后侧软组织的情况下抬高肢体，钢针和支架可用绳悬挂在床的头顶架上，这样有助于水肿的消退和消除对后侧软组织的压迫。

5. 允许患者早期活动。在坚强的固定下，肢体能活动和换位，而不用担心会使骨折移位。在稳定的非粉碎性骨折，常能够早期下床，这是采用牵引或石膏治疗时所做不到的。应用外固定还能允许移动某些骨盆骨折患者。

6. 需要时可在局部麻醉下进行外固定。如患者的一般医疗情况对腰椎麻醉或全身麻醉有禁忌，那么可在局部麻醉下穿入固定针，虽然这并不是最好的方式。

7. 可对感染性骨折、新鲜骨折或骨不愈合进行坚强的固定。对于感染性骨折或感染性骨不愈合，骨折端的坚强固定是控制和消除感染的关键因素，应用石膏管型或牵引方法极少能做到这一点，而置入内固定装置常是失策的做法。现代的外固定器在这些情况下能提供其他方法所不能提供的强度。

8. 当感染的、失败的关节成形术不能再做关节重建和打算做关节融合时，外固定可提供坚强的固定。

（二）外固定的缺点

1. 需要有细致的穿针技术以及皮肤和针道的护理，以防止针道感染。

2. 对于没有基本操作训练的外科医师来说，在安装针和固定架时会遇到困难。

3. 外固定架笨重，患者可能会因美观的原因而拒绝使用。

4. 可能经针道发生骨折。

5. 外固定架拆除后可发生再骨折，除非对肢体加以足够保护直至该骨已重新适应应力作用时为止。

6. 价格昂贵。

7. 依从性差的患者可能会妨碍器械的调整。

8. 如骨折需要用固定器对邻近关节加以制动，可能发生关节僵硬。这种情况最易发生在包括骨的近端或远端在内的骨折，由于主要骨折碎块不能给钢针提供足够的抓持而需在关节上方用一组钢针和支架进行固定。

9. 外固定器组件可能干扰MRI检查。电流感应的产生和可能的外固定器发热是引起关注的两个问题。但是，目前对于这两种现象还没有确切的临床数据，而且对于携带外固定器的患者还缺乏使用MRI的临床"安全"行业标准。其他考虑包括可能对MRI机器的损伤，以及外固定器组件干扰引起的MRI扫描失败。

（三）并发症

外固定的广泛应用已带来了一系列特有的并发症。然而，像其他技术一样，遵守基本的原则和运用正确的技术可使并发症减少到最低限度。

1. **针道感染** 如果没有正确的穿针技术和细致的针道护理，针道感染可能是最常见的并发症，约发生于30%的患者。针道感染的严重程度也各不相同，轻度炎症仅需局部伤口处理即可治愈，浅表感染需要应用抗生素和局部伤口处理，偶尔需要拔除钢针，而骨髓炎则需要行死骨切除术。一项关于针道护理的研究综述发现了一个随机对照研究，该研究表明，未行针道清洁而发生的感染率低于采用盐水或乙醇（酒精）清洁的感染率；另一项研究发现，每天和每周行针道护理的感染率相同。因为穿针部位激惹会引起炎症反应而导致感染，故在预防感染方面，使穿针部位的皮肤活动最小化可能比使用特殊清洁物品或程序更为重要。

2. **神经血管损伤** 外科医师必须熟悉肢体的断面解剖及穿针的相对安全区和危险区（图53-35）。目前已有数本非常好的断面解剖学手册，在术前学习这些手册应作为外固定术前计划的一部分。上臂远侧半和前臂近侧半的桡神经，恰在腕近侧的桡神经背侧感觉支，小腿近侧3/4与远侧1/4交界处的胫前动脉和腓深神经，这些都是易被损伤的结构。血管穿破、血栓形成、晚期腐蚀、动静脉瘘和动脉瘤形成也都曾出现过。

3. **肌肉或肌腱损伤** 钢针穿过肌腱或肌腹时会使肌肉正常的滑动受到限制，并可导致肌腱撕裂或肌肉纤维化。胫骨骨折时如果应用多枚横行钢针，常发生踝关节僵硬。通过肌腱和肌肉穿针固定时，肢体必须摆在合适的位置以避免挛缩。

4. **延迟愈合** 坚强的钢针和支架能使骨折处失负荷（unload），如果固定物在骨折处保留数周或数月，就会如坚强加压钢板一样导致皮质骨松质骨化和减弱。文献已报道，长期使用坚强固定器时骨痂完全由骨内膜产生，骨折延迟愈合率达20%~30%（有时高达80%）。

5. **筋膜间室综合征** 钢针穿过肌间室时，在紧张的肌间室内可使室内压增加数毫米汞柱，造成典型的间室综合征。

6. **再骨折** 坚强外固定下的愈合大都是骨内膜性的，只有极少量的周围骨痂形成。坚强外固定所造成的骨皮质去应力（destressing）会导致皮质骨骨松质化，这样在取出固定器后，除非用拐杖、辅助石膏或其他支持物妥善地保护肢体，否则可发生再骨折。

7. **限制了将来的其他选择** 如针道发生了感染，其他一些方法，如切开复位等，就变得困难甚至无法施行了。

（四）适应证

外固定的适应证是比较具体和少见的，但没有绝对的适应证。每个病例都需要区别对待。对于那些能够应用其他经时间考验的常规方法的患者，如石膏固定或切开复位内固定，没有理由常规应用外固定。适应证可分为三类：①公认的；②可能的；③尚待商榷的。

1. **公认的适应证**

(1) 严重的Ⅱ型和Ⅲ型开放性骨折。

(2) 合并严重烧伤的骨折。

(3) 随后需要做交叉小腿皮瓣、吻合血管游离组织移植或其他重建手术的骨折。

(4) 一些需要骨折断端牵开的骨折（如有明显骨缺损的骨折，或同一肢体的成对骨的骨折，因为保持双骨等长是很重要的）。

(5) 肢体延长。

(6) 关节融合。

(7) 感染性骨折或骨不愈合。

(8) 畸形愈合的矫形。

2. **可能的适应证**

(1) 一些骨盆骨折和脱位。

(2) 感染的开放性骨盆不愈合。

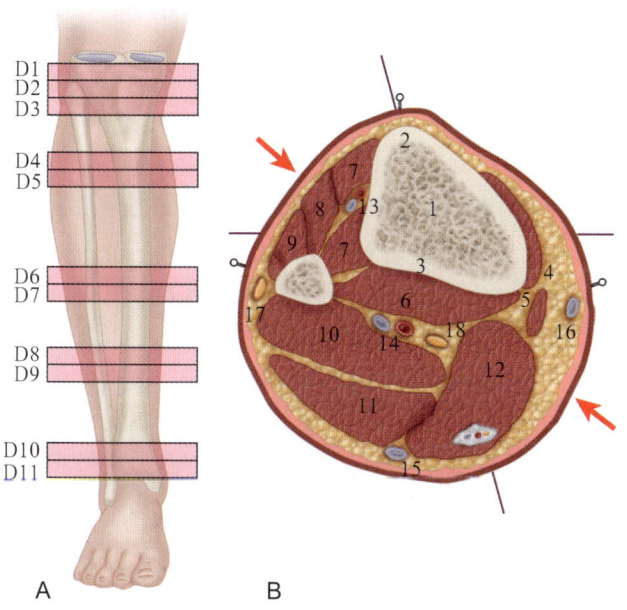

图53-35　A. 根据最常做外固定的区域将小腿的11个横断面分为五组：D1至D3，近端骨骺部和干骺部；D4和D5，近端骨干部；D6和D7，中段骨干部；D8和D9，远端骨干部；D10和D11，远端骨骺部和干骺部。B. 小腿的横断面解剖：1. 胫骨；2. 胫骨结节；3. 腓骨颈；4. 膝部胫侧副韧带、半腱肌和股薄肌；5. 缝匠肌；6. 腘肌；7. 胫前肌；8. 趾长伸肌；9. 腓骨长肌；10. 比目鱼肌；11. 腓肠肌外侧头；12. 腓肠肌内侧头；13. 胫前血管（分支）；14. 胫后血管；15. 小隐静脉；16. 大隐静脉；17. 腓总神经；18. 胫神经

（引自：Faure C, Merloz PH: *Transfixation: atlas of anatomical sections for the external fixation of limbs.* Berlin, 1987, Springer-Verlag.）

(3) 重建性骨盆截骨术（即膀胱外翻）。

(4) 根治性肿瘤切除并用自体或同种异体骨植骨后的固定。

(5) 儿童的股骨截骨术（可免除术后取出钢板螺钉这类内固定的需要）。

(6) 需同时行血管、神经修复或重建的骨折。

(7) 肢体再植。

3. **多发性闭合性骨折的固定** 当多发伤患者的骨折可以单用牵引、石膏或切开复位内固定处理但在组合使用难以实现稳定时，外固定架技术是个不错的替代方法。它是一个可实现快速复位固定，并能跨关节固定关节周围骨折的技术（图53-36），被称为"损伤控制骨科"（damage control orthopaedics）。

4. **严重的粉碎性骨折** 外固定架可以作为非坚强内固定的补充治疗，例如，在粉碎性骨折中，当大骨块已使用克氏针、螺钉进行固定但固定尚不够坚固时，可以使用（图53-37）。

5. **韧带整复术**（ligamentotaxis） 这一术语常见于欧洲文献中，是指用外固定器对关节周围的关节囊和韧带结构进行牵引来治疗某些关节内骨折（见图53-37）。此方法非常适用于桡骨远端的粉碎性关节内骨折，该骨折通常用石膏和钢针进行固定。

6. **头部损伤患者的骨折固定** 对于因头部严重损伤而发生颅内压增高、癫痫发作或持续性痉挛，无法采用牵引、石膏或其他固定方法固定的患者，可用坚强的外固定做临时性骨折固定。对这类患者，除非应用坚强固定，否则癫痫发作、频繁严重的肌肉痉挛会造成复合性骨折。一旦头部损伤得到改善，便可拆除外固定器，换用其他形式的骨折治疗方法。

7. **对因诊断性检查、治疗或其他外科处置而需要频繁运送的患者进行骨折固定** 用外固定可以在不干扰骨折复位的情况下运送患者，而用牵引则

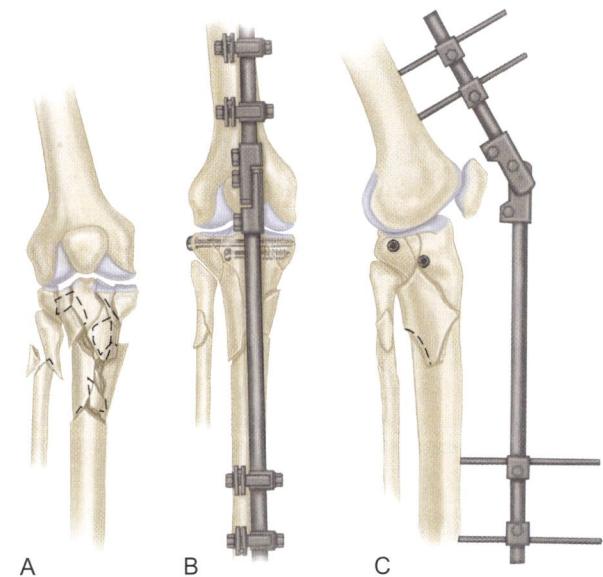

图 53-37 A. 扩展到胫骨骨干部的近端胫骨平台粉碎性骨折；B 和 C. 用简单拉力螺钉进行关节重建和固定，再用前侧单臂支架跨过膝关节进行适度地撑开，以便通过韧带整复来稳定软组织

（引自：Mast J, Jakob R, Ganz R: *Planning and reduction technique in fracture Surgery*, Berlin, 1989, Springer-Verlag.）

不允许运送患者。

8. **漂浮膝骨折的固定** 对于不适合切开复位内固定的同侧股骨和胫骨骨折，采用外固定可允许早期膝关节功能锻炼。

9. **对胫骨上段或股骨下段的骨折，当难以判断膝关节韧带的完整性时，采用外固定后可以进行膝关节韧带稳定度的评估** 应用外固定器稳定邻近的骨折后就能检查受累膝关节有无韧带断裂。当需要修复或重建合并骨折的膝关节韧带时，外固定器可用来固定骨折和修复的韧带。对这类病例，膝关节的坚强固定可能不需超过3～4周，此后即可换用铰链式固定装置开始活动关节。当关节制动的总时间达6～8周时，常会导致一定程度的关节强直。

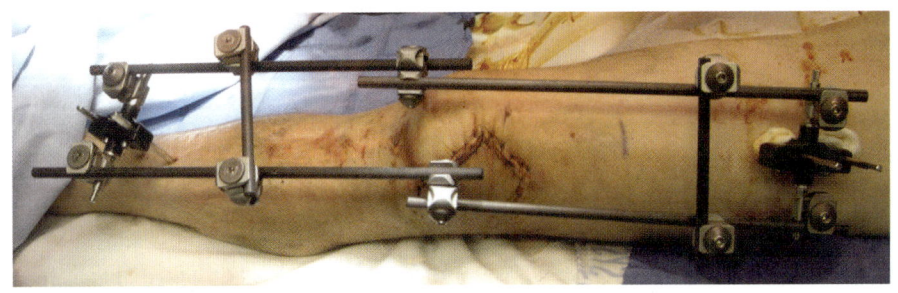

图 53-36 关节周围骨折的跨关节固定

10. **很少用的适应证** 对于闭合骨折,如果传统方法已经证实很成功,此时采用外固定应受到质疑。尽管针道感染、延迟愈合和再骨折这些潜在的问题可以通过严格遵循基本的外架使用原则来减少,但实际上还是会发生。外固定技术对于长骨骨折的治疗很有价值,故对于无法通过传统技术实现复位和固定的患者应予以保留。

不管选用何种固定器,都要有基本的外固定操作技术。如果要获得外固定的最大收益,最大程度的减少严重并发症的发生,必须注重细节。以下是一些一期处理首先考虑选择外固定的情形:严重开放性骨折的灌洗、清创和复位;感染或不愈合骨折的引流、清创和死骨切除;感染失败关节成形术假体和骨水泥的去除。对于这些以及其他情形的一期处理,在使用外固定之前必须要有适当的监管考量。

(五) 外固定器的设计和应用

外固定器是由钢钉或钢针等骨锚定系统、连接杆和纵向支撑杆组成的。Behrens 将外固定器分为两种:针式和环式。针式固定器又进一步分为单针独立起作用的简单固定器和可对钢针组进行立体控制的钳夹固定器(图 53-38)。钢针的钳夹常通过"万向"连接与支撑杆固定,可在安装后进行调节。针式固定器有四种基本构型(图 53-39)。带一个支撑杆和一个平面上的半针单侧支架构成单侧单平面构型(图 53-40)。另加第 2 个支撑杆和第 2 个平面上的半针即形成单侧双平面构型。横穿的钢针在其两端均与支撑杆相连接则构成双侧单平面构型。再增加第 2 个平面的半针横穿针即形成双侧双平面构型。

环式固定器由整环或半环与棒或连接器相连组成(图 53-41)。用直径为 1.5~2mm 的半针或高张力钢针将环与骨锚定固定。除能固定新鲜骨折外,还可制作精心设计的铰链式框架来治疗骨不愈合和畸形愈合。

为了防止针的松动、针道感染和穿钉时可能伤及血管神经等问题,专门设计了无针外固定器,它是通过直接固定在皮质上的钳夹而不是通过穿过髓腔的钢针进行连接。在动物和人类尸体上进行的研究显示,无针外固定器有足够的强度,可用作骨折临时固定,此装置并被认为是一种理想的急救固定工具,因为它的操作简单易学,能很快安装完毕(在他们的研究中平均只需 20min),而且不妨碍其他操作治疗(如反复清创、软组织覆盖和骨折的内、外固定等)。尽管此装置在美国已不作为商业应用,但在 2015 年,一篇中国报道称,96 名使用该技术的患者经过平均 2 年的随访均表现出了良好的预后。

已开发的混合外固定技术把针式和环式结合起

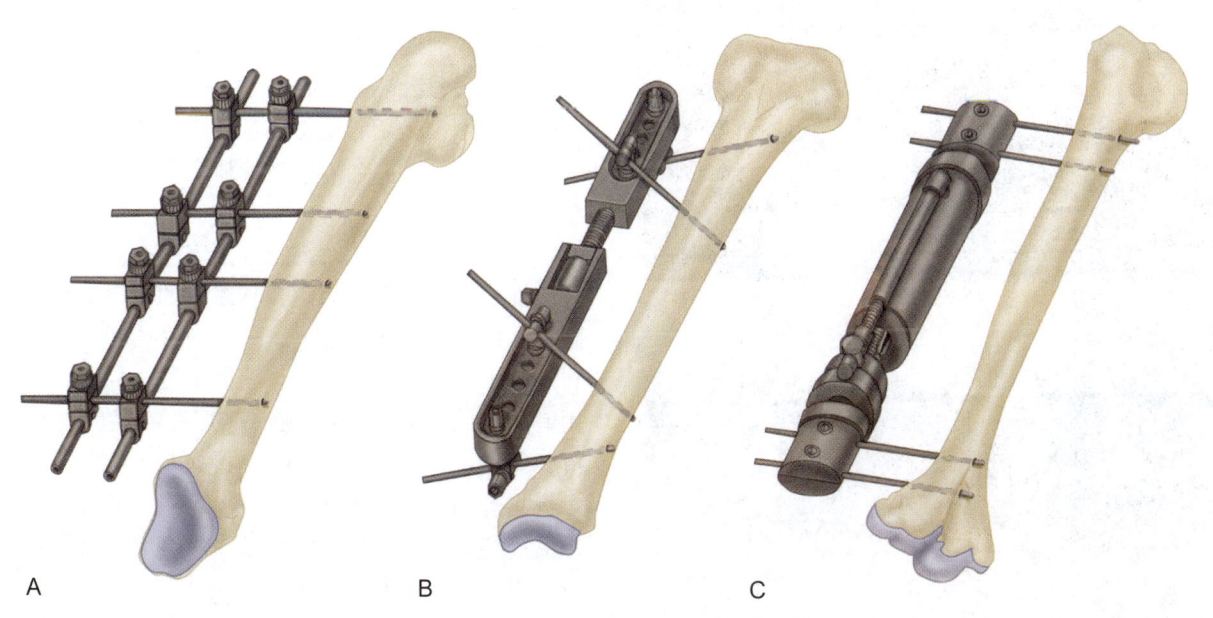

图 53-38 外固定装置举例:AO、Unifix、Orthofix

(引自:Bechtold JE: Biomechanics of fracture fixation devices. In Gustilo RB, Kyle RF, Templeman DC, eds: *Fractures and dislocations*, St Louis, 1993, Mosby.)

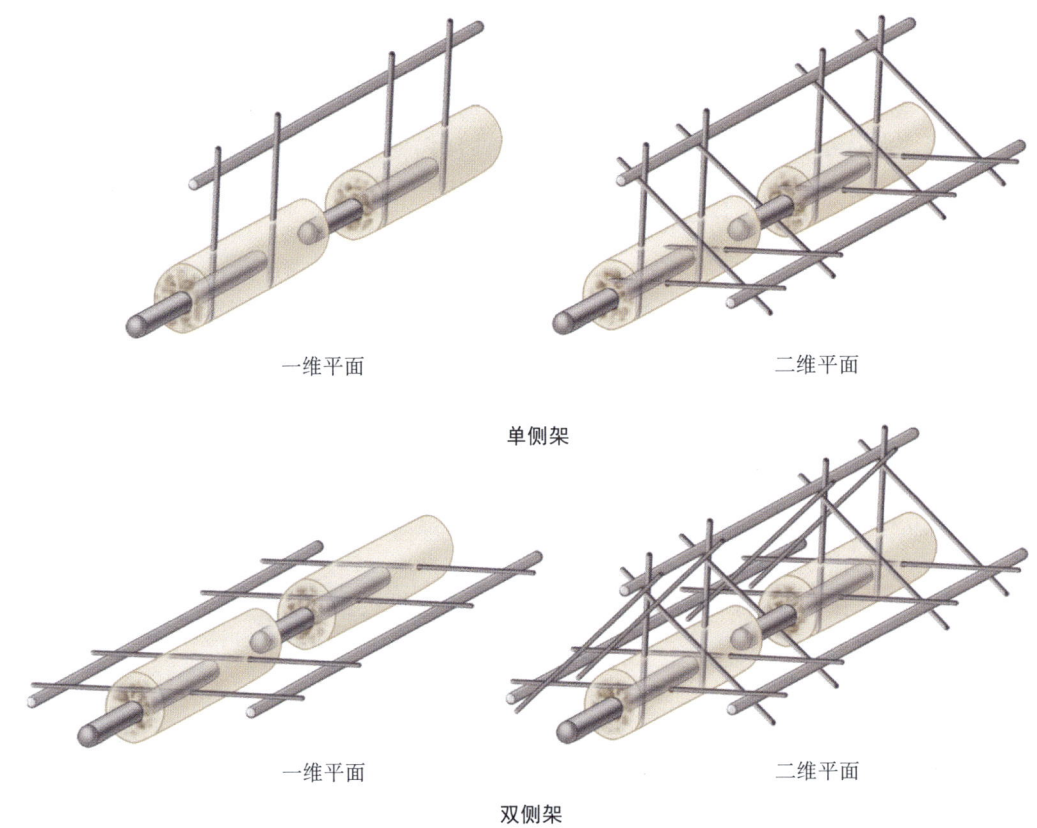

图 53-39　四种基本的固定器构型
（引自：Behrens F, Searls K: External fixation of the tibia: basic concepts and prospective evaluation, *J Bone Joint Surg* 68B:246,1986.）

一维平面　　二维平面
单侧架
一维平面　　二维平面
双侧架

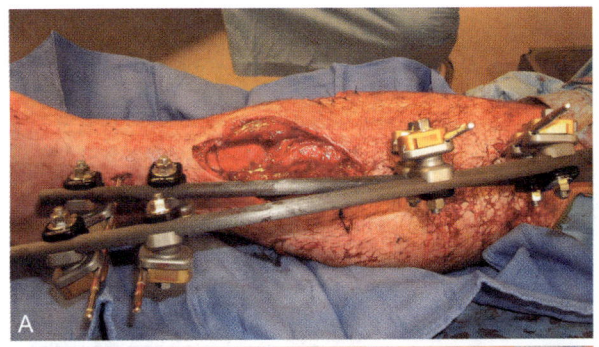
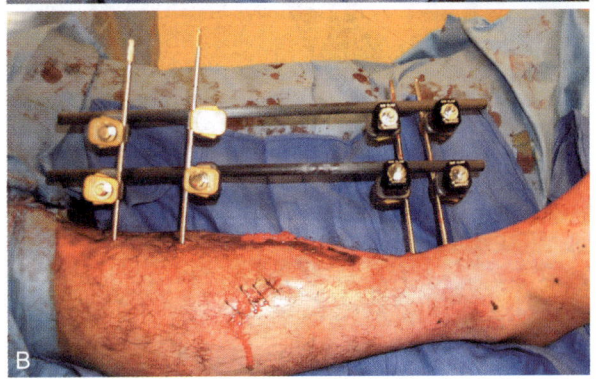

图 53-40　A 和 B. 单侧外固定架固定

来（图53-42）。这些装置最常用于伴有软组织损伤、骨折线扩展至骨干及有微小的关节内粉碎性骨折的胫骨近端或远端骨折。一些学者报道，应用混合外固定治疗胫骨近端骨折收到了良好的效果。但他们都强调，无论是切开复位还是经皮复位，都必须准确复位关节面。混合外固定的适应证和手术方法将在第54章讨论。

据报道，联合应用内、外固定可有效治疗严重粉碎性骨折：解剖上稳定、软组织切开较少和无大型置入物。采用闭合复位、关节内骨片间螺钉固定和单侧半针外固定，同样也获得了良好的效果。应用有限内固定结合外固定治疗复杂的胫骨平台骨折、胫骨远端骨折（Pilon骨折）、开放性胫骨干骨折均有满意的临床报道。一项比较单独应用外固定治疗与联合应用外固定和拉力螺钉治疗胫骨干开放性骨折的研究发现，两者在完全负重时间、愈合时间或发生延迟愈合、骨髓炎、畸形愈合、感染和针松动的频率等方面均无统计学差异。在再骨折和需做植骨以获得愈合这两方面，拉力螺钉固定组的

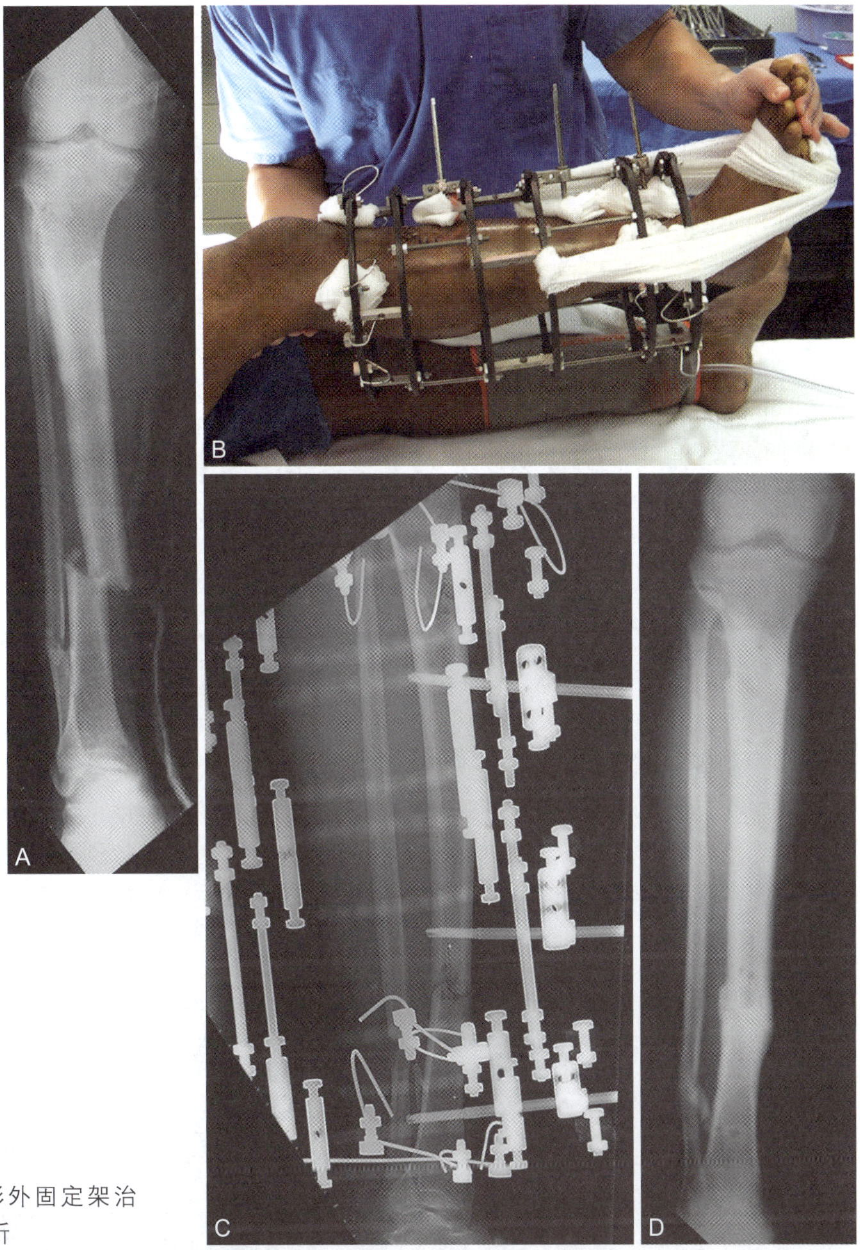

图 53-41 A 至 D. 环形外固定架治疗新鲜的胫骨节段性骨折

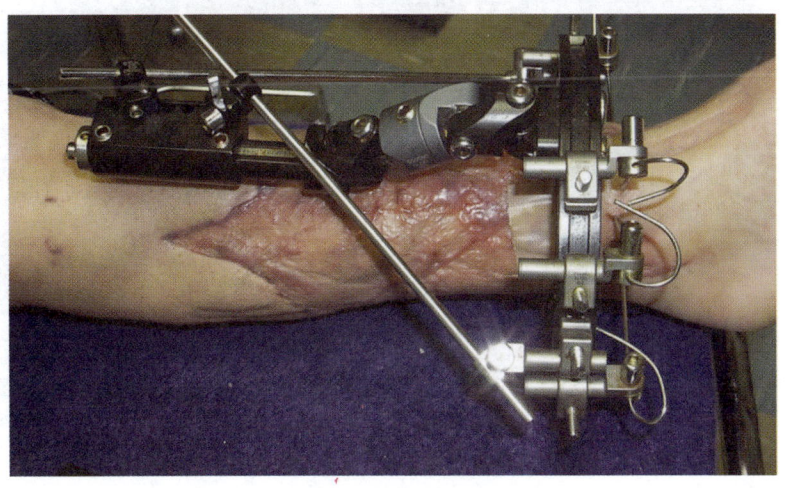

图 53-42 应用 Hybrid 外固定架治疗胫腓骨远端骨折

发生率高出2倍以上。我们在用螺钉固定关节内骨折片的同时结合外固定获得了良好的结果（图53-43），但没有将此技术用在骨干骨折上，因为这些骨折通常能通过标准的内固定或外固定方法获得足够的稳定。

采用外固定治疗可以出现各种类型的骨折愈合方式，从一期愈合到裂隙愈合及梭状二期骨痂愈合。虽然通过固定可以使愈合的初始阶段得到改善，但在愈合的晚期，包括代表二期骨愈合的骨痂生长在内，则可通过降低支架的稳定程度来促进愈合。轴向微动或动力化可能特别有益。大多数学者推荐在伤口愈合后早期至少应部分负重。必须以增加骨折稳定性来作为衡量负重的标准。在节段性缺损或粉碎性骨折中，应尽量减少负重，使其不超过针骨界面的临界压力，否则会引起骨吸收和松动。在骨折愈合后期，除轴向动力作用外，一些学者还建议逐渐调整或"削弱"支架，以便继续刺激骨折愈合。

1. 半针固定器的一般操作方法　务必小心处理皮肤和其他软组织。应当沿安全区纵行短切口锐性切开皮肤。如果不利用胫骨皮下缘，要轻柔地钝性剥离到达骨质，在钻孔、攻丝（如需要时）或穿针的过程中需要用套管加以保护。每一步骤都需用新的钻头。最好用手摇钻或低速电钻间歇钻孔，将钢针经套管插入。热坏死可能是导致针松动和感染的初始因素。预钻（predrilling）能使骨温度减低50%左右。应每日用毛巾和肥皂水清洗钢针处，通常用淋洗，再用纱布稍加压覆盖，以减少针与皮之间的活动。

2. 环形钢针固定器的一般操作方法　一般而言，直径为1.5～1.8mm的钢针不需切口或套管，而穿入直径＞2mm钢针时需要切口和套管。使用Olive钢针仅需在皮肤上做一个小切口。若钢针有特殊的可自动钻孔的尖端，则不需预先钻孔。同样，钻孔时应该用低速间歇电钻（或更倾向振动钻）或手摇钻。在给定的横断面水平当确定了穿刺针的安全角度后，将钢针经皮、肌肉穿刺至骨。然后用低速电钻将钢针钻过两侧皮质骨，当针钻透远侧皮质后，再用锤子捶击使其穿过对侧软组织。应注意准确地穿过软组织，使皮肤与针之间没有产生压力或张力。钢针固定在外架上时不能使其弯折以触及支架，有时需要用小的衬垫。一般来说，大的骨折片需要在两个水平固定，每一水平需要用2根针。小骨片可用1个环和1根下垂针固定，或者用1根与主环有数厘米偏距的钢针来固定。在解剖允许的限度内增加每个水平的针之间的角度，可使稳定性加强。

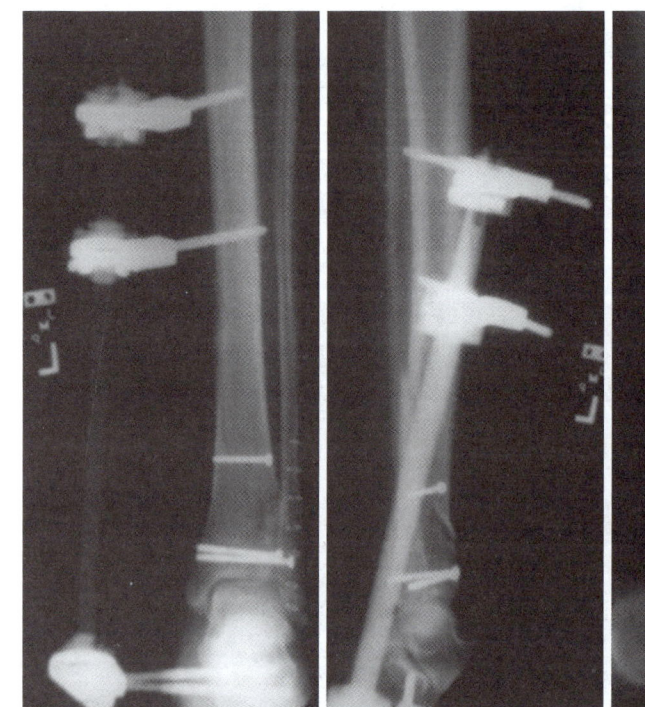
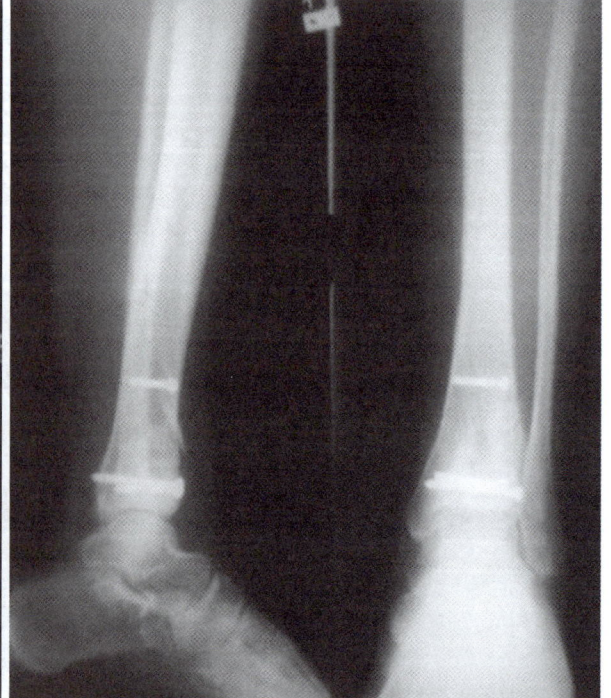

图 53-43　用螺钉固定关节内骨折片，同时联合应用外固定

穿针

手术技术 53-6

- 做一纵行短切口。
- 将套管及套管针插在针夹中并将其推至皮质。
- 将套管针从套管中取出。
- 用合适的钻头为钢针钻透两侧皮质。在上肢常用 4 mm 钢针。在股骨及胫骨常用 5 mm 或 6 mm 钢针。
- 通过套筒用测深器测量深度。
- 通过套筒置入钢针,并确认该针确实抓持到两侧皮质,可通过 X 线透视确认。
- 旋紧针的连接装置。根据稳定的需要可另加钢针和纵向支持杆。
- 股骨骨折应当至少用 6 根钢针固定。对髋或膝的短骨片至少要在多平面构型上用 3 根钢针固定。

3. Ilizarov 外固定器　Ilizarov 通过应用革新的带张力钢针的可调节式环形外固定器发展了这项技术,用于治疗骨科的各种问题,包括骨折、骨不愈合和畸形。近年来,在外固定器的设计和应用上又有了很多改进,最重要的转变是应用半针支架和保留外固定器直至不稳定性骨折完全愈合。在获得初期坚强固定以维持骨折对线、减少开放性骨折的感染风险和获得轴向微动以刺激骨折愈合这两者之间需要权衡取舍。虽然 Ilizarov 外固定器的轴向刚度仅为单侧固定器的 25%,但在对抗弯曲和剪力方面与针式固定器相仿。钢针的直径和张力是影响框架稳定性的最重要因素。其他影响框架刚度的因素包括:环的大小、数量和位置、横穿针的分散度、应用 Olive 钢针、骨折或不愈合处的撑开或加压负荷。对每个患者来说,内在的生物力学因素都是特有的,包括体重、皮质的连续性和软组织的完整性。

Ilizarov 外固定器能在保持高能量骨折稳定性的同时,减少对软组织的手术损伤,保留关键的血液供应(见图 53-38)。允许并鼓励早期肢体活动,包括负重。应用 Ilizarov 技术常可免去广泛的软组织操作和骨移植的需要。张力性钢针固定器在治疗慢性骨不愈合和畸形愈合中特别有用,不论是否有感染。在多数复杂情况下,成角、移位、旋转和长度畸形都能被纠正并能使骨愈合。Ilizarov 装置的另外一个应用是可对膝关节、踝关节和后足关节进行补救性关节融合。

Ilizarov 外固定架的针与环之间概念的最新改变是其立体框架结构。应用计算机辅助,可明确骨折的部位,通过计算(应用电脑程序),可在不返回手术室的情况下纠正畸形、复位骨折。我们已用这套装置在 X 线透视下复位多例骨折(图 53-44)。外固定在各类骨折中的具体应用将在相应的章节内加以讨论(见第 54 章和第 56 章至第 58 章)。

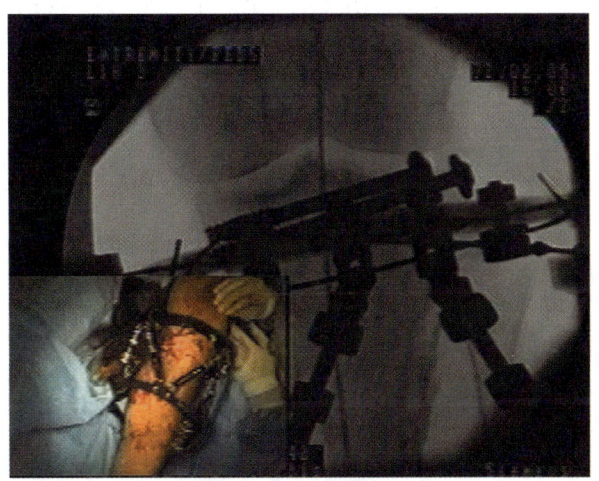

图 53-44　透视下应用立体外固定器

第八节　康复

患者的肢体的康复应当尽快开始,但需根据骨折和软组织的稳定程度而定。我们认为,与骨折邻近的关节应当尽可能早地开始活动,但在开放性骨折中,覆盖在骨折处的肌肉-肌腱单元的活动会刺激软组织并可能降低它对感染的抵抗力。我们常用夹板、支架或足部外固定附加装置对邻近的关节进行制动。一旦软组织愈合的情况允许,即开始物理治疗,包括主动和主动辅助的关节活动练习。对神经损伤导致的肢体主动活动能力丧失应加以评估,对有关关节需用夹板将其固定在功能位以防止挛缩。

负重应当加以限制,这需根据骨折固定的稳定程度、固定的方式及其固有的疲劳寿命和患者的全身情况而定。负重的增加应当根据 X 线片上的稳定度和骨再生的情况加以监控。对于没有波及关节内的轴向稳定骨折,行交锁髓内钉固定的大部分患者，我们允许其下床负重；对于不稳定骨折，必须有保护地进行下床负重，直至一些骨折愈合。但是那些有关节内骨折的患者，直到术后3个月才允许下床负重，但是鼓励早期活动。活动范围练习和肌力锻炼都应当在医师和理疗师的监督和指导下进行，而且也要让患者知道他自己对肢体功能最大恢复的责任。应当及早开始职业康复咨询，使患者重归社会后具有生产创造能力。

第九节　骨折外科治疗并发症的处理

一、感染

用髓内钉治疗的开放性股骨骨折和胫骨骨折的感染率为5%～10%，而用外固定治疗者针道感染的感染率为0.5%～42%。据报道，骨科手术部位感染导致住院时间平均延长2周，再住院率增加2倍，医疗费用至少增加300%。另外，发生骨科手术部位感染的患者出现显著的躯体受限和健康生活质量的降低。因此，重要的是，尽可能预防感染；当感染发生时，应立即给予合适的治疗。

最近引起关注的是创伤患者中耐甲氧西林金黄色葡萄球菌（MRSA）感染的发生率，文献报道为11%，这几乎是总体骨科患者感染发生率（4%～5.6%）的2倍。一项研究发现，MRSA入院时的携带状态、髋部骨折、高龄（年龄每增加1岁，相对风险增加几乎2%）与创伤骨科患者的高感染率密切相关。另一项大样本病例对照研究发现，血管疾病、慢性阻塞性肺疾病、入住重症监护病房、存在开放性伤口、年龄增长是手术部位发生MRSA深部感染的危险因素。据报道，C-反应蛋白测定在内固定术后感染发生的诊断中具有价值。在所有被研究的患者中，C-反应蛋白术后增高，术后第2天到达高峰，随后下降。没有发生感染的患者C-反应蛋白持续下降，而感染患者C-反应蛋白在术后第4天出现第二次升高。术后第4天出现C-反应蛋白升高≥96mg/L提示感染的可能。

应当应用反复外科清创或病灶清除和抗菌谱适当的抗生素对这类感染进行积极的治疗，抗生素一般通过静脉给药。在有骨骼固定装置（钢板、钉、外固定器）的情况下发生感染时，在骨的稳定性和异物反应间就存在一个权衡利弊的问题。固定的稳定性对于消灭感染来说是必要的，但微生物又可能继续黏附在骨科置入物上而导致持续性感染。如果不需要置入物来维持骨的稳定，则应当将其去除。如果需要置入物维持稳定性，则应将其保留直到出现骨性稳定，或者改为另一种形式的固定（如去除钢板而代之以外固定器）。一项包含121例发生内固定术后早期感染的研究报道，通过手术病灶清除、保留内置物、使用特异性抗生素治疗和压制，71%的病例最终完成了骨性愈合。与获得骨性愈合显著相关的变量为开放性骨折（58%愈合，闭合性骨折为79%）、使用髓内钉（46%愈合，钢板或螺钉为77%）。其他变量包括吸烟（66%愈合，不吸烟者为76%）、假单胞菌感染（44%愈合，非假单胞菌感染为73%）和MRSA感染（65%愈合，非MRSA感染为74%）。

如果感染没有得到积极的治疗，外科固定将受到损害。骨折愈合良好的骨髓炎较不稳定的感染性骨不愈合容易治疗。对胫骨骨折经髓内钉固定后的感染，现在大多数学者都建议保留髓内钉直至骨折愈合，然后再去除髓内钉并扩大清理髓腔。如果需要进行死骨切除术，则通常需要更换髓内钉。

在Elvis Presley地区创伤中心1984—1993年用股骨和胫骨髓内钉治疗的1520例骨折中，共有34例发生了感染（2.2%，其中17例为股骨，17例为胫骨）。病灶清除和冲洗的同时保留髓内钉直到骨折愈合，之后拔除髓内钉，在骨折愈合处进行髓腔冲刷或扩髓。采用这种治疗的17例感染性股骨折病例100%愈合，而且100%消除了感染。感染性胫骨骨折的并发症较多：2例因软组织问题而必须行膝下截肢。不论是更换为外固定还是将钉保留在原位，其余骨折均获愈合；但是，用外固定器治疗的患者需2倍时间才能愈合。如果重新固定的目的是为了获得骨折稳定的话，更换髓内钉比用外固定更能加速骨折愈合。

二、气性坏疽

气性坏疽是指厌氧梭状芽胞杆菌感染，但是许多坏死性软组织感染是由需氧和厌氧、革兰氏阳性和阴性细菌混合造成的。梭状芽胞杆菌可以从将近30%的深部感染伤口中培养出来，但只有少数进展成为肌肉坏死。梭状芽胞杆菌属中最常见的是产气荚膜梭状芽胞杆菌、诺威梭状芽胞杆菌和腐败梭状芽胞杆菌，可以造成最严重的、致死性极强的感染，其报道的死亡率高达 40%，而最近报道的生存率已经超过了 90%。

产气荚膜梭状芽胞杆菌感染约占气性坏疽的 90%，主要包含四种毒素：α 毒素、β 毒素、ε 毒素和 θ 毒素。α 毒素具有溶血性，可以破坏血小板和多核粒细胞，造成广泛的毛细血管毁坏。它已被认为是造成气性坏疽感染的最重要的毒素。

历史上，气性坏疽一直与战伤相联系。在第一次世界大战期间，气性坏疽在开放性骨折中的发生率为 6%，而在所有开放性损伤中的发生率为 1%；其发生率逐步下降，在第二次世界大战中为 0.7%，在朝鲜战争中为 0.2%，在越南战争中为 0.002%。尽管通常与开放性骨折或其他严重的软组织创伤相联系，气性坏疽也可发生于术后或无创伤的情况下。

梭状芽胞杆菌感染通常涉及软组织，而很少影响骨。它们可以造成下述情况：简单的伤口污染，皮肤和软组织的局部感染而没有全身症状，播散性蜂窝织炎和筋膜炎伴有全身中毒，以及梭状芽胞杆菌性肌坏死（气性坏疽）。局部感染通常扩散缓慢，并且很少造成疼痛和水肿，而播散性蜂窝织炎和筋膜炎则进展迅速。一旦出现化脓、软组织气体和毒血症，通常会于 48h 内危及生命。

典型的气性坏疽开始于伤口区域突然出现疼痛。与播散性蜂窝织炎不同，疼痛仅局限于感染部位并仅随感染播散而播散，而感染可以以每小时 10cm 的速度进展。脉率可能加快，尽管可以出现发热、出汗、焦虑和谵妄，但体温通常不高，而重度休克和全身毒血症可以迅速发展。表面的皮肤通常紧张、苍白，并较正常部位皮温低，接着发展为暗红色或青紫色。病变涉及肌肉的范围通常较皮肤变化范围更为广泛。

气性坏疽可以通过伤口局部探查和 X 线、CT、MRI 检查确诊。然而，对于高度怀疑且症状恶化的患者，应立即进行手术清除坏死、损伤和感染的组织（清创术）。而对于形成筋膜间室综合征的患者，必须行筋膜切开术。为控制感染扩散，可以行截肢术。尽管青霉素对梭状芽胞杆菌属敏感，但由于多数情况下为混合感染，需要联合应用氨基糖苷类抗生素、抗青霉素酶青霉素或万古霉素。如果患者对青霉素过敏，可以改用克林霉素、第三代头孢菌素、甲硝唑和氯霉素。应预防性注射破伤风抗毒素。而多价抗毒素未被证明有效，已经停止使用。

作为手术和抗生素的补充，高压氧治疗气性坏疽的结果还不尽相同。通常采用 100% 纯氧在 3 个大气压下治疗 1～2h，每 8～12 小时重复 1 次，总共治疗 6～8 次。有学者认为，感染伤口中功能性毛细血管区域氧分压的升高可以抑制 α 毒素的生成，因此，可更加保守地清除坏死组织，从而能够保留更多的活性组织。数项临床研究已经表明，快速应用高压氧治疗能够降低气性坏疽的发病率和病死率。在 Korhonen 采用手术清创、广谱抗生素和高压氧治疗的 53 例梭状芽胞杆菌性气性坏疽患者中，病死率为 23%。而另外一些研究则注意到，应用或不用高压氧治疗的患者有相似的生存率。然而，还有一些学者质疑这一后勤保障困难疗法的价值。

成功治疗气性坏疽的最重要因素是早期诊断和早期治疗。为降低发病率和病死率，必须立即对气性坏疽进行积极的治疗，包括手术清创、静脉应用抗生素、联合或不联合高压氧治疗。

三、破伤风

由于免疫接种计划的推广，在多数发达国家，破伤风已经成为开放性骨折的少见并发症。根据美国 CDC 统计，2001—2008 年，在美国约 2.5 亿人口中，每年平均发生 29 例破伤风，年发生率为 0.10/ 百万人口。在被报道的病例中，总体病死率为 13%，65 岁以上患者的病死率则上升 3 倍以上。据美国 CDC 报告，18～64 岁人群中破伤风疫苗接种覆盖率仅为 57%，65 岁以上人群则仅为 44%。

以破伤风类毒素进行主动免疫时，患者仅需要激发剂量。那些没有免疫的患者或有会感染破伤风伤口的患者，大部分只需 250U 的人免疫球蛋白。美国外科学院高级创伤生命支持（ATLS）分会确定了几个易感染破伤风伤口的特征：受伤超过 6h；星形撕裂或擦伤；深度超过 1cm；枪弹伤、挤压伤、烧伤或冻伤；有感染、失活、失神经或缺血组织；污染（如灰尘、粪便、泥土、唾液）。以破伤风类毒素进行主动免疫也应开始。人破伤风免疫球蛋白并不妨碍同时使用类毒素进行主动免疫，但是，两者必须分别使用各自的注射器和注射点。应用人破伤风免疫球蛋白所获得的抗体的保护水平比应用马破伤风抗毒素者持续的时间要长。而且当此保护水平下降时，主动免疫通常就能生效了。破伤风类毒素的第2次注射应当在首次注射后4周进行，第3次在6～12个月之后进行。如果在伤后1～2个月必须处理伤口或骨折，应再重复注射相同剂量的人破伤风免疫球蛋白。

过去，对于已用破伤风类毒素进行了免疫但在前4年没有接受激发剂量的患者，建议对严重Ⅲ型伤口注射破伤风抗毒素。现在知道应用主动免疫所产生的防护作用可以维持很长一段时间，而激发剂量可有效地使此免疫机制再活化至少达6年甚至10年。陈旧性开放性骨折即使已愈合且无引流已达数月或数年之久，仍会含有活的破伤风杆菌孢子，因此，在用破伤风类毒素对患者进行主动免疫之前不能进行植骨一类的重建手术。

据美国CDC的2011年报告，96%的有易于发生破伤风感染伤口的患者并没有获得正确的破伤风预防。应当鼓励医疗机构去定期评估患者的破伤风预防接种状态，尤其是缺乏足够接种或处于高危的患者，如65岁以上患者、糖尿病患者、静脉注射吸毒者。

四、软组织并发症

伤口裂开可能是隐匿的或即将发生感染的一个征象。治疗方法仍是外科清创，切除所有坏死组织。请整形外科会诊可能会有所帮助。许多创伤患者都有营养不良，而且在住院期间又缺乏营养，这些都会妨碍伤口愈合并会引起感染。治疗方法是经肠道或肠道外补充营养。

骨折水疱或大疱可发生于高能量所致的创伤、邻近关节的骨折或皮肤活动受限制的部位（图53-45）。骨折可引起血疱和水疱。血疱更易引起感染，所以手术应该避开血疱部位。水疱相对不易感染，可行手术干预。若可以，待水疱在10～14 d自行消退后，延迟进行外科治疗；也可对水疱进行积极的治疗。

在组织学上骨折水疱类似于二度烧伤，我们曾用治疗烧伤的方案治疗骨折水疱，即用无菌

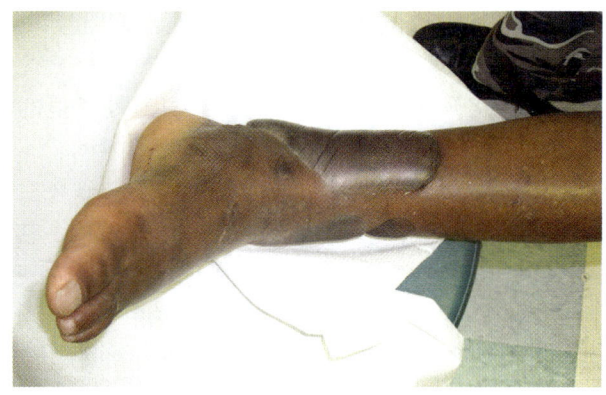

图53-45 血疱

技术加以切开，每日在创伤基底处用磺胺嘧啶银（Silvadene）油膏。我们认为，采用这种治疗方案表皮的稳定生长通常很快（5～10 d），发生浅表感染的机会也很少。

肿胀常导致伤口不能闭合，我们建议延迟手术时间，直至体检时见到皮纹形成。皮纹形成表示该区皮肤足够柔软，可以进行手术治疗。

五、血栓栓塞性并发症

虽然创伤患者中致命性的肺栓塞极少见，但肺栓塞的发生会使患者的全身状况进一步复杂化。难点在于，抗凝血治疗会引起出血并发症，腔静脉滤器会发生游走或引起慢性静脉淤滞，从这些方面来看，所有用于治疗血栓栓塞性并发症的方法没有一个是在发病率和死亡率方面没有重大风险。下肢骨折患者通常都不用弹力袜和间断加压一类的物理治疗方法。现在，对于有较高的肺栓塞风险的多发性创伤患者，特别那些有脊柱或骨盆和髋部骨折的患者，我们主张应用腔静脉滤器。

预防和治疗深静脉血栓和肺部栓塞的方案现在正在评价中。联合使用小腿肌泵和低分子肝素是预防深静脉血栓和肺栓塞的最安全方法。小腿肌泵可在患者受伤或手术后早期应用，低分子肝素在后期出血倾向较低时开始使用。

六、生物力学结构的并发症

如果骨再生不能按时发生，那么所有的置入物和外固定系统最终都将失败（图 53-46）。如果有可能，最好尽早进行自体植骨和负重练习来改善骨质再生，以便最大限度地增加骨折固定结构的疲劳寿命。延迟愈合和不愈合的其他治疗选择将在后续章节中叙述。骨折处理是医师所面临的最具有挑战性的问题之一，这需要对战略和战术都加以考虑。

Gill 说，"应研究原则而非具体方法。掌握了原则的头脑将会设计出自己的方法"（在 Bick 中引用）。

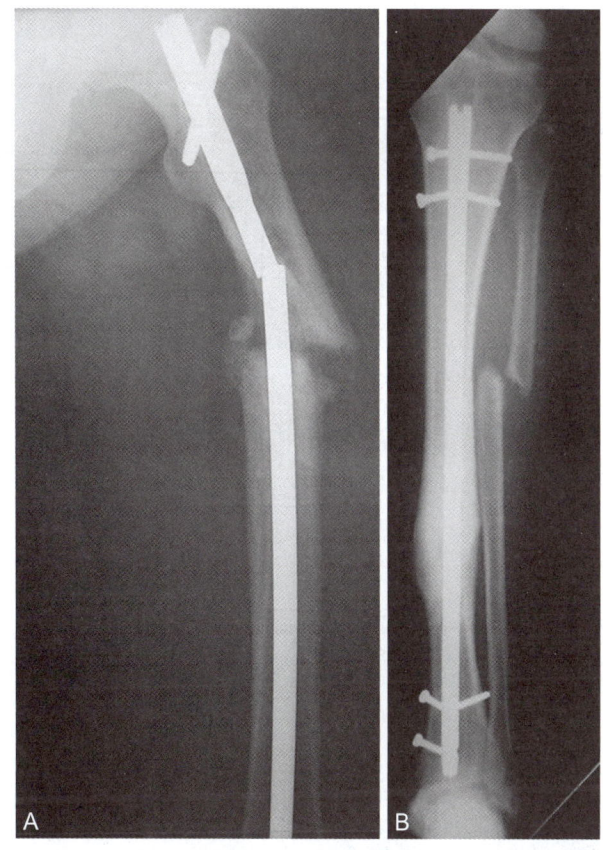

图 53-46　A. 股骨髓内钉断裂，造成骨不愈合，需要植骨和钢板固定；B. 近端和远端螺钉均断裂，但没有影响骨性愈合

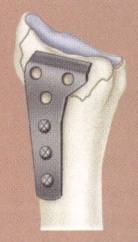

第 54 章

下肢骨折

著者：Matthew I. Rudloff
译者：张 巍 郝 明 张 浩 王 琨 李建涛 郭 徽 石 斌 李 佳 张 伟 张如意 张立海
审校：刘 璠 唐佩福 张亚峰 刘雅克

本章讨论成年人下肢常见骨折的外科处理。钢板、髓内钉和外固定的手术指征和手术方法一直在改进，基本的固定技术见第 53 章。儿童下肢骨折的治疗见第 36 章。

一般来说，非手术处理仅适用于稳定的、略有移位的骨折或伴有其他疾病不宜行手术治疗的骨折。大多数股骨和胫骨干骨折首选髓内钉治疗，钢板最常用于关节周围骨折，而外固定架最常用于关节周围骨折、伴有严重软组织损伤的骨折及采用其他方法作为最终固定前的临时性固定。现代创伤中心报道，对于多发伤患者，积极采用内固定治疗骨折有助于对患者的处理，降低了许多早期并发症，尤其是肺部并发症。然而，创伤中心对多发伤患者下肢骨折的治疗方法并不能常规地用于所有患者。这些手术技术的适应证、禁忌证及其应用范围将在各型下肢骨折中讨论。

髋部及骨盆骨折的手术处理分别见第 55 章和第 56 章。足部骨折和脱位见第 8 章。

第一节 踝关节

踝关节外伤，不仅可引起骨结构的破坏，也常造成韧带和软组织等结构的损伤。有关软组织和韧带损伤的治疗在第 82 章讨论。略有移位的踝关节骨折可能不影响关节功能。踝关节骨折复位后的 X 线片应满足下列要求：①必须恢复踝穴的正常解剖关系；②踝关节负重面必须与小腿纵轴线垂直；③踝关节面的轮廓必须复位满意。恢复踝关节的正常解剖关系即可获得最佳结果，为此，可采取闭合手法复位或切开复位内固定（ORIF）。对于大多数骨折，后者最有可能恢复踝关节的正常解剖及确保骨折愈合。

一、分类

踝关节骨折可单纯按解剖部位分类，如单踝骨折、双踝骨折或三踝骨折。Lauge-Hansen 分类法试图将损伤机制与骨折类型相结合，提出了非常详细的分类，每种类型再分为四个亚型（框 54-1）。根据 Lauge-Hansen 分类法，大多数骨折属于旋后外翻型、旋后内收型、旋前外展型和旋前外翻型损伤。在这个分类系统中，"外翻"应该是一个误称，称为"向外"或"外侧"旋转更为准确。分类命名的第 1 个词表示损伤时足的位置，第 2 个词表示造成畸形的暴力方向。

最常见的损伤机制是旋后外翻（旋后－外旋）型，此型骨折的特点是腓骨远端螺旋斜行骨折伴有三角韧带撕裂或内踝骨折；旋后内收型损伤的特征是腓骨远端横行骨折和较垂直的内踝骨折；旋前外展型损伤机制造成内踝横行骨折，在侧位 X 线片上显示较为水平的腓骨短斜行骨折；旋前外翻（旋前－外旋）型损伤机制的特征是三角韧带撕裂或内

框 54-1　Lauge-Hansen 分类*

旋后内收型（SA）
　　在踝关节平面以下腓骨横行撕脱骨折或者外侧副
　　　韧带撕裂
　　内踝垂直骨折
旋后外翻型（外旋型）（SER）
　　前胫腓韧带断裂
　　腓骨远端螺旋斜行骨折
　　后胫腓韧带断裂或后踝骨折
　　内踝骨折或三角韧带撕裂
旋前外展型（PA）
　　内踝横行骨折或三角韧带撕裂
　　联合韧带断裂或其附着点撕脱骨折
　　踝关节平面以上腓骨短、水平、斜行骨折
旋前外翻型（外旋型）（PER）
　　内踝横行骨折或三角韧带断裂
　　前胫腓韧带断裂
　　踝关节面以上腓骨短斜行骨折
　　后胫腓韧带撕裂或胫骨后外侧撕脱骨折
旋前背屈型（PD）
　　内踝骨折
　　胫骨前缘骨折
　　腓骨踝上骨折
　　胫骨下关节面后侧横行骨折

*包括损伤阶段的分类组别

（引自：Geissler WB, Tsao AK, Hughes JL: Fractures and injuries of the ankle. In Rockwood CA Jr, Green DP, Bucholz RW, et al: eds: *Rockwood and Green's fractures in adults*, 4th ed, Philadelphia, 1996, Lippincott-Raven.）

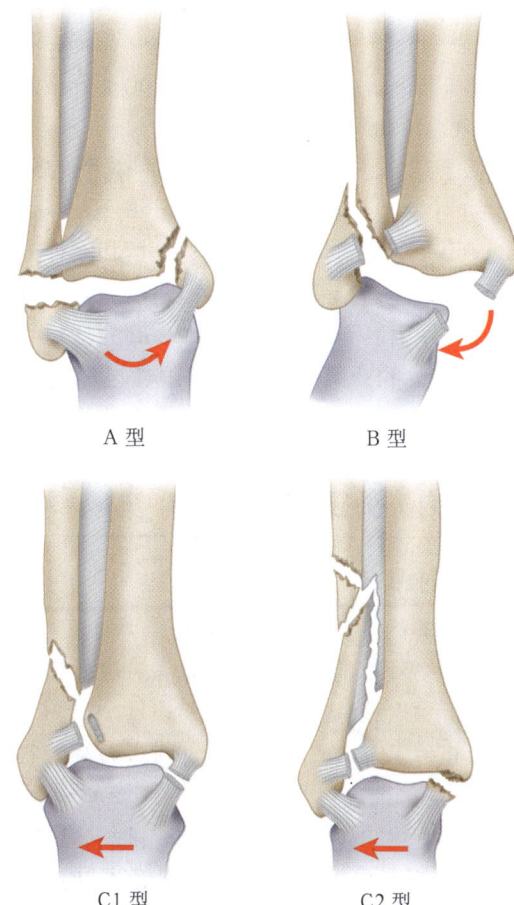

图 54-1　踝关节骨折的 Danis-Weber 分类法，基于损伤机制和腓骨骨折的部位和形态（见正文）

（重绘自：Weber BG: Die verletzungen des oberen sprunggelenkes. In *Aktuelle Probleme in der Chirurgie*, Bern, 1996, Verlag Hans Huber.）

踝骨折，以及踝关节平面以上较高位置的腓骨螺旋斜行骨折。如果外科医师计划行闭合复位和固定治疗，那么对骨折类型及骨折受力机制的分析尤为重要。总的原则是：手法闭合复位应与骨折的受力机制相反；例如，如果骨折由旋后、外翻或外旋机制所致，则采用旋前、内翻或内旋手法进行复位。

一些学者警告并反对单独用 Lauge-Hansen 分类法决定治疗方案并推荐治疗方案的制订应以临床稳定性为基础。O'Leary 和 Ward 描述了一个外展外旋机制导致内踝骨折和三角韧带撕裂，并强调在高能量创伤情况下很难判定整个受伤的范围。这种损伤起因于最初的外展和外旋，紧接着暴力的内转造成内踝的骨折。Whitelaw 等推荐在固定骨折和手术修复伴发的韧带撕裂损伤后，采用前抽屉及距骨倾斜试验检查踝关节的稳定性。

Danis-Weber 分类（图 54-1）是根据腓骨骨折部位及其形态进行的。A 型骨折是由内旋和内收应力所致的平胫骨下关节面或其下的外踝横行骨折，伴有或不伴有内踝斜行骨折。B 型骨折是由外旋应力所致的外踝斜行骨折，骨折线始于前内侧面并向近侧延伸至后外侧；可伴有下胫腓前韧带断裂或撕脱、内踝骨折或三角韧带断裂。80%～90% 的外踝骨折可以包括在 Danis-Weber 分类 B 型范围内。C 型骨折，分为外展型损伤，即下胫腓韧带断裂及其近侧的腓骨斜行骨折（C1 型）；外展外旋型损伤，即腓骨更靠近侧的骨折和更广泛的骨间膜撕裂（C2 型）。C 型损伤可有内踝骨折或三角韧带断裂；三种类型骨折均可伴有后踝骨折。AO 分类法根据踝关节内侧损伤情况,将 Danis-Weber 的三个类型进一步分类(框 54-2)。Malek 等报道,不同的研究者和同一研究者利用 Danis-Weber 分型的可靠性高,分别为 78% 和 85%。

作者已经阐述了不同研究者对踝关节的分型有高度的可变性。此外,尽管 Lauge-Hansen 和 Danis-Weber 分型对于受伤机制的理解和治疗方案的制订的有效性已经得到证明,但是没有一个分型对预后具有作用。而且 Lauge-Hansen 分型对于用 MRI 评估相关的软组织损伤的局限性已经得到了证明。

二、单纯内、外踝骨折

(一)内踝

无移位的内踝骨折一般可采用石膏固定治疗,但对于对踝关节功能要求较高的患者,应行内固定以促进骨折愈合及康复(图 54-2)。Herscovici 等报道,用非手术方法治疗单纯内踝骨折有高的骨愈合率和好的功能结果。移位的内踝骨折应采取手术治疗,因为持续的移位允许距骨内翻倾斜。仅涉及内踝尖端的撕脱骨折与踝穴部受累者不同,其稳定性较好,除非有明显的移位,一般不需内固定。如果症状明显,可行延迟内固定。常用 2 枚直径 4mm 的骨松质拉力螺钉在垂直于骨折的方向固定内踝。一些学者建议使用 3.5mm 的单皮质拉力螺钉,而不采用 4mm 的骨松质螺钉,因为生物力学数据表明这样可以增加骨结构的强度(图 54-2A)。

| 框 54-2 | 踝部骨折的 AO 分类 |

A 型:韧带联合平面以下腓骨骨折(韧带联合下型)
A1——单纯腓骨骨折
A2——合并内踝骨折
A3——合并后内侧骨折
B 型:韧带联合平面腓骨骨折(经韧带联合型)
B1——单纯腓骨骨折
B2——合并内侧损伤(踝或韧带)
B3——合并内侧损伤及胫骨后外侧骨折
C 型:韧带联合平面以上腓骨骨折(韧带联合上型)
C1——单纯腓骨干骨折
C2——复合性腓骨干骨折
C3——腓骨近端骨折

(引自:Geissler WB, Tsao AK, Hughes JL: Fractures and injuries of the ankle. In Rockwood CA Jr, Green DP, Bucholz RW, et al: eds: *Rockwood and Green's fractures in adults*, 4th ed, Philadelphia, 1996, Lippincott-Raven.)

较小的骨折块可用 1 枚拉力螺钉和 1 枚克氏针固定以防止旋转(图 54-2B);对于骨折块太小或粉碎性骨折不能用螺钉固定者,可用 2 枚克氏针及张力带钢丝固定(图 54-2C);另外,现在已经研发出适合于微小骨折块固定的螺钉,这将是固定小骨折块最好的选择方法。内踝的垂直骨折需要水平导向的螺钉或防滑钢板技术(图 54-2D 和 E),Dumigan 等证明了用中和钢板固定内踝的垂直骨折具有生物力学优势。

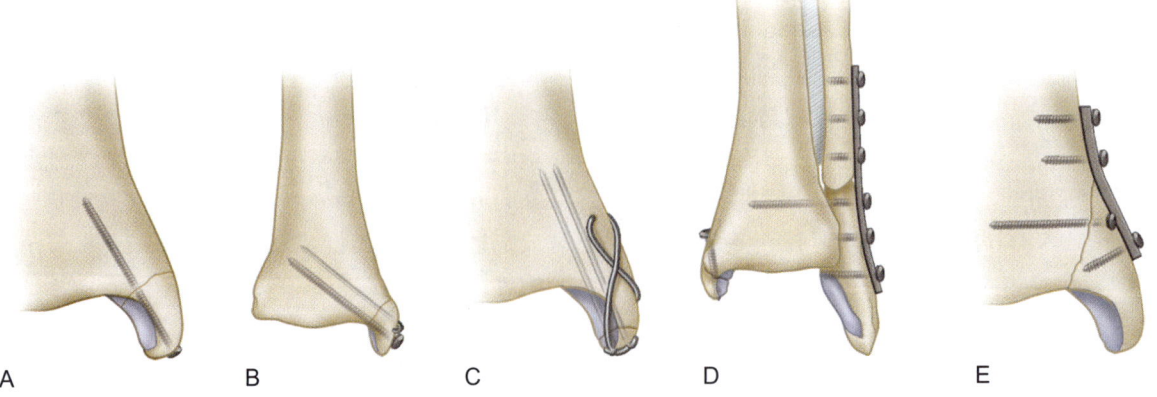

图 54-2 内踝骨折的固定

A. 单拉力螺钉固定大块骨折;B. 1 枚直径 4mm 拉力螺钉及 1 枚克氏针联合应用固定小块骨折;C. 张力带钢丝固定低位横行骨折;D. 垂直拧入直径 4mm 的拉力螺钉固定低位横行骨折;E. 水平拉力螺钉固定加钢板固定

虽然不锈钢置入物最常用于内踝骨折，但对生物可吸收置入物的安全性和疗效已有研究。可吸收置入物主要的理论优点是减少了因螺钉帽周围皮肤软组织的突起或触痛而需后期取出置入物的概率。尽管生物可吸收置入物已经得到成功应用，并且从已经报告的临床结果来看与不锈钢相比没有显著性差异，但是有5%～10%的患者后期出现与聚乙交酯降解有关的分泌物从无菌窦道流出。一项包含2528例患者的病例研究报道，4.3%的患者临床上发生了明显的局部炎症性组织反应。对生物可吸收置入物的更详细讨论见第53章。

我们倾向于采用金属内置物，根据骨折的具体形态选用合适的螺钉或者钉板结合进行固定。尽管可吸收内置物在固定累及关节面的骨折块时有其优越性，但在内踝骨折的固定方面，不能完全替代传统的金属内置物。

内踝应力性骨折 内踝应力性骨折的常见临床表现为局部疼痛、肿胀、压痛。最初，骨折在X线片上可能看不清楚，但是通过骨扫描、CT或MRI检查可以清晰地看到骨折线。在复查的X线片中，应力性骨折经常清晰可见。Shelbourne等建议，对X线片上可以看到清晰骨折线的应力性骨折行内固定治疗，而对仅通过骨扫描发现者则采用石膏固定。内踝应力性骨折有很高的发展为完全骨折的风险，会延迟愈合或不愈合。手术等积极的治疗方法是必需的。如果应力性骨折采用手术治疗，需要限制活动4～5个月。

（二）外踝

虽然不伴有明显踝关节内侧损伤的外踝骨折很常见，但对这些骨折的开放复位指征仍有争议。文献报道，腓骨骨折所能接受的最大移位范围为0～5mm。对于大多数患者，根据其功能要求，可以接受2～3mm的移位。在双踝骨折中已经显示了距骨移位伴随外踝的移位；因此，对于这些损伤，解剖复位外踝是必需的。生物力学研究发现，单纯外踝骨折在轴向负荷时并不干扰关节运动学或引起距骨移位。长期临床随访研究表明，应用闭合复位治疗旋后外旋Ⅱ型骨折，即使腓骨骨折移位3mm，功能结果优良率仍达94%～98%。不管是否达到解剖复位，对于旋后外展型的二期损伤，手术治疗的效果与闭合复位的效果相似。如果不能确定外踝骨折的稳定性，应拍摄踝关节旋后外旋位应力X线片，检测距骨有无移位，了解内侧损伤情况。Koval等评估了一个阳性压力试验是否可以预测外踝骨折手术固定的需要性。在他们的研究中，对所有踝关节应力X线片显示有骨折的患者都进行了MRI的检查以评估其三角韧带复合体的完整性。只对三角韧带复合体完全断裂的患者进行手术固定。在至少1年的随访中显示，部位断裂的患者采用非手术方式已经成功治愈。其他研究者提议采用超声评估三角韧带以区分是等价的双踝骨折还是单纯的外踝骨折。另外一些研究者提议，通过术前的X线和CT检查预测在旋后外旋型踝关节骨折中下胫腓联合是否损伤。Choi等认为，在CT图像上，腓骨骨折高度超过3mm，同时内踝间隙超过4.9mm，或者在X线片上，腓骨骨折高度超过7mm，同时内踝间隙超过4.0mm，是对下胫腓联合损伤不稳定的一个重要提示。然而，目前尚无理想的术前诊断流程评估踝关节内侧结构的损伤程度，进而确定其是否需要手术治疗。

三、双踝骨折

双踝骨折同时破坏了踝关节的内外侧稳定结构。移位减少了胫距关节接触面积，改变了关节运动学。虽常能够做到闭合复位，但消肿后不能维持正常的解剖位置。据文献报道，闭合复位治疗双踝骨折的不愈合率约为10%，但并不一定都有临床症状。20%的双踝骨折伴有胫骨和距骨关节内损伤，闭合复位时，这些损伤得不到治疗。长期随访的随机前瞻性研究发现双踝或相当于双踝的骨折患者进行手术治疗结果优于非手术治疗者。Bauer等进行了长期随访研究，他们也证实旋后外旋Ⅳ型骨折手术治疗效果较好。Tile和AO组织建议对几乎所有的双踝骨折都应行双踝的切开复位内固定治疗。

对于大多数有移位的双踝骨折，我们也建议行双踝切开复位及内固定治疗。大多数外踝的Weber B型和C型骨折可以用钢板和螺钉固定，而有些患者踝部外侧的内固定物会产生症状。然而，在一项研究中显示，仅有半数患者在取出内固定后疼痛缓解。研究建议对Weber B型外踝骨折采用抗滑技术行后方钢板固定，从而避免了螺钉进入关节的可能性，减少了触摸到内固定物的发生率，并能提供较强的结构。在一组32例患者的前瞻性研究中，没有发生不愈合、畸形愈合、伤口并发症、固定松

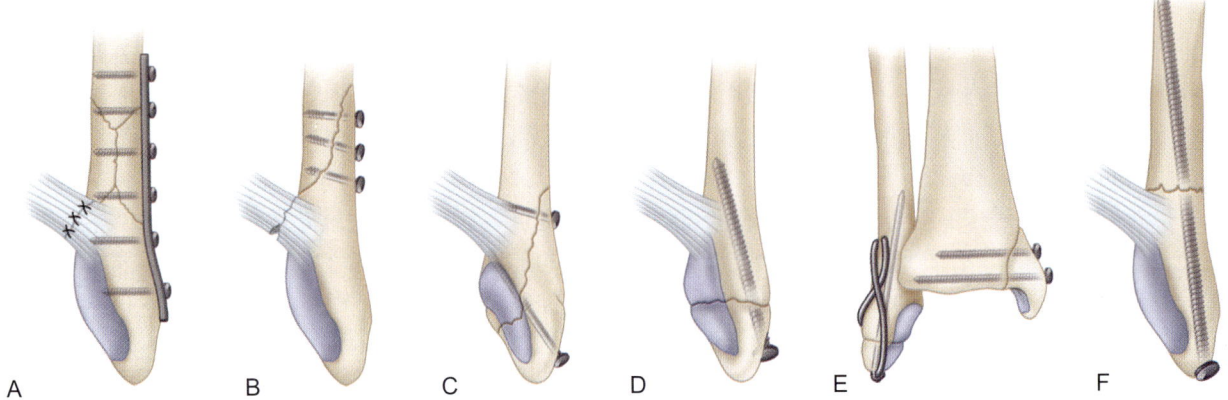

图 54-3　外踝骨折的固定

A. 标准腓骨骨折固定，应用 3.5 mm 的 1/3 管型钢板和螺钉；B. 多个 3.5 mm 拉力螺钉固定；C. 2 枚拉力螺纹钉固定长斜行骨折；D. 单个 3.5 mm 踝螺钉固定低位横行骨折；E. 张力带钢丝固定及 4 mm 拉力螺钉固定伴随的内踝骨折；F. 3.5mm 髓内螺钉固定

动或关节内螺钉或可触及的螺钉。4 例患者有一过性腓骨肌腱炎，2 例患者由于拉力螺钉的位置不佳引起症状需取出钢板。Weber 等的研究表明外踝的后方抗滑钢板的下拉会引起腓骨肌腱的损伤。在他们的研究中，30% 的患者在内固定取出时有腓骨肌腱损伤。然而，这些患者中仅有 22% 在术前有症状。这些学者的结论是肌腱损伤与远端钢板的置入和在钢板最远端孔拧入的螺钉有关，因此，建议避免在远端置入内置物或早期移除内植物。

对有些外踝骨折患者仅用拉力螺钉固定也可能减少内固定的隆起（图 54-3）。一些研究者已经报道了只用拉力螺钉固定外踝骨折的成功经验，没有出现骨不愈合、复位丢失或软组织并发症。与钢板固定引起相似损伤相比，他们得出使用拉力螺钉内植物突出和疼痛问题更少。年龄 < 50 岁的外踝骨折患者，如果属于简单斜行且仅有少量粉碎骨折块，则可以置入 2 枚相距 1 cm 的拉力螺钉。

一项研究表明，对骨萎缩的腓骨骨折用髓内克氏针加强钢板固定，89% 的患者有轻微疼痛或无疼痛。在一项生物力学研究中，用克氏针辅助钢板，抗弯性能较单纯应用钢板增加 81%，抗扭转增加 1 倍。

一般的关节周围骨折的手术治疗，特别是踝关节骨折，应限制在 2 个时期，即早期和晚期。切开复位内固定可在损伤后 12 h 内进行，否则由于广泛的肿胀，应延迟至损伤后 2~3 周。术中如果软组织过度肿胀，可能需要延迟关闭切口或植皮。一项研究发现，对 Danis-Weber B 型双踝或相当于双踝骨折的患者行急诊和延迟切开复位内固定的功能结果优良率相同，在并发症、复位程度、活动范围或手术时间上没有差别，尽管急诊手术住院时间短、疼痛即刻获得缓解。尽管延迟手术在技术上可能较为困难，但适合于那些有严重闭合软组织损伤并存皮肤张力水疱的患者。骨折脱位需延迟切开复位者，必须立即行闭合复位和夹板固定，以防止皮肤坏死。

四、下胫腓联合损伤

下胫腓联合损伤一直以来都是一个持续争论的焦点。下胫腓联合损伤最常见的损伤机制是旋前外旋、旋前外展，较少见的是旋后外旋（Danis-Weber C 型和 B 型损伤）。这些外力引起距骨在踝穴内外展或外旋，导致下胫腓联合断裂。

恢复下胫腓联合的解剖关系非常必要。如果腓骨在下胫腓联合平面以上骨折，则认为该联合已被撕裂，因此，必须达到解剖复位。以前，对所有的下胫腓联合损伤都必须考虑行内固定，但 Boden 等在尸体解剖研究中证实，如果踝关节内侧未损伤，下胫腓联合的撕裂并不引起踝关节不稳。如果存在踝关节内侧损伤，并且下胫腓联合撕裂向踝关节近侧延伸超过 4.5 cm，将改变踝关节的生物力学特性；如果下胫腓联合撕裂向踝关节近侧延伸 < 3 cm，则不然；下胫腓联合撕裂在 3~4.5 cm，将产生不同的结果。从这些研究推论，作者建议，如果下胫腓联合撕裂延伸至胫骨远端关节面以上 < 3 cm，或者内、外踝损伤经内踝固定或三角韧带修复后获得稳定，则没有必要进行下胫腓联合固定。

在一项前瞻性研究中，Kennedy 等评估了 Weber C 型踝关节骨折，其外踝骨折在踝关节

5cm以内，发现如果骨折解剖复位，术后制动6周，并不需要联合韧带螺钉固定。然而，这还没有广泛应用于临床。最近，一些学者提议解剖复位下胫腓联合，比如：三角韧带和胫腓后下方韧带的良好修复可以达到经下胫腓螺钉固定相同的功能疗效，但前提是下胫腓联合必须解剖复位。

在下胫腓联合处做固定的公认指征是：①下胫腓联合损伤伴有不计划做内固定的腓骨近侧骨折和不能进行稳定的内侧损伤；②超过踝穴顶近侧5cm的下胫腓联合损伤。对距踝关节3～5cm的外踝骨折，且内侧损伤（三角韧带）不能修复者，是否需要修复联合韧带仍存在争议。如果高位腓骨骨折合并下胫腓联合损伤而未行骨折固定，那么确切地恢复腓骨正常长度是困难的。再者，与固定单纯联合韧带相比，同时固定腓骨中段骨折和联合韧带可以改善生物力学特性。

用外旋应力试验和Cotton试验在术中判断下胫腓联合的完整性（Cotton描述他的实验是用来判定手术中踝关节联合韧带的作用是否有效。用骨钩牵拉腓骨使之与胫骨分开，同时固定胫骨以防止胫骨移位）。如果没有显著的移位，说明胫骨远端和腓骨的联合韧带是完整的。如果向外侧移位超过3～4mm，则需固定下胫腓联合。术中X线片显示腓骨内侧壁与胫骨后踝外侧壁之间的清晰间隙应＜5mm。持续增宽说明下胫腓联合没有复位。Xenos等在尸体解剖研究中证实：通过测量外旋应力侧位X线片上腓骨向后的移位，比在应力下踝穴X线片所测量的移位更能准确地反映下胫腓联合解剖分离的程度。Stark等在明确外踝固定后有一个39%的联合韧带不稳定的发生率后，推荐在手术中对不稳定Weber B型骨折进行外旋应力评估。

下胫腓联合的固定方法有很多，最常用的是螺钉或斜穿钢针经外踝进入胫骨远端。这些钢针或螺钉不仅能维持下胫腓关节的解剖复位，还能稳定和固定踝穴的外侧支持结构。若选择螺钉固定，可选用1～2枚3.5mm或4.5mm的骨皮质螺钉；这两种固定方法具有同样的生物力学。用2枚螺钉比用1枚固定更稳妥，而缝合修复的机械强度最小。对高大的或不配合的患者，Vander Griend、Michelson和Bone建议用2枚下胫腓联合螺钉。下胫腓联合螺钉应通过腓骨两侧及胫骨一侧或两侧的骨皮质。骨科创伤协会和美国骨科足踝学会的成员们最近做了一项调查，Bava等力图明确目前的联合韧带损伤管理的方法。51%采用3.5mm的骨皮质螺钉，24%用4.5mm的骨皮质螺钉及14%采用常规缝合固定方法。44%用1枚螺钉，另有44%用2枚螺钉固定，其余的还没有确定。最常用的方法是用3.5mm的螺钉固定4层皮质，然后3个月后常规移除。生物可吸收螺钉也已经用于下胫腓联合的固定，并且与金属内植物相比具有类似的效果。桥接缝合技术越来越普遍，但它们的确切作用仍然未知。推荐的优点是避免了金属内固定物需要二次手术取出和动态固定。回顾性研究结果显示，在短期随访的患者中会出现复位的丢失。内置物的突出和线结激惹仍有发生。

对下胫腓联合螺钉是否需取出及何时取出仍有争议。文献上的建议出入很大，既有允许负重之前（6～8周）常规取钉者，也有直到骨折完全愈合且因此出现症状时再取钉者。提倡取钉者的理由是下胫腓固定扰乱了踝关节的力学机制，限制了背屈时腓骨正常的外旋运动。过早取钉可引起下胫腓联合再分离。然而，有报道当螺钉取出后允许负重前出现下胫腓联合再次移位的，也有报道带钉负重的少数病例发生了螺钉断裂。如果采用三层骨皮质固定，螺钉一般是松动而不断裂，可能不影响踝关节的正常力学机制。如果采用四层骨皮质固定，发生断钉后可较容易取出两侧断端。一般说来，与断钉相比较，晚期产生的下胫腓联合再分离引发更难处理的临床问题，因此，建议保留螺钉至少12周。再者，在另一项研究中显示，在1年的随访中保留下胫腓联合螺钉或取出下胫腓联合螺钉在临床结果上没有差别。事实上，一小部分螺钉断裂的患者临床结果有所改善。因此，该作者建议不取出完整或断裂的下胫腓联合螺钉。我们倾向于不常规取出下胫腓联合螺钉，除非踝关节有僵硬症状和背伸受限。

在螺钉固定之前，下胫腓联合必须解剖复位，并暂时用克氏针或复位钳固定。Miller等注意到，在一群患者中于直视下复位下胫腓联合会显著减少下胫腓联合复位不良。我们也鼓励在直视下切开复位下胫腓联合。螺钉的拧入位置应在胫骨远端关节面以上2～3cm，与关节面平行，并应向前成30°，以使其与下胫腓关节垂直。若螺钉的位置太靠上，可能使腓骨畸形并致踝穴增宽；假如螺钉不与踝关节面平行，腓骨可能向近端移位；如果螺钉没有与下胫腓关节垂直，腓骨可能依然向外侧移位；AO组织主张应用全螺纹螺钉以中立位固定下胫腓联合；然而，其他学者认为拉力螺钉的固定更可靠。传统上，在下胫腓联合固定时踝关节要最大限度的背屈以预防术后的活动受限。然而，有数据反驳了这个结果，认为最大背屈无作用，而且可能产生外旋复位不良的风险。在对尸体进行的研究中，他们发现，在踝关节跖屈位用拉力螺钉固定下胫腓联合并不影响踝关节背屈。其他研究阐明了术后采用X线片评估下胫腓联合的复位是不可靠的，采用CT评估的效果更好。

如果用小钢板固定腓骨骨折，这枚下胫腓联合螺钉可以是将钢板固定于腓骨外侧的螺钉之一（图54-4）。若要获得满意的功能，腓骨的复位及固定必须达到本节开头所述的三个要求。偶尔，下胫腓联合可以撕脱1个小骨折块，在这种情况下，可通过拉力螺钉经此骨折块固定下胫腓联合。

Egol等对不稳定踝关节骨折后进行下胫腓联合固定的效果进行了评估。他们对患者随访了1年，同时固定下胫腓联合的踝关节骨折术后效果比单纯固定踝关节骨折术后的效果差。

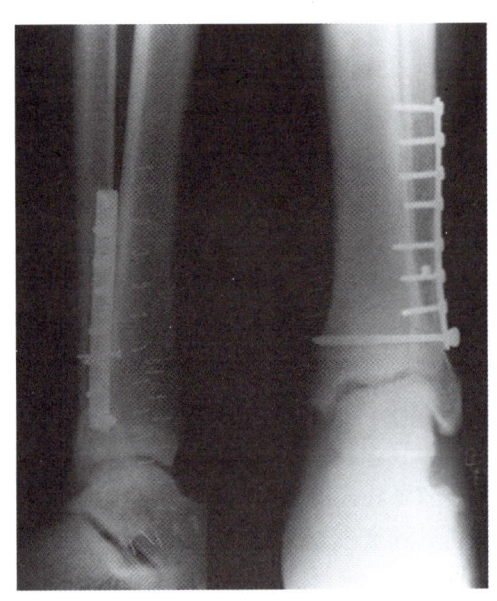

图54-4 腓骨在韧带联合平面以上骨折，下胫腓韧带联合断裂

三角韧带撕裂。三角韧带已经修复。用小节段钢板固定腓骨骨折，将下胫腓韧带联合复位，并用1枚螺钉经钢板远端钉孔予以固定

外踝固定

手术技术 54-1

- 如果腓骨骨折是双踝骨折的一部分，我们通常在固定内踝之前，先将外踝或腓骨骨折复位并固定。有一个例外，那就是双踝或三踝中的腓骨骨折为粉碎性骨折时。有时，如果外踝发生严重粉碎性骨折，可能会出现在冠状位上的过度复位，而造成内踝处损伤的解剖复位困难。此时，则应优先复位固定内踝。
- 通过前外侧纵向切口显露外踝及腓骨干远端，保护腓肠神经及腓浅神经。另外，也可以选择后外侧切口，采用后侧抗滑动技术置入钢板。后外侧入路放置钢板可以获得远端由后向前的双皮质固定，还有一个理论上的优点就是不需要在外侧直接放置内置物，然而，如果需要暴露下胫腓前联合可能有些困难。骨膜外剥离是目前的主要趋势。
- 如果骨折线足够倾斜，骨质好，且两骨折端完整无碎骨片，可用2枚拉力螺钉由前向后拧入，使骨折块间产生加压作用。螺钉间隔约1cm（图54-5）。螺钉长度很重要，其必须穿透后侧骨皮质才能保证固定，但又不能向后穿出太多而影响腓骨肌腱鞘。
- 如为横行骨折，可采用髓内固定。纵行分开跟腓韧带的纤维，暴露外踝尖端。

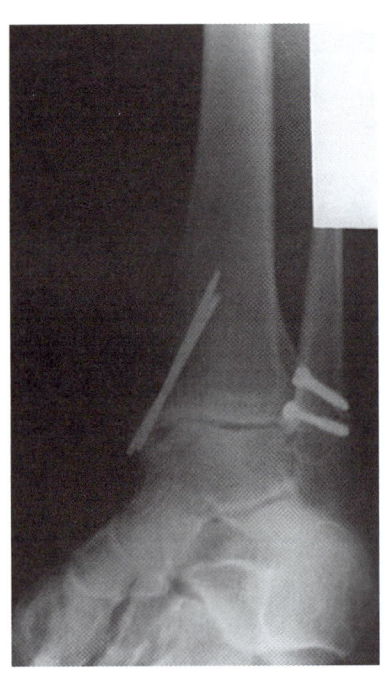

图54-5 双踝骨折，用拉力螺钉技术固定腓骨低位斜行骨折，用克氏针固定内踝（见手术技术54-1）

- 插入Rush针、腓骨交锁针或其他髓内固定器材，经骨折线达骨折近端髓腔。应用髓内固定时，注意勿使外踝向距骨倾斜。髓内固定的进针点往往会位于外踝尖部的外侧面；因为髓内钉为直形，稍不注意可引起外踝向距骨倾斜，造成踝穴狭窄，踝关节

活动度减小。将髓内钉塑形可避免这类错误。
- 如果骨折在胫骨远端关节面以下，远端骨块较小且骨质好，可用 3.5 mm 踝螺钉行髓内固定。少数情况下较高大的患者可用 4.5 mm 拉力螺钉。踝螺钉也可以轻度倾斜，使其穿透腓骨近侧骨折段的内侧皮质。
- 对有骨质疏松的患者，可用克氏针由外侧向内侧斜行穿过远近侧骨折块，并用张力带钢丝加固。此外，现在还可以通过预塑型关节周围锁定装置来固定骨折，这提供更好的稳定性。
- 骨折必须解剖复位并维持腓骨的长度。
- 如果骨折在下胫腓联合平面以上，对已解剖复位的小骨折块，应用 1/3 管型钢板可以提供满意固定。对于较高大的患者，可用 3.5 mm 动力加压钢板固定。钢板可增强拉力螺钉的固定作用，或者用于跨过粉碎性骨折段。通常将 3 枚骨皮质螺钉置于骨折近端腓骨干上，将 2~3 枚螺钉置于骨折的远端，经单侧骨皮质的骨松质螺钉放置在胫骨下关节面以下。如果钢板置于后外侧，它将起到抗滑钢板的作用。
- 下胫腓联合如需固定，其方法详见本章关于下胫腓联合损伤部分。

内踝固定

手术技术 54-2

- 做前内侧切口，起自骨折线近侧约 2 cm，向远端并轻度向后延伸，止于内踝尖端下约 2 cm。我们主张这个切口有两个原因：首先，损伤胫后肌腱及其腱鞘的可能性小；其次，术中可看到关节面，尤其是前内侧面，以便准确复位骨折。
- 仔细保护皮肤，将皮瓣与其皮下组织一起掀起。该部位皮肤血供较差，必须小心操作，以防发生皮肤坏死。保护大隐静脉及其伴行神经。
- 内踝远端骨折块一般向下、向前移位，且常有小的骨膜皱褶嵌入骨折内。用刮匙或骨膜起子清除嵌入骨折的骨膜，暴露齿状骨折面。
- 清除小的、松动的骨或软骨碎片，应保留大的骨软骨块并通过移植骨块来支撑。
- 用持骨器或巾钳将内踝骨折复位至正常位置并予以维持，然后，钻入 2 枚 2 mm 的光滑克氏针，穿过骨折部位做临时固定。
- 摄正、侧位 X 线片检查骨折复位情况。如果复位满意，拔除其中 1 枚克氏针并拧入 1 枚 4 mm 拉力螺钉，然后拔除置换另 1 枚克氏针（图 54-6）。也可用 2.5 mm 和 3.5 mm 的钻头为螺钉钻孔；如果采用双皮质的拉力螺钉固定，则需要一个长的骨盆钻头。
- 仔细检查关节内情况，特别是踝关节内上角（内穹隆位置），确保螺钉没有通过关节面，同时治疗踝关节前内侧存在的任何形式的骨质压缩。
- 摄 X 线片观察螺钉及骨折的位置。
- 如果内踝骨折块很小或粉碎，可能不适于螺钉固定；在这种情况下，可用几枚克氏针或张力带钢丝固定。内踝大块的垂直形骨折，且其近侧粉碎时，需用支撑钢板固定以防骨折再移位；通常用一块小的 1/3 管型钢板便可。由于该部位皮肤覆盖条件差，在应用体积较大的金属固定物时，应特别小心以免发生伤口并发症。

术后处理 石膏后托固定踝关节于中立位，并抬高患肢。如果骨质条件好且内固定牢固，术后第 1 次

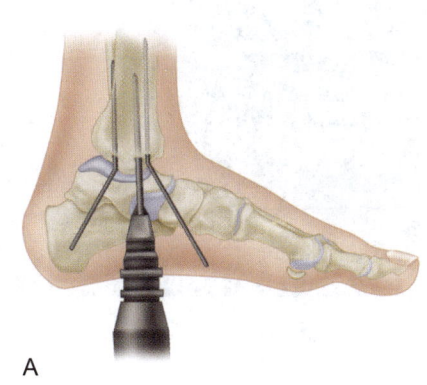
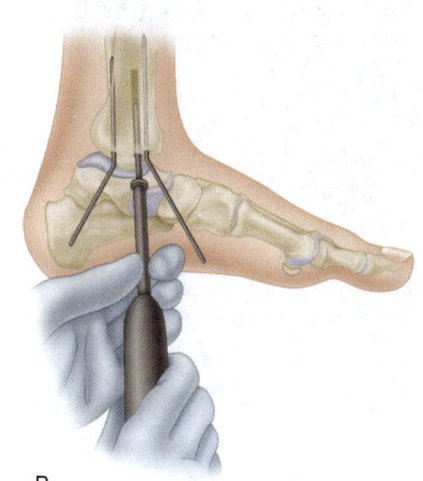

图 54-6　A. 内踝骨折内固定的 AO 技术。用 2 根克氏针维持复位，并将其针尾折弯，以利于钻 3.2 mm 的骨孔，测量孔的深度。B. 不需攻丝，拧入踝螺钉，拧紧螺钉后去除克氏针。如果骨折块仍有旋转倾向，加用 1 枚小螺钉或加压钢丝固定（见手术技术 54-2）。

复查时可去除石膏后托，改用可卸夹板或石膏靴固定，然后开始关节活动度的练习。6周内限制负重，如果骨折愈合较好，6周后开始部分负重，并且逐渐完全负重。

如果皮肤条件、骨质、合并症（如糖尿病）或其他因素影响了固定的牢固程度，必须延长骨折保护时间。通常采用短腿石膏托固定。在骨折良好愈合之前，患者的踝部不能负重（8～12周）。其后改用可行走的短腿管型，并逐渐开始负重。

五、三角韧带撕裂合并外踝骨折

三角韧带撕裂伴外踝骨折，其受伤机制与造成双踝骨折者相同，即由足部旋后外旋所致。所不同的是内踝未发生骨折，而是三角韧带撕裂，允许距骨向外侧移位（图54-7）。通常，踝关节的前侧关节囊也被撕裂。三角韧带，尤其是它的深束，对于踝关节的稳定性非常重要，因为它可以防止距骨向外侧移位和外旋。当外踝骨折伴有踝关节内侧面压痛、肿胀和血肿时，应怀疑合并三角韧带撕裂。传统观点认为，踝关节内侧压痛会令临床医师怀疑在外踝骨折的同时有一个三角韧带的损伤。然而，已经证明在内踝压痛与深部三角韧带断裂方面没有明显的关联。常规的踝关节前后位X线片可能显示距骨没有向外移位，如果摄踝关节旋后和外旋应力位X线片，可发现距骨移位及倾斜，并显示踝穴内侧间隙明显增宽（>4mm）。进行如上摄片时，应注意将踝关节置于中立位。如若踝关节跖屈，距骨最狭窄的部位进入踝穴，这样，即使没有损伤也可显示踝穴增宽。还可以拍摄负重下的外旋应力X线片。

由于距骨在踝穴内的移位，对这类损伤难以行闭合治疗。距骨外移1mm，胫距关节的有效负重面积将减少20%～40%；如果外移5mm则可减少80%。如果选择闭合治疗，应密切随访观察距骨移位情况。对这种损伤的最佳治疗是有争议的。在皮肤条件、患者年龄及一般情况允许的情况下，可以行腓骨切开复位内固定，同时进行或不进行三角韧带修复。非手术治疗也是可行的，需要仔细阅读X线片以确保维持一个合适的踝穴。如果只修复三角韧带，尽管术后用管型石膏固定，距骨仍可向外移

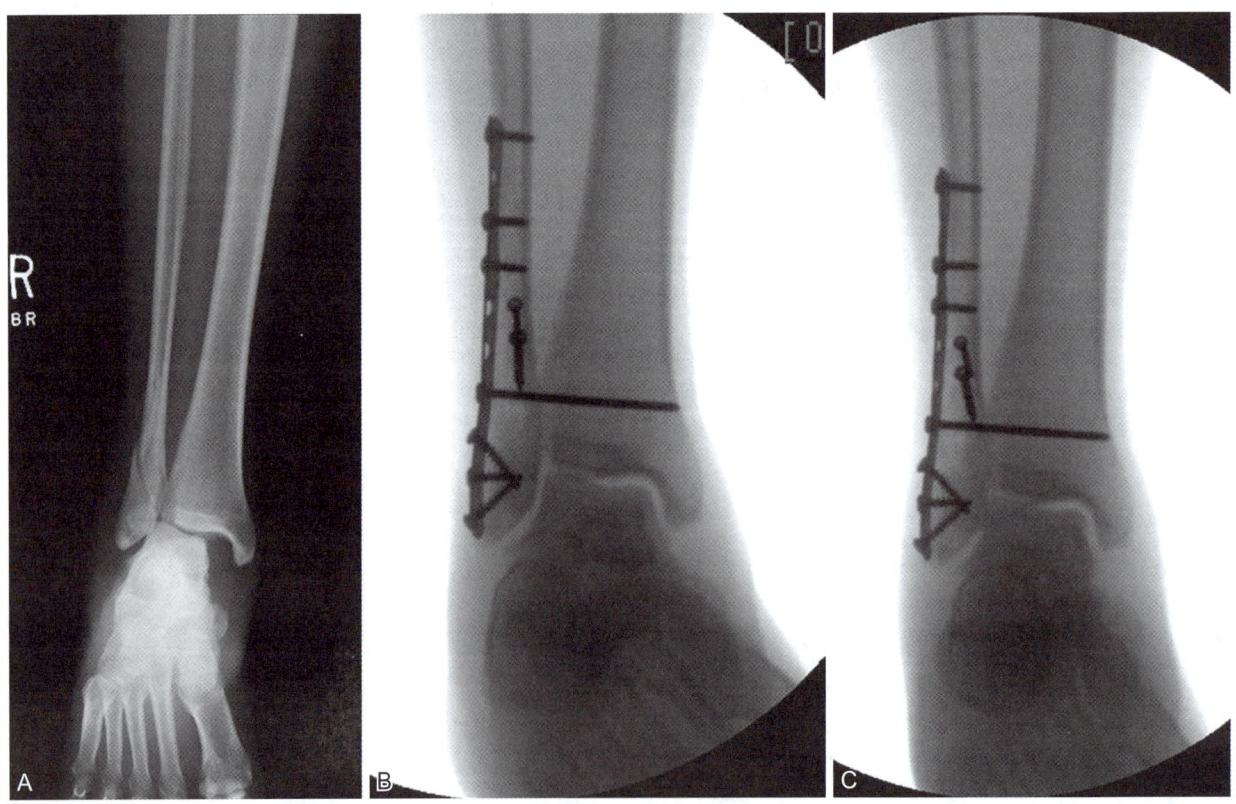

图54-7 A.外踝骨折合并内侧关节间隙增宽，下胫腓分离；B和C.术后X线片，腓骨解剖复位，用1枚单纯的四皮质螺钉固定维持下胫腓骨复位

位。如果只固定腓骨，三角韧带断端可能嵌于内踝与距骨之间而影响骨折的准确复位，或者可能造成此韧带愈合后松弛。对于应力性外踝骨折，伤后 1 年随访，尽管非手术治疗与切开复位内固定后的踝关节功能状态相当，但前者具有潜在的并发症，包括内踝间隙增宽、外踝的延迟愈合或者不愈合。

许多外科医师认为，在固定腓骨时，除非复位受阻，不应常规探查踝关节内侧。然而，我们发现即使复位看似满意，三角韧带的一些纤维可能嵌在内踝与距骨之间，仍可导致晚期移位。内侧暴露只需少许手术剥离，医师即能将三角韧带清理出踝穴；如欲修复三角韧带，也可以经此入路进行修复。我们不常规修复三角韧带，只是有选择性地切开探查。

外踝骨折可用几种不同的方法固定，最常用的是 1/3 管型钢板及 3.5 mm 骨皮质螺钉固定。长斜行骨折可单独使用拉力螺钉固定。位于胫骨下关节面以远的骨折（Danis-Weber A 型骨折）可用踝拉力螺钉或克氏针张力带钢丝固定。我们也用克氏针通过腓骨远端骨折块斜行穿入胫骨固定。Rush 髓内钉可用于外踝的横行骨折，但不能控制旋转。已经研制出用于固定腓骨骨折的交锁髓内钉。

三角韧带修复及外踝内固定

手术技术 54-3

- 做前内侧弧形切口，与内踝骨折内固定的切口相似但稍向远端延伸（手术技术 54-2）。
- 然后寻找三角韧带，它由 2 部分组成，浅部呈扇形，深部则短而厚。浅部几乎都在中部横行撕裂或从内踝处撕脱，而呈扇形分开的下附着点处则很少发生撕裂。
- 必须切开胫后肌腱鞘并将该肌腱移位，以探查和修复更重要的三角韧带深部。深部可从内踝尖部撕裂，或从距骨内侧面撕脱，也可在中部撕裂。
- 最常见的是从距骨内侧面撕脱。这时，用 2 根 0 号不可吸收缝线穿过韧带，经斜穿距骨体部和颈部的骨孔由距骨窦部位将缝线引出。此缝线在腓骨解剖复位及内固定后再行打结。也可以采用缝合锚钉技术。
- 如前所述，做一个外侧纵向切口暴露外踝。
- 解剖复位并固定外踝骨折（见手术技术 54-1）。

- 外踝骨折坚强固定后，将从距骨窦部位穿出的缝合三角韧带的缝线收紧结扎。
- 关闭外侧切口。
- 再经踝关节内侧切口，将胫后肌腱复位纳入腱鞘，缝合腱鞘。
- 再用不可吸收缝线间断缝合修复三角韧带浅部。
- 若整个三角韧带从内踝部撕脱，可在内踝钻 2～3 个小骨孔，将数根缝线间断从骨孔和撕裂的韧带末端穿出，将这些缝线保留在韧带，不要打结，等外踝固定后再收紧打结；因为提前打结，在固定外踝时这些缝线可能因牵拉而松弛。如果在穿入缝线之前固定外踝，韧带的修复将非常困难。

术后处理 术后处理与前述（见手术技术 54-2）相同。

六、难以复位的骨折或骨折脱位

为获得可接受的功能结果，踝部骨折的解剖复位是基本条件。一种看似无害、如不进行治疗将引起跛行的损伤就是踝穴增宽，特别是距骨和腓骨向外侧移位造成在完整的内踝与距骨之间出现间隙而使踝穴增宽者。此种损伤中，三角韧带已经撕脱或撕裂，或者腓骨下端发生了骨折，或者下胫腓韧带已经撕裂。

通过闭合方法减小此间隙可能行不通。撕脱的三角韧带末端可能嵌在内踝与距骨之间（图 54-8）。在个别情况下，三角韧带撕裂或内踝尖端撕脱骨折可导致胫后肌腱松弛，有时还出现胫神经及胫后血管松弛，可使它们嵌入内踝和距骨之间（图 54-9）。需要手术清除这些嵌入物，然后才能修复三角韧带的撕裂或撕脱和外踝的任何骨折（见手术技术 54-1）。

有时胫后肌腱嵌入三角韧带撕裂的部位，从而妨碍后者的愈合（图 54-10）。在发生更加严重的骨折脱位时，胫后肌腱向外侧移位可更远，而嵌于远端胫腓骨之间。

Bosworth 介绍的一种损伤（图 54-11），可能是踝关节后部骨折脱位复位失败的原因。腓骨近侧骨折块的远端可移位至胫骨后方，并被胫骨后外侧嵴锁住，由于有完整的骨间膜牵拉，手法不能使腓骨松开。在这种情况下，先暴露腓骨，然后用骨膜起子分开交锁，可能需要相当大的力量，然后用前述方法固定腓骨骨折（见手术技术 54-1）。

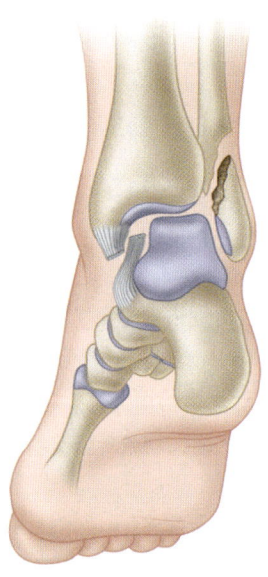

图 54-8　从内踝撕脱的三角韧带断端嵌入内踝与距骨之间

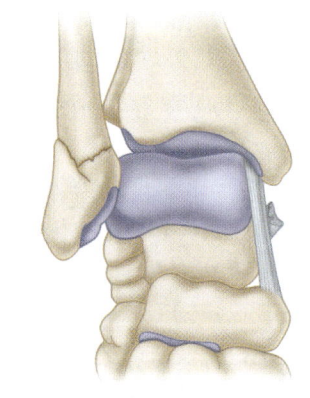

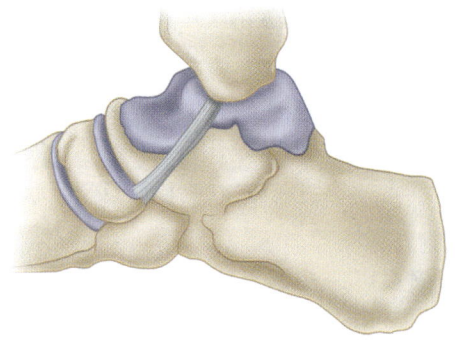

图 54-9　胫后肌腱嵌入内踝和距骨之间。注意踝穴增宽及内踝撕脱骨折

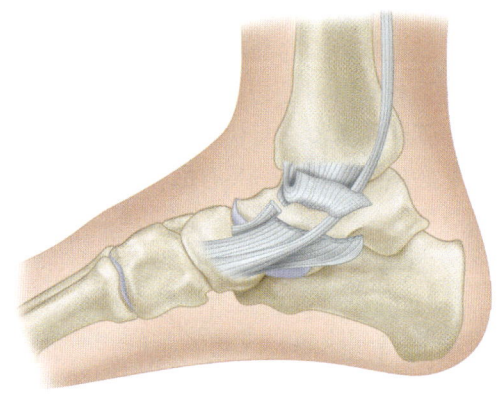

图 54-10　三角韧带从远端附着点处撕脱，可向近端翻转，使胫后肌腱如图示那样嵌入，影响韧带的自然愈合

七、三踝骨折

三踝骨折较其他类型的踝部骨折更常需要切开复位。三踝骨折的治疗效果常不如双踝骨折。三踝骨折多由外展或外旋损伤造成。除内踝骨折和腓骨骨折外，胫骨关节面后唇骨折移位，造成踝关节后外侧移位和伴随足部旋后的外旋畸形。内踝可能保持完整，而代之以三角韧带的撕裂。

三踝骨折切开复位的原则及指征与前面列出的双踝骨折相同。后踝或胫后骨折块切开复位的指征主要取决于骨折块的大小及移位程度。采用外旋50°位图像观察后踝骨折块大小和移位最为准确。过去认为，如果后踝骨折块累及25%～30%以上的负重面，应该行解剖复位及内固定。将腓骨解剖复位并坚强内固定后，常使胫后骨折获得满意复位，因为骨折块最常发生于后外侧，且通过后胫腓韧带与腓骨相连。Gardner等已经在尸体实验中显示出后踝固定给予下胫腓联合的稳定程度要大于下胫腓联合螺钉。如果胫后骨折块小，即使向近侧移位也不会出现后遗症；如果距骨相对于胫骨关节面发生向后半脱位，即使很轻微也不能接受。如果持续存在一个2～3mm的台阶或间隙或持续性后侧不稳，那么就需行切开复位。胫骨骨折块向后、向近侧移位，在骨折部位产生台阶。在足部后移时，距骨的负重面与不规则的胫骨下关节面相接触，随着运动和负重则引发严重的创伤性关节炎。由于后踝在维持踝关节稳定性方面的作用，我们

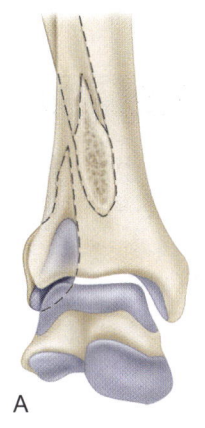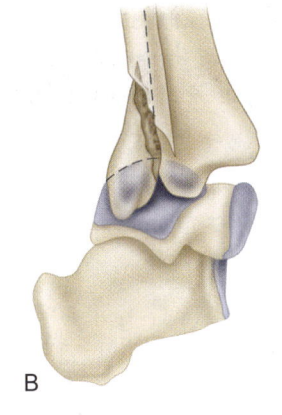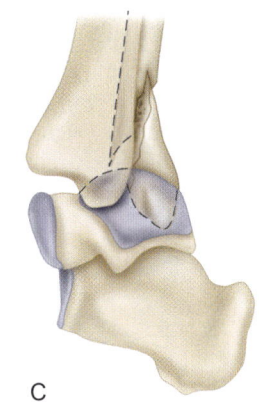

图 54-11 Bosworth 骨折，腓骨交锁在胫骨后面
A. 前后位观；B 和 C. 侧面观

通常根据后踝骨折块大小来决定治疗方法。如果后踝骨折块较小，当外踝骨折解剖复位固定后，后踝骨折常能满意复位，经证明踝关节比较稳定后，则可行非手术治疗。而对于移位比较大的骨块，我们倾向于切开复位内固定。

八、后踝骨折

后踝骨折常伴随内、外踝骨折，后踝的手术入路可随其他骨折开放复位的需要而定。通常，前内侧切口用于固定内踝骨折，后外侧切口用于固定后踝及外踝骨折。如果后侧骨块更靠近内侧，可采用后内侧入路，以便同时固定内踝及后踝骨折。此外，也可在靠近跟腱的后内侧或后外侧另做一个切口，以便进行间接或直接的复位。

术前必须进行 CT 扫描来评估骨折的形态，包括骨折块大小、位置及后踝骨块任何伴随的边缘压缩。腓骨复位后，后踝骨折常可复位。如果腓骨复位后后踝骨折不能复位，且因骨折块较大或存在后侧不稳定而需要内固定时，应在内、外踝复位之前，先复位固定后踝骨折。目的是恢复胫骨下关节面的解剖关系，这比复位后侧的非关节骨折更为重要。因为需要直接地暴露关节面，内、外踝骨折的复位和固定都会使胫距关节间隙难以撑开，使显露更加困难。可将 1 枚粗斯氏针横行穿过跟骨并用牵引弓牵引，以增大胫距关节间隙。如果内、外踝尚未固定，助手应用这种方法可有效地牵开胫距关节。一个大的牵张器也可能是有益的。如果后踝骨折块小，应使用螺钉由后向前直接固定，因为由前向后置入的半螺纹拉力螺钉可能使螺纹部分跨过骨折线。术前计划和 CT 扫描有助于对后踝骨折线方向的理解，进而有助于手术入路和固定方式的选择。对常见的后外侧骨折块通常采用后外侧入路进行复位固定。

复位和固定胫骨后唇骨折

手术技术 54-4

- 适当的术前计划和影像学回顾是非常必要的。
- 通过后内侧切口，切开靠近胫骨后缘的胫后肌腱鞘可以显露后踝。
- 推开内踝骨折块，行骨膜下剥离到达后踝。尽管这种入路可以直接暴露后踝正中，但通常只能采用螺钉固定骨折。
- 在胫骨前唇上方 1～3 cm 由前向后插入 2 根克氏针，进入后侧骨折块。
- 达到暂时固定后，选用合适的钻头，由前向后钻孔贯穿两个骨折块，用测量器测量深度，拧入 1 枚小的骨松质踝螺钉或其他合适的螺钉，使骨折块间产生加压作用（图 54-12）。
- 如果使用普通螺钉，应扩大前面的骨皮质孔以获得拉力效果。
- 然后拔除克氏针，再依次解剖复位及内固定外踝和内踝骨折。
- 如果后踝骨折块偏外侧，可用后外侧切口。在跟腱外侧做一长 7.5 cm 的切口，注意保护腓肠神经。
- 将跟腱牵向内侧，腓骨肌腱牵向外侧，暴露后踝。
- 向前牵引足部并将其内收及内翻，以恢复胫距关节的正常关系。
- 用巾钳牵引胫骨后唇矫正其向近端移位，用 1～2 枚拉力螺钉，由后向前拧入胫骨干骺端，固定骨折块。也可以选择放置一块后方的防滑钢板，其在生物力学方面优于单纯的螺钉固定。

- 胫骨后唇骨折固定后，如前所述修复内、外踝骨折（见手术技术 54-1 和 54-2）。
- 通过前内侧切口仔细检查胫骨下关节面，证实已达解剖复位，这是基本要求，不允许残留任何移位。
- 关闭伤口之前，通过 X 线片检查所有骨折块的位置。

术后处理 术后处理与双踝骨折内固定相同（见手术技术 54-1 和 54-2）。

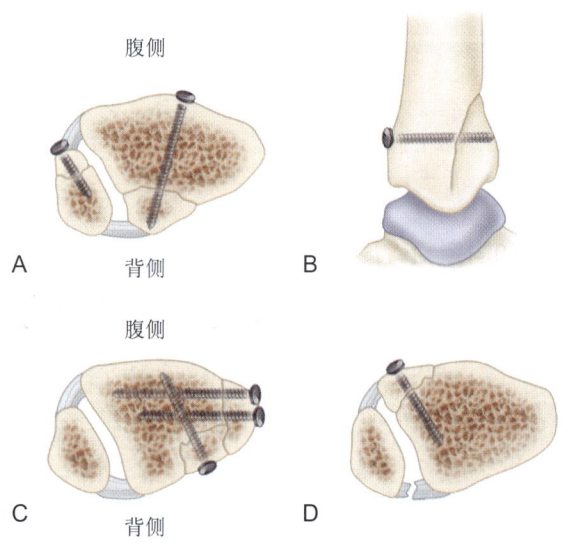

图 54-12 后踝骨折的固定

A．由前向后拧入 4 mm 拉力螺钉，拉力螺钉也用于固定撕脱骨折；B．由前向后拧入 4 mm 拉力螺钉，侧面观；C．多枚拉力螺钉固定粉碎性骨折；D．拉力螺钉固定胫腓前韧带在胫骨远端附着点的撕脱骨折

（引自：Johnson EE, Davlin LB: Open ankle fractures: the indications for immediate open reduction and internal fixation. *Clin Orthop Relat Res* 292:118,1993.）（见手术技术 54-4）

九、前踝骨折

这类骨折类型是纵向暴力造成的，可以看做是踝关节骨折和 Pilon 骨折的过渡形式。前踝骨折与后缘骨折虽然骨折位置相反，但治疗上大致相同。然而有一点不同：前缘骨折通常由高处坠落使足和踝极度背屈所引起，这种骨折使胫骨下关节面受到的挤压可能更加严重。所以，胫骨踝关节面可能难以达到完全的恢复。必要时，按前述方法治疗伴随的内、外踝骨折。手术应在伤后 24 h 内或延迟至软组织条件改善后进行。术前 CT 检查可用于指导治疗边缘压缩部分手术方案的制订。

复位和固定前踝骨折

手术技术 54-5

- 采用前外侧切口暴露骨折，切口长 7.5 ~ 10 cm（见第 1 章）。向内侧牵开伸肌腱，继续剥离直至完全暴露踝关节的前面。
- 清除小的游离碎骨片，尽可能保留关节面的完整性。
- 整复向前半脱位的距骨，将大的前侧三角形骨折块整复至胫骨干的正常位置，用 1 ~ 2 枚螺钉贯穿固定；如果骨块较小，可用带螺纹的克氏针固定。如果骨折块粉碎，可用小支撑钢板或暂时用外固定架跨过踝关节固定。

术后处理 术后处理与双踝骨折内固定相同（见手术技术 54-2）。

十、糖尿病患者的踝部骨折

踝部骨折一般认为是比较良性的损伤，但是糖尿病患者的手术治疗仍会出现明显的并发症。患者多是老年人，可能伴有周围血管性疾病或周围神经病变，使其治疗变得复杂。踝部骨折的并发症在糖尿病患者为 43%，无糖尿病患者为 15.5%。并发症包括深部感染和浅表感染、固定失效、骨畸形愈合、伤口坏死以及截肢。尽管糖尿病患者非手术治疗显示出一个高发的复位丢失和骨畸形愈合，但它们很少引起症状。对功能要求较低的老年糖尿病患者的踝部骨折推荐考虑采取非手术处理。如果踝部骨折适于手术治疗，不能仅仅因为患者有糖尿病而推迟或回避手术。不合适的制动可能引发迅速发展的神经病变。然而，如果踝部骨折无移位或移位很小，并有一个稳定的外形，采用闭合处理延长石膏固定是可以接受的，但应密切观察。如果骨折有移位，需要相当大的手法复位或塑形以维持复位，作者建议采用切开复位内固定。不论何种治疗方法，通常需要延长制动以防发生神经病变。

相反，Guo 等最近做了一项研究，发现术前漏诊的 2 型糖尿病患者和非糖尿病患者在踝关节闭合骨折后立刻进行手术固定后的术后感染没有显著差别。Jones 等阐述手术治疗无共存病的糖尿病踝关节骨折患者的并发症率与非糖尿病患者相当。糖尿病共存病，特别是有 Charcot 关节病病史的患者发生并发症的可能性增加。在一个大宗病例的系列研究中，Costigan 等报道了 84 例急性闭合踝关节骨折的患者进行切开复位内固定。开放性骨折、胰岛素依赖、患者年龄和骨折类型都会影响预后结果，83% 的患者未触及足背动脉搏动，92% 的患者由术前的神经病变发展成并发症。其他研究显示手术治疗糖尿病患者的踝关节骨折，相关的死亡率、住院时间及住院总费用更高。Ayoub 报道了 17 例由 Charcot 关节病引起的不稳定双踝骨折的糖尿病患者，对其采用胫距关节融合的结果。术后疗效不错，在术后的 3～6 个月内，在患者充分氧合情况下，没有发生密集的周围神经病变。其中 17.6% 的患者进行了截肢。

我们对糖尿病患者的不稳定踝关节骨折采用了标准的固定技术。然而，在某些被认为有固定失败风险的患者中，固定策略可能会被修改，以便获得坚强的固定。这些技术包括双皮质内踝固定，置入多枚横穿腓骨或胫骨下胫腓联合的位置螺钉，辅助外固定，以及应用锁定钢板技术（图 54-13）。

十一、开放性踝关节骨折

由间接损伤所致的开放性踝关节骨折，内侧开放性损伤是外侧的 2～4 倍。多项研究均已证明：与闭合制动延迟固定或即刻用克氏针暂时固定相比较，对包括 Gustilo Ⅲ 型损伤在内的踝关节开放性骨折行初期内固定具有显著的优点。我们也倾向外科清创后即刻行内固定治疗。如果伤口污染严重，则先用跨关节外固定架做临时固定，待判定伤口清洁和肿胀消退后再行切开复位。Ngcelwane 注意到，在一些内侧损伤的下胫腓联合部位有尘土和草叶，可能是被踝关节脱位所产生的真空吸入的；他建议做一个外侧切口进行贯通冲洗，这特别适合于伴有积气且脱位的 Danis-Weber B 型和 C 型骨折。除内固定外，可加用一个跨踝关节的临时外固定架，以方便处理伤口。软组织完全愈合后可去除外固定架。

可以预料大部分患者（80%）骨折愈合后可重返工作岗位，但 Wiss 等指出仅有 18% 的患者恢复到他们伤前的娱乐活动水平。开放性踝关节骨折的深部感染率约为 5%。我们发现踝关节开放性骨折，

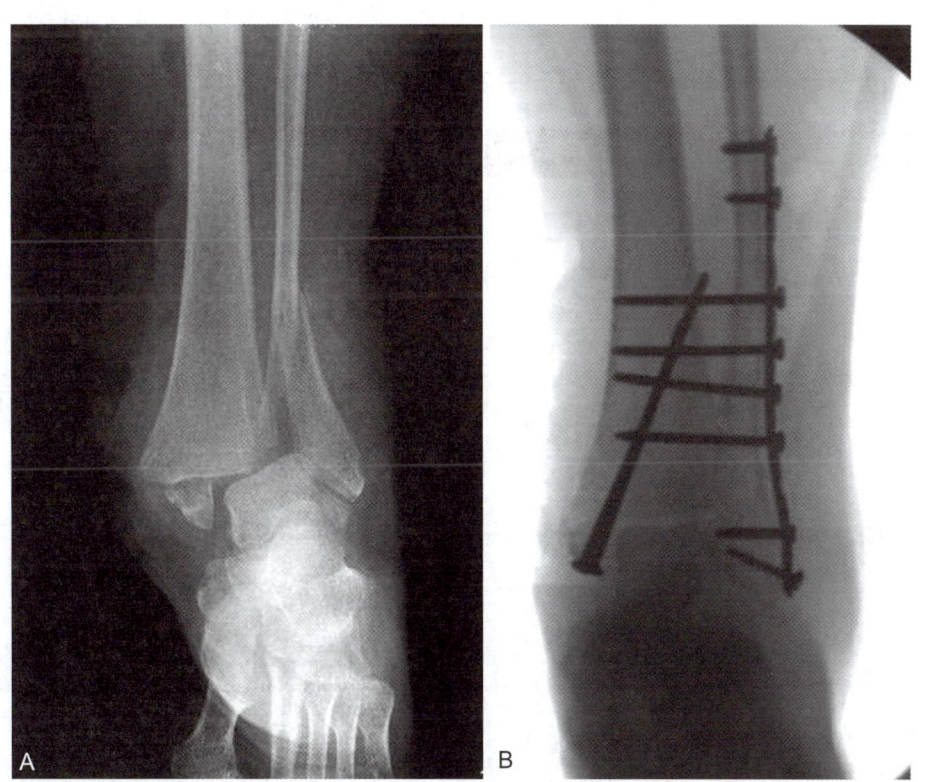

图 54-13　A. 骨质疏松、糖尿病、周围神经病的老年患者的开放性粉碎性双踝骨折伴脱位；B. 清创术后，骨折采用内固定治疗，由于患者骨质量不好，用多枚螺钉穿透胫/腓骨固定，以增加稳定性

尤其是骨折脱位、糖尿病患者和伴有神经病变者，更易出现问题，经常发生感染或内固定失败，有时造成截肢。对这些患者，建议使用辅助外固定。

十二、不稳定的踝关节骨折脱位

Childress介绍了一种治疗方法，对不宜采用常规方法处理的不稳定踝关节骨折脱位可能有所帮助。这在用于切开复位的手术切口部位存在擦伤或浅层感染时最常见。Childress建议此方法仅可作为一种最后的手段，但屡次发现行之有效。我们主张使用能够固定到前足的单边外固定架，如果要确保预防马蹄内翻足，为了最终的治疗效果，应该选择外固定架固定。在外固定无法置入且需要保护软组织的罕见病例中，采用经皮的胫距距下关节螺钉。我们改良了手术方法，使钉可以直接固定在胫骨远端干骺端前方，以利于钉置入失败后的取出。

十三、胫骨Pilon骨折

胫骨远端平台骨折、Pilon骨折或胫骨远端爆裂骨折，这些名词均用来描述胫骨远端的关节内骨折。这些名称包括一系列的骨骼损伤，从低能量的旋转暴力引起的骨折到由车祸或高处坠落所产生的高能量轴向压缩暴力引起骨折。高能量所致的骨折常为开放性损伤，或伴有严重的软组织闭合性创伤。骨折可有明显的干骺端或关节面粉碎，或向骨干延伸。为选择理想的治疗方案和评估预后，对这些骨折进行分类非常重要。其中85%的患者有腓骨骨折，而距骨的损伤程度有所不同。

踝部的旋转骨折，可以被看作是从单踝骨折，到双踝骨折，再到累及关节面的胫骨远端骨折这样一个连续的进展过程。Lauge-Hansen介绍了一种旋前背屈损伤，造成内踝斜行骨折、较大的胫骨前唇骨折、关节面以上腓骨骨折及胫后骨折。Giachino和Hammond介绍了一种由外旋、背屈及外展联合造成的骨折，包括内踝斜行骨折和胫骨远端平台前外侧骨折。这种骨折通常几乎没有碎裂，不显著累及干骺端，软组织损伤较小。其治疗可与其他踝部骨折类似，如腓骨的内固定和通过小切口用拉力螺钉固定胫骨远端关节面骨折。

采用骨折的分类系统可非常准确地区分胫骨远端关节面骨折的损伤程度。AO/OTA分类系统对胫骨远端骨折提供了非常全面的描述。A型骨折，是胫骨远端的关节外骨折；根据干骺端粉碎的情况再分为A1、A2和A3三个亚型。B型骨折，是部分关节面骨折，一部分关节面仍与胫骨干相连；根据关节面撞击和粉碎的情况又分为B1、B2和B3三个亚型。C型骨折，是累及关节面的干骺端完全骨折；根据干骺端及关节面粉碎的程度再分为C1、C2和C3三个亚型（图54-14）。

另一种比较常用的是Rüedi和Allgöwer提出的分类系统，他们将胫骨远端平台骨折分为三个类型，Ⅰ型为累及关节面无移位的劈裂骨折；Ⅱ型为累及关节面并有移位的劈裂骨折，但骨折粉碎较轻；Ⅲ型为累及干骺端及关节面的粉碎性骨折。

研究显示：这些分类系统在观察者之间仅具有适度的可信度，然而，现已证明这些分类系统具有某些评估预后的价值。与严重的骨折类型（Rüedi和Allgöwer Ⅲ型，AO的B3型和C3型）相比，少许移位及轻度粉碎性骨折（Rüedi和Allgöwer Ⅰ型和Ⅱ型螺旋骨折）的治疗能达到更好的功能结果及更少的并发症。

胫骨远端关节内骨折有多种治疗方法，包括石

固定不稳定的踝关节的骨折脱位

手术技术 54-6

（Childress）

- 用胶布将1枚克氏针纵行粘贴在踝关节内侧面，恰好在中线上。
- 然后整复骨折脱位，摄踝关正、侧位X线片。
- 用X线片上所见的克氏针为引导，将1枚2.8 mm光滑斯氏针于足底中线、在跟骰关节后2.5 cm向胫骨中心穿入。
- 使钢针进入胫骨远端约10 cm，拍摄X线片检查钢针及骨折块的位置。将斯氏针尾部留在足底皮肤外约1.3 cm，敷料妥善包扎。
- 用长腿管型石膏固定，勿将斯氏针尾埋入石膏。

术后处理 术后4～6周拆除长腿管型石膏，更换短腿管型石膏。根据愈合情况及原发骨折的稳定性，4～8周拔除钢针。钢针拔除后方可允许负重，然后随着骨折的愈合而逐渐增加负重。

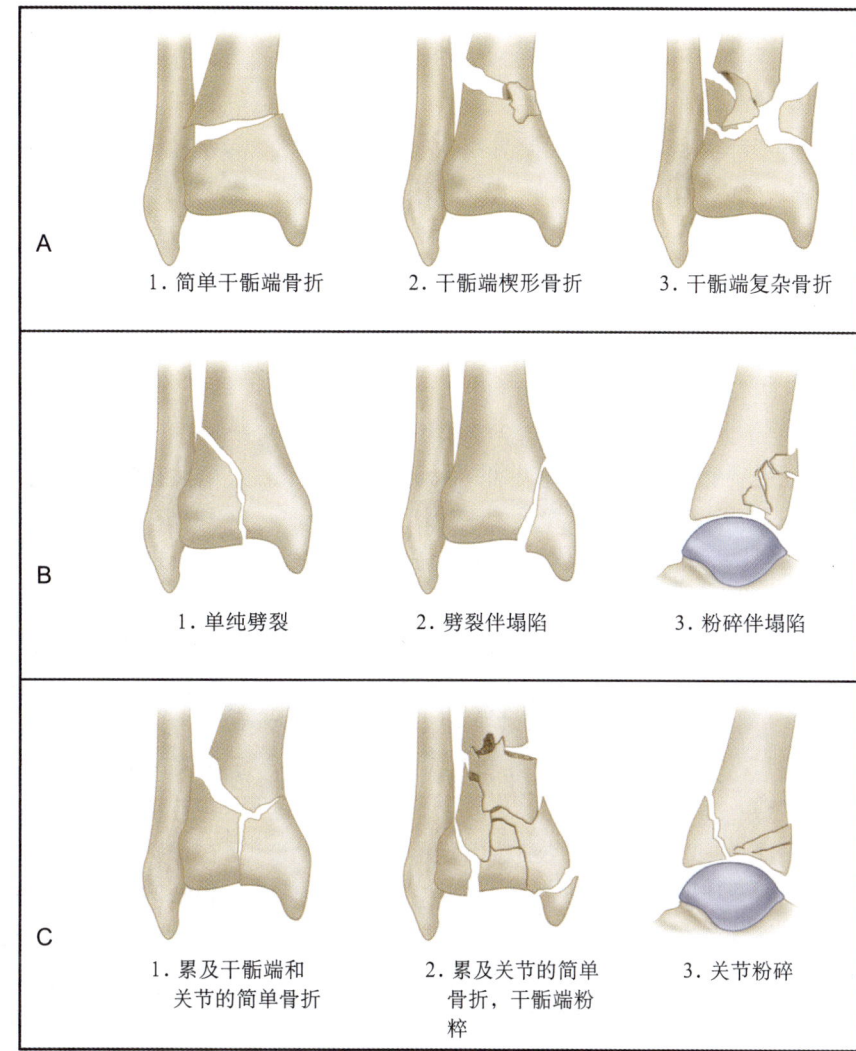

图 54-14 AO/OTA 分类系统

A. 胫骨/腓骨远端关节外；B. 胫骨/腓骨远端部分关节；C. 胫骨/腓骨远端关节完全累及

[引自创伤骨科分型：Fracture and dislocation compendium, *J Orthop Trauma* 10（suppl 1）：1 1996.]

膏固定、牵引、拉力螺钉固定、切开复位钢板内固定以及伴有或不伴有限内固定的外固定器固定等。已应用的外固定架有多种类型：传统的跨越踝关节的半针外固定架，允许踝关节活动的带关节的半针外固定架，不跨越踝关节的外固定架，以及联合张力钢丝及半针的混合型外固定架。混合的固定架可由远端和近端的两个环（Ilizarov, Monticell-Spinelli）组成。

由于急诊一期采取最终治疗的疗效令人失望，最近，提倡采取分期治疗，先临时应用跨关节的外固定架，待软组织条件改善后（通常受伤后 2~3 周）再行切开复位和钢板螺钉内固定。经皮或微创钢板固定技术已经得到发展。对于关节面广泛粉碎性骨折和距骨严重损伤者，可有选择性地行一期关节融合术。不同治疗方法的适应证有所重叠。因此，外科医师的主张及经验对术前决策可能有所影响。

制订治疗计划时，必须考虑一些可变因素。必须充分理解损伤机制，因为它能反映出相关软组织损坏的程度。应根据移位、粉碎和压缩的程度、部位和是否包含骨干确定骨折类型。一些研究者主张早期有限固定骨折应该扩大到骨干明确骨折的部位以利于随后分期重建术。对侧踝关节的 X 线片可作为关节重建的参照。

除了普通 X 线片外，CT 扫描对准确判断骨折线的方向、关节面骨折块的大小和移位情况、关节粉碎和塌陷的程度具有极其重要的作用。CT 扫描对设计手术切口和放置拉力螺钉或细钢针也有帮助。牵引可用跟骨牵引针、Bohler 架或跨关节外固定架。牵引下的 X 线片可以显示通过韧带整复可能达到的关节面复位程度。因此，我们更喜欢在应用外固定后拍摄 CT 片。除非某种形式的外固定术可以被视为最终的治疗方法，否则，应在精确的术前 CT 扫描帮助下行有限内固定术。任何压缩骨折均需通过切开或有限的切开方法复位。一些严重的粉碎性骨折则不可能达到解剖复位。

准确地评估软组织损伤程度。开放性损伤可按 Gustilo 系统进行分类。闭合性软组织伤可能不如开放性损伤明显，但可能相当严重，尤其是当对此认识不足时，可对功能结果产生负面影响。

应仔细检查受伤肢体，注意血管损伤征象、肢体肿胀情况、骨折部位的皮肤水疱、软组织受碾压情况、闭合性脱套伤、骨筋膜间室综合征等。可使用 Tscherne 分类系统描述闭合性软组织损伤。还应考虑患者的个体特点，如吸烟、酗酒、周围血管疾病和糖尿病等。

Pilon 骨折治疗的最终目的是获得关节的解剖复位、恢复力线、维持关节稳定、达到骨折愈合和重新获得有用且无痛的负重和活动，同时避免并发症。由于严重的累及关节面的粉碎性骨折和软组织损伤及合并症，有些患者不可能获得理想的结果。预后较差的标志是关节粉碎（AO 的 C3 型和 Rüedi-Allgöwer 的 III 型骨折）、距骨损伤、严重的软组织损伤、关节面复位不良、固定不稳和术后伤口感染。

许多学者报道，骨折类型越严重，结果越差。解剖复位较复位不良或差者预后好，但并不能保证良好的结果。在解剖面复位的病例会出现某种程度的关节病。但复位一般或不良的患者（大于 2 mm 的移位）会出现更严重的关节病。在一组 37 例 AO 分类为 B3 型和 C3 型骨折经外固定和延迟关节面内固定的患者中，Dickson、Montgomery 和 Field 发现一个亚型有"磨砂玻璃样"粉碎性骨折，后者界定为 CT 扫描发现三块以上 < 2 mm 的关节面骨折块。罹患此种骨折的 26 个踝中 10 个出现创伤后关节炎（38%），而无此种骨折的患者无一例发生创伤后关节炎。总的说来，17% 的解剖复位骨折（29 例中 5 例）发生关节炎，而非解剖复位的 7 例中有 5 例出现关节炎。

最近几年，重点开始转向功能恢复的结果。虽然对获得解剖复位并没有异议，但解剖复位对总体结果的影响并不十分清楚。DeCoster 等采用一种分级统计分析方法分析了损伤严重程度和骨折复位对临床结果的影响，发现其与临床踝关节评分无相关性。此外，X 线的关节病变与临床结果间无相关性。Williams 等发现虽然 X 线的关节病变和受伤的严重性及复位质量相关，但是这些异常和 SF-36 评分、临床踝关节评分、重返工作之间没有明显相关性。功能恢复结果和社会经济因素更加相近，受教育程度比较高的患者重返工作的概率和踝关节评分更高一些。临床结果的预测看来是多因素的，之间关系尚不完全明了。

Pollak 等和 Marsh 等通过 SF-36 评分发现 Pilon 骨折对一般健康情况没有长期影响。而僵硬、肿胀、持续疼痛及使用助行器是有影响的。43% 曾经工作的患者失业，其中 68% 的患者将失业原因归咎于 Pilon 骨折。不理想的结果可能和两个或多个共存病及外固定治疗有关。外固定架治疗和切开复位内固定相比，活动范围减少更多、疼痛评分更差。过去外固定治疗趋向应用于更严重的损伤（AO 分型 C 型）。

制订治疗计划时要考虑的因素包括：骨折类型、软组织损伤情况、患者的伴随疾病、可用的固定方法和手术经验。损伤决定了关节粉碎、距骨损伤和软组织损伤的程度；然而，其他预后因素的确在某种程度上受到医师的影响。治疗的目的应该是在保护软组织的同时，获得尽可能好的关节复位和轴向对线。如果通过韧带整复不能使关节面复位，一旦软组织得到恢复，通常适于采用某种形式的切开复位。在压缩、骨缺损或干骺端广泛粉碎的部位植骨可促进骨折愈合。通过辨别开放的和闭合的软组织损伤，并且不经过受累的软组织施行手术，可减少发生伤口愈合问题和感染的概率。有些时候，医师必须在解剖复位和防止伤口并发症间进行权衡。在延迟 2～3 周后进行手术获得解剖复位更难；然而，经肿胀、挫伤的软组织做手术切口可能引起严重后果：需要游离组织移植，甚至招致截肢。

无移位骨折，如 AO 分类的 A1、B1 型和 C1 型，采用手术或非手术方法均可获得满意效果。这些是唯一适合单独使用管型石膏固定的骨折类型。如果是对非关节炎的患者采用石膏固定，应密切观察有无移位情况发生，且 8 周内应避免负重。跟骨牵引，适于作为合并软组织肿胀的严重骨折的临时固定，但很少作为最终的治疗方法。外固定架不仅通过韧带整复达到骨折复位的目的，同时允许患者肢体活动。对于 AO 分类的 B1、B2 型和稳定的 C1 型骨折，可采用经皮或小切口复位，用 3.5 mm 或 4 mm 螺钉做有限固定，辅以石膏制动。如果对骨折的稳定性有任何疑虑，应采用外固定架替代石膏进行固定。

（一）切开复位钢板固定

对移位的骨折，手术治疗优于非手术治疗。20世纪60年代，Rüedi和Allgöwer普及了切开复位钢板螺钉内固定治疗胫骨Pilon骨折的手术方法。此技术遵循AO原则，即解剖复位、坚强固定和早期活动。首先行腓骨复位钢板固定，然后经前内侧切口行胫骨关节面的复位和克氏针临时固定。干骺端骨缺损进行植骨，在内侧用支撑钢板固定骨折。Rüedi和Allgöwer应用这种方法治疗75例骨折，70例结果优良。仅3例为开放性骨折，近50%是低能量的运动性损伤。

20世纪80年代至90年代中期，一系列研究表明，对于合并较大比例的开放性损伤和高能量损伤的患者使用切开复位钢板螺钉内固定治疗，成功率很低，且并发症发生率极高，尤其是Rüedi和Allgöwer Ⅲ型（AO分类C3型）骨折。一旦发生并发症，则可能是灾难性的。为了拯救肢体常需游离组织移植，但一些患者最终仍需截肢。Rüedi和Allgöwer Ⅰ型和Ⅱ型骨折的患者用切开复位内固定方法的满意结果为60%～82%，Ⅲ型骨折满意结果为37%～40%。Ⅲ型骨折的感染率为12.5%～37%。McFerran等对52例胫骨远端平台骨折的并发症进行了研究，大部分骨折采用切开复位内固定治疗。总体上，54%发生了局部并发症，11例开放性骨折中8例出现并发症。

钢板和螺钉固定较用外固定处理类似的骨折发生伤口裂开和感染的可能性更大。Watson等报道了94例Pilon骨折的5年随访结果，外固定组的优良结果（81%）高于钢板固定组（75%）。他们依据软组织损伤的严重程度选择治疗方法：Tscherne 0级和Ⅰ级用钢板处理，Ⅱ、Ⅲ级和开放性骨折用外固定处理。

（二）二期延迟切开复位内固定

在20世纪80年代和90年代早期报道的Pilon骨折切开复位内固定后伤口并发症的高发生率与手术经条件较差的软组织有关。为改善治疗结果，设计出分期行切开复位内固定的治疗方案，从而降低了钢板固定治疗Pilon骨折的伤口并发症和感染发生率。起初，用钢板固定腓骨，放置跨踝关节的外固定架。术前，设计拟采用的胫骨复位切口，使得做腓骨切口后两切口间皮桥至少宽7 cm，尽管更窄一些的皮桥也可以耐受。如果腓骨表面的软组织损伤，应延迟腓骨钢板手术。外固定针的位置要避开术前设计的切口位置，远离皮肤损伤区域以及可能放置钢板的位置。

Watson等介绍的一种2针滑动牵引型外固定架可以用于此种情况。Sirkin等建议用跨踝关节的AO Delta架或由距骨半针、跟骨半针和胫骨干两个半针组成的内侧半针外固定架，但距骨半针的置入可能需要一定的手术技巧。在软组织改善和肿胀减退后（通常为10～21 d）行胫骨Pilon骨折切开复位。皮肤皱纹出现和骨折水疱愈合是临床软组织改善的标志，建议小心保护软组织和使用薄的钢板。一旦软组织肿胀明显消退，可行解剖复位内固定，如此比早期切开复位内固定的伤口并发症更少。

几位学者建议对伴有严重软组织损伤的复杂Pilon骨折进行分期处理。Patterson和Cole介绍了即刻腓骨固定和内侧跨关节外固定，平均术后24 d拆除外固定，行切开复位内固定。22例C3型Pilon骨折中，21例愈合，平均4.2个月，没有感染或软组织并发症。他们认为此种治疗方案的优点有：①由于初期治疗的目的是在较少破坏软组织的情况下获得腓骨解剖对线，恢复胫骨远端的解剖长度，因此软组织得到较好处理；②二期可在直视下获得关节面的解剖对线。缺点包括：为充分显露大的前外侧粉碎性骨折块而需要大的软组织剥离（这种操作并不被推荐），而且对伤后3周或以上的骨折进行复位和手法操作存在困难。他们警告不要做大量的软组织解剖和骨的剥离。

Blauth等对51例患者比较了三种治疗方法的结果，其中大部分患者是AO分型C型Pilon骨折。他们发现这三种方法在软组织感染方面没有显著性的不同。在关节炎和软组织损伤组或治疗组之间没有明显的相关性。阶段性治疗组在关节的活动范围、疼痛减轻、返回先前的职业、返回休闲活动的能力上的效果更好；然而，没有显著性的差异。基于这些结果，研究者们主张对严重软组织损伤的患者采取分期手术治疗，一期经皮在关节表面用有限的螺钉固定和跨关节外固定架固定，二期在软组织愈合后采取微创钢板固定技术。

大多数Pilon骨折采用分期手术治疗，因为据报道这样可以减少相关的并发症。然而，研究者们继续深化理解这些难处理的骨折，尽全力去最小化软组织并发症及最大化治疗效果。Graves等指出肥胖患者需要更大的软组织覆盖，更容易引起伤口并发症。在最近的一项研究中，研究者们已经发布了早期明确固定胫骨Pilon骨折的结果。White等评估了95例OTA C型胫骨Pilon骨折的患者；88%在48h内进行了治疗，治疗效果与先前公布的结果具有可比性。提倡采用后方入路的方法以分期治疗的方式去治疗特定的骨折，正如联合后内侧入路和后外侧入路一样。Boraiah等报道了以分期手术的方式采用切开复位内固定治疗开放性Pilon骨折的结果。尽管只有3%的深部感染和5%的表浅感染，但是大多数患者的功能结果评分是差的。在另一项研究中，Harris等发现C3型骨折的患者会有更多的并发症，需要二次介入治疗，在平均随访的98个月中有更差的功能评分。

1. 钢板技术 如果仔细认真地进行骨折复位和软组织处理，切开解剖复位并用钢板螺钉进行坚强内固定可有效地治疗胫骨远端平台骨折。这个方法适用于有移位的大骨折块、轻度粉碎且没有向骨干延伸的低能量骨折（图54-15）。肢体肿胀较轻且有良好的软组织覆盖，对防止并发症的发生至关重要。皮肤皱褶是肿胀开始消退的好现象。必须谨慎处理软组织，鼓励采用严格的"不触碰"技术。最好的办法是在软组织条件成熟前临时使用外固定架固定。对开放性骨折与Rüedi和Allgöwer Ⅲ型（AO分类C3型）骨折，应慎用钢板固定，据报道，其疗效不佳且并发症发生率均高。

2. 微创钢板技术 微创钢板技术的发展是为了减小传统开放复位钢板固定手术创伤。骨折复位主要依靠韧带牵拉，进一步的骨折复位及钢板置入通过小切口来实现。内侧开放置入钢板比经皮置入钢板对血供损伤要大得多。更容易导致骨折延迟愈合或不愈合。

Borens等报道了17例选择性使用微创技术在内侧隐蔽处置入钢板的胫骨Pilon骨折患者。所有骨折都完成愈合。结果显示优的有8例患者(47%)，良的为7例患者（41%），差的为2例患者（12%）。作者认为，对于Pilon骨折而言，这项技术非常有效而且能减少软组织并发症的发生。他们提倡在阶段性的治疗中使用这项技术。

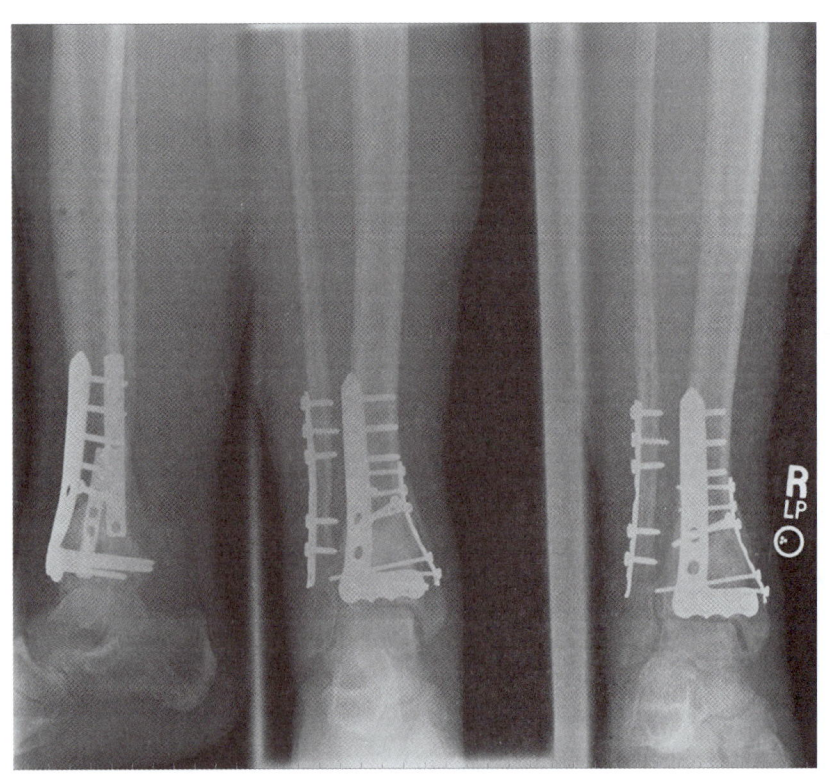

图54-15 钢板和螺钉固定胫骨远端及腓骨骨折

3.胫骨Pilon骨折的微创钢板技术　微创钢板技术是在广泛发展的预塑性锁定钢板技术的基础上进一步加强，尤其适用于那些近端需要稳定支撑的患者。我们主张在初次手术时单独应用一个外固定架维持肢体的长度，而不对腓骨部分进行切开复位内固定。还有一种选择是前外侧入路进行关节复位，然后在肌肉下方进行固定。这种方法可以使用常见的大牵开器帮助复位。前外侧入路的方法在第1章进行了描述。如果需要一个单独的切口治疗腓骨骨折时，要确保有足够的软组织覆盖。当使用前外侧入路时，在骨折部位需要时偶尔通过一个单独的切口经皮置入一个小的内侧钢板。

无论腓骨确切固定与否，准确理解胫理Pilon骨折的典型形态是决定复位策略的重要前提。测绘几乎所有骨折中都能够发现的特性骨折块，包括前外、内侧后后外骨折块，还包括明显粉碎的中央骨块。像许多踝关节骨折一样，复位腓骨骨折能够改善后踝骨折块的复位。需要理解这些骨折块，以选择采用标准切开复位技术或有限切开复位技术。在切开手术中，复位顺序（在大部分病例，腓骨已固定）如下：先复位后踝，再复位内踝，再复位中央骨块，最后复位前外侧骨块。

- 如果允许进行经皮钢板固定，在术前X线片上评估钢板长度，将钢板置于皮肤上并进行透视确定其位置。
- 使用钢板折弯器扭曲钢板，使其适合胫骨远端的解剖形态并于透视下进行确认。
- 在钢板预期置入位置的近端和远端分别做一个前内侧切口。
- 使用Kelly钳从远端切口皮下向近端切口推进或反之进行，在皮下做一个连接两个切口的通道。
- 将1根结实的缝线（例如Ethibond 5号线）绑缚在钢板第1个孔上，透视下使用Kelly钳帮助将钢板推入皮下隧道。皮外通过小的刀刺孔，使用3.5mm骨皮质螺钉固定钢板。锁定钉在使用桥接钢板结构时可能用到。
- 将1枚非锁定螺钉通过钢板中部置入，因为钢板是可弯曲的，这样可以达到良好的骨-钢板接触（图54-17）。
- 透视显示骨折已获得良好的复位及固定后，可去除外固定架。
- 止血带放气，彻底止血后伤口内放置引流，分层缝合关闭伤口。
- 伤口敷料包扎，给予石膏后托使踝关节维持在中立位。

分期有限切开复位内固定

手术技术 54-7

一期

- 患者仰卧于透视床上，患肢上止血带。
- 为了便于切开复位内固定，使用后外侧切口。
- 复位骨折，使用1/3管型钢板固定腓骨。
- 使用3个0尼龙线关闭伤口。
- 使用三角形外固定器跨踝关节固定。
- 在胫骨近端固定2根固定针，然后在跟骨上打入1根固定针。
- 使用韧带修复及重建术稳定踝关节外侧，Pilon骨折暂时复位（图54-16）。

二期

- 在软组织条件允许的情况下对骨折进行复位重建。
- 患者仰卧于透视床上，如果术前确定无法进行经皮钢板固定，则使用前路有限切开复位关节面，手术切口根据主骨折线的位置选择，也可以通过该切口进行植骨，甚至同时进行钢板固定。

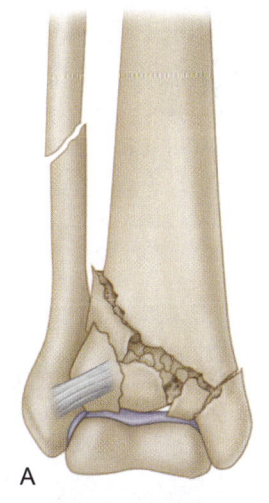 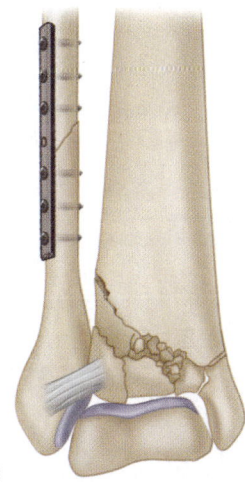

图54-16　A. 粉碎性Pilon骨折合并腓骨骨折；B. 作为Pilon骨折重建的第一步，先恢复腓骨长度，并用6孔钢板固定（见手术技术54-7）

（引自：deSouza LJ: Fractures and dislocations about the ankle. In Gustilo RB, Kyle RF, Templeman DC, eds: *Fractures and dislocations*, St Louis, 1993, Mosby.）

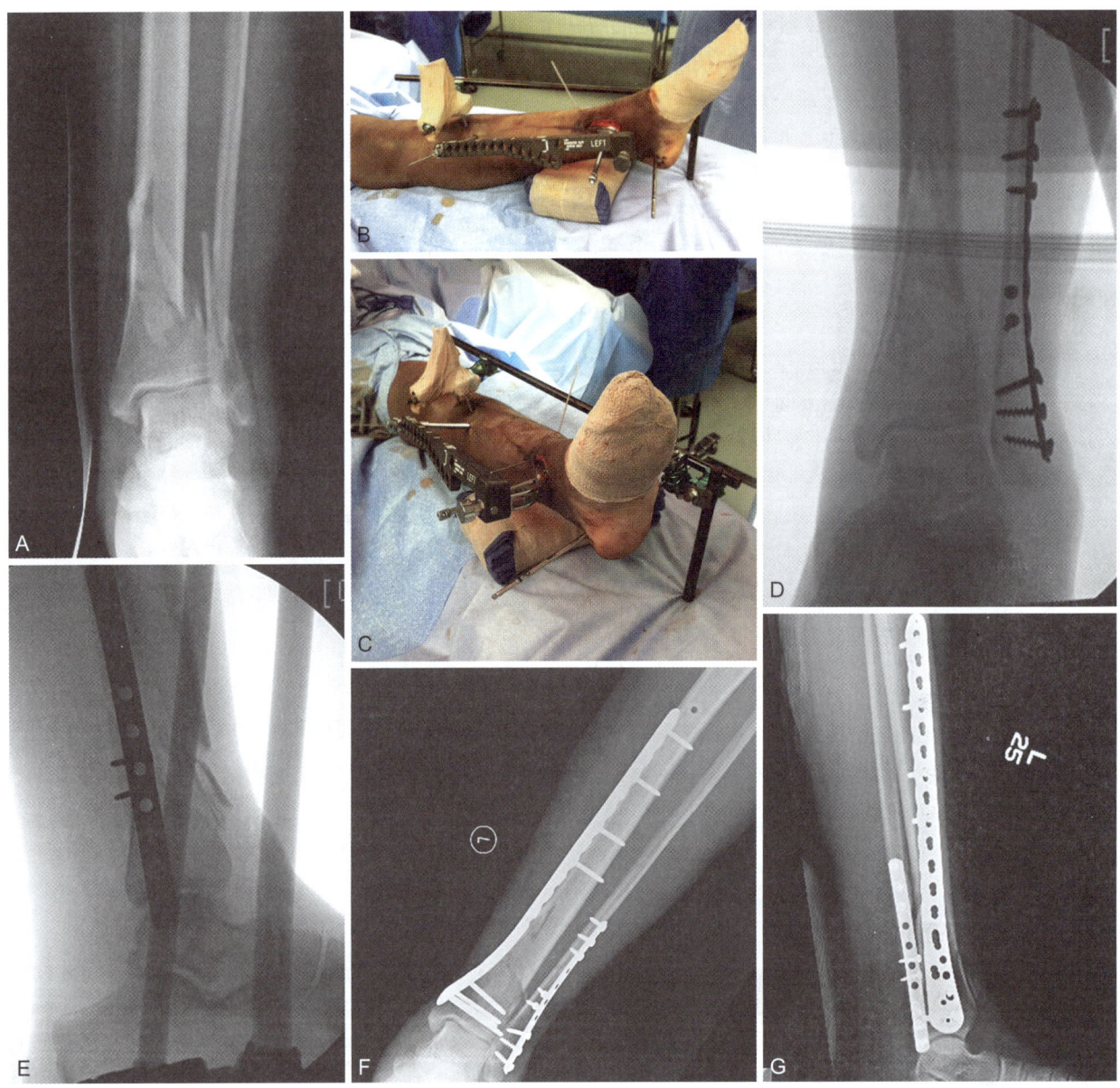

图 54-17　A. 闭合性粉碎性胫骨 Pilon 骨折和腓骨骨折；B 和 C. 腓骨切开复位内固定联合单平面外架，以便粉碎性的胫骨远端骨折复位；D 至 G. 软组织愈合后，患者再次接受有限切开复位，微创接骨板技术完成终极固定（见手术技术 54-7）

术后处理　术后用石膏托固定患肢。闭合伤口引流常规在术后 1d 或 2d 拔出。根据固定的强度，在伤口愈合允许的情况下移除夹板固定。然后进行被动和主动的活动锻炼。拆线在术后 2～3 周进行。在 X 线片显示骨完全愈合前（通常是 12 周），不能进行完全负重。

如果微创治疗方法不适用于该骨折类型，则需要采用切开技术。类似于上述的技术，一旦临时外固定后软组织条件改善，手术医师就可以着手开始最终固定。选择的手术入路需要考虑原始骨折线以及手术入路对软组织的损害最小来复位骨折。这包括多个小手术切口。已经报道多个用来行骨折最终固定的手术切口，最常用的是前外侧和前内侧切口。

（三）后外侧入路治疗 Pilon 骨折

后外侧切口作为可供选择的手术入路，用于切开复位固定治疗 Pilon 骨折，被认为可以作为一种减少软组织并发症的尝试。入路位于腓骨肌腱和拇长屈肌腱之间，深厚的软组织覆盖钢板（拇长屈肌腱）被认为可以有效减少伤口愈合和深部感染等并发症的发生。这个切口最主要的问题是对踝关节的暴露非常有限，因此限制了此切口对踝关节前部骨折的应用。作者认为，对于踝关节后部骨折的复位和固定来说，后外侧切口是一种可供选择的手术入路。

Bhattacharyya 等观察了 19 例患者使用后外侧切口术后并发症的发生情况。19 例患者中 9 例出现并发症，6 例（31%）伤口有问题（3 例浅表感染，3 例深部感染）；4 例（21%）患者伤口不愈合（2 例无菌，2 例感染）；3 例患者需要进行踝关节融合术；1 例患者有 3 mm 台阶。作者总结认为，与其他入路相比，后外侧切口不会减少伤口并发症。他们推荐这种手术入路仅限于 Pilon 骨折关节面移位及粉碎主要位置在踝关节后部，或者前路手术因局部软组织条件无法进行的患者。

后外侧入路很少被单独用来治疗 Pilon 骨折，常与其他入路一起联合使用。一些学者提倡早期应用该入路治疗腓骨骨折和胫骨后方的骨折。通过分期治疗，以前入路为基础的踝关节穹顶的切开解剖复位内固定有助于踝关节后柱的稳定，也是重建胫骨远平台的基础。

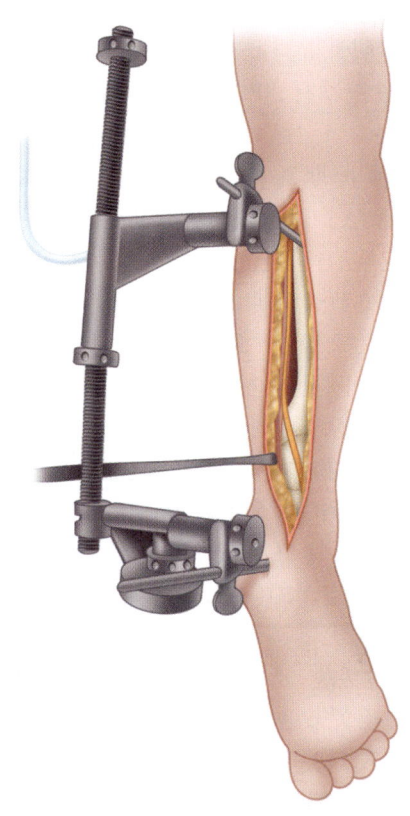

图 54-18 后侧入路，在小腿上应用股骨牵引器，并游离保护腓肠神经（见手术技术 54-8）

后外侧入路治疗 Pilon 骨折

手术技术 54-8

- 患者全身麻醉，去除临时外固定架，术前抗生素治疗。
- 患者取俯卧位，患肢驱血后使用充气止血带。
- 从腓骨肌腱和拇长屈肌腱之间入路进入胫骨远端，切口紧邻跟腱，根据需要可以向近侧延伸。
- 找到并保护腓肠神经。
- 如果需要获得关节长度或关节内情况，可以进行股骨牵引，牵引可通过胫骨结节和跟骨的克氏针实现（图 54-18）。
- 如果需要，使用同一切口显露并使用 3.5 mm 的 1/3 管型钢板固定腓骨。
- 直视下通过骨折端复位骨折块获得关节面的复位，透视确认复位结果。
- 使用 3.5 mm 拉力螺钉或者 4.0 mm 骨松质螺钉固定关节骨折块。
- 针对干骺端骨折块，使用合适钢板按照骨折类型进行固定。C 型骨折通常使用 3.5 mm 钢板固定，B 型骨折使用低切线滑动加压钢板固定。
- 大的粉碎性骨折导致的骨缺损，取髂骨或者合适的植骨替代物进行填充。
- 常规逐层关闭切口，根据需要放置筋膜下引流。

术后处理 患肢使用石膏托固定并抬高 48 h，针对后外侧入路，术后常规放置闭合负压引流管。一旦伤口拆线后，即鼓励在进行物理治疗的同时早期活动踝关节，12 周后 X 线片结果显示骨痂形成时可以开始负重练习。

（四）外固定和有限内固定

为响应钢板固定治疗高能量胫骨 Pilon 骨折疗效难以接受的报道，采用外固定联合有限的内固定治疗腓骨和胫骨关节面的提议日益增加。与钢板螺钉治疗胫骨 Pilon 骨折比较，外固定联合有限的内固定治疗类似骨折的报道显示，感染率降低。然而一项研究报道，有 20% 的针孔并发症和腓骨切口愈合不良。

在一项长期随访（5~12 年）的研究中，Marsh 等研究了 35 例 Pilon 骨折患者使用单侧跨关节外固定架治疗，复位结果 14 例为优，15 例一般，6 例差。骨关节炎分期中，有 3 例为 0 级，6 例为 1 级，20 例为 2 级，6 例为 3 级。创伤性关节炎与损伤严重程度以及复位情况相关，但它和临床疗效（15 例效果极好，10 例好，7 例差）无明显相关性。大部分患者（31 例中有 27 例）都无法进行跑步活动。

Dickson 等的另一项研究，治疗 37 例高能量胫骨 Pilon 骨折（AO B3 和 C3 型），用跨关节外固定架临时固定，10~21 d 行关节面二期切开复位，其报道的优良率为 81%。并发症包括：8% 感染，11% 复位丢失，8% 继发性关节病变，1 例（3%）糖尿病患者因关节融合失败而截肢。

研究发现对关节内骨折或 Rüedi-Allgöwer Ⅱ型骨折使用交联外固定架治疗，其结果 67%~69% 为优良，75%~97% 为好。并发症发生率为 23%~66%，包括深部和表浅感染及骨不连。

（五）外固定和腓骨钢板固定

尽管腓骨钢板固定是胫骨 Pilon 骨折切开复位内固定 AO 原则的一个基本部分，但是，当外固定作为最终的治疗方法时，对腓骨钢板固定的作用存在争议。可能的优点包括增加力学稳定、便于前外侧关节骨折块的复位和恢复胫骨的长度和力线。可能的缺点包括增加手术时间、可能出现伤口感染和可能需要取出内固定。此外，腓骨钢板固定限制了外固定架的动力加压功能，如果干骺端缺损没有植骨，可能导致延迟愈合或内翻畸形愈合。有些骨折的腓骨复位困难，复位不良会影响胫骨的复位。

Williams 等研究胫骨 Pilon 骨折采用腓骨钢板治疗，并发症包括腓侧切口感染（23%）、腓骨不愈合（9%）和成角畸形（4.5%）。未进行腓骨钢板治疗的并发症包括成角畸形愈合（19%）和胫骨伤口感染（3%）。采用腓骨钢板固定治疗骨折未发现延迟愈合或内翻畸形的增加，然而，作者认为，在跨关节外固定治疗胫骨 Pilon 骨折中，行腓骨钢板固定有明显的并发症，而无腓骨钢板固定所获得的结果较好。由于病例较少，此研究结果有局限性。

Watson 等分析 39 例用不同的外固定架治疗失败的胫骨 Pilon 骨折。他们发现，其中 64% 的干骺端畸形愈合或不愈合是由于腓骨钢板固定或腓骨完整，导致未发现胫骨骨缺损或骨折粉碎而未行植骨引起的。作者认为，在外固定架动力加压前，通过早期诊断和胫骨骨缺损或粉碎性骨折部位植骨避免此并发症。另外，也可通过不使用腓骨钢板，而使用螺钉或克氏针固定维持腓骨在踝穴的复位来避免胫骨植骨。目前尚无确切的证据支持或否定用外固定架治疗胫骨 Pilon 骨折中采用腓骨固定。必须根据具体骨折权衡腓骨固定的风险和益处。在初次使用外固定架治疗 Pilon 骨折时，尤其是外固定架作为最终治疗时，不常规进行腓骨固定。然而，对于一些特定的患者，在使用后外侧入路治疗后方穹顶骨折块时，可同时治疗腓骨骨折，然后，在软组织条件允许时再分期进行剩余骨折块的固定。

虽然与切开复位内固定相比，外固定技术可明显减少伤口并发症和深部感染，但是畸形愈合和针道感染仍待解决。此外，Wyrsch 等和 Pugh 等在其比较研究中报道，外固定架更常用于较严重的骨折，但切开复位组的关节复位好于外固定组。

1. **跨关节外固定**　传统的跨踝关节半针外固定具有软组织剥离少、无大的皮下内置物的优点；从理论上讲，其造成伤口并发症及感染更低，尤其适用于开放性骨折或合并严重闭合性软组织损伤的骨折。然而，如果通过韧带不能使骨折复位，可能需要有限的切开复位。外固定架几乎可用于胫骨远端任何类型骨折，无论骨折是否粉碎，对向骨干延伸的骨折尤为适用。半针固定架使用相对简单，大部分外科医师都熟悉这种技术。潜在的缺点包括针道感染和固定针松动，可见于任何类型外固定架；如果在骨折愈合之前去除外固定，可使复位发生再移位；由于传统的半针外固定架跨越踝关节和距下关节，可致踝关节僵硬。通常至少有 1 根半针插入跟骨，如果同侧跟骨发生骨折，那么应用这一技术就比较困难。由于随时间延长半针可松动，因而可能需要对粉碎性骨折进行植骨，以便在拆除外固定架之前促进骨折愈合。

为避免固定胫距关节，已研制出带关节的半针外固定架，它带有一个铰链，允许踝关节活动。调整铰链的轴线，使其尽可能地与踝关节的真正轴线相一致；可松开关节铰链，以便关节活动。然而，尚未证明此种带关节的半针外固定架可改善总体的功能结果。

Marsh 等比较了 19 例患者给予跨关节外架固定早期禁止活动,以及 22 例患者跨关节外架固定早期(术后 2 周内)踝关节活动两组之间的恢复情况。外固定架去除后予以短腿石膏托或支具固定 4～6 周。作者发现两组患者在关节活动度、疼痛、功能评分之间均无明显差异。作者提醒由于样本量过小,随访时间过短,无法发现两组之间的差异。

半针置于跟骨和距骨,并与胫骨干的半针相连接,通过牵开及韧带整复而复位骨折。如果覆盖腓骨的软组织无损伤,可用钢板固定腓骨骨折。然后,可在 X 线透视引导下经皮进一步复位关节面,或在骨折线表面直接做小切口进行复位。关节复位后用 3.5 mm 或 4 mm 螺钉固定(图 54-19)。25%～60% 的骨折需要进行干骺端骨缺损植骨;如果软组织条件良好,可急诊植骨;否则可延迟 4～6 周,等待软组织愈合。

跨关节外固定架治疗胫骨 Pilon 骨折

手术技术 54-9

(Bonar 和 Marsh)

- 铰链型关节外固定架连接远端的 2 枚螺钉(1 枚置于跟骨,1 枚在距骨)和近端的 2 枚胫骨螺钉。所有螺钉拧入前均应预先钻孔。为保护软组织,在钻孔及拧入螺钉时均应使用套筒。
- 跟骨和距骨的进针点如图 54-20A 所示,以避开神经血管束。
- 在透视引导下,不用固定架模板,首先置入距骨螺钉。距骨螺钉的进钉点在距骨颈内侧远端(图 54-20A);透视观察踝关节前后位像,拧入的螺钉应与距骨顶平行(图 54-20B),并与足的纵轴大致垂直(图 54-20C)。这枚螺钉的位置和方向非常重要,因为要用它确定模板的对线,以指导拧入其余的螺钉。

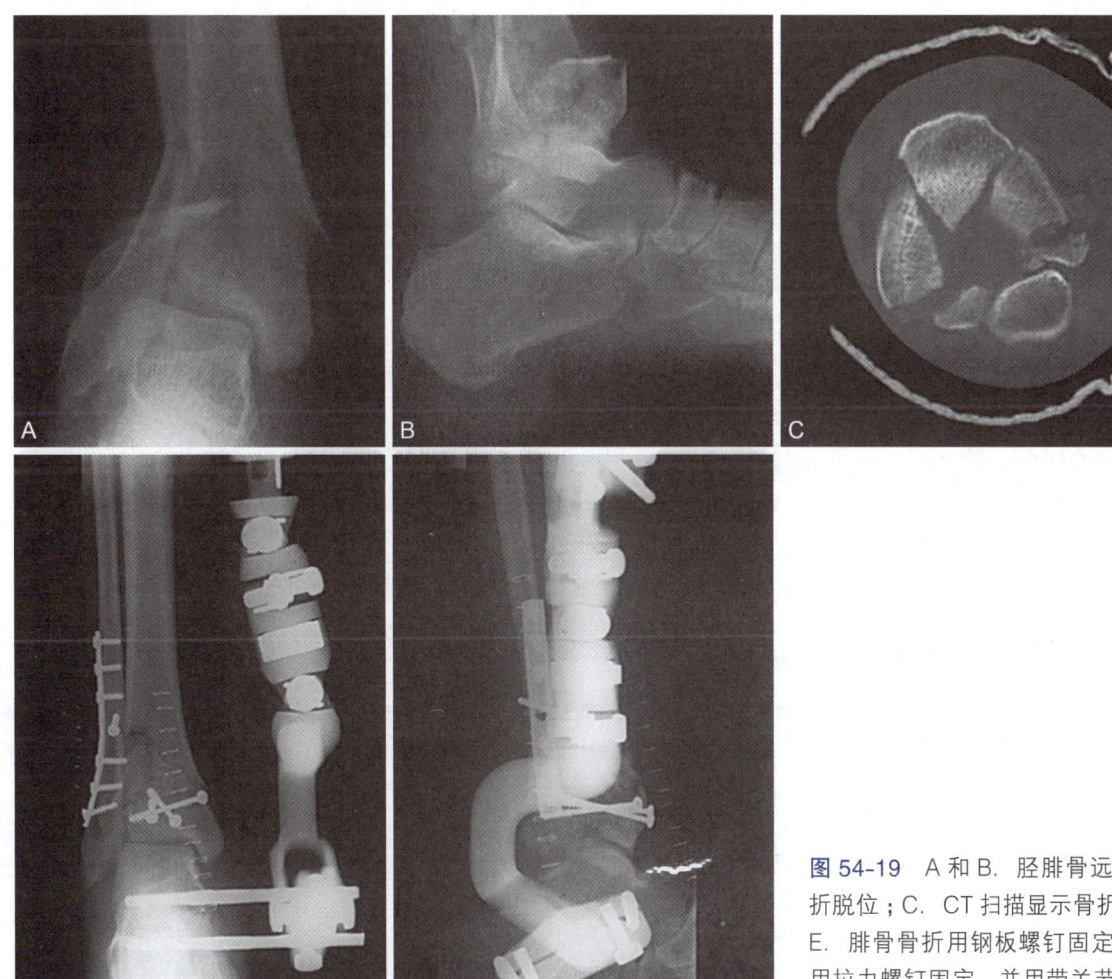

图 54-19 A 和 B. 胫腓骨远端的严重骨折脱位;C. CT 扫描显示骨折类型;D 和 E. 腓骨骨折用钢板螺钉固定,胫骨骨折用拉力螺钉固定,并用带关节的半针外固定架维持复位

- 在 X 线透视踝关节前、后位图像上确定螺钉穿过距骨颈外侧皮质 2 个螺纹，以确保其抓持双侧皮质。
- 以距骨螺钉为基准放置模板，安装跟骨与胫骨螺钉。通过旋转外固定架铰链，可调整跟骨螺针在跟骨结节上位置的高低。在偏高的位置拧入的跟骨螺钉允许术后有较大范围的背屈，故建议采用。
- 在 X 线透视下观察后足跟骨轴位图像，证实跟骨螺钉穿过双侧骨皮质。固定器铰链的中心应接近距骨中部。
- 螺钉全部上好后，去除模板，安装外固定架，锁紧近端的球形关节。应用压力撑开器牵开踝关节，X 线透视下检查复位情况。
- 根据术前计划及术中牵开后的情况，做小切口协助关节面的准确复位，用小螺钉固定骨折块。所选择的切口与主要骨折线一致，以便将骨折作为一个窗口，用于观察关节面骨折情况。采用大的单爪复位钳复位较大的骨折块。
- 螺钉固定仅用于关节骨折，而不要企图用螺纹钉固定跨过干骺端的骨折。不要使用胫骨钢板。可使用空心螺钉经皮拧入，尽量减少骨膜剥离。
- 经同一切口或根据需要另做切口进行植骨，以充填干骺端的骨缺损。

术后处理 患肢抬高，直至软组织愈合允许进行活动。大部分患者应避免负重，即使负重，在最初的 6 周内也不允许超过 20 kg。在 4~12 周，外固定架改为动力固定（锁帽放松，允许滑动杆滑动），此期间逐渐增加负重。X 线检查证实骨折愈合，并且在临时移除外固定架连接杆而患者能够无痛行走时，可去除外固定架。软组织条件允许时，即可开始活动踝关节，通常在术后 1~2 周。除行关节活动度锻炼外，均应戴矫形夹板，使踝关节处于中立位。

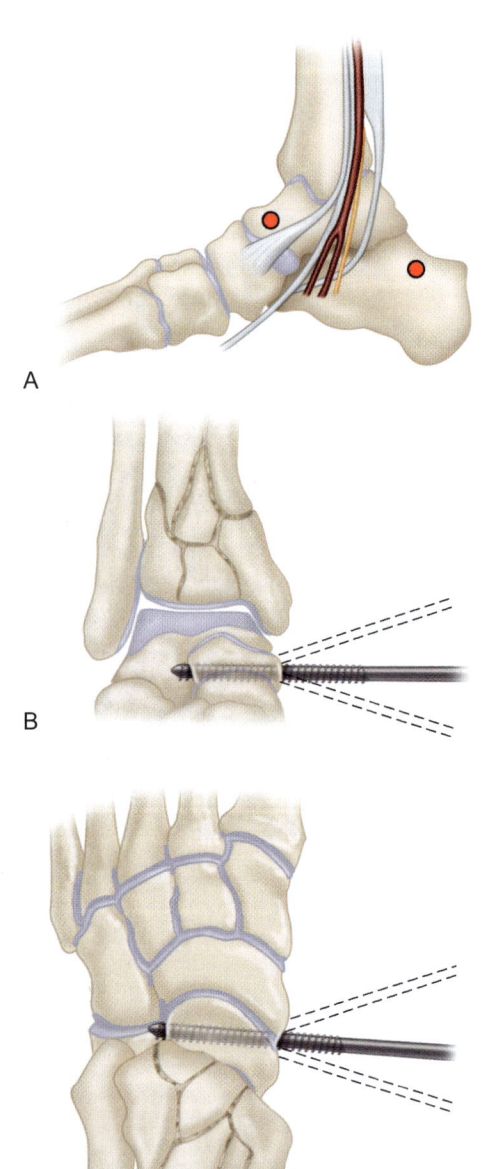

图 54-20 A. 距骨及跟骨螺钉进针点，避免损伤神经血管束与距下关节；B. 在前后位像上距骨螺钉平行于距骨顶（虚线表示不正确的螺钉位置）；C. 螺钉垂直于足部纵轴，其尖部应穿过距骨对侧骨皮质 2 个螺纹（见手术技术 54-9）

2. **混合外固定** 混合外固定架，由位于胫骨干骺端骨折块的张力钢针与位于胫骨干的半针连接组成。像半针固定架一样，此种外固定装置对软组织提供了更大的保护，比钢板容易跨过骨干的骨折线。张力钢针的应用方式类似于拉力螺钉，可协助关节骨折块的复位和固定。仅在踝关节平面以上行固定既有优点也有不足。因其对胫距和距跟关节未行固定，故在理论上讲可以减少这些部位发生僵硬的可能。

外科医师必须熟悉这些外固定架的生物力学机制，以确保其结构稳定。如果关节骨折粉碎严重，张力钢针可能提供不了足够的固定。为了稳妥地固定，可能需要将张力钢针置于关节囊内，虽然针道感染引起化脓性关节炎是一个潜在的并发症，但对于踝关节来说问题不大，这点不同于膝关节。如果安全放置钢针的通道未被掌握，则可能发生神经、血管和肌腱被刺穿的情况。骨折合并胫距关节不稳定也不适于用这种方法固定。况且，许多外科医师对张力钢针固定技术缺乏经验。混合型外固定架最适合于 AO 分类的 A 型、C1 型和 C2 型骨折。

Watson 强调利用早期韧带整复以闭合较大的骨折裂隙、减少骨折端出血及减轻薄弱的周围软组织套的张力的重要性。若延迟数天后再进行韧带整复，则可能难以复位干骺端的骨折块和恢复骨干延伸部分和粉碎骨块的对线；还将造成间接复位的困难，并可能需要更大或更广泛的切口。他建议，在急诊室进行伤情检查后立即行跟骨牵引，如为开放性骨折，则在手术室进行急诊冲洗清创时行跟骨牵引。他介绍了一种"快速牵引"（traveling traction）装置，即将 2 根中央有螺纹的 6 mm Schanz 针分别穿过跟骨结节及腓骨头水平的胫骨近端，并与可透过射线的内、外侧外固定杆相连，这样便组成一个简单的四边形外固定架。然后，手法撑开此外固定架，以达到韧带整复骨折的目的。在牵引下行肢体 CT 扫描，以协助制订手术计划。如果通过韧带整复即达到了相对的骨折复位，则经皮穿入橄榄针固定，还可加用空心螺钉作为辅助固定。如果关节骨折没有复位，则应做小切口实施复位。

根据对 150 余例此类损伤的 CT 扫描结果的回顾性观察研究，Watson 设计了一种四象限入路穿针法（图 54-21），其切口与固定干骺端骨折块的穿针点的解剖"安全"通道相符合。对于张力钢针固定来讲，其唯一难以固定的区域是骨折线在冠状面上恰好为横行的骨折；由于解剖限制，橄榄针不能直接由前向后穿入，对具有这种骨折线方向的骨折最好选用小的空心螺钉固定。

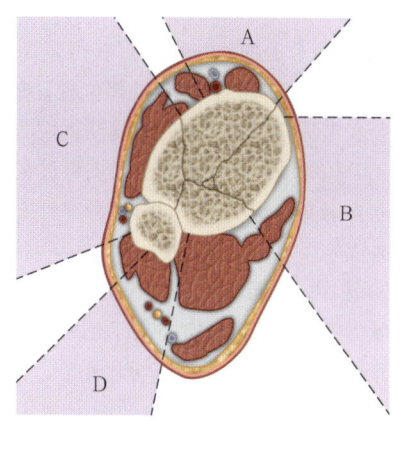

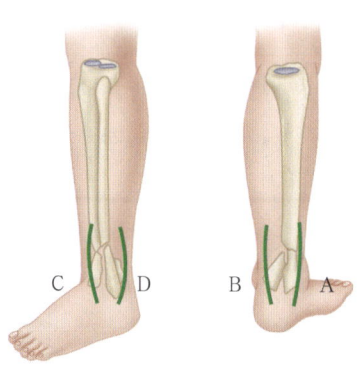

图 54-21　Pilon 骨折 CT 扫描所见到的骨折类型：前外侧、后外侧、前内侧或后内侧骨折块，合并中央嵌插或压缩

基于解剖安全通道，钢针斜行穿过安全区 A 和 D 或 B 和 C；钢针直接由前向后穿过不安全。安全区 A、B、C 和 D 与所做切口相符合

（引自：Watson JT: Tibial pilon fractures, *Tech Orthop* 11: 150, 1996.）

终极环形外固定架治疗胫骨 Pilon 骨折

手术技术 54-10

（Watson）

- 将患者置于设有体位维持装置并可透过 X 线的手术床上。用长垫抬高整个下肢，以便放置环状外固定架时不与手术台接触。用灭菌牵引弓通过手术台延伸的牵引架维持跟骨牵引，如果应用的是双针外固定架，则用该架维持牵引。
- 首先固定腓骨。如果软组织条件允许，采用小切口切开复位，4～6 孔钢板固定。如果腓骨外侧的软组织条件不好，采用经皮持骨钳牵拉腓骨恢复其长度，经皮穿入克氏针将其暂时固定在胫骨的外侧面，该针以后用张力橄榄针取代。
- 外固定架通常由 3～4 个环组成。首先在踝关节平面放置远端的基础环，将第 2 个环置于骨折在骨干延伸部的近侧。如果骨干及干骺端的骨折线及范围极大，则需要增加 1 个中部环。应用长螺纹杆将骨折近端的 2～3 个环连接，但不固定远端的环。
- 将近端环的结构呈"贝壳"状打开，将其放置在胫骨干外周。在腓骨头的水平横行穿入 1 枚与膝关节平行的参照钢针，将其与近端环相连。保持适当的软组织间隙，调整近端环在肢体上的位置，要保证其与膝关节平行，并使环的轴线与近端完好的胫骨干轴线一致。
- 将 1 根 Schanz 针穿入胫骨干近端，并将其与外固定架的最近端环相连。这样，近端的环状结构便牢固地安放在骨折近端的胫骨干上。在其他的近端环上安装横穿的钢针或 Schanz 针，如此则在完整的近端胫骨干上的每一个环都获得了两个平面的固定。不要在任何粉碎性骨折部位放置橄榄针。
- 然后进行关节固定。如果韧带整复获得成功，可根据术前CT扫描情况，用橄榄针经皮穿过主要的骨折块来稳定骨折（图54-22A）。这种穿针方式不同于混合外固定手术，后者采用标准的横穿钢针固定；而在此方法中，横行穿针的位置由骨折类型决定。对于冠状面的骨折，应用空心螺钉辅助钢针固定。
- 如果韧带整复未获成功，则需切开复位。
- 根据CT扫描的情况，选择合适的安全入路，做长4～6 cm切口，注意不要在皮下做广泛剥离。如果切口部位选择恰当，可直接进入主要骨折线。
- 必须尽量减少骨膜剥离，像打开书本一样打开骨折线以显露关节。由于关节已经撑开，也可直接看到凹陷的关节骨折块。
- 用小骨膜起子撬起凹陷的关节面，在直视下复位。
- 用克氏针暂时固定骨折块，用植骨来维持其位置，并充填所有的骨松质缺损。复位干骺端骨折，暂时用克氏针固定。对任何冠状面骨折用空心螺钉做最终的关节固定。对于大部分骨折，也可采用经皮或直接经切口穿入橄榄针来固定骨折块。
- 为了达到关节面稳妥固定，至少需要3～4根橄榄针。如果下胫腓关节已经分离，则用1根橄榄针由腓骨横穿过胫骨将其复位。如果腓骨未行钢板固定，在向胫骨横穿钢针之前要恢复腓骨的长度，并维持适当的旋转。穿入最后1根钢针作为横行的参照针，其进针的位置恰在腓骨前面踝关节近侧约1 cm处，使其仅穿过胫骨，确保其与关节平行。然后，将远端环"贝壳"状打开，将其置于固定针周围；以参照针为基准调整环的位置

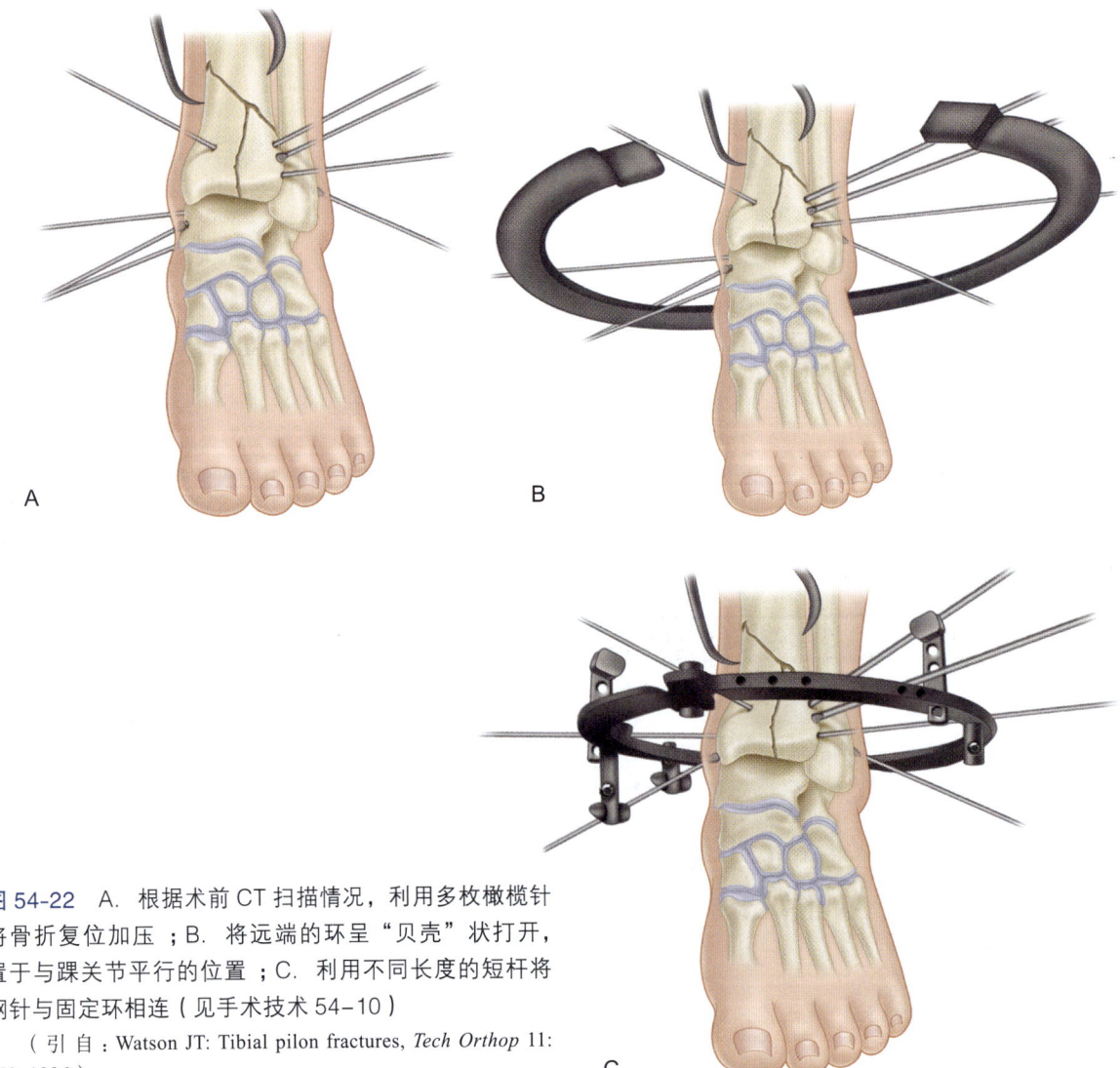

图54-22 A. 根据术前CT扫描情况，利用多枚橄榄针将骨折复位加压；B. 将远端的环呈"贝壳"状打开，置于与踝关节平行的位置；C. 利用不同长度的短杆将钢针与固定环相连（见手术技术54-10）

（引自：Watson JT: Tibial pilon fractures, *Tech Orthop* 11: 150, 1996.）

（图54-22B）。这样一旦连接好近端及远端的环，可以保证膝关节与踝关节平行。
- 将剩余的钢针与游离环相连。由于这些钢针可能没有直接贴靠在固定环上，故需选择不同高度的短杆构件将其与固定环连接（图54-22C）。
- 利用双针拉紧装置对称性地拉紧相对应的2根橄榄针，这种操作应在X线透视指导下进行，以防止骨折部位出现非对称性加压作用。
- 通过配有圆锥形垫圈的螺纹杆将近端及远端的固定环连接起来，进行适当调整，以恢复和维持整体力学轴线。
- 利用位于骨折近侧骨干延伸部的固定环复位近端的粉碎性骨折。用横穿的橄榄针或无螺纹针整复和维持骨干的对线，并且复位该部位任何较大的骨折线。将这些钢针与中远端的固定环相连，并在X线透视下将其拉紧，以便观察骨折复位情况。
- 对于关节广泛受累和干骺端大范围粉碎的AO分类的C型骨折，预先装配一个带有足部支架的4环外固定架，有助于维持踝关节撑开。踝关节的撑开装置可以是简单的跟骨针或是连接在一个远端跟骨环上的针，也可以是与胫骨远端环相连的复杂的全足支架。
- 用一个如上所述的撑开架，首先安装胫骨近端环，预留合适的软组织间隙。
- 与足部支架或跟骨针相连，通过调节螺纹杆即可实现跨踝关节的撑开及韧带整复。
- 如果韧带整复不满意，则需前述的切开手术。
- 一旦复位满意，将胫骨远端的环置于骨折平面，将固定钢针穿过骨折块，再将钢针与固定环相连，并用如上所述的方法将钢针拉紧加压。该手术方法唯一不同的是远端的胫骨环已与固定架相连，不需要"贝壳"状打开后放置于钢针的周围。

术后处理 对于伴有明显的关节周围粉碎或骨折块附着的软组织极少的骨折，Watson建议维持踝关节牵引6周。一旦在关节线上出现不确定的愈合征象，可在门诊去除足部支架或跟骨针。开始理疗以增加活动范围及肌力。对于严重粉碎性骨折（AO分类C3型），应维持在完全非负重状态。对于有骨干延伸的骨折，当X线片能见到早期骨痂及某些愈合征象时，可开始试验性负重，一般在8~10周。然后逐渐增加负重，到12~14周患者即可完全扶拐或手杖行走。

（六）初期关节融合术

初期关节融合术已被推荐为治疗严重粉碎的胫骨Pilon骨折的一种方法。然而，几位学者已经注意到，严重的骨骼损伤及非解剖复位并非一定不能获得满意的临床结果。因此，我们建议对这些骨折用外固定架固定，以维持其对线而获得骨性愈合。如果患者有明显症状，后期再行关节融合术（图54-23）。对于合并胫骨及距骨关节面软骨广泛缺损

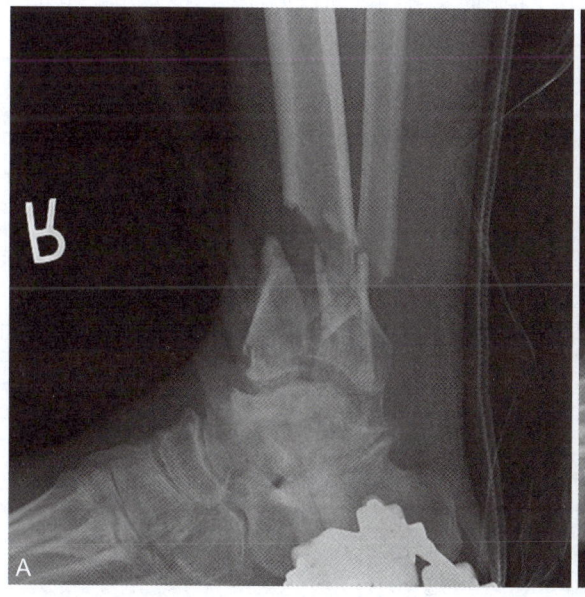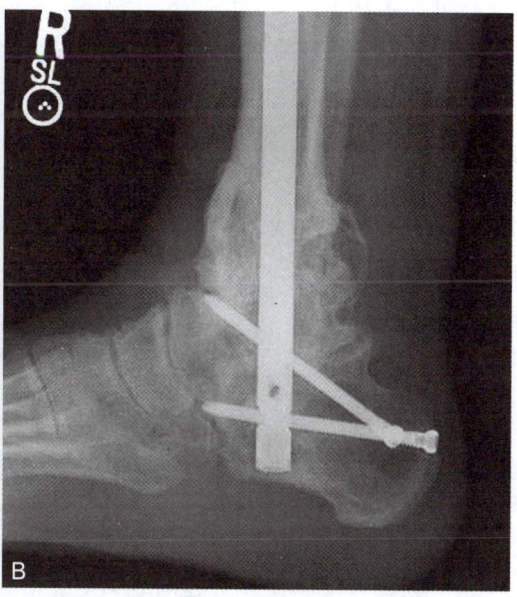

图54-23 A. 高处坠落伤，胫骨粉碎性Pilon骨折，患者既往距骨骨折形成胫距、距跟创伤性关节炎；B. 终极治疗是倒打髓内钉，胫距跟关节融合

的严重开放性损伤，可考虑行初期关节融合术。清创伤口，去除胫骨及距骨关节面残留的软骨。可用外固定架固定骨折。软组织愈合后可能需要植骨。在一些严重的开放性损伤，功能结果常很差，有时可选择截肢。

第二节 胫骨干骨折

对胫骨干骨折不能遵循一套简单的原则治疗。由于胫骨部位特殊，容易受到损伤，从而成为最常遭受骨折的长骨。因为差不多胫骨全长的1/3表面位于皮下，故胫骨开放性骨折比其他的主要长骨更为常见。此外，胫骨的血供较其他有肌肉包绕的骨骼差得多。高能量胫骨骨折可能并发骨筋膜间室综合征或神经、血管损伤。踝关节和膝关节均为铰链关节，不能调整骨折后的旋转畸形，因此，在复位时要特别注意矫正旋转畸形。延迟愈合、不愈合和感染是胫骨干骨折相对常见的并发症。

胫骨骨折的评估应包括详细的病史和物理检查。观察肢体有无开放性伤口和软组织硬痂或挫伤，并进行全面的血管和神经检查。脉搏消失或神经功能缺失可能是间室综合征或血管损伤的征兆，必须迅速做出判断和处理。也要检查同侧的股骨、膝踝关节和足。一旦检查结束，应轻柔地复位肢体，用夹板固定。开放性伤口在无菌条件下小心冲洗和包扎，给予合适的抗破伤风和预防性抗菌药物。拍摄普通的正、侧位X线片，要包括膝关节和踝关节，有时需拍摄45°斜位片以检查有无移位的螺旋形骨折。对于严重的粉碎性或有缺损的骨折，有时也需拍摄对侧胫骨的X线片以判断骨折的长度。

关于胫骨干骨折采用手术和非手术治疗的指征日益明确。虽然非手术治疗在过去经常受到推崇，但现在仅用于治疗由低能量外伤引起的闭合、稳定、单纯、微小移位的骨折和一些稳定的低速的枪伤骨折。而手术治疗则适于高能量外伤引起的大多数胫骨骨折。此类骨折大多是不稳定和粉碎的，并伴有不同程度的软组织外伤。手术治疗允许早期活动、可以处理软组织和避免制动引起的并发症。治疗的目的是获得骨折的愈合和良好的对线、消除负重疼痛和获得膝、踝关节有用的活动范围。最佳的治疗方法应达到这些目的，同时减少并发症，尤其是感染。而对于严重损伤的肢体则可能难以达到这些目的。

Sarmiento、Nicoll和其他学者发现：对于许多胫骨干骨折来说，应用管型石膏或功能支具闭合治疗是一种有效的方法，可避免手术切开所导致的潜在并发症。为使闭合治疗获得成功，石膏或支具必须能够维持可以接受的骨折对线，骨折类型必须允许早期负重以预防骨折延迟愈合或不愈合。应避免重复的手法复位。如果骨折对线不良，应选择其他的处理方法。轴向或旋转对线不良及短缩可引起外观畸形，改变了相邻关节的载荷特点，可加速创伤后关节炎的发生。

关于对线不良和短缩可以被接受的程度也有争议。Tarr等和Puno等证明胫骨远端较近端更不能耐受对线不良。文献中推荐的数据差异较大：4°～10°的内-外翻对线不良，5°～20°的前后位对线不良，5°～20°的旋转对线不良，10～20mm的短缩。总的来说，我们同意Trafton推荐的数据，即力争获得<5°的内翻或外翻成角，<10°的前后位成角，<10°的旋转对线不良，<15mm的短缩。在某些类型的骨折中维持骨折对线较为困难，如果反复纠正对线而未获成功，就有手术固定的指征。

影响预后的重要因素是：①骨折最初移位的程度；②骨折的粉碎程度；③是否发生感染；④除感染外的软组织损伤程度。研究发现伴有或不伴有简单粉碎的扭转型骨折比伴有或不伴有粉碎的高能量骨折预后更好，如短斜行骨折或横行骨折。扭转型骨折趋于造成纵向的骨膜撕裂，且可能没有扭断骨内膜血管；而横行骨折通常将骨膜环形撕裂，并完全阻断了骨内膜血液循环。胫骨远端1/3段有移位的螺旋形骨折较难复位。

Hoaglund和States根据造成创伤的原因将胫骨骨折分为高能性和低能性，并发现这种分类有助于评估预后。高能型骨折常由汽车碰撞或挤压伤等事故造成。全部骨折的50%以上及90%的开放性骨折属于此型骨折，其平均愈合时间为6个月。低能型骨折多由冰上摔伤及滑雪时等事故所致，其平均愈合时间为4个月。这些研究者发现骨折的平面对预后影响不明显，而断端间的接触程度则更有意义。骨折复位后断端间的接触介于正常的50%～90%者，其愈合速度明显快于接触较少者。

胫骨骨折部位的移位超过胫骨宽度的50%是发生延迟愈合或不愈合的一个重要原因。骨折部位粉碎超过50%一般认为是不稳定的，常由高能创伤引起，并伴有严重的开放性或闭合性软组织损伤。有无腓骨骨折并不影响预后；然而，文献报道，应用管型石膏固定治疗腓骨完整的闭合性胫骨骨折时，骨折愈合会受到抑制。

患者的个体特点也会影响胫骨干骨折闭合复位治疗的成功率。对水肿或过胖的肢体采用石膏或支具可能难以维持骨折对线。对不配合的患者采用闭合治疗可能发生复位后的再移位，而延迟愈合及不愈合常见于必须延长限制负重时间的患者。在制订治疗计划时，也必须考虑每个患者对功能的要求。

单发的胫骨干闭合骨折采用髓内钉和石膏固定治疗的对照研究显示，髓内钉治疗可获得较高的骨折愈合率和更高的功能评分。尽管这些研究显示，对于闭合性不稳定的胫骨干骨折，髓内钉治疗效果好于石膏固定，但仍需进一步的比较研究以验证这些结果，确定更严格的治疗指南。

Nicoll，一位闭合治疗的拥护者，列出了如下内固定治疗的适应证：①开放性骨折，需要复杂的整形手术者；②合并股骨骨折或其他较大的创伤者；③截瘫并感觉丧失者；④节段性骨折伴中间骨折块移位者；⑤骨折块丢失导致骨缺损者。对于不稳定的粉碎性或节段性骨折、双侧胫骨骨折和合并同侧股骨骨折的患者，Bone 和 Johnson 建议采用内固定治疗。对于大部分开放性骨折、骨折合并严重的闭合性软组织损伤、骨折合并骨筋膜间室综合征、骨折合并血管伤以及骨折合并多发伤者，目前也倾向于手术治疗。

对于不适于闭合治疗的骨折，可采用钢板螺钉固定、髓内固定（交锁髓内钉）或外固定器治疗。对于大部分需要手术固定的胫骨干骨折，交锁髓内钉固定是当前首选的治疗方法。钢板固定主要用于干骺端-骨干连接处或其近侧的骨折，外固定可用于延伸到关节的骨折和严重的开放性骨折。对严重的碾轧伤，应考虑截肢。

由于大型创伤部门的努力，开放性高能量损伤胫骨骨折的治疗结果已经显著改善。要使这些骨折获得优良的结果，有几个因素是十分重要的。必须对所有失活组织，包括大的骨折块，进行重复、彻底的清创。由于有血供的软组织及骨是抗感染及提供重建床的基本条件，胫骨固定应尽可能地减少对血供的进一步干扰。Gustilo 和其他学者都强调以下处理的重要性：保持伤口开放，每 24～48h 重复清创，直至 5～7d 通过延迟初期缝合或植皮及皮瓣覆盖关闭创面。我们的做法是如果有证据表明损伤的边界仍不明确时，应在 48～72h 重复进行引流及局部清创。所有的 Gustilo Ⅲ 型骨折常规重复进行清创，开放性骨折必须常规使用抗生素。在 Ⅲ 型骨折中氨基糖苷类抗生素与头孢类抗生素联合使用，对于污染严重的伤口还需要加上青霉素。在 5～7d 后延期闭合伤口或予以游离皮片、皮瓣转移等方法覆盖软组织。

软组织的处理是决定开放性胫骨骨折治疗结果的最重要因素，对这一点是没有争议的，但对何为最佳固定方法则有争议。单纯使用交锁髓内钉或外固定通常即可获得骨折块和软组织的稳定。钢板固定与不能接受的高感染率有关。大部分创伤学者倾向于采用髓内钉治疗 Gustilo Ⅰ 型、Ⅱ 型及 Ⅲ A 型开放性骨折。

胫骨骨折采用不扩髓髓内钉或外固定治疗的对照研究显示，不扩髓髓内钉比外固定所需的再次手术要少，并能获得更好的功能结果。不扩髓与扩髓相比（两项研究中有 132 位患者），扩髓减少了再手术的危险。

Ⅲ B 型胫骨开放性骨折应用外固定治疗时有相当高的感染发生率，应用不扩髓髓内钉也是如此。有些特殊的开放性骨折，急诊用髓内钉处理几乎肯定不是最好选择。战伤引发的开放性骨折、严重污染的骨折（尤其是累及髓腔者）和 Ⅲ C 开放性胫骨骨折，尤其是保肢尚有疑问的损伤，这些均宜应用外固定。

尽管开放性骨折的程度非常严重，但对胫骨开放性骨折清创治疗的时限尚未发现可以预测感染的发生。虽然伤口的负压治疗与传统的治疗方法相比较，其感染发生率与骨折不愈合率相类似，但是伤口的负压治疗被越来越多地运用于开放性伤口的治疗。

我们倾向用髓内钉治疗大多数胫骨开放性骨折。我们的方案（图 54-24）包括制订术后处理方案，以减少延迟愈合及金属折断的发生率。我们采用这个方法治疗了 50 例胫骨开放性骨折，其中 48 例 (96%) 获得愈合；有 18 例患者在伤后平均 4 个月时进行了促进愈合的再次手术。

肢体毁损伤是严重的开放性骨折，常合并血管损伤或神经断裂。在治疗这些损伤时，外科医师所面对的是试图挽救肢体还是早期截肢这一困难抉择。挽救肢体在技术上常是可行的，但对患者来讲，可能产生严重的医疗、社会、心理及经济后果。

Lange 等提出初期截肢的两个绝对适应证：成

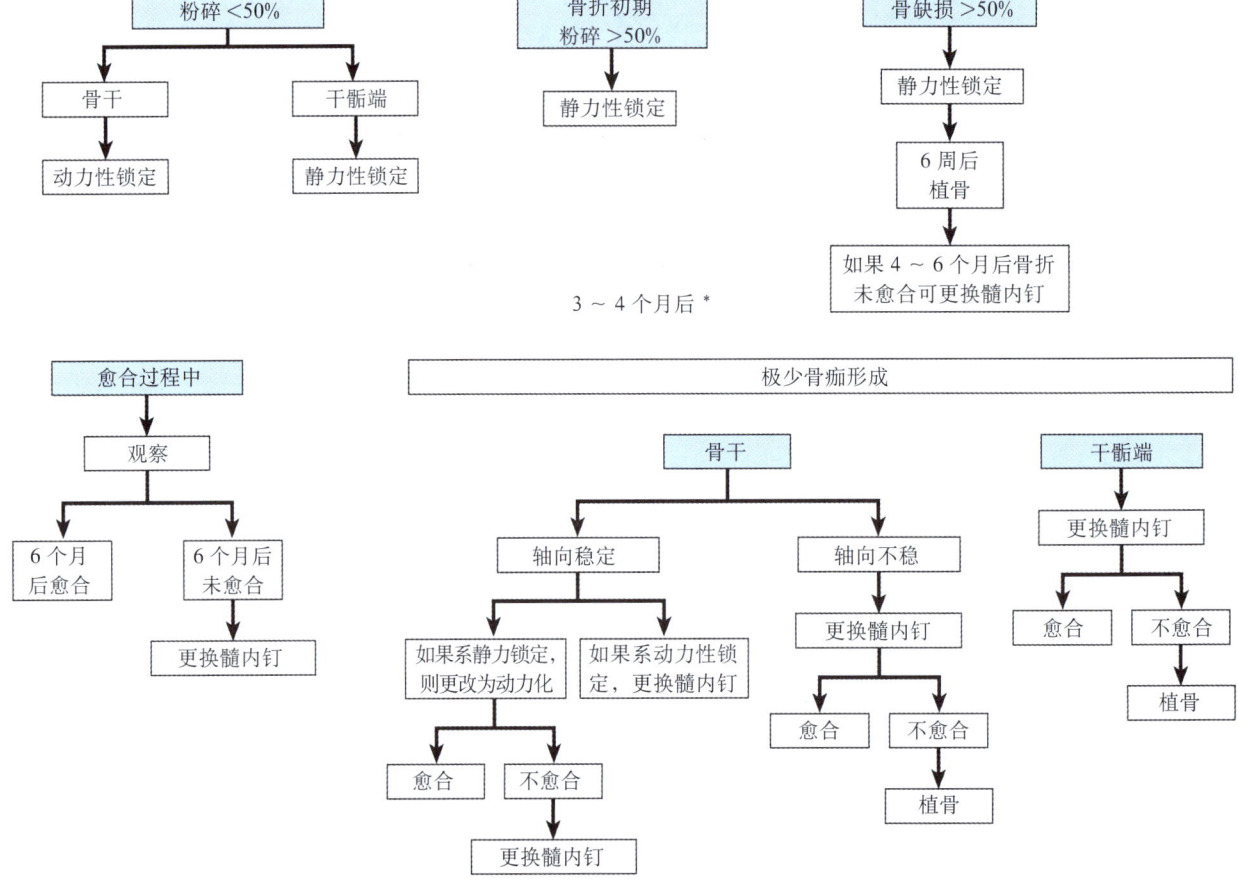

图 54-24 胫骨开放性骨折的初期不扩髓髓内钉治疗及术后处理方案

* ⅢB 型胫骨开放性骨折伤后 6 周可能需植骨

（引自：Whittle AP: Clinical results of unreamed nailing of tibial and femoral fractures, *Tech Orthop* 11:79,1996.）

年人胫神经完全性解剖断裂者和高温缺血时间超过 6h 的碾轧伤。他们提出的相对适应证有：合并严重的多发性创伤者、同侧足部严重创伤者及预计完全恢复时间过长的创伤。影响手术选择的其他因素有患者的年龄、职业和医疗条件，损伤机制，骨折粉碎程度，骨缺损，神经、血管损伤的部位及范围，休克的严重程度及持续时间等。许多学者曾试图设计一种评分公式，以预测保肢和截肢的可能性，但没有一个被证明是完全准确的。Georgiadis 等对采用挽救肢体或截肢治疗严重的胫骨开放性骨折患者的远期功能结果及生活质量进行了调查比较，结论是早期膝下截肢缩短了康复时间，减轻了远期功能障碍。然而，Trabulsy 等报道，采用积极的伤口处理和早期软组织覆盖治疗ⅢB 型开放性胫骨骨折患者，保留有用的负重肢体的比率很高。

为解决有关毁损肢体保肢或截肢的适应证问题，成立了 LEAP 研究小组。在一项多中心、前瞻性、纵向研究中，他们找到了使保肢组和截肢组患者易产生不良结果的危险因素。预后不良的因素与受教育水平低、收入低于贫困线、非白人种族背景、缺乏保险、差的社会支持网络、吸烟和法律法案不完善等相关。2~7 年随访，没有不良后果危险因素的保肢患者结果与截肢组相同，但需要更多的手术和更多的重复住院治疗。伴有胫神经损伤和足部无感觉的患者在 12 个月和 24 个月时存在实质性损伤；然而，截肢患者与保肢患者的结果是相同的。LEAP 研究小组还发现：肌肉损伤、感觉缺失、动脉损伤和静脉损伤是影响医师决定截肢还是保肢的最大的因素。然而，肢体感觉完全缺失的患者中 67% 感觉获得了完全恢复，其余可疑感觉不恢复患者则是截肢的绝对适应证。

一、治疗方法

（一）管型石膏及支具

Sarmiento 等在一项研究中发现胫骨干骨折采

用短腿管型石膏或功能支具治疗，骨折愈合率为97%，不愈合率为0～13%。Sarmiento将支具治疗的适应证缩小到闭合性骨折及低能量开放性骨折。其他研究都建议采用某种形式的闭合治疗。

虽然超过95%的骨折可获得功能良好而无畸形的愈合，但是闭合治疗需要制动，这可能对踝关节的活动有不良影响。文献报道，接受闭合治疗的患者踝关节僵硬发生率为20%～30%；采用支具或石膏治疗后，10%～55%的骨折发生了超过5°的成角畸形，而5%～27%的患者发生了超过12～14mm的短缩畸形。Sarmiento的研究因严格选择了适应证而疗效最好，而其他处理不稳定骨折的研究报道的效果则较差。在几个大型研究中，有2.4%～9.3%的患者由于复位后再移位而需手术治疗。解剖复位与坚强内固定对骨折愈合有明显的优越性，通常没有发生感染及延迟愈合的危险。采用早期负重的闭合性治疗方法，虽经常产生较小的并发症，但却有较高的骨折愈合率且没有严重的并发症。它适用于多种类型胫骨干骨折的治疗，但需要医师具有很大的耐心和花费较长的时间，以及患者的配合。我们主张对稳定的低能型胫骨骨折采用闭合复位管型石膏固定，但双侧胫骨骨折、漂浮膝损伤、关节内广泛骨折、初期未能复位或复位后再移位的骨折例外。

（二）钢板和螺钉固定

不适于非手术治疗的胫骨骨折目前认为可用钢板固定。切开复位钢板固定提供了稳定的固定，允许膝关节和踝关节早期活动，维持肢体的长度和力线。钢板固定最大的缺点是软组织的剥离，可产生伤口并发症和感染。20世纪60年代前，开放性和闭合性胫骨骨折钢板固定常出现延迟愈合、不愈合、置入物折断、软组织坏死和感染等并发症，尤其是在伤后第1周内手术者。

AO组织随后发展了加压钢板技术和置入物，一直使用到现在。文献报道，闭合骨折获得良好的功能结果为98%，并发症发生率为6%；而开放性骨折获得良好功能结果为90%，但并发症发生率近30%。应用切开复位内固定治疗时，随着造成骨折的损伤能量的增加，并发症也明显增多；并发症由扭转骨折的9.5%增加到粉碎性骨折的48.3%；同样，感染率由扭转骨折的2.1%增加到粉碎性骨折的10.3%；此外，应用钢板内固定开放性骨折时，不愈合率增加到2倍，感染很可能增加到5倍。

其他的学者也报道了钢板固定开放性胫骨骨折并发症增加（闭合骨折感染率为1.9%，开放性骨折为7.1%；闭合骨折钢板失败为0.6%，开放性骨折为10.3%）。对于合并移位的膝、踝关节内骨折的胫骨干骨折，目前大部分学者推荐应用钢板固定治疗。当应用钢板固定延伸至关节周围的胫骨干骨折时，应该采用优化的钢板固定技术和间接复位方法，对软组织的处理也应小心谨慎。

为了减少胫骨干骨折后延迟愈合、不愈合和感染的发生率，常采用"经皮"钢板固定技术，以便在保存骨折环境的同时获得稳定的固定。此技术需固定伴随的腓骨骨折，预弯3.5mm动力加压钢板，使之与胫骨解剖结构相匹配，经小的切口放置钢板和螺钉。目前经皮钢板的适应证是：①胫骨干骨折伴有经关节的干骺端骨折，不适合髓内钉固定者；②由于原有的内植物比如全膝关节置换术的胫骨假体导致无法通过植入髓内钉治疗的胫骨骨折。经皮钢板固定在技术上要求高，对线不良较其他固定方法多见。

（三）螺钉贯穿固定

拉力螺钉可用于固定长斜行（超过骨干直径的3倍）或延伸至干骺端的螺旋形骨折，但是对这些骨折更常采用其他方法治疗。将这些平衡放置的拉力螺钉与骨折线呈垂直拧入，并避开骨折的狭窄端。但在开放性骨折中，可用螺钉将大的蝶形骨块固定在主要骨折段上，作为外固定的补充。此外，我们发现这一技术适合于在获得最终固定前单纯通过外固定很难控制的伴有小的关节内骨折块的开放性骨折（图54-25）。

（四）髓内固定

目前，交锁髓内钉固定是大多数胫骨干Ⅰ型、Ⅱ型和ⅢA型的开放性和闭合性骨折治疗的首选方法（图54-26），尤其适用于多段的和双侧胫骨干骨折。Busse等调查创伤骨科医生治疗胫骨骨折的方法，针对闭合骨折，80%的医生选择手术治疗。髓内钉固定可保留骨折周围的软组织覆盖，允许邻近关节早期活动。近端和远端的交锁功能能控制不稳定骨折的长度、力线和旋转，能稳定胫骨结节以下至踝关节上方3～4cm的骨折。对于骺板存在的骨折、解剖畸形、进钉处皮肤烧伤或伤口以及ⅢC型开放性骨折不宜使用髓内固定。

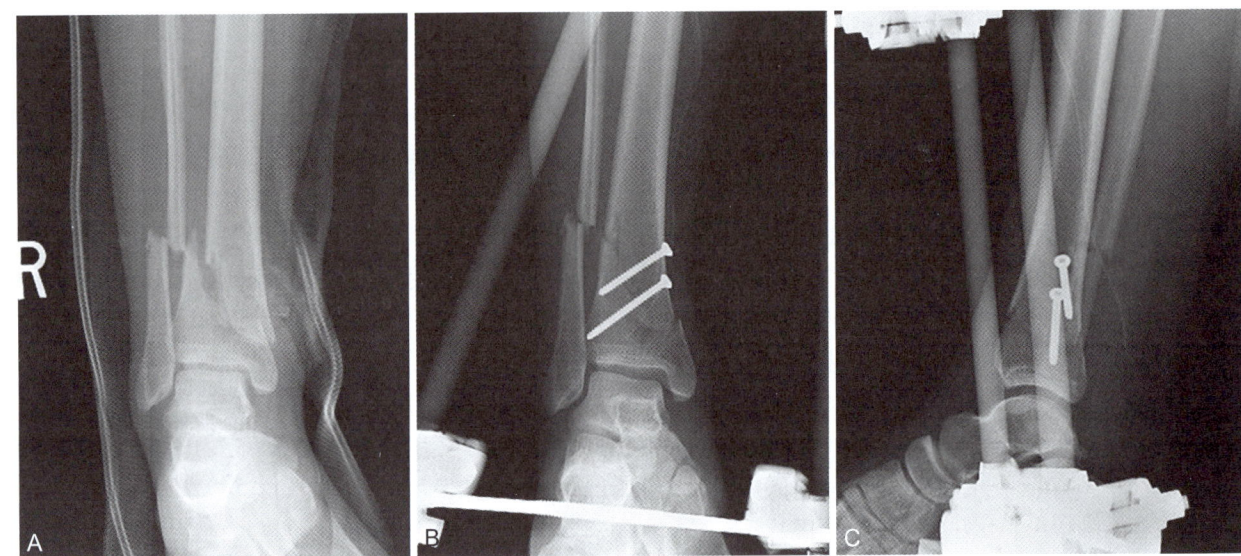

图 54-25　A. 胫骨远端内侧关节开放性骨折合并腓骨骨折；B 和 C. 应用单平面外架时，冠状面的稳定性难以控制，移位的胫骨干骺端骨尖端对软组织持续压迫，胫骨骨折解剖复位及通过辅助拉力螺钉固定骨折块是作为辅助外架固定提高稳定性的策略

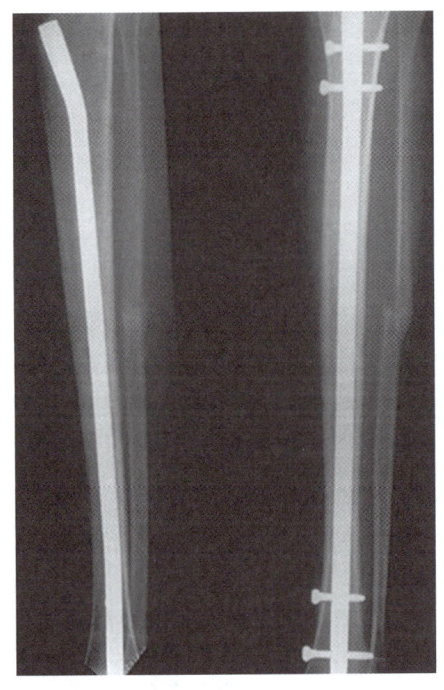

图 54-26　应用髓内钉固定胫骨开放性骨折

20 世纪 30 年代，Küntscher 研制了 V 形和三叶草形钉，但直到约 50 年以后，坚强髓内钉固定才成为被广泛认可的治疗胫骨干骨折的方法。应用不扩髓直式 Küntscher 钉治疗闭合性骨折，结果良好者 98%，而开放性骨折为 97.5%。Herzog 改良了直式 Küntscher 钉，以适应近端的偏心入口。一些学者建议扩髓以改善钉与髓腔的匹配，加强抗旋转力和强度。Slatis 和 Rokkanen 发现 50% 采用髓内钉固定的骨折需要石膏固定控制旋转。生物力学研究表明，当髓内钉直径增大后，骨折部位移位率发生了实质性改善。

20 世纪 70 年代，Grosse 和 Kempf、Klemm 和 Schellmann 发明了带交锁螺钉的髓内钉，使髓内钉的适应证扩大到更近端、更远端和不稳定的骨折。报道显示，扩髓后插入的交锁髓内钉效果良好（97% 骨折愈合率，2.2% 并发症发生率），尤其是用于闭合性骨折。Ekeland 等也报道了应用交锁钉获得了良好的结果，但他们告诫，应慎用动力性或简单的无锁型髓内钉，因为大部分并发症发生在动力性交锁髓内钉；他们也不赞成对交锁髓内钉做常规的动力性加压处理。

1. 扩髓与不扩髓的髓内钉　20 世纪 70、80 年代发表的研究报道均指出，扩髓髓内钉治疗的少量开放性胫骨骨折感染率高（13.6%～33%），令人难以接受。这些报道促成了如下概念，即胫骨开放性骨折禁忌扩髓，特别是 Gustilo Ⅱ、Ⅲ 型骨折。同一时期采用不扩髓 Ender 钉及 Lottes 钉治疗开放性胫骨骨折的研究显示感染率为 6%～7%。动物实验研究证明：与不扩髓相比，扩髓髓内钉破坏骨皮质血供的程度更重，可能由此增加了发生感染的可能性。这些不利因素促进了适合于不扩髓插入的交锁髓内钉的发展。

我们对一组 50 例开放性胫骨骨折采用不扩髓髓内钉治疗，其中Ⅰ度 3 例、Ⅱ度 13 例、Ⅲ度 34 例（Ⅲ度 A 型 11 例、Ⅲ度 B 型 6 例），有 4 例发生感染，且均为Ⅲ度开放性骨折。Ⅲ度 B 型骨折的 2 例感染，是在初期应用转位或游离皮瓣修复创面失败后发生的；Ⅲ度 A 型开放性骨折的 1 例感染发生在伤后 10 个月，即在骨缺损植骨术后。所有感染均消退，未形成慢性骨髓炎。本项研究及后续的研究报告，骨折愈合率为 96%～100%，感染率为 2%～13%，断钉率为 0～6%，螺钉失效率为 6%～41%，经二次手术达到愈合者占 35%～48%。

内固定物失败常与以下因素有关：髓内钉较细（8 mm）、轴向不稳定性骨折、干骺端骨折、双侧胫骨骨折、骨折延迟愈合或不愈合等。断钉常需再次手术。一项研究发现，如果使用单个螺钉，近端横行的交锁螺钉最常发生折断。胫骨远端 1/3 骨折断钉的概率较高。

由于使用较细的髓内钉做不扩髓固定产生了骨折延迟愈合及内固定失败等问题，促使一些研究者重新应用扩髓髓内钉治疗开放性胫骨骨折。术前应用抗生素及采用现代伤口关闭技术，使用扩髓髓内钉治疗胫骨开放性骨折的感染率为Ⅰ型 1.8%，Ⅱ型 3.8%，Ⅲ型 9.5%（Ⅲ A 型 5.15%，Ⅲ B 型 12.5%）。这些结果与不扩髓胫骨交锁髓内钉治疗结果相似。

Keating 等报道了一项随机前瞻性研究，比较了扩髓及不扩髓交锁髓内钉治疗胫骨开放性骨折。总体看来，除不扩髓组的螺钉断裂率较高外，扩髓与不扩髓髓内钉治疗胫骨开放性骨折的结果在统计学上没有显著性差异。

其他的研究者仍不支持对开放性胫骨骨折采用扩髓的髓内钉，尤其是对严重的开放性骨折。文献报道，采用扩髓的髓内钉治疗Ⅰ型和Ⅱ型开放性胫骨骨折深部感染发生率为 21%。软组织损伤的严重程度、清创是否合适和软组织的覆盖是防止感染的关键，比选择置入物的类型更重要。目前，北美的大多数创伤骨科医生接受了Ⅰ型和Ⅱ型开放性骨折使用扩髓髓内钉的观点；然而，对Ⅲ型开放性骨折采用扩髓髓内钉仍存争议。

由于不扩髓髓内钉被成功地应用于治疗开放性胫骨骨折，一些研究者建议还可将这一技术应用于闭合性骨折。与扩髓相比，不扩髓可能具有以下优点：手术时间短、出血少、合并严重闭合性软组织损伤者能较少地干扰其骨内膜血供。胫骨骨干闭合骨折采用扩髓或不扩髓髓内钉治疗，其预后及并发症发生率均无显著差异。尽管应用扩髓髓内钉有促进骨折愈合的倾向，一项研究发现不扩髓髓内钉比扩髓髓内钉出现更多的螺钉断裂。这些以及其他研究均证明：在决定骨折结局方面，骨折及软组织损伤的特点比治疗方法的选择更重要，建议对大多数闭合性不稳定胫骨干骨折宜用扩髓髓内钉固定。

近期一项 meta 分析显示闭合骨折采用扩髓髓内钉治疗可降低骨折不愈合发生率，而且，SPRINT 研究结果证实扩髓髓内钉治疗效果可能优于不扩髓髓内钉。另外还发现，延长需要二次手术治疗的时间至少 6 个月可减少胫骨骨折需要再次干预的需求。Lefaivre 等研究髓内钉治疗后长期随访结果（中位时间 14 年），他们发现可以获得和正常人的功能相似的结果，但是仍然存在一些严重后遗症。

2. 交锁髓内钉治疗胫骨干近端 1/3 骨折 对于胫骨干骨折交锁钉固定的热衷促使一些医师扩大其适应证，包括更近端和更远端的骨折。由于胫骨钉与宽大的胫骨干骺端之间大小差异显著，用交锁钉固定近 1/3 骨折引起对线不良成为一个常见并发症。最常见的畸形是外翻成角和骨折近端的前移。进钉点过于靠内并指向外侧可造成外翻畸形。内侧髌旁切口和髌骨干扰进钉可造成此种进钉点。

在生物力学研究中，Henley 等发现在同一平面由内到外的螺钉允许髓内钉在螺钉上滑动。如果进钉点太远或过于指向后方可引起顶端向前成角或前方移位。Henley 等还发现，如果髓内钉的弯曲部分位于骨折部位或骨折以下，当髓内钉顶向皮质时，可引起近端骨折块前移。屈膝位近端锁钉，由于髌韧带的牵拉可使近端骨折块伸展。这些手术技术的改进，包括进钉点准确选位和附加诸如阻挡螺钉、单皮质钢板（图 54-27）和内侧双针外固定等辅助固定，已经有效地减少了此类并发症。

有些近端 1/3 胫骨骨折最好采用其他方法治疗。Bono 等设计了一套有助于治疗决策的流程（图 54-28）。Tornetta 等描述了一项髓内钉技术：膝关节半伸位，取髌旁内侧切口，可以减小骨折近端前移。后来该技术改进为小的内上方切口，该方法得益于新器械的应用，可通过经皮方式完成。关于该项技术对髌股关节的影响做了许多研究。一项研究报道，半伸位髓内钉置入后 22% 病例发生了股骨滑车损伤。

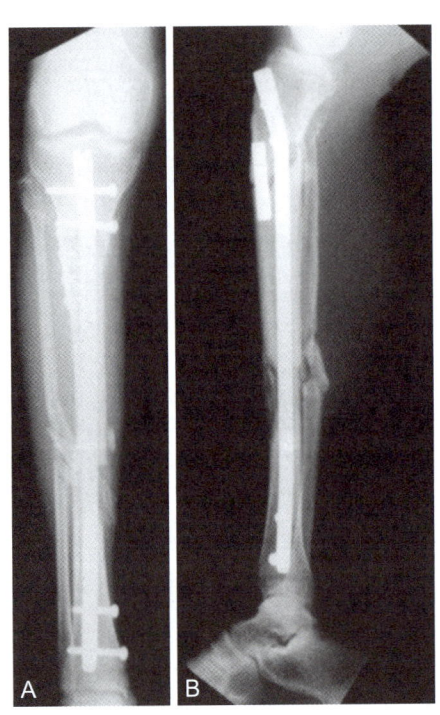

图 54-27 A 和 B. 胫骨近端骨折的髓内钉和外侧钢板固定

然而,这些病例均是在该技术应用的早期阶段发生的,且均是由技术上的误差造成的。在近期的尸体研究中,通过测量,发现与传统入路相比,髌上入路时髌股关节接触压力较高。作者认为,髌股关节接触压力不会损伤关节软骨,因而该手术入路是可行的。进一步研究该技术对髌股关节长期功能的影响是必要的。关于该技术出现了进一步的研究数据,Sanders 等最近报道了一组 55 例患者采用胫骨髓内钉治疗,采用半伸直位髌上入路,术后进行至少 12 个月的放射学和临床随访,包括关节镜下及 MRI 随访。作者得出结论:这一技术可获得最佳的胫骨力线、骨愈合、膝关节活动度,不会出现膝前痛。

目前,我们使用这一技术治疗个体化的复杂的近端 1/3 骨折。针对胫骨近端骨折的复位这一技术拥有更多优势,其减少了辅助复位的需要,例如空心螺钉,而术中透视更容易实现。

3. 交锁髓内钉治疗胫骨干远端骨折 用髓内钉固定更远端的骨折是可能的,但是,骨折位置越远,维持力学上的稳定复位就越困难。Robinson 等区分两种不同的骨折类型。直接弯曲力引起的单纯的横行和斜行胫骨骨折,伴有位于同一水平的腓骨骨折,没有向关节内延伸。此组的软组织损伤较重。扭力引起的螺旋形骨折,常伴有不同平面的腓骨骨折,近 50% 涉及内踝或后踝关节内骨折。17% 的扭力骨折累及内踝,似乎是螺旋形骨折的延续。32% 的扭力损伤有后踝骨折,似乎不与螺旋形骨折连续。在固定髓内钉时,无关节骨折发生移位。还必须认识到胫骨远端骨折向胫骨穹顶或踝关节延伸的可能性。Stuermer 发现,20.1% 的患者存在特定的损伤标记,即内旋外翻机制致螺旋形骨折伴随腓骨近端骨折或腓骨近端完整而合并踝关节损伤。我们通常建议针对远端骨折行 CT 扫描,以获得放射学证据或者明确胫骨远端关节内骨折情况。

需要远端 2 枚锁钉以防止绕单一锁钉旋转引起的反屈畸形。应用骨松质拉力钉稳定内踝和后踝的骨折。如果存在关节内移位骨折,可切开复位。只有在踝关节需要稳定或腓骨移位严重时才用钢板固定腓骨。针对远端完全骨折行腓骨远端固定有助于恢复胫骨力线。

虽然 Robinson 等不提倡此操作,但有些学者认为,在用髓内钉固定远侧胫骨骨折后,用钢板固定同一水平的腓骨骨折有助于防止对线不良。我们分析了腓骨骨折对维持 40 例胫骨远端 1/4 骨折接受交锁髓内钉固定后对线的影响。5 例腓骨完整的胫骨骨折和 4 例固定腓骨的胫骨骨折均解剖愈合。11 例与胫骨骨折不在同一平面的腓骨骨折未经固定的患者均解剖愈合。20 例与胫骨骨折在同一平面的腓骨骨折未经固定者 12 例(60%)发生对线不良。此研究提示:有些腓骨骨折的内固定可改善用髓内钉治疗的远侧 1/4 胫骨骨折的稳定性。针对腓骨横行骨折,我们倾向于采用髓内固定。

采用扩髓髓内钉治疗的胫骨远端骨折,总的愈合率为 96%。一项生物力学研究证实用短钉(去除 1 cm)固定距胫距关节 4 cm 的骨折达到的固定强度,与采用标准髓内钉固定距关节 5 cm 骨折的强度相当。然而,作者告诫:两种结构的固定强度都不足以抵抗中度的压弯负荷,对胫骨远端骨折接受髓内钉治疗的患者在骨折明显愈合前必须限制负重,防止冠状面成角畸形。显而易见,胫骨远端骨折采用髓内钉治疗富有挑战性,新的置入物的设计和更严格的远端螺钉集群设计有助于对这些损伤的治疗,而不是需要对原有置入物的改造。

Vallier 等研究了 104 例胫骨干远端骨折患者影响其预后的因素,与未受损伤人群相比,通过功能测试评估其残留功能障碍,对轻度疼痛进行记录但不做特别限定,没有患者因骨折而失业。同一作

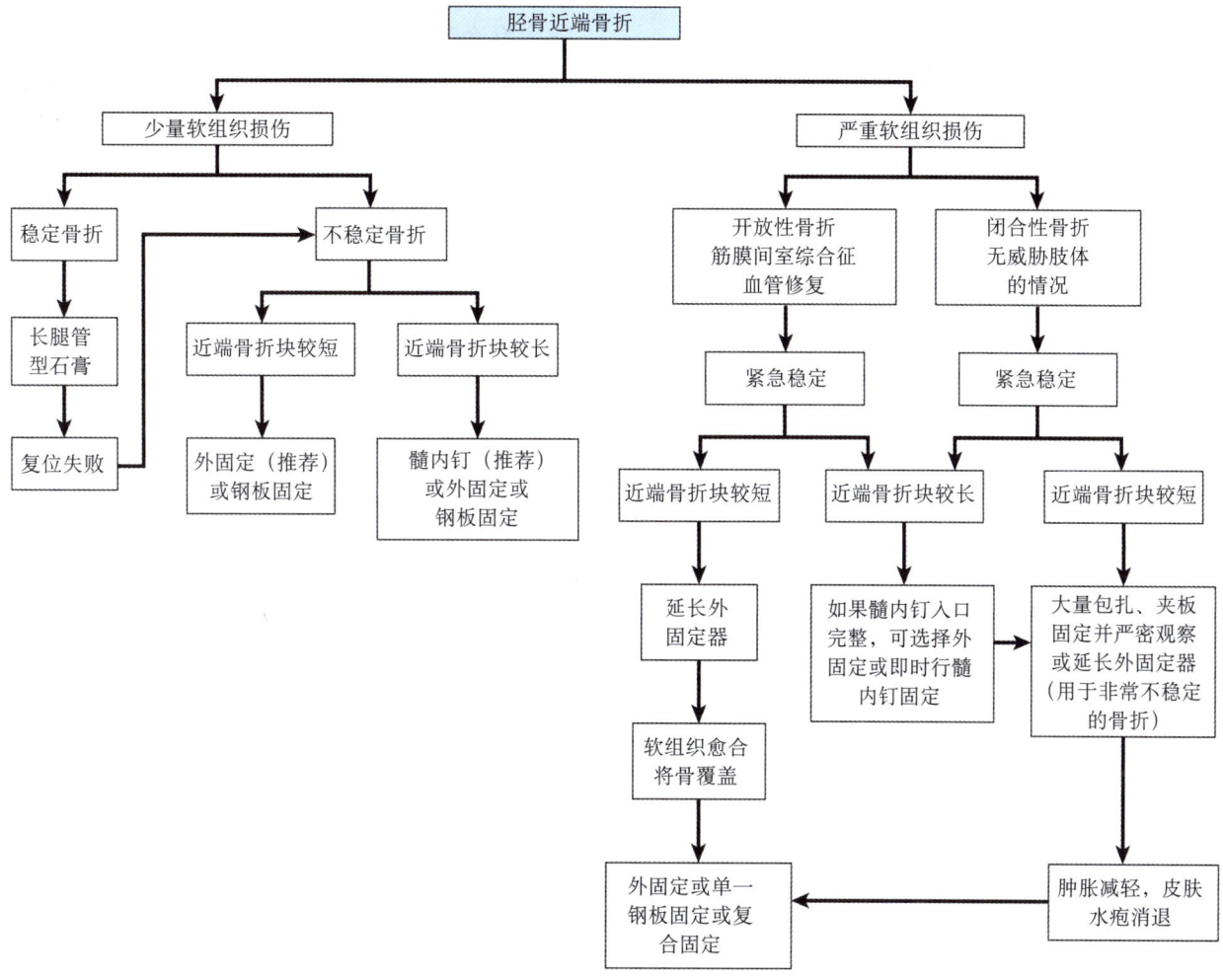

图 54-28 伴有轻微或严重软组织损伤的胫骨近端骨折治疗方案
（引自：Bono CM, Levine RG, Rao JP, Behrens FF: Nonarticular proximal tibia fractures: treatment options and decision making *J Am Acad Orthop Surg* 9:176, 2001.）

者报道了胫骨远端骨折钢板固定和髓内钉固定的前瞻性对照研究，在他们的研究中，髓内钉固定更多出现了力线不良。

4. 髓内钉固定后膝前痛 膝前痛是胫骨髓内钉固定后最常报道的并发症。高达 56% 的患者存在不同程度的慢性膝前痛，更多的存在跪下困难。膝痛的病因仍不清楚。可能的原因包括：患者较年轻且活动较多、髓内钉突出于近端胫骨皮质、半月板撕裂、尚未发现的膝关节损伤、髌股关节接触压力增加、髌下神经损伤和手术导致的瘢痕形成。

有些学者认为，经髌腱切口较髌腱内侧切口发生膝前痛的概率大。然而，其他学者并不赞成。研究发现经髌腱切口和经髌腱内侧切口发生膝前痛无差别。长期随访证实膝前痛随时间推移其发生率增加，而且股四头肌肌力弱和较低的膝关节功能评分

与膝痛存在相关性。为了避免发生这一问题，早期数据建议采取半伸直位髓内钉置入技术，这一方法可减少该问题的发生。

5. 交锁髓内钉 当前有不同种类的胫骨交锁髓内钉可应用，大多数髓内钉可应用扩髓或不扩髓技术插入。钉的成分有不同（不锈钢、钛），近端弯曲的部位也有不同。有些钉有从内向外方向的锁钉，还有些则另加近端斜行螺钉固定和远端的前后方向螺钉固定。将远端锁钉放得更远提高了髓内钉治疗更远端胫骨骨折的能力。医师应该熟悉不同钉系统的优点及其局限性，以便选择合适的髓内钉治疗相应的骨折。对于所有不稳定性骨折，其近端和远端各锁 2 枚螺钉，以维持胫骨长度及防止旋转。我们常规用静力型交锁治疗大部分骨折。近端钻头导向器可使髓内钉准确插入髓腔，进行近端螺钉的

精确定位。而远端固定通常需要手动操作。

术前计划：术前可用健侧胫骨的 X 线片协助确定钉的合适直径、预计的扩髓量及严重粉碎性骨折所用钉的长度（有用于术前计划的 X 线片模板）。钉的长度应使其近端埋在钻孔内，而远端位于远端骨骺部中心。骨干骨折在闭合顺行打入髓内钉前应在牵引下稍牵开。

严重粉碎性骨折在后期变为动力化时偶尔可出现进一步压缩。在选择钉的长度时应考虑到此危险因素，防止后期出现钉移动进入踝关节或钉从胫骨近端突出。

对于很高或很矮的患者测量尤其重要，因为所需的钉可能比通常备用的规格或长或短。Colen 和 Prieskorn 发现，确定钉长的四种测量方法（全长的扫描图像、点片、聚乙烯覆盖模板和胫骨结节到内踝距离）中，最准确的方法是胫骨结节到内踝距离（TMD）。通过测量内踝与胫骨结节最高点之间的长度可以确定胫骨结节到内踝的距离。14 例扫描图选择的钉中有 11 例是不准确的，点片选的 14 例中有 6 例不准确，而覆盖模板选的 14 例均太小。胫骨结节到内踝测量选的 14 例中 10 例长度合适。作者认为，胫骨结节到内踝距离是一种简便、便宜和准确的术前确定钉长的方法。通过测量胫骨最窄处来确定钉的直径，最好在侧位像测量。

术前应确定扩髓或不扩髓进钉。"扩髓"与"不扩髓"指的是手术技术，而不是置入物的种类。不扩髓进钉依据髓腔的直径常选用直径为 8～10 mm 的髓内钉，髓腔窄于 8 mm 的患者不能应用不扩髓技术。扩髓可用更大直径、更大强度的髓内钉。我们建议，无论是开放性还是闭合性骨折，软组织损伤小者选用扩髓的髓内钉，而软组织损伤较广泛者用不扩髓的髓内钉。

用骨折床或标准的透射线手术台进行穿钉。如果没有一个熟练的助手帮助或者未行急诊穿骨牵引针，则最好使用骨折床。用骨折床的缺点在于：患者需长时间维持一个体位，由于牵引或股后部横杆的压迫增加了神经损伤的危险性，过度牵引可致筋膜间室压力升高。对多发伤患者在标准的手术台上处理起来更容易些。标准的手术床其他的优点包括：降低医源性神经损伤，可以更灵活地整复骨折部位，可按需改变肢体的位置。由于没有骨牵引，维持骨折复位较难，需要助手帮助稳定肢体。我们喜欢采用能固定肢体的标准可透视手术床。

髓内钉治疗胫骨干骨折

手术技术 54-11

骨折床

- 如若使用骨折床，在摆放体位前穿入跟骨牵引针。令患者仰卧，屈髋 45°，屈膝 90°（图 54-29）。
- 在腘窝近侧放置一个衬垫舒适的横梁，维持股（大腿）的屈曲位，合适的衬垫可减少神经压迫性损伤的危险。
- 将跟骨牵引针固定在骨折床的牵引装置上，在电视透视下牵引使骨折复位。
- 如确认骨折能够复位，放松牵引以减少牵引所致的神经损伤的风险。
- 进行肢体准备和铺巾，充分外露膝关节至髌骨上方，远端足以安放胫骨远端锁钉。在做好髓内钉入口后再行牵引。

标准手术台

- 如果使用标准手术台，患者取仰卧位，股后方放一个垫好的长枕，维持股部在屈曲位。
- 需要一位熟练的助手辅助骨折复位，并在整个操作过程中帮助支撑肢体。
- 可使用一个股骨撑开器或双针外固定架协助维持复位。在膝关节下 1 cm 及踝关节上 1 cm 处各穿入 1 枚 Schanz 针。近端针必须穿入在胫骨髁的后部，以避开髓内钉的通道。

旋转的测量

- 在插钉之前，用 Clementz 所描述的方法测量旋转程度。测量健肢胫骨扭转的量：膝关节充分伸直，C 形臂 X 线机摆成侧位，使射线与地面平行。

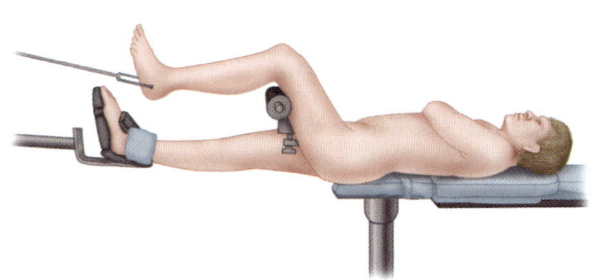

图 54-29　患者仰卧，应用跟骨牵引针或专门的足部固定器牵引（见手术技术 54-11）

- 旋转小腿直至看到股骨远端真正的侧位图像，即 2 个股骨髁准确地重叠在一起。维持膝和足于此位置，将 C 形臂 X 线机转至前后位，使投照与地平面垂直，透视踝关节。
- 转动 C 形臂 X 线机直至看见内踝内面的切线位影像，这是踝关节的参照线。
- 将 X 线向头侧倾斜 5°，使踝关节影像更为清晰。将所要显示的结构置于 X 线投照的中央。
- 胫骨的旋转量等于踝关节参照线和地平面垂直线的夹角。例如，如果 C 形臂 X 线机由垂直位向外旋转 10° 能观察到内踝的切线位，则胫骨旋转量为 10°。
- 另一种方法是，通过髂嵴、髌骨与第 2 趾列的连线来确定胫骨的旋转对线。
- 密切关注手术操作可明显减少穿钉后并发症的风险。

置入髓内钉

- 在髌韧带内侧做一长 3 cm 的切口，自胫骨结节并向近端延伸，建立入口。为了在扩髓和穿钉时保护膝关节周围软组织，可以仅切开皮肤和皮下组织，向近端进一步延伸切口。
- 用带螺纹的导针钻穿前方干骺端进入髓腔（图 54-30），在合适的软组织保护套筒内，将导针在多平面成像指引下植入正确的开口位置，在前、后位 X 线透视下，该部位位于胫骨近端斜坡的中央，在侧位图像上位于关节缘的前方。
- 在插入弯锥前应 X 线透视正、侧位以确认其位置正确。X 线透视时应确保真正的正位影像。如果肢体外旋，入口可能太靠内侧。入口太靠近侧可能累及胫骨平台，损伤半月板间韧带。入口太远可能损伤髌韧带的止点，或使钉以较陡的角度进入胫骨，造成胫骨劈裂或钉穿透后方皮质。在侧位 X 线透视下观察弯锥的进入过程。胫骨钉放置的安全区域，在前、后位图像上就在外侧髁间嵴的内侧，在侧面像上紧邻并位于关节面的前方。
- 导针逐渐插入，向与骨干平行的方向向下倾斜，防止损伤后方皮质。一旦明确导针置入正确的轨迹后，即应使用开口钻在匹配的软组织保护套筒的保护下进行开口，另外，开口还可以使用弯锥。
- 经入口插入球形头的导针进入胫骨髓腔，在 X 线透视下将导针穿过骨折部位进入胫骨（图 54-31）。在正、侧位 X 线透视下，导针应位于远骨折段的中央，略偏外侧，距离踝关节 1～0.5 cm。

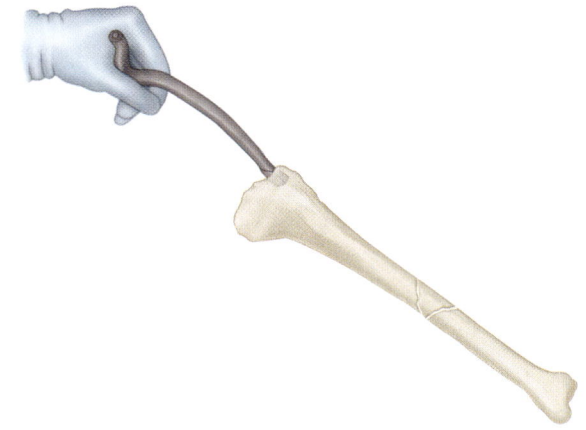

图 54-30　用弯锥钻通髓腔（见手术技术 54-11）

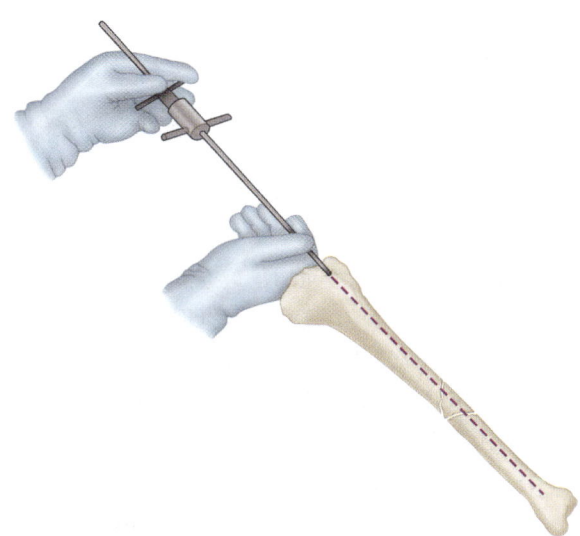

图 54-31　利用导针将骨折复位（见手术技术 54-11）

- 如果选择扩髓，可按 0.5 mm 增量扩髓，最初的扩髓钻直径应小于测量的胫骨髓腔直径（图 54-32）。扩髓时屈膝，避免损伤过多的前方骨皮质。扩髓时要维持骨折的复位，减少医源性粉碎。扩髓时，应小心控制导针，防止导针部分退出。我们喜欢"最小量"的扩髓，在最初接触皮质（"吱吱声"）后，钻头直径的增加不超过 2 mm。更大直径的扩髓钻可简化髓腔准备步骤，建议扩髓时应放松止血带，因为使用止血带会导致扩髓时出现骨与软组织的热坏死。
- 选择钉的直径小于最后使用的扩髓钻 1～1.5 mm，入口应扩至足够大以容纳所用钉的近端。
- 钉也不能过细以免松动不稳，较小的置入物也不

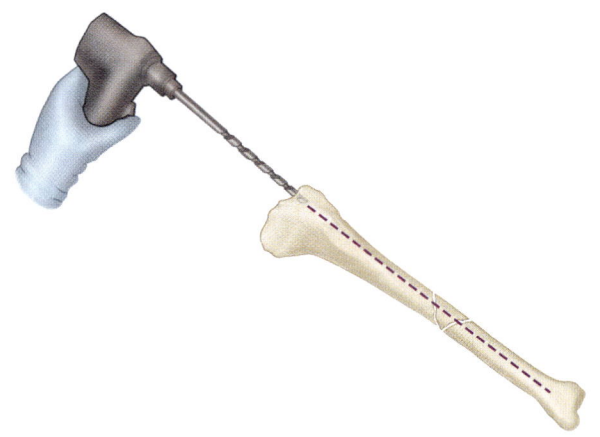

图 54-32　将空心髓腔钻套在导针上，以 0.5 mm 增量逐级扩大髓腔（见手术技术 54-11）

坚强，可能出现固定失败，这一点也很重要。总之，应使用适合患者的最粗置入物。

- 一旦扩髓结束，通过使用系统特有的深度测量器精确测量置入钉的长度，另外，还可将 1 根相同长度导针的尖端放在入口的最远侧，测量所需钉的长度。测量时应注意保持骨折部位的长度，导针的全长减去 2 根导针重叠的部分，即为所需髓内钉的长度。粉碎性骨折术前可在对侧胫骨的 X 线片上测量确定髓内钉的合适长度。
- 将插入装置和近端锁钉瞄准器与髓内钉相连。髓内钉近端弯曲部分的顶点指向后方。某些髓内钉系统采用前内指向后外或前外指向后内的斜行近端锁钉。插入髓内钉时保持膝关节屈曲（某些胫骨近端 1/3 骨折除外）以免撞击髌骨。通过髂嵴、髌骨和足部第 2 趾列的连线评估胫骨的旋转对线。骨折对线及植入物相对于肢体的旋转均至关重要，其保证了锁定孔可保持在原有方向及髓内钉矢状位弯曲不会导致畸形发生。不应使用很大的力量插入髓内钉。使用中等力量并轻柔地前后扭转通常足以插入髓内钉。如果使用撞锤，应确保每次敲击均使髓内钉前进。如果髓内钉不再前进，则将髓内钉拔出，进一步扩髓或更换细的髓内钉。在穿钉过程中应注意维持骨折对线以避免医源性骨折或对线不良。
- 一旦髓内钉进入远端骨折块，去除导针以免卡钉不易取出。在髓内钉最终到位时，放松牵引，允许骨折断端嵌插。但是，对于节段性粉碎性骨折应避免骨折过度短缩。髓内钉完全插入后，其近端应在入口处皮质开口下 0.5~1 cm。侧位透视可以清楚地显示此位置。如果髓内钉过于向近端突出，可引起膝痛和跪下困难。髓内钉也不宜下沉过低，以免日后不易取出。远端钉尖应距踝关节软骨下骨 0.5~2 cm。而胫骨远端的骨折需要髓内钉尖端更接近此范围的远端。如果打算进行骨折端加压，则应将髓内钉适当地插入深一些，以防骨折端加压后导致髓内钉尾端突出。
- 使用连接于髓内钉插入装置的定位器拧入近端锁钉。将套筒经小切口插至胫骨。由钻头上的刻度读出所需锁钉的长度，锁定螺钉的数量取决于骨折的特点。在拧入螺钉之前，需拧紧插入装置、钻头导向器和髓内钉的所有连接部分。
- 在透视下显示"正圆"后，徒手进行远端锁钉。侧位 X 线透视下，调整透视机直至 X 线直接穿过远端锁孔并显示正圆。
- 经小切口放入钻头，使其尖端位于圆心。保持钻头尖端位置不变，将钻头与 X 线平行，钻透近侧皮质。将钻头与钻脱离，X 线透视确定钻头的位置，确认钻头指向锁孔。确认位置正确后，使钻头穿对侧皮质。
- 通过套筒和带刻度的钻头测量所需螺钉的长度，或在正位 X 线透视下，以髓内钉的直径为参照确定螺钉的长度。或者使用系统特有的深度测量计。
- 拧入锁钉后，侧位 X 线透视确定螺钉穿过锁孔。对于大多数骨折，应使用 2 枚远端锁钉。
- 某些髓内钉系统可以使用前后向远端锁钉。此时，需在正位 X 线透视上获得正圆。注意不要损伤胫前肌腱、伸踇长肌或邻近的神经血管。仔细运用该项技术可以在前后向远端锁钉时减少并发症的发生。小心保护软组织及在钻孔和拧入螺钉时进行回撤对防止软组织损伤或者螺钉头干扰胫骨前方皮质是至关重要的。在上述过程中，使用钻套可以很好地保护周围的软组织。
- 在锁钉前，检查骨折有无分离。如有分离，应先行远端锁钉。目前，如果能够选择合适的骨折类型，在置入锁钉过程中，一些髓内置入物可以实现轴向加压。
- 远端锁钉后，X 线透视下观察骨折部位，小心回敲髓内钉使骨折断端嵌插。在去除髓内钉插入装置之前一直保持屈膝位，以避免损伤髌骨周围软组织。
- 大多数骨折应使用静态锁钉。粉碎轻微的骨干横行骨折可采用动态锁钉，而粉碎性骨折或干骺端骨折应进行静态锁钉。如果对骨折稳定性有疑问，则采用静态锁钉。在锁钉之前，髓内钉可能不足以防止不稳定骨折的错位，因此，在近端和远端锁钉完成之前维持骨折的准确复位至关重要。

- 技术上的改进减少了近端 1/3 骨折对线不良的发生率。如果不在骨折床上进行穿钉固定，手法复位可能更加自由。
- 为防止外翻，在正位 X 线透视影像上使入口平行外侧髁间棘，并位于髓腔中心。可以使用髌腱外侧切口。
- 为防止向前成角和移位，可将入口略微移向近端和后方，使其更加垂直，与胫骨前方皮质平行。近端锁钉时伸直膝关节可以放松髌腱的牵拉，从而防止向前成角。不过，要伸直膝关节以避免软组织撞击，许多髓内钉系统必须取下插入夹具。
- Tornetta 等建议，对穿钉固定胫骨近端 1/3 骨折时，应使膝关节处于半伸位（屈曲 15°）并在内侧髌旁切开 2/3 关节囊，将髌骨牵向外侧。此项技术可以防止入口由内侧指向外侧，并允许在膝关节伸直的情况下进行近端锁钉。如使用弯曲部分更靠近近端的髓内钉，可减小骨折近端前移的危险性。而相互垂直的近端斜行锁钉较单平面由内向外的锁钉更能抵抗内翻和外翻成角。半伸直位髓内钉通过髌上入路也已被描述并获得了普及，这一技术采取距髌骨上极约 2 横指处沿中线切口，伸膝装置沿其纤维走行锐性分离，尤为重要的是使用髌上特殊设备保护髌股关节，套筒和导针应无创伤地置入髌骨后方，允许股骨滑车作为引导将设备定位于与胫骨髓腔方向一致，接着按前述方法依次置入导针、扩髓和置入髓内钉。
- 不同于骨干骨折，由于髓内钉穿过较宽的胫骨干骺端，因此不可能使骨折"自行"复位。穿钉前准确复位有助于减少对线不良的危险。可以在内侧使用 AO 牵引器，或如 Benirschke 等描述的那样经有限切口复位加单皮质钢板固定来完成复位。这一技术特别适用于开放性骨折。
- 如 Krettek 等所述，对线不良也可用阻挡螺钉预防。畸形被过度矫正，在畸形的凹面由前向后拧入阻挡螺钉。螺钉可以有效地减少干骺端的直径，机械性阻挡髓内钉，通过创造一个人工的"骨皮质"增加稳定性，进而防止成角畸形。阻挡螺钉也可用于防止远端干骺端骨折的对线不良（图 54-33）。

术后处理 患肢最初置于可卸式夹板内，早期开始关节活动度练习。对于不配合的患者或骨折固定不稳定者，为确保骨折稳定，戴髌腱支撑支具或矫形支架直至骨折充分愈合。如果轴向稳定性好，则允许进行非受限制的负重锻炼（如骨干横向骨折）；而针对轴向不稳定骨折和近端或远端干骺端骨折，则在早期骨痂出现（4～6 周）前应限制负重，然后依耐受情况再逐渐增加负重锻炼。不需要常规取钉，但对于因内固定突出而疼痛者可能需要取钉以缓解疼痛。通常在伤后至少 12～18 个月取钉，此时所有骨折线消失，骨皮质已经完全重建。相反，取出产生症状的交锁螺钉也很普遍，一旦骨折充分愈合及骨折部位已稳定则可取出。

（五）外固定

在胫骨骨折治疗中，外固定是一种有效而用途多样的装置，同时可作为临时和终极治疗。常用的固定架有三种不同的类型：半针固定架、钢针和环固定架以及结合了半针和张力钢针的混合固定架。横穿钢针过去常用，现在主要用于跟骨或作为双针快速牵引固定架的一部分。这些装置几乎用于涉及胫骨全长的任何骨折，不论是开放的或是闭合的。

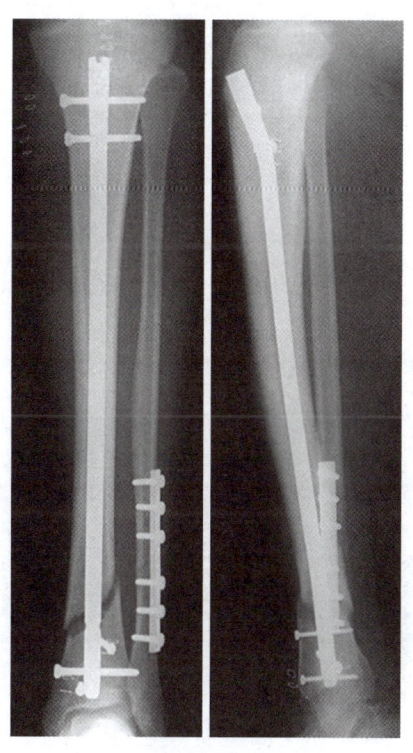

图 54-33 标准锁钉附加阻挡螺钉，可预防髓内钉固定的对线不良（见手术技术 54-11）

外固定提供稳定的固定，保留软组织和骨的血供，便于处理伤口，极少失血。外固定架设计提供了多平面或单平面固定，经改进可允许负重进行轴向加压，以刺激骨折愈合。外固定架用张力钢针固定扩大了外固定架的使用适应证，使其可以治疗关节周围骨折（图 54-34）。然而，针孔感染、畸形愈合、关节僵硬、患者的接受度和延迟愈合仍然是外固定的最大问题。

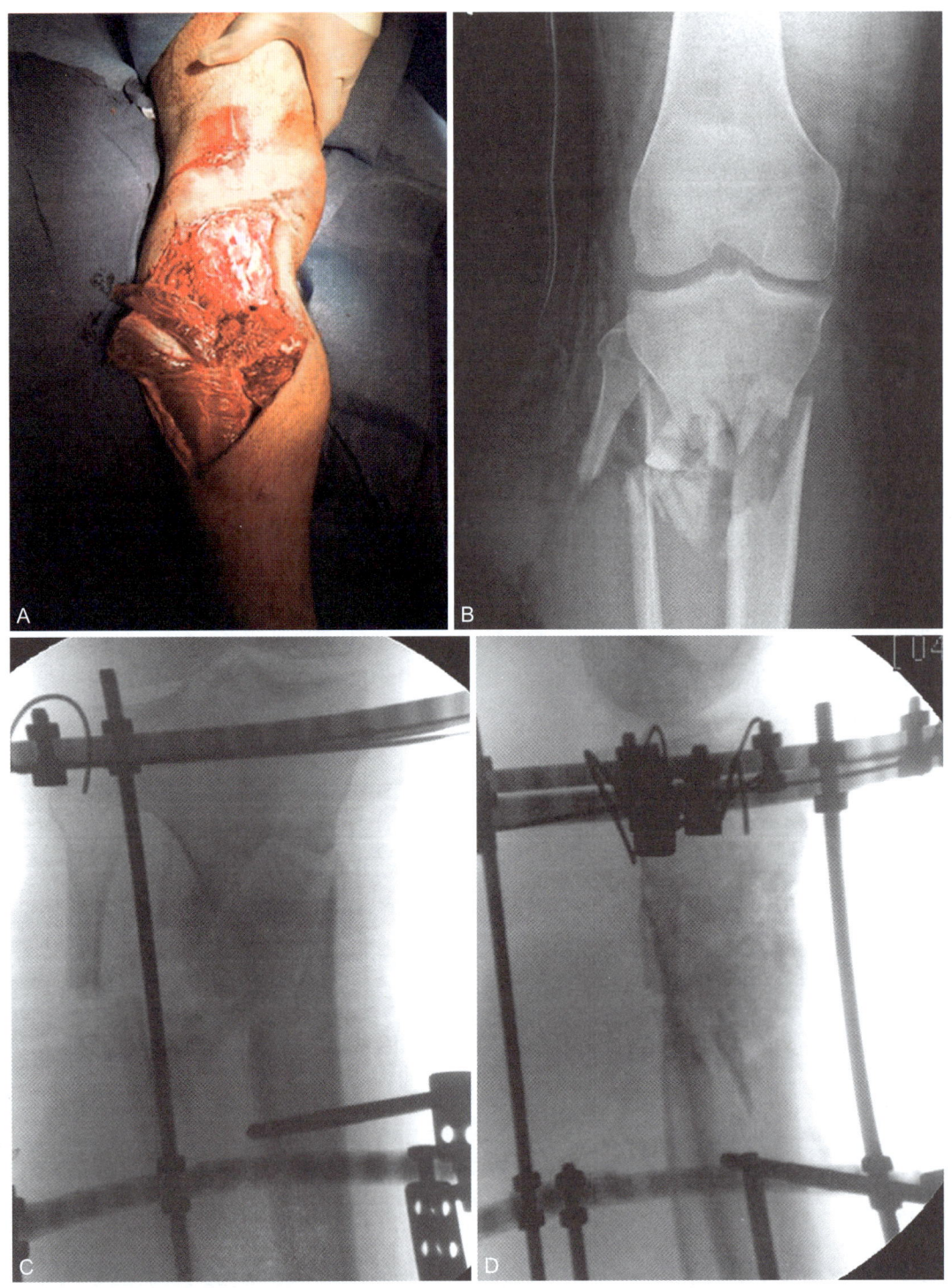

图 54-34　A 和 B. 被高速机车撞伤的行人大体外观和 X 线影像，表现为 Gustilo ⅢB 型开放性胫腓骨近端骨折，存在较大的骨缺损；C 和 D. 表面软组织损伤植皮后应用多平面环形外架处理骨折，去除抗生素占位器后早期骨折短缩，大量自体骨移植治疗大段骨缺损

外固定常用于严重开放性骨折（ⅢB型和C型），尤其适用于胫骨髓腔明显污染或初始清创是否充分尚不能确定（霰弹伤、碾轧伤）的骨折。外固定也可用于缺损骨折的延迟处理或为自体骨移植提供稳定，或应用环形钢针固定架产生再生骨。外固定也宜用于骨髓腔很小、骨折伴有胫骨髓内钉入口处有烧伤或伤口、开放性骨折延迟处理（>24h）、严重污染的骨折、骨折伴有血管伤致使保肢可能尚有疑问、战伤和必须将失血尽量控制到最低限度的某些多发伤患者。

外固定也适用于不稳定的闭合骨折、骨折伴有筋膜间室综合征、胫骨干骨折延伸到关节周围、延伸到关节周围的多段骨折和伴有颅脑外伤或感觉受损的患者。

骨折的初期愈合，尤其是开放性粉碎性骨折，依赖周围软组织的血液供应。必须维持骨折和软组织稳定，使持续的毛细血管再生进入损伤部位。如果外固定用于开放性胫骨骨折，应考虑足的临时固定以消除踝关节和骨折部位的软组织活动。如果足的固定对稳定骨折不重要，待软组织愈合后去除外固定，鼓励踝关节活动。

何种硬度可以为外固定架内的骨折愈合提供最适宜的环境还不清楚。更坚固的支架更适合最初的软组织愈合期，而且针道的问题常更少。不稳定的骨折较稳定的骨折需要更坚强的支架。有证据表明：逐渐去稳定的支架可使骨骼更多地负重，从而促进骨折愈合。去稳定通常包括：通过松动骨折一侧的钉棒连接，使静态支架变成动态支架。在维持角度和旋转排列的同时允许轴向加压。可通过增加棒和骨间的距离，双棒架去除外面的棒来减少支架的坚固程度。骨折应该非常稳定，足以阻止骨折去稳定后的短缩或成角。

虽然提倡外固定架用于临时固定以处理软组织已有很长时间，但越来越多的报道认为，其可作为骨折的最终处理手段，尤其是合并明显的胫腓骨分离且自身不稳定的高能损伤性骨折。这些报道引证说明，高能损伤性骨折在由外固定架转为石膏固定时出现了更多并发症，尤其是畸形愈合。因此，现在通常保留外固定架至骨折愈合。对于需要随后植骨的骨折，外固定也提供了可靠的稳定性。合并骨缺损的开放性骨折无疑需要在环形外固定架下行植骨或骨瓣转移，但为了获得骨折愈合，开放性骨折合并骨膜剥脱者（ⅢB型）也常需自体骨移植。这些骨折特别难处理，使一些学者提倡对所有此类损伤进行早期植骨治疗。Lawyer和Lubbers发现Ⅰ型开放性骨折用Hoffmann外固定架固定后愈合需要4.7个月；8%需要二期骨移植。

为避免这些学者记载的延迟愈合、不愈合、针松动及针道感染等固有问题，Rommens等提议在软组织及所有针孔部位愈合后应改为内固定治疗，并提出改变治疗的理想时间是8～12周。

Behrens和Searles应用AO外固定架治疗73例患者的75处骨折，发现80%的骨折可应用单侧单平面外固定架，67%的骨折需要植骨。Edwards断言：只要谨慎处理并注意外固定的各种细节，90%的严重Ⅲ度胫骨骨折能够恢复有用的功能而无感染。他告诫处理高能损伤性骨折合并骨间膜断裂、骨折粉碎或骨缺损时，不要过早去除外固定架；Burgess等报道，在他们对Ⅲ型开放性胫骨骨折的治疗方法改进的过程中，骨折愈合时间由58.4周减少到37.6周；Kimmel报道，应用Hoffmann外固定架治疗27例严重胫骨骨折结果不愈合率为13%，畸形愈合率为39%，45%需行植骨。在一项包含78例患者的前瞻性研究中，Bråten等证实髓内钉固定和外固定架治疗时，其愈合及完全负重时间是相似的。然而，髓内钉固定组可以更早期地进行非保护的负重锻炼。外固定架治疗组常需更多的再次手术，髓内钉固定组64%的患者术后1年出现膝前痛。其他学者还研究了采用外固定架治疗时影响骨折愈合的因素，发现当缺乏辅助的固定技术或存在针道感染时，骨折愈合过程具有很大差异。

1. 半针外固定器 许多品牌的外固定架可供使用。所选择的外固定架应提供足够的稳定、允许逐渐负重，并随着骨折愈合可动力化和去稳定化。适合置针的平面多于一个且能够包括足部在内的固定架更为有用。如果不影响稳定性和多用途，重量轻、费用低和在X线片上更少影响骨的观察的固定架更受欢迎。具有大型通用关节的一体式固定架在安装后易于根据骨折复位情况进行调节。但是，这些外固定架不允许针的间隙过宽，更难以进行第2个平面的固定，因此稳定性可能较差。可调式固定架安装时自由度较大，但是一旦安装完成则更难调整。为改善复位则需去除和替换固定针。应用球形关节或枢轴机制的新型穿针固定架，在某种程度上增加了这些结构的可调性。

2. 术前计划 初期的固定架应该足够牢固，以最大限度地减少骨折部位的活动。可从几个方面增加稳定性：增加针的直径、增加针间的距离、增加针的数量、增加稳定杆的数量、缩短杆到肢体的距离和增加另一个平面的固定。胫骨固定架针的直径为 4.5～6.0mm。针的直径应不足骨直径的 1/3，以防止骨折。非粉碎性骨折每个主要骨折块（包括大的节段性骨折块）至少需 2 根针。单面结构常能为多数胫骨骨折提供足够的稳定，在一个骨折块上加用第 3 根针能明显增加牢固性，尤其是针位于另一个平面时。对于单个骨折块，第 4 根针提供很小的额外稳定，常没有必要。粉碎性骨折的每个大骨折块需用 3 根针，两个平面的固定更好。利用单棒连接不同平面的针可达到两个平面的固定。另外，另一个平面的针也可连到另一个棒上，棒与棒之间可通过夹具连接。通过将针连接到叠加在一起的两个棒上，可增加单一平面结构的稳定性。

在每个骨折块上加宽针距可以同时在固定平面及其垂直平面内提供稳定性。然而，短的骨折块并不允许宽的针距。在短骨折块的同一平面放置 2 根针提供此平面针的稳定性，但在垂直于针的平面其稳定性较差。在不同平面增加 1 根针可增加稳定。由于胫骨主要的弯曲力矩发生在矢状面，在此平面的固定将更加稳定。胫骨骨折伴有同侧踝损伤或伴有严重的小腿远端软组织伤需要延伸固定到足部，以促进软组织愈合。

外固定治疗胫骨干骨折

在我们机构，这一技术通常是用于开放性胫骨骨折的临时固定，或者用于伴有多发创伤的骨折，这类骨折将来往往需要通过其他固定方式进行最终固定。

手术技术 54-12

- 在使用固定架前,要复习断面解剖,确定放针的"安全区",减少神经、血管或肌腱损伤。
- 沿胫骨的皮下缘通过前方或前内侧皮质放针，避免软组织牵张。针的方向垂直于骨的长轴，平行于关节面，经小的纵向切口进针。
- 钝性分离软组织到骨。
- 放置钻套抵在骨面，用合适大小的钻头预钻针孔，预钻可以降低热坏死和针松动的危险。
- 用手将带合适长度螺纹的针经套筒拧入骨，并穿过双侧皮质防止松动。螺纹不应突出进针部位的皮肤，以免进针点刺激。有些针的螺纹呈圆锥形而非柱形，可随拧紧产生径向加压。这些针在拧入后不能后退以免造成松动，因此注意不要拧得过深。
- 有些系统对骨皮质和骨松质的螺纹设计是不同的，应该用不同的钻头。下面介绍通用型可调式固定架的应用方法。
- 针垂直于胫骨长轴，并平行于膝和踝关节。如果骨折块的长度允许，在干骺端－骨干连接处放最近和最远端的针，此处骨较厚，较干骺端的骨松质能更好地固定针。在近端，针距关节面至少 15mm，防止穿透关节囊，避免损伤鹅足肌腱和髌腱。
- 放每侧的内侧针时距离骨折部位至少 1cm，避开粉碎性骨折无移位的部位。如果针距骨折部位过近，针孔的感染可引起骨折部位的继发感染。如果骨折部位允许，内侧针应距骨折部位 2～3cm。注意，针的间距越宽，稳定性越好。
- 应用多种针－棒连接并把柱连接在正确位置。
- 复位。如果是开放性损伤，那么开放性伤口可为在直视下进行复位或使用临时固定钳提供很好的条件。
- 牢固地拧紧所有连接，在透视下评估骨折复位情况并按需要进行调整。
- 附加连接棒可增加稳定性。
- 如果担心稳定性不够，可以将外固定扩展至包含足的固定。也可以加另外的固定棒。经第 1 跖骨或第 5 跖骨的皮下缘分别拧入 4mm 针或 3mm 针，如果需要，在跟骨后结节拧入大的半针或横行固定针。注意防止垂足、足内翻和足外翻。
- 用特殊的针夹或额外的棒及棒间的连接夹具将足针连接到胫骨的架上。
- 不提倡在使用外固定架的同时用拉力螺钉固定骨干。

术后处理 术后首次去除敷料就开始针孔的护理，用过氧化氢液或抗生素肥皂水每日清洗针孔。检查针孔是否有感染，检查所有的固定架连接是否牢固。用可拆卸的支具防止足下垂。

3. **并发症** 如按前述方法处理软组织，遵循胫骨的安全区，尤其是在皮下的胫骨嵴处应用半针固定时，即刻的并发症是罕见的。晚期血管受侵蚀所致的血管损伤比直接损伤者更常见，但是，直接损伤也是可能的，特别采用位于同一平面的双侧外固定架横行穿针时。术中持续出血或晚期自发性出血必须排除直接血管损伤、晚期血管侵蚀及主要血管形成的假性动脉瘤。我们曾见到过出现在儿童穿针部位的骨膜动脉持续性出血。

针道刺激较为常见，故需要每天对固定针部位周围的皮肤用肥皂和水清洁，并稍加压包扎。继发蜂窝织炎可能需要口服抗生素。

对高能性胫骨骨折，在其愈合之前去除外固定架更换石膏固定可引起畸形愈合或不愈合。外固定后改为髓内钉固定，特别是有针道感染的病史者，尽管畸形愈合或不愈合率低，但可引起较高的感染率。我们的经验是：在外固定架去除后平均延迟 7 周再行髓内钉固定，髓内钉固定治疗胫骨的畸形愈合或不愈合效果极佳。Gustilo 建议：严重开放性胫骨骨折的任何重建手术都应延迟进行，包括植骨及髓内钉固定，都要在所有的伤口愈合后再进行。

4. Ilizarov 外固定架　张力钢针外固定器在急性和亚急性胫骨骨折中的应用价值已经得到证明。更常用于难治性骨折，尤其是干骺端骨折伴有明显的骨干延伸者。对于合并骨缺损、畸形或感染的难治性骨折不愈合，应用这种类型的固定也得到有效的治疗（图 54-35）。术前计划和组装外固定架、患者早期活动、每天清洁皮肤和外固定架及密切随访等，可以使并发症减少到最低限度。

我们应用 Ilizarov 外固定架的经验主要在治疗胫骨骨折的方面。这个装置也可固定关节周围短节段的骨折。在治疗胫骨平台双髁骨折时，应用 4 枚直径 1.8 mm 钢针可提供 7.2 mm 的有效横切面固定。同时，4 根钢针提供了 8 个骨皮质接触面，并且由于固定针为多个平面方向，最终消除了骨折晚期移位的可能。由于钢针张力高且有环形支撑，因而提供了弹性平面固定（图 54-36）。偶尔需要跨膝或踝关节制动 4~6 周，尤其是在垫高关节面和植骨术后。

Taylor 中空架（Smith & Nephew, Memphis, TN）是由 2 个环通过 6 个斜行支柱连接组成的一个特殊环和钢针固定架（图 54-37）。除了使用 FastFx 连接杆以外，Taylor 中空架的使用方法和 Ilizarov 外架类似，骨折复位时主要是通过影像增强器下手

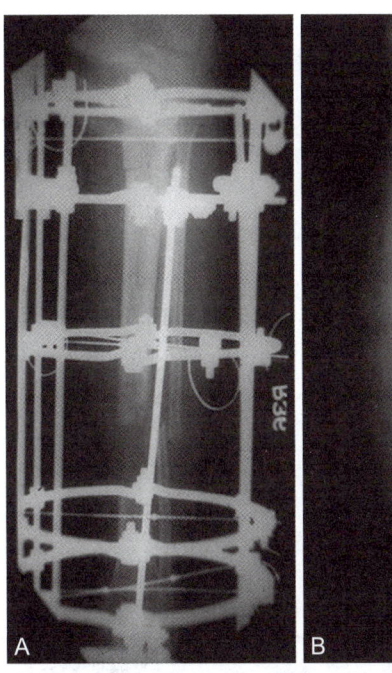
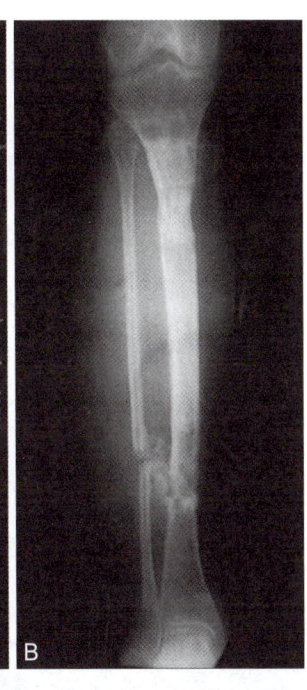

图 54-35　A. 开放性胫骨骨折感染后行骨切除及 Ilizarov 法骨移植治疗，植骨块位于骨切除部位；B. 去除外固定架后的情况

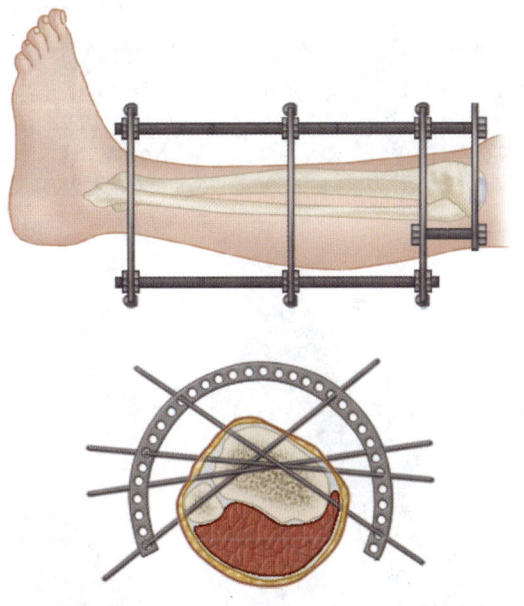

图 54-36　Ilizarov 外固定架具有弹性平面固定作用，因为钢针张力高且有环形支撑

动调节骨折位置，直到 X 线透视正、侧位上骨折位置满意为止，然后予以锁定连接杆。可根据需要附加环，也可固定足部。在计算机软件程序的协助下，可以经门诊手术调整支柱使骨折部位达到解剖

复位。将X线检查数据输入计算机，根据计算机程序数据，通过改变6个支柱的长度来矫正长度、旋转、移位、冠状和矢状位的排列。我们主要使用此固定架矫正畸形愈合，但对急性骨折的治疗也可能有效。

开放性骨折合并广泛骨缺损是应用Ilizarov外固定方法的另一个适应证。这种装置及方法可同时成功地治疗不稳定性骨折、软组织缺损及骨缺损。但是，在处理复杂性骨折时首先应确定能否挽救肢体。偶尔，对这些损伤早期截肢更好，尤其是大动脉或神经损伤者。因为一个血供不良、无感觉的终端肢体其功能并不好于假肢。在挽救严重损伤的肢体时，应考虑到多次手术、长时间治疗及心理因素等诸多伴随情况。Ilizarov外固定架用于急性创伤的其他相对指征是开放性骨折、不稳定的闭合骨折和骨筋膜间室综合征等。

据报道，这一技术的愈合率可高达100%。我们对应用Ilizarov外固定架治疗的40例不稳定性胫骨骨折进行了观察，其中37.5%为开放性骨折，15例开放性骨折中12例为Gustilo Ⅲ型骨折；19例为胫骨平台双髁骨折并向骨干广泛延伸；4例开放性骨折，由于骨缺损而需自体骨移植；1例骨折未愈合，需重新应用外架固定且治疗后获得治愈。骨折愈合后膝关节平均主动活动范围为110°。

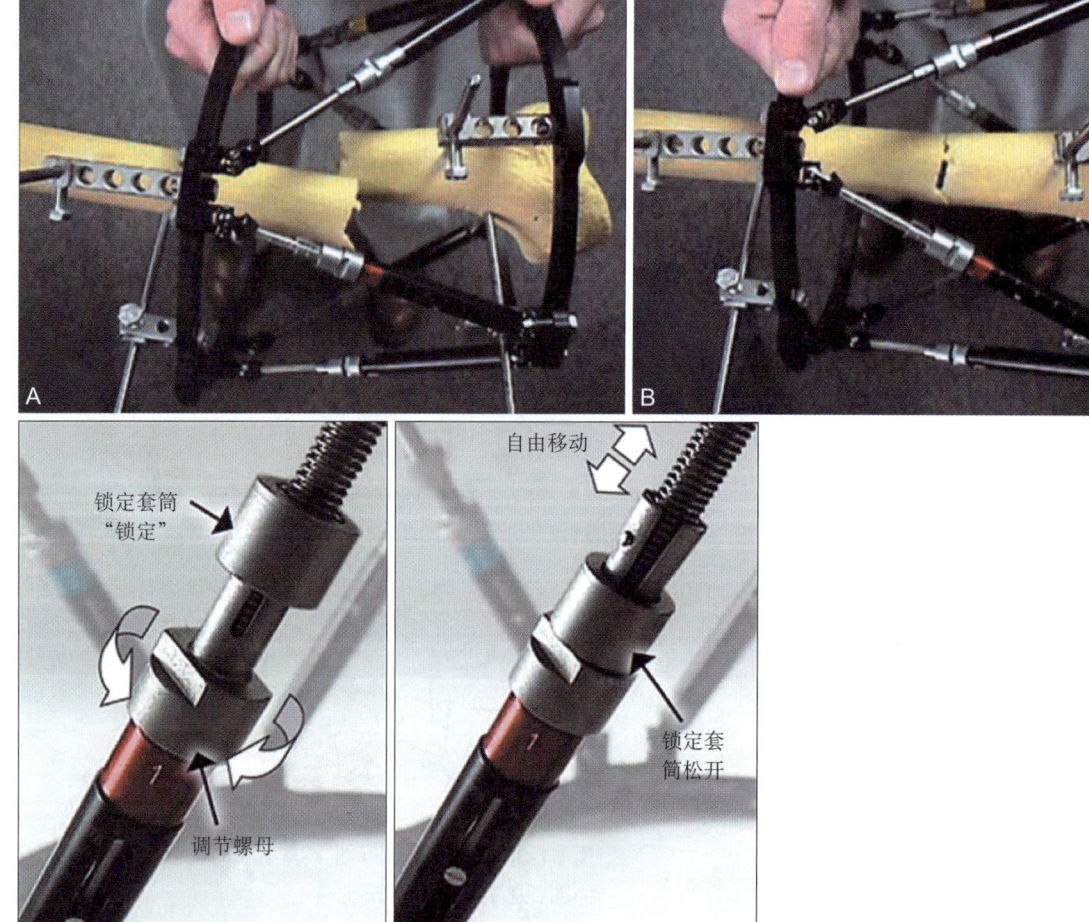

图 54-37 A. Taylor中空外架在骨折复位前使用；B. FastFx连接杆允许直接在直视式C形臂透视下进行骨折端复位；如果复位良好可不再调整，如果位置不良，可使用计算机系统逐渐调整矫形；C. FastFx连接杆可以二元活动，当锁定螺帽拧松时，可以调节连接杆长度来进行骨折端复位

（引自：Smith & Nephew, Memphis, TN.）

骨折愈合时间可能与复位的质量及正常张力的恢复有关。我们宁愿在初期应用简单的创伤固定架，并进行精确的复位及对线，而不愿采用带关节的外固定架及后续复位。针对胫骨骨折终极外固定方式，我们倾向于采用多维立体环形外架而不是组合式半针外固定架。

5. **Ilizarov法在开放性骨折的应用** 对于合并骨缺损的开放性骨折，应首先考虑Ilizarov外固定架作为一期治疗方法。常规治疗包括清创和用转位皮瓣或游离皮瓣延迟覆盖创面，然后行自体骨移植。应用张力钢针固定架，可以对全部坏死组织进行连续清创。如果无骨外露，可在残留的肌肉表面覆盖断层皮片。后期行骨皮质切开，向骨缺损区推移植骨。植骨时软组织有随之推移的趋势，加上断层皮片所具有的正常收缩倾向，有利于软组织和骨缺损的充填，消除了更加复杂的转位皮瓣或游离皮瓣移植的需要。如果清创后仍留有一个有血供但很短的骨端外露，可进一步短缩外露的骨折端，以避免行游离皮瓣移植。然后可行上述的简单植皮。另外，使用Taylor外架可作为一种选择，其针对需要涉及软组织覆盖情况的胫骨骨折，容许在逐步纠正骨性力线的同时完成软组织的闭合。

如果清创后仍留有较长的具有血供的骨端外露，应考虑转位皮瓣或游离皮瓣移植（图54-38A）。在皮瓣覆盖时，可行骨皮质截骨，制备一个骨块置入骨缺损区（图54-38B和C）。Ilizarov建议在干骺端行骨皮质切开推移植骨术。

6. **重建手术** 当应用环形的张力钢针外固定架时，可以进行软组织的重建术。典型的骨折外固定架由4个螺纹杆连接的4个完整的外固定环构成。暂时去除1个螺纹杆，则可在小腿有1个约180°范围的入路，可对骨折延迟愈合进行植骨或行游离皮瓣移植物的切除。去除前外侧螺纹杆，可行带蒂的背侧皮瓣转位；去除后内侧螺纹杆，可显露胫后动脉。

7. **术前计划** Ilizarov外固定架成功的关键在于术前准备。我们对标准的Ilizarov方法进行了改良，术前即组装外固定架，此方法大大缩短了手术时间。拍摄X线片决定固定环的正确位置，测量健侧肢体决定固定环的大小。安装的固定环与皮肤间必须有2指宽的间隙（图54-39）。固定环太大将不能很好地支持横穿的固定针，可影响成骨。由于安全针位的解剖限制，两针间的90°夹角一般是

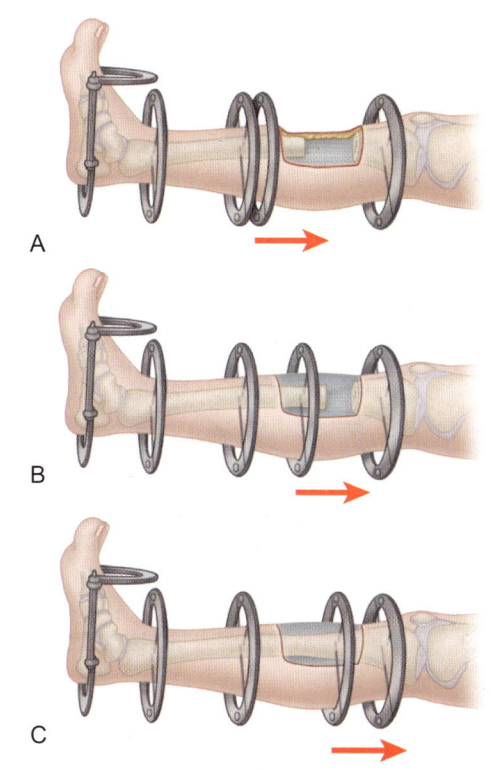

图54-38 A. 游离皮瓣或转位皮瓣移植；B和C. 皮质骨切骨，制备骨块推移植入骨缺损区

不易达到的，因此，在每一骨折段增加第2个固定平面能够提高外固定架的稳定性，以防止前后弯曲及扭转。大的骨折段用2个固定环，小骨折段用1个固定环和1个垂柱。

股骨中段是适合放置完整固定环的最近端水平。近端股骨的固定一般是由混合外固定架和半针来完成。由股骨中段到踝部的整个下肢可用一个简单的圆柱形外固定架来固定。股（大腿）决定环的大小，股骨固定环通常比正常使用的胫骨固定环大1~2型号。在前后位和侧位上，外固定架的位置应与胫骨平行。股骨在髌骨水平上应处于居中的位置，而相对于外固定架呈解剖学外翻倾斜。1个开口固定环可用于远端股骨固定环，允许膝关节充分屈曲运动（图54-40）。这个固定环可连接到一个带特厚凹槽的完整固定环上，如此可在张力钢针连接于开口固定环时能更有效地防止变形。同样，在胫骨固定架上的最近端固定环也可以是开口环，将其连接在完整固定环上，以允许膝关节最大限度地屈曲及提供两个平面的固定（见图54-39）。

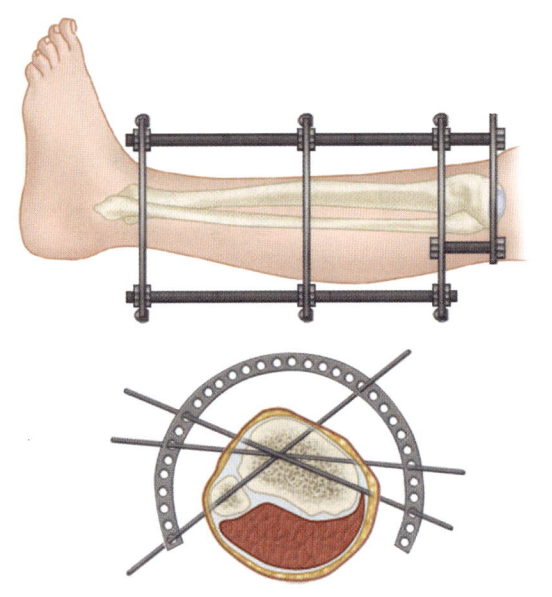

图 54-39 开口固定环作为胫骨最近端的固定环,连接到完整固定环上

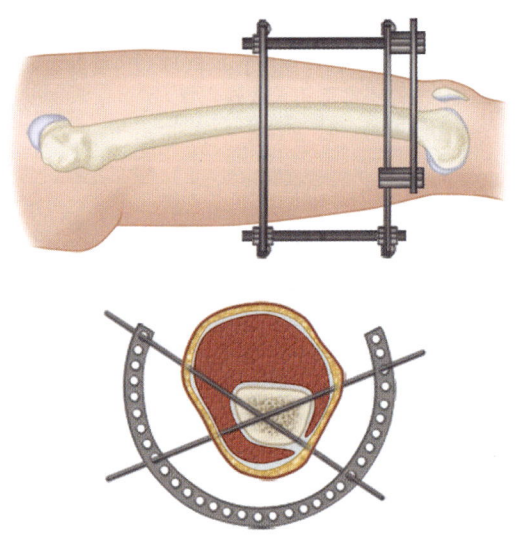

图 54-40 开口的远端股骨固定环

对于开放性胫骨骨折,足部应包括在外固定架内,以防止骨折部位的软组织活动。至于 Pilon 骨折,为了稳定骨折也可能需要固定足部。软组织愈合后,除非出于稳定骨折的需要,即去除足部外固定架。如果腓神经或前、外侧间室损伤,至少应考虑足部暂时固定,以防止挛缩;在胫骨延长或骨移植时固定也可包括足部,以预防马蹄足畸形。一个稳定的足部装置由一端带螺纹的钢板连接起来的两个半环组成(图 54-41)。在拉紧钢针时,特殊钢

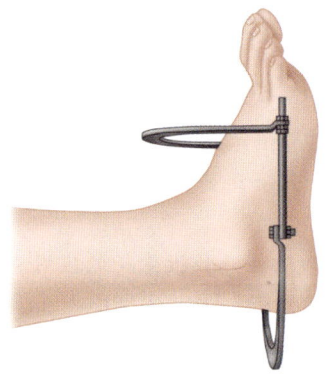

图 54-41 稳定的足部装置由钢板连接起来的两个半环组成

板可以防止足部装置变形。用于胫骨及足部固定架的半环一般大小相同。

肿胀和坠积性水肿引起晚期肢体周径的改变,必须要预料到。在下肢后侧需要更大的间隙,而肿胀的股(大腿)比小腿需要更大的空间。

Ilizarov 外固定架治疗胫骨干骨折

手术技术 54-13

- 患者仰卧于骨折手术台上,利用外固定架进行牵引,继之进行复位。纵向牵引可使大多数骨折复位到解剖对线的 10°~15°。根据我们的经验,没有必要在创伤架上增加铰链,应该避免过度或长时间牵引,以防止神经、血管损伤。
- 对肢体消毒铺巾后,松开预先组装好的外固定架上一侧的环连接螺栓,打开外固定架。
- 将固定环环绕肢体,为软组织预留适当的间隙,重新组装外固定架,应用配对螺栓调整力线,使外固定架在正、侧面均与胫骨嵴平行(图 54-42)。
- 如果按图 54-43A 所示方法治疗骨折,先在骨折的远、近端于接近膝、踝关节并与其平行的位置分别横向穿入 1 根导向钢针,将外固定架固定在该位置(图 54-43B);当钢针固定到外固定架上(图 54-43C)并对其施加张力时,可达到进一步在冠状面上矫正骨折移位的目的(图 54-43D)。
- 另一个方法是,用置于肢体周围的普通吸引器管悬吊外固定架,并用巾钳将其固定在外固定架上。将近端和远端的外固定环偏离中心地倾斜调整,直至它们分别与膝、踝关节平行为止。用至少 2 根针将近端及远端的外固定环妥为固定后,使此

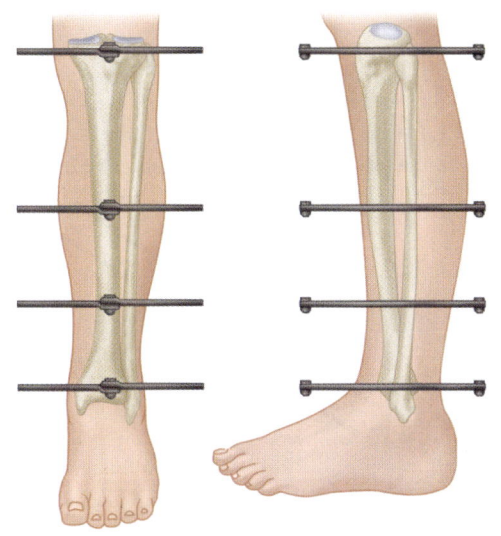

图 54-42 在胫骨周围重新组装外固定架，固定架的前后平面与胫骨嵴平行（见手术技术 54-13）

两环分别与位于外固定架中心部的各自的相应配对环相平行，以利骨折进一步复位。

- 用带弧度的橄榄针使骨折最终复位（图 54-43E）。为最终矫正在冠状面上的残余移位（图 54-43F），在中部横穿 1 根橄榄针（如果安全的话）（图 54-43G），钢针暂不与外固定架连接紧，施以拉力将骨折向拉力器侧牵拉。应用影像增强器核实复位情况。

- 在这个平面上获得了适当的矫正后，将钢针固定在橄榄形一侧的外固定架上。如需在矢状平面进一步矫正骨折移位，则以弓形方式连接橄榄针（图 54-43H），并在橄榄针上施加拉力行最后矫正（图 54-43I 和 J），消除任何残余的分离移位（图 54-44）。

- 在个别情况下，用 2 根橄榄针由对侧垂直骨折平面穿入，则能更有效地复位骨折及产生加压作用

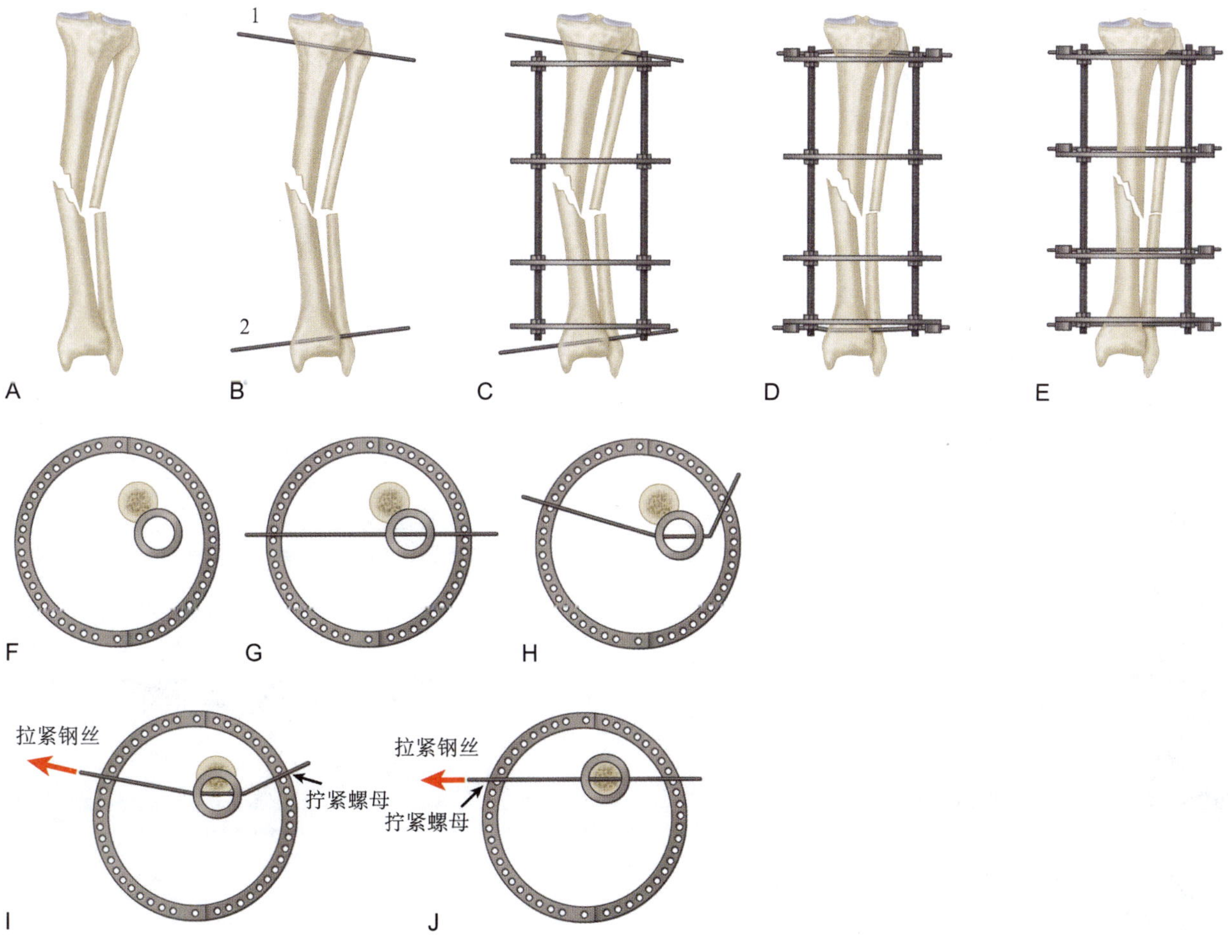

图 54-43 A 至 J. 应用 Ilizarov 架治疗胫腓骨骨干骨折。应用方法见正文（见手术技术 54-13）

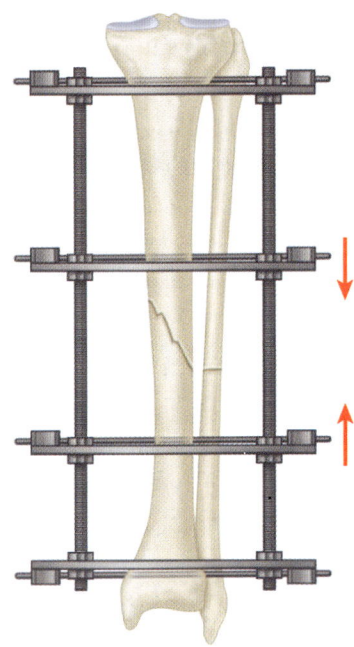

图 54-44　消除残余的分离移位（见手术技术 54-13）

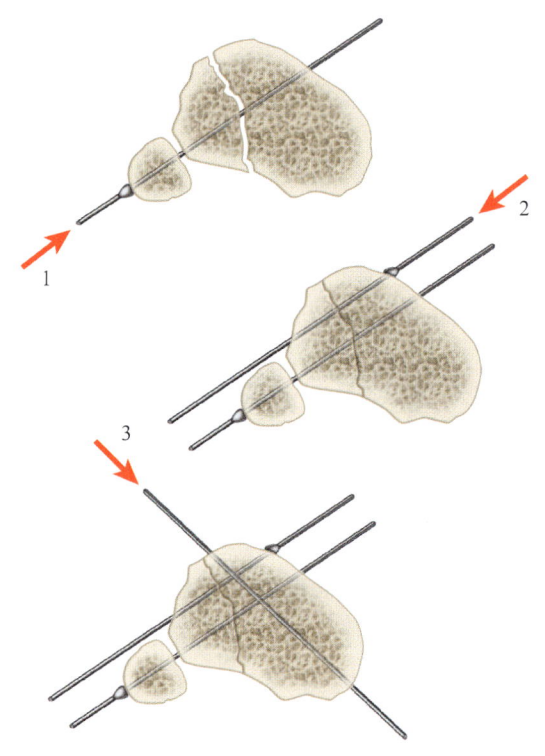

图 54-45　由相反方向插入 2 根垂直骨折面的橄榄针（见手术技术 54-13）

（图 54-45），但这种穿针方式可能并非总是安全的。这些骨折在应用外固定架固定后，可再用 1～2 枚拉力螺钉固定（图 54-46）。术前轴向 CT 扫描有助于确定合适的固定方法。一般应避免在骨干部位应用骨折块间螺钉或钢针，如此则妨碍了 Ilizarov 外固定架的轴向伸缩性，而这种伸缩性对促二期骨折愈合比较理想。

- 仔细地处理皮肤及其他软组织。一般情况下，使用 1.5～1.8mm 钢针时不需切口或钻头套筒；如希望，则在插入更粗的 2mm 钢针时使用钻头套筒及切口。手套皮可辅助抓紧钢针更接近置入点，从而更好地进行控制。
- 在穿橄榄针时使用小切口。穿针前不需预先钻孔，用低速电钻并多次暂停或用手摇钻将钢针穿透骨骼。
- 在预定平面确定横穿钢针的安全角度后，用钢针穿过皮肤及肌肉到骨（有几篇应用断面解剖指导安全穿针的参考文献可资参考）。
- 用低速电钻将钢针钻透两侧骨皮质。当钢针穿出对侧骨皮质时，轻敲钢针使针尖穿过余下的软组织，这样做神经、血管损伤的危险性较小。注意避免在钢针和皮肤接触部位产生过度的压力或张力。
- 将钢针固定在外固定环上，且不应弯曲钢针使其勉强与外固定架接触，因此可能需要小的占位器，以使连接螺栓可稍离开固定架。

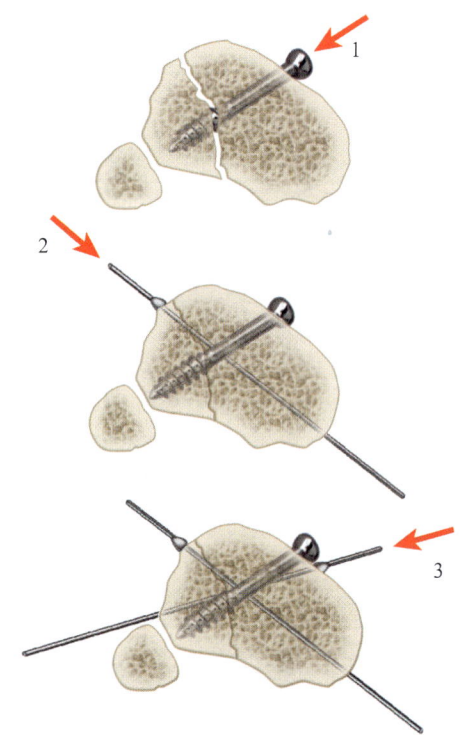

图 54-46　用 1 枚或多枚拉力螺钉固定骨折，联合应用外固定架（见手术技术 54-13）

8. 并发症　只要在横行穿针时仔细确定固定平面的安全区，穿针固定所致的急性血管神经损伤罕见。术后即刻出现的穿针部位异常疼痛，应怀疑固定针穿过了较大的神经，应立即将针取出。除非推移植骨或骨折块有相对活动，晚期的血管、神经损伤极为罕见，一般发生在重建手术而不是单纯的骨折固定阶段。膝关节、踝关节屈曲挛缩较少发生在骨折治疗时，多为骨延长所致，这种情况可通过主动练习及带固定架负重来预防。严重的针道感染少见，但钢针刺激征常见。固定针与皮肤接触的部位应该每天用肥皂水及水清洗。伤口愈合后，鼓励淋浴及在氯气处理过的游泳池内游泳，但游泳后需用清洁的水冲洗。为防止针在皮肤部位活动，敷料可略加压包扎。在首次出现疼痛和感染征象时，必须怀疑有固定针松动的可能，对可疑的固定针应重新拉紧。出现弥漫性蜂窝织炎者，应该检查所有固定针相应的部位，并给予口服抗生素直至痊愈。用这些方法治疗无效的针道感染，应更换固定针。

合并头部损伤的患者可能出现严重的坠积性水肿，因为他们大都缺乏足够的活动，不能改变这种坠积或促进淋巴回流。如果外固定架对皮肤的压迫发生在治疗的末期（图 54-47A），可用一个薄纸板夹衬在针与皮肤之间，使之在外固定架与皮肤之间滑动，以防止皮肤发生压迫性坏死（图 54-47B）。

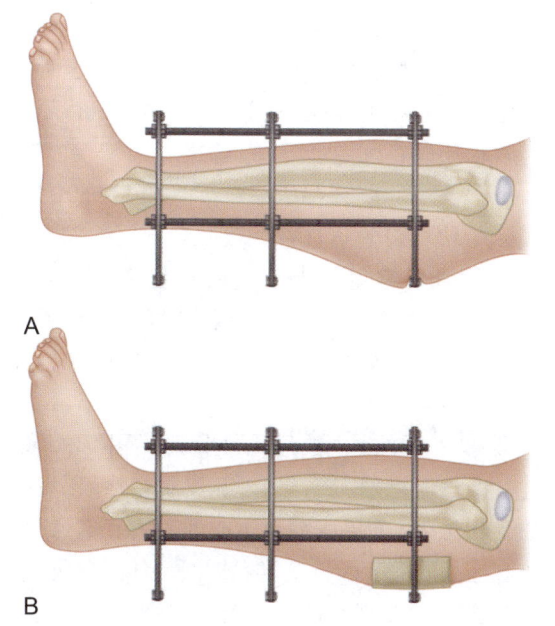

图 54-47　A. 皮肤受到固定架压迫；B. 用薄纸板预防压迫性坏死

如果外固定架对皮肤的压迫发生在治疗初期，则必须更换固定架。几个固定环的部分短弓压迫皮肤时，则外固定架应向受压方向移动，全部钢针均重新安装在固定栓的新孔上，以避开皮肤受压处。如果皮肤受压发生在单个固定环上，则可对相应的固定环进行改进，采用两块短钢板分别连接在两个半环的末端，使其形成椭圆形结构，以避开皮肤受压部位。另外，如能保持稳定，也可用钢锯锯除环的一部分。问题较大的是在几个平面同时存在环形的压迫，此时需要重新组装一个较大的外固定架来替换，大的外固定架上的固定环要与小固定架上的外固定环准确地处在同一水平。将弯的钢针末端弄直，将其两端连接在外周的外固定架上，最后将小外固定架上的螺栓松开，拆除小外固定架。套管钢针固定螺栓可由原外固定架上移至新外固定架上。这种外固定架的替换方法，可在不松动钢针或不失去原复位的情况下进行。

（六）延迟愈合或骨不连的治疗

骨折延迟愈合者，对于不扩髓髓内钉固定的骨折延迟愈合，采取换钉或拔钉后改用扩髓技术插入粗的髓内钉固定也行之有效。这种方法适合于因髓内钉较细（8 mm）或松动引起的骨折延迟愈合；以及轴向不稳定性骨折或干骺端附近骨折出现的延迟愈合。该方法不适于骨缺损超过骨皮质周径 1/3 ~ 1/2 的骨折，还可能诱发或加重ⅢB型开放性骨折的感染。经时间考验的自体骨移植治疗胫骨延迟愈合及不愈合最常用于ⅢB型开放性骨折及合并明显骨缺损且其他方法已经失败的骨折。其他治疗延迟愈合的方法包括骨外部刺激和动力性固定，使骨折端轴向加压，刺激骨折愈合，前提是腓骨尚未愈合。有文献报道，近端和远端骨折改为动力性固定后复位丢失率约占 16%。

（七）腓骨固定治疗胫骨骨折

腓骨内固定不必用于治疗腓骨干骨折，但可用于稳定其他结构。如因软组织损害或伤口污染不宜行胫骨内固定时，用钢板螺钉固定或由外踝插入髓内钉固定腓骨骨折，可起到部分稳定胫骨干远端或干骺端粉碎性骨折的作用。而且腓骨内固定在髓内钉内固定治疗胫骨远端骨折的过程中可以辅助避免外翻畸形。

二、胫骨骨折后足部及足趾畸形

McKeever 描述胫骨远端 1/3 骨折后出现了跨趾"缰绳"状畸形。跨长屈肌与骨折部位的骨痂粘连，肌腱在该点与跨趾的止点之间形成弓弦状。当踝关节背屈时，跨趾极度屈曲；而踝关节跖屈时，跨趾趾间关节又可完全伸直。当踝关节背屈时，跨趾跖面压向鞋底，形成一个疼痛性胼胝。骨折愈合后，如不能在小腿远侧 1/3 段游离肌肉，则在足部行肌腱延长。

有文献报道，胫骨干骨折后引起了爪形足或高弓足畸形。这些畸形被认为是因小腿后侧深部间室的肌肉创伤和缺血引起深间室肌肉的纤维挛缩所致。这些畸形可能会被误认为是由胫骨骨折向内旋转错位所致。

第三节　胫骨平台骨折

由高能量损伤所致的胫骨近端关节骨折可合并神经血管损伤、骨筋膜间室综合征、深静脉血栓、软组织挫伤或挤压伤或开放性损伤。Tscherne 和 Lobenhoffer 强调区别"单纯"胫骨平台骨折与骨折脱位的重要性。他们回顾了 190 例胫骨近端关节骨折，发现 67% 的平台骨折合并半月板损伤，而骨折脱位中 96% 合并交叉韧带损伤、85% 合并内侧副韧带损伤。骨折脱位出现腓神经损伤是单纯平台骨折的 2 倍。若膝部软组织、韧带稳定结构、股骨远端和胫骨近端骨结构中两个或两个以上出现严重损伤，则将其定义为"膝部复合伤"。累及股骨远端及胫骨近端关节面的复杂性骨折中，血管损伤发生率为 25%，骨筋膜间室综合征发生率为 25%。在一组对 19 例复杂性骨折合并严重软组织损伤患者的研究中发现，31% 合并血管损伤，31% 出现骨筋膜间室综合征，腓神经损伤占 23%。由此可见，准确判断骨折类型和评估软组织损伤程度对于制订手术方案是十分重要的。

胫骨近端关节面骨折可由交通事故、严重撞击伤所致，而运动伤、坠落伤及其他轻度暴力伤也可造成此类型骨折，尤其易发生于老年骨质疏松患者。Schulak 和 Gunn 将膝关节所受暴力的类型和机制，与造成的骨折类型及侧副韧带损伤的发生率联系起来（图 54-48）。对于"单纯"平台骨折，轻微移位、局部压缩或压缩劈裂骨折常合并韧带损伤，应力位膝关节 X 线片可评估其损伤情况。

胫骨近端关节内骨折的分型最初由 Hohl 提出，后来由 Moore 和 Hohl 改良并沿用至今（图 54-49）。该法区分了五种原发性骨折及五种骨折脱位，其中骨折脱位占全部骨折的 1/7。按 Hohl-Moore 分型，胫骨平台骨折包括：1 型，轻微移位；2 型，局部压缩；3 型，劈裂压缩；4 型，全髁型；5 型，双髁型（骨折脱位类型见后述）。Hohl 观察到这种分类方法在分类中具有较好的中间等级，它反映了伴随骨折的韧带和软组织损伤的程度，有利于评估预后。我们对一所一流创伤中心的收治情况调查发现，一些骨折已经不能用常规的分型指导治疗。这些极高能性骨折常为开放性损伤，一般包括双髁粉碎性骨折及骨干广泛性粉碎性骨折，且合并干骺端与骨干的分离，如 Schatzker Ⅵ 型骨折。Schatzker 分型增加了干骺端与骨干分离的 Ⅵ 型骨折，其余与 Hohl 和 Moore 骨折分型相似。Schatzker、McBroom 和 Bruce 回顾了 94 例胫骨髁骨折，提出了针对骨折存在明显移位或合并关节不稳的分型和治疗方法。

一、骨折分型

采用 Schatzker 分型系统对骨折类型分型。

Ⅰ 型——单纯劈裂骨折（图 54-50A）：典型的楔形非粉碎性骨折块向外下劈裂移位。此型骨折常见于无骨质疏松的年轻患者。如有移位，可用 2 枚横行骨松质螺钉固定。

Ⅱ 型——劈裂合并压缩骨折（图 54-50B）：侧方楔形骨块劈裂分离合并关节面向下压缩陷入干骺端。此型骨折常见于老年患者，若压缩超过 5～8 mm 或存在膝关节不稳，应切开复位，在干骺端"整块"植骨垫高压缩的平台，用骨松质螺钉和外侧皮质支撑钢板固定。

Ⅲ 型——单纯中央压缩性骨折（图 54-50C）：单纯关节面压缩陷入平台，外侧皮质完整。易发生于骨质疏松患者。如果压缩严重或证实关节不稳，应植骨垫高压缩的关节面，支撑钢板固定外侧皮质骨。

Ⅳ 型——内侧髁骨折（图 54-50D）：此型骨折可以是单纯的内侧髁楔形劈裂、粉碎或压缩骨折，常累及胫骨棘。这种骨折倾向于内翻成角，应行切开复位，通过软骨下骨排筏固定来减少关节面的损

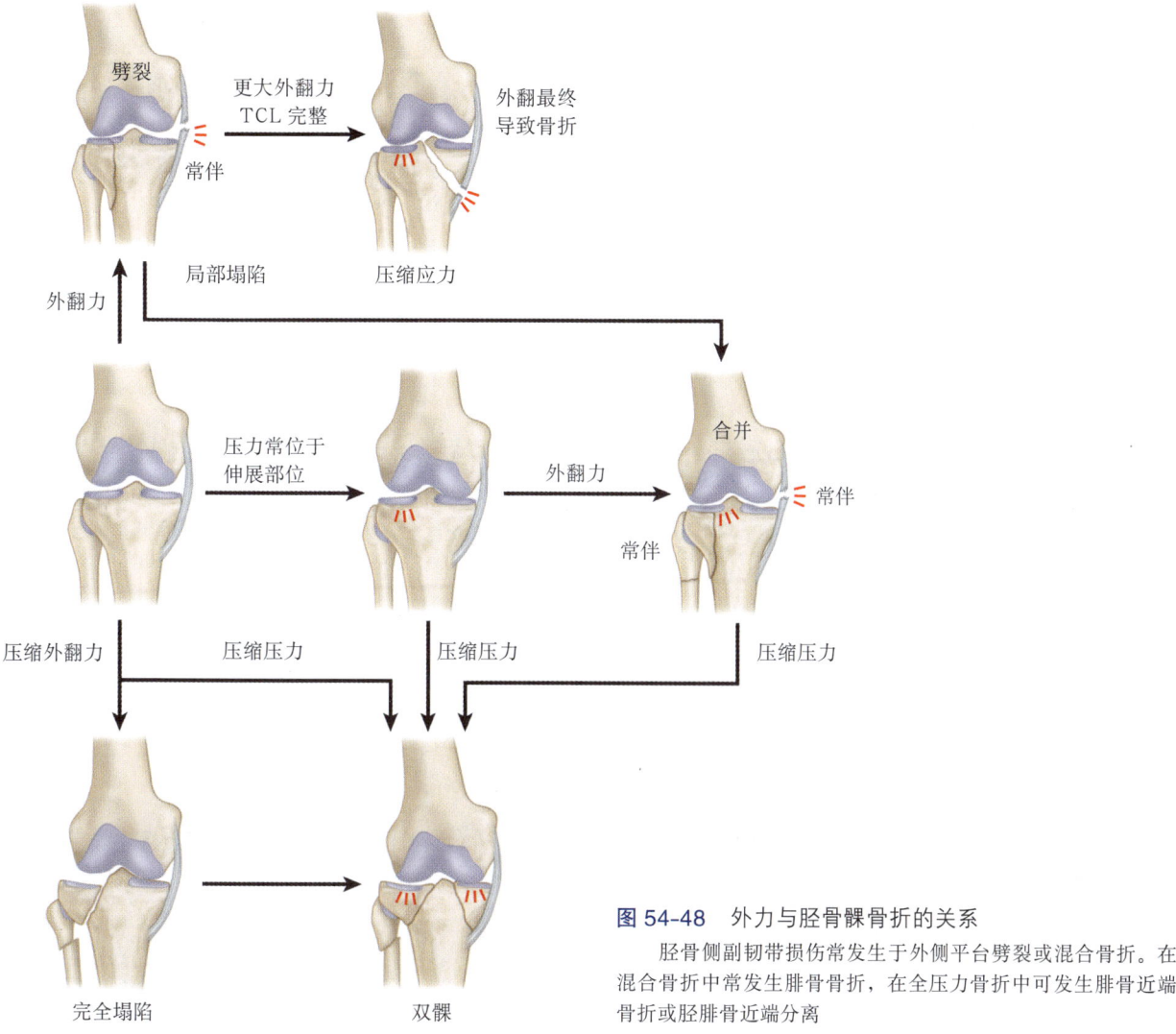

图 54-48 外力与胫骨髁骨折的关系

胫骨侧副韧带损伤常发生于外侧平台劈裂或混合骨折。在混合骨折中常发生腓骨骨折，在全压力骨折中可发生腓骨近端骨折或胫腓骨近端分离

伤，采用或不采用钢板固定均可。

Ⅴ型——双髁骨折（图 54-50E）：两侧胫骨平台劈裂。其特点是干骺端和骨干仍保持其连续性。双髁都可用支撑钢板及骨松质螺钉固定，避免用体积较大的内置物固定。Moore、Patzakis 和 Harvey 对 988 例胫骨平台骨折患者进行回顾性研究，有 296 例为双髁骨折。其中 95 例行切开复位内固定，仅 11 例内、外侧均行钢板固定。11 例中的 9 例（82%）出现伤口裂开或感染。另外发现，23% 的 Ⅴ 型双髁骨折发生感染。用一小的防滑钢板，通过较少的软组织剥离，固定于骨折翘尖部位。

Ⅵ型——伴有干骺端和骨干分离的平台骨折（图 54-50F）：除单髁或双髁及关节面骨折外，还存在胫骨近端横行或斜行骨折。由于骨干和干骺端分离，该型骨折不适合牵引治疗，大部分应用支撑钢板及骨松质螺钉固定。若双髁均有骨折，则需双侧固定。最近，有学者提倡用钢针及钢丝固定这些复杂骨折。

二、骨折 - 脱位的分型

Hohl 和 Moore 对伴随脱位的胫骨近端关节面骨折加以分型（图 54-51）。该种类型骨折除了常伴有韧带损伤，也常发生半月板损伤，而且一般不可修复。此外，还伴发较高的血管神经损伤，由 Ⅰ 型的 2% 增加至 Ⅴ 型的 50%，平均 15%，与典型膝关节脱位的血管神经损伤发生率相近。

Ⅰ型——冠状劈裂骨折：占胫骨平台骨折 - 脱位的 37%。该类骨折累及胫骨平台内侧面，侧位像观察明显，斜行冠状横切面上可见一骨折线以

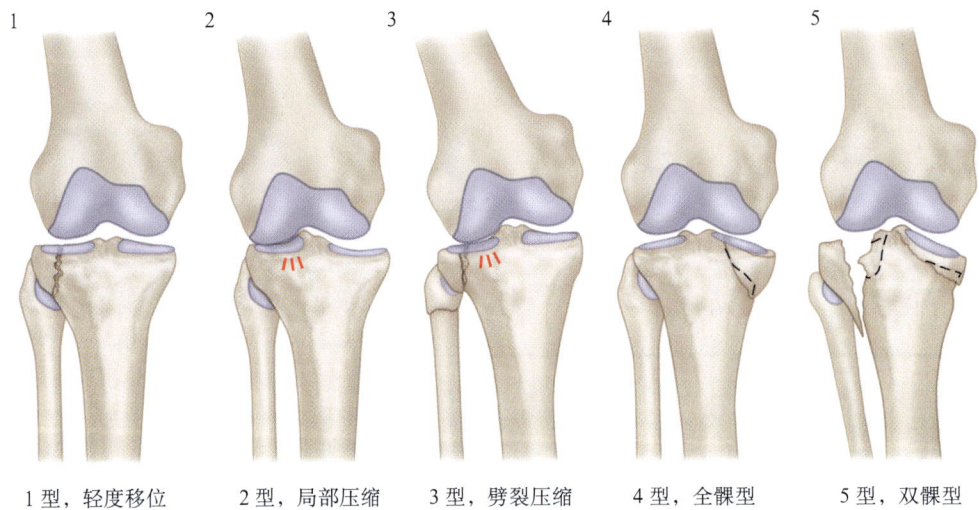

1型，轻度移位　　2型，局部压缩　　3型，劈裂压缩　　4型，全髁型　　5型，双髁型

图 54-49　Hohl 和 Moore 描述的胫骨平台骨折分类

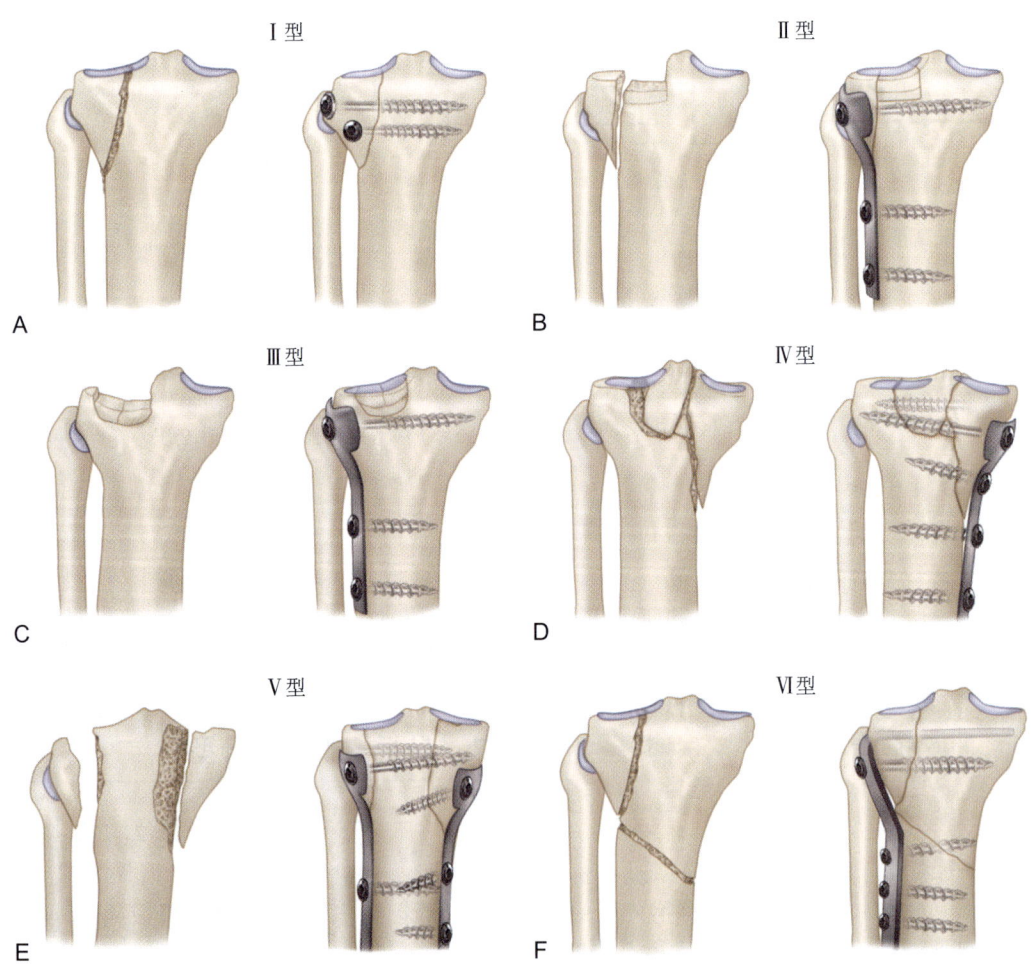

图 54-50　骨折分型

A．Ⅰ型，单纯劈裂骨折；B．Ⅱ型，劈裂联合塌陷骨折，干骺端空虚处植骨抬高骨片以获复位，支撑钢板固定外侧楔形骨块；C．Ⅲ型，单纯中央塌陷性骨折，没有外侧楔形骨块，塌陷可在前方、后方或累及整个平台。植骨垫高塌陷后，最好外侧加一支撑钢板保护；D．Ⅳ型，内髁楔形劈裂分离，内侧髁楔形劈裂（A型，如图所示）或粉碎塌陷（B型，无图示），多见于老年骨质疏松患者；E．Ⅴ型，两侧胫骨平台劈裂，注意干骺端与骨干的连续性存在，必须采用支撑钢板双侧固定；F．Ⅵ型，骨折特征是干骺端与骨干分离，髁部的骨折类型不确定，各类型均可发生，胫骨近端应使用双侧支撑钢板固定

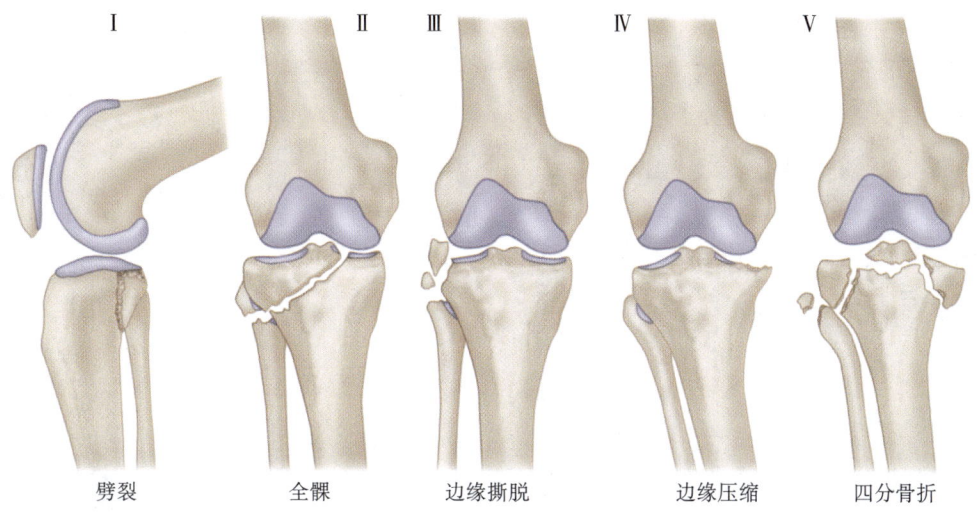

图 54-51 胫骨近端骨折-脱位的 Hohl 和 Moore 分类

（引自：Hohl M, Moore TM: Articular fracture of the proximal tibia. In Evarts CM, ed: *Surgery of the musculoskeletal System*, ed 2, New York, 1990. Churchill Livingstone.）

45°斜行至内侧平台。骨折可延伸至外侧，致使腓骨茎突、交叉韧带附着点、Gerdy 结节发生撕脱骨折。该型骨折半数在应力 X 线片上观察是稳定的，虽然伸直位石膏固定或有限活动范围下牵引等非手术治疗有效，但我们常用闭合复位、经皮螺钉固定，这样可以改善复位并允许患肢在管型支具保护下早期活动，并给予持续 8～10 周的保护性负重锻炼。如需切开复位，伸直位下复位骨折块并用骨折块间螺钉固定。合并韧带损伤者，可沿关节囊撕裂部进行修复。

Ⅱ型——全髁骨折：这种类型骨折-脱位可累及内侧或外侧胫骨平台，骨折线在髁间棘之下延伸至对侧关节间室，此点区别于Ⅳ型骨折（图 54-52）。其中，50%骨折出现对侧副韧带损伤，导致腓骨近端骨折或脱位。这种类型占所有骨折-脱位的 25%，其中 12%伴有血管、神经损伤。为确定有无潜在韧带损伤，应力试验是必要的。对于稳定骨折可用管型支具固定治疗，密切随访并延迟负重。对于不稳定或复位欠佳的骨折，可在闭合或开放复位后进行骨折块间螺钉固定、修复损伤韧带，管型支具固定并延迟负重。

Ⅲ型——边缘撕脱型骨折：该型损伤占全部骨折-脱位损伤的 16%，几乎都发生于外侧平台，表现为关节囊附着点、Gerdy 结节或胫骨平台的撕脱骨折，常伴有交叉韧带断裂。半月板损伤罕见，但 30%伴发血管神经损伤，几乎所有的Ⅲ型骨折都是不稳定骨折。需外侧入路螺钉固定关节唇、修复撕脱的髂胫束及侧副韧带，同时，需修复交叉韧带。

Ⅳ型——边缘压缩型骨折：该型损伤占所有骨折-脱位损伤的 12%，几乎都是不稳定的。这种损伤致使对侧侧副韧带复合体及多数（约 75%）交叉韧带撕脱或撕裂，胫骨半脱位，致使股骨髁压迫前部、后部或"中部"关节唇。稳定性损伤可采用石膏固定直至韧带愈合。如需手术，取髌旁入路，清理小碎骨片，垫高和固定较大骨块，修复交叉韧带及对侧的侧副韧带。韧带损伤的特点及其修复情况决定术后关节的活动状况。

Ⅴ型——四部分骨折：占全部骨折-脱位损伤的 10%，几乎都是不稳定的。其中 50%伴有血管、神经损伤，合并腘动脉及腓神经损伤者超过 1/3。双侧侧副韧带复合体由于双髁骨折而撕裂，由于髁间隆起已成为分离的骨块，由交叉韧带所提供的稳定性也随之消失。虽然有人建议采用双髁入路，但一些学者推荐钢板固定粉碎较严重的一侧，而拉力螺钉固定相对完整的一侧。介于双髁钢板固定需广泛暴露，且常发生感染和伤口裂开，Mast 介绍了一种外侧钢板固定、内侧临时外固定架固定的方法。我们采用有限切开复位、经皮穿针三角外固定架或 Ilizarov 外固定架固定的方法，将膝关节固定于中立位。处理 Schatzker Ⅴ型双髁骨折时，要特别注意软组织，直至皮肤愈合后方可活动，根据固定方法来决定负重的时间。采用 Ilizarov 外固定架固定者，在能耐受的情况下可早期负重。

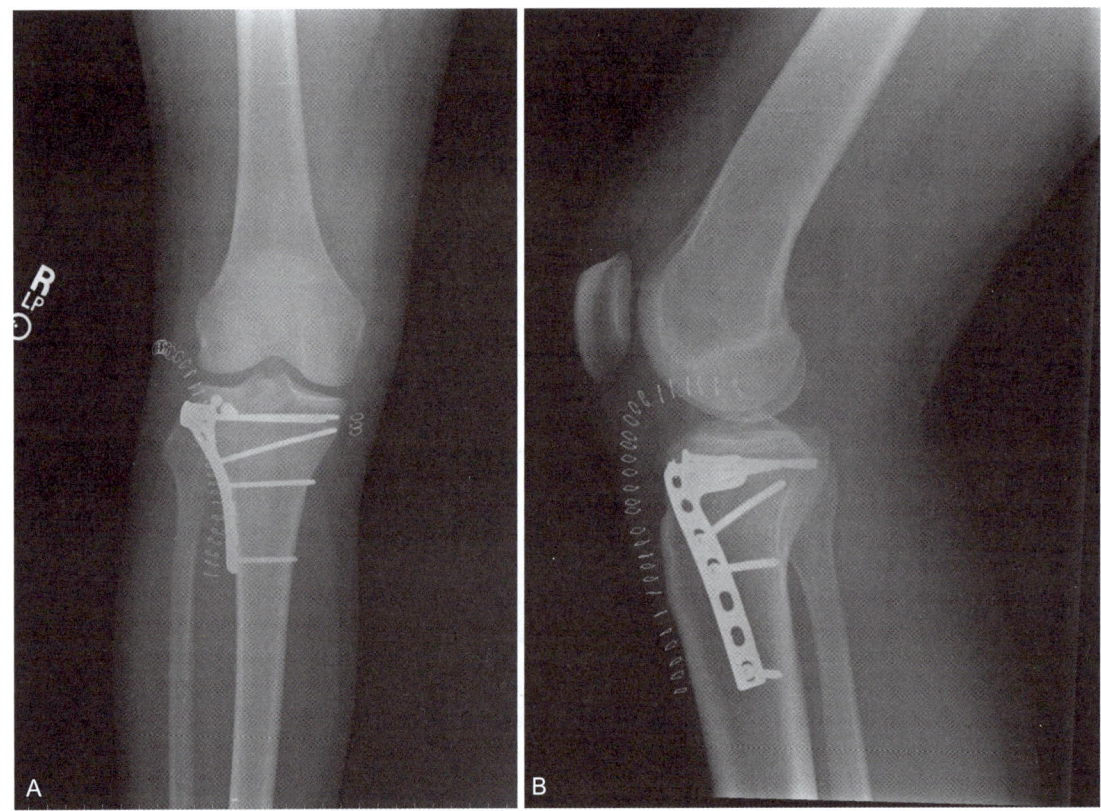

图 54-52 胫骨平台骨折脱位
A. 钢板、螺钉固定胫骨平台Ⅱ型骨折脱位；B. 用支撑钢板及螺丝钉内固定后

三、评估

应了解完整的病史，包括确切的受伤机制、患者的全身健康状况、年龄及其对功能和经济方面的要求等。必须进行详细的体格检查，发现有无伴发的韧带损伤和血管、神经损伤及骨筋膜间室综合征等其他损伤。如果临床上有患者不能够提供可靠的临床检查并怀疑有骨筋膜间室综合征，需精确测量骨筋膜间室的压力；若怀疑有血管损伤，应行动脉造影检查和获取踝臂指数检查和测量踝臂指数；如果患者有明显血管损伤，应立即行血管探查、吻合术。术后可能需要临时的外固定架固定。

为评估骨折情况，需正侧位、斜位 X 线片及 CT 检查。若要评估关节面骨折块的大小及压缩，则必须行常规断层成像或 CT 检查。经标准 X 线片确定的骨折类型，再经断层检查后常会定为另外一种类型。胫骨上端关节面正常情况下向后倾斜 10°～15°，故在射线束向尾侧倾斜 10°～15°拍摄的正位片上可更好地观察胫骨平台的情况。如前所述，需通过应力位 X 线片观察有无侧副韧带损伤。Colletti、Greenberg 和 Terk 分析 29 例胫骨平台骨折的 MRI 表现，发现 55% 存在胫侧副韧带损伤，45% 存在外侧半月板撕裂，34% 存在腓侧副韧带损伤，41% 存在前交叉韧带损伤，28% 存在后交叉韧带损伤，21% 存在内侧半月板损伤。此研究也显示胫骨平台骨折伴随的软组织损伤的范围。然而，并不将 MRI 作为常规检查。Mustonen 等发现 42% 的胫骨平台患者 MRI 都有异常的半月板信号，88% 的半月板损伤患者都有不稳定损伤。MRI 在评估胫骨平台骨折患者中有重要地位。当高度怀疑相关的组织稳定结构损伤时，MRI 可能是评估骨折脱位损伤最合适的检查项目。骨折并发筋膜间室综合征风险的影像学预测因素包括：胫腓骨间隙增宽和股骨移位。

Ruffolo 等最近报道了通过双切口切开复位治疗双髁骨折的并发症发生率。骨不愈合和深部感染通常发生在分期切开复位和高能量胫骨平台骨折内固定中。开放骨折和切开减压同时行内固定治疗通常伴有较高的感染率，分别为 43.8% 和 50.0%。

Ahearn等对复杂胫骨内外侧平台双骨折的患者预后测量后发现：采用外固定架和Taylor外架有着相同的临床和影像学结果。

无论何种类型的损伤，关节所受到的损害一般比X线片提示的范围更广。交叉韧带附着处常有撕脱骨折，游离于关节腔内。关节面的粉碎性骨折块常与其正常平面成角，而且可能发生翻转。半月板常在周边撕裂，部分或全部位于粉碎的骨折块之间。

四、治疗

胫骨近端关节骨折的治疗目的包括恢复关节的外形轮廓、轴向对线、稳定性及其活动功能等。如选择手术治疗，固定必须足够稳定以允许早期活动，所选用的手术方法应该能将伤口并发症降至最低。若骨折伴有膝关节不稳定、韧带损伤和明显关节脱位，以及开放性骨折或合并骨筋膜间室综合征，建议行手术治疗。医生必须区分韧性不稳定和骨性不稳定性。关节面骨折术后关节功能恢复程度与骨折复位的精确程度相关。大多数学者指出，对于移位型骨折而言，影响其长期效果及治疗方法选择的最主要的因素是骨折移位和压缩的程度。

对可接受的关节移位程度仍存在有争议。专家建议对关节面台阶超过2mm的骨折行手术复位治疗。其他学者认为，若关节面塌陷或移位超过5mm或轴向对线不良超过5°，则需手术治疗。还有一些学者认为，当关节面塌陷达到8mm时，手术和非手术治疗所获得的临床结果相似。大部分学者认为，塌陷或移位超过10mm，则需手术垫高塌陷、恢复关节面正常轮廓。对于稳定的骨折，如果关节面塌陷小于5mm，则采取非手术治疗，应用铰链型膝关节支具固定、早期活动、延迟负重、一般都能达到比较满意的效果。如关节面塌陷在5～8mm，是否手术治疗很大程度上取决于患者的年龄、膝关节活动的要求和膝关节冠状面稳定性。如果患者年龄较大而且久坐，往往更适合非手术治疗。若患者年轻且爱好运动，则需手术行关节面重建。

长期随访研究已经显示：创伤后关节炎是由于残余的关节不稳或轴向对线不良所致，而与关节面塌陷程度无关。因此，关节不稳定是手术治疗的另一指征。韧带撕裂、关节面塌陷或骨折块水平移位皆可导致关节不稳。10%～33%的胫骨平台骨折伴有韧带损伤。手术的主要指征不是骨折块的大小或关节面塌陷的程度，而是膝关节出现10°以上的内翻或外翻不稳定或膝关节屈曲<20°。

对胫骨髁骨折治疗可采用的方法包括：可延伸的关节切开和关节面重建钢板螺钉固定术（图54-53）；关节镜或有限切开复位，经皮螺钉或针式外固定架固定术；闭合手法复位合并石膏固定术，特别是用管型支具；牵引下早期活动等。与老式钢板固定技术相比，新的钢板置入技术剥离软组织较少，而且切口小。若采用多处小切口方法，切口间可留有大的软组织桥。没有一种方法能常规地用于所有的骨折，需具体患者具体分析。手术治疗严重的粉碎性骨折，内固定不是很牢靠，需术后制动，关节既不稳定也不能自由活动。牵引治疗胫骨髁骨折，通常能够早期活动，但常残留明显的关节畸形和不稳定，由此造成关节退行性变或关节炎。

对于无移位的骨折，侧副韧带修复后，夹板制动数日后可进行膝关节早期主动活动，但是有骨折愈合征象后尚可负重，一般为伤后8～10周。89%采用闭合复位合并管型支具治疗的患者恢复良好，而且晚期X线片征象与其关节功能的相关性不大。内髁骨折和双髁骨折患者，常出现复位和对线的丢失。

Sarmiento等发现无论腓骨是否骨折，其状况常决定着骨折在负重及功能状态下的成角趋势。腓骨完整的单纯外髁骨折，因为有腓骨的支撑，并不进一步塌陷；相反，合并腓骨骨折的外髁骨折，因为失去了腓骨的支撑，有外髁塌陷、膝外翻的倾向。当近端腓骨骨折移位时，双髁骨折并不进一步塌陷或成角；然而，如果腓骨完整，内髁常出现塌陷并引起内翻畸形。

外侧劈裂骨折可切开复位，也可在关节镜或X线透视下采用牵引、复位钳进行经皮复位。如果用闭合手法整复不能使移位的髁缘复位至股骨髁下的支撑位置，则需切开复位。对所有手术治疗的Schatzker Ⅰ型骨折采用关节镜检查，以保证外侧半月板不嵌在骨折部位。多数外侧劈裂骨折可经皮置入粗大骨松质螺钉以取得良好固定。如果外侧髁骨折合并腓骨头骨折，则需外侧支撑钢板增加其稳定性。

关节塌陷仅靠韧带整复不能复位，需通过皮质骨窗将其抬高，然后植骨、粗大骨松质螺钉或支撑

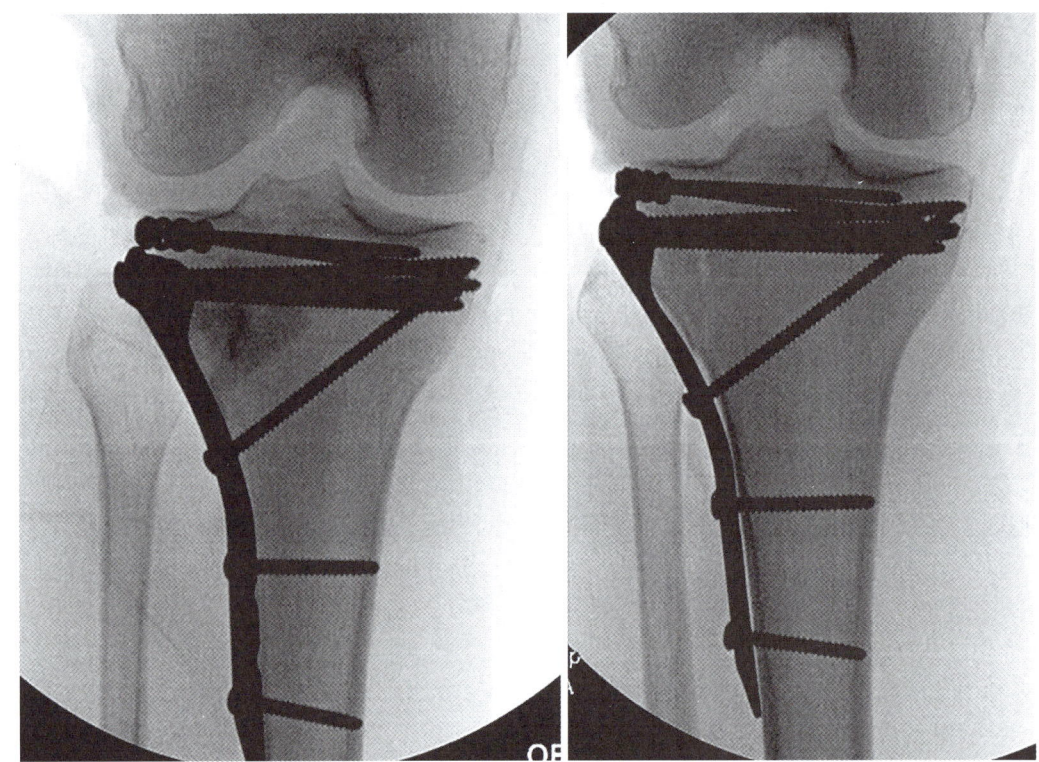

图 54-53 外侧劈裂压缩的胫骨平台骨折

可以通过骨折块解剖复位和软骨下螺钉恢复关节面，外侧支撑钢板提供了外侧平台的支撑，软骨下缘的螺钉和钢板一起提供外侧平台的支撑

钢板固定。Patil 等报道了生物力学数据，提示在轴向压缩上 4 枚 3.5mm 的螺钉优于 2 枚 6.5mm 的螺钉。传统方法是通过关节切开及半月板下切口直视复位；而现在，研究人员已成功地应用 X 线透视或关节镜辅助复位、植骨或其替代物和经皮螺钉固定治疗关节面塌陷的胫骨平台骨折（Schatzker Ⅱ型和Ⅲ型）。而内髁移位骨折（Schatzker Ⅳ型）通常很不稳定，最好切开复位和内侧支撑钢板固定，而且在生物力学上更合理。

严重的或"复杂"的胫骨平台骨折治疗是困难的，包括双髁骨折（Schatzker Ⅴ型）合并干骺端-骨干分离的胫骨平台骨折（Schatzker Ⅵ型），以及合并开放性伤口、严重的闭合性软组织擦伤、挫伤或挤压伤（Tscherne Ⅱ型或Ⅲ型）、骨筋膜间室综合征或血管损伤的骨折等。牵引或管型支具等闭合方法很难维持关节复位及轴向对线。传统的切开复位钢板固定方法需要广泛的组织剥离显露，会进一步损害软组织及骨折块的血液供应，导致感染。

为减少这些骨折的并发症，很多学者尝试一些新的手术方法：小切口暴露间接复位技术、外侧支撑钢板固定合并小的防滑板固定等。Mills 和 Nork 建议采用靠前的皮肤切口、通过有限的骨膜下剥离显露骨折边缘和欲放置钢板的部位，这样可以在软组织剥离较小的情况下获得双钢板固定。采用小骨折块 AO/ASIF 的 T 形钢板（3.5mm 螺钉）固定胫骨平台骨折，86.7% 解剖或接近解剖复位；没有感染或软组织并发症。减少直径和增加可塑性的小骨折块 T 形钢板比较大的预塑形的 AO/ASIF 的 T 形和 L 形钢板（6.5mm 螺钉）能够对骨软骨块提供更好的支撑固定作用。

其他的一些学者发现，Ⅱ度和Ⅲ度开放性复杂胫骨平台骨折（Schatzker Ⅴ型和Ⅵ型）的治疗，手术由经验丰富的外科医师按照彻底清创、即刻坚强内固定和延迟 5d 关闭伤口的标准规程操作，无不愈合或深部感染发生。Tscherne 和 Lobenhoffer 建议采用跨越膝关节的外固定架暂时固定，待肢体肿胀消退后再行内固定。非常类似于现今处理 Pilon 损伤的策略。

目前，也有学者提倡采用半针外固定架或环形钢针外固定架作为复杂性胫骨平台骨折的最终固定。可用空心螺钉对关节面骨折进行辅助固定。置于膝下的外固定能够维持关节的复位及轴向对线，并允许早期活动（图54-54）。外固定架仅需很小的软组织切开，从理论上讲可减少伤口并发症。

并非所有的骨折都能单纯采用韧带整复复位，有时必须行有限切开复位同时进行骨搬移。外固定架固定的潜在缺点之一是穿针部位感染。穿针部位的感染通常较轻，可口服抗生素治疗。但是，已有关节周围钢针感染引起的继发性化脓性关节炎的报道。解剖学研究显示，距关节14 mm内放置的钢钉和钢针可能位于关节囊内。为预防化脓性关节炎，应避免将钢钉和钢针穿入关节囊内。

临床研究显示，环形钢针外固定架是治疗复杂胫骨平台骨折的有效方法。4钢针结构提供的稳定性与双钢板固定相当（87%～88%的优和良结果，同时合并6.5%～12%的表面感染）。

我们常用环形钢针外固定架治疗复杂的胫骨平台骨折（图54-55）。采用Ilizarov外固定架治疗的57例Schatzker VI型胫骨平台骨折中，有4例（7%）患者发生感染，其中2例为化脓性关节炎。有22例（38%）为开放性骨折。45例骨折（84%）达到了可接受的复位，膝关节活动度平均为115°；9例骨折（16%）复位较差，膝关节活动度平均为79°。

置于膝下的单臂半针外固定架是治疗复杂性胫骨平台骨折的另一种方法，常辅以骨松质螺钉维持关节骨折复位。与环形钢针固定技术相比，该法较容易掌握。然而，对于粉碎性干骺端骨折，应用半针外固定架达不到小张力钢针那样确实的固定。有时，胫骨平台骨折过于粉碎或软组织损伤太严重，急诊难以准确复位及可靠固定，可用跨膝半针外固定架作为临时或终极固定。这种固定方法在保持肢体轴向对线的情况下允许患者活动。持续6周的膝关节固定，对膝关节最终活动范围似乎并不产生不良影响。

（一）外髁骨折

为了巧妙地治疗胫骨外髁骨折，必须了解其骨折的发生机制。这种骨折通常由一个外翻力作用于膝关节所致，而其内侧的肌肉和韧带对抗股骨髁与胫骨髁分离。这样，股骨外髁向下撞击胫骨外髁负重面，致使相应的关节面中部塌陷进入干骺端的骨松质内而低于正常的平面。此外，胫骨关节面外侧缘向外崩裂，一条或多条骨折线纵向延伸至胫骨的干骺端，产生外侧骨折块。骨折块较大，从侧面观常呈基底位于近侧的倒三角形。通常，该骨折块因腓骨完整而保持在关节水平。偶尔，胫骨外髁骨折造成腓骨颈部骨折，两者作为一整体移位，而仅有轻微的关节面中部塌陷和粉碎。

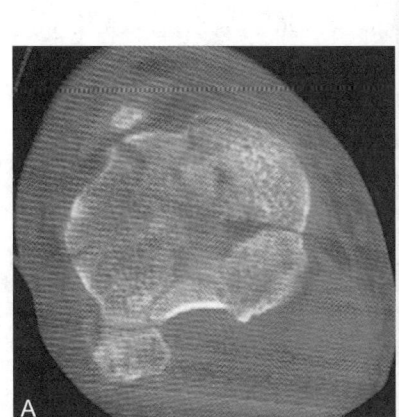
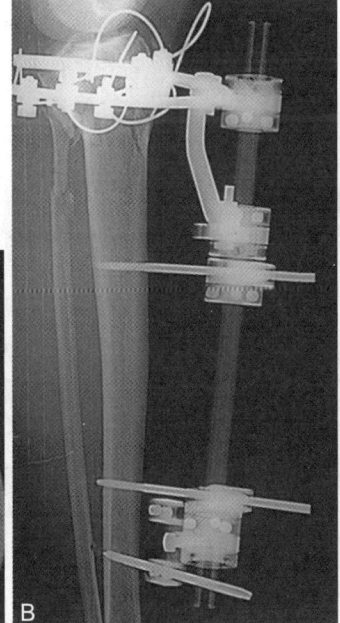
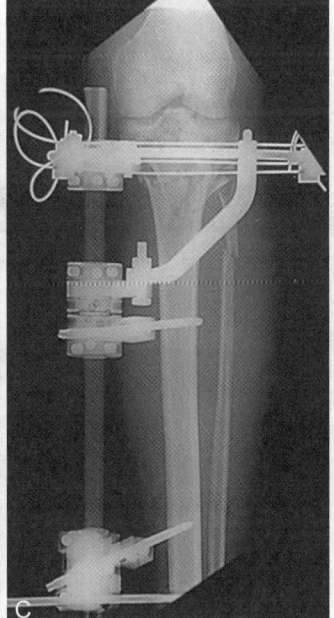
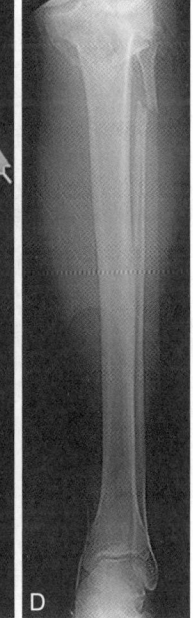

图54-54　A. 开放性胫骨平台骨折的CT扫描图像；B和C. 应用混合型外固定架固定；D. 外固定架去除后

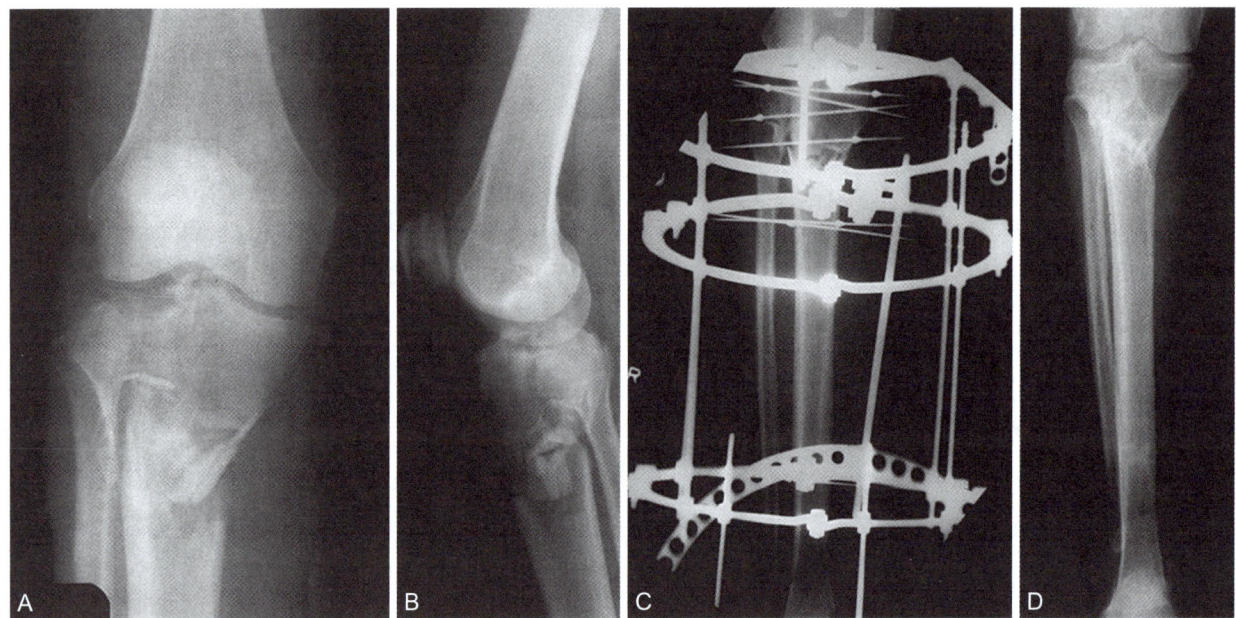

图 54-55　A 和 B. 胫骨平台骨折；C. 应用 Ilizarov 环形外固定架固定；D. 外固定架去除后

使用 AO 股骨撑开器使胫骨平台骨折开放治疗更为容易。对于外侧平台骨折，股骨外上髁的前缘，平行于关节面穿入 1 枚穿透双侧骨皮质的钢钉；在骨折预计固定部位的远端，于中央冠状面上、与胫骨垂直，经胫骨外侧皮质穿入第 2 枚钢钉。随着撑开器的延长，通过韧带整复使骨折获得很大限度的复位。同时增加了膝关节间隙的暴露，有利于关节内复位。由于插入股骨远端的钢钉位置接近股骨髁旋转轴的中心，故在定位骨折线及固定平台操作时，进行的膝关节伸屈活动对骨折的干扰较小。

胫骨平台骨折的切开复位内固定

手术技术 54-14

- 在止血带的控制下实施手术。
- 外侧髁骨折做一个直的或者稍弯的前外侧切口，近端起自关节线 3～5cm，向远端延伸超过骨折部位的下缘，从外侧髁前方到 Gerdy 结节。该切口在提供较好的显露同时，可避免皮肤的并发症。
- 平行于髂胫束前缘切开筋膜，髌骨前面的剥离应在筋膜下进行，因为筋膜提供髌前皮肤的血供。注意避免皮瓣下软组织不必要的剥离。如果需要，可从 Gerdy 结节前方或后方翻开髂胫束的止点。切开冠状韧带或板胫韧带，向上牵开半月板，显露关节内结构。用不可吸收线缝合标记半月板的关节囊部分。
- 检查和修复半月板撕裂损伤，尽可能多地保留半月板。
- 从外髁的前外侧面剥离伸肌的起点，显露外髁的纵行骨折。向外侧翻开肌肉的起点暴露骨折线。
- 牵开外侧骨折块显露胫骨髁的中央部分，翻书样打开外侧骨块，显露塌陷的关节面及中央塌陷的骨松质。
- 另外，也可在塌陷区域下方的骨皮质开窗，以便复位塌陷的骨折块。与侧方掀开外侧髁骨折块相比，此法剥离软组织较少。
- 在塌陷的关节骨折块下方插入一骨膜起子，缓慢而小心地加压，将关节骨折块和挤压的骨松质作为一大骨块抬起（图 54-56）。尽可能多取松质骨，这样在干骺端就形成一空腔，必须植骨填充。如果不植骨，可发生再移位及骨块下沉。移植骨有多种类型，从横向骨皮质支撑到全厚的髂骨植骨。在抬起塌陷的关节面后，我们倾向在干骺端软骨下骨填塞骨替代品，例如，用磷酸钙骨水泥，尽管在极少数病例中可能会出现感染。
- 标准的外侧入路仅能观察胫骨平台后外侧的有限范围，不能接近胫骨外侧平台的后壁。因此，某些位于胫骨平台后外侧的骨折需要更易延伸的切口入路。在这种情况下，沿伸肌的附着部位切开

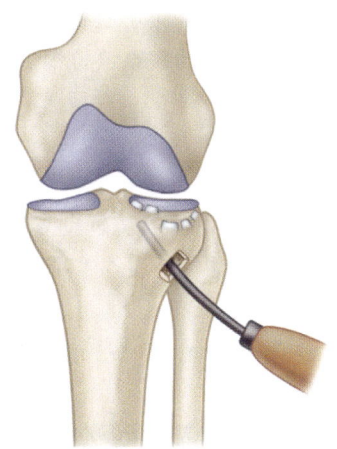

图 54-56　将骨膜起子或类似器械插入塌陷的胫骨平台骨折块下方，然后小心地轻轻向上加压顶起关节骨折块（见手术技术 54-14）

筋膜，并延续至腓骨头下。根据需要，向远端做全层剥离。显露腓神经，用摆锯切断腓骨颈。将其上段牵至后侧，甚至可向上翻转腓骨头，这样便能显露胫骨后外侧平台及胫骨近端的外侧和后侧膨大部分。

- 如果髁的周边骨折移位较少而髁的中心部塌陷是主要畸形，则在前侧骨皮质开 1 个骨窗到达关节面。
- 通过该骨窗插入 1 个弯骨棒，通过皮质窗或骨折线进入软骨下骨的骨松质区内，将塌陷的关节面骨折块抬高至正常水平，临时用多枚细克氏针固定，用软骨下排筏螺钉固定以稳定。克氏针可以穿过内侧的软组织袖套，然后从内侧拔出，拨到克氏针针尾与胫骨外侧皮质骨齐平为止。
- 胫骨前外侧用支撑钢板固定，为胫骨平台设计的围关节解剖钢板更方便，特别是 3.5mm 或 4.5mm 的钢板。在上钢板前根据是否适合可以选择单独的筏状螺钉固定以稳定新复位的关节骨块。特别是单纯的横向髁骨折（Schatzker Ⅰ 型、Ⅱ 型），非锁定的 3.5mm 的钢板足够。
- 用骨松质或骨移植替代物填充缺损。
- 可以通过半月板关节囊标记缝线，将其缝合在钢板或髂胫束上，实现其修复。

术后处理　膝关节用可拆卸的支具固定。术后 1～2d，开始理疗并进行股四头肌练习及轻微的主动辅助活动，也可使用被动活动机器辅助活动。患者可扶拐活动，但不允许负重，如此持续 10～12 周。

最近的数据报道支持使用同种异体结构骨来减少关节面下沉的风险并显示有着令人满意的临床结果。

（二）伴有韧带损伤的髁部骨折

胫骨髁部骨折并发侧副韧带及交叉韧带损伤远比之前大家意识到的常见，如果不给予治疗，尽管胫骨髁骨折愈合良好，仍可出现关节不稳，晚期结果差。伴有韧带损伤的胫骨平台骨折，其创伤性关节炎的发病率增加。胫骨平台骨折中韧带损伤的发生率为 4%～33%，而骨折-脱位中可达 60%。其中，内侧副韧带损伤最为常见，常伴有无移位的或局部塌陷的胫骨外髁骨折。应力位 X 线片是诊断韧带损伤的有效检查。Bennett 和 Browner 对 30 例经手术治疗的胫骨平台骨折进行前瞻性研究发现，软组织损伤占 56%，20% 合并半月板损伤，内侧副韧带损伤占 20%，前交叉韧带损伤占 10%，3% 患者伴有外侧副韧带损伤，3% 有腓神经损伤。内侧副韧带损伤最常发生于 Schatzker Ⅱ 型骨折，而半月板损伤最常见于 Schatzker Ⅳ 型骨折。

术前及术后行膝关节应力检查，探查有无韧带损伤。胫骨平台骨折解剖复位后，膝关节仍残留松弛征象则提示有韧带损伤。Delamarter、Hohl 和 Hopp 指出胫骨平台骨折合并交叉韧带损伤者预后较差，常残留明显的膝关节松弛。如果胫骨髁间隆起骨折移位，在切开复位髁部骨折的同时必须将其复位固定。可通过骨性隧道将其缝合固定，如骨折块足够大也可用小螺钉固定。前交叉韧带中部撕裂者，如果骨折愈合后仍有明显的膝关节松弛，应二期行韧带修复。急性内侧副韧带中部撕裂，经非手术治疗常可获得满意愈合。修复韧带需增加手术暴露及术后制动，可增加膝关节僵直的概率，因此，较少急诊修复内侧副韧带的损伤。侧副韧带损伤后应该采用铰链式膝部支具保护。如果修复内侧副韧带，需另做内侧切口。韧带损伤修复、髁部骨折固定后，用长腿管型石膏将膝关节固定于屈膝 45° 位。虽然胫骨髁部骨折固定后最好进行早期活动，但是如果同时修复了侧副韧带损伤，那么必须延迟活动。需术后长腿管型石膏固定 2 周至拆线，然后改用限制膝关节伸直的股（大腿）管型支具固定，允许膝关节屈曲而限制其完全伸直，这是较为有效的术后折中处理方案。此限制性管型支具需佩戴 4 周，然后去除并开始进行主动锻炼。

(三)胫骨平台骨折关节镜辅助复位和固定

关节镜手术需要剥离的软组织较少,能极好地显露关节面,并能诊断及治疗并发的半月板损伤。Buchko 和 Johnson 描述了一种关节镜手术方法,患肢置于股(大腿)固定架上,上气囊止血带,关节镜入口位于膝关节前外侧关节间隙上方约 2 cm 处,以便外科医师能向下看到胫骨平台。然后进行全面的诊断性检查。可用低压关节镜灌注泵来改善关节显露、利于关节灌洗,但并非必需。如果灌注泵用于关节囊外骨折,应切开显露骨折的干骺端部位,以防止冲洗液外渗入软组织内。该切口可用于开骨窗,进行复位和植骨。Schatzker Ⅲ型骨折一般是关节囊内骨折,较少外渗。应彻底地灌洗关节,抽出关节内积血,去除游离的骨及软骨碎片。完成诊断性检查后,关闭灌注泵或使用无水关节镜技术进行复位。如果外侧半月板被嵌入骨折部位,可用钩子将其钩出。半月板撕裂通常可以修复,应予以处理。

通过小的骨皮质窗可将塌陷的骨折块抬高。应用前交叉韧带定位器即可定位塌陷骨折块,将 1 根克氏针插入其中。然后,应用空心挤压器抬高骨折块。可通过关节镜准确地观察复位情况,可用自体骨或羟基磷灰石充填骨缺损。经皮拧入 3.5 mm 皮质骨螺钉进行固定。骨质疏松患者可能需要支撑钢板固定,故此类患者不太适合行关节镜辅助复位。在少量临床病例中应用关节镜辅助复位固定技术,主要治疗 Schatzker Ⅰ型、Ⅱ型和Ⅲ型胫骨平台骨折,优良率为 80%~100%。

(四)内髁骨折

如果胫骨内髁骨折需切开复位、垫高及内固定等治疗,其方法与之前所述胫骨外髁骨折的手术方法类似。可经前侧或前内侧直切口显露骨折。对于内侧髁劈裂压缩性及完全塌陷性骨折,除将骨折块抬高和骨缺损处植骨充填外,还可用一内侧支撑钢板。钢板可预弯成与胫骨干骺端及髁部一致的形状,钢板近端用骨松质螺钉固定,远端用常规的骨皮质螺钉固定(图 54-57)。大多数复杂的内侧平台骨折需要广泛的显露,而对于单独的伴有关节面压缩的内侧损伤,可以使用前方髌旁入路来直视下复位关节面。

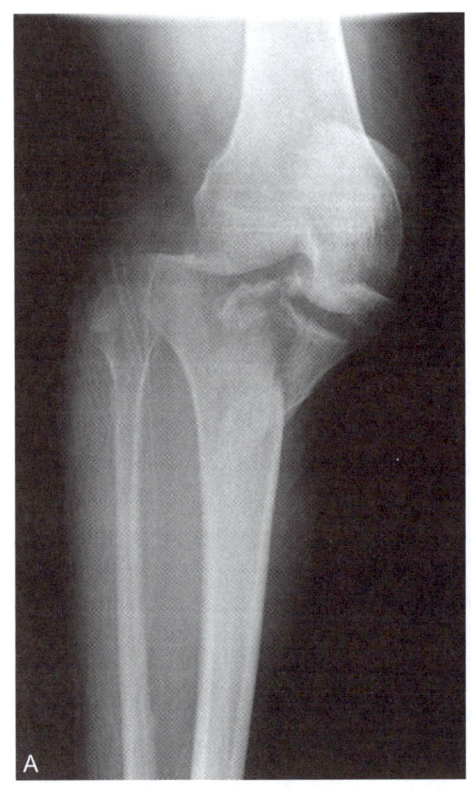 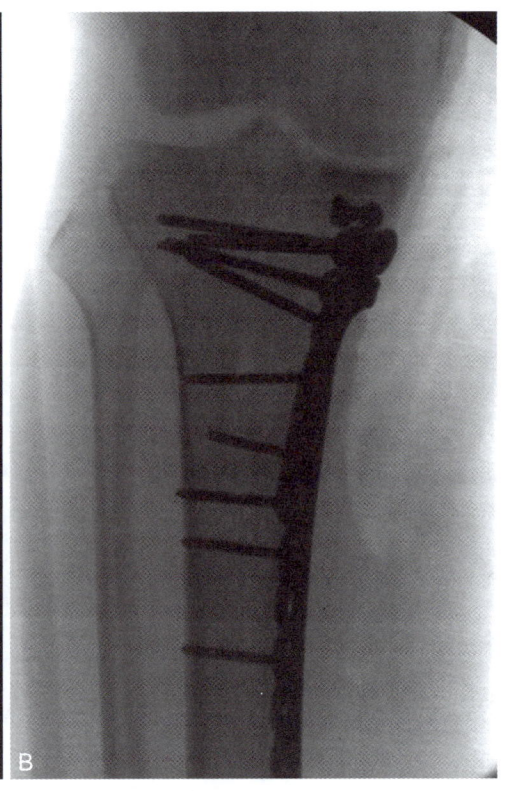

图 54-57 A. 胫骨内侧平台骨折脱位性损伤;B. 通过后中入路提供支撑钢板复位和固定移位的内侧髁骨块

内侧显露

手术技术 54-15

- 术前精细地评估影像及患者软组织套情况,确保术前水肿消退。
- CT 辅助的内侧髁远端定位可以帮助确定手术切口位置。
- 内固定的目的是稳定固定,因此内固定应该超过远端骨折线。
- 许多内侧和后中部的髁骨折可以通过后正中切口固定,否则应该考虑后方入路。
- 用手术画线笔在后侧标记合适的手术切口,平行胫骨内侧缘。
- 锐性切开皮肤和皮下组织,利用和腓肠肌内侧头之间的间隔将其下缘和鹅足移位。
- 有时,为固定骨折必须移动鹅状肌腱的上缘。
- 以骨折远端延伸的顶点为中心,使用 3.5mm 的小片状钢板进行骨折复位和内固定。这种方法可以联合外侧入路行外侧髁固定,以治疗双髁骨折。
- 骨折明确后切口可能要延长。尽管不是必需的,但是在胫骨远端内侧髁骨折推荐内侧可延长的切口,切口通过前方的中线。

(五)近端粉碎性骨折

以往曾经提倡通过广泛显露、解剖复位、大骨块钢板坚强固定的方法治疗胫骨平台双髁骨折。由于这种方法常导致不能接受的伤口并发症及感染,所以,很多学者在探求更好的手术策略。目前认可的治疗方法包括:间接复位,小切口显露,支撑钢板固定严重粉碎的胫骨髁,空心钉、防滑钢板等较小内置物固定骨折较轻部位。通过闭合复位或有限的切开复位,环形钢针外固定架也可治疗某些复杂性骨折。术前 CT 扫描对制订治疗计划非常重要。切开复位内固定最好在损伤当天进行,否则应在 7～10d 以后待水肿及组织反应消退后进行。如果延迟手术,不论是骨骼还是软组织稳定,临时的单平面外固定架跨膝固定都是有效的方法,一直固定到内固定手术时机成熟的时候。

切开复位和内固定治疗双髁损伤

复杂性胫骨平台骨折,必须根据其骨折特点采用相应手术入路,下述方法是适用于许多此类骨折的通用显露方法。

手术技术 54-16

- 患者仰卧于可透视手术台上。
- 根据影像学检查、详细的术前计划,标记可能的手术切口,包括内外侧,以帮助确认足够的软组织桥,尽量减小潜在的软组织并发症。
- 特别是后正中切口应该按先前画好的执行,便于复位和稳定内侧髁的骨块。有效地将损伤转化成非髁骨折。小片状钢板(3.5mm;1/3 管型,重建板或 T 形板)比较常用。幸运的是,内侧平台压缩很少见。内侧髁固定可以使用单纯的防滑支撑钢板,近端不需要螺钉固定,特别是粉碎性骨折。当平台顶部粉碎时,复位必须要固定近端。我们发现临时的单皮质锁定螺钉固定非常有效。此技术不能使用较长的螺钉以免影响外侧复位,一旦当外侧复位固定完成后,单皮质螺钉可根据需要更换为更长的螺钉。
- 通过前外侧入路,暴露外侧髁,像前述方法一样仔细处理软组织。复位关节碎块或压缩骨折,修复有损伤的半月板,临时稳定骨折块。内外髁间用点状复位钳固定矫正压缩畸形。随后可以放置软骨下骨排筏螺钉。由于胫骨近端的解剖学变异,使用这些排筏钉的能力在一定程度上取决于外侧钢板的"贴合度"。如果钢板的贴合度比较好,那么软骨下排筏螺钉应该经过钢板之外通过骨折块之间拉力螺钉来实现。最好是钢板近端的大部分螺钉也能实现这个功能。
- 胫骨近端解剖钢板在前外侧进行牢固固定,其可以把持内侧平台骨块。
- 任何复位压缩关节面之后的空隙都可以应用前述方法进行填充。

术后处理 闭式引流管放在内侧。拔除引流管后,进行被动和主动辅助锻炼,包括有限的被动活动。术后 10～12 周不允许负重,任何相关的软组织问题都可能延缓主动活动的时间,而且那些累及胫骨平台的骨折也会延迟主动运动的时间。

环形外固定架固定

手术技术 54-17

(Watson)

- 将患者置于骨折床或可透视的手术床上。
- 实施跟骨或胫骨远端骨牵引。选择大小合适的固定环,确保放置外固定架后,其与肢体间有充分的间隙。固定环在胫骨嵴前方应留有 1.5cm 的间隙,在小腿后侧应留有 3～4cm 的间隙。
- 摆好患者体位后,即可行牵引,利用韧带整复使骨折复位。
- 可用大的复位钳进一步协助闭合复位。
- 如果有关节塌陷,单靠韧带整复不能复位骨折,可在 CT 引导下行有限的切开,在尽量少剥离软组织的情况下复位关节面(图 54-58A)。
- 对关节面原凹陷骨缺损处进行植骨。
- 髁部骨折复位后,用橄榄针(1.8mm 克氏针,带有 1 个 4mm 的偏心颗粒)进行髁部骨折块间加压(图 54-58B)。再用 1 根反向的橄榄针穿过骨折块,即从髁的主要骨折线的对侧穿入,以维持髁部骨折复位。如骨折粉碎不严重,可用空心螺钉替代橄榄针固定。在电视透视的引导下置入关节周围橄榄针,并对钢针施以张力。稳定髁部和干骺端骨折一般需 3～4 根橄榄针。
- 拧开每个环上的前部连接螺栓以打开外固定架,并将其放在小腿周围。
- 重新拧好前部的连接螺栓。
- 暂时将外固定架的近侧环置于髁部骨折平面以下。当髁部骨折复位后,将此环沿螺纹杆向近端滑移至腓骨头水平,并将所有近端的钢针都固定在此环上。将中部的环置于骨干骨折的远侧,将远端的环置于踝关节平面。如果胫骨干为广泛的粉碎性骨折,则在胫骨干中部再增加一个环,成为一个完整的 4 环外固定架。将近端钢针安装在近端环上,应注意使该环与膝关节平行。在胫骨远端的水平横穿 1 根钢针,钢针应与踝关节平行。将此钢针固定在远端环并拉紧,调整远、近两钢环使其相互平行,确保力线正确。同时,保持膝关节和踝关节也平行。
- 也可利用腓骨头起到支撑钢板的作用,经腓骨头斜行穿入 1 根橄榄针进入外侧髁,拉紧这枚橄榄针将腓骨头压向外髁。

术后处理 术后 10～12 周,关节内的骨折线及植骨均愈合后,方可开始逐渐负重。一旦 X 线片显示骨折已经愈合牢固,可去除外固定架,然后患肢佩戴铰链式膝部支具,辅助康复。

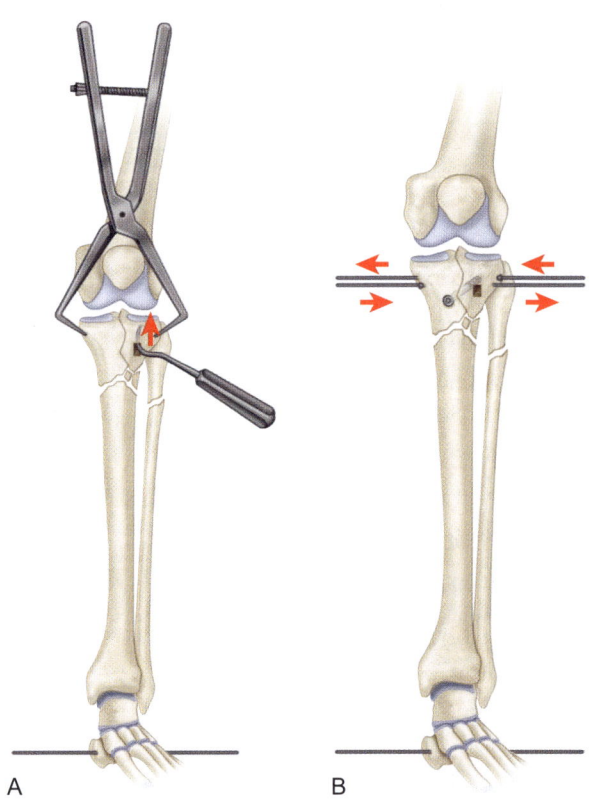

图 54-58 A. 撬起塌陷的平台;B. 植骨后用相向的橄榄针和空心螺钉固定(见手术技术 54-17)

第四节 髌骨骨折

髌骨骨折占全部骨骼损伤的 1%,可由直接或间接外伤所致。由于髌骨位于膝前皮下,易受到直接暴力损伤,如膝部撞在汽车的仪表板上或摔倒时膝部着地等。这些损伤常导致粉碎性或移位性骨折,也可使股骨下端及髌骨的软骨受到损伤。间接损伤常由膝关节屈曲位股四头肌强烈收缩所致,一般为横行骨折,可合并内、外侧支持带的撕裂。大部分髌骨骨折是由直接和间接暴力联合作用所致。髌骨骨折造成的最重要影响为伸膝肌的连续性丧失及潜在的髌股关节不协调。

髌骨骨折可分为无移位骨折或移位骨折，并可根据骨折形状进一步分类（图54-59）。横行骨折一般累及髌骨中1/3，也可累及其上极或下极，髌骨的两极可以存在不同程度的粉碎。据报道，髌骨骨折大部分为横行骨折。垂直型骨折一般发生于髌骨中1/3及外侧1/3。如仅为髌骨的内侧或外侧缘骨折，则称为边缘型骨折。垂直型骨折在髌骨轴位X线片上最易观察，并且很少发生骨折移位及支持带的撕裂。另一种常见的骨折类型是粉碎性骨折或放线状髌骨骨折，一般都伴有不同程度的移位。

髌骨骨折常合并关节积血及局部触痛。如果骨折移位或伴有支持带撕裂，可扪及局部缺损。患者不能主动伸直受伤的膝关节，提示伸膝装置中断及支持带撕裂，需手术治疗。偶尔可因疼痛而使膝关节主动伸直受限，可在无菌的条件下抽出关节腔积血，随后向关节腔内注入利多卡因。若患者无明显伸膝装置损害，经如此处理后可恢复主动伸直膝关节的活动。邻近髌骨骨折的开放性伤口提示开放性骨折，需急诊手术。如果不能确定开放性伤口是否与关节相通，可用生理盐水试验进行鉴别。这个实验在开放性骨折中可能不是100%的可靠，因为一些特别小的关节开放性损伤可能为阴性。

髌骨骨折需拍摄正侧位及轴位（Merchant）X线片对其进行评估。横行骨折在侧位X线片上最清楚，而垂直型骨折、骨软骨骨折及关节面不平滑最好在轴位X线片上观察。有时需要对比观察对侧膝关节的X线片，以便将急性髌骨骨折与二分髌骨相鉴别，二分髌骨是由髌骨上外侧部分未融合所致，一般为双侧。

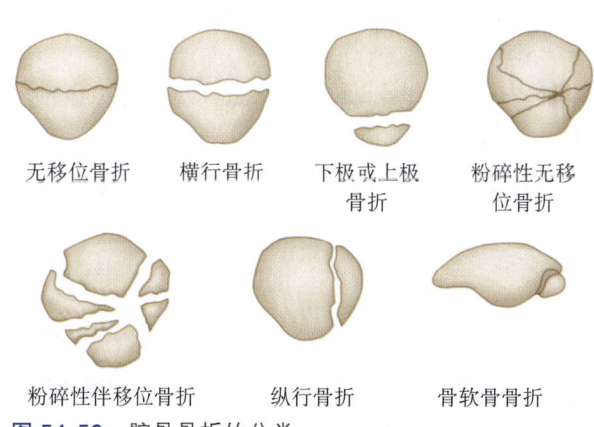

图54-59　髌骨骨折的分类

（引自：Wiss DA, Watson JT, Johnson EE: Fractures of the knee. In Rockwood CA Jr, Green DP, Bucholz RW, Heckman JD, eds: *Rockwood and Green's fractures in adults*, ed 4, Philadelphia, 1996, Lippincott-Raven.）

一、治疗

急性髌骨骨折的最初治疗应包括：患肢伸膝位或轻度屈膝位夹板固定，膝部用冰袋冷敷。为防止软组织损害，冰袋不应直接与皮肤接触。骨折移位轻微、关节面略有不平且伸肌支持带完整的闭合性骨折，非手术治疗可获得成功。非手术治疗为踝关节至腹股沟的长腿管型石膏将膝关节伸直位固定4～6周，固定期间在可忍受的限度内允许负重。Boström认为，若骨折端3～4mm分离或关节面2～3mm不平，可行非手术治疗；如果分离移位或关节面不平超过此范围，则需手术治疗。他长期随访研究发现，经非手术治疗的髌骨骨折，总体治疗效果好。在对一组40例患者进行长达30年的随访研究中，Edwards、Johnell和Redlund-Johnell发现：骨折移位超过2mm或关节面不平超过1mm的患者，其中2/3有不适和股四头肌的肌力减弱。

合并伸肌支持带撕裂的骨折、开放性骨折，以及超过2～3mm的移位或关节面不平的骨折，最好采用手术治疗。治疗目的是：恢复关节面的外形，修复伸膝装置并确切固定以便早期活动。皮肤正常时，应尽快施行手术治疗。延迟手术会影响患者康复，并对患者的预后产生一定程度的不利影响。如果皮肤存在挫伤或裂伤，最好是在接诊后尽快施行急诊手术。一旦裂伤或擦伤部位出现浅层感染，手术必须延迟7～10d，直至手术伤口被污染的危险减至最小。

对髌骨骨折最佳的治疗方法仍有不同的观点，包括各种钢丝技术、螺钉固定、部分髌骨切除术、全髌骨切除术。开放性髌骨骨折属于外科急症，应该立即进行清创冲洗。早期软组织覆盖（5d内）可减少感染发生率。治疗闭合性髌骨骨折的方法也可成功地用于治疗开放性髌骨骨折。有两组关于手术治疗开放性髌骨骨折的报道，其结果优良率达77%。对于开放性髌骨骨折，软组织剥离应减至最小限度，能够完成骨折固定即可。Torchia和Lewellen不鼓励对髌骨开放性骨折采用钢丝环扎固定，因其对血供有不利影响。

钢丝固定技术最常用于横行骨折。对于粉碎性骨折，如果骨折块足够大，可用拉力螺钉固定，也可用钢丝固定先使其成为横行骨折。文献已经记载多种不同的钢丝固定技术，如单独或联合应用的环扎式钢丝固定、张力带钢丝固定、合并纵向克氏针或螺钉的改良张力带钢丝固定、Magnusson 钢丝固定、Lotke 纵向前部钢丝固定（图 54-60）。

在实验研究中发现，最牢固的固定方式是改良的张力带固定，尤其是骨质疏松和粉碎性骨折。Weber 等推荐，如果想要早期活动，钢丝应直接固定在髌骨内，而不是穿绕髌骨周围的软组织固定。另外，联合第 2 根通过髌腱的张力带钢丝可以改良固定效果。

单独的 2 枚螺钉在骨质较好的骨折中可以提供稳定的固定；然而，骨折块移位较大时，单纯的螺钉不适合，应使用张力带钢丝固定。Carpenter 等在一项尸体研究中发现，空心螺钉合并张力带固定的标本出现失败时负荷最大。

Berg 报道了 10 例经空心加压螺钉 8 字钢丝固定治疗移位的髌骨横行骨折，7 例获得优良结果。该技术显示的优点是置入物外形小而较少引起局部软组织结构的刺激症状，可早期进行限制性运动，在传统的张力带钢丝失败后可作为一个补救方法（3例）。大骨折块的横行骨折，目前我们倾向于合并克氏针或螺钉的改良张力带固定。如果为粉碎性骨折，可加用环扎钢丝固定。张力带钢丝固定的效果一般较好（81% 优良率，Lotke 和 Ecker）。尽管 Smith 等报道的结果欠佳：采用张力带固定加早期活动治疗髌骨骨折 51 例，22% 移位超过 2 mm。笔者认为不合作和操作不当是移位的原因。聚酯编织线和编织钢缆业已应用，似乎能够提供类似不锈钢丝的固定。

目前，已有应用关节镜辅助经皮螺钉固定治疗移位的横行骨折取得了良好效果的报道。如果骨折粉碎及关节面损害的程度较严重，妨碍保留整个髌骨，则可行髌骨部分或完全切除。Brooke 曾于 1937 年提出髌骨没有什么功能，后来 Haxton（1945）和 Kaufer（1971）的研究否定了这个观点。Haxton 对有和没有髌骨的患者进行了研究，发现随着膝关节的伸直，伸膝的力量逐渐增大。也就是说，在膝关节处于屈曲 30°时所需的伸膝力比屈曲 60°、90°、120°时要更大。Kaufer 对有完整的髌骨及行髌骨切除的尸体膝关节进行了比较研究，发现髌骨切除的膝关节充分伸直时所需的股四头肌力比有完整髌骨者增加 15%～30%。髌骨切除所带来的影响可通过将胫骨结节垫高 1.5cm 克服。因为伸直是膝关节最重要的功能，所以，髌骨切除术必将损害膝关节功能。但是这可能不足以影响日常活动，我们发现髌骨切除后很少需要将胫骨结节垫高。Peeples 和 Margo 对 49 例髌骨切除的患者进行研究，发现其中 15% 伸膝迟缓，50% 出现无力而影响爬楼梯。Jakobsen 等和 Edwards 等分别对髌骨切除术后的两个病例组进行了长期随访研究，发现股四头肌肌力分别减少 33% 和 44%。Marya、Bhan 和 Dove 对前侧张力带固定和髌骨切除术进行了比较，发现前者的效果优良率为 80%，而后者仅为 50%。

为了尽量能保持髌骨的长度以期早期活动，已经研究了很多方法来保留髌骨粉碎性骨折的髌骨的下极。Yang 和 Byun 报道了对 25 例髌骨粉碎性骨折患者行单一垂直钢丝固定髌骨下极，取得满意效果，没有内固定失败、感染、不愈合或延迟愈合等情况出现。对尸体的生物力学研究发现，垂直钢丝固定比髌骨部分切除牵拉缝合后耐受的强度要大。Matejcic 等报道了篮形钢板应用于髌骨下极粉碎性骨折。51 例患者中，30 例效果优良，16 例效果良好，另外 5 例患者满意，没有不良结果发生。我们没有开展相关技术。

由于反对切除髌骨，我们都尽力保留所有的髌骨，至少保留髌骨近端或远端的 1/3。如果髌骨的上极或下极粉碎，则去除小的碎骨折片，保留最大的骨折块。如骨折粉碎广泛且已不可能重建关节面，

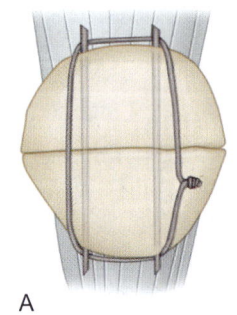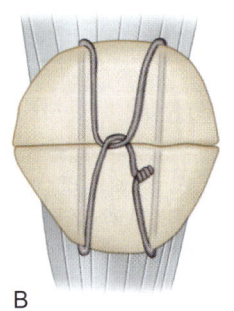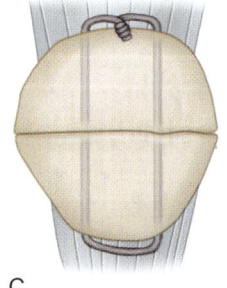

图 54-60 髌骨固定的类型

A. 改良张力带；B. Lotke 纵向前部（LAB）钢丝固定；C. Magnusson 钢丝（见手术技术 54-20）

A　　　　　　　　B　　　　　　　　C

则行全髌骨切除术。尽管髌骨切除术后常发生股四头肌无力及萎缩，但髌骨切除术后患者的长期随访结果，其优良率为78%。最近的一项研究，比较髌骨骨折的部分切除和切开复位内固定的疗效，发现两组之间均存在长期的功能障碍和相同的运动范围、功能评分和并发症发生率。

如果选择髌骨部分切除，应尽可能多地保留髌骨。可将较大的骨折片聚合在一起，以增加残余髌骨的体积。移除粉碎的骨折块，在残余髌骨上钻孔以重新固定伸膝装置。到底多大的髌骨块值得保留，目前仍有争议。Marder等对部分髌骨切除前后的尸体膝关节进行了髌股关节接触面积及髌股关节压力的测量，发现髌骨切除60%时髌股接触面积明显改变，少于对照组的50%。Saltzman等对40例部分髌骨切除的患者进行随访研究，其保留的骨折块面积平均为11.8 cm^2，仅1例少于4.1 cm^2。平均随访8年，78%的结果优良，活动范围平均达正常值的94%，肌力平均达正常值的85%。53%发展为髌股关节炎。但是保留髌骨块的大小与结果无关。Hung等对一组25例采用部分髌骨切除和经胫骨结节8字钢丝加强固定的髌骨骨折患者行前瞻性研究，95%完全恢复肌力，92%膝关节屈曲超过120°，14%述疼痛。报道中没有说明所保留髌骨块的大小。

关于髌骨部分切除后髌腱在残余髌骨上止点位置也有争议。若在髌骨前面重建髌腱止点，将导致髌骨下极向股骨关节面过度倾斜，从而产生髌股关节炎。他们建议尽可能靠近髌骨的关节面缝合髌腱。Saltzman等同样建议在靠近髌骨关节面边缘重新固定髌腱。与之相反，Marder等在尸体研究中发现，髌腱在靠近关节面的后侧固定可引起髌骨上极向股骨关节面的倾斜，而前侧固定则可恢复更正常的髌股关节接触形式。Zhao等报道了21例将髌韧带重新固定于髌骨前方皮质的患者，其效果满意。在尸体上，将髌韧带重新固定于髌骨关节面附近时，伸直膝关节所需力量大大增加，但将髌韧带重建于髌骨前方时，力量增大不明显。

无论选择何种重建髌韧带的方法，仔细阅读术中X线片，保证伸膝装置不要过分缩短，残留的髌骨不要倾斜。Günal等对单纯髌骨切除（16例患者）与髌骨切除伴股内斜肌（VMO）前移（12例患者）的两组患者进行最少3年的随访，发现髌骨切除伴股内斜肌前移者结果明显较好。

切开复位外固定已成功地用于横行及粉碎性髌骨骨折的治疗中。其方法是：在靠近髌骨的上、下极各横穿1枚钢针，然后将钢针连接到外部的加压夹。Liang和Wu建议保留所有的大的骨折块，2周后开始活动，4周后去除外固定。其他学者推荐在关节镜控制下应用环形外固定架。我们对这种方法没有经验。

Lazaro等报道了一组36例患者。其中37%拆除了内固定，57%的患者出现低位髌骨，在日常生活活动中80%存在髌前痛。在最初的6个月以后出现改善；然而，1年随访时仍然存在功能丢失，但力量、控制和耐力方面没有缺失。Bonnaig等报道了73例患者术后1年的功能预后随访数据，数据显示在1年最短随访时存在功能损伤，并且切开复位内固定与部分髌骨切除术有着相似的功能评分、膝关节活动度和并发症发生率。Lazaro等报道了完全关节面骨折的手术固定患者预后，功能缺失包括伸膝装置的力量减退，控制和持久度减弱。在这系列病例中，37%的患者拆除内固定，80%的患者在日常生活中存在髌前痛。LeBrun等同样也发现在术后6.5年时存在持续的症状，因为有症状而拆除内固定的患者占52%。

髌骨骨折常用的手术入路与方法

手术技术 54-18

- 我们喜欢采用正中纵向切口，也可做髌前横弧形切口，长约12.5 cm，弧顶部朝向远侧骨折块，此切口可提供足够的显露，以便进行骨折复位及修复伸肌扩张部和滑膜的破裂。如果部分皮肤有严重挫伤，应尽可能避开，或选择性切除那种切口后对皮肤缝合无明显影响的小挫伤区。
- 将皮肤及皮下组织向两侧剥开，显露髌骨前面的全貌、股四头肌和髌腱。如果骨折块明显分离，意味着有伸肌扩张部的撕裂，必须仔细探查其内外两侧。
- 去除所有小的游离骨折块，检查关节内面，尤其是髌股沟部位有无骨软骨骨折。
- 行关节内彻底冲洗，以去除血凝块和小的碎骨片。
- 用大的巾钳或合适的持骨钳将骨折块解剖复位，然后根据外科医师所选方法将骨折固定。复位固定后检查关节面，确保解剖复位。
- 仔细地用间断缝合方法由外侧末端向中线修复滑膜、关节囊及伸膝装置。

环绕髌骨周缘的环形钢丝固定

环绕髌骨周缘的环形钢丝固定是以前最常用的方法。由于是沿髌骨周围软组织环扎钢丝,故难以达到坚强的固定。所以使用该方法,必须3~4周才能开始膝关节活动。虽然该方法可联合其他方法治疗粉碎性髌骨骨折,但基本已被更加坚强的内固定方法所取代,以便能够早期活动。我们将采用不可吸收缝线通过这种技术的改良技术增加其修复的强度。

手术技术 54-19

(Martin)

- 从髌骨外上缘开始,穿入18号不锈钢丝,紧靠髌骨上极横穿股四头肌腱。
- 用1枚大号Gallie针引导钢丝穿过组织,或者将大号Intracath针的尖端穿入组织,然后在下一个拟缝合的部位穿出,以帮助穿钢丝。
- 将18号钢丝由Intracath针的尖端穿入,随着Intracath针的后撤钢丝即沿着针内通道穿过。由于18号钢丝较硬,这种穿钢丝法一般比用大的Gallie针容易操作。
- 以同样的方式,将钢丝的内侧端在两个骨块前后面的中间沿着内侧缘穿过。
- 下一步将内侧的钢丝端沿着髌骨远端边缘由内向外横穿髌腱,然后,将其沿着髌骨的外侧缘向上穿至髌骨的外上缘。穿入的钢丝必须紧靠髌骨,特别是上、下极部位。如果钢丝穿入肌腱的部位离骨折块较远,则固定不够牢靠,因为在承受张力时钢丝可切割软组织而出现骨折块分离。另外,应使钢丝居于髌骨前后面的中间,这可防止环绕的钢丝收紧时,骨折线向前、后张开。
- 对合复位骨折块,并用巾钳或持骨钳维持其位置,将钢丝的两端拉紧并拧在一起。
- 通过拍摄膝关节正侧位X线片,以及在修复破裂的关节囊之前直接检查和触摸等方式来核查骨折块的位置,尤其是关节面的解剖关系。
- 剪断多余的钢丝,并将拧紧的末端压入股四头肌腱内。
- 间断缝合修复破裂的关节囊。
- 若用1根预先扭结的钢丝,在其相对应的两点同时拧紧,可在骨折部位产生更加均匀的压力和固定。在穿入钢丝前,可先在钢丝上做一个扭结,则可利用这个额外的结拧紧钢丝。

术后处理 术后最初数天,用从腹股沟至踝的长腿石膏后托充分固定。鼓励患者行股四头肌舒缩锻炼,数日后患者可将患肢轻微抬离床面。术后10~14 d拆线,以管型石膏固定膝关节于伸直位。当小腿肌肉控制力恢复后,可允许患者扶拐行走。横行骨折可在术后3周去除石膏,并开始轻度的主动锻炼或主动辅助的锻炼。随着肌力恢复,可弃拐行走,这一般需要6~8周。大部分情况下,骨折愈合后应去除钢丝;否则,钢丝可能发生断裂,引起疼痛,而且取出困难。在局部麻醉下做一小切口,一般能找到钢丝打结部位,于钢丝结附近将其剪断,抽出并不困难。我们曾用粗的合成线代替钢丝,但没有钢丝固定满意,因为合成线有一定弹性,达不到钢丝固定的牢靠程度。此外,偶尔发生慢性髌前滑囊炎,这可能与患者对合成材料过敏有关。

张力带钢丝固定

对于髌骨骨折的固定,AO组织已经应用并且建议应用张力带钢丝固定原则。将钢丝置于适当的位置可将造成骨折块移位的分离力或剪切力转换为骨折部位的压应力(见图54-60),从而加速骨折愈合并允许膝关节术后立即活动和功能锻炼。通常需用2组钢丝固定,1组钢丝于紧靠髌骨上极的股四头肌肌腱的止点处横行穿过,然后,向下经过髌骨浅面的前方,再用同样的方法穿过髌腱于髌骨的止点。将钢丝收紧,使骨折复位稍过度或关节面张开。第2组钢丝横向穿过在髌骨的上、下极偏前面所钻的横孔,然后将其收紧。

常规方法修复撕裂的关节囊。膝关节屈曲位制动,早期的主动屈曲活动产生压应力,可将髌骨关节面的边缘压靠在一起。早期主动进行屈曲锻炼,可以更好地展现张力带的作用。我们更倾向于使用空心螺钉配合张力带钢丝,以更好地实现解剖复位。Schauwecker介绍了一种类似的方法,将钢丝8字形交叉固定于髌骨前面(图54-61)。同样,对于粉碎性骨折,也可加用拉力螺钉或克氏针以增加固定的可靠性(图54-62)。对于那些能够解剖复位的骨折,我们推荐空心钉联合"8"字张力带钢丝固定。

手术技术 54-20

- 常规入路显露髌骨骨折处。
- 仔细清除骨折面的血凝块及小骨折片。

- 探查伸肌支持带的撕裂范围及股骨滑车沟是否损伤。
- 彻底冲洗关节。
- 如果近侧和远侧的骨折块较大,将其准确复位,特别注意恢复关节软骨面的光滑。
- 骨折复位后用巾钳固定,用 2 根 2 mm 克氏针由下向上贯穿各骨折块。克氏针深度为距髌骨前面约 5 mm,横向将髌骨分为内侧、中部、外侧三等份,两针应尽量平行。在某些情况下,骨折复位前以逆行方式将钢针由骨折部位穿入近端骨折块更为容易,为便于操作,可将骨折端向前倾斜约 90°。
- 然后,将钢针回撤,直至其与骨折面平齐,骨折准确复位并用巾钳固定,再将钢针穿入远端骨折块。克氏针末端需保留较长一部分,使之突出于髌腱和股四头肌腱在上、下骨折块附着处。
- 在克氏针突出部分的深面,尽可能靠近髌骨,将 1 根 18 号钢丝横穿过股四头肌肌腱附着处;然后,将钢丝绕过已经复位的髌骨前面,再次将其从克氏针突出部分的深面横穿过远端骨块的髌腱附着处;最后,将此钢丝再返回至髌骨前面,于其上端部分收紧。也可将此根钢丝以 8 字形固定。

- 膝伸直位,通过触摸髌骨的深面检查骨折的复位情况。如果需要,可在支持带做一小的纵切口以便伸进手指探查。
- 将 2 根克氏针的上端向前折弯成锐角,并剪短。
- 克氏针剪短后,将其旋转 180°,用一挤压器将已弯曲的克氏针末端嵌入钢丝环后面的髌骨上缘。剪短下端突出的克氏针末端。
- 间断缝合修复撕裂的伸肌支持带。
- 对于骨质较好的患者,可用半螺纹的 4.0 mm 拉力螺钉代替克氏针(图 54-63)。对于粉碎性髌骨骨折,也可将拉力螺钉水平地拧入骨折块,使粉碎的骨折块联合起来,将其转换为横行骨折,再采用前侧改良张力带技术固定。如果前侧皮质在冠状面上被劈下,一般可用前侧张力带固定。若固定不成功,则可切除此骨折块。与所有髌骨修复一样,在手术中进行重力屈曲测试以确定稳定性,来确定在术后早期进行功能锻炼时的起始运动范围。

术后处理 用下肢石膏后托或可拆卸的膝关节支具固定患肢于伸直位。术后第 1 天即可行走,并根据患者的耐受情况决定患肢的负重程度。术后第 1 天开始进行患肢等长锻炼和直腿绷紧练习。固定较牢且支持带撕裂较少的患者,如愿意,术后即可开始连续被动活动。术后 2~3 周,伤口愈合后可开始主动的关节活动度练习。术后 6~8 周,如果 X 线片明确显示骨折已经愈合,可去除支具,开始渐进性抗阻力练习。在术后 18~24 周,股四头肌的肌力完全恢复后可恢复不受限制的活动。至于固定欠牢靠及支持带广泛损伤的患者,主动活动应延迟至骨折出现愈合后才能进行。最好能在术后 6 周开始进行关节活动度的练习,但并不是都能这样。这部分患者可佩戴控制活动的膝关节支具,允许完全伸直,屈曲的程度取决于术中的固定。

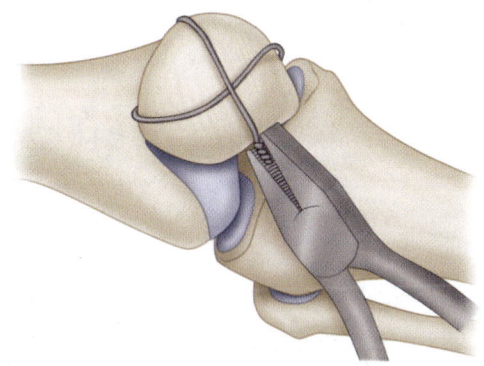

图 54-61 髌骨骨折固定的 Schauwecker 张力带钢丝技术(见手术技术 54-20)

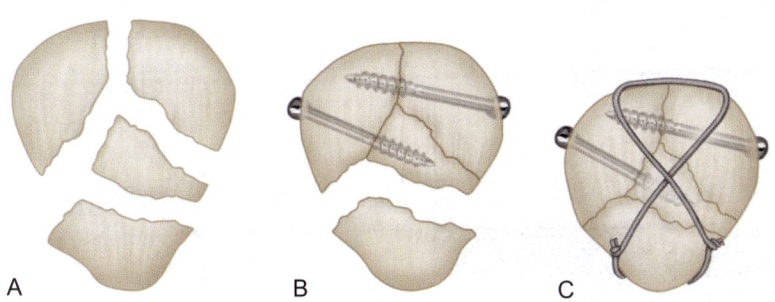

图 54-62 Schauwecker 加压钢丝固定技术加辅助螺钉固定治疗髌骨粉碎性骨折(C)。粉碎性骨折(A)用螺钉固定变成双骨折块(B)(见手术技术 54-20)

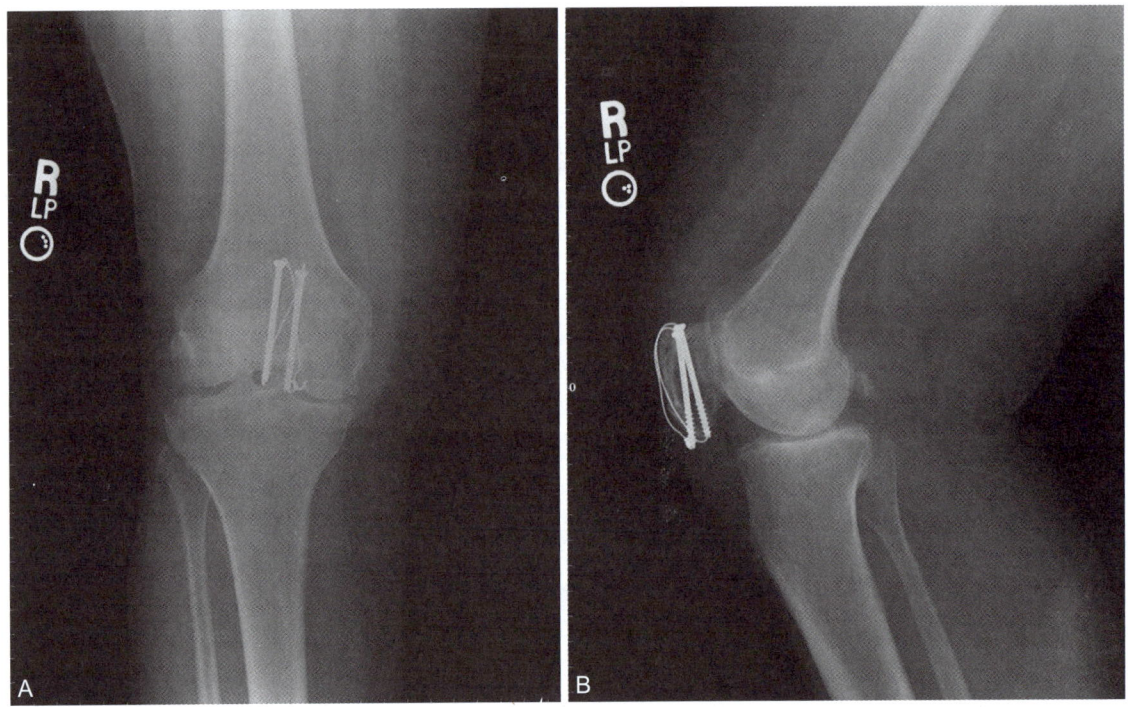

图 54-63　A 和 B. 使用 2 枚纵向螺钉和 2 个前侧钢丝环的张力带内固定法固定移位的髌骨横行骨折（见手术技术 54-20）

如果固定失败，骨折块发生 3～4mm 的分离，或关节面台阶超过 2～3mm，可能需行翻修手术。如果膝关节完全伸直时复位得到改善，则可采用膝关节充分伸直位夹板或管型石膏固定 6 周。如果这样做复位仍无改善，应考虑重新固定或部分髌骨切除术。骨折愈合后，如果内固定物引起症状，可取出内固定物。

二、髌骨粉碎性骨折

较为常见的是髌骨下极发生粉碎性骨折，而留下一个较大且相对正常的近侧骨折块。这个骨折块是构成伸膝装置的重要部分，应给予保留。应细心观察将髌腱缝合在骨折块上的具体操作，以防止骨折块发生倾斜，倾斜的骨折块可磨损髌骨沟。

部分髌骨切除术

手术技术 54-21

- 按前述的方法显露髌骨骨折部位。如果髌骨近端 1/3 部分至少有 1/3 是完整的，则应将其保留。
- 清除关节内游离的骨及软骨碎片，修整关节囊和肌腱的边缘，切除粉碎的骨折块。保留髌腱内小片状骨块以使锚钉更容易。
- 修平近端骨折块关节面的边缘，用锉将其锉光滑。
- 于近端骨折块的骨折面上，恰在关节软骨的前面，用 2mm 克氏针或 2.5mm 钻头向近侧平行钻三个孔（一个孔在中间，内、外侧 1/3 处各一个孔）。或者，我们通常使用 Beathe 针来创建骨隧道并同时穿过缝合线。
- 将 2 根不可吸收粗缝线编织穿过髌腱，1 根穿过髌腱的内侧半，1 根穿过外侧半（图 54-64）。用缝线引导器，将缝线的 4 条线尾穿过髌骨孔，内、外侧孔各穿过 1 根线尾，中间孔穿过 2 根线尾。
- 将膝关节轻度过伸，在髌骨上极牢固结扎缝线。髌腱残端应向外翻，并紧贴在残留髌骨靠近关节面的粗糙骨折面上，这样可以防止骨折块倾斜及粗糙骨面与股骨接触。
- 偶尔髌骨上极发生粉碎性骨折，剩下远端 1/2 或更大的单一髌骨骨折块。这个骨折块如能提供一个光滑的关节面，也应该按上述方法所概括的原则给予保留。需特别注意，靠近下限部位的相当大小的髌骨下极无关节软骨面覆盖。

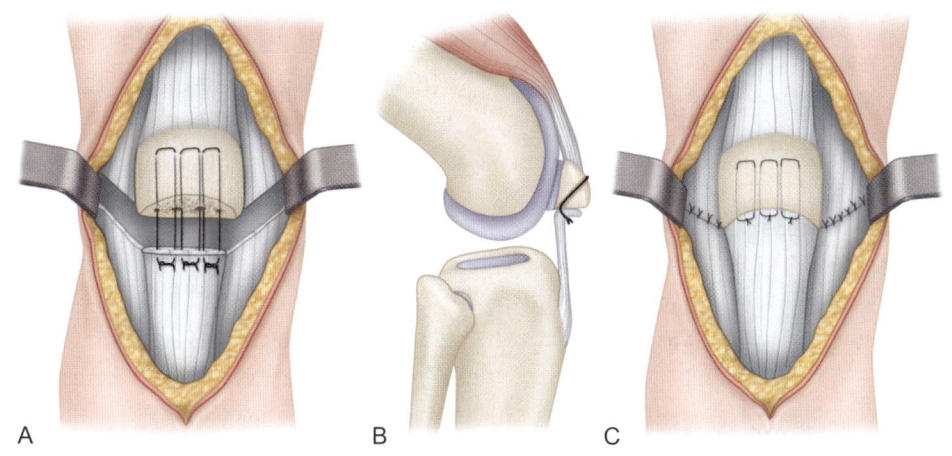

图 54-64 部分髌骨切除术（见正文）

A．用粗的不可吸收缝线将保留的骨折块与髌腱互相拉近；B．注意钻孔方向，在靠近关节面处重新固定髌腱；C．股四头肌扩张部修复完毕（见手术技术 54-21）

8 字形张力带钢丝固定部分髌骨切除术

由于股四头肌装置能产生强大的力量，因此，修复后常需要保护。可按 Perry 等所述的方法，用 8 字形钢丝、负荷承载钢丝或钛缆等来保护。钢缆将张力负荷由股四头肌肌腱或髌骨上极直接传导至胫骨结节，从而保护已修复的髌韧带。这个方法还可用于保护髌骨骨折单薄的内固定，允许进行更加积极的康复治疗。我们将采用不可吸收缝线通过这种技术来加强伸膝装置的修复，从而有利于早期活动。

手术技术 54-22

（Perry 等）

- 髌骨骨折内固定或髌骨部分切除、膝装置修复后，在髌骨上极和胫骨结节部位各横行钻一个 2mm 的孔。
- 过伸膝关节使髌腱松弛。
- 将 1 根 16 号钛缆或 16 号不锈钢丝分别穿过上述两骨孔（图 54-65）。也可将钢丝或钛缆穿过紧邻髌骨上极的股四头肌腱的止点，而不穿过髌骨上极。
- 将钛缆或钢丝在髌腱前面相互交叉、收紧锁定，形成一个 8 字形。收紧钛缆时，向远端牵拉髌骨，使髌腱完全松弛的。注意避免髌骨过低。
- 轻轻屈膝 90°，确定骨折不发生移位。必须确保钢丝在髌腱前面进行交叉，否则，屈膝可致钢丝向后移位，影响钢丝分担跨过骨折部位的负荷。术后 3 个月左右或骨折发生愈合后，可在门诊拔除钢丝。

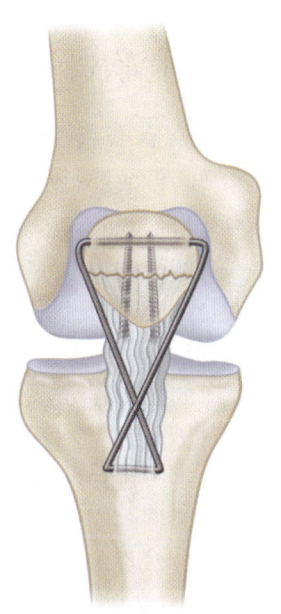

图 54-65 髌骨骨折复位内固定后，将 2 根钛缆穿过胫骨结节及髌骨上极的横向骨孔，在髌腱前面呈 8 字形交叉，并互相卡紧锁定（见手术技术 54-22）

全髌骨切除术

如果骨折粉碎严重，无大的骨块可利用，可考虑全髌骨切除术。

手术技术 54-23

- 切除所有的骨碎片，尽可能多地保留髌腱和股四头肌肌腱。
- 彻底冲洗关节腔，将碎骨片和碎骨屑清除干净。

- 用粗的不可吸收缝线穿过髌腱和股四头肌肌腱边缘及内、外侧关节囊的扩张部行荷包缝合。
- 拉紧缝线，使肌腱的残端全部外翻在关节之外。在拉紧缝线形成直径约2mm的环形时，牢固打结。
- 虽然这个腱性玫瑰花结较小，但其外观却似一个小髌骨。补充性间断缝合修复关节囊，进一步对合股四头肌肌腱和髌腱的残端。荷包缝合术缩短了股四头肌伸膝装置，有助于防止髌骨切除术后常见的伸直迟缓。
- 如果肌腱不够长，股四头肌肌腱与髌腱不能缝合在一起，可采用股四头肌延长技术。方法之一是由Shorbe和Dobson介绍的股四头肌肌腱V形翻转成形术。

第五节　膝关节骨软骨骨折

美国陆军航空兵对186例有膝关节游离体的患者进行了研究，其中21例膝关节游离体是由于股骨或髌骨的骨软骨骨折引起的。Rosenberg发现此类损伤多见于青少年男性的股骨外侧髁，他认为这种病变常由髌骨脱位所致，即脱位时削切掉髁的一部分。股骨髁软骨骨折也可由直接撞击伤或膝关节处于屈曲负重状态下的扭转活动所致。

根据Milgram的观点，髌骨损伤机制如下：髌骨在股骨外侧髁表面一过性半脱位，导致髌骨和股骨关节面受损，髌骨的内侧缘卡在股骨髁突起的边缘，随着股四头肌突然收缩牵拉髌骨回位，股骨髁的边缘从髌骨的内下缘剪切下一骨软骨块。已经发现股骨在胫骨上用力内旋形成类似的机制，造成髌骨脱位和股骨外侧髁骨折。

膝部骨软骨骨折最常见于青少年及年轻的成年人，常有髌骨脱位或合并痛性弹响的膝部扭伤病史。急性损伤导致关节积血及内侧支持带撕裂，膝内侧有触痛。青少年急性髌骨脱位时髌软骨骨折的发生率为5%。为取得最佳疗效，必须对膝部骨软骨骨折做出及时诊断和治疗。有些患者诉说关节交锁或感到关节内有游离体，而另外一些患者的诊断则较为困难。对因急性膝关节积血就医的青少年或年轻成年人，应高度警惕此类损伤。如果怀疑骨软骨骨折，应拍摄高质量的正侧位、水平位、轴位及斜位X线片。

儿童无移位的骨软骨骨折，非手术治疗常能获得成功（见第36章）。移位的骨软骨骨折应给予手术治疗。为防止关节进一步受损，应尽快手术。若骨折片太小，难以重新固定至原位，可将其切除。大的骨折片应给予复位、固定。手术治疗青少年急性髌骨脱位造成的骨软骨骨折时，应修复内侧软组织，以改善髌骨对线。

对于膝关节骨软骨骨折，已提出多种固定方法，包括金属针、同种异体皮质骨针、Herbert螺钉（Zimmer，Warsaw，IN）、Acutrak圆锥形螺钉（Acumed，Beaverton，OR）、可吸收缝线以及可吸收棒等。必须确保固定物不穿透关节面进入关节腔，否则可引起严重损伤。金属针应在骨折愈合后去除，因其有移位倾向。可吸收内固定器材已得到临床及实验证实，可吸收的Polydioxanone聚二氧六环酮棒可为骨软骨骨折提供满意的固定。对于大块软骨带有薄骨片的髌软骨骨折，Pritsch等提议用可吸收线缝合固定。方法是将骨软骨骨折块复位，用细克氏针经该骨折块和髌骨钻呈三角形排列的3个孔。穿3根Vicryl（Ethicon，Johnson & Johnson，Somerville，NJ）缝线：每根缝线都穿过2个孔，每个孔都有2根线尾。将线的游离端在髌骨前面收紧打结。手术固定骨软骨骨折后，制动3～6周，保护性负重6～12周，具体时间取决于骨折固定的效果及骨折的部位。

Taitsman等报道了2例股骨后外侧髁软骨骨折经切开复位螺钉内固定取得满意效果。CT检查对于准确判断骨折块的大小、位置及其脱落的部位很有帮助。经前内侧入路可复位骨折块、修复内侧支持带。从股骨内上髁至腓骨头做另一后外侧切口。显露腓神经，在腓神经与股二头肌肌腱之间切开筋膜。与半月板附着处与关节囊近端反折处纵向切开关节囊。复位骨折片，克氏针临时固定。用2.2mm或2.4mm螺钉做最终固定，埋头2～3mm。术后第1天可行膝关节限制性活动，术后12周内仅允许触地。作者建议对股骨外侧髁负重面的软骨骨折片行内固定，从而使其能够有充足的骨性接触面而促进其愈合（图54-66）。

如诊断及手术不及时，骨折片及缺损的边缘变得圆滑而不能准确对位。此时，则需切除骨折片，将骨折片原附着的骨松质床修整光滑，所有分离或毛糙的软骨边缘应予以锐性垂直切除，而不是斜行切除或削薄。如果受累区域小且并未涉及负

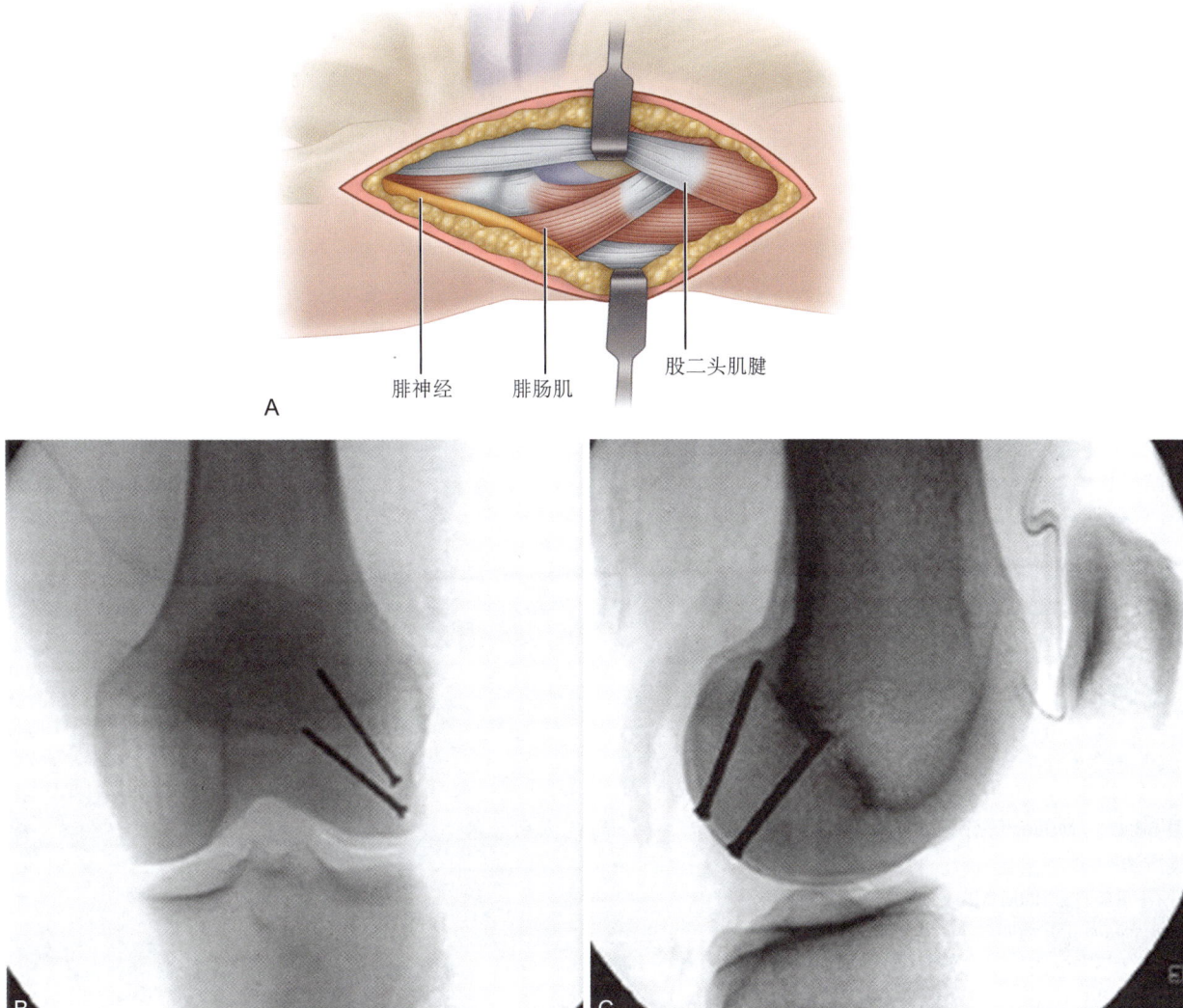

图 54-66　A. 解剖及手术入路；B 和 C. 术中正、侧位片

（引自：Taitsman LA, Frank JB, Mills WJ, et al. Osteochondral fracture of the distal lateral femoral condyle: a report of two cases, *J Orthop Trauma* 20:358, 2006.）

重面，切除骨折片后造成的功能障碍即使有也微乎其微。

第六节　股骨远端骨折

股骨髁上及髁间骨折的治疗历来是一个难题。这些骨折常是不稳定的粉碎性骨折并且呈双峰分布，多发生于老年人或多发伤者，由于骨折靠近膝关节，所以很难完全恢复膝关节的活动度和功能。在许多报道中，畸形愈合、不愈合及感染的发生率相对较高。对已行膝关节成形术的老年患者，其治疗可能更为复杂。

Müller 等介绍并在 AO/OTA 分类中加以扩展的股骨远端骨折分类方法有助于确定骨折的治疗和预后。该分类法以骨折部位及类型为基础，包括膝部股骨内外上髁间的所有骨折（图 54-67）。A 型骨折为仅累及远端股骨干并伴有不同程度粉碎性骨折。B 型骨折为髁部骨折：B1 型为外髁矢状劈裂骨折，B2 型为内髁矢状劈裂骨折，B3 型为冠状面骨折。C 型骨折为髁部 T 形和 Y 形骨折：C1 型为非粉碎性骨折，C2 型为骨干粉碎性骨折合并两个主要的关节骨折块；C3 型为关节内粉碎性骨折。

在 20 世纪 60 年代，由于缺乏合适的内固定器材，非手术治疗方法如牵引和管型支具等的效果比

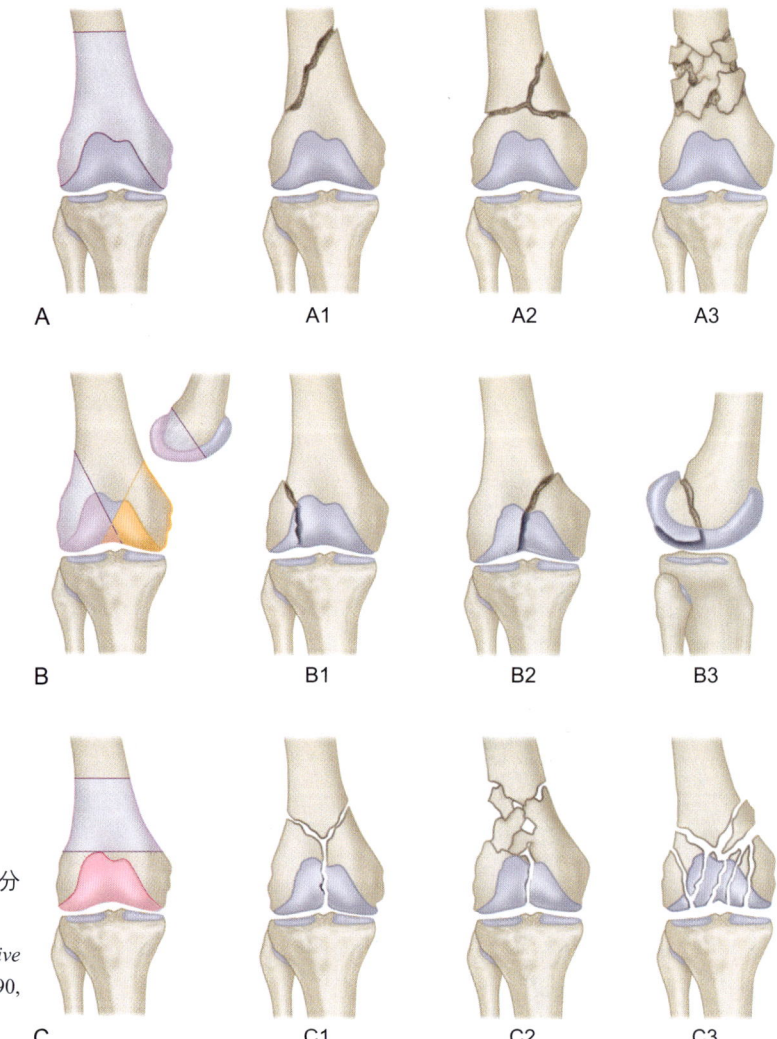

图 54-67 Müller 等介绍的股骨远端骨折分类方法

（重绘自：Müller ME, et al. *The comprehensive classification of fractures of long bones*, Berlin, 1990, Springer-Verlag．）

手术治疗更好。随着 AO 组织对内固定器材的不断改进，治疗方法的选择开始有所改变。手术治疗效果明显优于非手术治疗，特别是髁间和关节外的骨折。关节内骨折总体效果不满意，手术和非手术治疗效果相当。

随着内固定技术的进步，能够很好地固定、复位，越来越多的骨科医生对这类骨折选择进行手术治疗。对于除简单、无移位以外所有的股骨远端骨折患者，推荐手术治疗。早期膝关节锻炼对获得满意的效果至关重要。

一、钢板螺钉固定

瑞士的 AO 组织设计的角钢板，是用于治疗股骨远端骨折并得到广泛认可的最早的钢板螺钉内固定器械之一。虽然它对大部分骨折提供了牢固的固定（图 54-68），但此固定方法对操作技术要求较高，存在感染和对骨质疏松者固定不牢靠的早期问题以及钢板去除后再骨折等情况。

随着 AO 钢板固定技术经验的积累及围术期抗生素的常规应用，文献报道此类内固定的结果已有改善。1989 年，Siliski、Mahring 和 Hofer 报道了一组病例，优良率为 81%，感染率为 7.7%，非人为短缩 7.6%，畸形愈合 5.8%。C1 型骨折治疗结果（优良率 92%）好于 C2 型和 C3 型骨折者（优良率 77%）。

利用间接复位技术、少量软组织剥离及轻柔牵引等更符合生物学的钢板固定技术受到提倡。应用股骨撑开器或者外固定架恢复骨折部位的长度及对线，将干骺端粉碎性骨折保持在原位，不必将骨折碎块解剖复位。由于软组织相对未受干扰，故通常不需植骨。

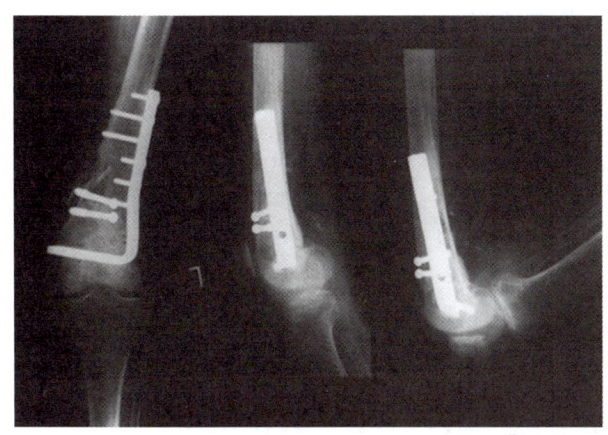

图 54-68　股骨髁上粉碎性骨折移位，应用 AO 髁上角钢板及多枚螺钉内固定

二、动力性髁螺钉固定

与角钢板固定相比，动力性髁螺钉对技术要求较低（图 54-69）。插入角钢板需要在三个平面同时准确定位，动力性髁螺钉在屈 - 伸平面不受限制。该螺钉固定要求自髁间窝以上至少有 4cm 的股骨髁未发生粉碎。其主要缺点是插钉时需去除的骨量较大，如需翻修手术，则更加困难。有报道称，动力髁螺钉治疗股骨远端骨折的结果和角钢板类似：优良率为 87%，不愈合率 0～5.7%，感染率 0～5.3%，畸形愈合率 5.3%～11%，约 1/3 骨折需行植骨。在一项研究中，所有的并发症皆发生于老年人、骨质疏松合并关节内粉碎性骨折的患者。这项技术可能不适合骨质疏松的患者。

角钢板及动力性髁螺钉不适用于髁部完整骨折块＜3～4cm 及合并关节内大量粉碎的骨折。对于这些骨折，髁部支撑钢板是最常用的内固定物，此类钢板远端有多个钉孔，允许多枚螺钉直接拧入粉碎的骨折块。然而，与角钢板或动力性髁螺钉相比，髁部支撑钢板固定不是那么坚强。伴有内侧支撑部位粉碎性、节段性骨缺损或极低位的经髁骨折，使用支撑钢板固定后，钢板螺钉接触界面的活动会导致内翻成角。已研制出将螺钉锁定在钢板上的装置，这可以增加内固定的稳定性，但目前应用此类器械的经验较少。也有人已经应用甲基丙烯酸甲酯（methyl methacrylate）加强螺钉对周围疏松骨质的固定。传统意义上讲，如果外侧应用支撑钢板后出现内侧不稳，则建议加用内侧支撑钢板。在

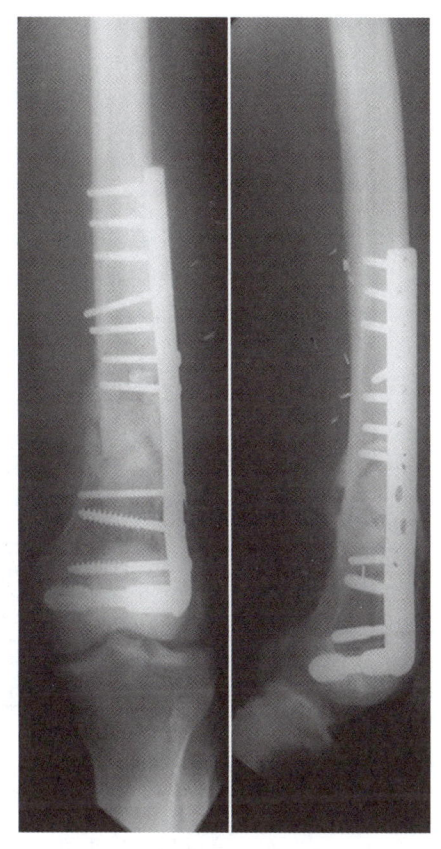

图 54-69　股骨内侧髁骨折动力性髁螺钉固定

股内侧肌另做切口插入 1 块倒置的大骨折块 T 形钢板，双钢板同时植骨，推荐双重锁定钢板技术。Bolhofner 等提倡经皮钢板固定。他们治疗了 57 例股骨髁上骨折，通过间接方法进行开放复位钢板固定，骨折均愈合。按照 Schatzker 评分方法，其结果优良为 84%，术者的手术技巧是一个影响因素。我们认同这是一个桥接严重粉碎性骨折的好方法。

带有可锁在钢板上的特殊螺钉的髁钢板已有应用（图 54-70）。这些钢板提供了类似髁动力性螺钉的稳定性，避免了股骨内侧髁缺损引起的内翻成角。此固定可能不需用内侧股骨钢板。

微创固定系统（LISS）钢板采用锁定螺钉和经皮固定，被设计用于避开之前所有内固定的相关问题。将此固定装置与动力加压螺钉和髁支撑钢板的生物力学特性进行比较。LISS 较这两个固定系统有更高的弹性形变，介于坚强固定和髓内钉固定之间。我们应用此方法的初步经验令人鼓舞，但我们更偏爱锁定的髁钢板系统。新的万向锁定内固定也被使用，为一些特殊骨折治疗提供了便利，特别是假体周围骨折。

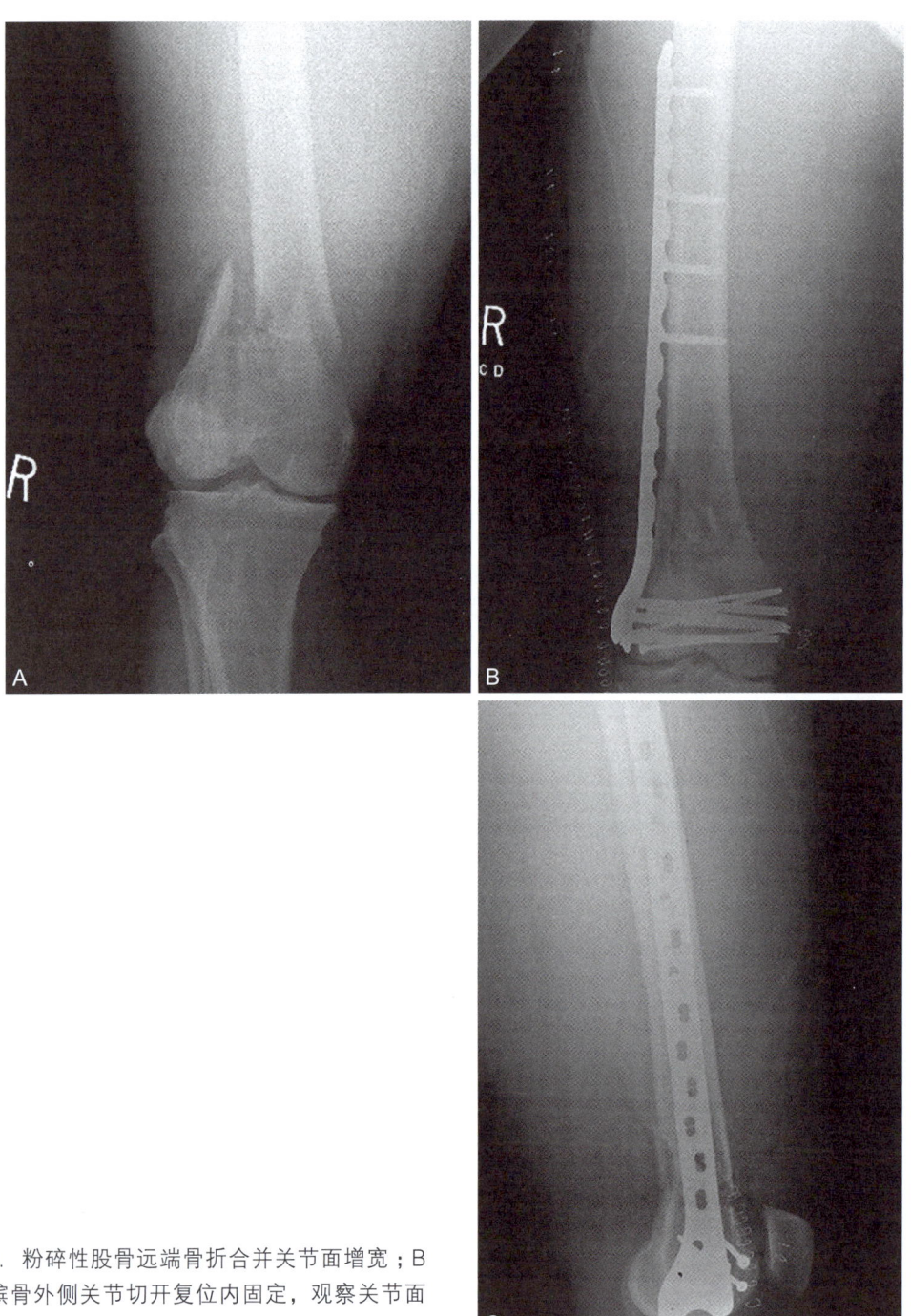

图 54-70 A. 粉碎性股骨远端骨折合并关节面增宽；B 和 C. 通过髌骨外侧关节切开复位内固定，观察关节面解剖复位，经皮肌肉下方放置钢板

三、髓内钉固定

最近髓内钉治疗股骨远端骨折日益受到重视。与钢板相比，这种内固定器材可获得更接近"生物学"的固定，因为它是承载负荷型而不是遮挡负荷型内固定物。该内固定能更好地保护软组织，很少需要植骨。生物力学测试证明，髓内钉固定治疗股骨远端骨折的主要缺点是固定稳定性不如钢板。据报道，顺行插入交锁髓内钉治疗股骨远端 1/3 骨折所使用的髓内钉均设计了沟槽，其内固定物失败率为 15%。如果骨折在距最近端螺孔 5 cm 之内，内固定失败率增加。采用将髓内钉打入软骨下骨、延迟完全负重时间以及增加髓内钉壁的厚度等措施可防止内固定物失败。遵循这些原则，髓内钉已经成功地用于治疗股骨远端骨折。

Tornetta 和 Tiburzi 使用顺行交锁髓内钉时发现患者侧卧位穿钉时，下肢重量造成外翻成角。但如果患者仰卧，腓肠肌的牵拉造成向后成角。他们建议将光滑的斯氏针从髌骨的内、外侧穿入股骨远端，以此整复骨折并维持正确对线。Leung 等建议在仰卧位穿钉时，于股骨远端偏前的位置穿入 1 根牵引针牵引，以防止向后成角。总之，顺行穿钉的技术报道的优良率在 95%。

对于大部分 AO 分类的 A 型骨折和距髁间窝 4~5 cm 的许多 C1 型及 C2 型骨折，我们采用静力型交锁髓内钉固定。经皮螺钉固定双髁可使无移位的髁间劈裂 C1、C2 型骨折转变为 A 型骨折，通常使用 5.5 mm 或 6.5 mm 空心螺钉。移位的髁间骨折可通过一个前侧髌旁切口复位，并于预期的髓内钉插入通道的前面及后面拧入螺钉固定。然后，可进行闭合顺行交锁髓内钉固定。可切除髓内钉的钉尖。髓内钉横径应该充满股骨髓腔的峡部，不够粗的髓内钉可使骨折处成角，引起畸形愈合。应斜位透视检查远端锁孔螺钉的长度。螺钉太长会刺激膝内侧的软组织，并影响膝关节活动。

我们分析了我院应用顺行交锁髓内钉治疗的 57 例股骨髁上及髁间骨折结果。这些病例包括：A2 型 8 例，A3 型 13 例，C1 型 8 例，C2 型 25 例和 C3 型 3 例；44% 为开放性骨折。全部骨折均愈合，其中 3.5% 需行植骨。畸形愈合率为 7%，2 例（3.5%）ⅢB 型开放性骨折发生感染。1 例（1.7%）髓内钉折断，但不需再手术治疗。膝关节的平均活动范围为 115°。3 例 AO 分类的 C3 型骨折结果均差，其中 1 例由感染所致，另 2 例是由于未能发现的冠状骨折线复位不良所致。

如果拟采用顺行髓内钉治疗股骨髁间骨折，必须仔细观察术前 X 线片，以明确有无冠状位骨折。AO 的 C3 型骨折最好采用钢板固定，如果股骨远端骨折并向股骨干广泛延伸，则更适合髓内钉固定治疗。Krettek 等研究了使用前后和内外侧阻挡螺钉协助髁上骨折的复位，认为这些阻挡螺钉可增加骨折的初始稳定性。

经髁间窝逆行股骨固定髓内钉已成为治疗髁上骨折的一个常用方法。与顺行髓内钉一样，髓内钉在理论上具有下述优点：承载负荷型内固定器材、较少的软组织剥离、很少需要植骨。在大部分情况下，股骨远端骨折采用逆行穿钉固定优于顺行穿钉。对于肥胖患者，逆行穿钉操作比顺行穿钉更容易。位于髋关节假体下方或髁间窝开放设计的全膝假体上方的股骨远端骨折，也可有效地应用逆行髓内钉固定。逆行穿钉也可用于合并同侧髋部骨折的远端股骨骨折固定，允许髋部骨折另用器械固定。

在一项力学测试中对采用顺行和逆行髓内钉固定有和没有骨性接触的股骨干骨折进行比较。对稳定骨折，两种方法无差别。对于不稳定性骨折，钉的大小（粗钉）决定稳定性，而并非置钉的方法。

逆行髁上髓内钉固定的报道显示了可接受的结果（骨折愈合率为 90%~100%，膝关节活动度为 100°~116°）。报道的并发症包括感染率为 0~4%，畸形愈合率为 0~8%，内固定失败 4%~10%，断钉的比例为 0~8%，钉子阻挡膝关节伸直的比例为 0~12%，其可以通过埋头来解决。可弯曲髓内置入物用于治疗股骨远端骨折也获得一定的成功，如 Zickel 髁上器材、Ender 棒和 Rush 棒。然而，由于更坚固的钢板螺钉装置及交锁髓内钉的发展，其应用受到限制。我们最常将可弯曲髓内固定用于轻度粉碎性髁上骨折的老年患者，此类患者难以承受更大的切开手术。然而，新的微创技术使可弯曲的髓内钉成为过去。

四、外固定

严重开放性股骨远端骨折，特别是合并血管损伤者，可用外固定作为暂时或最终固定方法。如果骨折有严重的髁间结构损伤，外固定架应跨膝关节固定。由于存在针道感染及关节僵硬的潜在危险，这种方法只用于最严重的开放性骨折。为使多发伤患者能够活动，我们使用此方法提供局部牵引。此方法也允许对股骨远端骨折更好地进行 CT 检查。需在术后 14 d 内发生针道感染发生率增加前转换成内固定。早期从跨关节外固定换成髓内钉固定对多发伤患者是安全的。

如果患者已安装跨关节外固定架，在安全时间段内其身体状况不允许进行髓内钉固定，可将固定架换成小的钢针外固定架或混合型外固定架；此方法作为挽救严重创伤的一种保留手段。其感染率为 1%~10%，并有明显的膝关节僵硬。此外，骨牵引也可以作为置入髓内钉固定前的有效手段。如果初次的临时固定时间长于 14 d，则可以考虑更换髓内钉作为最终的固定手段。

五、股骨髁骨折

（一）股骨单髁骨折

单髁骨折（AO 分类 B 型）的发生率较股骨髁上或髁间骨折低，约 1/3 的患者伴有同侧肢体损伤。必须仔细进行正侧位、髌骨切线位以及轴位 X 线片检查，以便准确诊断是否伴发其他膝关节损伤及后髁的冠状骨折（AO 分型 B3 型或 Hoffa 骨折）。偶尔需行 CT 扫描，以便更精确地了解骨折情况。无移位骨折可采取非手术治疗，但必须密切随访骨折是否再移位。移位的单髁骨折需手术固定，以防止出现轴向对线不良、创伤后关节炎、膝关节僵硬及膝关节不稳等并发症。一些移位较轻的骨折可采用经皮复位和固定，但为获得关节的解剖重建，通常必须切开复位。骨松质拉力螺钉，或者小的支撑钢板可提供足够的固定，允许术后几天内开始活动。骨质疏松的患者，可能需要采用 T 形支撑钢板固定，以防止髁向近侧移位。Ostermann 等报道了采用切开复位内固定治疗股骨单髁骨折的病例研究，平均随访 6 个月，结果 83% 的患者的疗效非常好，未获得满意疗效者均有合并损伤。

内侧髁骨折的固定

骨折仅累及一侧髁时，手术相对简单。因股骨干未受累，内固定常很牢固，术后可以尽早地指导功能锻炼。髁部骨折常可在骨折床上牵引复位，然后用经皮拉力螺钉或圆锥形无头螺钉，无头加压螺钉或 T 形钢板固定。闭合复位失败者行切开复位。我们推荐切开复位，以确保关节的解剖复位。

手术技术 54-24

- 膝关节前内侧纵切口，起于关节线近侧 10cm，向远侧延长至关节平面以下。在关节平面沿切口方向切开关节囊、滑膜，向近侧继续切开股内侧肌与股四头肌肌腱的交界处的股内侧肌外缘。近侧切开要足够，以便充分显露股骨内侧髁、髌股沟及髁间部位。
- 显露已分离的髁部骨折块，是髁的全部或是其一部分。
- 在大的骨折块上插入 1 根斯氏针或者螺钉，可作为复位时的杠杆。
- 彻底冲洗，清除关节内的所有碎屑和游离骨片，利用钢针或螺钉作杠杆在直视下将骨折块复位，在股骨髁外侧使用关节复位钳经皮夹紧固定以维持骨块间的加压来达到关节复位。
- 也可以将多枚克氏针穿过骨折块插入完好的股骨，用于临时固定外侧髁。
- 将 2 枚骨松质螺钉垂直于骨折线拧入，将内髁骨折块与完好的股骨外侧髁固定（图 54-71）。根据骨折块大小，钉子型号可以从 3.5mm 到 6.5mm。如果存在骨质疏松，则在螺钉头或钢针下置一垫圈，以防止其头部下沉进入骨皮质。
- 移除临时固定的多枚克氏针，拍摄两个平面的 X 线片，确保骨折复位。保证钢针或骨松质螺钉尖部穿过股骨外侧骨皮质，因为髁部骨松质不能提供很好的把持作用。钢针或骨松质螺钉的拉力作用能够产生较好的固定及骨折块间加压作用。
- 对于某些骨质疏松的患者，单独应用螺钉固定尚不够牢靠。需将 T 形支撑钢板塑形，我们对大多数病例都是这么做的。
- 无论选择哪种内固定，关键是达到关节的解剖复位。

术后处理 患肢用可卸式长腿夹板固定，或者大的软的外套可以轻度压缩限制膝关节活动。如有需要，术后即可开始持续被动运动。一旦患肢肿胀消退，

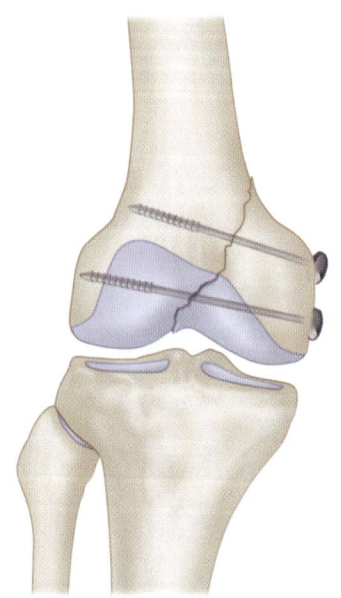

图 54-71 股骨内侧髁骨折，用 6.5mm 骨松质螺钉固定（见手术技术 54-24）

即可开始进行轻微的主动或主动辅助锻炼。术后第2天或第3天开始扶助行器或拐杖行走，仅允许患肢足部点地负重。逐渐增加膝关节活动范围以及股四头肌和腘绳肌的功能锻炼。如果骨折愈合满意，术后8~10周可允许部分负重。到术后12~14周，患者逐渐完全负重。单纯股骨内侧髁骨折，如果骨折复位固定满意，并能早期开始关节活动，残留的功能障碍通常很小，能够恢复良好的关节活动度。

股骨内侧髁后部骨折的固定

如果股骨内侧髁后部被削掉，建议采用切开复位及拉力螺钉内固定。虽然这种骨折在X线片上看似无害，但可造成明显的功能障碍。如果采取非手术方法治疗，初期无移位的骨折常常发生移位。如从侧位片上观察，分离的骨折块几乎包括了股骨内侧髁的后半。骨折块上所附着的软组织极少，因而可能缺乏血供，其表面几乎全部被软骨覆盖。移位可能很小，但若骨折块未能正确复位，将导致关节面粗糙及骨坏死。一般不应切除该骨折块，因为当膝关节屈曲90°时，该骨折块是关节面的重要组成部分。治疗就是将骨折块固定在正确位置上。

手术技术 54-25

- 为充分显露骨折，一般需做前内侧及后内侧两个切口。关节面的解剖复位至关重要。
- 经后内侧 Henderson 切口（见第1章）行内侧髁后部骨折复位，用数枚克氏针临时固定。
- 根据骨折块的大小，经前外侧切口拧入2枚3.5 mm或4.5 mm 骨松质拉力螺钉，自前方骨折块拧入分离的后方骨折块。我们也使用不等距螺纹的螺钉固定。如果可能，将螺钉置于髌股关节内侧，垂直于骨折部位的方向拧入。
- 将所有经关节面拧入的螺钉做埋头处理，检查确认螺钉没有穿透后侧的关节面。
- 拔除临时固定的克氏针。有时为了充分显露，需向外侧翻转腓肠肌内侧头的一部分。
- 螺钉拧入后，拍摄X线片以检查骨折复位情况及螺钉的位置，关闭切口。

术后处理 术后处理与股骨内侧髁骨折固定术后相同（见手术技术54-24）。

外侧髁骨折 股骨外侧髁的显露见手术技术54-24。手术方法与股骨内侧髁骨折治疗方法相似（图54-72）。

（二）股骨髁间骨折

股骨髁间及髁上粉碎性骨折的切开复位内固定需要丰富的经验及熟练的手术技术。需行广泛显露和解剖，同时需要相应的配套器械并能够熟练地使用。为了预防不满意结果，必须严格遵循基本原则和技术。只有达到下述标准，对这种棘手的骨折施行切开复位内固定才是合理的：①关节面解剖复位；②内固定足够牢固而不需外固定；③固定允许膝关节早期主动活动；④皮肤和软组织适于承受大手术。

在过去，插入95°髁部角钢板的操作较为困难且不可取。钢板的宽大表面提供了极好的固定，并能抵抗弯曲和扭转应力。如果将其刃板部分准确地插入髁部，将其钢板部分固定于股骨干即可使股骨获得良好对线。如果刃板部分不能准确地插入髁部，即出现对线不良。难以使用和设计的发展已经基本上使角钢板和动力髁螺钉不再作为一线内固定物。股骨远端骨折内固定物的发展导致大多髓外置入钢板成为髁钢板，同时具有锁定能力，有时还是万向锁定，通常合并导向装置使用，保证了尽量少的软组织剥离。早期版本在这一章中介绍了股骨远端接骨板的细节或动力髁螺钉置入技术。

骨折的形态学可以提示所需的手术入路以适合复位和骨折稳定。广泛的分离少有必要，特别是有现代的导向器械。髁上骨折或简单的髁间骨折可以通过可向远端延伸的直接的外侧手术切口处理。合并广泛关节累及的骨折为保证解剖复位需要广泛显露。可以通过前侧髌骨外侧关节切开的入路完成。在特殊的骨折病例中，小的内侧联合切口可方便骨折复位或螺钉置入。大多数情况我们使用将要介绍的（Swashbuckler入路）或更外侧的髌骨旁入路来处理粉碎性关节损伤，达到解剖复位。向远端延长切口的方法对直视下关节复位和内固定物的置入非常重要。为了更好地保护关节功能和减少骨不连的发生，在干骺端区域要小心切开和操作。

为更好地显露股骨远侧关节面，Starr、Jones和Reinert采用一种改良的前侧入路，他们称之为"Swashbuckler"入路。此入路的优点是，除了改善显露外，还不损伤股四头肌肌腹，且手术瘢痕不妨碍以后的全膝关节置换。

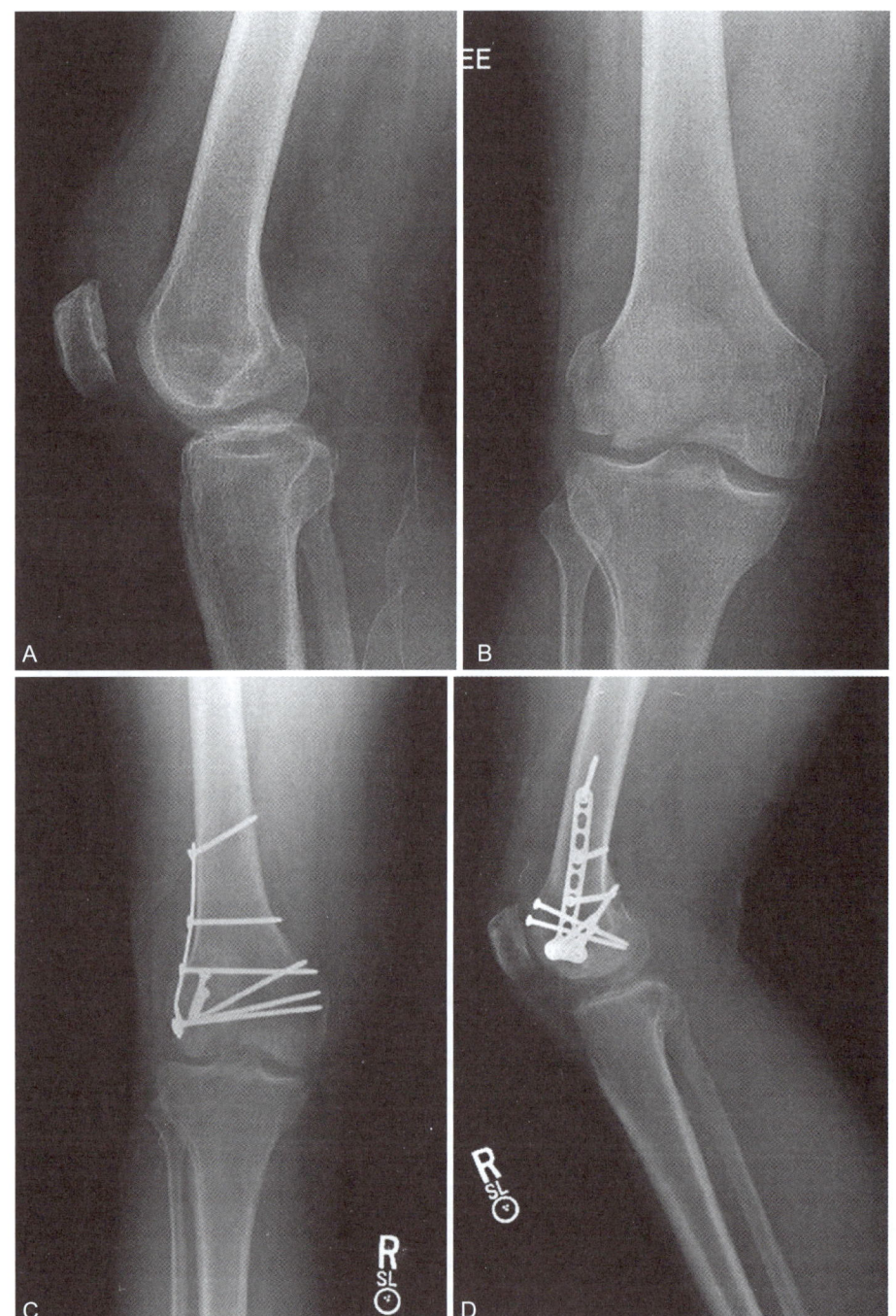

图 54-72　A 和 B. 股骨外侧髁骨折合并后髁的切线骨折；C 和 D. 小钢板切开复位内固定术后，前后位拉力螺钉保证了后髁冠状面骨折的稳定

股骨远端的 Swashbuckler 手术入路

手术技术 54-26

（Starr 等）

- 患者仰卧位，最好用可透视手术台。
- 仅在需要时使用消毒的止血带以避免股四头肌内侧牵拉。
- 膝下垫一圆枕或三角枕。在骨折上方做一个正中切口，向外侧经过髌骨（图 54-73A）。
- 向下加深切口到股四头肌筋膜，沿皮肤切口切开股四头肌筋膜，向外侧锐性分开股外侧肌表面的股四头肌筋膜，至筋膜与髂胫束融合处。

- 向外牵开髂胫束和筋膜,继续向下分离至粗线。
- 切开外侧髌旁支持带,将其与股外侧肌分开(图 54-73B)。
- 切开外侧髌旁关节囊显露股骨髁。
- 在股外侧肌和股内侧肌下放置拉钩,显露股骨远端,使髌骨向内侧移位(图 54-73C)。
- 结扎穿支血管,掀起股外侧肌,显露整个股骨远端。
- 按需要进行内固定。
- 原位缝合筋膜,关闭切口。

1. 髁锁定钢板固定　髁锁定钢板固定可用于关节内骨折或关节外髁部骨折、严重粉碎的股骨远端骨折的桥接和股骨远端骨折畸形愈合的治疗。现今的内置入物可提供角度稳定性,允许采用更接近生物学的钢板置入方式,故目前我们对于 AO/OTA 分类中的 A 型和 C 型骨折,常采用这种置入方式。

作者尝试寻找这些困难骨折不愈合和失败的危险因素,目前已经确认的骨折不愈合的危险因素有肥胖、开放性骨折、感染和不锈钢金属固定。Ricci 等对再次手术的风险进行研究,在他们的研究中,需要再次手术的病例达到 19%。糖尿病和开放性骨折是深部感染和延迟愈合的独立危险因素。与内固定物失败有关的危险因素包括开放性骨折、吸烟、体重增加、钢板长度过短。Barei 等对他们的一些股骨远端开放性骨折进行了研究,他们得出的结论是:尽管干骺端有骨缺损,锁定钢板固定对于一些股骨远端开放性骨折是不需要常规植骨的。骨折学显示,后皮质接触良好与骨折的一期愈合有非常重要的关系。由于干骺端的粉碎性骨折有不一样的愈合机制,所以提出改变固定方式。越来越多的文献研究表明,使用弹性锁钉固定或最远端单皮质锁钉螺钉固定,可以增加对侧皮质层微动,从而提高骨折愈合能力。结果已得到证实。

肌肉下微创置入髁锁定钢板的使用

手术技术 54-27

- 患者置于可透视床上。患侧臀部下方放置合适的圆枕,使股骨位于旋转中立位。常规消毒铺单。然后将肢体置于消毒过的圆枕或三角支撑垫上,左右旋转拍片有助于减少旋转复位和术中定位用。
- 如前所述(手术技术 54-26)显露股骨远端。通常切口只需向远端延伸并行髌骨旁关节切开术以复位关节。对于关节外骨折或者简单关节内骨折也可直接行外侧入路(图 54-74)。
- 用克氏针和复位钳复位髁骨折块。
- 在外侧皮质放髁钢板模板来确定用于固定髁的空心螺钉拧入的合适位置,使其不影响髁钢板的安放。
- 利用解剖标志和 C 形臂 X 线机成像,将钢板安放在重建的髁上,近侧骨折块暂不复位,向导向器内插入 1 根 2.5 mm 导针,使该导针与股骨胫骨关节线平行,通过透视予以证实是否平行。这一定位过程非常关键,因为它确定了髁钢板的远端位置。初始定位针的不平行置入可无意中导致冠状位力线不良,出现内翻或外翻。注意解剖变异,如外髁发育不良,导致骨折重建和内置入物放置极其困难。如果进行了术前规划,仔细观察对侧

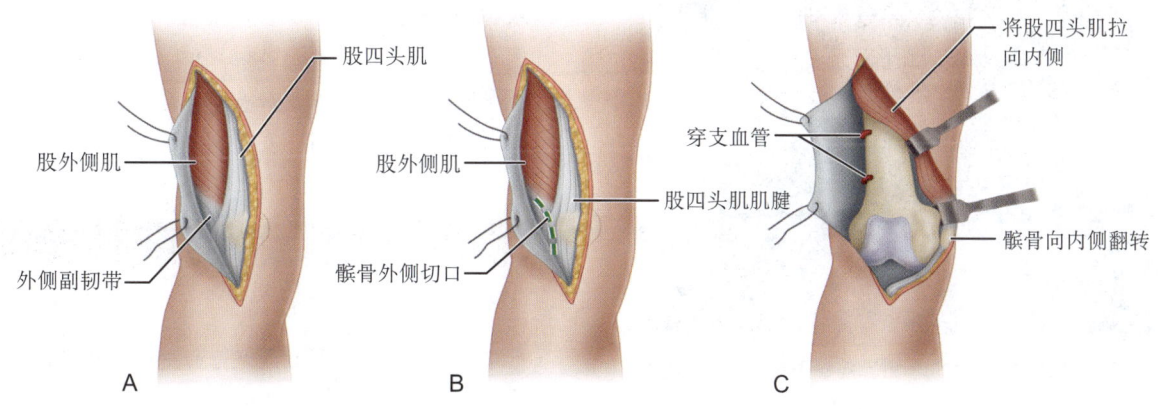

图 54-73　Swashbuckler 手术方法
A. 纵向切开股四头肌表面的筋膜,向外侧掀起离开下面的肌肉;B. 进一步向外,股四头肌表面的筋膜与髂胫束会合,切开外侧髌旁关节囊,在股外侧肌和膝外侧支持带之间向近侧切开关节;C. 从外侧肌间隔向近侧松解股外侧肌纤维,以便进一步游离股四头肌,可电灼穿支血管(见手术技术 54-26)

- 膝关节的影像可使解剖差异的鉴别变得简单。
- 侧位透视像上，确认在远端放置钢板时平行于股骨远端后方皮质，保证在冠状面内的屈伸是正确的。一旦钢板位置是正确的，通过锁定导向套筒插入其余的导针，将钢板固定在远端骨块上。
- 行轴向牵引，通过瞄准器在钢板最近端的孔内临时置入导针，但在此之前必须注意股骨的长度和旋转。当股骨远端的干骺端粉碎性骨折时，1 枚近端导针可能无法单独提供足够稳定性。
- 一旦长度和旋转力线控制好，在骨折的干骺端下面放置一个小垫子来控制屈伸。
- 许多关节周围钢板并非与每个人的解剖相匹配，结果导致钢板与股骨干之间不同程度的偏离。若没有意识到这一点，采用带螺纹的复位器械或者非锁定骨皮质螺钉使钢板贴附于骨面时，可能出现力线的内翻或外翻。当偏离度已经确定时，钢板应作为"内固定支架"采用锁定螺钉维持冠状面复位。
- 锁定螺钉可按照任意顺序置入。但通常最好先拧入 7.3mm 的中央螺钉，然后再在其周围拧入其他 5.0mm 的空心螺钉。近端可通过瞄准器置入 4.5mm 的骨皮质螺钉或 5.0mm 的锁定骨皮质螺钉。骨折近端至少需要 8 层皮质固定。
- 应注意钢板的近端放置和固定。在最近端的螺钉孔可以考虑置入单皮质锁定螺钉或双皮质非锁定螺钉以减少应力集中。
- 长钢板、高跨度的固定是我们追求的理想方式。应避免在很靠近干骺端粉碎处置入锁定螺钉，这样会导致固定过于坚强，引起骨痂形成的不一致。
- 在关闭切口前，确认所有螺钉已拧紧。
- 采取标准方式闭合筋膜和皮肤。

术后处理 根据耐受情况开始早期被动活动及部分主动活动。应注意行伸展训练以减少挛缩发生。10～12 周禁止负重，但其间应鼓励患者进行主动和被动的关节活动。

2．微创固定系统 LISS 系统的使用技术在很多方面与锁定髁钢板的使用技术很类似。读者可以参考前文所述的内容。但是，有一些重要的区别点需要注意。LISS 系统材质为钛，因此，其弹性模量不同于普通的锁定髁钢板，其具有更大的弹性。多数髁钢板的设计理念是通过钢板复位技术达到骨折端的复位，而 LISS 钢板使用时，需要在置入前就实现骨折端的复位。此外，LISS 钢板是真正的内外固定器，其骨折远近端的锁定螺钉可提供最大的稳定性。由于 LISS 钢板弹性大，与髁钢板相比，其强度更高。并且，LISS 钢板的固定螺钉要采用单皮质固定。

此外，把抗生素骨水泥垫片用于开放性损伤患者常比较有效，并可为后期的骨移植做准备。

双钢板固定

极低位的股骨远端骨折合并广泛的关节面及干骺端粉碎，单纯用外侧钢板固定可能不够稳定。一个内侧附加钢板可能是必要的。安装内侧钢板时，最好另行内侧切口，以减少软组织的剥离。

手术技术 54-28

（Chapman 和 Henley）

- 外侧钢板固定后评估骨折稳定性是否可以满足早期功能锻炼，如果不够稳定，应附加内侧纵切口行内侧固定。
- 极远端的骨折可选择附加内侧辅助切口以实现更准确的外侧固定。

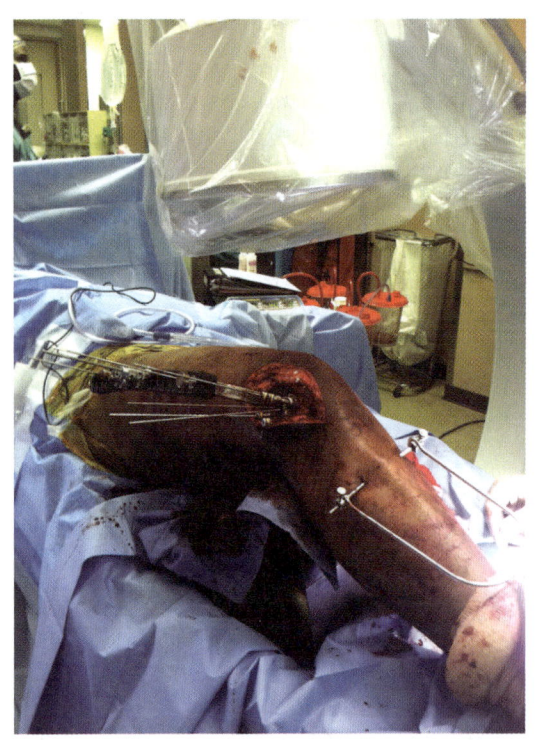

图 54-74 用特殊设计的外侧导向器有限切开以固定股骨远端髁上或髁间骨折，其保证精确固定的同时，减小了粉碎性干骺端可能的生物学不良反应，胫骨近端的牵引针和弓最大限度地控制了轴向长度和旋转对位（见手术技术 54-27）

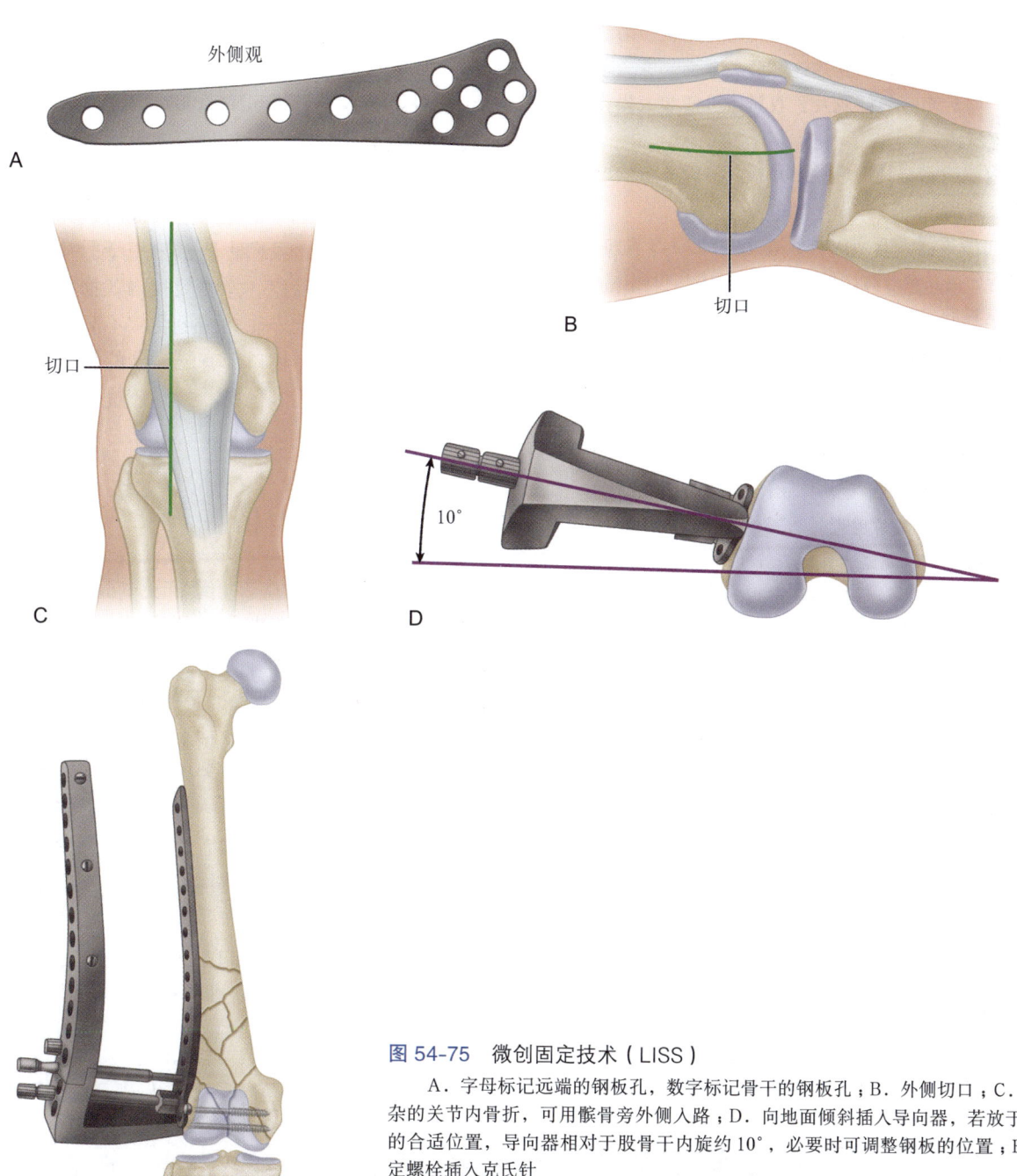

图54-75 微创固定技术（LISS）

A. 字母标记远端的钢板孔，数字标记骨干的钢板孔；B. 外侧切口；C. 对于复杂的关节内骨折，可用髌骨旁外侧入路；D. 向地面倾斜插入导向器，若放于外侧髁的合适位置，导向器相对于股骨干内旋约10°，必要时可调整钢板的位置；E. 经固定螺栓插入克氏针

（重绘自：*Less Invasive Stabilization Technique (LISS), technique guide*, Paoli, PA, 2001, Synthes.）

- 从鹅足前缘沿内收肌管做一个前内侧切口（图54-76A）。沿股内侧肌下方入路（Southern入路）进行深层分离。沿股内侧肌的后缘切开覆盖此肌肉的筋膜。
- 钝性分离位于内收肌结节至近侧正常股骨干之间的股内侧肌，将其从骨膜及肌间隔分离并掀起。
- 在远端，锐性切开2～3cm宽的股内侧肌在关节囊内侧的腱性附着点。
- 通过标准的髌旁内侧关节切开术暴露关节。这个入路不需要解剖出股浅动脉，因为它已随缝匠肌一起被牵向后侧。
- 为保护膝降动脉及隐神经，应在股内侧肌后缘进行钝性分离，向前牵开动脉及神经。保留内侧副韧带附着在股骨髁部的浅层及深层纤维。

- 如果存在内髁后部骨折块，则在内侧副韧带后缘再行关节切开术，以到达这部分关节面。膝关节屈曲、向后牵开缝匠肌及长收肌，可使如上操作更为容易。
- 检查内侧间室结构，包括半月板。清除关节内的游离骨折片。
- 继续向后显露，直至见到正常股骨干的内侧面，在进行分离及牵开时，尽可能少地剥离软组织。
- 如角钢板固定方法一样，分别复位并暂时固定股骨内、外侧髁的骨折块，然后将两髁复位并固定在一起，包括所有嵌插的骨块。
- 用克氏针或尖（Weber）持骨钳暂时固定。
- 将重建的远端关节骨块复位，并与股骨干临时固定。放置1块外侧钢板，与股骨远端临时固定。
- 拍摄正侧位X线片检查骨折复位情况，并纠正所有的对线不良，如远端骨块过伸、内移等。
- 若复位满意，X线透视下在钢板的近端及远端各拧入2～4枚螺钉固定。
- 预弯内侧支撑钢板，使其与股骨内侧的轮廓相适应。
- 钢板的横臂放在远端，便于将螺钉经由相应的螺丝孔拧入股骨髁的前部和后部。前部螺钉需行双髁贯穿固定（图54-76B）。
- 内侧钢板的近端至少四层皮质固定（图54-77）。
- 拧入螺钉后，在闭合性骨折，考虑用自体松质骨充填骨缺损。在开放性骨折，采用抗生素骨水泥填充缺损以准备二期植骨。修复关节囊切口，关闭切口。

术后处理　同股骨髁锁定钢板固定术后处理。

（三）股骨髁上骨折

大部分股骨髁上骨折可采用交锁髓内钉或钢板螺钉技术。甚至那些伴有简单关节内骨折也可以采用髓内钉固定。采用髓内钉固定时，远端螺钉选择变化较多，它是提供足够稳定性的关键因素。对于手术风险较大的患者，我们也偶尔采用牵引并继之以管型石膏支具固定治疗。弹性髓腔内置物和可弯曲的髓腔内置物已用于一些功能上要求不高的老年患者。然而，目前的小切口带有瞄准器的髓内钉和钢板技术不仅减小了手术创伤，并且还提供了更好的稳定性。如逆行髓内钉和LISS系统。

第七节　股骨干骨折

股骨干骨折是骨科临床上最常见的骨折之一。由于股骨是人体最大的骨骼，并且是下肢主要的负重骨之一，故若治疗不当，骨折可引起长期的功能障碍及严重的残疾。股骨干骨折多为高能创伤所致，常合并多系统损伤。目前有数种治疗股骨干骨折的方法，骨科医师必须了解每一种方法的优、缺点及适应证，为每位患者选择恰当的治疗。骨折的部位和类型、骨折粉碎的程度、患者的年龄、患者的社会和经济需求，以及其他因素均可影响治疗方法的选择。

可用于治疗股骨干骨折的方法如下。

1. 闭合复位髋人字形石膏固定。
2. 骨牵引。

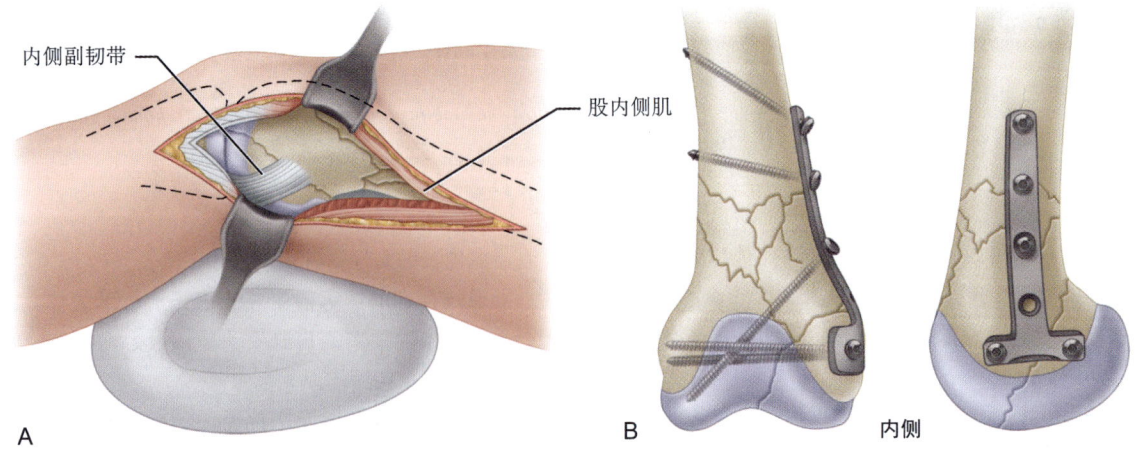

图54-76　股骨远端骨折的双钢板固定
A．股内侧肌深面入路（Southern入路）（见正文）；B．大号T形钢板的应用（见手术技术54-28）

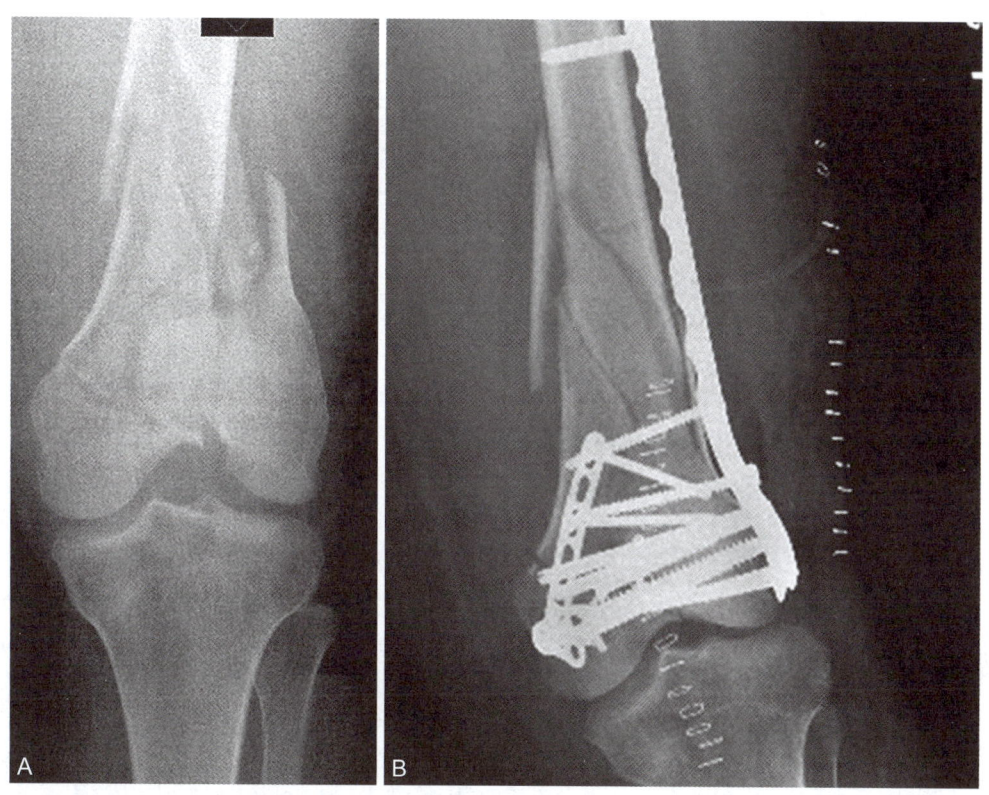

图 54-77　A. 被高速行驶汽车撞伤致股骨远端严重粉碎性骨折，注意累及内侧髁的低位骨折，对此骨折块，外侧支撑钢板不能有效提供足够的固定；B. 通过股部肌下入路用小钢板固定股骨内侧髁小骨块，作为经典的股外侧支撑钢板的补充（见手术技术 54-28）

3．股骨管型支具固定。
4．外固定。
5．内固定。
6．髓内钉固定（开放插钉或闭合插钉）。
7．顺行交锁髓内钉固定（扩髓或不扩髓）。
8．逆行交锁髓内钉固定。
9．钢板固定。

目前交锁髓内钉固定是大部分股骨干骨折的首选治疗方法。不管选择哪种治疗方法，必须遵守以下治疗原则：①恢复肢体的对线、旋转和长度；②保留血液供应，以促进骨折愈合并防止感染；③促进患肢及全身的康复。

一、牵引和石膏固定

在应用股骨管型支具或闭合髓内钉固定等终极治疗之前，常需先行骨牵引。在成年人，很少将平衡牵引或滑轮牵引作为股骨干骨折的终极治疗。长期卧床带来的潜在并发症及数周乃至数月的住院费用问题，使单纯应用骨牵引治疗已经不切合实际。

二、外固定

虽然我们建议采用即刻清创、冲洗、交锁髓内钉固定等措施治疗大部分开放性股骨干骨折，但临床证明半针外固定也行之有效，特别是对于大面积污染的骨折和因血管修复需要快速稳定的骨折。如其他学者所报道的一样，在我们先采用外固定治疗然后用髓内钉固定的骨折患者中，有些患者发生了感染。伤口覆盖后，早期（2 周）将外固定换成髓内固定可减少感染的发生率。股骨骨折后迅速给予临时外固定可用于不稳定的严重多发伤患者，特别是当继续失血是主要问题时。外固定可一直维持到骨折愈合，但是这种方法很少使用。通常情况下，对于多发伤或是存在巨大污染创面的患者，单边外固定架固定于股骨的前方或前外侧是作为一种临时固定，为后期最终手术做铺垫。对于股骨干骨折，膝关节很少固定；然而，对于更多的股骨远端髁上或髁间骨折，通常需要固定至胫骨。

三、钢板螺钉固定

自20世纪60年代以来，瑞士AO组织的外科医师采用髓内固定或加压钢板固定治疗几乎所有的股骨干骨折，其方法得到很多学者支持。对于股骨干粉碎性骨折，骨折块间加压及钢板螺钉固定可获得非常精确的复位。这种治疗允许早期活动，并可获得良好的功能，但是，文献报道其感染率（2%～5%）、固定失败率（6%～10%）和延迟愈合率（高达19%）都达到了不可接受的水平。Magerl等指出，如果手术的目标未能实现（即骨块间加压并坚强固定），其并发症非常常见。如果这一目标成功实现，其并发症就会非常少。

Rüedi、Lüscher和其他一些学者建议应用AO钢板固定所有的粉碎性骨折，或是不能获得坚强固定时应该常规在内侧植骨。股骨干骨折采用钢板固定时，需要丰富的经验和准确的判断。与其他治疗措施相比，错误地使用该方法会导致更差的临床预后。

在应用钢板固定股骨干粉碎性骨折时，通过对中间骨折块间接复位，保留了软组织在骨的附着（尤其是内侧），并最终获得加压，这样做虽然未行内侧植骨，最终获得了极佳的临床预后。对于钝性多发伤患者，对股骨干骨折推荐使用钢板固定，特别是同侧股骨颈骨折合并股骨干骨折、动脉损伤或不稳定脊柱损伤者。该技术包括间接复位、后外侧放置钢板和内侧植骨。Riemer等应用不锈钢股骨钢板治疗141例由钝性创伤所致股骨干骨折，其中1/3为开放性骨折。平均愈合时间为18周，99%的患者膝关节完全伸直且至少屈曲130°。10例（7%）置入物折断（7例钢板断裂，3例螺钉断裂），骨折延迟愈合；1例持续性骨折不愈合；1例ⅢC型开放性骨折发生深部感染（2%），但没有1例闭合性骨折发生深部感染。

钢板固定不像股骨闭合插钉那样需要笨重的骨折床或X线透视机。钢板固定保留了骨内膜的血供，但钢板下的骨皮质则血供受损。AO组织设计了新型的低接触型动力加压钢板，这种钢板有一个弧形的深面，能更多地保留骨膜的血供（图54-78）。

Seligson等回顾了15例多发伤患者股骨钢板固定的结果。他们发现钢板固定后成人呼吸窘迫综合征的发生率较文献报道的髓内钉固定术后的发生率低。但是，钢板固定后骨折不愈合的发生率（30%）远比髓内钉固定者（12%）高。

如需钢板螺钉固定，我们建议选用4.5mm动力加压钢板（DCP）。一般情况下，应选用宽钢板，使横行骨折的每一侧各有8层皮质（4枚螺钉）左右骨皮质螺钉固定（图54-79）。如果应用钢板螺钉固定股骨干骨折，术后负重和无保护行走通常比髓内钉固定要晚些。

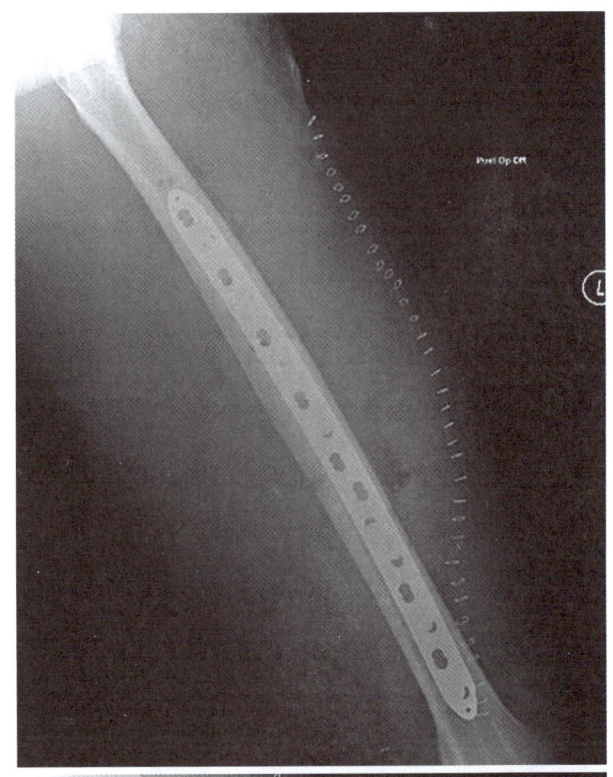

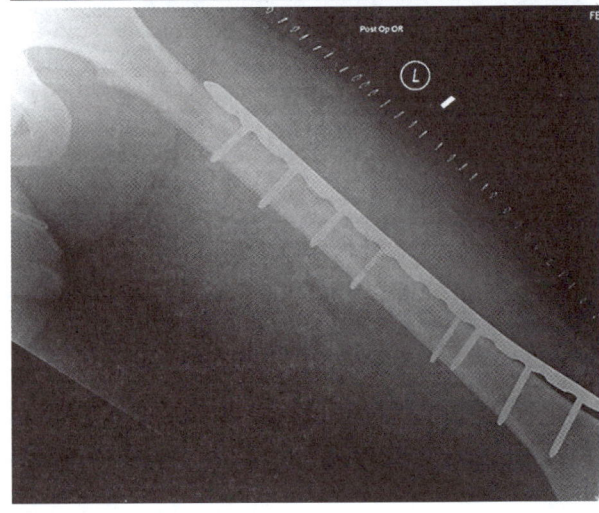

图54-78 合并肺广泛挫伤的复合伤患者，用长加压钢板切开复位内固定治疗股骨干骨折

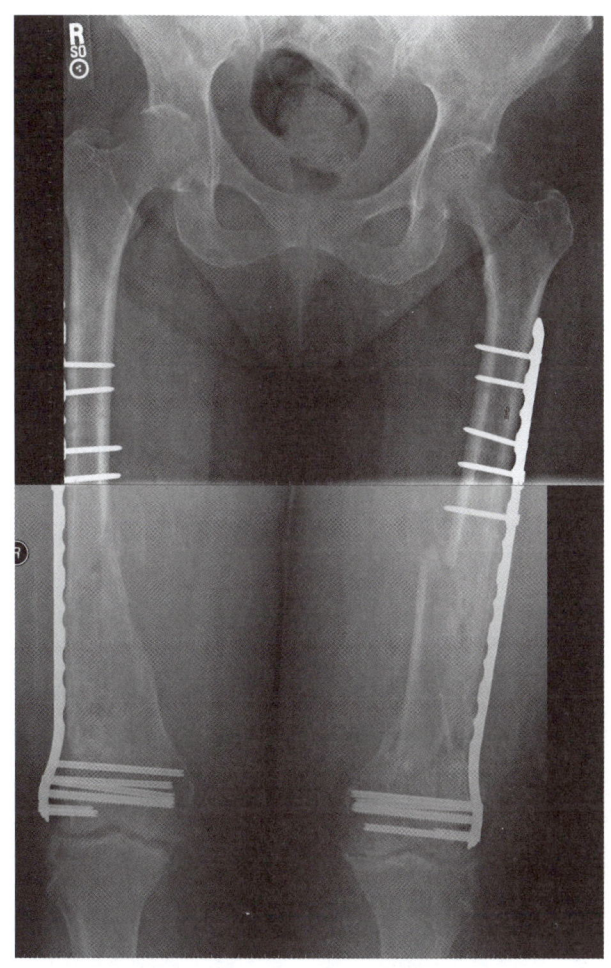

图 54-79 用钢板及骨折块间螺钉固定股骨干骨折

钢板螺钉固定股骨干骨折

手术技术 54-29

- 如计划术中需要 X 线透视，患者应仰卧于可透视床上。
- 在患侧臀部垫一小圆垫。
- 将包括髂嵴、腹股沟等在内的整个下肢予以消毒铺巾。
- 通过外侧入路切开皮肤、皮下组织及阔筋膜。
- 用剪刀或骨膜起子分离筋膜，将股外侧肌向前掀起。
- 约每隔 3 cm 便有垂直于股骨干的血管穿支，将其切断后结扎肌肉端。不宜采用电凝，因为血管回缩可产生足够的血管内压力使血凝块脱落。
- 仅用耙形拉钩牵开，不应将牵开器置于股骨内侧，这是因为该操作可能会损伤附着于骨折块的软组织，理论上讲增加了骨折愈合的困难。
- 重叠骨折端，使其移位内翻成角以便直视下观察髓腔。最小限度地掀开部分骨膜以便能够直视下行骨折复位。应该在骨膜外小心显露股骨外侧部分，只要允许放置钢板即可。
- 清除骨折端内被锐利骨折缘刺伤的软组织碎块，并冲洗。
- 用细的 Verbrugge 型持骨钳夹住两端骨干。如果需要重新放置持骨钳，应先取出，然后再放置，以免剥脱骨膜。
- 对于存在内翻畸形的骨折，在内侧骨缺损处填充内侧楔形骨块对内侧骨块可起到支撑作用，可用于复位骨折端。
- 将钢板置放于骨折部位平坦的后外侧面。
- 首先在邻近骨折部位拧入 2 枚动力加压螺钉，然后，将钢板最近端和最远端的 2 枚螺钉拧入，再依次拧入其余的螺钉。这就可以提供足够的稳定，所以若患者全身情况不稳定，关闭伤口，另择时间完成固定。
- Riemer 等认为，在骨折的远、近端，固定要达到 10 层皮质。只有那些对维持解剖长度、轴线及旋转对位所必要的蝶形骨块需要复位。他们并不试图达到内侧皮质准确的复位。
- 根据 Riemer 等的观点，如果采用不锈钢的动力加压钢板固定，为防止内固定物折断及骨折不愈合，

选择钢板螺钉固定股骨干骨折时选用前外侧入路（见第 1 章）。钢板必须足够长，以便在骨折部位的近端及远端能各拧入 4 枚（最好为 5 枚）螺钉，这一点至关重要。股骨的远端应使用骨松质螺钉以增加把持力，特别是有骨质疏松时。如果骨折已完全愈合，可在伤后 2~3 年取出钢板，但是并非需常规取出钢板。坚强的 AO 钢板下方骨皮质经改建更类似骨松质，为使其恢复正常的强度和结构，取出钢板后必须逐渐恢复应力载荷。如应用两块互为 90°的钢板，2 块钢板不应同时取出，因为骨双侧脆弱，极易发生再骨折。应在第 1 块钢板取出后 6 个月后再取出第 2 块钢板，取出钢板后仍保护股骨免受过度应力至少 6 周。

由胫骨近端干骺端外侧取骨植骨是必要的。虽然在我们医疗中心很少使用加压钢板固定治疗股骨干骨折，但是如果间接复位良好，我们并不进行内侧植骨。
- 不必修复股外侧肌，但需将该肌放回原位，负压吸引管放在该肌下方。
- 采用可吸收缝线连续或间断缝合修复阔筋膜。
- 松松缝合皮下组织，U形钉闭合皮肤切口。

术后处理 允许患者在术后当天坐起，引流管保持24~48h。无论骨折是开放性的还是闭合性的，术后24h内均常规使用抗生素预防感染。允许患者患肢触地，并鼓励患者做主动或被动的膝关节屈伸练习。不鼓励进行肌力锻炼，因为过分的应力将作用于钢板-骨或螺钉-骨的界面，并且应力的方向难以控制。一旦X线片明确显示骨折愈合，此后1个月内允许部分负重，并开始渐进性肌力锻炼。然后允许非限制性负重。

四、髓内钉固定

第二次世界大战后，股骨干切开复位内固定开始流行，同时发明了切开髓内钉术。一位年轻成年患者，股骨干髓腔最狭窄部存在骨折，采用髓内钉固定，并发症少，可作为终极治疗。成功的髓内固定术可减少住院时间，快速恢复所有关节活动度，早日恢复行走，相对地减少失能时间。股骨干中上1/3、中下1/3骨折或者粉碎性骨折更适合采用内固定，而不是髓内钉。切开行非锁定髓内钉固定术可能出现严重的并发症，如感染和不愈合。大部分股骨髓内钉术后发生的骨不连，不是因为不适合行髓内固定所致，就是因为不熟练的髓内固定技术而导致。

Künstcher在20世纪40年代就发明了闭合髓内钉技术，在美国直到20世纪70年代才获得推广。随着技术的完善，尤其是影像增强器的可用便利性，闭合髓内钉技术几乎取代了切开手术。尽管感染率减少了，但对于股骨干中上1/3、中下1/3骨折或者粉碎性骨折采用非锁定髓内固定仍然存在问题。髓内钉技术的改进扩大了其在股骨近端和远端骨折的适应证，比如交锁髓内钉和头状髓内钉可以提供长度控制。我们推荐对所有的患者在麻醉状态下行同侧膝关节查体，因为股骨干骨折常合并膝关节韧带的损伤。

有多种髓内固定器可供使用，目前最常用的是交锁髓内钉——通过横行和（或）斜行贯穿拧入髓钉以控制近端和远端的主要骨折段并提供轴向和旋转稳定性。顺行或者逆行插钉均可。

长期以来，股骨骨折钢板固定比闭合髓内钉的感染率及不愈合率要高。最初学者们有些担心交锁髓内钉可能是"造成不愈合的器械"（nonunion machines），并尽可能少地应用静态锁钉（置于骨折远近两端的螺钉）固定骨折。粉碎性骨折常规用Winquist-Hansen分类方法（图54-80）来确定是否需要静力交锁。Winquist和Hansen将骨折分类为以下几种类型：①Ⅰ型骨折，有一个已经分离的小骨折片，但不影响骨折的稳定性；②Ⅱ型骨折，毗连的骨皮质仍保留至少50%的接触，能防止短缩并有助于控制旋转，并且髓内钉与骨折两端骨皮质有足够接触面，可防止移位和短缩；③Ⅲ型粉碎性骨折，<50%的骨皮质接触，近端或远端骨折段对髓内钉的把持都不牢，可能出现旋转、移位及短缩；④Ⅳ型粉碎性骨折，已失去了骨的环形支撑，近端和远端主要骨折块间已无稳定的接触，不能防止短缩。

当存在多脏器损伤时，关于髓内钉固定开放性及闭合性骨折的最佳时机仍有争议。然而资料显示，大部分股骨骨折应早期（伤后24h之内）采用髓内钉治疗。其他学者的研究显示，股骨骨折24h内固定其病死率明显低于48h之后延迟固定者，多发伤患者尤为明显。其他研究认为，多发伤患者在12h后行髓内钉固定可降低约50%的病死率。然而，Pape等认为，合并钝性胸部创伤的患者即刻行扩髓股骨髓内钉固定，可能诱发成年人呼吸窘迫综合征（ARDS）。在病例随访研究中，患者被细分以评估扩髓髓内钉并发症的危险因素。那些处于"危险边界"或多发损伤的患者，处于股骨髓内钉术后并发症的高危中，研究发现这些患者的肺部并发症发生率很高。作者认为，对于多发损伤的股骨干骨折，在决定治疗方案前，应考虑患者术前的状态以减少并发症。

其他的研究并不支持Pape等的意见。扩髓髓内钉对多脏器损伤的股骨干骨折患者的影响目前仍旧存在争议。目前一致认为，对于大多数患者，股骨骨折后立即行扩髓髓内钉固定不会增加肺部并发症。但是，对于处在并发症的"临界"或者高危状态的患者，最好采用"损伤控制骨科"来提供必要

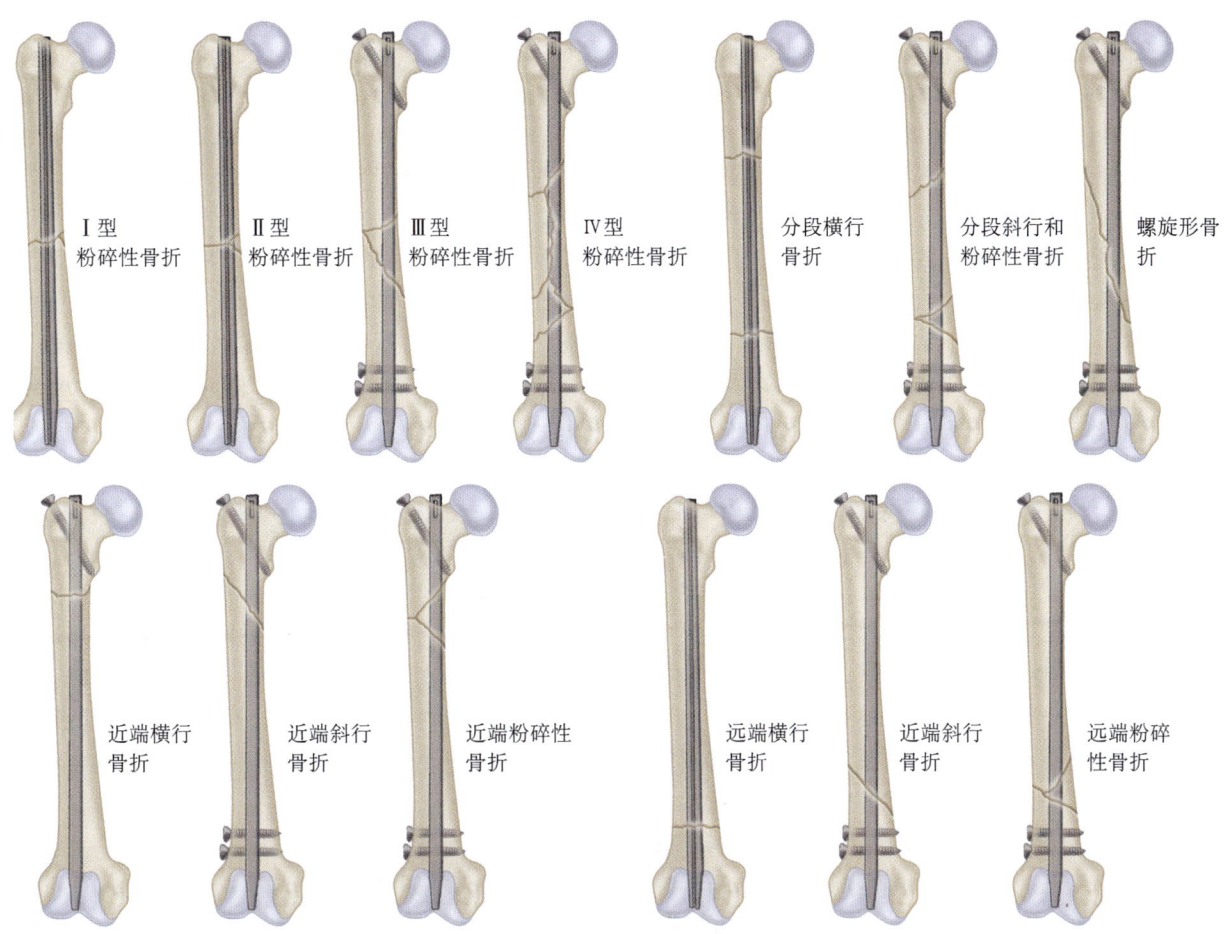

图 54-80　粉碎性骨折的 Winquist-Hansen 分类（见正文）

（重绘自：Winquist RA, Hanson RT, Clawson DK: Closed intramedullary nailing of femoral fractures: a report of five hundred and twenty cases, *J Bone Joint Surg* 66A:529, 1984.）

的稳定性，同时减少早期手术的损害。在我们科，对大部分可采用髓内钉固定的股骨干骨折患者均进行了早期髓内钉手术。被评估为有风险的患者，主要是基于伴随的多脏器损伤和生理指标异常，对这类患者采用外固定架或者骨牵引，结果均证明是有效的早期治疗手段。

Winquist 和其他学者已经证明，通过采用加深沟槽和体部缩窄的锐性髓腔锉及用最小的力量插入髓腔锉，可减缓扩髓导致的髓腔压力增高及热损害。扩髓除引起骨髓栓子外，还损伤了骨内膜，降低了股骨骨折块的抗扭转强度。

由于扩髓可能产生不利影响，不扩髓髓内钉日益受到重视。不扩髓的交锁髓内钉要求置入物较细，不仅能够负重，而且也能满足严重开放性骨折的漫长愈合时间。Russell-Taylor 三角钉对这些骨折有良好的固定作用。Wieck 等回顾了我们最初采用三角髓内钉固定的 93 例 100 处急性股骨骨折，其中 35 例是包括所有等级的开放性骨折。62 例使用 10 mm 髓内钉，38 例使用 11 mm 髓内钉。如按以前的标准，这些骨折应采用平均直径为 13.5 mm 的髓内钉。无感染发生。1 例骨折延迟愈合者螺钉折断，重新插钉后愈合；1 例延迟愈合也是通过更换髓内钉后愈合。

研究表明，扩髓和不扩髓髓内钉在手术时间、输血量、肺部并发症方面没有差别。不扩髓髓内钉的总体愈合时间与扩髓髓内钉相当，但延迟愈合率较高。当股骨远端骨折存在分离时，扩髓髓内钉的愈合速度更快。两组的术后骨折愈合时间无太大差别，但不扩髓组发生 2 例骨折延迟愈合，而扩髓组无 1 例发生。Tornetta 和 Tiburzi 认为，不扩髓髓内钉并不优于扩髓者。与胫骨不同，股骨周围包绕着富有血供的软组织，不必太担心股骨骨折后发生感染。

在有些报道中，闭合性股骨骨折切开插钉的感染率接近10%，但其闭合穿钉的感染率则不足1%，而开放性股骨骨折闭合扩髓穿钉的感染率为2%～5%。以往建议延迟插钉以防止感染，但最近更多的报道显示，开放性股骨骨折即刻插钉并不明显增加感染的危险性，虽然Brumback等发现ⅢB型损伤的感染率增高。

我们早期应用交锁髓内钉时遵循Winquist和Chapman关于多段粉碎性骨折的建议，尽量延迟2～3周再行髓内固定，即直到理论上软组织已稳定、骨折周围形成的肉芽组织成为较好的扩髓接受床时再行固定。然而，在我们最初采用Russell-Taylor钉治疗的100例骨折（包括23例各型开放性骨折）中（1985-1986年），我们不得不对多发伤患者采取早期处理，以防止其病情进一步恶化，开放性骨折行髓内钉固定平均仅延迟8.4 d。本组开放性股骨骨折髓内钉固定后3例发生感染，其中2例为开放性伤口不愈合（伤后20～24 d），对其进行了延迟的扩髓插钉。在我们最初采用Russell-Taylor髓内钉治疗（即刻或延迟固定，扩髓或不扩髓）的125例开放性股骨骨折中，总感染率为4%。

目前，我们尽量在伤后8 h内治疗所有的开放性骨折。对开放性股骨骨折是否立即予以静脉抗生素覆盖取决于损伤类型，随后应立即予以清创和冲洗。应采用静态扩髓交锁髓内钉固定股骨。作为术前计划的一部分，应通过影像学资料初步估计峡部直径。对于损伤程度低的患者，如果手术清创彻底，应关闭创面，并予以负压引流。对于大的开放性损伤或污染严重的创面，应予以开放创面或采用VAC封闭创面。根据损伤环境的特征，每24～48小时予以反复清创，直到创面可以安全地延迟关闭。此外，我们可以2～7 d后采用植皮关闭创面，但很少使用皮瓣关闭创面。

我们发现交锁髓内钉固定也可用于治疗合并血管损伤的股骨骨折，且安全有效。虽然Connolly和King证明修复后的腘动脉可承受18kg的牵拉力，我们仍宁愿在修复血管的同时固定股骨骨折，因为闭合穿钉并不需要额外的显露，而且早期固定有益于早期活动。我们还发现早期穿钉较为容易，一般只需轻度牵引即可获得骨折复位。我院1986-1994年对17例合并血管损伤的股骨骨折采用即刻或延迟髓内钉固定，均成功地保住肢体。大部分骨折是枪弹伤所致，仅1例骨折在血管修复前先行髓内钉固定。对疑有血管损伤的股骨骨折患者，在充分准确地评估骨折形态、其他肢体损伤和危及生命的损伤后，应立即送往手术室进行动脉造影。对于这种损伤，时间非常关键。在充分平衡全身损伤和血管手术后，可采用快速外固定方式用于固定骨折，为血管损伤提供稳定的骨骼环境。此外，在稳定骨折时，可行临时的血管分流术，这样可以在血管修复过程中避免外固定架带来的潜在阻挡。根据我们的经验，推荐在股骨前外侧行外固定治疗，这样既不干扰内侧的手术操作，也不会影响外侧入路或交锁髓内钉的切口。

对于病态性肥胖者、同侧股骨颈和股骨干骨折、同侧股骨和胫骨骨折（浮膝损伤）以及多发性创伤等，提倡采用逆行髓内钉固定治疗。目前建议采用髁间切迹入口插钉。股骨干骨折的顺行和逆行股骨钉治疗进行比较，两组的愈合率、延迟愈合率和畸形愈合率几乎一样。随访发现，顺行插钉组出现髋痛者较多（9%），而逆行插钉组出现膝痛者较多（36%）。逆行髓内钉对开放性股骨干骨折是个合适的选择。O'Toole等报道的膝关节败血症发生率为1.1%。

有学者提倡对急性股骨骨折行闭合髓内钉固定时不用骨折床，使用股骨撑开器或手法牵引行骨折复位。但我们仍继续常规使用骨折床。新型的骨折床可进行全身X线透视而不需移动患者，可减少患者危险、缩短调试时间。

对于开放性和闭合性股骨骨折，我们建议尽可能早期采用扩髓静态交锁钉固定。若患者有以前插入的固定器材、存在畸形、巨大污染开放创面或临界患者则可能不能行髓内钉固定。绝对但可矫正的禁忌证是血容量低、低温和凝血病。

我们将大多数患者置于仰卧位。侧卧位一般用于股骨近端粗隆下骨折，此时比仰卧位更容易实现骨折复位。远端锁定采用"正圆"技术。这种方法快捷，我们在远端用2枚锁钉，尤其是对于粉碎性骨折，其对旋转和长度稳定性要求更高。Grover和Wiss等发现用1枚或2枚锁钉并无差别。但是，我们认为用2枚锁钉可使患者更早开始负重。

我们不常规将钉转为动力化。对于Winquist-Hansen分类3级或4级的粉碎性骨折，如在6～8个月延迟愈合，我们建议原位骨移植或闭合扩髓更换髓内钉，而不改为动力化。轻中度的骨缺损常可自行充满。

(一)开放髓内钉固定

股骨开放髓内钉固定是在显露骨折部位后再插钉。这里主要是因为历史原因提及该技术。主要的适应证为当已经存在内固定时发生骨不连或者再骨折。与开放髓内钉固定相比,闭合髓内钉固定的益处明显,并发症少。

1. 对开放和闭合髓内钉插钉进行了详细比较,开放髓内钉固定的优点概括如下:

(1) 与闭合插钉相比,所需的昂贵器械较少。

(2) 不需特殊的骨折床或手术台。

(3) 不需要 X 线影像增强器。

(4) 不需要初期牵引使骨折端分离。

(5) 与闭合方法相比,较容易获得绝对解剖复位。

(6) 直接观察骨折部位,可发现影像学检查未发现的无移位和被忽视的粉碎性骨折。

(7) 可做到骨折断端的准确嵌合,增加其旋转稳定性。

(8) 对于节段性骨折,可以稳定中间的骨折块,避免闭合复位和扩大髓腔时发生扭转和扭曲。

(9) 对于骨折不愈合者,容易打开硬化的骨折端髓腔。

(10) 开放复位后,很少出现旋转对线不良。

2. 与闭合方法相比,开放髓内钉固定具有如下缺点:

(1) 必须考虑皮肤瘢痕。

(2) 清除了与骨折愈合有重要关系的骨折端血肿。

(3) 损失了扩髓时产生的骨屑。

(4) 感染率增加。

(5) 骨折愈合率降低。

(6) 如果使用交锁髓内钉,没有影像增强设备则难以锁钉。

术前计划 确定骨折适合髓内钉固定后,必须仔细做好术前计划。髓腔的大小或形状与骨的长度无关。年轻而强壮的运动员具有坚固的骨骼,通常髓腔较小,此处增厚的骨皮质占据了部分髓腔。相反,老年患者的髓腔较大,甚至 15 mm 髓内钉可能还不够。一般情况,最窄处在股骨干近 1/3 稍远端处髓腔,向两端逐渐增大。经过髓腔宽大部位的骨折,比经过最狭窄处的骨折采用标准髓内钉固定的牢固性要差。

术前应该判断髓内钉的合适长度,最好的方法是通过 X 线来测量以确保和术前的长度一致。即使获得该长度,髓内钉的合适直径最好在术中测量判断,这是由于如果没有使用校正工具,通过电子影像学软件进行测量可能出现错误。无论股骨直径多粗,应该准备比成人髓腔直径大 1.0～1.5mm 的髓内钉。

闭合髓内钉手术所需插入工具比较常见,都是标准化的。不同的制造商可能有不同的工具特征,比如,可变的交锁选择。因此,术者必须对可用到的置入工具非常熟悉,以应对术中可能出现的特殊或意外情况。备齐所选用髓内钉的相关器械是最重要的术前准备之一。

术者必须考虑到骨折床的优缺点。McFerran 和 Johnson 报道了不使用骨折床反而有利于行髓内钉固定术的几种情况。骨折床的安装耗费时间,持续牵引可能造成术后神经麻痹,对于其他合并损伤的外科医师的手术操作可能带来不便。不用骨折床的主要适应证为同侧髋臼或垂直剪力所致骨盆骨折、合并脊柱损伤、双侧下肢损伤。McFerran 和 Johnson 最初除外了肥胖、肌肉发达患者、矮小或骨折发育不成熟患者、股骨干合并同侧股骨颈骨折患者。后来随着经验的增加,他们仅仅除外了同侧股骨颈合并股骨干骨折以及骨折时间超过 24 h 者。

McFerran 和 Johnson 推荐在急诊室于术前行健侧股骨的扫描以确定长度。因为他们有一个股骨牵引器,因此,可以手动牵引而无须骨折床即可完成股骨髓内钉手术。这项技术需要一个熟练的助手。粉碎性骨折复位较为容易,但难以判断长度和旋转。Karpos、McFerran 和 Johnson 报道了 32 例只采用手动牵引而不用骨折床的病例,没有并发症,安全、简单、有效。

对顺行闭合髓内钉手术入路的选择目前存在争议。Stannard 等报道了其比较梨状窝入路和大转子入路的前瞻性随机对照研究结果,1 年的随访显示两者之间在髋关节功能方面没有差异。术中相关的参数更加支持选择大转子入路,其手术时间更短、透视更少。

在我们部门,大部分患者在骨折床上进行顺行髓内钉固定。外侧梨状肌入路可做一些股骨转子下骨折的选择,这是因为经大转子入路可能造成潜在股骨近端畸形。没有发现摆放患者体位、安装骨折床需要耗费太多时间，但确易于透视，这一点足以弥补骨折床的不足。

（二）闭合髓内钉固定

1940年，Küntscher首先提出不显露骨折部位而闭合插入髓内钉固定长骨骨干骨折，目前这项技术在美国和全世界得到广泛使用。很多报道指出，该固定方法可提高骨折愈合率、利于早期活动、保持髋关节及膝关节的活动度等。

闭合插钉是一种要求严格的手术技术，必须准备全套的髓内钉、髓腔锉、拔出器和其他相关器械及影像增强器。也需合适的可透视骨折床，允许影像增强器的C形臂X线机在显示骨折时能随意旋转。对极度粉碎性骨折，术前行健侧股骨影像学检查可以估计髓内钉直径、预计扩髓程度、最终的髓钉长度。影像学模板可在术前应用。在行闭合髓内固定之前必须通过牵引获得正确的股骨长度。髓内钉的近端必须位于大粗隆尖端之下，远端位于髌骨上极和远端股骨骨骺板之间。

（三）股骨顺行髓内钉（Trigen）

Trigen（Smith & Nephew，Memphis，TN）是第三代髓内钉，用于治疗所有适合于髓内钉固定的下肢长骨骨折。该系统允许标准的交锁模式和呈130°的重建交锁模式，后者可用于治疗距离股骨头凹陷4cm以远的股骨颈头下型骨折。Trigen由6AL4V钛制成，表面有特殊的涂层以减少骨和金属的黏附。该钉采用颜色编码以指导放置位置，共有10mm、11.5mm、13mm 3个直径。直径为10mm和11.5mm的髓内钉的近端7cm膨大至13mm，为近端螺钉提供额外的固定强度。近端和远端锁定采用5mm全螺纹、自攻、自钻螺钉，允许双皮质固定并能减少螺钉退出。我们推荐在近端和远端均采用静力锁定。也有直径8.5mm的髓内钉，有着不同的入钉点、几何锁定角度、交锁钉规格，用于青少年及股骨髓腔很狭小的成年人。如果患者的髓腔直径足够大，无须扩髓即可插入髓内钉。该髓内钉的适应证和禁忌证与其他类型股骨髓内钉相同。该髓内钉系统的手术技术较为特殊，也适用于大部分现代髓内钉。

顺行股骨髓内钉

手术技术 54-30

患者体位及准备

- 基于术前模板和手术计划，决定可透视的平台或骨折床及患者体位。我们喜欢使用骨折床。
- 我们常使用侧卧位或平卧位，每种体位有其相应适应证（图54-81）。平卧位更普遍。可以方便麻醉师，特别对于损伤严重的患者。巡回和洗手护士，还有放射医师对这种体位也很满意。对于双侧股骨骨折、股骨远端1/3骨折、股骨骨折合并对侧髋臼骨折是很有用的。获得股骨近端正确的进钉点在患者平卧位时很难，尤其是肥胖的患者。
- 如果患者平卧，内收躯干和患侧肢体。屈曲患侧髋关节15°~30°。
- 通过骨牵引针或膨胀良好的足部保护罩经足牵引。放置膨胀良好的会阴垫，未损伤的肢体由保护罩保护牵引。双下肢呈剪刀构型放置。
- 按透视下正常的髋部前倾评估正确的旋转轴线。这些可以通过在相同角度下透视健侧膝关节和髋关节并保存作为参考来完成。因此，正确的旋转角度可以通过在患肢膝和髋关节前后位上观察小结节的影像来调整。相似的，髋关节的前倾可以通过膝和髋关节的纯侧位形成的夹角来表示。
- 通过C形臂X线机观察来旋转足和股骨骨折远端以匹配骨折近端。通过C形臂X线机的连续影像，可以获得股骨近端的侧位，股骨颈和干的平行偏离在1cm。如果能获得"真正的侧位"所必需的C形臂X线机角度，则可以直接从C形臂X线机上读出。考虑到正常股骨颈前倾15°~20°，可以通过摆放足的角度很准确地获得。例如，如果股骨颈和干重叠，当C形臂X线机与水平面成40°时，假定股骨前倾20°，只有将足向外旋转20°以使远近端相匹配。
- 如果患者的会阴向后侧卧位，要确保大部分躯干的重量在健侧的粗隆部。
- 将患髋屈曲15°~30°。健侧髋呈中立位至轻度伸展位。从膝至髋X线透视其前、后位和侧位。
- 按照标准方式准备患者。铺单覆盖臀部和股外侧至腘窝。用无菌单覆盖透视机。

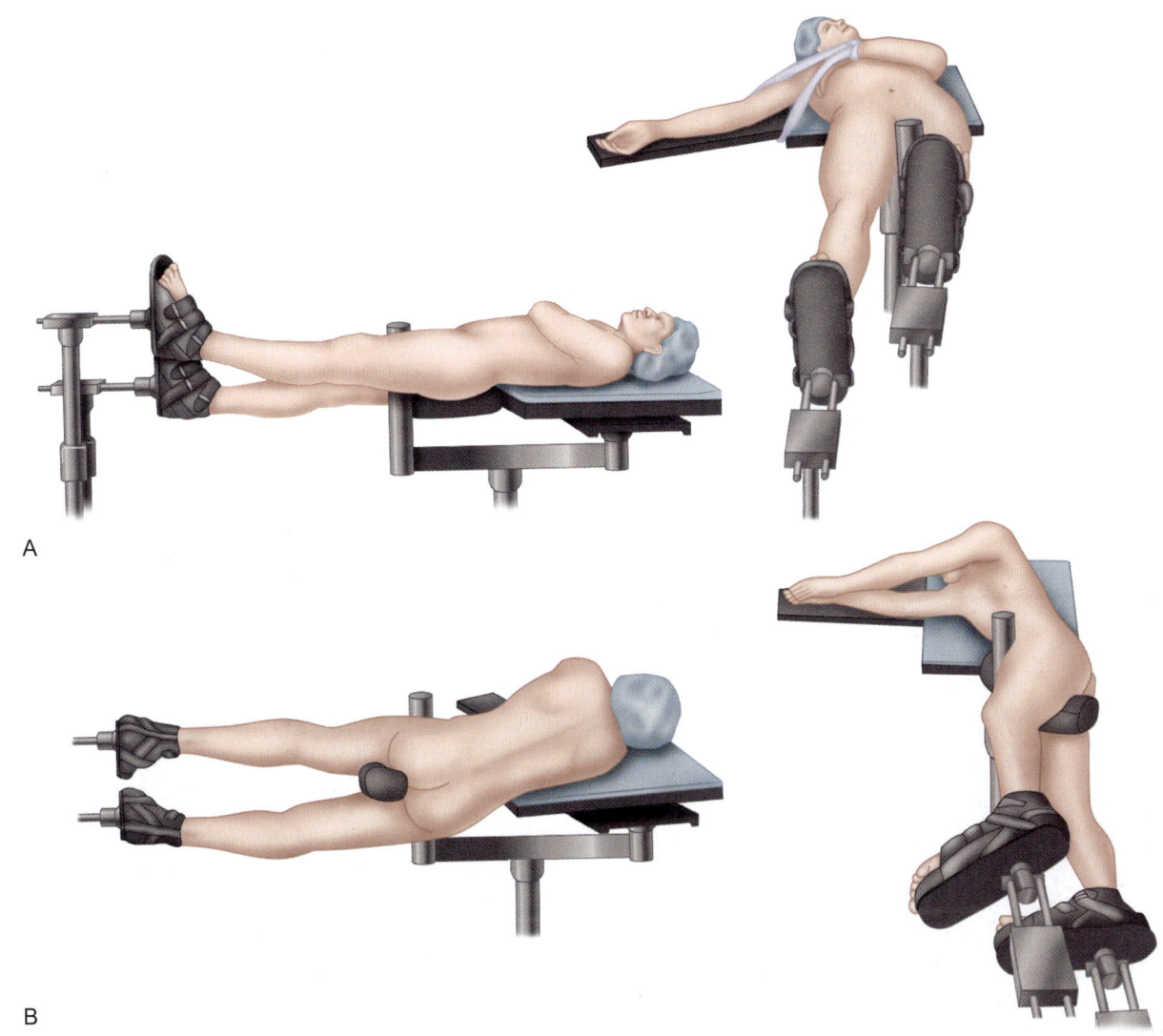

图 54-81　Russell-Taylor 交锁髓内钉技术
A. 患者取仰卧位；B. 患者取侧卧位（见手术技术 54-30）

股骨准备

- 从股骨近端大粗隆开始行 2~3 cm 斜切口，向近端和中间延伸。对于肥胖的患者，长切口很有必要。
- 沿臀大肌纤维方向切开筋膜。
- 辨别臀大肌筋膜下层次，指触梨状窝或转子间窝。
- 将末端螺纹导针置入梨状窝平面。如果使用顺行髓内钉技术，进钉点应位于大粗隆内侧斜面（图 54-82）。
- 透视粗隆部以调整导针位置，使进针轨迹位于远端髓内的中心。
- 前后位和侧位像检查针的位置。如果导针不在髓内中心，但在一个平面影像上是合适的，那么可以用软组织导向器。这个装置可以允许置入第 2 根针以调整至合适的入钉位置。
- 在置入合适的入针点后，行进至小粗隆下。

进钉点的准备

- 移除导向器后，在切口处留置导针与进钉装置。如果不需要导向插入器，就用软组织保护器以保护外展肌。
- 置入扩髓钻装置，包含一个 14 mm 的通道钻、扩髓钻连接器和扩髓钻，将其置入进钉装置及导针上（图 54-83）。
- 钻入扩髓钻至其尾端在进钉装置外。
- 插入时在前后位及侧位上检查其钻入位置。
- 移除扩髓钻及导针，留下进钉套筒和通道钻。

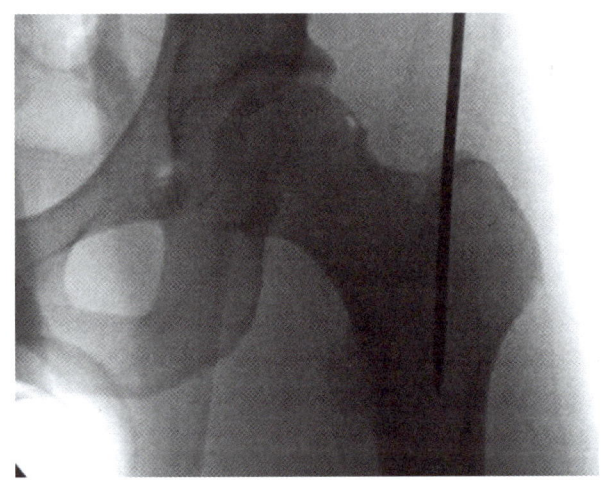

图 54-82　股骨顺行髓内钉的大转子进钉点（见手术技术 54-30）

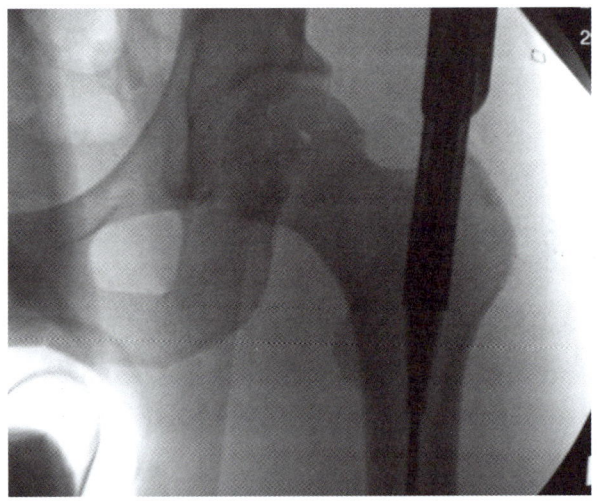

图 54-83　在股骨近端的干骺部插入扩口钻扩大顺行髓内针的进钉点（见手术技术 54-30）

- 也可不用通道钻。套管钻可以置入导针上。对于简单的骨干骨折，通道钻一般不必要。此装置的优点在近端骨折时尤为明显，在粗隆下骨折时它可以控制近端骨折的移位。

复位和导针置入

- 将复位装置，包括复位杆和 T 形把手，置入股骨内的通道钻和连接器（图 54-84）。
- 将复位杆置入骨折部位。用复位杆控制近端骨折部分，用复位杆末端衔接远端骨折部分。如果不使用髓内复位杆，可以使用经皮单皮质复位控制杆和外部复位装置。
- 远端骨折部分连接后，用 3.0 mm 球头导针穿过骨折。用抓钳行进导针（图 54-84）。
- 多平面透视确认复位和导针位置。目的是到远端骺线平面的同心放置（图 54-85）。
- 用 T 形把手移除复位装置。

通道准备

- 移除复位装置后，以 0.5 mm 间隔用钻准备孔道，直到发出咔嗒声或者是直到钻头大于所选髓内钉的 1～1.5 mm 直径大小。通道钻一定要移除使钻 > 12.5 mm（图 54-86）。使用填塞器防止球头导针由于疏忽从远端骨折合适位置中被移除。这必须在拔出钻的每一步都要注意。如果导针拔出，重置导针并在用钻前确定位置。
- 在导针置入远端合适位置时确定导针合适长度以选择合适的髓内钉。常是前后位上髌骨上缘和远端骺线水平间。
- 许多种方法可以决定合适的钉长。
- 使用导针法，远端位于髌骨上缘和远端骺线水平间。用第 2 枚导针从进钉点开始重叠复位导针。它们相差的长度就是钉子的长度。
- 大多数髓内钉系统提供 3.0 mm 导针套管长度测深计，这是较好的方法。
- 沿导针插入尺子，并将其置入至导针进入股骨的水平。
- 前、后位 X 线透视检查。读出长度。

置入髓内钉

- 将钻头导向器连至选择的髓内钉。
- 移去进钉套管和套管钻，留下导针。
- 将钉置入股骨，人工插入。需要轻敲击使钉完全进入固定。
- 如果有明显的抵抗，移除髓内钉并且用钻扩大 0.5 mm。
- 完全置入髓内钉，多平面 X 线透视确认。

髓内钉锁钉

- 对于近端和远端锁定，用 5 mm 锁定螺钉。取决于内植物的构型，远近端锁钉可能是不同的，标准的锁定是从大粗隆至小粗隆。
- 近端导向置入金色套筒，标记皮肤位置。
- 做一小切口直至骨头。
- 插入银色内套筒和金色外套筒，用长引导钻钻入骨皮质内侧但不穿透。
- 用测深器测深后，穿透对侧骨皮质，移除钻和银

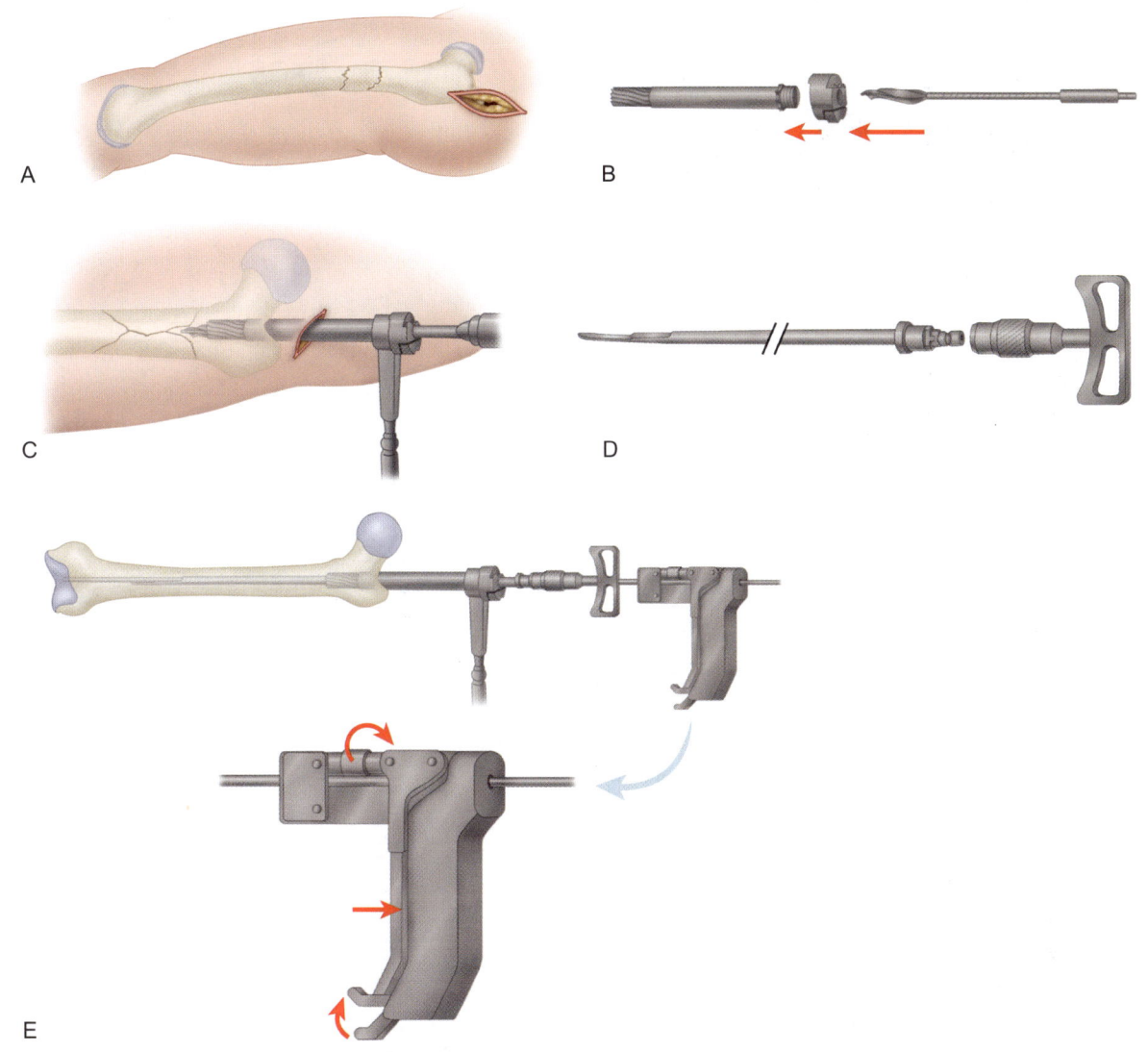

图 54-84 股骨顺行髓内钉，复位器通过髓腔进入骨折远端，通过复位器插入球头导针，到正常股骨的骺线水平（见手术技术 54-30）

（引自：Femoral antegrade nailing technique manual, Memphis, TN, 2001, Smith & Nephew Richards）

- 色套筒。
- 插入合适长度的螺钉，人工拧入至固定。
- 前后位检查其位置。
- 在锁定远端前评估满意的长度和旋转轴线的恢复。

远端锁钉的徒手锁钉

- 影像增强器置于侧位并扫描股骨远端干骺端，获得真正的侧位。确认远端锁钉的影像为完美的正圆。如果为椭圆形，或者存在双密度影，都不是合适的影像。注意此时影像为髓内钉而不是股骨远端的纯侧位。
- 当锁孔对正圆心，将一把手术钳或刀的尖端置于圆心。以锁孔为圆心，做一长切口，切开皮肤、皮下、髂胫束。
- 放置套筒钻头，成 45°置于锁孔之上以便 X 线透视下观察。在影像增强器下不断监视并调整直至钻头尖端在锁孔中完全居中（图 54-87）。
- 让钻头平行于射线投射方向。持续施加压力防止钻头移动。
- 钻透外侧皮质。将动力钻从钻头上卸下，侧位 X 线透视确认钻头在锁孔之内。如果不在，则继续调整方向。再次连接动力钻并钻透内侧皮质。

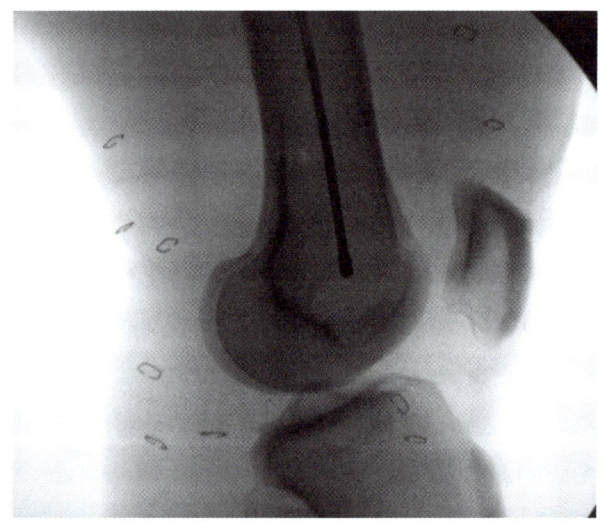

图 54-85 髓内导针球头插入到股骨远端骺线水平的中部或髌骨中部（见手术技术 54-30）

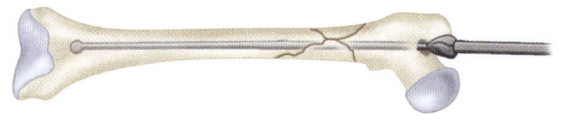

图 54-86 通过 3.2mm 的导针扩髓（见手术技术 54-30）

- 带刻度的钻头在此非常有用，可以很容易地确定锁钉长度。另外，也可用标准的测深器测定长度。手动拧入锁钉，确认获得满意的把持力。
- 如果需要，重复此过程以锁入其他的远端锁钉。
- 正位、侧位 X 线透视确认锁钉位置和长度。
- 冲洗并逐层闭合伤口。

最终评估

- 在离开手术台之前，应做几个关键的评估。
- 首先，确认髓内钉采用了标准模式锁定，多个平面 X 线透视确认没有发生隐匿性股骨颈骨折。
- 接下来，对照健侧肢体，确认患肢的长度和旋转复位是否满意。
- 评估股骨的各个间室，如果担心存在筋膜间室综合征，对筋膜间室进行客观的测定。
- 检查同侧膝关节力线是否正确。
- 获得双髋的术后骨盆正位片，仔细观察双侧股骨颈的内在轮廓来确认是否存在隐匿性股骨颈骨折，这必须在麻醉终止前完成。

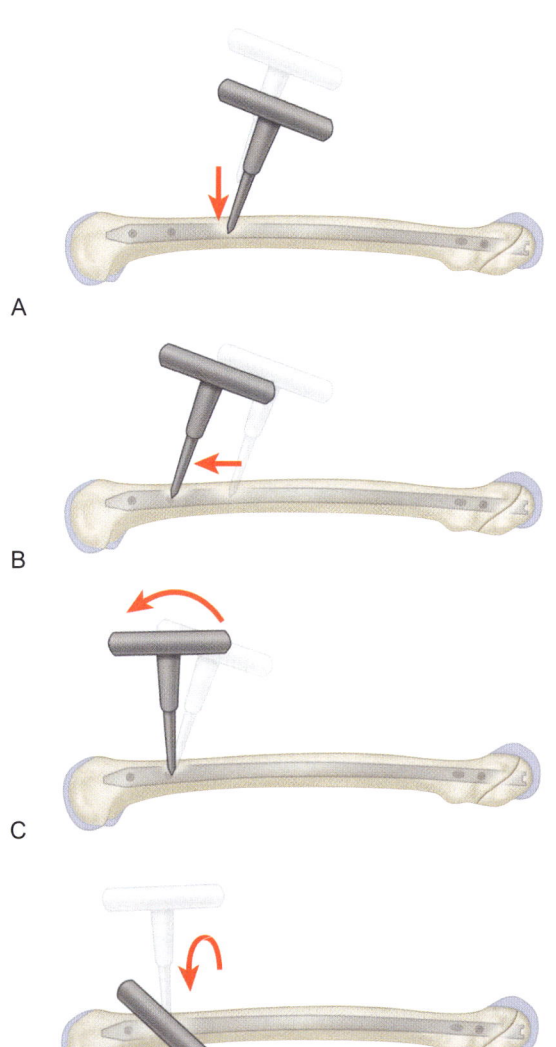

图 54-87 徒手锁钉技术

A. 将尖锥放在近端螺孔表面，其手柄呈 45°；B~D. 在 C 形臂机透视下，调整尖锥的位置，使其尖端对准螺孔的中心。尖锥摆至与骨纵轴垂直（C）；敲击尖锥至髓内钉外侧（D）（见手术技术 54-30）

术后处理 负重取决于骨折固定的稳定性。如果断端骨皮质接触满意，根据忍耐情况可立即负重。有时成年人会用到儿童髓内钉，应在观察到早期影像学愈合迹象后，方可在保护下负重。粉碎性骨折允许触地或部分负重。鼓励进行髋、膝关节活动度练习。出院之前应行股四头肌训练和直腿抬高练习。伤口愈合后行髋外翻训练。前 6 周使用拐或步行器等助行器辅助行走，建议此时进行髋和膝关节活动度练习和肌力训练。6 周后，如果 X 线片表现为进行性愈合，且力量获得恢复，即可完全独立行走。

（四）股骨逆行髓内钉固定

在下列情况下使用股骨逆行髓内钉固定可能更为有益：①肥胖患者，难以获得顺行插入髓内钉入口；②同侧股骨颈和股骨干骨折，便于采用不同的固定器材分别固定股骨干骨折及股骨颈骨折；③浮膝损伤，可经同一个前侧纵向切口固定股骨和胫骨骨折；④多发伤患者，不用骨折床，可减少手术时间，便于同时进行消毒铺巾治疗多种损伤，股骨髁间是较好的插钉入口；⑤孕妇，可尽量减少骨盆周围的射线透视量。髁间入路易于髓内钉的插入。顺行钉固定对股骨干近端骨折的控制较好，而逆行钉固定对股骨干远端骨折的控制更可靠。Moed、Watson、Herscovici、Whiteman等早期试用了该方法，并取得了满意效果，最近一些系列研究也报道了该技术的良好效果。髁上骨折愈合率（80%～84%）低于股骨干骨折愈合率（85%～100%）。逆行髓内钉的并发症包括膝部疼痛（13%～60%）和二次手术率（12%～35%）。感染率是可接受的（0～14%）。内外翻畸形愈合常见于关节外进钉者（12%～29%），但髁间进钉者较少见。

虽然如此，在一些特殊临床情况下，逆行股骨髓内钉可带来显著益处，而且同顺行髓内钉相比风险率相当。

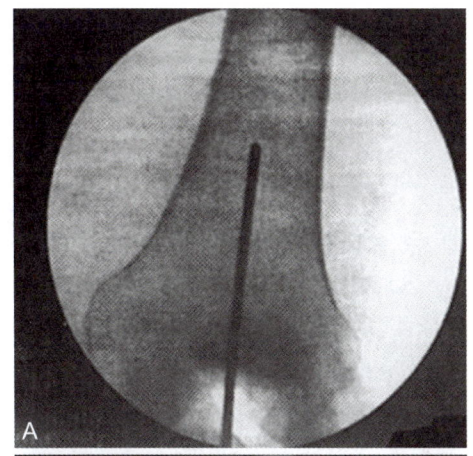
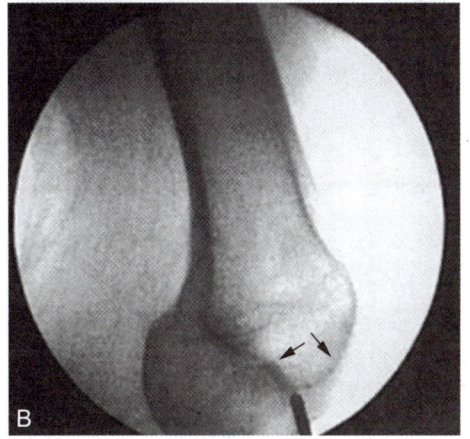

图 54-88 逆行股骨髓内钉固定（见正文）

A．正位透视观察，导针由股骨髁间切迹进入髓腔 10 cm；B．侧位透视观察，股骨髓腔向远端逐渐变细（箭头）呈 V 形，导针由髓腔尖端置入（见手术技术 54-31）

（引自：Herscovici D, Whiteman KW: Retrograde nailing of the femur using an intercondylar approach, *Clin Orthop Relat Res* 332:98,1996.）

逆行股骨髓内钉

手术技术 54-31

- 患者仰卧于可透视的手术床上。在同侧髋部下方放置一衬垫防止股骨近端外旋。消毒铺单应覆盖髋部腰带部位及下外侧面。
- 腿下放置一消毒过的圆枕或三角支架。通过胫骨牵引弓进行胫骨牵引。胫骨牵引弓和针可作为"手柄"实现股骨断端骨折块的更多牵引。
- 可采用髌骨旁内侧入路、髌旁外侧入路或髌正中经髌腱入路，取决于术者喜好。髌下脂肪垫应予以切除并切开关节。经髁间切迹插入 3.2 mm 导针，在正位、侧位透视确认导针在股骨髓腔正中，导针入口处应在 Blumensaat 线的前方（图 54-88）。
- 将导针推进股骨远端。放置软组织保护套筒，保护关节面和髌腱。
- 同顺行髓内钉一样，可采用蜂窝导向器实现导针的精确置入。如果采用，移除蜂窝导向器后，顺导针置入空心开口钻。
- 推进开口钻直至没入股骨内，注意通过套筒保护软组织，避免关节内损伤（避免使用通道开口钻和入路开口钻）。
- 注意确保导针居于股骨远端的正确位置。另外，冠状位和矢状位力线不良会导致髓内钉通道错配。可采用阻挡钉来维持正确的力线。
- 移除开口钻和导针，插入 3 mm 的球头导针进入远骨折端。
- 复位骨折，推进导针进入骨折近端直至小转子水平。空心复位导杆或体外复位器，如大的牵开器，可与轴向牵引相结合进行复位操作。小的凸垫或衬垫可置于股（大腿）下方，通过透视辅助矢状面的复位。
- 通过空心扩髓钻顺球头导针依次扩髓，直至髓腔直径大于所需用髓内钉直径的 1.0～1.5 mm。
- 再次确认导针位置居于小转子水平。
- 移除入路器。连接导向器插入髓内钉，直至小转子（图 54-89）。
- 维持牵引避免下肢短缩。
- 检查侧位像确保髓内钉插入正确。
- 确认髓内钉插入正确的位置后，移除球头导针。
- 用导向进行髓内钉的远端锁定。
- 通过导向器插入钻袖和套筒，压迫皮肤出现一凹陷。
- 在皮肤凹陷处刺破皮肤做切口，钝性扩大切口直至骨面。
- 重新插入钻头导向直至骨面。推进钻头直至接触到对侧皮质，通过测深器估测锁钉长度。继续钻透对侧皮质。
- 手动拧入螺钉直至完全锁紧。
- 正位、侧位 X 线透视确认螺钉的长度和位置。
- 重复这一过程，置入所有需要的远端螺钉。
- 用电刀线检查股骨力线和长度。按照髂前上棘-股骨头中央-膝中央-胫骨远端平台中央的方向。检查侧位像。
- 当最终的复位和长度可接受时，透视移至近端锁孔处，螺钉应从前后位方向置入以避免损伤血管、神经。采用 X 线透视下正圆技术来鉴别近端锁孔。
- 使用影像增强器来定位近端锁孔位置，这样可辅助近端切口的选择。做一沿长轴的切口，锐性分离皮下及深筋膜，钝性分离至骨面。避免损伤股神经的分支。
- 确认获得理想的正圆后，在股骨上钻孔。
- 采用与前面相同的技术，决定近端螺钉的长度。
- 使用带锁螺丝刀置入近端螺钉。
- 行多平面的正位、侧位透视再次检查力线和复位。
- 在 X 线透视下，做股骨内旋、外旋及推拉操作，检查有无股骨颈骨折。
- 逐层闭合伤口，放置敷料。
- 与之前顺行髓内钉技术所述的相同，进行相同的最终评估。

术后处理 术后康复必须按照每个患者的骨折类型、固定的稳定性进行个体化实施。所有患者开始时均应膝部制动。固定稳定的患者在术后 24～48 h 可行持续被动运动。起始负重量取决于固定后的稳定性。存在髁间和髁上骨折的患者应在保护下负重，直至影像学上的改善允许增加负重（通常为 10～12 周）。

（五）髓内固定的失误及并发症

如果确有髓内固定指征，且具备必要的设备和助手及充分的训练，那么以下讨论的是交锁髓内钉固定中最常见的难点。虽然一般认为交锁股骨钉固定能够达到好的功能结果，但许多患者在损伤 1 年后出现与骨折及固定相关的症状。Benirschke 等研究发现：37% 在气候变化时有疼痛，39% 站立或行走有一定的困难，9% 不得不改变或调整原来的工作。Bain 等在伤后 2 年的随访研究中发现，40% 诉有粗隆区疼痛，10% 有股部疼痛，13% 走路跛行，10% 诉爬楼梯困难，但没有患者需辅助行走。并且髋外展力量明显降低。异位骨化、股骨短缩、髓内钉近端突出等与外展肌力量减弱并不相关。作者推测，术后外展肌无力是由于在创建进钉入口时损伤臀中肌、臀小肌或臀上神经，或者是由于术后康复不足所致。他们建议在显露髓内钉插入点时，需将臀中肌、臀小肌向前牵开，以防止损伤这些肌肉及支配这些肌肉的神经。这些功能结果的研究可供患者咨询，便于患者了解预期的术后康复情况。

1. **患者的体位和牵引** 目前，患者仰卧于骨折床行股骨髓内钉固定术的报道最为常见。使用该穿钉方法时，将髋关节内收便于探及股骨转子窝的进钉点，而且可行术中牵引。髓内翻会增加阴部神

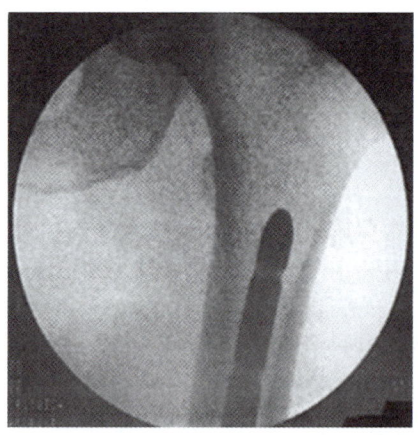

图 54-89　髓内钉就位，位于小粗隆远端平面（见手术技术 54-31）

（引自：Herscovici D, Whiteman KW: Retrograde nailing of the femur using an intercondylar approach, *Clin Orthop Relat Res* 332:98,1996.）

经的压力，导致阴部神经麻痹。应减少牵引来避免这一并发症。推荐使用衬垫良好的会阴柱、减少手术时间和牵引时间。

我们建议使用骨折床时采用以下改良方法，以减少术中髋关节内收和牵引。患者置于骨折床上，髋部行中立位牵引以能够使骨折复位。肢体消毒铺巾及创建进钉入口期间放松牵引。将髋关节内收以便于探及插钉点，一旦入口创建完毕，即恢复至中立位。然后，在骨折复位时再行牵引。

我们发现有两种类型的损伤在骨折复位时可能需要过度牵引，致使阴部神经和腓神经麻痹的发生率较高，即节段性股骨骨折和浮膝损伤（如果需要顺行股骨髓内钉）。由于节段性骨折常伴有软组织剥离，即使大重量牵引，骨折节段也可能难以复位。对这种情况，我们倾向于有限的开放复位，而不用过度牵引。对于浮膝损伤，我们倾向首先插入股骨髓内钉。插钉时，在股骨远端或胫骨近端插入钢针牵引，同时屈曲膝关节并用夹板支撑胫骨骨折，以减少腓神经的张力。

早期插钉比延迟插钉容易操作，其所需牵引力较小，骨折块复位也较容易。如果插钉延迟超过12h，应该先行牵引稳定股骨，手术之前拍摄侧位X线片，观察骨折端是否已被牵开。如果牵开不满意，最好延迟手术，通过继续牵引恢复骨的长度，也便于对清醒的患者监测其神经、血管的情况。

Carlson等报道，将已经损伤但未治疗的小腿置于位置较高的支腿架上会引起筋膜间室综合征或腓神经麻痹。我们也注意到此并发症，并建议将未手术的小腿（不管是否损伤）以伸展仰卧位放在骨折床上。

2. 插钉失误 我们之所以建议采用仰卧位，是基于以下诸多理由。容易获得髋关节及股骨近端真正的侧位X线影像，这样方能保证插钉入口道在正侧位均位于骨干中心。进钉口通常位于转子窝内靠近大粗隆内侧壁的位置，有时稍微进入股骨大粗隆。花费额外的时间和精力来确定正确的进钉口是值得的，因为偏心的进钉口可能引起骨折粉碎或固定丢失。也有报道称，移除扩髓钻后和使用尖锥不当可发生股骨颈骨折。

如果扩髓器导针通过困难，有几种可用的技术。对于复杂的复位，空心的髓内复位工具可能难以在闭合方式下奏效。如果发生这种情况，可用较细的髓内钉插入骨折近端来代替复位工具实现复位目的。通常必须将近侧骨折段拉开，根据骨折的平面与会阴柱的关系，将其内收或者外展。导针的控制必须在相互垂直的2个平面下确认。如果无意中将导针连同扩髓钻部分抽出，应立即行正位X线透视，检查其位置。若其位置正确，可将其插入至髌板线。如果导针部分抽出后没有X线透视检查它的后退平面，则在重新插入导针后，有必要行正、侧位X线透视确认其位置。髓内钉通过骨折部位时，必须行正侧位透视，防止撞击骨皮质。

不扩髓技术克服了扩髓的并发症。切面封闭的髓内钉可沿最初的导针进入；当髓内钉插入较短的远侧骨折段时，应稳住远侧骨折段，以防止骨折分离。若远侧骨折段非常短，导针必须非常居中地进入髓腔，定位于髁间切迹的中心，以防止内、外翻对线不良。所有的骨折都应该采用静态交锁（近端和远端均置入锁钉）。阻挡钉可看做是"人为造成的皮质"（artificial "cortex"）用来阻挡髓内钉，以指示干骺端处髓腔与髓内钉的相互匹配。

比髓腔粗大的髓内钉可能被牢固地钳闭，导致进退两难。为了拔除髓内钉，可在钳闭平面外侧做一个小切口，在侧方皮质上钻2个5～6mm的孔，间隔3～4cm，用骨刀或纵行锯将2孔连接，即可抽出髓内钉。如果髓内钉的入口正确，应插入小号的髓内钉，或将髓腔狭窄的节段扩至较大直径。详细的术前计划和髓腔准备几乎可以避免该并发症的发生。

3. 髓内钉弯曲或折断 目前常用的股骨髓内钉均有光滑的弹头形尖端，且钉体轻微前弓，使之较为容易地插入髓腔。插钉时，必须将髓内钉预制的前弓朝前。选择不当，如将右侧髓内钉插入左侧股骨，将导致近端锁钉孔对准困难。

髓内钉弯曲通常提示患者运动不当或髓内钉太细（图54-90）。棱形钉比三叶草形钉更易弯曲。弯曲的髓内钉不适于用手法整复，这只能进一步减弱髓内钉的强度。应将弯曲的髓内钉拔除，重新插入新的髓内钉。一旦髓内钉发生弯曲，期望在髓内钉进一步弯曲或折断等更加复杂的并发症发生之前骨折出现愈合，则是一相情愿的想法。拔出弯曲的髓内钉之前，应尽可能将下肢恢复至接近正常对线。折断的髓内钉几乎总能从臀部切口取出。使用各种拔出钩钩住髓内钉远端的尖部，继而取出远、近2个断段。如果用钩子取钉未能成功，就用正常的拔出器取出近侧断钉。然后，将一球形头导针插入远

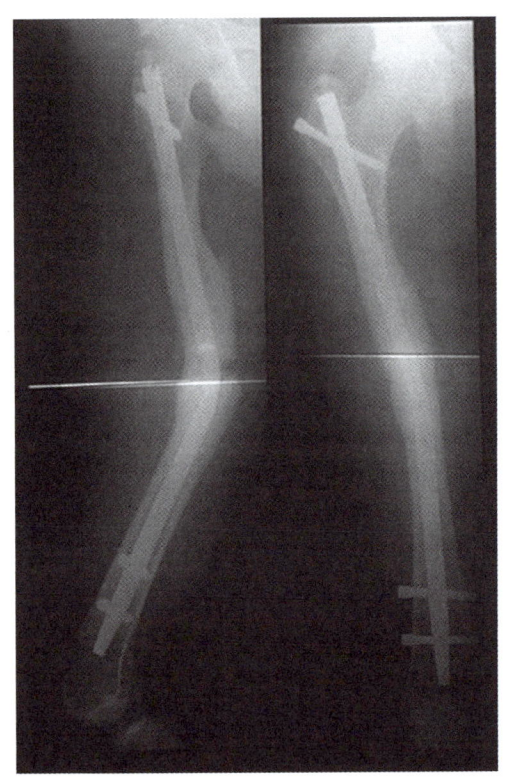

图 54-90 股骨髓内钉因重复性继发创伤而弯曲

侧断钉，再用其他导针挤压使之就位。最后，将最初插入的导针连同远侧半髓内钉一起抽出。

未折断的股骨顺行钉的拔出

手术技术 54-32

- 用体位垫或其他体位装置维持患者完全侧卧于可透视的手术床上。
- 消毒整个下肢、臀的侧方和躯干到肋。小腿上铺单，允许髋和膝关节完全活动。
- 屈髋近 90°。
- 用标准的方法去除近端和远端锁钉。
- 股部（大腿）放一导针，透视近侧的髋部，在侧位 X 线透视下调整导针使其与股骨钉重合。沿着导针画一线，向上延长到臀部。外旋股部，用同样方法画出一条线以确定正位时钉的位置。两线交点就是放置拔出器的切口位置。该切口可能和之前置入髓内钉的切口不同，特别是之前患者取仰卧位安放髓内钉时。
- 如欲去除异位骨，需扩大切口。
- 一旦接触到钉，用剪刀撑开伤口，沿剪刀放入

3.2mm 导针触及钉。
- 调整导针使其进入髓内钉。
- 正、侧位 X 线透视证实导针在钉内。
- 将拔出杆上的锥形股骨拔出器沿导针放入切口。将拔出器拧入髓内钉。如果骨折增生过多，可在软组织套筒和扩髓钻空心套筒保护下，去除髓内钉入口处的骨帽。第 1 次插入可能没有完全抓持住髓内钉，但能移出许多嵌入的软组织。
- 沿导针再次插入拔出器，使用扳手将其拧紧到髓内钉上。
- 用滑锤敲出髓内钉。常规冲洗和关闭伤口。

折断的顺行股骨钉的拔出

手术技术 54-33

- 体位同前。
- 去除所有锁钉。
- 按上述方法用直径 3.2mm 的长导针触及近侧股骨。
- 将导针插进钉内。
- 用刮匙或扩孔钻去除异位骨。
- 去除导针，插入带钩的导针直达断钉的尖端。
- 用多枚细导针楔紧带钩的导针。如此可使钉的断端对位更像一个整体，可避免卡住股骨侧壁。如果恢复力线的过程中出现畸形，对股骨进行处理可能是必要的。
- 用万能拔出器上的锁钳夹住这些导针。
- 轻轻敲击将钉拔出。如果髓内钉被卡紧，可能需要打开股骨拔钉。

4. 感染 不论是开放性还是闭合性髓内钉固定，术后发生深部感染都是严重的并发症。文献报道，切开复位髓内固定术后深部感染率为 1.5%~10%，而闭合复位髓内固定术后深部感染率低于 1%。这就是要掌握闭合穿钉技术的原因。

如果髓内钉固定后发生了深部感染，应该手术切开受累部位（通常为骨折部位）并广泛引流。应清除所有的失活组织、碎骨片、肉芽组织及血肿，根据微生物的毒力可能需要进行多次清创。如果髓内钉仍能提供固定作用，则必须原位保留髓内钉，因为拔除髓内钉将导致感染性骨折不愈合。有时感

染很难控制，为了彻底控制感染，可能需要早期就取出深部的内置物并插入临时抗生素骨水泥占位钉。应行细菌培养，并应用合适的抗生素。我们通常术后静脉应用抗生素 6 周。然后口服抑菌的抗生素，直至骨折愈合（如果内置物未取出）。重复检测红细胞沉降率和 C- 反应蛋白来监测患者的病情变化。

通常感染局限在骨折局部。虽然引流可能持续存在，并可能形成髓腔死骨，但髓内钉应原位保留。若固定仍相当牢固，即便存在感染，包壳及骨痂仍能形成。在骨折愈合足以支撑之前，不应拔除髓内钉。坚强愈合后，拔出髓内钉、切除死骨。偶尔，感染可由髓腔的一端蔓延至另一端，也可沿股骨开放髓内钉蔓延。这是一种严重的并发症，需长期引流，病情时轻时重。若固定牢靠，尽管存在感染，仍应将髓内钉原位保留，直至骨折愈合。

如果发生感染并且髓内钉已经折断或固定作用很小，应在切开引流的同时拔除髓内钉，重新插入较粗的髓内钉或者改用外固定架固定。无论选择哪种方式，都必须将骨折块固定、伤口敞开、应用合适的抗生素。

根据我们的经验，闭合骨折闭合髓内钉固定术后感染率约为 0.5%。我们所治疗的股骨骨折中，25% 是开放性的，其闭合髓内钉固定术后的感染率为 2%~3%。到目前为止，我们已行 2500 余例股骨髓内钉固定，对所有感染在骨折愈合期间采用清创及抗生素控制。骨折愈合后，拔除髓内钉，刷洗和灌注髓腔。髓内钉拔出后没有感染复发的征象。

五、病理性骨折的髓内固定

转移瘤引起的病理性骨折，髓内固定的牢固程度允许患者起床走动，在余下的数月生存期内较为舒适。如果在骨折之前发现转移病灶，且即将发生病理性骨折，行预防性闭合髓内钉固定是合理的。如果骨折发生在大的转移瘤，插入大型号髓内钉并用甲基丙烯酸甲酯骨水泥增强，可以提供良好的固定，骨折甚至可能愈合。髓内钉穿过肿瘤可使肿瘤细胞脱落移位，加速转移播散，这种理论上的缺点不能成为否定这种治疗方法的理由。病理性骨折往往存在严重骨质疏松，因此，髓内钉固定比钢板螺钉固定更为牢固。髓内钉固定后仍可局部放疗，并无不良影响。

Grundy 报道了 63 例 Paget 患者的股骨骨折，最常见部位是粗隆下区域，其次是股骨干上部（图 54-91）。他建议牵引治疗股骨干骨折，然后行石膏固定。对于粗隆下骨折，他建议采用短髓内钉固定，并指出因股骨常有弯曲，长髓内钉可能发生钳闭或由畸形部位穿出。短钉固定能够使骨折愈合，并可防止发生进行性内翻畸形，这种畸形易发生在采用

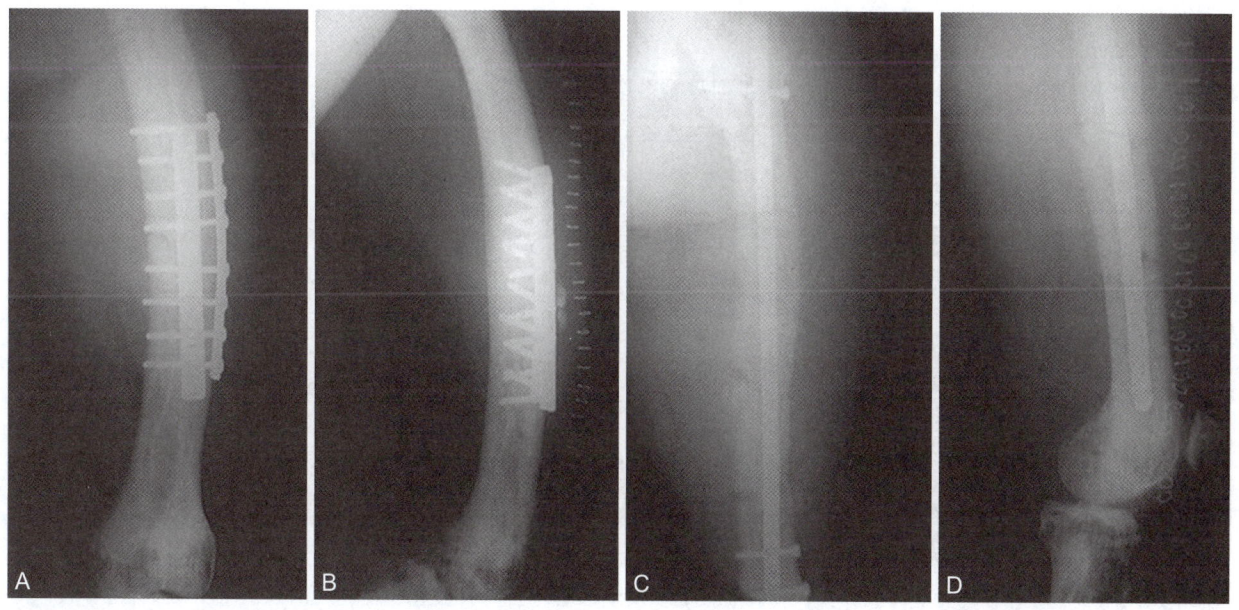

图 54-91　A 和 B. Paget 病患者的股骨骨折，采用双钢板固定；C 和 D. 钢板下方发生骨折，去除钢板，采用髓内钉固定

非手术治疗的粗隆下骨折的 Paget 患者。

转移灶常发生于粗隆下部位，可以为多中心病变。由于骨质丢失、肿瘤浸润以及放疗等因素，骨折愈合缓慢。因此，髓内固定适合用于治疗病理性病变，缘于其可耐受直接负重。此外，现代交锁钉对从髁间切迹到股骨颈的整个股骨进行坚强的固定，并由两端的交锁螺钉维持长度及防止旋转。在一项多中心的前瞻性研究中，对 22 例患者的 25 侧股骨转移病变采用重建钉治疗。15 侧股骨已出现病理性骨折，10 侧即将发生骨折。25 侧病变中的 24 侧产生不能缓解的疼痛，全部病例的疼痛在术后均明显缓解。平均随访 1 年，无 1 例固定丢失，22 例患者中 16 例仍生存。

六、股骨干骨折合并髋关节脱位

我们曾经认为股骨干骨折合并股骨颈骨折与合并髋关节脱位的力学机制相同。然而，在尸体研究中，Helal 和 Skevis 发现，必须有两种不同的外力才能导致股骨干骨折合并髋关节脱位。根据他们的研究，当髋关节和膝关节屈曲 90°并髋关节内收位时，作用在股骨干轴线上的外力可导致髋关节脱位，而股骨干骨折则是由作用于股（大腿）外侧的外力所致。在这种联合损伤中，股骨干骨折一般是横行的，事实上这也支持他们的发现。他们注意到，在文献报道的所有这种损伤中，约 50% 初期没有认识到有髋关节脱位的存在。X 线片上看到股骨近侧骨折段内收，常提示髋关节脱位。Helal 和 Skevis 注意到在无髋关节脱位的股骨干骨折中，有 85% 近侧骨折段处于外展位。这阐明了在处置高能量损伤时进行周密的、系统的 X 线评估的重要性，包括与初始损伤解剖部位邻近的关节至少要有正位片。临床上，我们规定所有的股骨干骨折都必须拍摄骨盆 X 线片。由此，我们对数例髋关节脱位做出了早期诊断，否则将被漏诊。

对这种联合损伤，应急诊处理髋关节脱位，迅速将其复位，以防止股骨头缺血性坏死（图 54-92）。我们尽量同时治疗股骨干骨折，以期获得早期固定的益处。Ingram 和 Turner 报道了 1 例双侧髋关节脱位并股骨干骨折的患者，他们将 1 枚粗的斯氏针从股骨大粗隆部位由前向后穿过，用大的牵引弓施以牵引，手法复位髋关节。然后，采用牵引或内固定治疗股骨干骨折。另一种治疗方法是将患者迅速送入手术室，如果条件合适，采用髓内钉固定股骨干骨折。股骨固定完成后，在关闭伤口之前，手法复位髋关节。然而，该方法会明显延迟复位时间。因此，在使用该方法前应该有限尝试其他方法进行闭合复位。

七、带人工股骨头假体的股骨干骨折

全髋关节置换或股骨头置换术后，也常发生股骨干骨折。创伤时，力量集中在假体远端水平或其附近的股骨干上，常导致该部位骨折。这些骨折可

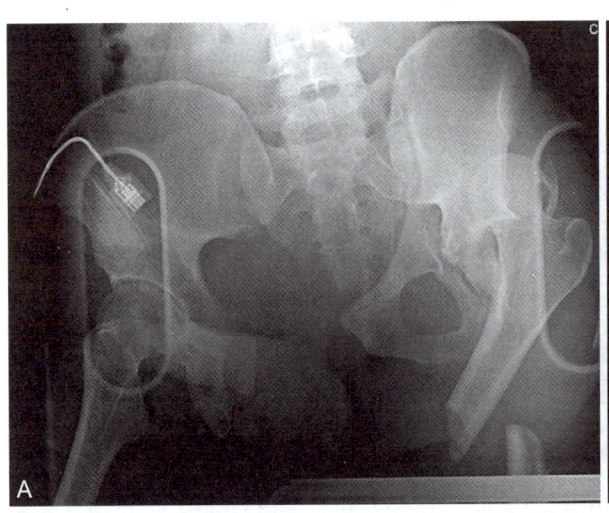 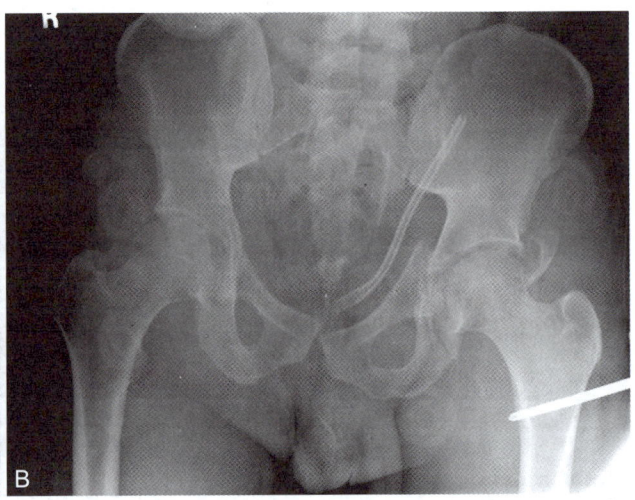

图 54-92　A. 左股骨干骨折合并股骨头、髋臼脱位的多发伤患者，合并骨盆环和左侧髋臼损伤；B. 患者行开腹探查时，在股骨近端以斯氏（Schanz）钉经皮固定以完成复位，Schanz 钉连接在单平面外固定架上，外架临时固定股骨骨折以待患者全身情况好转

分为三种类型：Ⅰ型，螺旋形骨折，起自假体尖部近端，骨折可由假体柄的远端部分维持在位；Ⅱ型，骨折位于假体柄尖部平面；Ⅲ型，骨折位于假体柄尖部以下。治疗取决于骨折类型、患者能否耐受长时间牵引及二次大手术效果是否更好。

Ⅱ型骨折可用非手术治疗，也可考虑更换一个加长柄的假体。Ⅲ型骨折可非手术治疗，也可切开复位加压钢板固定。发生在股骨下1/3的Ⅲ型骨折，也可考虑采用股骨髁上逆行髓内钉或经皮肌肉下插入钢板固定。我们使用股骨钢板加异体股骨骨条和可行钢丝环扎的特制钢板作为柄下假体周围骨折的初步固定，并自体骨移植进一步强化此结构。注意勿损伤内侧和下方的血管神经。Dennis等比较两种异体移植物与Ogden结构（远端环扎钢丝和钢板螺钉固定，近侧用环扎钢丝固定）的生物力学特性。其结论为：Ogden结构比异体移植结构更坚固。

全膝置换术后的假体近端骨折可用逆行股骨髓内钉固定，前提是所用的髓内钉适合于假体髁间的结构。如果计划使用髓内钉固定，对假体部分生产和制作的了解是至关重要的。然而，如果不能使用逆行髓内钉，可经皮微创置入钢板，并且假体周围的骨量应该充足以便固定远端螺钉，新的多角度设计螺钉可能提供更好的稳定性。如果骨折靠近骨水泥界面或假体存在明显松动时，可能只能用带柄假体翻修关节。

第 55 章

髋部骨折和脱位

著者：John C. Weinlein
译者：张里程　吕厚辰　赵　喆　刘建恒　李志锐　孟钰童　张　群　张立海　李　明　崔　翔　娄盛涵
审校：吴新宝　唐佩福　朱仕文　顾航宇

在美国，随着髋关节骨折数量的继续增加（估计到 2050 年，在 45 岁或更大年龄的人群中，平均每年有 458 000～1 037 000 名髋关节骨折患者），骨科医师将被需要来帮助处理这个即将到来的公共卫生危机。尽管大多数髋部骨折发生在老年人群，但是，也有越来越多的机动车事故的年轻幸存患者存在高能量的髋部损伤。髋部骨折在这两个人群中可能非常不同，了解这些差异将有助于采取适当的治疗，使患者恢复到受伤前的功能状态。

第一节　股骨颈骨折

股骨颈骨折主要发生在老年人群中，通常为低能量摔倒，可能与骨质疏松相关。年轻人股骨颈骨折损伤方式不同，治疗方式也不同。年轻人股骨颈骨折的机制通常是高能量损伤，且合并损伤常见。大多数股骨颈骨折是关节囊内骨折，可能损伤股骨头脆弱的血供（图 55-1）。股骨颈基底骨折是关节囊外骨折，治疗通常参考股骨粗隆间骨折的治疗。

一、分型

股骨颈骨折可按骨折线位置（头下型、经颈型、基底型）分型（图 55-2）或按 Garden 分型或

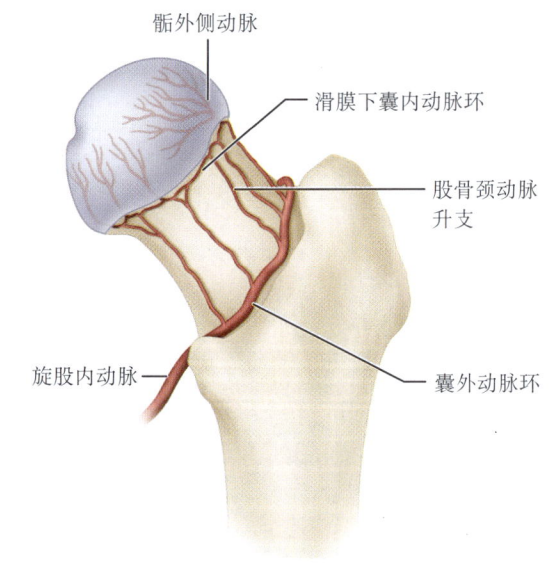

图 55-1　股骨头血供

Pauwels 分型系统分型。Garden 分型（图 55-3）是最常使用的分型系统，是基于骨折移位程度的分型。

Ⅰ型：不完全骨折。
Ⅱ型：完全骨折，无移位。
Ⅲ型：完全骨折，部分移位。
Ⅳ型：完全骨折，完全移位。

Ⅲ型和Ⅳ型骨折影像学的差别可通过仔细检查股骨颈和髋臼骨小梁的形态进行区分。Ⅲ型股骨颈

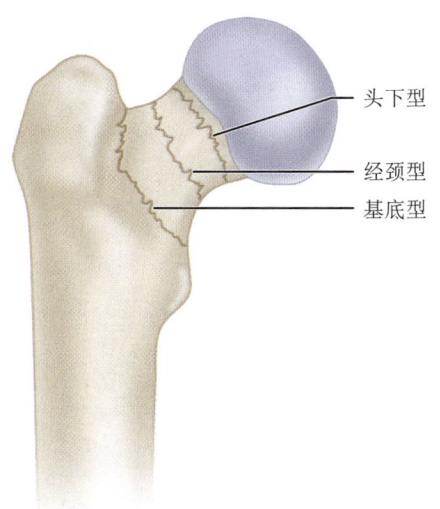

图 55-2 根据骨折线位置的股骨颈骨折分型

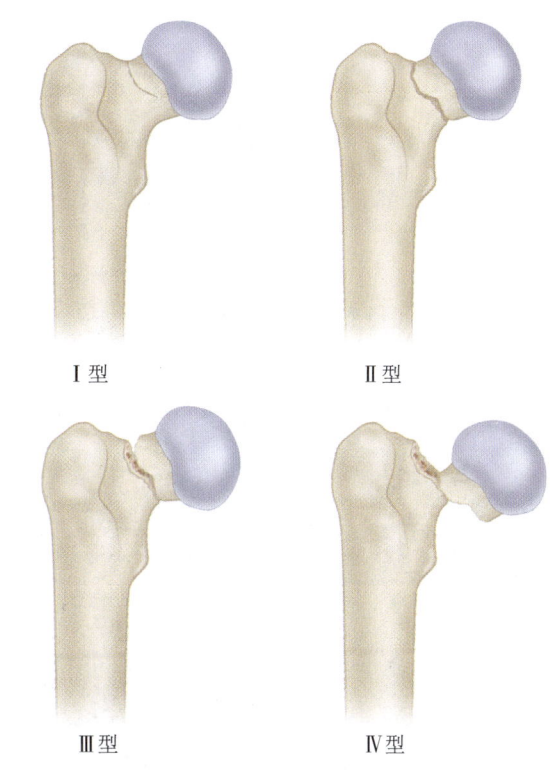

图 55-3 股骨颈骨折的 Garden 分型

骨折中股骨颈与股骨头之间存在连接，股骨头与髋臼之间的骨小梁失去联系。Ⅳ型股骨颈骨折中股骨颈与股骨头之间失去连接，股骨头与髋臼之间的骨小梁恢复排列。虽然观察者间一致性低，但大多数骨科医生可以区分无移位型（Ⅰ型和Ⅱ型）和移位型（Ⅲ型和Ⅳ型）股骨颈骨折。Garden 分型的缺点是没有考虑矢状位上的成角和移位情况。

Pauwels 分型（图 55-4）最初是在 1935 年的德国文献中描述，被用于描述作用于骨折部位的主要暴力。该分类被文献错误地引用了多年，造成了一些混淆，其基本前提是股骨颈骨折线垂直性的增加，骨折处剪切力也增加。该分类是基于骨折线与水平线之间的成角。Pauwels Ⅰ 型的骨折线与水平线之间的成角为 0°~30°，Ⅱ 型的成角为 30°~50°，Ⅲ 型的成角 > 50°（图 55-5）。最近 Collinge 等报道了 Pauwels 角较大的股骨颈骨折中 96% 有较为明显的粉碎。这个分型是有意义的，因为其最佳的治疗可能取决于 Pauwels 角。

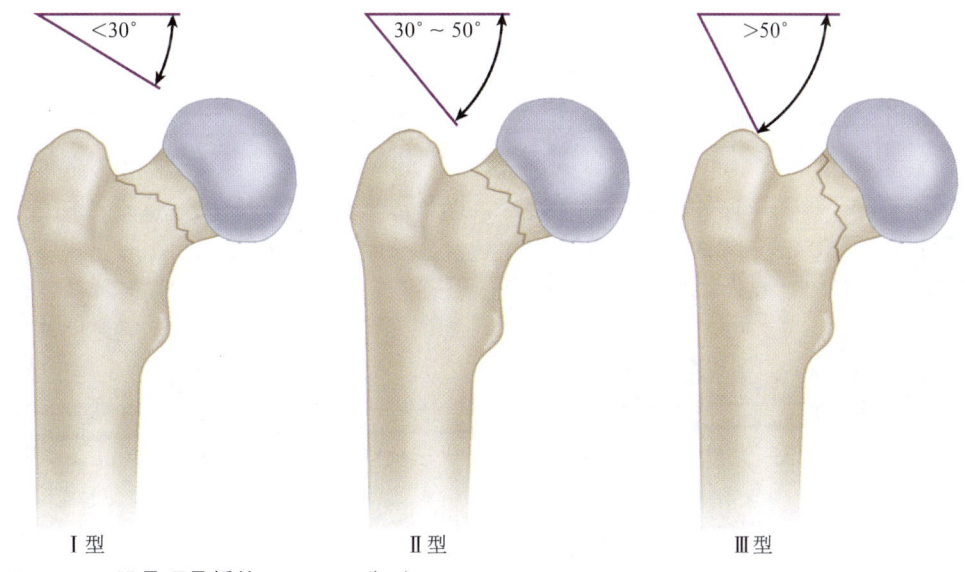

图 55-4 股骨颈骨折的 Pauwels 分型

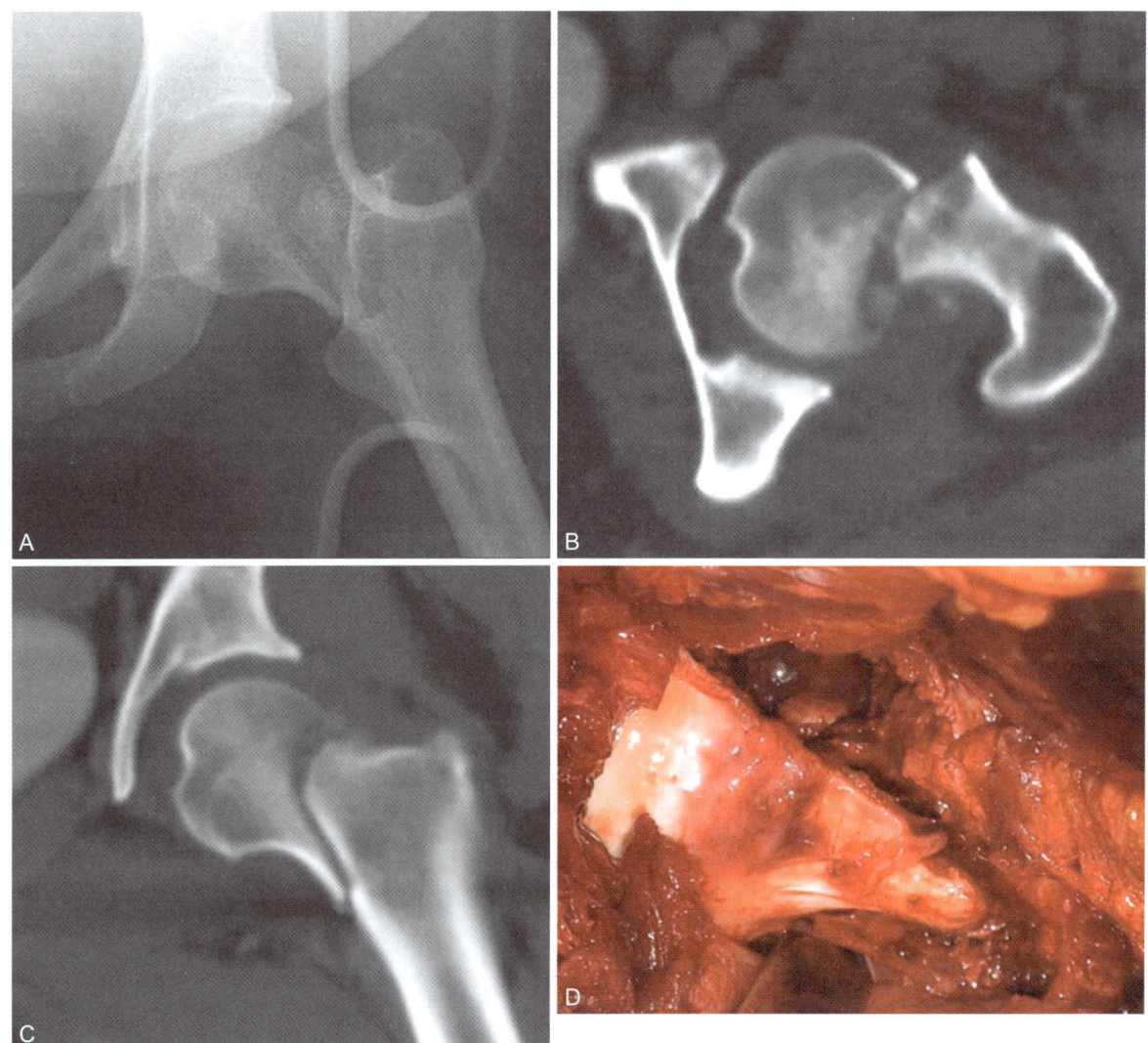

图 55-5　A. Pauwels 角股骨颈骨折的 X 线片；B 和 C. CT 成像；D. 术中照片

二、诊断

股骨颈骨折的诊断基于病史、体格检查和影像学检查。除了股骨颈疲劳性骨折患者，大多数股骨颈骨折患者有明确的创伤史。许多高能量股骨颈骨折的年轻患者伴有合并损伤，包括颅脑损伤，可能无法提供病史。必须要提高股骨颈骨折的警觉性，因为一旦漏诊该骨折，后果是灾难性的。其体格检查典型的表现为：患肢的短缩和外旋畸形。标准的骨盆正位和髋关节交叉侧位 X 线检查是必需的。牵引下内旋位像有助于诊断。骨折 X 线片应包括股骨全长。MRI 可作为一个用来评估隐匿性股骨颈骨折的成像技术。CT 扫描可以为股骨颈骨折提供包括粉碎程度等有用信息，也常常用于胸部、腹部、盆腔的扫描以提供有用的信息。

三、治疗

满意的复位是最重要的，可以将股骨颈骨折相关的并发症减小到最低，包括骨折不愈合及股骨头坏死。对于计划实施内固定的患者，均可尝试进行闭合复位。惠特曼技术包括髋部外展、伸直外旋位牵引然后内旋。尝试复位不能过于暴力，不应超过 2 ~ 3 次。复位中，成角及对线是重要的评估参数。Garden 指数（图 55-6）被用于评估股骨颈骨折的成角及对线。可用前后位及侧位 X 线片或透视评估骨小梁对线方式（图 55-7）。在正位影像上，股骨干内侧皮质与内侧承压骨小梁中央轴的夹角为 160° ~ 180°，< 160° 提示髋内翻，而 > 180° 提示髋外

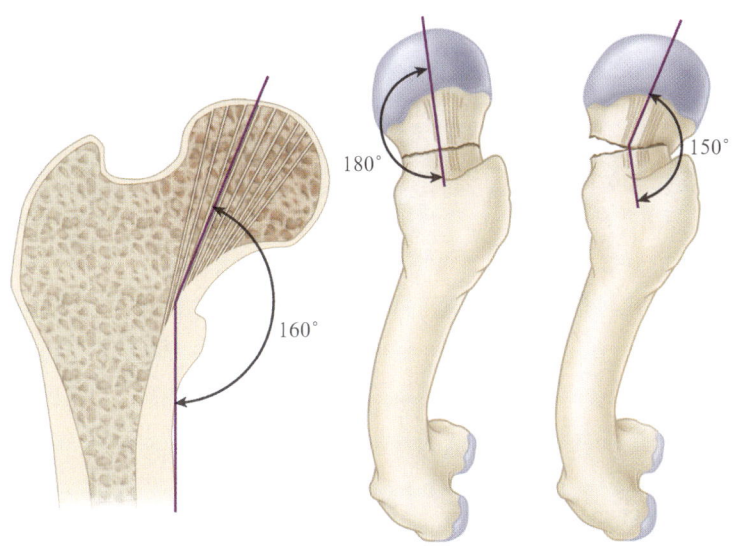

图 55-6　Garden 对线指数

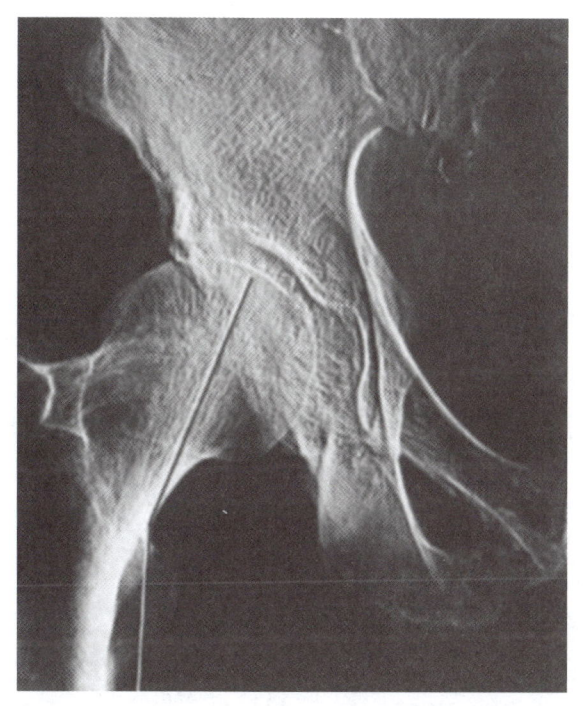

图 55-7　前后位 X 线片，显示股骨头内侧骨小梁束与股骨干内侧皮质之间的夹角

（引自：Garden RS：Reduction and fixation of subcapital fractures of the femur, *Orthop Clin North Am* 5:683,1974.）

翻。在侧位图像上，该夹角约为180°，＞20°的偏差提示过度的前倾或后倾。有趣的是，Liporace等报道，股骨颈后倾的比例很高（在他们的病例组中大约有20%的高加索人），这类后倾的高比例不仅在股骨颈骨折中必须注意，在股骨近端和股骨干骨折中也必须注意。Lowell 等将这种影像中解剖复位后的股骨颈描述为"浅S形或反S形曲线"（图 55-8）；这些曲线在手术过程中对于判断对线可能比 Garden 指数更为有用。

手术治疗

可能除了股骨颈压力侧疲劳性骨折患者、无法行动或无法耐受手术者外，大多数股骨颈骨折需要进行手术治疗。

内植物选择　内植物和手术的选择很大程度上取决于患者的生理年龄。对于伴有移位的股骨颈骨折的老年患者，最佳处理方式为半髋关节置换术或全髋关节置换术。年轻患者给予内固定治疗。一段时间内，对于有移位的股骨颈骨折老年患者，实施半髋关节置换术。对于使用水泥或非水泥柄以及应用单极或双极假体，存在一定程度的争议。一些研究表明，社区范围活动的患者接受全髋置换结果要好于接受半髋置换。尽管在我们机构，大多数全髋关节置换术是通过后方入路完成的，但对于股骨颈骨折全髋关节置换术，对后内植物脱位的关注使前方入路或前外侧入路在理论上更具吸引力。

> **空心加压螺钉固定股骨颈骨折**
>
> **手术技术 55-1**
>
> ■ 患者仰卧位固定于骨折床上，尝试使用惠特曼或其他复位技术进行闭合复位。我们采用典型的剪刀脚体位（未受累髋关节相对于患侧延伸），但也可应用健侧肢体固定器。

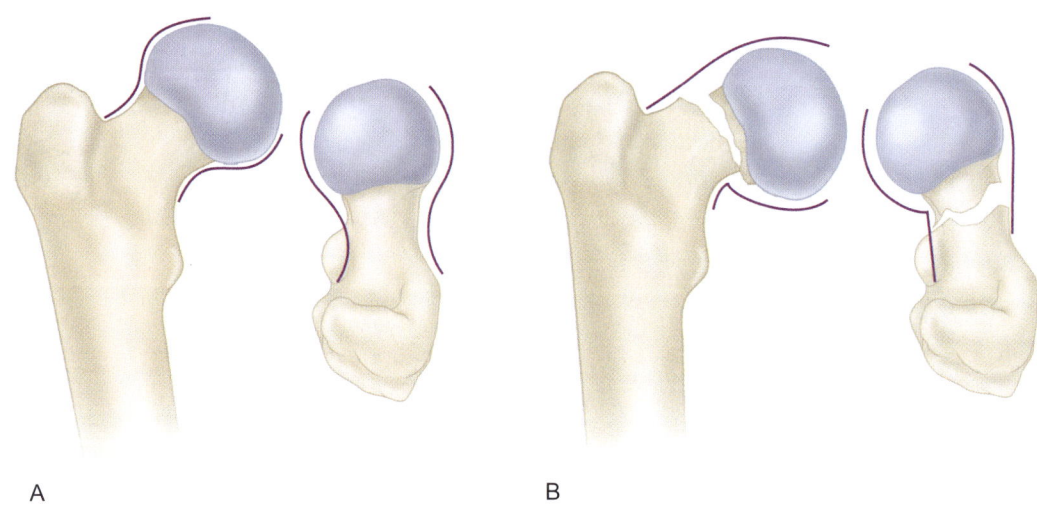

图 55-8 股骨颈的凹面与股骨头的凸面形成"S"形及反"S"形，从上、下、前、后恢复"S"形态可提示力线的矫正

（引自：Lowell JD: Results and complications of femoral neck fractures, *Clin Orthop Relat Res* 152:162, 1980.）

- 我们使用典型的半螺纹螺钉（直径6.5mm或7.0mm或7.3mm）以倒三角构型配置（图55-9A和B）。
- 使用X线在两个平面透视确定中下部导针布局。做一个可向近端延伸2~3cm的皮肤切口。沿切口分离筋膜层，使用Cobb分离器沿股外侧肌纵行纤维分离。
- 将导针放置于两个平面都完美的位置。沿股骨颈前方放置1枚导针有助于确定前倾角。确定不要低于小粗隆进针，沿着股骨距向近端走行。
- 第1枚导针固定后，使用平行导向器确定后上和前上导针获得股骨颈内后方和前方皮质支撑。使螺纹导针位于关节面下方。勿使导针穿破关节面。
- 确定合适的螺钉长度，测量导针长度后减去5mm。通常使用自攻自钻螺钉，但有时对骨质厚的患者需要在外侧皮质预钻孔。如果空间允许，可使用垫片。
- 对于后方严重的粉碎性骨折的患者，可能有必要使用第4枚螺钉（菱形排列）（图55-9C）。

放置导针时必须特别小心，因为不恰当的导针通道（多种尝试或试图在小转子下方进针）可能会造成股骨粗隆下骨折。生物力学模型证明，螺钉的位置会影响股骨粗隆下骨折的发生。股骨颈骨折的模型使用远顶端螺钉或近顶端螺钉配置固定。远顶端配置比近顶端配置可展现出更强的负荷（在股骨

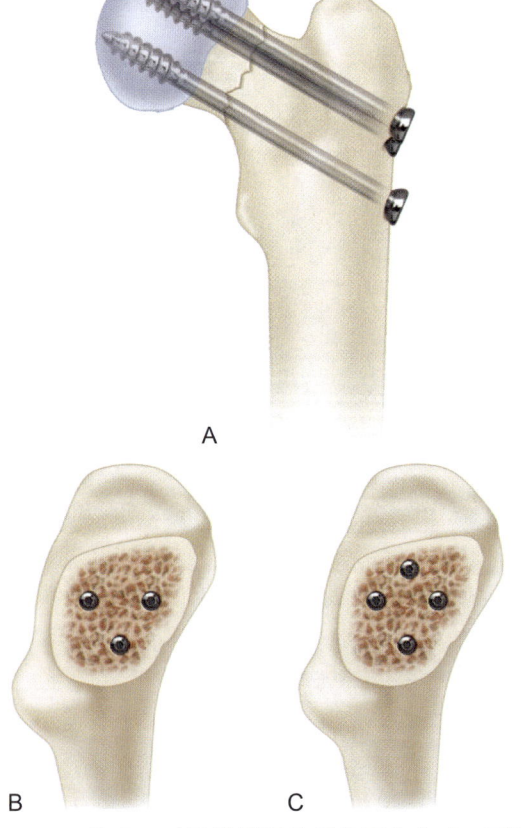

图 55-9 A 和 B. 对于股骨颈骨折的固定方式，可用3枚螺钉按倒三角形置入；C. 若是粉碎性骨折，可用4枚螺钉按菱形置入（见手术技术55-1）

（引自：Tornetta P: *Trauma instructional course Lectures*, Rosemont 1L, 2006. American Academy of Orthopaedic Surgeons.）

粗隆下骨折出现之前）。最近也有临床研究报道了粗隆下骨折和不愈合率升高的问题。尽可能使用垫片，垫片的应用可能能增加压力。

空心钉固定只能在获得满意复位的情况下再置入。如果闭合复位不满意，则提示应采取切开复位，或对于老年患者，采取关节置换。不充分的闭合复位是不能接受的。切开复位可以采用Watson-Jones入路（见手术技术1-63）或改良的Smith-Petersen入路（见手术技术55-2）。头下型或经颈型股骨颈骨折通过改良的Smith-Petersen入路可以获得良好的显露和轻松的复位，但这种方法确实需要第2处切口放置内固定。

切开复位内固定（改良的Smith-Petersen入路）

手术技术 55-2

(Smith-Petersen 修订的)

- 患者平卧于手术床上，骨折手术床有助于拍摄透视侧位像。
- 沿髂前上棘朝向髌骨外侧缘向远端延伸约10cm做手术切口。
- 切开阔筋膜张肌筋膜，分离阔筋膜张肌和缝匠肌间隙。如果遇到旋股外侧动脉升支，则将它们电凝。

- 识别并标记股直肌直头，然后使其从髂前下棘游离。
- 如果存在，沿着髂尾肌显露附着于关节囊的股直肌副头。
- 以T形、反T形或H形切开关节囊。我们通常采用T形切开。必须考虑股骨近端血管解剖。关节囊切开部分延伸必须小心。
- 股骨干近端放置放置1枚5.0mm Schanz钉来控制远端骨折，Schanz钉加T型把手可增加操控性。
- 股骨头内插入2枚2.0mm螺纹导针作为摇杆进行骨折复位。像Molnar和Routt描述的那样，我们也使用复位钳（Farabeuf）获得股骨颈骨折的加压（图55-10）。
- 一旦直视下和透视检查证实复位满意，插入螺纹导针，1枚反向旋转加压髋部螺钉（见手术技术55-1）。

术后处理 对于高能量损伤患者，术后应限制足尖踮地的负重方式（仅下肢重量）10～12周。老年人在平衡能力及其他并发症允许情况下，可以进行保护性负重行走。对于无法安全行走的患者，鼓励其坐起来以减小肺部并发症。

对移位的头下型和经颈型股骨颈骨折而言最好的固定方法仍存在争议，空心钉固定（图55-11）

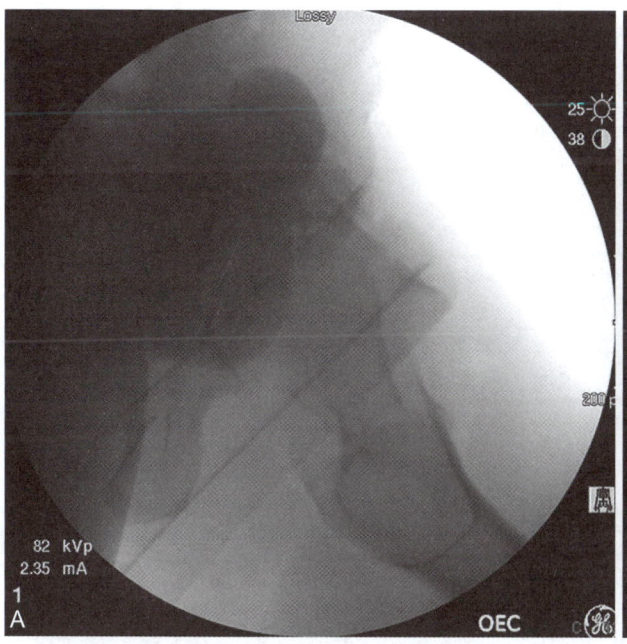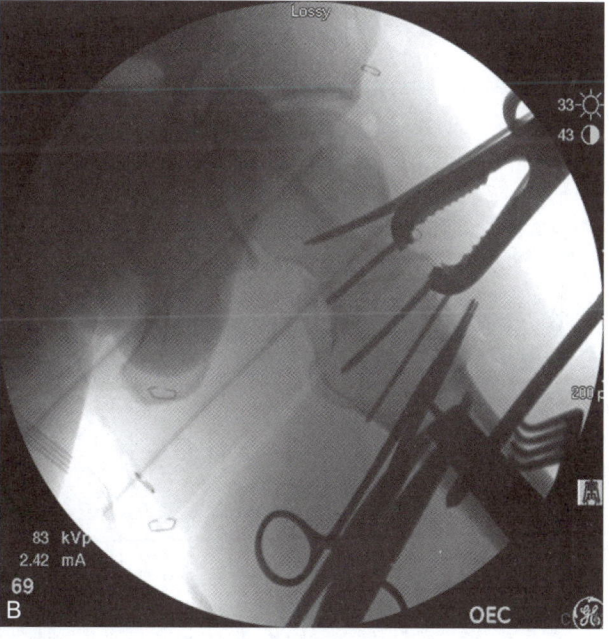

图55-10 复位夹可用来使股骨颈骨折断端加压
A. 骨折移位情况；B. 骨折复位后情况（见手术技术55-2）

及加压髋螺钉固定均得到肯定。生物力学研究表明，在处理基底型股骨颈骨折时，加压髋螺钉比空心钉更坚强（图55-12）。一项回顾性的临床研究对比了Pauwels Ⅲ型股骨颈骨折，并未发现最佳的固定装置。空心钉比固定角度装置（动力髋螺钉、近端髓内钉、动力髁螺钉）有更高的骨折不愈合率；但是，差异不具有统计学意义。生物力学研究表明，股骨近端锁定钢板在Pauwels Ⅲ型股骨颈模型中优于空心钉和加压髋部螺钉，但是临床研究结果并不支持。Berkes等报道了股骨近端锁定钢板的灾难性失效发生率很高。与空心螺钉相比，另一种钢板设计显示出更好的效果，这种钢板设计允许一定程度的股骨颈短缩。我们通常选择股骨近端锁定钢板治疗粉碎性股骨颈骨折（图55-13和55-14）。另一种针对大Pauwels角股骨颈骨折的治疗方式为增加粗隆部拉力螺钉，虽然得到生物力学数据的支持，但缺乏大样本临床数据支持。

加压髋螺钉手术技术在股骨粗隆间骨折部分描述（见手术技术55-4）。对于非骨质疏松患者，使用粗直径的拉力螺钉要谨慎，应考虑常规使用丝攻还有反向螺钉。

股骨颈长度影响功能结果的重要性在多项研究中已强调。Zlowodzki等回顾性分析了四个机构的70例股骨颈骨折患者中股骨颈短缩对功能结果的影响（图55-15），64%为非移位的关节囊内股骨颈骨折。所有患者都使用螺钉固定，69例根据Garden指数获得了良好的复位。有趣的是，46名治愈患者的股骨颈短缩超过了5 mm，27例内翻>5°。初步功能测量、SF-36物理功能评分与股骨颈短缩程度相关，表明股骨颈短缩对功能结果具有负面影响。

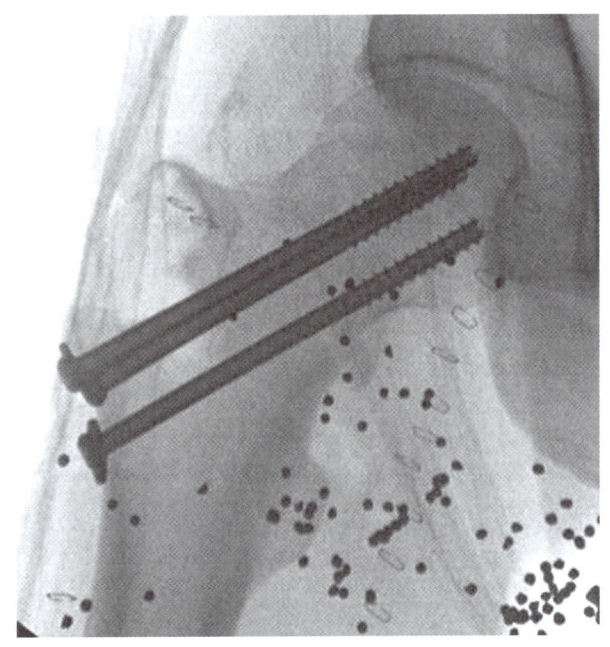

图55-11 切开复位及空心螺钉固定后的股骨颈骨折

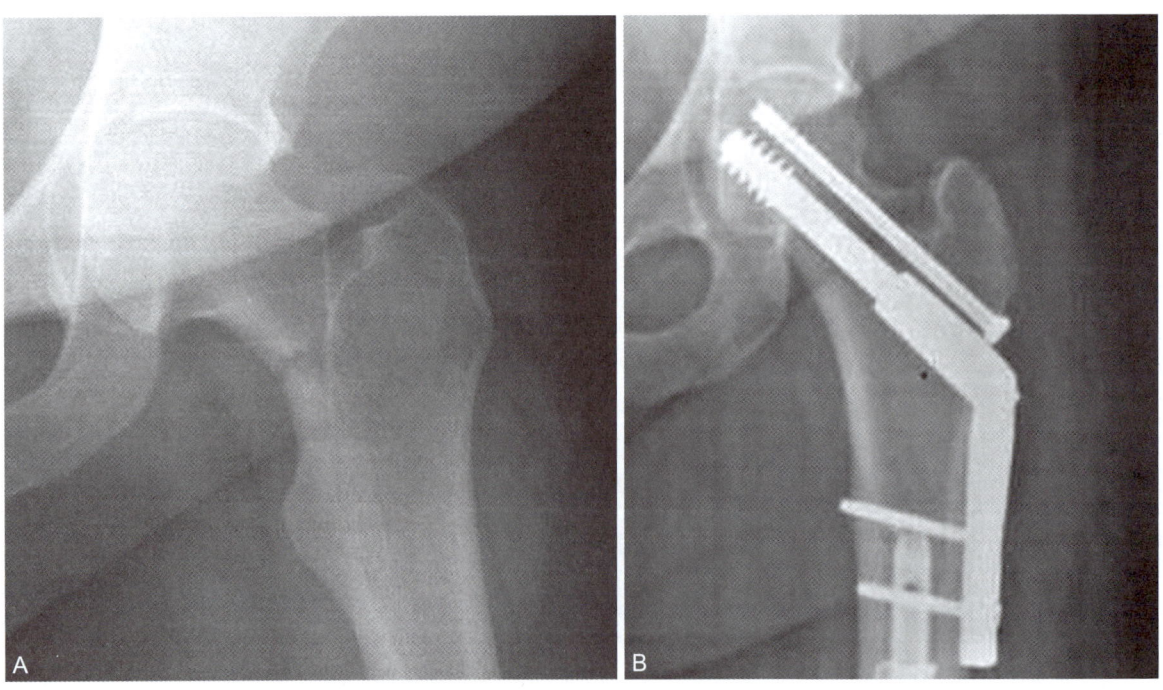

图55-12 A. 移位的股骨颈骨折；B. 合并同侧的股骨干骨折经髋加压螺钉和动力髋固定后的X线表现

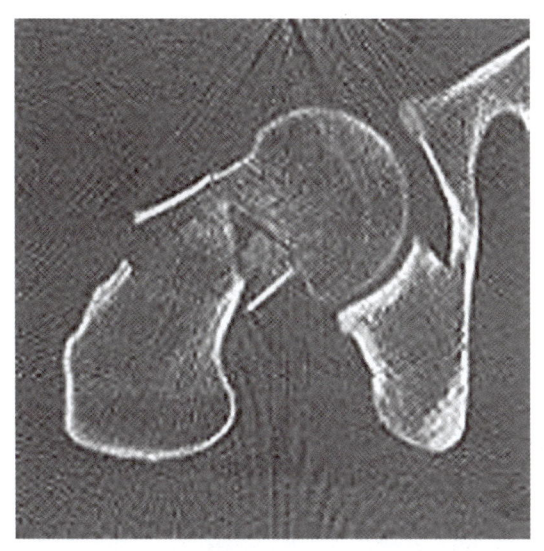

图 55-13　轴位 CT 扫描显示股骨颈后侧的粉碎性骨折

Boraiah 等报道了对 54 例关节囊内股骨颈骨折患者给予解剖复位、术中加压、长度稳定的植入物。许多切开复位技巧则根据骨折类型和生理年龄使用。术中加压在动力髋螺钉（或动力螺旋髋螺钉）和全螺纹螺钉固定前实施。骨折完全愈合率为 94%，平均股骨颈短缩 1.7mm。平均 36 项健康调查简表（SF-36）物理功能评分为 42 分，Harris 髋关节评分为 87 分。SF-36 中躯体疼痛评分与外展肌力臂相关（股骨颈中心到大粗隆切线的距离）。骨折侧和正常侧外展肌活动臂差异明显的患者躯体疼痛评分较低。目前缺乏来自其他中心的病例组文献支持该技术，而至少有一篇文献报道该技术并发症率高。

对于股骨颈骨折的稳定，有必要在技术上进行一些小的改进。复位是最重要的。对于没有得到良

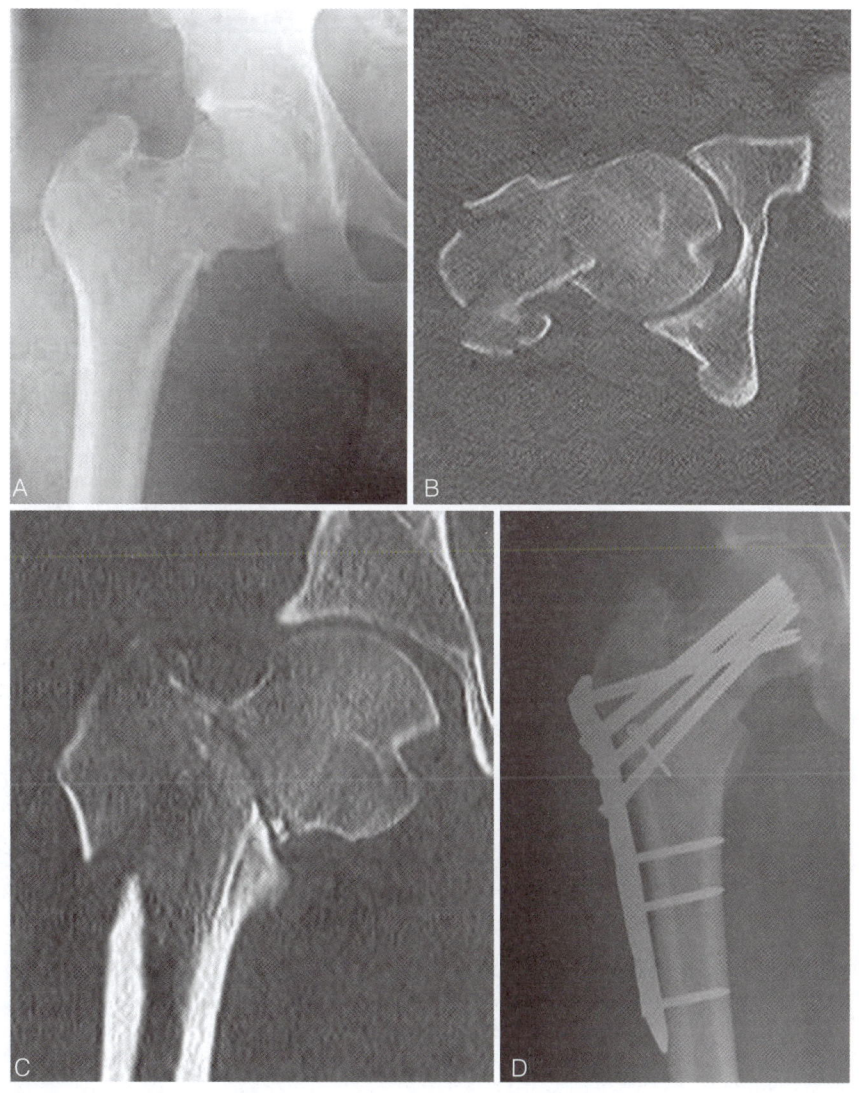

图 55-14　股骨颈骨折合并股骨颈后侧粉碎累及大粗隆的术前 X 线（A）和轴状位（B）、冠状位（C）CT。内固定术后骨折端稳定（D）

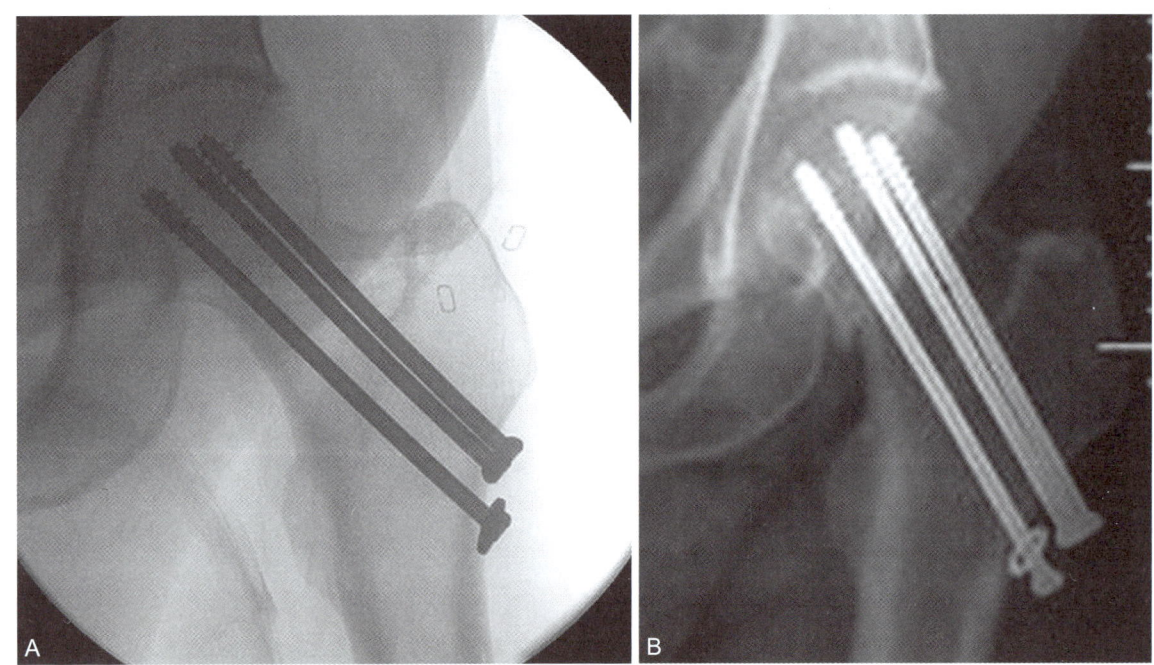

图 55-15 微小移位的股骨颈骨折经半螺纹拉力钉固定后发生短缩
A. 术中 X 线透视正位图像；B. 术后 X 线片显示股骨颈短缩明显

好复位的骨折，使用长度稳定型内植物可能导致不愈合。假定骨折愈合和维持股骨颈长度的目标能够达到，移位骨折的闭合复位可以尝试，如果闭合复位无法达到解剖复位，应该采用 Smith-Peterson 或 Watson-Jones 入路进行切开复位。对于老年患者及移位不大的骨折患者，可以有限切开，使用球头锥顶棒、Cobb 剥离器、克氏针进行解剖复位。复位满意后，半螺纹空心钉经过骨折区域放置以加压。足够的加压完成后，半螺纹空心钉可以逐一被带垫片的全螺纹螺钉取代。如果使用加压髋螺钉，如当 Pauwels 角度较大时，导针应垂直骨折线置入，插入 1 枚半螺纹螺钉，然后再置入加压髋螺钉。半螺纹螺钉随后被全螺纹螺钉替代（图 55-16）。也可以使用 2 枚全螺纹螺钉。如前所述，文献中缺乏对该技术效果的大样本研究。

四、结果和并发症

（一）内固定失败

许多因素可导致内固定失败，包括不良的复位、内植物选择和放置失误、不愈合、骨坏死、感染。在计划行翻修手术时，熟悉失败的原因极其重要。在年轻患者，早期认识到复位不良或内固定物选择、放置不当，可以通过切开复位内固定治疗（图 55-17）。骨折不愈合或畸形愈合可以通过粗隆间外翻截骨治疗。对于老年患者股骨颈不愈合、畸形愈合、骨坏死，可以通过全髋关节置换治疗。股骨颈骨折治疗后感染非常棘手。治疗目标是通过清创和给予敏感抗菌药物控制感染，维持内植物至骨折愈合后去除。因感染导致内植物失败，要求去除内植物时，可能需要关节切除成形术。

（二）骨不愈合和骨坏死

骨不愈合（图 55-18）和骨坏死（图 55-19）是导致关节内股骨颈骨折治疗后翻修手术的两个主要问题。在一项涉及股骨颈骨折的年轻患者（15～50岁）的 18 项研究的 meta 分析中，骨坏死的发生率为 23%，不愈合的发生率为 9%。这些研究中 564 例包括移位的和非移位的关节内股骨颈骨折。73 例年龄在 15～50岁的股骨颈骨折患者是在单一机构接受的治疗，Haidukewych 等发现，骨坏死的发生率为 23%、不愈合的发生率为 8%。骨坏死在移位型骨折中的发生率为 27%，在非移位型为 14%。13 例患者（18%）接受了关节置换；11 例接受关节置换术的患者的原因是单纯的骨坏死。最初的骨折移位及复位质量影响预后。在另一项 62 例 Pauwels Ⅲ型股骨颈骨折患者的研究中，骨坏死的发生率为 11%、不愈合率的发生率为 16%。在这项研究中，

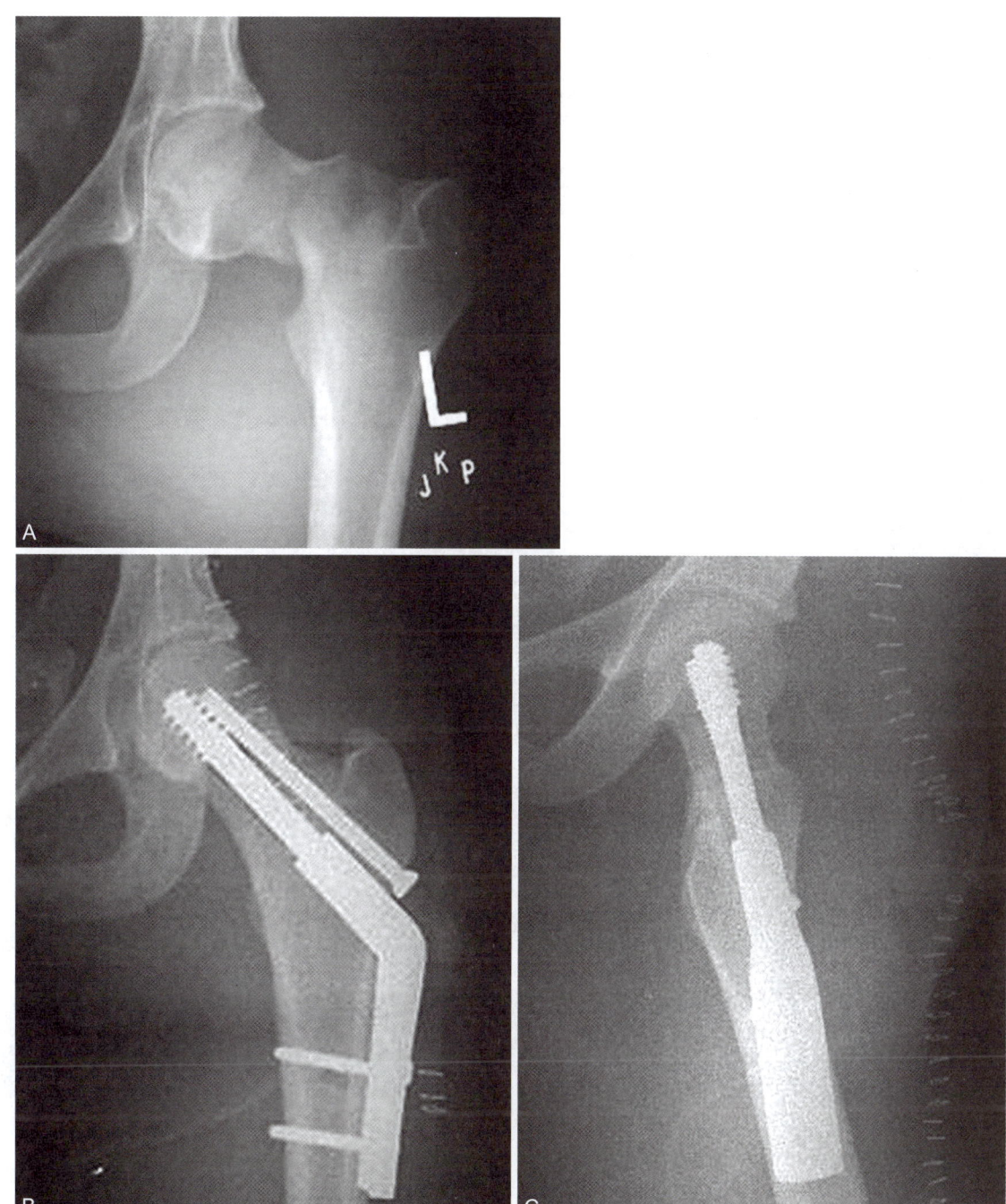

图 55-16 为了尽量减少股骨颈短缩，可用全螺纹加压螺钉代替半螺纹加压螺钉
A. 伤后 X 线表现；B 和 C. 手术复位及固定后的 X 线表现

患者的平均年龄为 42 岁（19～64 岁）。该研究中的不愈合的发生率更高，可能是因为对 Pauwels 角大的股骨颈骨折治疗存在难度。

骨坏死一直是股骨颈骨折的一大难题，即使是无移位的骨折。事实上，非移位的骨折关节囊内的压力较移位的骨折高。对常规进行关节囊切开术存在争议。关节囊切开术可能在 Garden Ⅰ 型、Ⅱ 型骨折中效果最明显，关节囊可能未撕裂或完全撕裂，压塞可能是骨坏死发展的主要原因。我们通常对年轻的、无移位的股骨颈骨折患者实施关节囊切开术，偶尔对老年人也进行上述处理。尽管没有结论性的研究证明关节囊切开术能够减少骨坏死的发生，但是，它是快速的、安全的，并且可能可以降低骨坏死的风险。

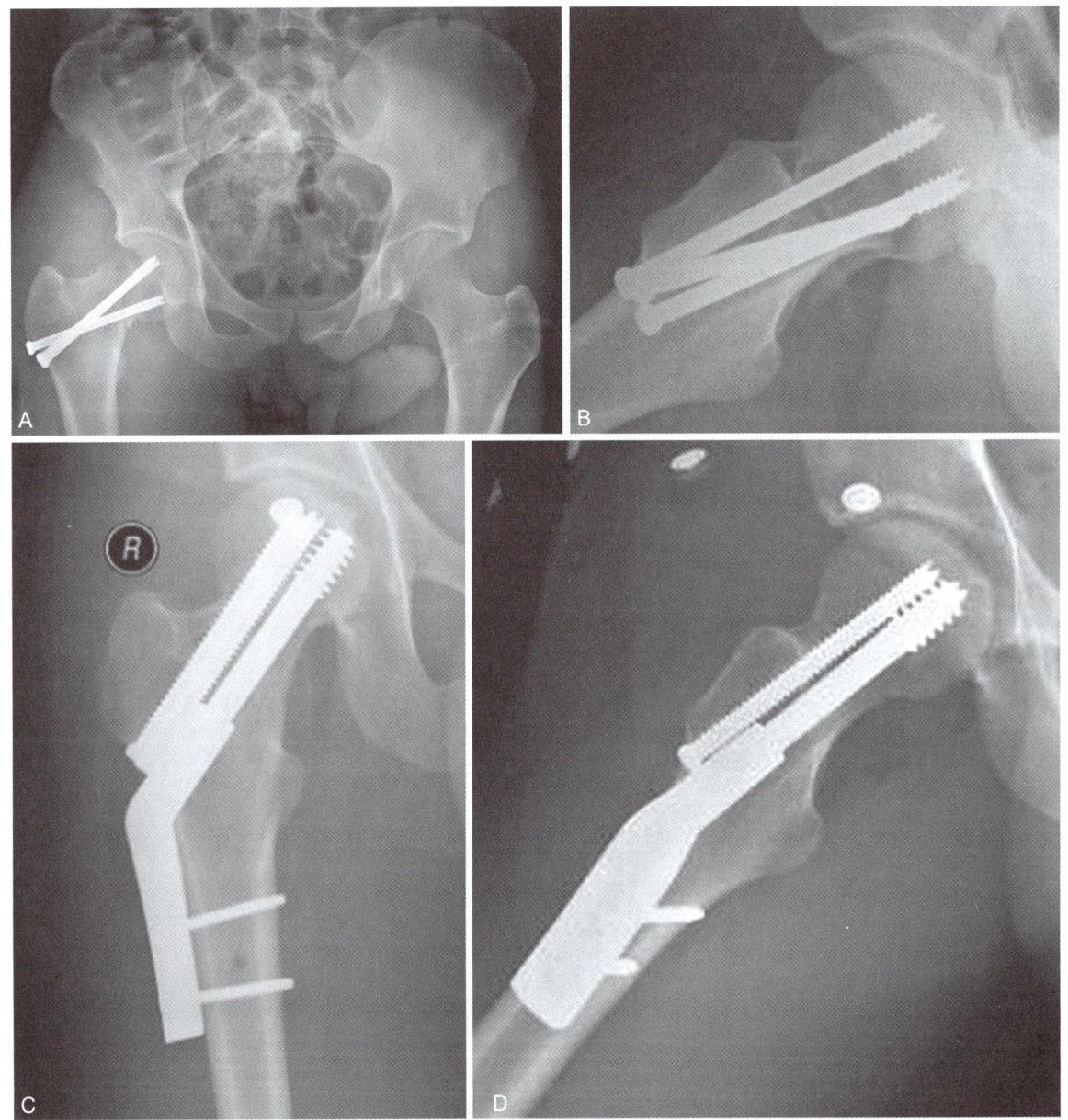

图 55-17 复位不良的股骨颈骨折可导致髋内翻（A）及股骨颈后倾（B）；C 和 D. 显示经过切开复位内固定后的 X 线表现

X 线引导下髋关节关节囊切开术

手术技术 55-3

- 股骨颈骨折固定后，准备一个 10 号手术刀片并将其固定于刀片/刀柄联合处（图 55-19），以减小刀片从刀柄上分离的可能性。
- 通过空心钉、加压髋螺钉、股骨近端锁定钢板的外侧切口，在触摸和 X 线透视引导下，沿着股骨颈前方推动手术刀刀片向下滑动。
- 当触及股骨头时，90°旋转刀片，回撤手术刀并施以向后的力量完成关节囊切开。

Christa 等在一系列尸体研究中发现，X 线透视引导下关节囊切开术是安全的，可有效地降低关节囊内的压力。尸体关节囊切开后解剖发现，切开部位到股动脉和股神经最外侧分支的平均距离分别为 40.3 mm 和 19.5 mm。在尸体标本中，切开部位到股动脉的最短距离为 36 mm，到股神经最外侧分支的最短距离为 15 mm。关节囊切开后囊内压力明显降低。

一项 meta 分析显示，在 106 例老年人（＞65 岁）的移位的股骨颈骨折中，总体的骨坏死和不愈合发生率分别为 16% 和 33%。内固定后 2 年内的再手术率为 20%～36%，高于半髋关节置换术的再手术率。

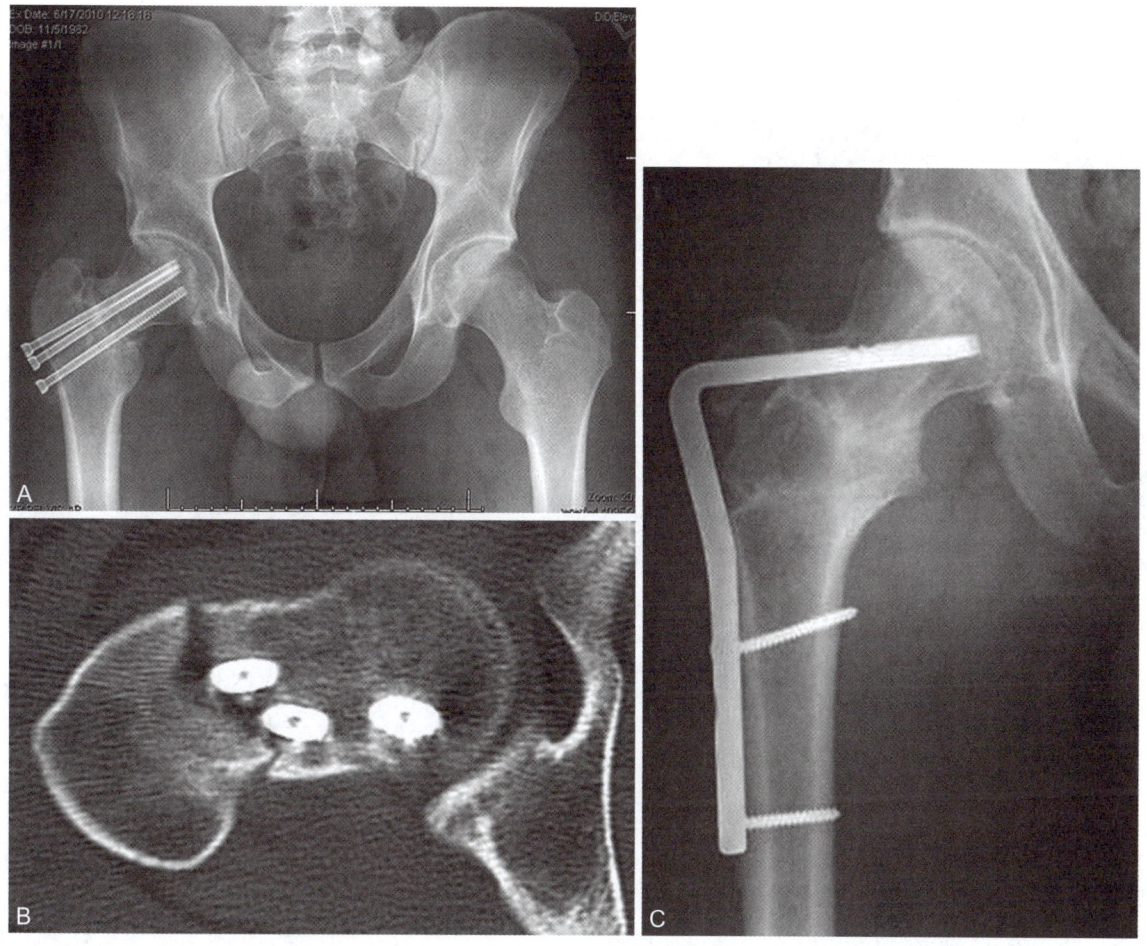

图 55-18 股骨颈骨折不愈合的正位 X 线图像（A）；CT 扫描图像（B）；经复位钢板固定后骨折愈合（C）
（引自：David Templeman, MD, Minneapolis, MN.）

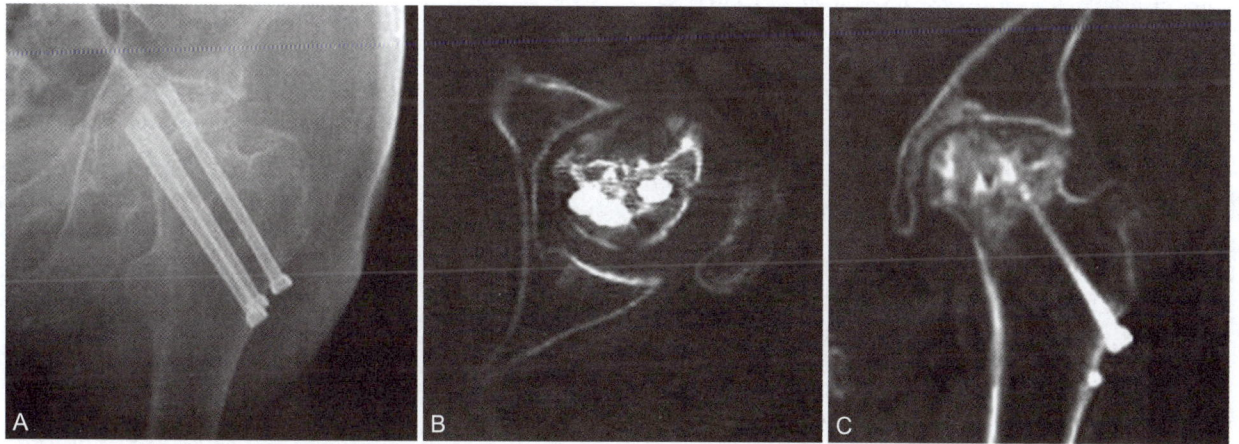

图 55-19 股骨颈骨折术后骨坏死的正位 X 线图像（A）；CT 扫描图像（B）；CT 冠状位图像（C）

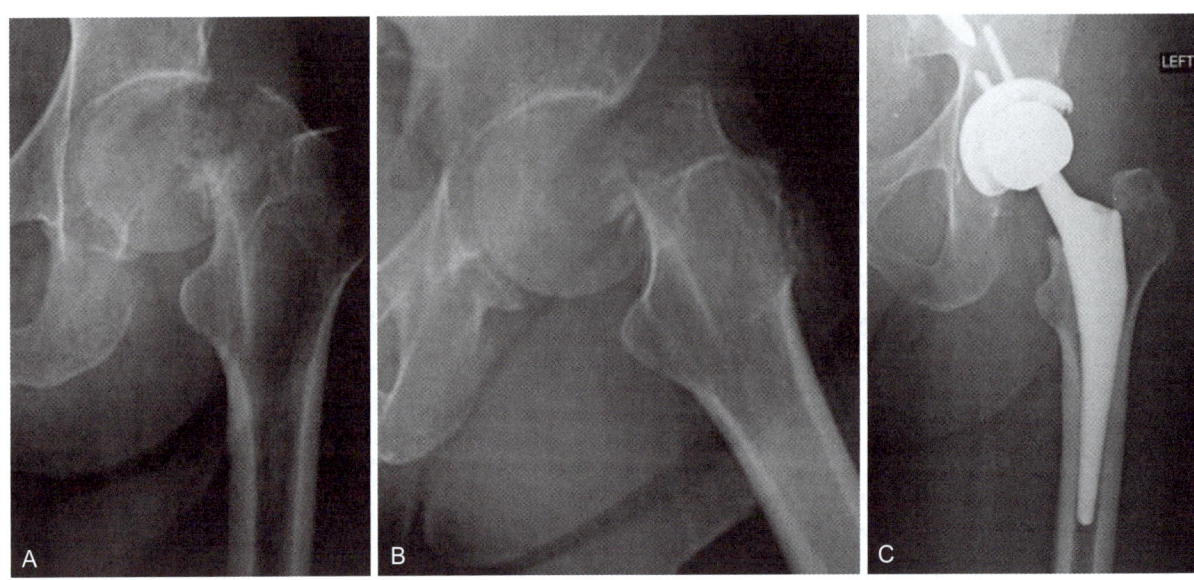

图 55-20 正位（A）和侧位（B）X 线片显示左侧股骨颈骨折移位。C.全髋关节置换术后

五、关节置换术

决定是否实施内固定或关节置换术取决于骨折类型和患者的生理年龄。对于年轻的移位的股骨颈骨折患者（＜65 岁），应该给予解剖复位、坚强内固定。对于老年人的移位的股骨颈骨折，应当给予关节置换术。一项包括了 9 项随机试验的高质量 meta 分析显示，在 65 岁以上的老年人中，关节置换与内固定相比很大程度上减少了翻修手术的风险。但是，关节置换术失血量更多、手术时间更长、感染风险更高。Hudson 等发现，在 80 岁以上的老年患者中，内固定比半髋关节置换术的再手术率高；但是在 65～80 岁患者中，两者再手术率没有差别。Rogmark 等在一项随机试验中对比了对 70 岁以上具有活动能力的移位的股骨颈骨折患者进行内固定和关节置换术的疗效。2 年内，43% 的进行内固定的患者手术失败，出现了早期骨折再移位、不愈合、骨坏死塌陷或感染；进行关节置换术的患者仅有 6% 出现手术失败。一项针对同组患者的更新的随访研究显示，以下结论不随时间变化：任何时候及时成功地给予患者内固定术在髋部疼痛和移动性方面均比成功实施关节置换术的患者显示出更好的结果。

一旦决定实施关节置换术，仍需要考虑几个争议性的问题：关节置换的类型（半髋关节置换术或全髋关节置换术），单极头或双极头（在考虑半髋关节置换术的情况下），骨水泥或非骨水泥股骨柄，外科入路。在过去几年中，具有活动能力、生理年龄大的老年人出现在这些有移位的股骨颈骨折的患者中，对全髋关节置换是否优于半髋关节置换存在争议（图 55-20）。以往很少对移位的股骨颈骨折患者实施全髋关节置换术。但是，最近研究已经证实，全髋关节置换比半髋关节置换术具有潜在的优势，包括更高的功能结果评分、疼痛减轻、活动能力增加以及更低的再手术率。全髋关节置换术的缺陷似乎是轻微增高的脱位发生率。手术入路的改进（直接前方）可以改善全髋关节置换术脱位的问题。对于具有社区范围活动能力且预期寿命超过 5 年的患者，全髋关节置换术可能是更理想的选择。对于那些期望寿命低或有明显认知损害的患者，最好行半髋关节置换术。

第二节 股骨转子间骨折

一、分型

许多转子周围和转子间的分型已提出多年了。Boyd 和 Griffin 在 1949 年将股骨转子间骨折分为四型（图 55-21）。

Ⅰ型：骨折沿转子间线延伸。

Ⅱ型：粉碎性骨折，主骨折线沿转子间线走行，但伴有多发次要骨折线（可能在侧位 X 线片上存在冠状位骨折线）。

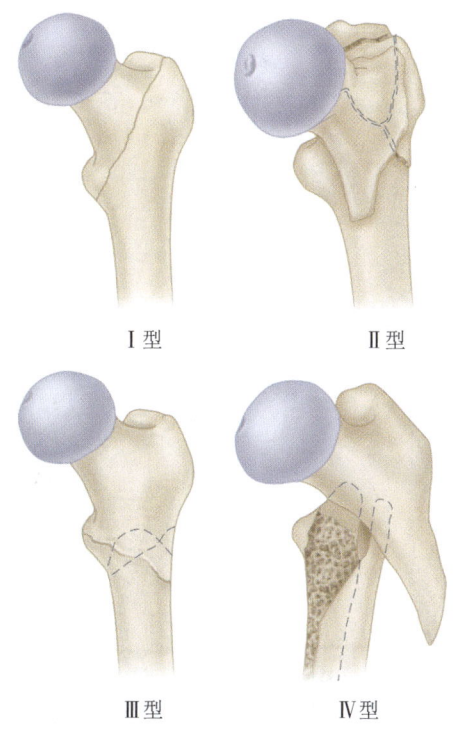

图 55-21 转子骨折的分型

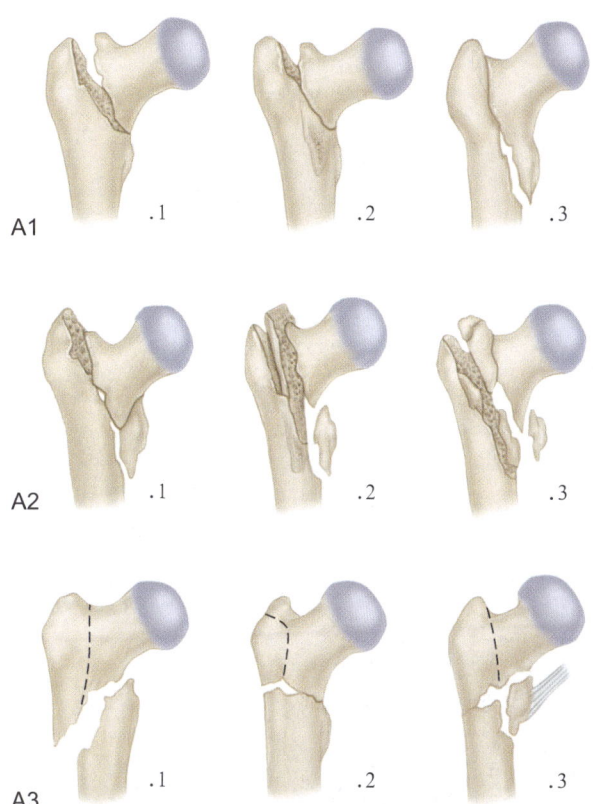

图 55-22 转子骨折的 AO 分型

A1 型.简单的两部分骨折；A2 型.内侧皮质在多于两个平面上出现骨折；A3 型.外侧皮质出现骨折

(引自：Müller ME, Nazarian S, Koch P, et al: *The Comprehensive classification of fractures of long bones*, Berlin, Springer-verlag, , 1990.)

Ⅲ型：骨折延伸至小转子或小转子的远端。

Ⅳ型：至少在两个平面上存在转子区骨折和股骨近端干性骨折。

AO/OTA 分型可能是最有用的股骨转子间骨折的分型（图 55-22）。

31A1：非粉碎性骨折（有向内延伸的单一骨折线）。

31A2：粉碎性骨折（有小的转子分离骨块）。

31A3：包括反向转子间骨折斜行、横行或骨折延伸至转子下。

每一型还包括亚型以进一步描述骨折特点。AO/OTA 分型有助于评估股骨转子骨折治疗效果和进行文献比较报道。

二、治疗

转子间骨折的非手术治疗非常罕见，但对于那些非手术治疗可以获得疼痛控制的丧失行动能力的患者是一种手段。内固定适用于大多数转子间骨折。最佳固定取决于骨折的稳定性。转子间骨折的主要治疗方式为螺钉-侧方钢板（图 55-23）和髓内装置固定（图 55-24）。

（一）螺钉-侧方钢板装置治疗

加压或动力髋螺钉是稳定型转子间骨折治疗的良好选择（AO/OTA 分型 31A1 和大部分 31A2 骨折）。螺钉-侧方钢板的价格较髓内钉便宜，大多数有经验的骨科医生非常熟悉髋螺钉固定技术；然而，在过去 10 年内完成培训的骨科医生可能并不熟悉该操作过程。

转子间骨折的加压髋螺钉固定

手术技术 55-4

患者体位

- 将患者固定于带会阴柱的手术台上。
- 将患者对侧下肢的足放置在靴子内，摆成剪刀腿造型（非受累髋部相对于伤侧伸直）（图 55-25）；

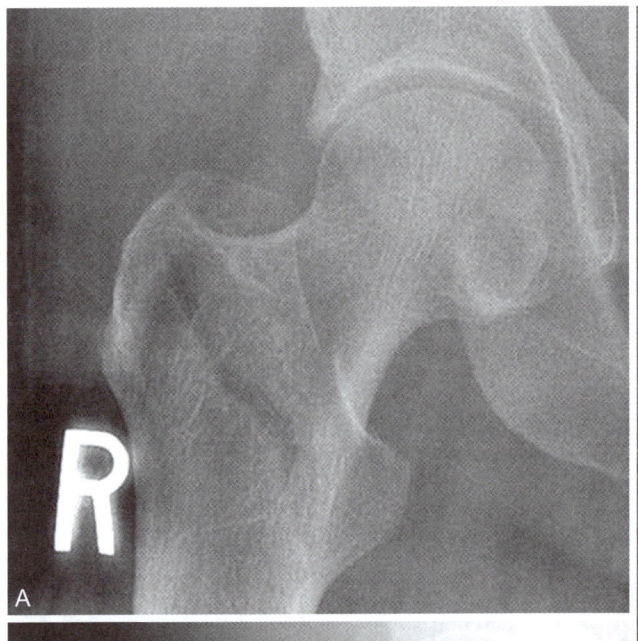
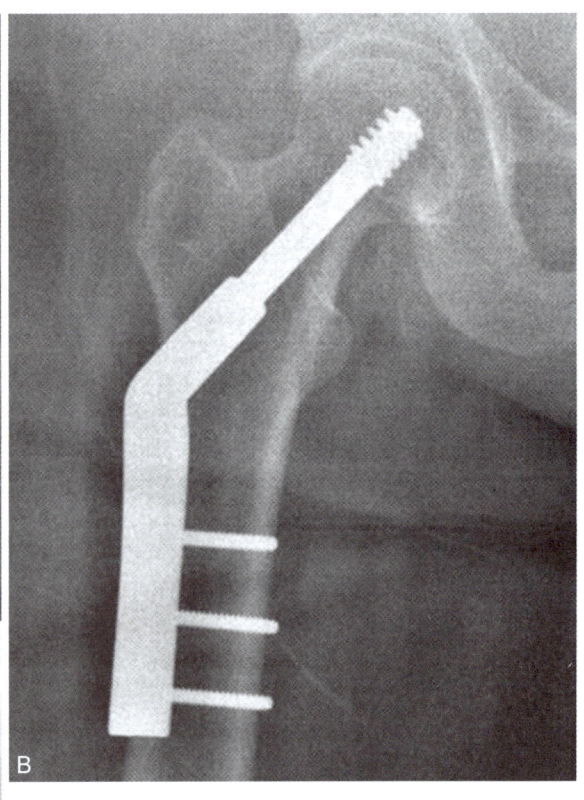
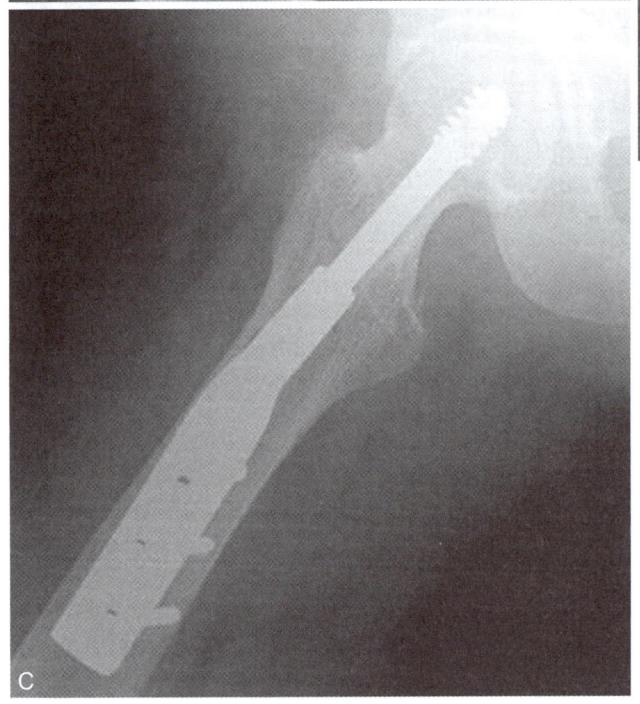

图 55-23 转子间骨折经加压髋螺钉固定
A. 术前正位 X 线图像；B 和 C. 术后 X 线图像

或使用 well-leg 支架。
- 复位手法完成后，将患侧下肢放置于靴子内。我们使伤侧下肢保持 20°~30° 屈曲位。
- 将透视机根据健侧下肢位置放置于对侧或患者双下肢之间。操作前必须获得足够的 X 线透视。

复位
- 牵引、内旋完成患侧下肢的复位。在牵引、内旋完成前，对于典型的矢状位的畸形，向后下垂，可能需要在前方对骨折远端施加力量进行纠正。
- 一旦骨折临时复位，将患肢固定于靴内，在矢状位和冠状位进行 X 线透视。通过增加或减少牵引，改变外展或内收和内外旋转进行调整。仔细检查透视影像，避免最常见的对线不良：内翻畸形、后方下沉、过度内旋。
- 骨折机制（低能量和高能量损伤）应该引起注意，因为对于高能量股骨转子间骨折，标准复位手法可能无法成功（图 55-26），可能需要 Watson-Jones 入路切开复位。

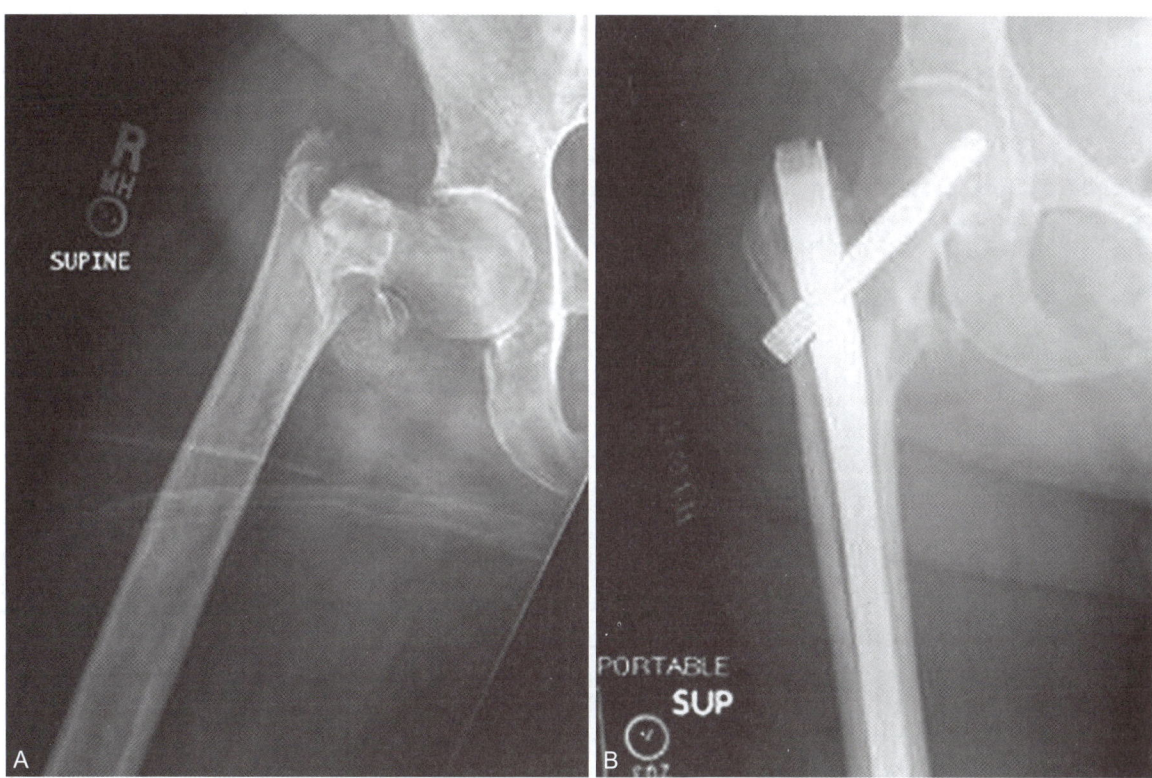

图 55-24　用 Gamma 钉固定股骨转子间骨折
A．术前 X 线图像；B．固定后

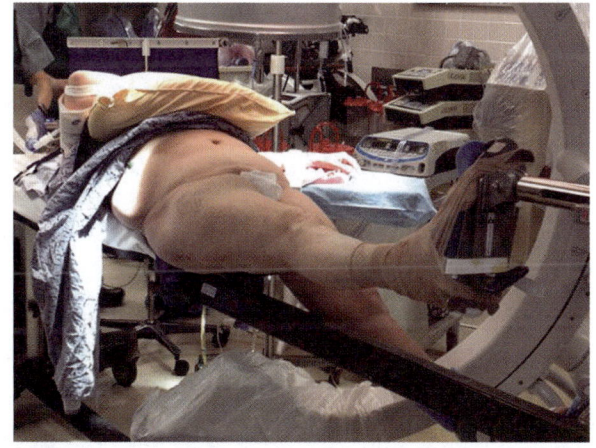

图 55-25　髋加压螺钉治疗股骨转子间骨折的"剪刀步"体位（见手术技术 55-4）

显露

- 在股骨近端做切口。分离髂胫束，纵向避开股外侧肌。
- 将股外侧肌与外侧肌间隔分离并从前方提起。当遇到股深动脉分支时给予凝固。
- 通过锐性切割股外侧肌起始部完成显露，允许其收缩并预留足够的钢板放置的位置。

稳定

- 通过角度引导器将 1 根导针插入股骨头中心（图 55-27A）。导针沿股骨颈前倾角固定。导针插入至关节面下方约 5 mm 并测量（图 55-27B）。
- 设置三棱钻，短于导针测量数值 5 mm 并钻孔（图 55-27C）。确保钻孔时导针不要进入骨盆内。对骨质良好的患者可能需要使用丝攻（图 55-27D）。
- 选择与三棱钻相同长度的拉力螺钉。如果计划或需要明显短缩，选择 1 枚比三棱锥测量数值短 5 mm 的拉力螺钉。确保拉力螺钉充分覆盖。
- 使用插入扳手，插入拉力螺钉和钢板到合适的深度（图 55-27E）。应该意识到，拉力螺钉旋转 180°可使螺钉前进 1.5 mm。当完全进入后，插入扳手的手柄应垂直于股骨干长轴而不是垂直于地面。
- 将钢板放置于股骨外侧面。使用捣棒将钢板与拉力螺钉完全嵌合（图 55-27F）。旋下螺丝固定杆，移除插入扳手及导针。
- 使用螺钉或持骨器将钢板固定于骨面（图 55-27G）。骨干使用 2~3 枚双皮质螺钉固定，一般使用 2~4 孔钢板（图 55-27H）。如果螺钉用于钢板的复位，该螺钉因为过长需要被替换。

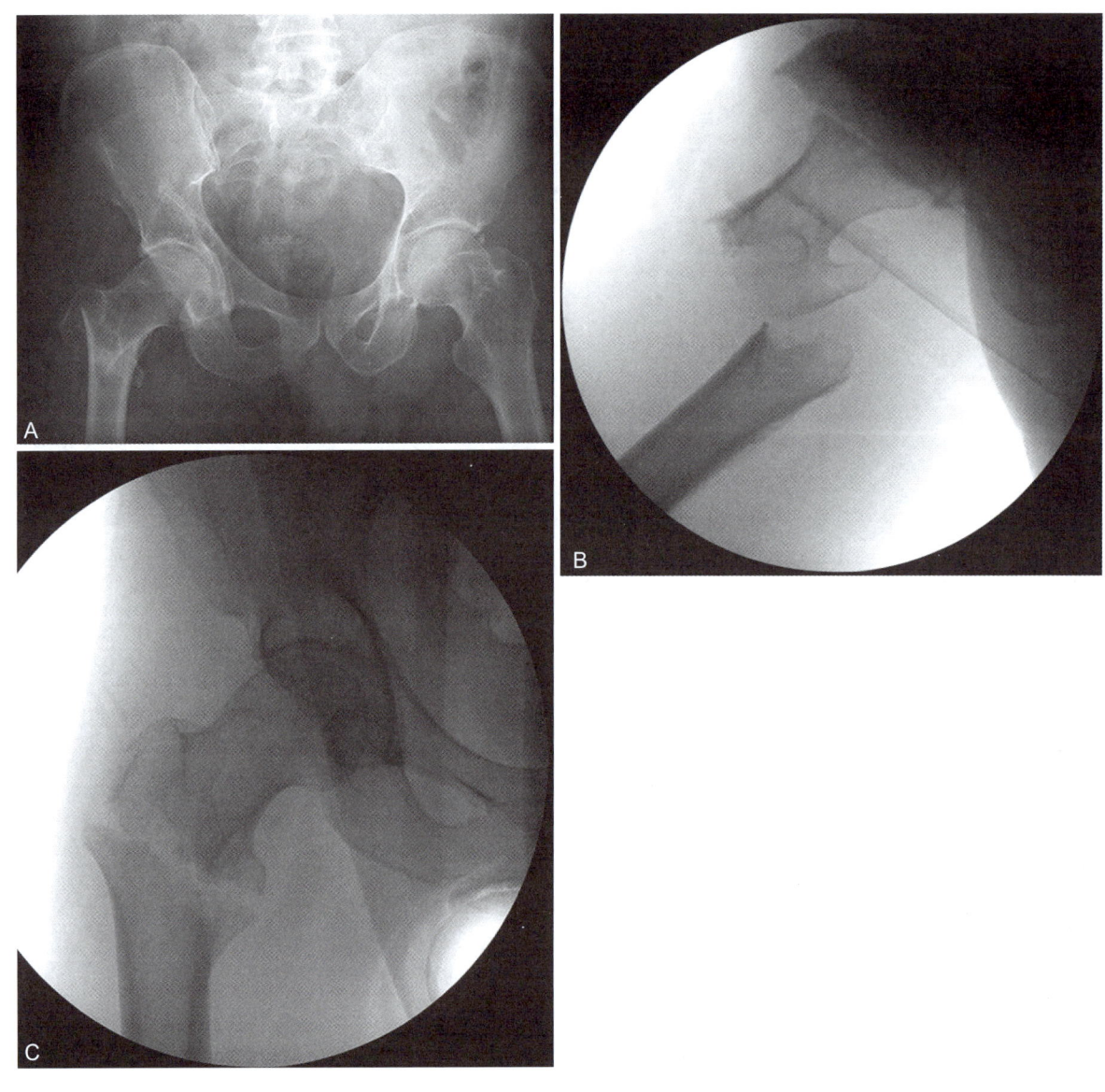

图 55-26 高能量伤导致的股骨转子间骨折

A. 术前X线影像；B 和 C. 术中复位X线影像（见手术技术 55-4）

- 松开牵引，必要时可置入1枚加压螺钉（图 55-27I）；也可使用手工加压。获取X线透视影像评估复位及内固定位置。

术后处理 大多数情况下，对于使用加压髋螺钉固定的股骨转子间骨折患者，允许负重，因为该装置多数用于更稳定的骨折类型。

正确放置加压螺钉对于减少内固定失效（切割）至关重要。尖顶距（图 55-28）为：在前后位及侧位影像上，加压螺钉头尖端至股骨头顶部距离之和。当尖顶距 > 25mm，失败的风险呈指数增加（图 55-29）。

转子间外侧壁的完整性是使用加压髋螺钉治疗股骨转子间骨折需要考虑的另一个问题。在一系列使用加压髋螺钉治疗股骨转子间骨折的病例组中，22%伴有外侧壁骨折的患者（A3 骨折或 A1 和 A2 的医源性骨折）6个月内需要二次手术；74%的外侧壁骨折发生在手术中（A1 骨折和 A2 骨折）。有趣的是，仅有 3%的 A1.1、A1.2、A1.3、A2.1 骨折患者术中出现了外侧壁骨折，然而，31%的 A2.2、A2.3 骨折患者出现了外侧壁骨折。在另一项评价稳定型股骨转子间骨折失败因素的研究中，Im 和 Chung 认为，医源性外侧壁粉碎是预测过度移位的最显著因素，如果术中发现，

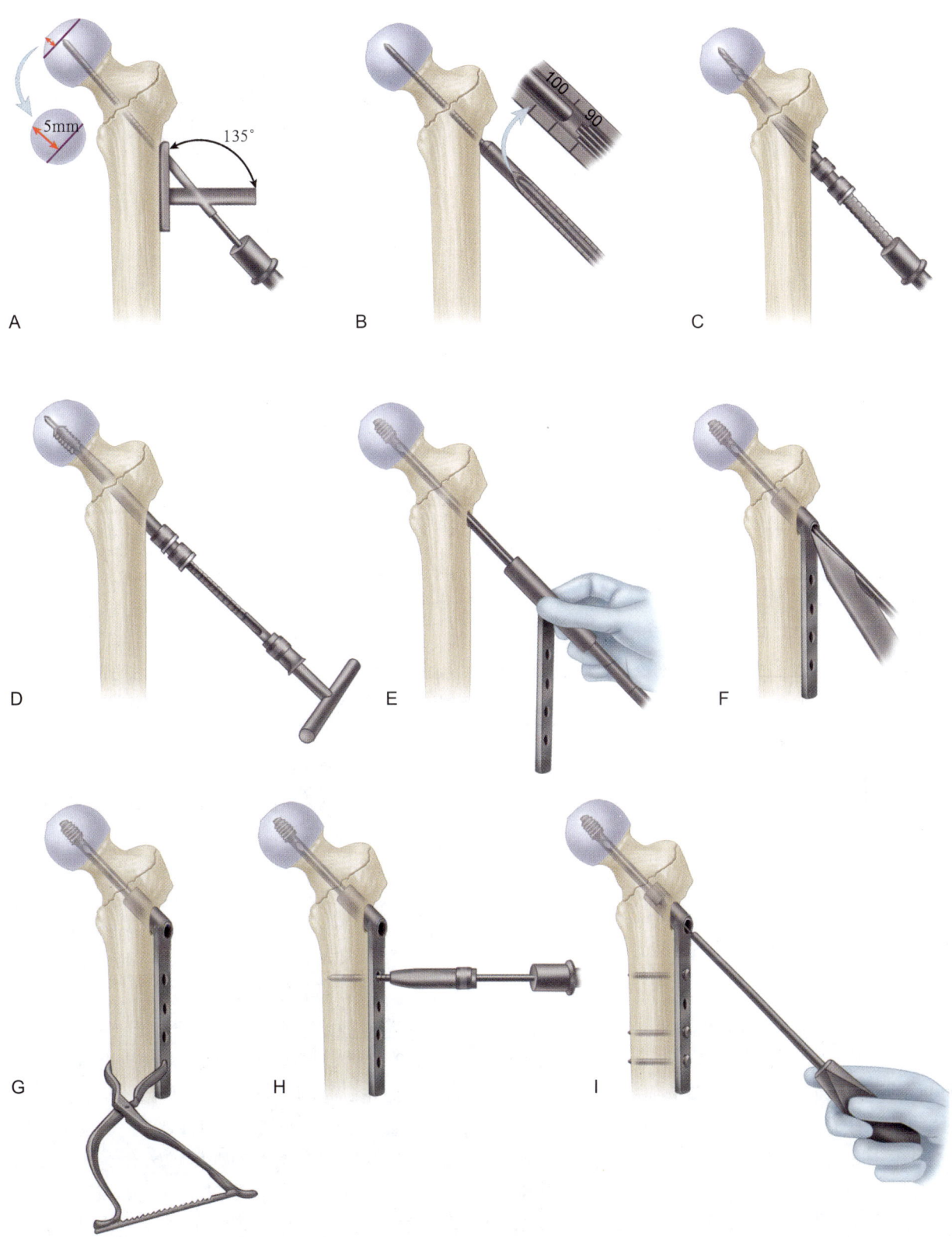

图 55-27　用加压髋螺钉进行股骨转子间骨折固定（见手术技术 55-4）

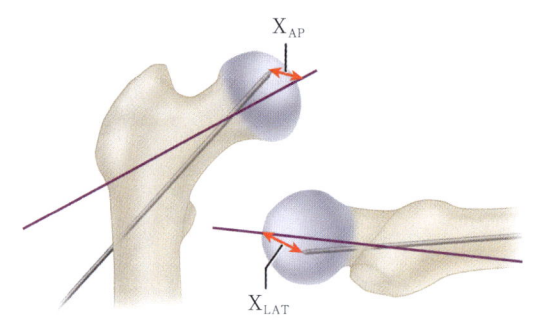

图 55-28 尖顶距（TAD）的计算

TAD 即前后位片（左侧）与侧位片（右侧）上置入物尖端到股骨头顶点的距离之和（$X_{AP} + X_{LAT}$）。TAD 不超过 25 mm 为正常

（引自：Powell J, Dirschl DR: Fractures of the proximal femur. In Baumgaertner MR, Tornetta P, eds: *OKU Trauma 3, Rosemont*, IL, 2005, American Academy of Orthopaedic Surgeons; and Lindskog DM, Baumgaertner MR: Unstable intertrochanteric hip fractures in the elderly, J Am Acad Orthop Surg 12:179, 2004.）

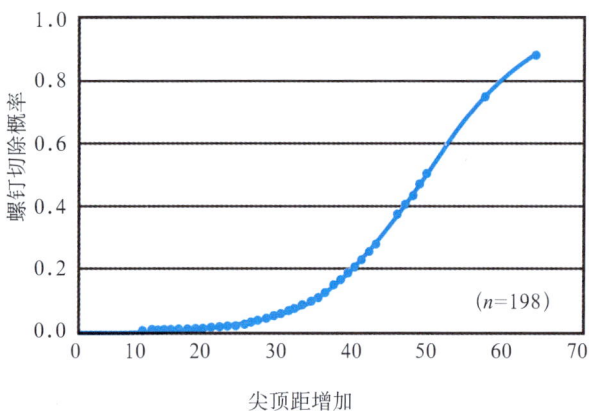

图 55-29 尖顶距图表

（引自：Baumgaertner MR, et al. The value of the tipapex distance in predicting failure of fixation of peritrochanteric fractures of the hip, J Bone Joint Surg 77A:1058-1064, 1995.）

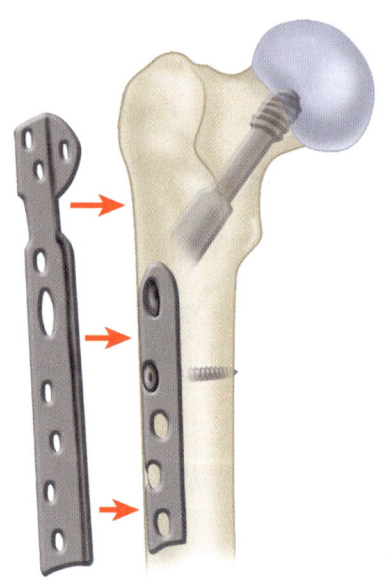

图 55-30 髋加压螺钉和侧方固定钢板可辅助应用转子稳定钢板

（引自：Synthes [USA]: *Trochanter stabilization plate for DHS: technique guide*, Paoli, PA, 2000, Synthes.）

推荐使用转子间稳定钢板或应用其他固定装置（髓内钉）（图 55-30）。这些研究建议，比 A2.1 更为复杂的骨折应谨慎使用加压髋螺钉，当相对稳定型骨折使用加压髋螺钉治疗时，对外侧壁必须进行仔细评估。

另一项用于降低外侧壁骨折风险的装置是 Gottfried 钢板（经皮加压钢板），使用 2 枚经皮置入股骨颈和股骨头的螺钉进行固定。这 2 枚螺钉在术中可提供加压，同时在患者活动时可给予动力加压。关于该钢板最早的报道包括 97 例转子间骨折患者（21 例 A1 骨折、18 例 A2.1 骨折、58 例 A2.2 骨折），且并发症少。最近，两项随机试验比较了经皮加压钢板和加压髋螺钉；两项试验均报道了术中出血减少，一项报道了同时减少了手术时间。6 周时，使用经皮加压钢板的患者的疼痛比使用加压髋螺钉的患者明显减轻，能够更好地负重。这些患者同样在所有时间点活动时疼痛都较轻，但该差异在 3 个月时明显。经皮加压钢板的其他优势包括：外侧壁骨折风险较低、旋转稳定性增加。最近，许多作者报道了使用 Gottfried 钢板治疗相对不稳定的 31A3 骨折，但并没有大规模的临床病例。我们对这项技术没有经验。

（二）髓内钉治疗

对于不稳定型股骨转子间骨折（A3 骨折和一些 A2 骨折），最佳的治疗方式是使用髓内钉固定。已有一段时间，第二代股骨近端髓内钉装置如 Gamma 钉和髓内髋螺钉（IMHS）已经成功使用。髓内钉较侧方钢板的理论优势在于其生物力学的改善（短力臂）、失血量减少、小切口、股骨颈短缩较少。来自循证医学数据关于髓内钉和侧位钢板比较的最大的 meta 分析显示，钢板在治疗股骨近端骨折时优于髓内钉。但是，该项分析包含了老版股骨近端髓内钉，其有使钉尾端发生骨折的问题。尽管该并发症仍然存在，但在新髓内钉的设计中不常见。

髓内钉治疗股骨转子间骨折

手术技术 55-5

患者体位
- 患者一般取仰卧位。对于某些类型的骨折和病态肥胖患者,也可选择侧卧位(见手术技术 55-4)。
- 将患者固定于带会阴柱的手术台上。
- 固定健侧下肢于靴子内,剪刀腿体位(髋关节相对于健侧伸直)。
- 手法复位后将患侧下肢固定于靴子内。保持患侧髋关节 20°~30°屈曲位。
- 躯干内收,同侧上肢高于胸部固定。
- 健侧放置 X 线透视机。手术开始前需要获得足够的影像。

复位
- 复位技术与加压髋关节螺钉手术技术 55-4 所述相同。

入钉点
- 对于股骨转子间骨折及许多其他股骨骨折的固定,我们使用改良的转子内侧入路(图 55-31)。内侧转子入钉点位于大转子内侧,正位像沿着转子间嵴,侧位像与股骨轴一致。在尸体研究中发现,该入路对臀中肌肌腱无损伤;与标准的转子入钉点相比,该入路很少造成外展肌力减弱。
- 在大转子顶点向近端延伸做一个长约 3 cm 的切口(切口根据患者体型可能需要延长)。
- 切开臀大肌腱膜。
- 在大转子内缘置入导针,并向骨折远端插入 2~3 cm(图 55-32A)。需要在两个平面 X 线透视确定导针的位置。调整导针时,可使用双导针技术和蜂窝导向器。我们相信,使用双导针技术能够缩短手术中 X 线透视的时间。
- 使用近端扩髓钻扩髓至小钻子下方(图 55-32B)。扩髓前纠正不良的复位。
- 将末端球头的导针沿股骨干置入,直到生长板痕,测量导针长度,确定合适的髓内钉长度。
- 我们使用直径为 10 mm 的髓内钉治疗股骨转子间骨折。我们相信,在大多数情况下使用更大直径的髓内钉并无优势,且会增加前方皮质穿孔的风险。
- 扩髓时比髓内钉直径多 1.5 mm。特别要注意股骨前弓,必要时可比髓内钉直径多 2 mm。

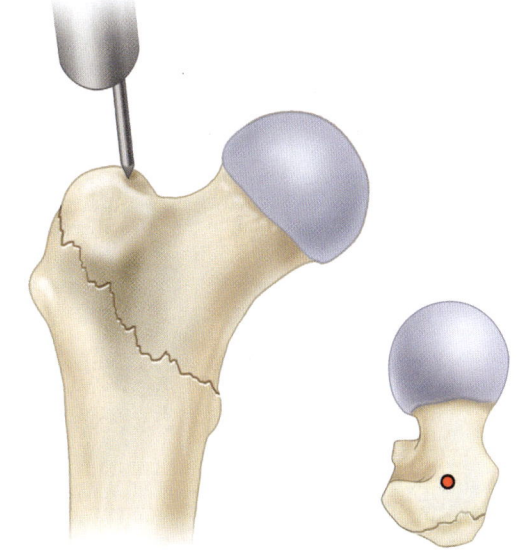

图 55-31 经改良的粗隆间骨折内侧入钉点(见手术技术 55-5)

- 选择合适长度、直径的髓内钉后,组配钉和钻导向器(图 55-32C)。
- 插入髓内钉时保持导向器向前,利用钉子的弓使插入更容易。髓内钉插入至髓腔一半时,向外侧旋转导向器。在髓内钉固定时,应用侧位像评估,防止穿破前侧皮质。
- 将髓内钉插入至合适深度,使加压螺钉在正侧位像中在股骨颈内保持中央位置。移除球头末端的导针。
- 在侧位像上评估髓内钉。髓内钉、导向器、股骨颈、股骨头在一条直线时,髓内钉位置正确。
- 在股骨外侧做一个小切口,置入钻头套筒。
- 插入导针至软骨下 5 mm(图 55-32D)。确定导针位于股骨头的中央位置。
- 确定加压螺钉长度(图 55-32E)。
- 为加压螺钉扩髓(图 55-32F)。
- 骨量良好的患者使用丝攻。
- 置入加压螺钉(图 55-32G)。使用轴心插入装置插入轴心套筒(图 55-32H)。放开牵引后,使用加压螺钉获得所需的压力(图 55-32I)。
- 置入髓内固定远端锁钉。

术后处理 对于使用髓内钉治疗的股骨转子间骨折的患者,大多数情况下允许负重。但是,当髓内钉用于多数不稳定骨折的治疗时,负重状态有时需要根据骨折类型进行调整。

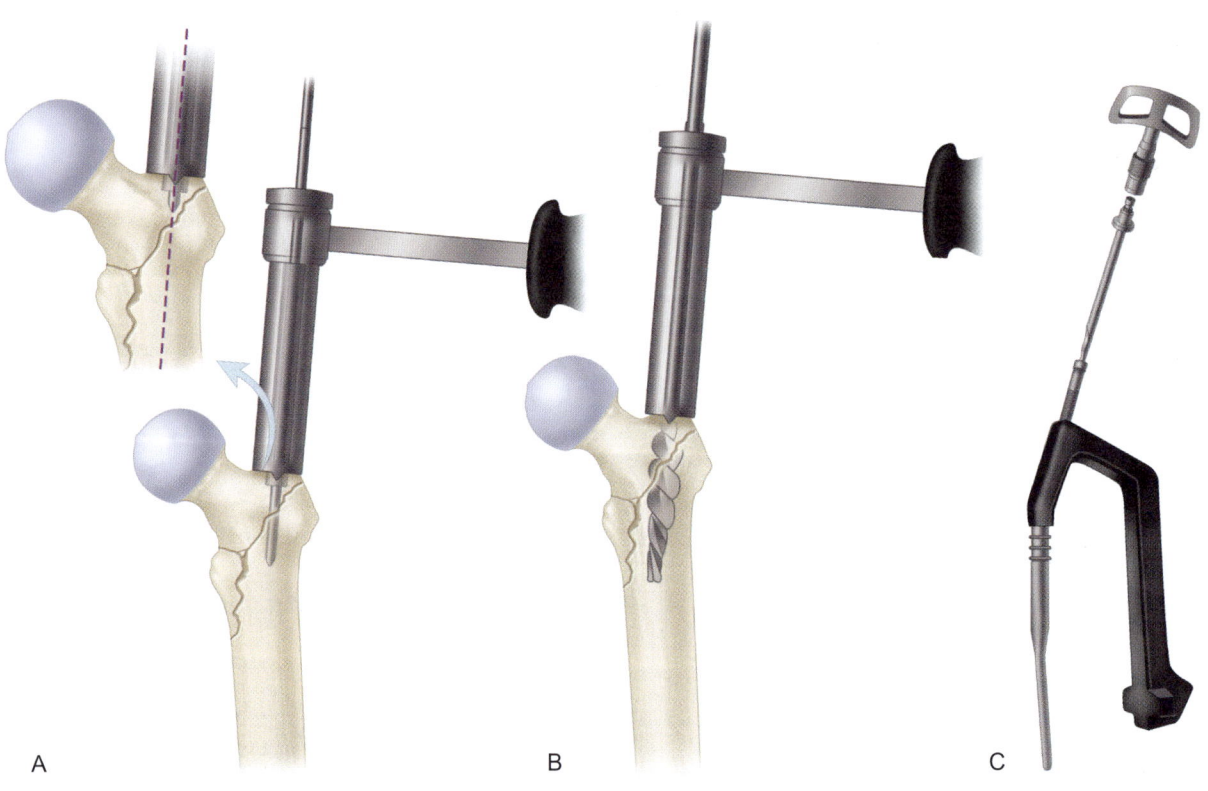
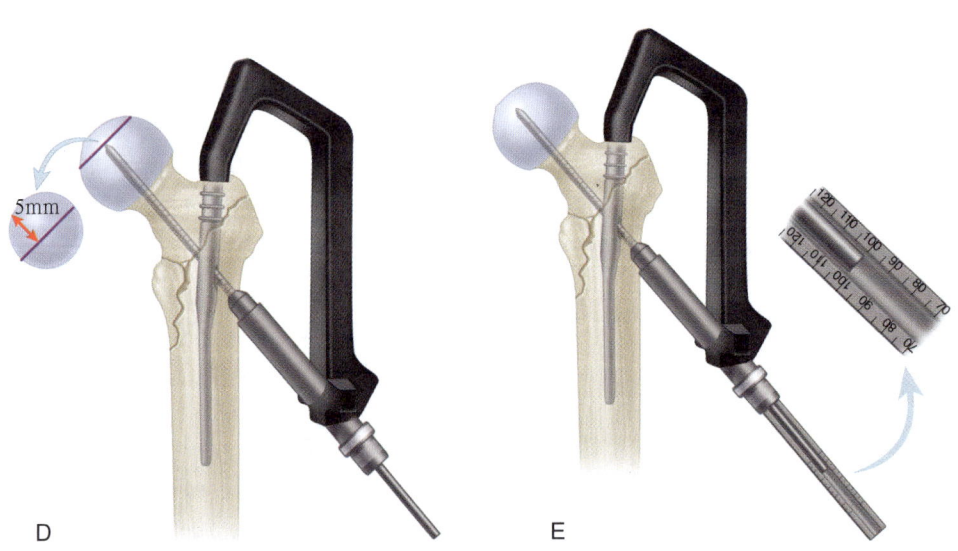

图 55-32 股骨转子间骨折的髓内钉固定

A. 将导针放置在大转子内侧并插入 2～3cm；B. 用开口器开口至小转子水平；C. 装配主钉和导向器；D. 将导针推进至股骨头软骨下角 5cm 处；E. 测量针尾长度（待续）

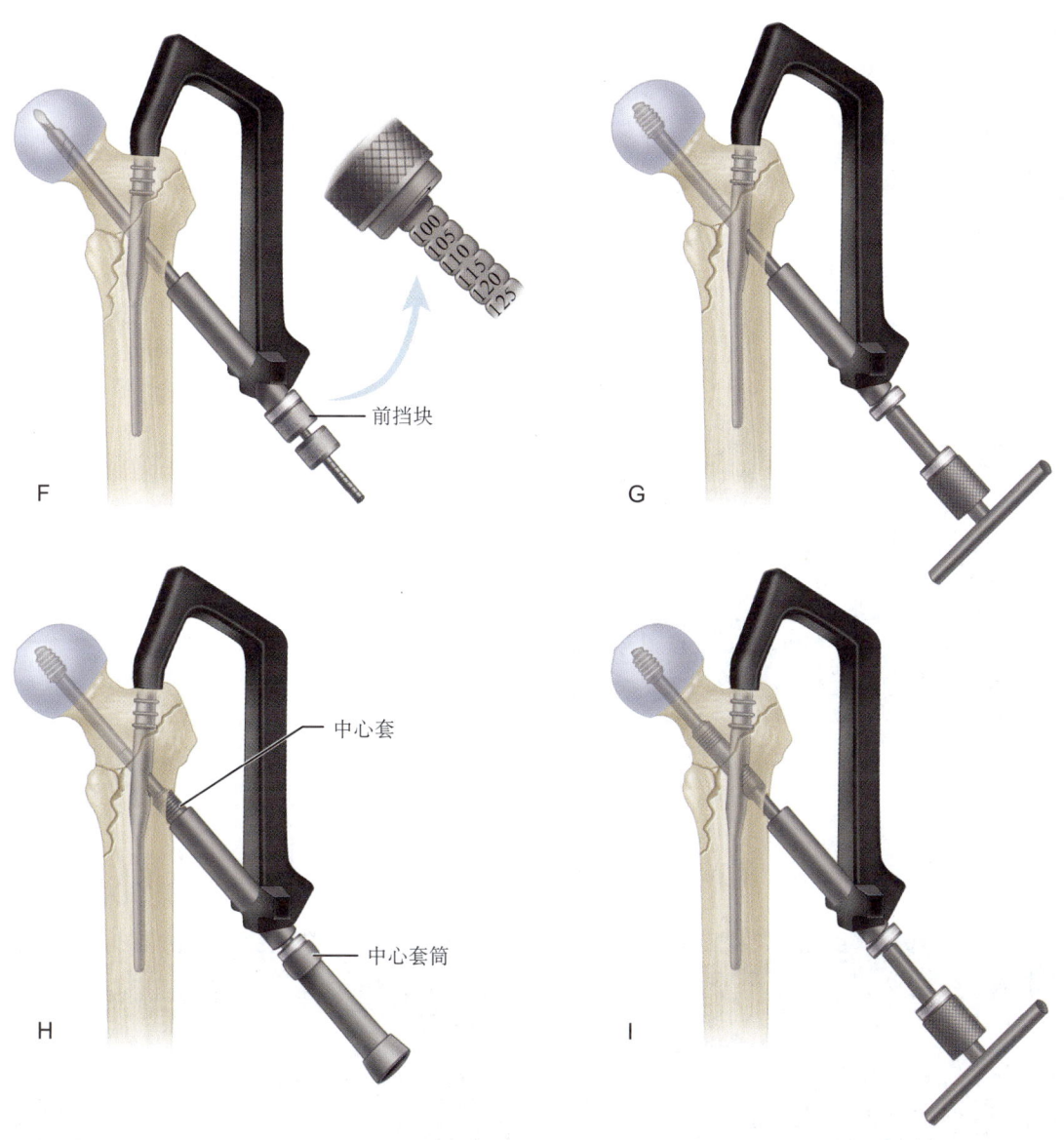

图 55-32（续）
F. 扩孔的加压螺钉（深度为导针测量长度的 5 mm 处）；G. 放置中心套筒后放入头钉（H）；I. 松开牵引后放入加压螺钉（见手术技术 55-5）

（三）钢板固定与髓内钉固定的比较

决定使用加压髋螺钉或髓内钉固定受多方面影响，取决于医师的培训和喜好、价格、患者及骨折类型。髓内钉的支持者认为，髓内钉较加压髋螺钉更少发生短缩（图 55-33）。一项最近的研究显示，最小短缩（平均 5.9 mm）出现在一组使用加压髋螺钉治疗的稳定的转子间骨折患者中；而类似的短缩（平均 5.3 mm）出现在使用髓内钉治疗的不稳定型转子间骨折中。该研究的目的并非是对比使用不同器械治疗的稳定与不稳定骨折的短缩情况，而是说明有经验的医师能够区别稳定的转子间骨折，并且这些稳定的转子间骨折能够使用加压髋螺钉固定并获得最小的短缩。在股骨颈骨折中，股骨颈长度缩短与功能下降间存在相关性，同样的关联也可能存在于股骨转子间骨折中。尽管在使用加压髋螺钉的骨折中发现了更多短缩，但是其与功能下降的关系并未明确。

有一些文献表明，特定骨折类型患者的功能结果可能受到内植物选择的影响。在一项 Utrilla 等主持的随机试验中，在使用 Gamma 钉或加压髋螺钉治疗的 65 岁或以上的股骨转子间骨折患者中，

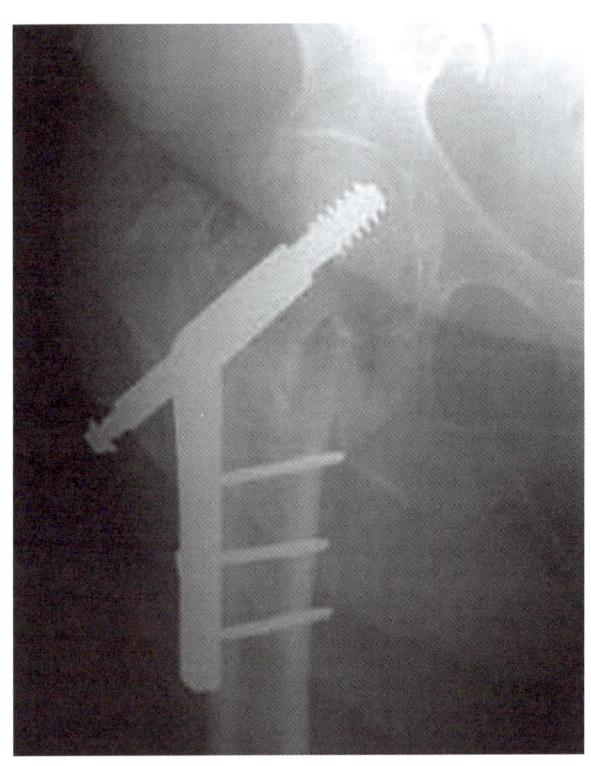

图 55-33 加压螺钉固定后的转子间骨折出现了严重短缩

功能结果总体上并无差异；但是，当分析患者为不稳定型骨折时，使用髓内钉治疗者行走能力在术后 12 个月比使用加压髋螺钉治疗者更好。Pajarinen 等比较了股骨近端髓内钉和加压髋螺钉在治疗 AO/OT A31A 骨折的结果。手术后 4 个月与用加压髋螺钉治疗者相比（54%），使用髓内钉固定的患者的比例更大（76%）且他们恢复到了他们伤前的行走能力。使用髓内钉治疗的患者的股骨颈短缩程度（1.3mm）小于使用加压髋螺钉治疗者（6.1mm）。

一套更新的髓内钉装置（InterTAN）（图 55-34）使用 2 枚联合的近端交锁螺钉，允许术中线性加压。髓内钉的几何构型及联合近端交锁至少从理论上能够提高骨折近段的旋转稳定性。Ruecker 等报道的第 1 批使用该髓内钉治疗的患者包括 100 例患者(32例 AO/OTA A1-1 骨折, 54 例 A2.1～3 骨折, 14 例反转子间骨折)，其中对 48 名患者进行了 1 年随访。无畸形愈合或不愈合，73% 的骨折无术后短缩，27% 短缩＜5 mm，58% 的患者 1 年随访时已恢复到伤前功能状态。尽管这项研究未报道股骨骨折，但其他学者报道了髓内钉的远端骨折，主要是使用短钉所致。该内固定装置的理论优势明显，我们使用其治疗不稳定的股骨转子间骨折获得了良好的疗效。Matre 等报道了一项大型随机对照试验，对 InterTAN（Smith & Nephew，MemphisTN）

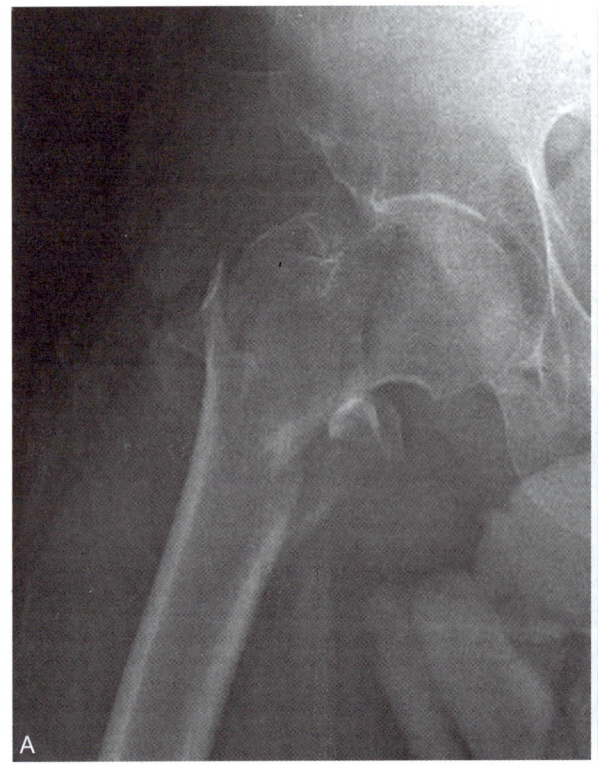
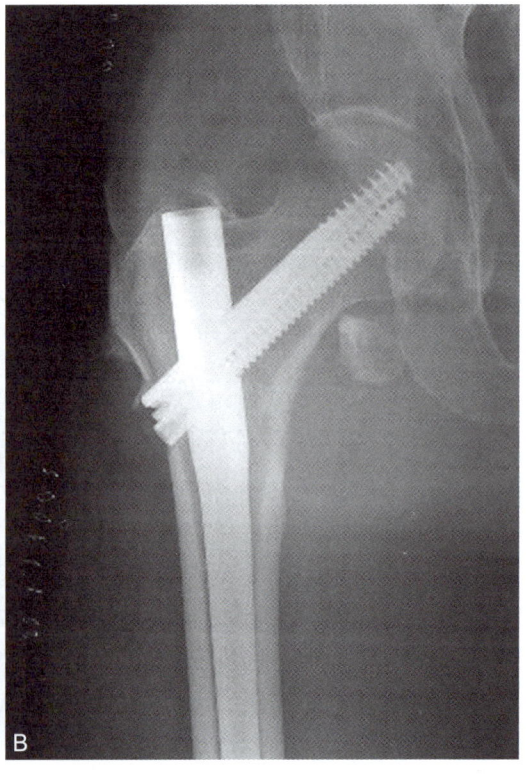

图 55-34 InterTAN 是通过 2 枚交锁螺钉来达到线性加压
A．术前 X 线影像；B．术后 X 线影像

与滑动髋螺钉进行了比较。不幸的是，患者组异质较大，42%的骨折是稳定的 OTA/AO 31A1 骨折。只有 20% 的骨折为不稳定 OTA/AO 31A3 骨折。转子支撑板用于所有 A3 型骨折，伴有骨质疏松的"A1"和"A2"型骨折"考虑使用"。两组的结果相似，仅在患者早期固定后疼痛方面 InterTAN 组可能稍有优势。据作者报道，增加转子支撑板并没有阻止过度内移所致的术后疼痛。

股骨转子间骨折的髓内钉治疗（InterTAN）

手术技术 55-6

- 患者体位、复位和进针点的确定如之前的描述（见手术技术 55-5）。
- 一旦导针在 X 线透视下置入，通过软组织套筒（进针点管道）使用 12.5 mm 开口钻/16 mm 钉道钻联合钻套入导针。插入通道钻至小转子水平（图 55-35A）。我们通常使用长 InterTAN，取出入口钻及导针，保留通道钻。
- 插入球头导针，或者先置入复位器再插入导针，推进导针至生长板水平。
- 测量髓内钉长度。
- 如果需要，连续使用扩髓钻至直径粗于髓内钉 1.5 mm（55-35B）。我们一般使用直径 10 mm 的髓内钉，扩髓钻扩至 11.5 mm。
- 装配髓内钉，置入股骨内。所有股骨顺行髓内钉通过转子或改良的转子入钉点，使导向器向前，利用髓内钉弓使置入轻松（图 55-35C）。当髓内钉插入至髓内通道一半时向外侧旋转导向器。侧位透视监视髓内钉插入过程，避免股骨前侧皮质穿孔。
- 完全置入髓内钉前，侧位透视评估前倾角，旋转髓内钉使插入手柄内的导针平分髓内钉及股骨头/颈。
- 使用校准臂及前后位 X 线透视确定髓内钉深度。
- 去除球头导针。
- 采用外侧小切口，切开皮肤、筋膜，在股骨外侧固定合适的钻头套筒（图 55-35D）。
- 固定 2 枚股骨近端联合交锁螺钉。使用 4 mm 钻头为 3.2 mm 导针创建开口，固定导针在股骨头中心位置，至软骨下骨 5 mm（图 55-35E）。测量加压螺钉长度，根据需要的加压程度减去导针测量值的 5～10 mm。
- 沿导针使用 7 mm 开口钻钻孔，然后于导针下方用 7.0 mm 加压钉钻为抗旋杆和后续的加压杆钻孔，固定抗旋杆（图 55-35F）。
- 使用 10.5 mm 钻头沿 3.2 mm 导针钻孔(55-35G)，插入合适长度的加压螺钉（55-35H）。
- 去除防旋杆，插入交锁加压螺钉（图 55-37I）。在骨折完全加压前释放牵引。
- 如果需要，撤下导向器手柄并放置近端钉帽。
- 根据静力或动力需要，插入远端螺钉。

术后处理 在大多数情况下，使用 InterTAN 治疗股骨转子间骨折的患者可以负重。但是，该装置可能用于更不稳定的骨折类型，根据骨折类型有时需要调整负重。

无论选择哪种植入物，转子间股骨骨折都会频繁的出现旋转。Ramanoudjame 等经过 CT 扫描发现，在 40 例患者中有 16 例（40%）旋转超过 15°；14 例是过度内旋。May 和 Bannister 进行的经典研究显示，中立位或内旋对于复位来说大部分是必要的。然而，如果大转子不是远端骨折的部分，则外旋是必要的。虽然一些旋转，特别是在年轻股骨骨折患者，可能得到相当好的代偿，然而在老年患者可能不会发生类似的代偿。有趣的是，股骨近端的后倾在总人口中相当普遍，在高加索男性中高达 21%；约有 6% 的非裔美国人后倾超过 10°。计算未受伤患肢倾角的方法最初由 Tornetta 描述，用于股骨干骨折，也可用于股骨转子间骨折，即通过对未受伤的对侧肢体进行标准侧位摄片。髋关节和膝关节的值之间的差异就是这个倾角。然后可以将该值用作受伤侧的模板，这个方法真正的缺点就是时间，在程序上加约 15 min。因此，这个方法可能不适合那些应尽量减少手术时间的重病患者。

第三节 股骨转子下骨折

转子下骨折是指发生在小转子和股骨峡部之间的骨折，即发生在小转子下 5 cm 之内的骨折。最初，Boyd 和 Griffin 将其称为转子周围骨折的特殊类型，不满意结果发生率高，此类骨折的治疗仍然困难。

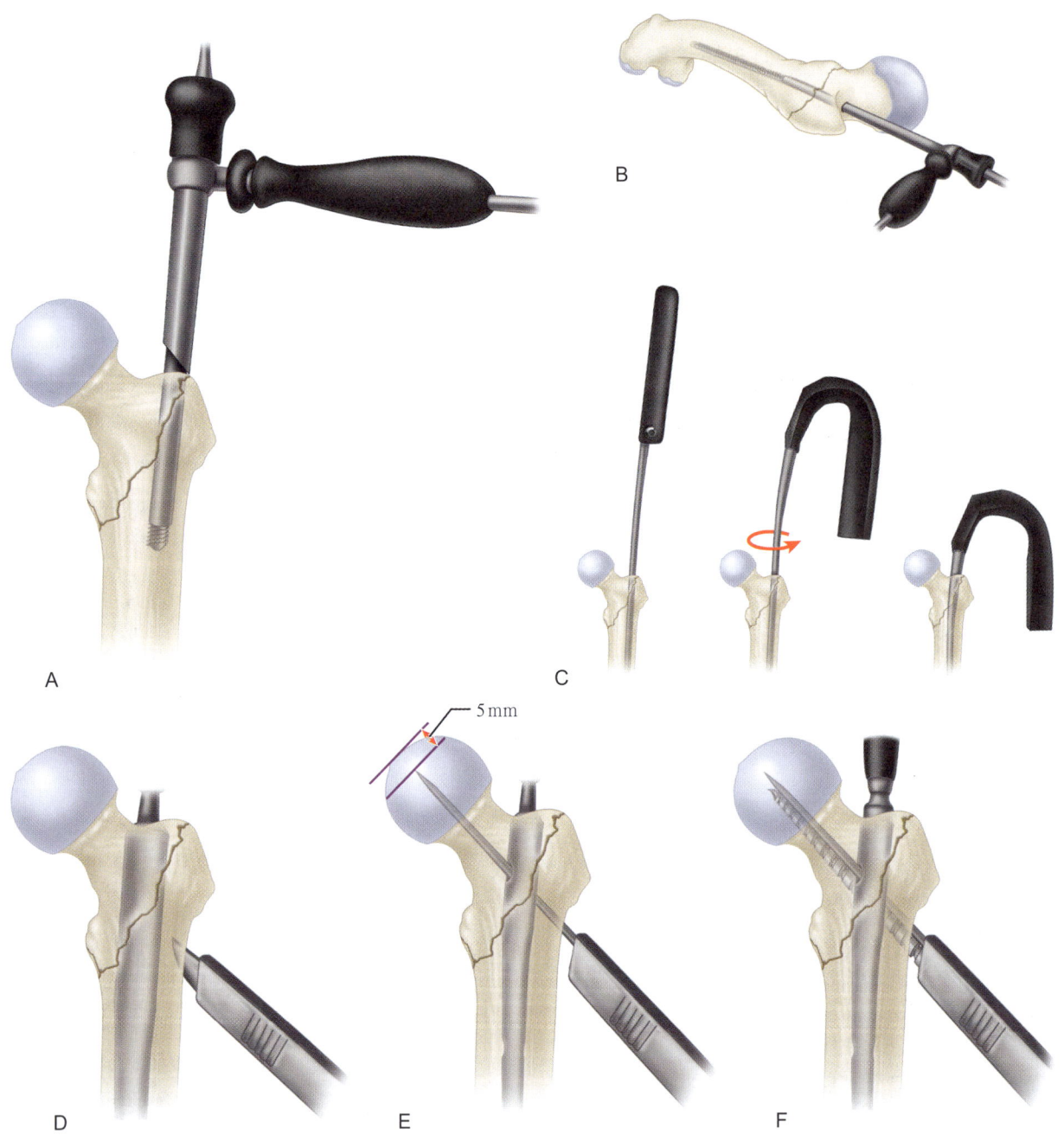

图 55-35 用 InterTAN 治疗转子间骨折

A. 将开口钻旋至小转子水平；B. 然后用钉道钻开髓；C. 先将导向器朝向前方置入主钉；D. 经小切口插入套筒；E. 将导针在股骨头中心位置置入；F. 在瞄准臂上为抗旋杆及后续加压螺钉钻孔（待续）

一、分型

自从 1949 年 Boyd 和 Griffin 提出分类方法后，相继出现了许多分类方法，但是没有任何一种分类方法被证明比其他方法具有优势。我们继续采用考虑到小转子的完整性和骨折线是否延伸至梨状窝的 Russell-Taylor 分类方法（图 55-36）。

Ⅰ型：骨折未延伸至梨状窝。

ⅠA 型：小转子完整。

ⅠB 型：小转子不完整。

Ⅱ型：骨折线伸至梨状窝。

ⅡA 型：小转子完整。

ⅡB 型：小转子不完整。

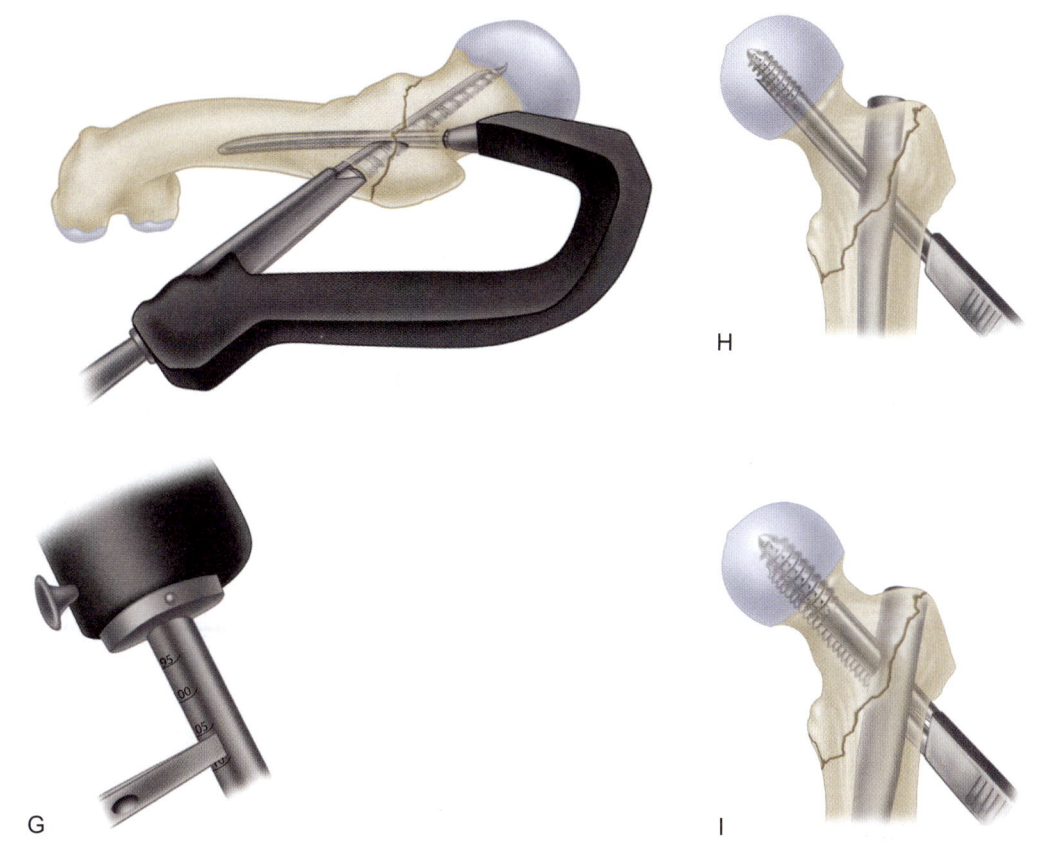

图 55-35（续）
G. 将抗旋杆放置在位并为拉力螺钉钻孔；H. 拧入拉力螺钉；I. 拧入交锁加压螺钉（见手术技术 55-6）
（引自：Ruecker AH, Russell TA, Sanders RW, Tornetta P: *TRIGEN Inter TAN: surgical technigue*, Memphis, TN, Smith Nephew 2006.）

尽管由于髓内钉内植物和技术的发展，该分型的价值不如从前，但仍具有可描述性且可以指导临床治疗。具有反向倾斜角度的骨折根据其表现，通常被定义为 Russell-Taylor 分类方法的ⅠB 型转子下骨折。

二、治疗

股骨转子下骨折的主流治疗是髓内钉技术。有证据证实，相对于髓外的内植物，髓内钉在治疗这个困难区域的多数骨折方面是有优势的。当然，有些情况使用刀片钢板和股骨近端锁定钢板是有用的，我们也会采用这两种装置。

（一）髓内钉

理解骨折后的致畸的力量（图 55-37）对于避免发生与转子下骨折相关的典型骨对线不良及畸形愈合的情况是极其重要的。骨折近端的断端会受到外展肌、外旋肌和髂腰肌的牵拉影响，而远端的断端会受到内收肌牵拉的影响。这些肌肉的牵拉导致的结果包括近端的外展、外旋、屈曲和远端的内移。相比发生在离小转子较远的转子下骨折，越靠近近端，受到的致畸力越大。股四头肌和腘绳肌腱的牵拉导致肢体的短缩。小转子的完整性也会影响致畸力，并且累及小转子的转子下骨折可能不会受到髂腰肌的作用，因此屈曲和外旋畸形稍小。

手术体位的选择也会受骨折特点的影响。股骨转子下骨折髓内钉操作的体位可以是仰卧位也可以是侧卧位。我们更倾向采取改良的转子内侧入路方式的仰卧位，并且对于肥胖患者和一些骨折类型复杂的患者采用侧卧位。手术运用典型的骨折手术台，但是，如果有足够的助手，徒手操作技术依然是有效的。我们使用的是标准近端

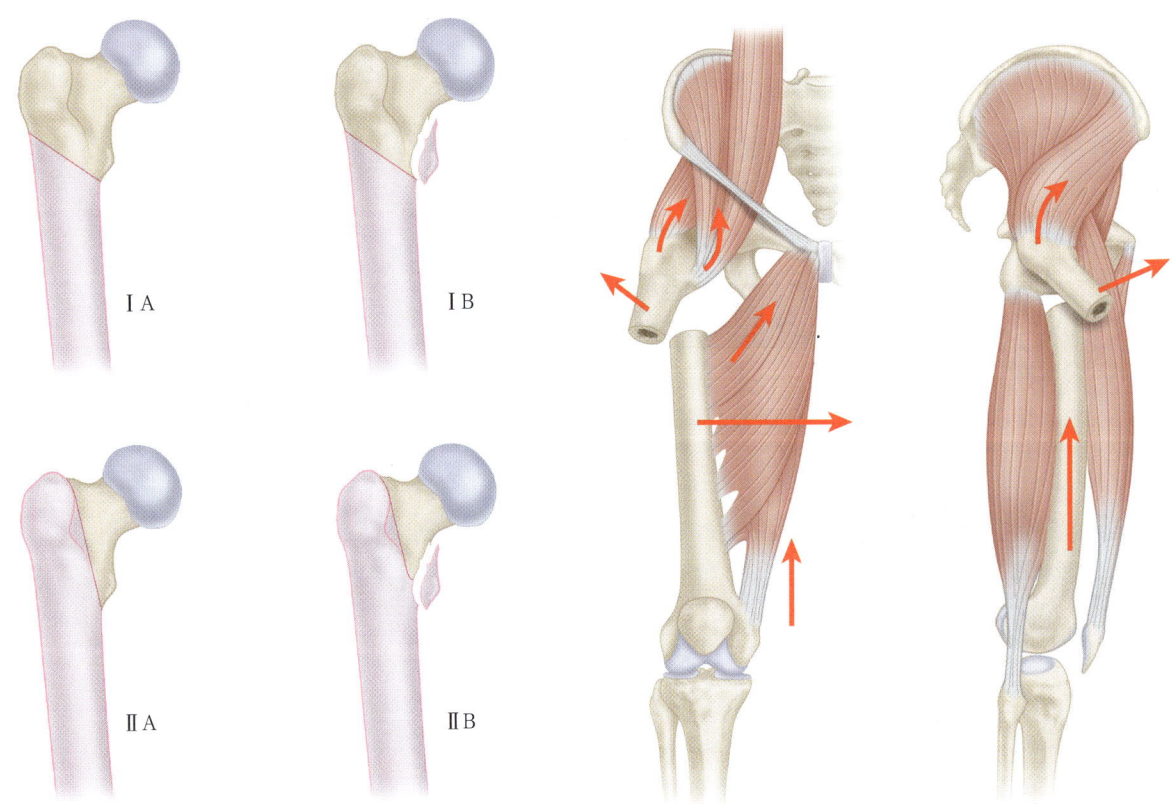

图 55-36　股骨转子下骨折 Russell-Taylor 分型

图 55-37　导致股骨转子下骨折发生畸形的拉力

交锁钉和重建钉（有 2 枚头钉）的髓内钉系统。Russell-Taylor 分类方法中的ⅠB、ⅡA 和ⅡB 型的骨折使用近端重建锁定钉模式（图 55-38）。Russell-Taylor 分类方法中的ⅠA 型骨折可以用标准的锁定或重建钉。然而，对于ⅠA 型中较靠近小转子的骨折，我们还是倾向使用近端交锁重建钉的方法。对于股骨头骨量较少的患者，可能要使用 Gamma 钉类型的装置（Gamma 钉，髓内髋螺钉）或 InterTAN。

同时，我们提倡在治疗转子下骨折时应用"轨道控制"（图 55-39）。"轨道控制"包含透视下近端髓内钉入口的精确建立（图 55-39A），以获得前面和侧面皮质的支撑和一个偏心和对线不良均较少的髓腔通道（Channel Reamer, Smith & Nephew, Memphis, TN）（见图 55-39B）。有回顾性研究显示，在转子下骨折治疗中，自从"轨道控制"理念的贯彻和成为常规使用装置后，对线不良大大减少了。

重建髓内钉

手术技术 55-7

- 患者于骨折床上取仰卧位（或侧卧位），患肢通过骨牵引针或靴进行牵引，髋关节屈曲 30°~40°（图 55-40A）。
- 使用透视确定适当的倾角。该确定可以通过前述的 Tornetta 方法进行。或者，如果骨折不涉及小转子（小转子的远端），则小转子相对于膝盖的轮廓可以与对侧进行比较。这种方法已被证明在检测旋转异常方面相当敏感。小转子尺寸上边对边的差异超过 20% 与大约 15°的旋转差异相关。
- 切开皮肤后（图 55-40B），在改良的转子内侧入针点（或梨状窝入针点）放置 1 枚导针，然后插入导针（图 55-40C）。如果因为骨折近端的外展、屈曲和外旋畸形致使导针定位困难，则扩大外侧切口来放置重建螺钉，同时应用一把大的骨夹持钳来纠正近端的畸形，并简化导针的置入。

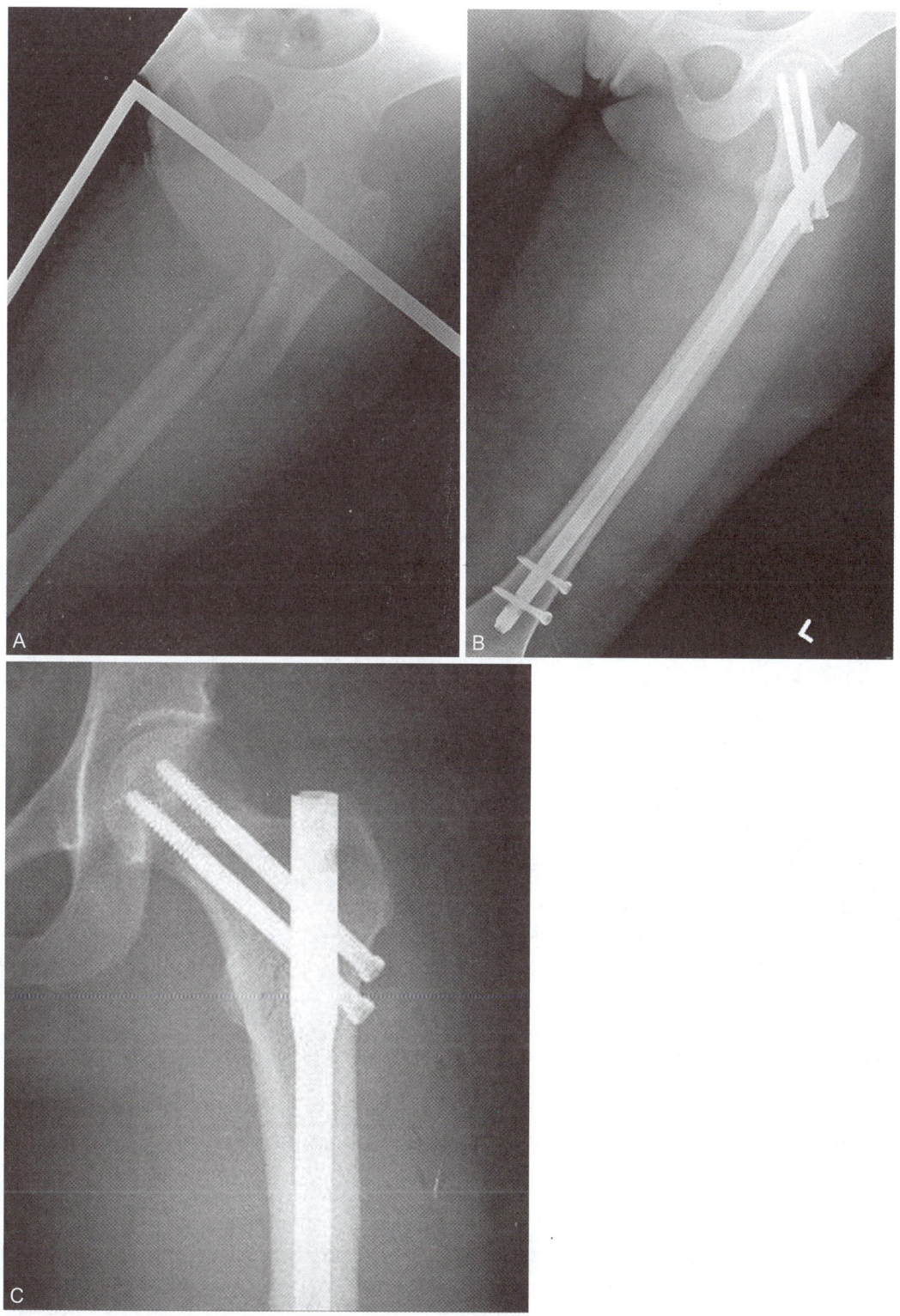

图 55-38 股骨转子下骨折使用近端重建锁定钉模式治疗
A. 术前 X 线影像；B 和 C. 术后 X 线影像

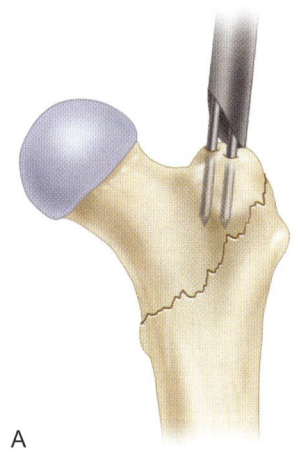

- 使用复位器（图 55-40F）来协助骨折的复位（图 55-40G）。
- 插入球头导针跨过骨折线（图 55-40H）。
- 测量髓内钉的长度（图 55-40I）。
- 然后通过通道锉逐渐钻开股骨干髓腔（图 55-40J）。
- 置入型号合适的髓内钉并用重建方式在近端锁定（图 55-40K）。
- 先为远端的头髓钉在股骨距的上方钻个孔。钻第 2 孔的时候留下之前的钻头，并且留下第 2 个钻头。先置入远端的钉，再置入近端的钉，置入的 2 个钉要在侧位像上位于股骨头的中央位置。
- 用徒手操作技术锁定远端髓内钉（见操作技术 54-30）。
- 检查是否有任何的内旋或外旋。将髋关节在 90°范围内屈曲，并且和对侧对比。通过移除远端的锁钉、纠正旋转、然后再锁定髓内钉的方法就可以纠正明显的两边的差异。

术后处理 术后 6 周内患者可足尖踮地负重，根据复查 X 线片上的愈合情况逐渐增加负重。

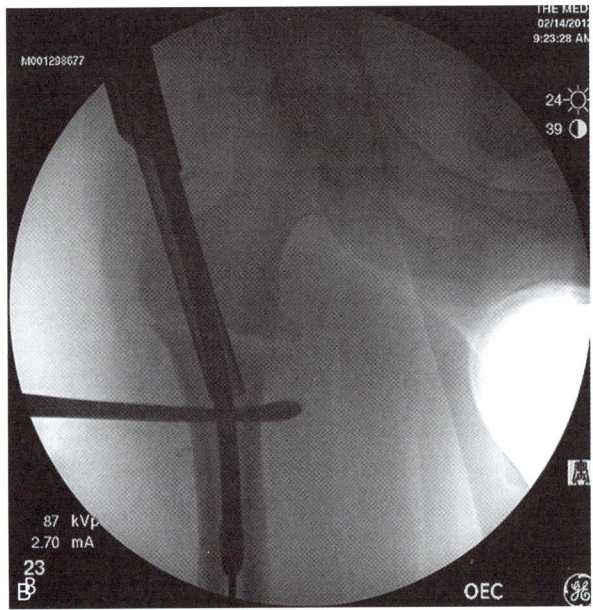

图 55-39 钉道控制：通过扩髓时对入口的保护（A）以获得更精确的入口位置（B）

（修订自 Ruecker AH, Russell TA, Sanders RW, Tornetta P: *TRIGEN InterTAN: surgical technique*, Memphis, TN, Smith & Nephew, 2006.）

- 如果采用梨状窝入针，导针必须在侧位观上向前移动约 5 mm 的距离以允许 2 个头髓钉的放入。
- 在钻孔之前要纠正近端的畸形并使其保持。联合运用球头顶棒和骨膜剥离器纠正任何残留的外展和屈曲畸形（图 55-41）。或者可以经插入头髓钉的切口来放置 1 个夹钳。如果移去夹钳骨折处的不稳定持续存在，则使用环扎线来维持纠正畸形的稳定（图 55-42）。
- 联合使用通道锉和开口锉（图 55-40D）来钻开骨近端（图 55-40E），防止偏心钻入。

关于转子下骨折的髓内钉治疗存在一个常见的失误，就是侧方的开口，这会导致内翻畸形（图 55-43）。支持梨状窝入针的支持者认为，梨状肌入针可以减少侧方开口的可能性且理论上可以获得更小的内翻畸形。并没有明确的证据显示梨状肌入针的髓内针治疗转子下骨折比改良的转子内侧入针的治疗方法可获得更小的内翻畸形。如果发现入针点欠佳，就可以经外侧钻孔道放置一个小型钢板来纠正这个失误（图 55-44），或者重新向更内侧钻孔或者用原来的切口置入一个前后向阻挡螺钉来纠正内外方向的轨道（图 55-45）。

（二）钢板固定

尽管许多 RT-ⅡA 和 RT-ⅡB 型骨折患者可以用髓内钉治疗，但手术操作技术较难。对于一些骨折线延伸到近端、累及入针点的完整性的转子下骨折，最好选用股骨近端锁定钢板（图 55-46）。早期由于频繁的手术失败，许多临床报道都对一家制造商的股骨近端锁定钢板的有效性提出了质疑；然而，最近比较股骨近端锁定钢板和角形钢板生物力学的数据是有价值的。锁定钢板的置入技术上更

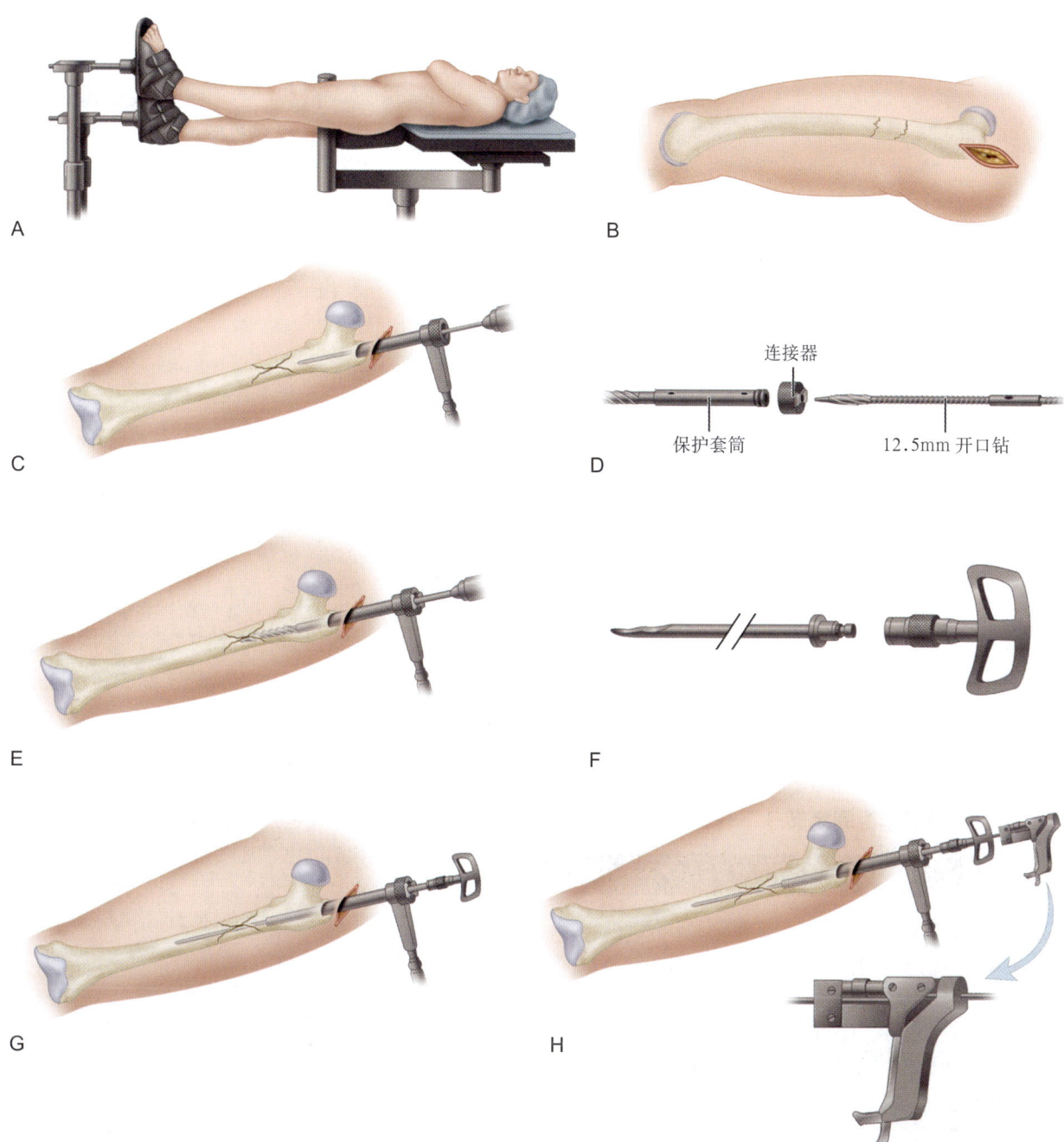

图 55-40 以顺行重建锁定髓内钉治疗转子下骨折

A. 患者仰卧（或侧卧）于骨折床上；B. 在大转子近端 3 cm 切开，向近端延伸；C. 确保入口精确（根据髓内钉选择大转子内侧或梨状窝入口）；D. 连接套筒和导钻并向近端扩髓（E）；F. 用复位器复位骨折（G）；H. 插入球头导针并通过骨折线（待续）

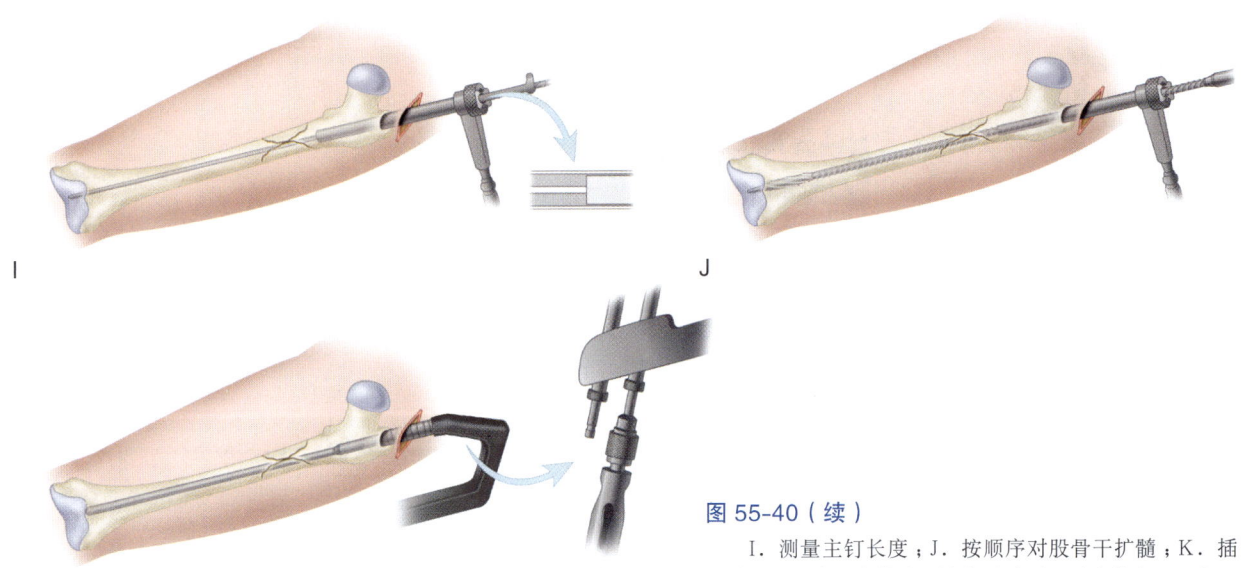

图 55-40（续）
I. 测量主钉长度；J. 按顺序对股骨干扩髓；K. 插入髓内钉并在重建模式下锁定近端（见手术技术 55-7）

容易。根据骨折的特点，锁定钢板可以经皮或开放的方式置入。角形钢板可以通过直接或间接的复位技术置入，然而，经皮是不可行的。角形钢板在翻修的情况下非常有效。

股骨近端锁定钢板固定转子下骨折

手术技术 55-8

- 像手术技术 55-7 描述的那样患者仰卧于手术台上。
- 如果患侧小转子是完整的，让髌骨正对天花板以获取对侧髋关节正位片（这个位置已被证实是真正的膝关节的正位）。在这样的位置照对侧髋关节的正位 X 线片。保存这张图像以用作随后小转子轮廓的参照（图 55-47）。
- 做股骨近端外侧切口（见手术技术 1-59）。
- 沿手术切口分离阔筋膜张肌，然后分离股外侧肌筋膜，并从肌间隔处提起肌肉，松解股外侧肌在转子边缘的起点。
- 根据术前的影像，选择桥接钢板或直接复位用骨折断端间固定和中和钢板。我们使用桥接钢板技术并用术前对侧图像来评估长度。
- 骨折复位合适后，经近端的切口将钢板置入可以在股骨距近端插入导针的位置（图 55-48A）。作者机构通常使用较长的钢板，它可以允许 4 枚或 5 枚位置较好的螺钉（低密集度钉）的置入。
- 用钉在近端和远端暂时钉住钢板（图 55-48B）。

如果有必要，可以用 1 枚皮质螺钉将钢板固定到骨表面。

- 在股骨距上方拧入锁定钉（图 55-48C），然后在骨折远端拧入 1 枚皮质钉来固定股骨干和钢板，特别要注意复位的准确。
- 考虑到远端钢板末端应力增加的问题，作者机构避免使用双皮质锁定钉，而采用双皮质非锁定钉或单皮质锁定钉。若需要使用双皮质非锁定钉，则应该在锁定钉使用前。而且，若考虑使用双皮质非锁定钉和瞄准器，则瞄准器应至少比钢板长度短 1 个孔的位置。
- 根据患者个体解剖不同，钢板近端使用尽可能多的锁定钉来填充。如果最初已用皮质钉固定了，则将其换成锁定钉。
- 评估旋转。如果小转子完整，旋转足至髌骨正对天花板的位置。与操作开始时照的对侧的 X 线片比较小转子的轮廓。仔细评估旋转是十分重要的，因为外旋的骨折近端骨块在复位和钢板放置的过程中至少向内旋转了一定的角度。
- 然后在股骨干上拧上 2 枚或 3 枚螺钉，完成最终重建（图 55-48D）。股骨干上是否用锁定钉取决于患者骨的质量。
- 所有螺钉拧入后，常规关闭手术切口。
- 在患者麻醉清醒之前临床评估长度和旋转。

术后处理 术后 6 周内患者可足尖踮地负重，根据复查 X 线片上的愈合情况逐渐增加负重。

第 55 章 · 髋部骨折和脱位　2679

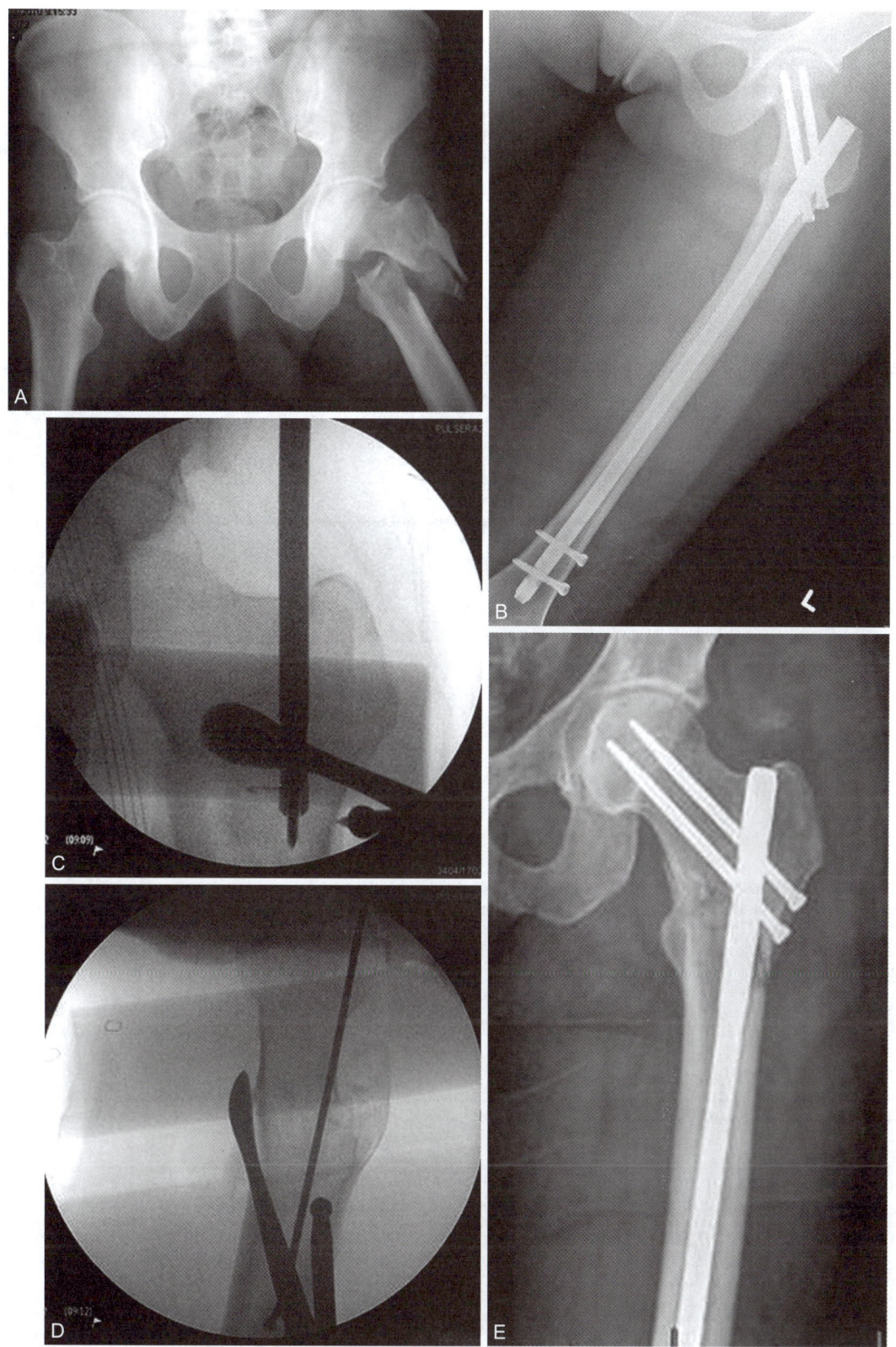

图 55-41　用剥离子和球头顶棒来纠正近端骨块的残余移位

A．术前骨折移位情况；B．术中无复位辅助下的侧方 X 线透视影像；C．术中正位 X 线透视影像；D．术中侧位 X 线透视影像（用剥离子和球头顶棒纠正矢状面及冠状面移位；E．复位后（见手术技术 55-7）

（Courtesy of Richard Kyle, MD, Minneapolis, MN.）

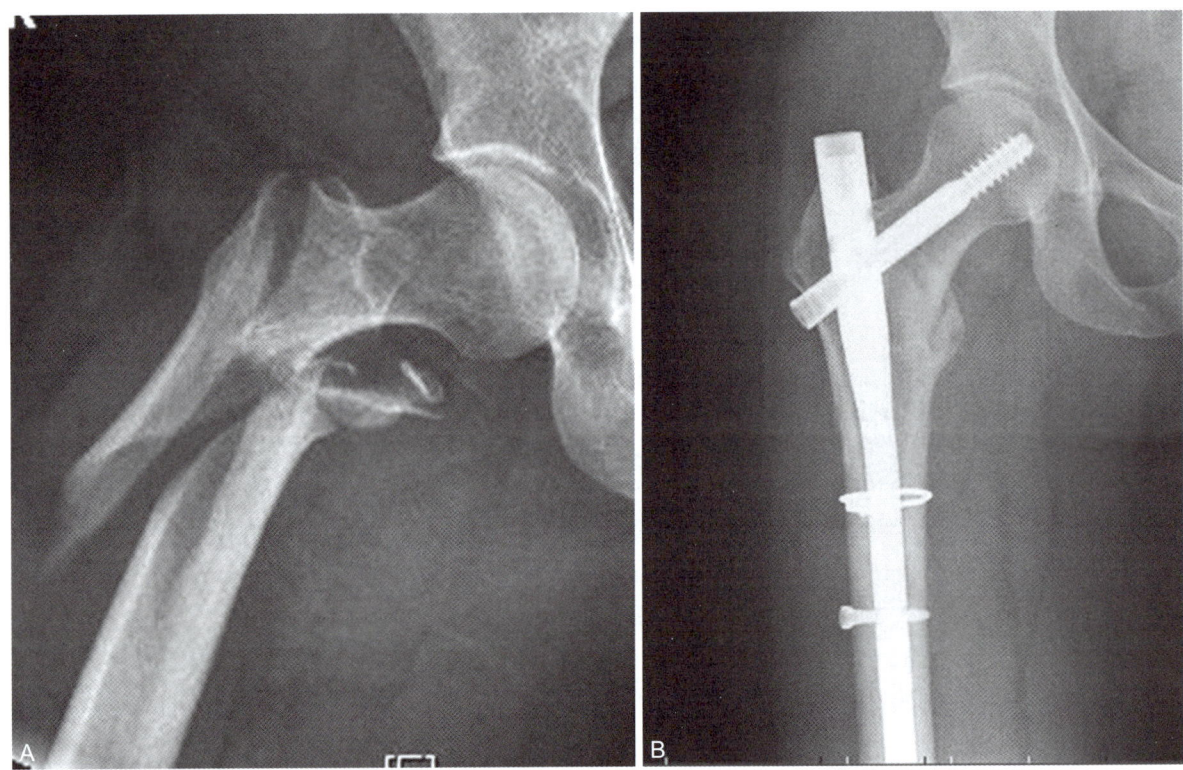

图 55-42　近端骨块移位的环扎固定术
A. 术前；B. 术后（手术技术 55-7）
（William Albers, MD, Memphis, TN. 允许使用）

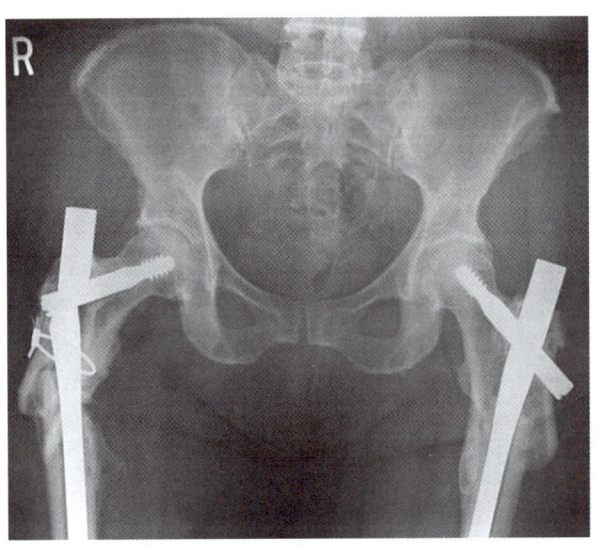

图 55-43　错误的入点选择导致髋内翻及对线不良

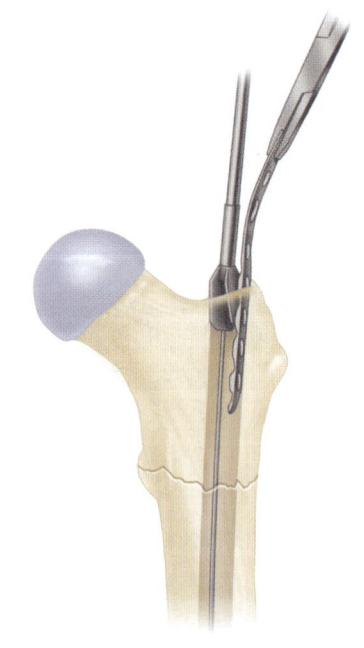

图 55-44　为了获得更满意的入口，可在扩髓外侧臂放置一个小钢板，使入口向内侧移动

（引自：Gardner MJ, Henley HB: *Harborview illustrated tips and tricks in fracture surgery*, Philadelphia, Lippincott Williams and Wilkins, 2010.）

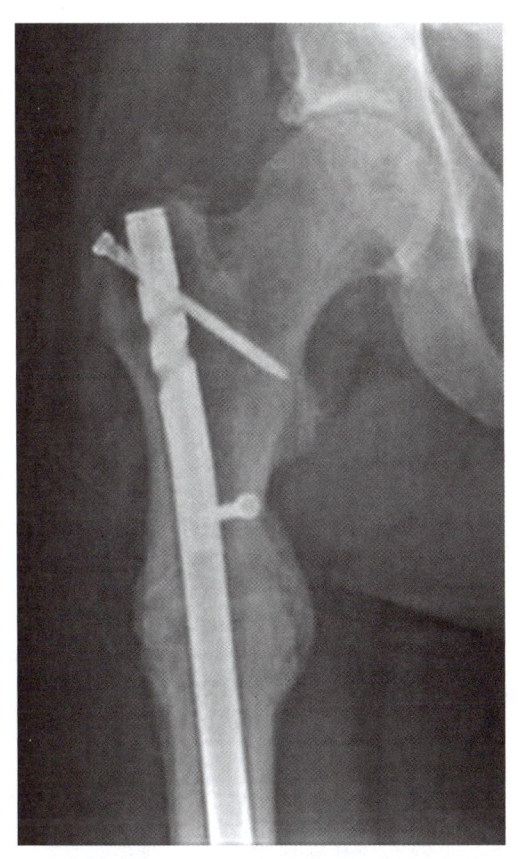

图 55-45 通过增加前后阻挡螺钉可以纠正入钉点错误引起的复位不良

角钢板固定转子下骨折

手术技术 55-9

- 术前制订角钢板的置入计划是极其重要的。即使有计算机图像,我们还是将其打印出来以创建一个准确的模板。
- 像手术技术 55-7 描述的,患者仰卧于手术台上。做一个与置入股骨近端锁定钢板类似的切口(见手术技术 55-8),但切口要向远端延伸更远,直到达到预期置入钢板的长度。
- 以与股骨干成 95°的角度并依据术前的模板将 Kirschner 线插入到股骨近端的外侧部分。在侧位片上评估 Kirschner 线的位置和髋关节的前倾角。一些系统可以简化钻孔位置的准备。
- 在 Kirschner 线远端用 3.2 mm 钻头钻开外侧皮质为骨槽建立开口。
- 将 Kirschner 线用作参考,进一步凿开股骨外侧部分并将骨凿插入到股骨颈中。确保骨凿的方向和近端骨折端成直线,可以不理会远端的方向。
- 每 10～15 mm 退出一次骨凿,以免嵌插。继续插

入骨凿至术前预定的合适的长度。
- 置入钢板。
- 放置好后,用钢板复位骨折断端。螺钉拧入时可以暂时用骨夹持钳保持钢板远端的位置。先拧入偏心的螺钉。如果螺钉加压效果不佳,可以使用关节加压器。
- 如股骨近端锁定钢板固定所提到的(见手术技术 55-8),评估旋转程度。可以采取取出远端锁定钉纠正异常的旋转,然后再将螺钉重新置入。

术后处理 同股骨近端锁定钢板固定骨折(见手术技术 55-8)。

第四节 髋关节脱位和股骨头骨折

髋关节脱位和股骨头骨折的典型发生机制是高能量损伤。最常见的受伤机制是机动车事故。除了髋关节脱位或髋关节脱位合并股骨头骨折以外,受伤身体同侧的膝关节损伤也是相当普遍的。一项研究报道,通过 MRI 检查受伤身体同侧,膝关节损伤的发生率为 89%。警惕有膝关节和身体其他部位的损伤很有必要,以避免漏诊。有 40%～75% 的患者发生了其他部位的合并损伤。坐骨神经损伤也是髋关节后脱位的常见并发症,发生率为 10%～15%。

受损肢体的临床表现可以为髋关节脱位的类型和脱位方向提供重要的信息。大多数髋关节脱位为后脱位,常伴有受损肢体的短缩、内旋和内收。相比后脱位,前脱位非常少见(＜10%),表现为肢体的短缩和外旋。比较少见的一类骨折脱位是单纯的脱位伴股骨头骨折,此类骨折有其特有表现,即髋、膝关节轻微弯曲,髋关节也仅处于旋转中立位(图 55-49)。Mehta 和 Routt 描述了此类型的骨折,并且警告了行闭合复位会带来的不良结果。

对于被怀疑为髋关节脱位的患者,应该尽快进行评估,在任何复位尝试之前,首先应该急诊拍摄骨盆前后位 X 线片。股骨头的大小及与对侧肢体比较的小转子投影可为脱位的方向提供重要信息(图 55-50)。后脱位时,典型的 X 线表现是:股骨头变小,小转子有可能因为肢体的内旋而不可见。前脱位时,典型的 X 线表现是:股骨头变大,小转子可能因为肢体的外旋而变大。髋关节脱位时也可见股骨头和髋臼的同心性缺失。

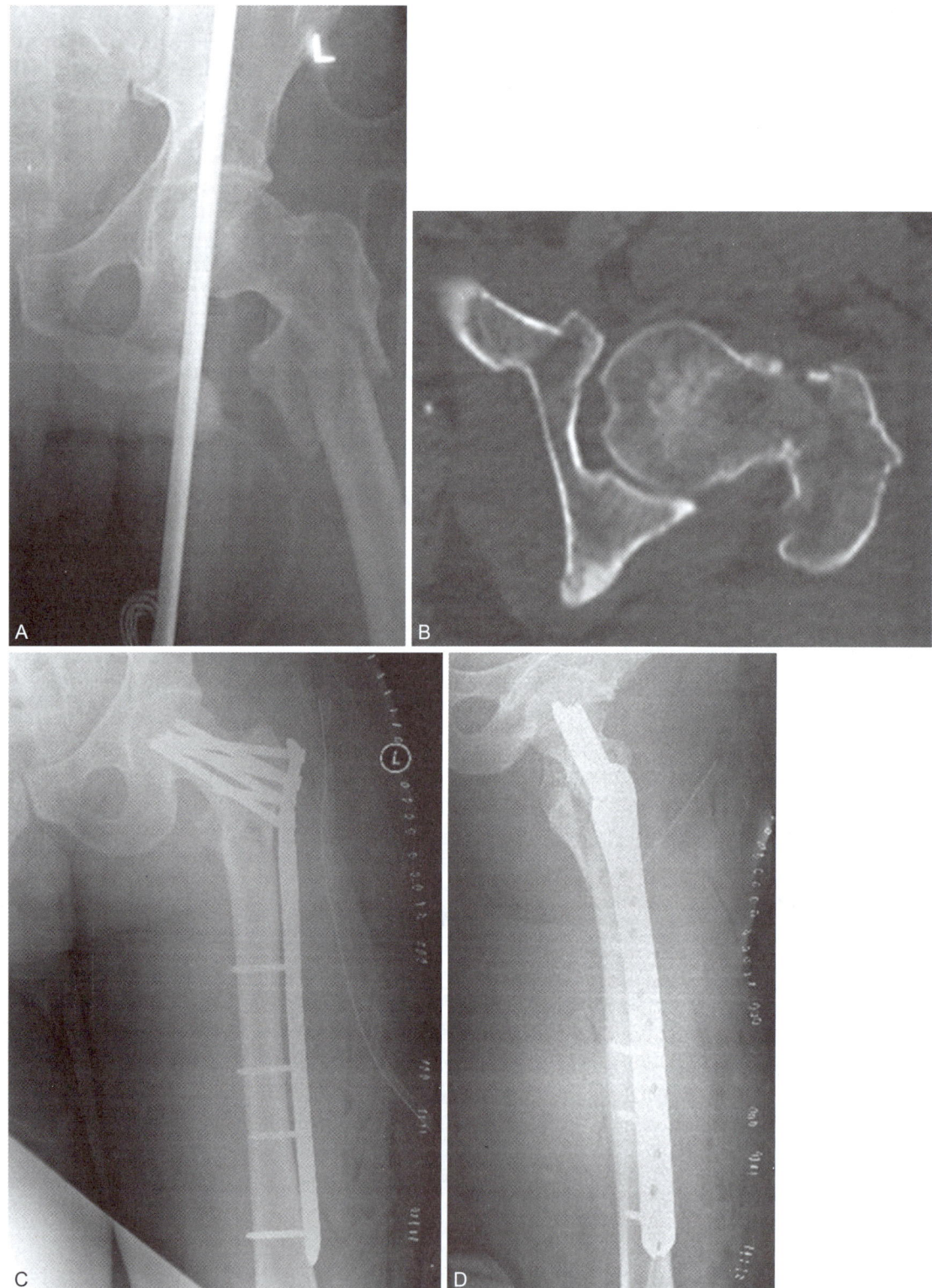

图 55-46 股骨转子下向近端延伸的骨折可用股骨近端锁定钢板治疗

A. 术前 X 线影像；B. 术前轴位 CT 显示近端已累及梨状窝；C 和 D. 锁定钢板固定术后 X 线影像

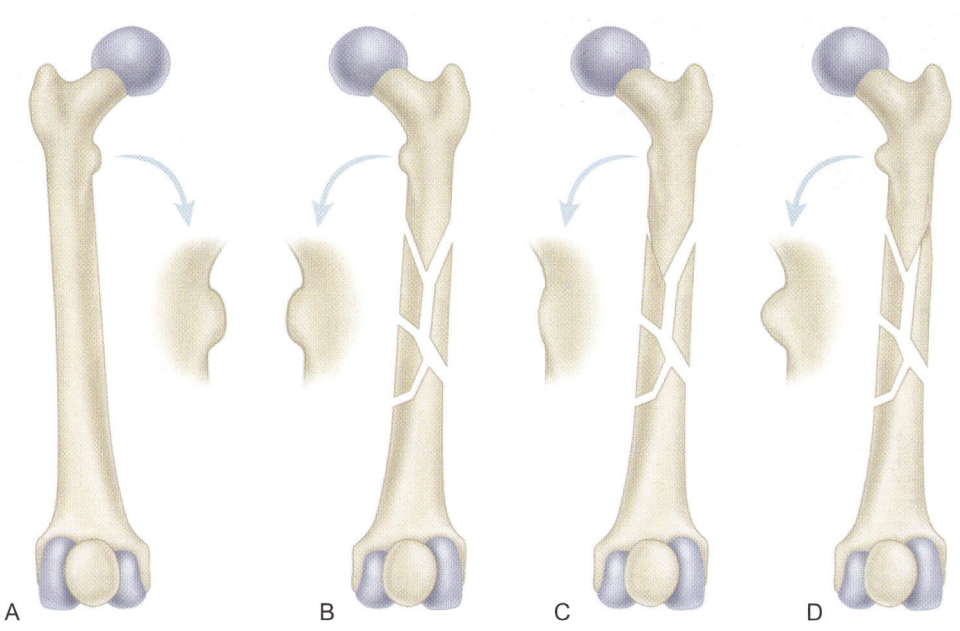

图 55-47 通过对侧小转子位置的比较可评估骨折旋转移位

A．健侧下肢保持髌骨向前时小转子的轮廓；B．纠正旋转后，髌骨向前时患侧小转子的轮廓应与健侧一致；C．患侧近端骨折块相对于骨折远端内旋时，小转子轮廓消失。这提示患肢过度外旋畸形；D．患侧近端骨折块相对于骨折远端外旋时，小转子轮廓增大。这提示患肢内旋畸形（见手术技术 55-7）

（引自：Krettek C: Fractures of the distal femur. In Browner BD, Jupiter JB, Levine AM, et al, editors. *Skeletal trauma*, 4thed. philadelphia, Elsevier, 2009.）

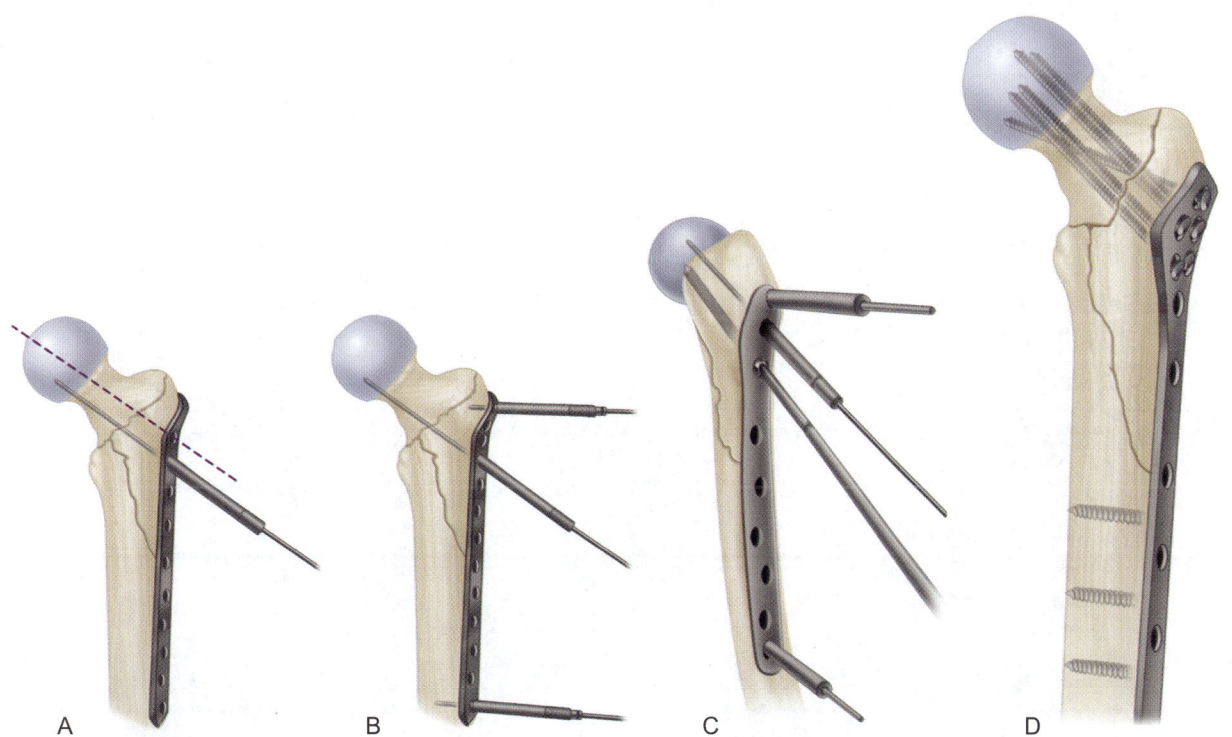

图 55-48 股骨近端锁定钢板治疗转子下骨折（见正文）

A．钢板通过近端切口置入，使导针位于股骨距近端且侧位像上针尖指向股骨头中心；B．调整钢板位置至最佳并在其近远端分别固定；C．在股骨距近端置入锁定钉；D．近端螺钉置入后完成重建（见手术技术 55-8）

（修订自：Peri-Loc locked plating system: surgical technique, Memphis, Smith & Nephew, 2011.）

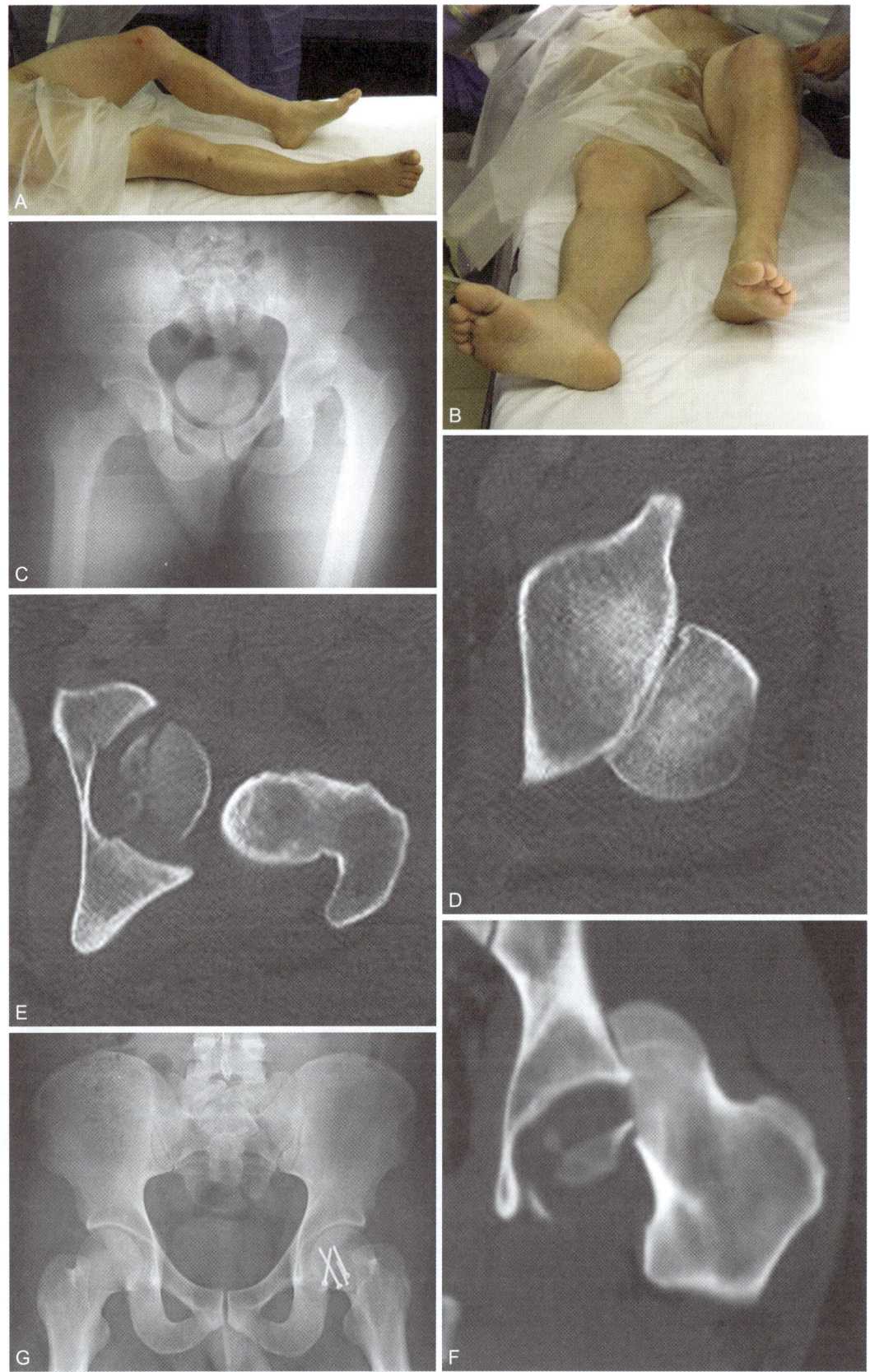

图 55-49 单纯髋关节脱位合并股骨头骨折

A 和 B. 典型肢体体位；C. 术前 X 线影像；D 和 E. 术后轴位 CT 扫描影像；F. 术后冠状位 CT 扫描影像；G. 术后骨盆正位 X 线片显示骨折愈合

第 55 章·髋部骨折和脱位

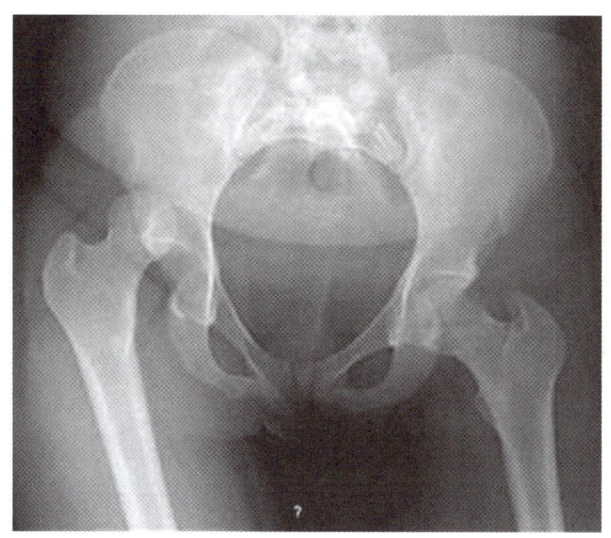

图 55-50 髋关节脱位

单纯的髋关节脱位需要及时复位，以减小股骨头坏死的风险。最近有关于复位应该在急诊室还是在手术室进行的争论；此问题的决定应该取决于当地医院的资源与条件。骨坏死的风险随着复位时间的延长而升高。股骨头坏死有 1% ~ 22% 可能继发于髋关节后脱位。应该避免多次尝试股骨头闭合复位操作以减少对股骨头的医源性损害。闭合复位之后应再次行髋部的 X 线片和 CT 扫描。髋臼后壁或股骨头来源的关节内骨折块导致的复位不良是手术指征之一。继发于关节内骨折的髋关节不稳患者在闭合复位后应进行股骨远端的骨牵引（图 55-51）。CT 扫描可用于评估关节内骨折块的大小和位置（图 55-52）。然后（依据骨折块的大小和患者的情况）进行治疗。

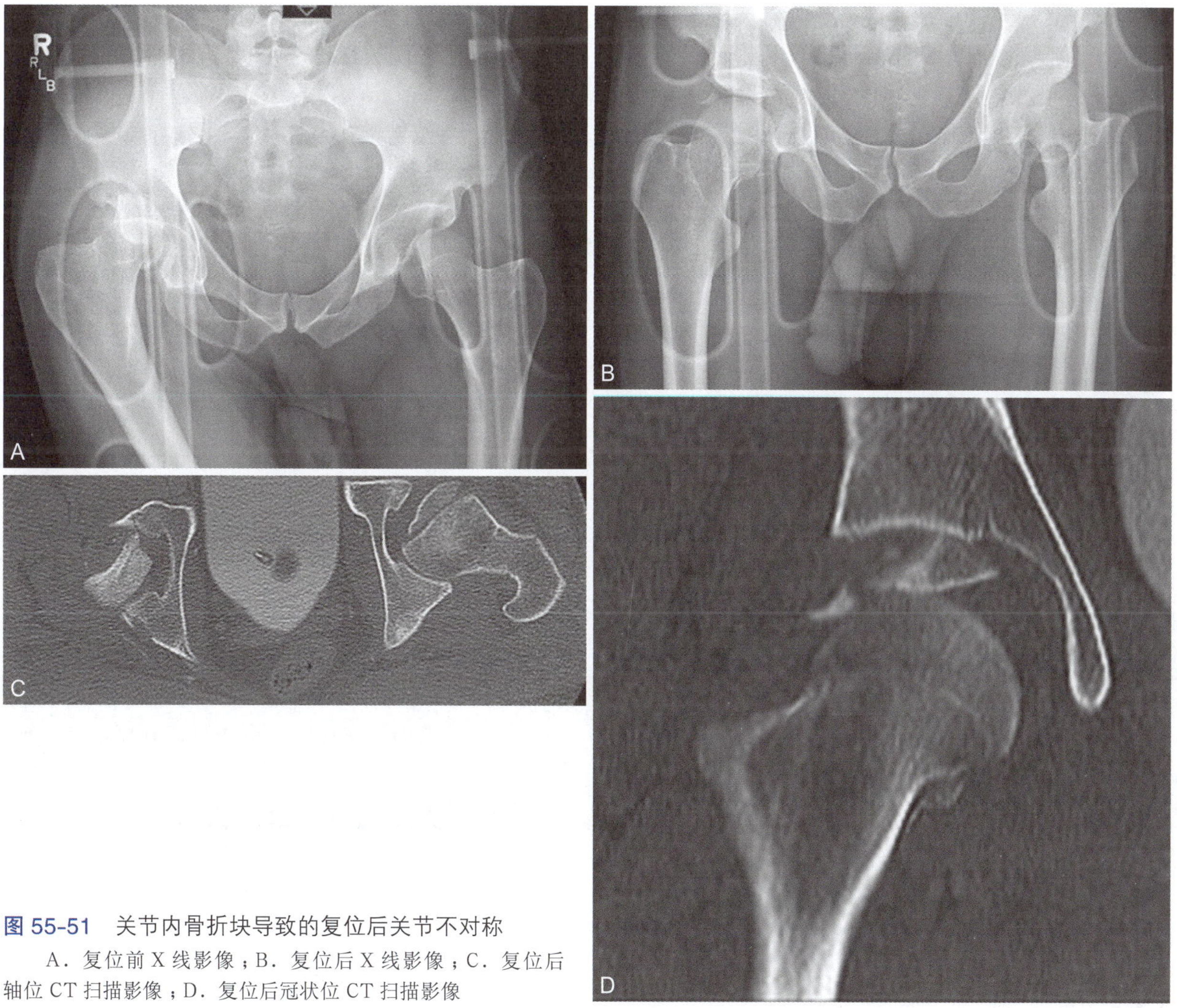

图 55-51 关节内骨折块导致的复位后关节不对称
A. 复位前 X 线影像；B. 复位后 X 线影像；C. 复位后轴位 CT 扫描影像；D. 复位后冠状位 CT 扫描影像

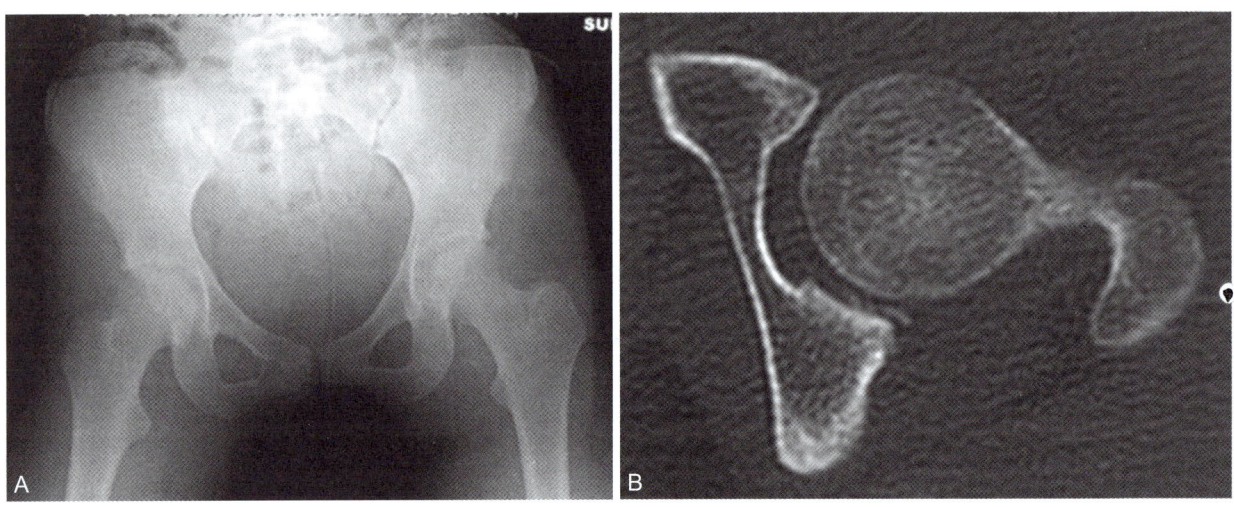

图 55-52 X 线片上显示的微小不对称（A），可通过 CT 扫描进一步评估（B）

一、股骨头后脱位的复位方法

我们已经介绍了很多种闭合复位法，包括：East Baltimore 提拉复位、Allis 手法复位、Bigelow 手法复位和 Stimson 复位法。East Baltimore 提拉复位（图 55-53）对于外科医师而言方便而且有效。复位时，医师站在患者患肢一侧。使患者屈膝屈髋 90°。医师偏向患者头部的胳膊从患者小腿下穿过搭于助手的肩上。同理助手也把自己的手搭于主诊医师的肩上以获得稳定。医师用偏向患者下肢的手抓住患者的足踝，用于在必要时控制其肢体的旋转。第 2 助手固定患者的骨盆。医师和第 1 助手随后起身（沿着患者髋部和膝部的方向牵拉），从而施加一个向上的力使其关节复位。

Allis 手法复位（图 55-54）与 East Baltimore 提拉复位法相比可以少 1 个助手。患者取仰卧位，助手固定其骨盆，操作者沿其畸形的长轴方向反向纵向牵引，然后于持续牵引下使其屈髋 90°，根据需要内旋或外旋髋关节直到复位。

Bigelow 手法复位（图 55-55）需要的人数与 Allis 手法复位相同。患者取仰卧位，助手压住患者双侧髂前上棘固定其骨盆，操作者一手握住患者患肢踝部，另一前臂置于患者屈曲的膝关节下方，沿患者的畸形方向纵向牵引；然后于持续牵引下，保持其膝关节内收内旋位，并使患者屈髋 90°；再外展、外旋、伸直患者髋关节，依靠杠杆作用将其股骨头撬进入髋臼内。

Stimson 复位法（图 55-56）不是常用的复位方法，因为必须使患者俯卧于台上，患侧下肢悬空。

如果在充分镇静的情况下，闭合复位不能完成时，需要立即进行 CT 检查以确诊是否有阻挡复位的东西。在手术室进行全身麻醉下可以再次进行闭合复位，如果仍不能复位，则进行切开复位。

二、股骨头前脱位的复位方法

股骨头前脱位通常可以使用牵引，在大腿施加内外侧的力量和内旋使其复位。如果闭合复位失败，那么可使用 Smith-Peterson 入路进行切开复位。

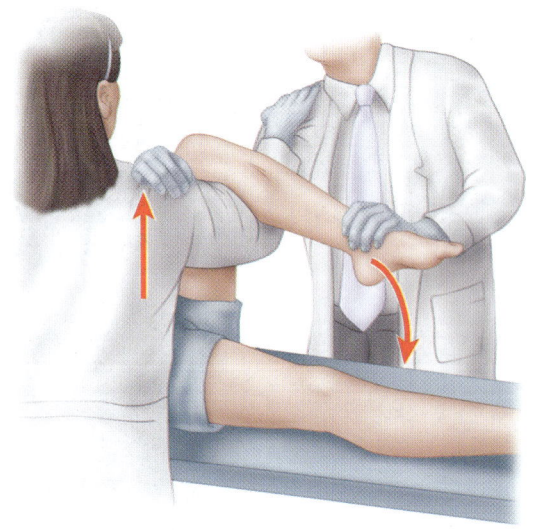

图 55-53 髋关节脱位的 East Baltimore 提拉复位法

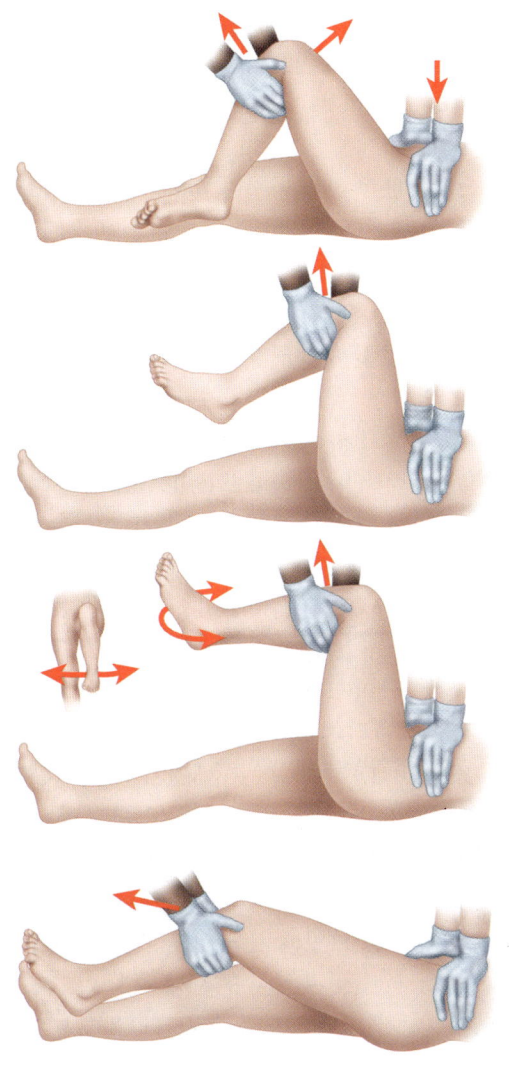

图 55-54　髋关节后脱位的 Allis 复位手法

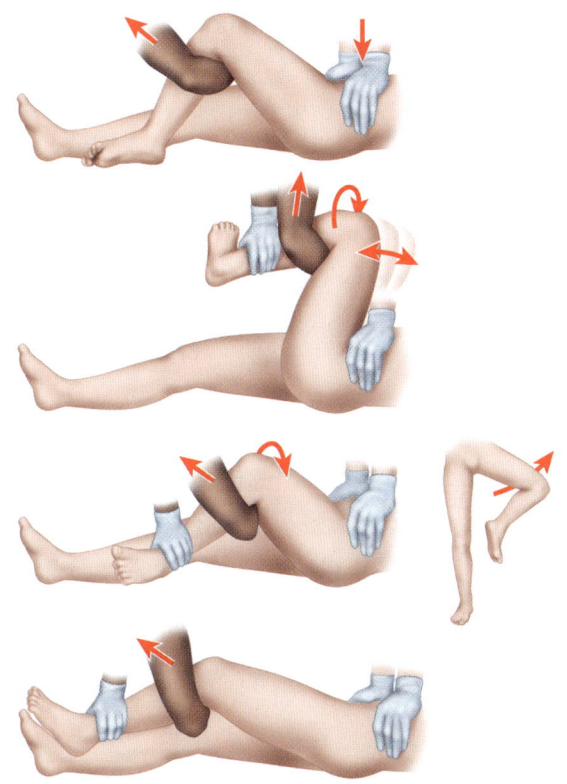

图 55-55　髋关节后脱位的 Bigelow 复位手法

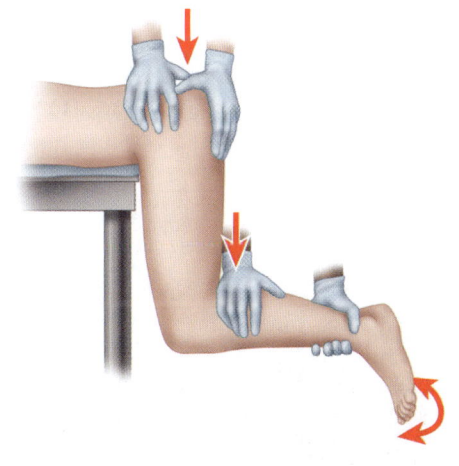

图 55-56　髋关节后脱位的 Stimson 复位手法

后路手术对髋关节后脱位进行切开复位

手术技术 55-10

- 患者取伸髋屈膝侧卧位以减轻坐骨神经的张力。如果关节内有骨块，需要进行牵引。
- 采用髋关节的标准 Kocher-Langenbeck 入路（见手术技术 1-74）。
- 由于解剖结构发生改变，确认坐骨神经是困难的。应尝试在股方肌的后面查找到坐骨神经。
- 为了避免损伤股骨头周围的血供，不能从股骨上切断股方肌；可以从距各自止点至少 15 mm 处切断梨状肌和闭孔肌腱，也可以从髋臼的边缘做必要的关节囊的松解。
- 移除髋臼内任何妨碍复位的结构，包括关节软骨碎片和关节盂唇。
- 在复位股骨头进入髋臼的同时保护坐骨神经。

术后处理　单纯股骨头脱位复位后，只要患者能够耐受疼痛，就可以进行渐进性的拄拐负重训练。股骨头后脱位患者需要遵循后脱位的预防措施至少 6 周。复位后的前 2 年需密切随访患者，因为股骨头的坏死很可能发生在这个时间段内。

股骨头后脱位通常伴有髋臼后壁的骨折；治疗方法在第 56 章阐述。5%～15% 的股骨头脱位伴有股骨头骨折。最常用的股骨头骨折分型系统是 Pipkin 分型（图 55-57）。

Ⅰ型：股骨头中央凹尾端的骨折。

Ⅱ型：股骨头中央凹头端的骨折。

Ⅲ型：上述Ⅰ型或Ⅱ型骨折同时伴股骨颈骨折。

Ⅳ型：上述Ⅰ型、Ⅱ型或Ⅲ型后脱位同时伴髋臼骨折。

与单纯股骨头脱位类似，股骨头脱位伴股骨头骨折（Pipkin Ⅰ型和Ⅱ型）也需要立刻复位。复位之后，需要做 CT 扫描以确定股骨头骨折块的大小、位置和复位情况。大多数人认为，大的 Pipkin Ⅰ型股骨头骨折块，特别是伴有移位时，需要坚强固定，因为大的骨折块增加了不稳定性。更多的争议体现在对小骨折块的处理上。一些人推荐立刻切除骨折块，另一些人相信非手术疗法。CT 检查对于复位的评估十分关键。任何不能被解剖复位的 Pipkin Ⅱ型骨折都需要手术治疗。手术复位和固定可以从前侧入路（Smith-Petersen）或后侧入路（Kocher-Langenbeck）完成。我们通常使用 2.7mm 埋头钉或 3.5mm 皮质螺钉或无头加压螺钉。

Pipkin Ⅲ型骨折十分少见，关于此类骨折的治疗的指导资料也缺乏。在年轻患者，我们通常采用切开复位加内固定。而在老年患者，则采用关节置换。

Pipkin Ⅳ型骨折最常见于股骨头的骨折和髋臼后壁的骨折。治疗这种合并损伤的最好方法可能是手术脱位（图 55-58）。通常根据髋臼骨折情况来决定治疗方法。一项最新的评估手术切开复位并发症的多中心研究表明，此方法安全且并发症发生率较低。在对 334 例行手术脱位治疗的各种髋部疾病患者进行的观察中，无一例发生骨坏死。转子骨不连发生率为 1.8%。尽管此病例研究样本量较大，只有 1 例创伤患者。治疗股骨头骨折、髋臼骨折或进行关节清创的并发症的任何入路都没有被发现出现骨坏死。手术脱位的技术见第 6 章（见手术技术 6-1）。手术脱位可为大的股骨头骨折切开复位内固定或清创以及小的股骨头骨折块的切除提供良好的视野。

髋部脱位合并股骨头骨折需要足失跖地负重 12 周。除了行股骨头切除的患者，只要能挂拐即可下床负重。患者同样被要求遵守髋部保护措施并在术后前 6 周根据指导活动。

闭合复位可能因同侧的股骨头骨折或股骨干骨折变得复杂。任何复位尝试都必须在拍摄骨盆前后位 X 线片之后进行，这是因为：任何对髋关节后脱位合并股骨颈骨折的闭合复位尝试都有可能导致股骨颈骨折的移位或进一步移位，而且还有可能进一步造成股骨头血供的损伤。对于老年患者，应该行股骨头置换。对于年轻的患者，如果其有股骨颈骨折移位，则应行切开复位和髋关节脱位的复位。我们不会尝试对合并股骨颈骨折的患者进行闭合复位，除非骨折是稳定的且可以被导针临时固定。髋关节脱位合并股骨干骨折的治疗则不同于前者，需要尝试对其进行闭合复位。如果遇到困难，则需要将患者带到手术室并在骨折近端打 1 根斯氏针以辅助复位。

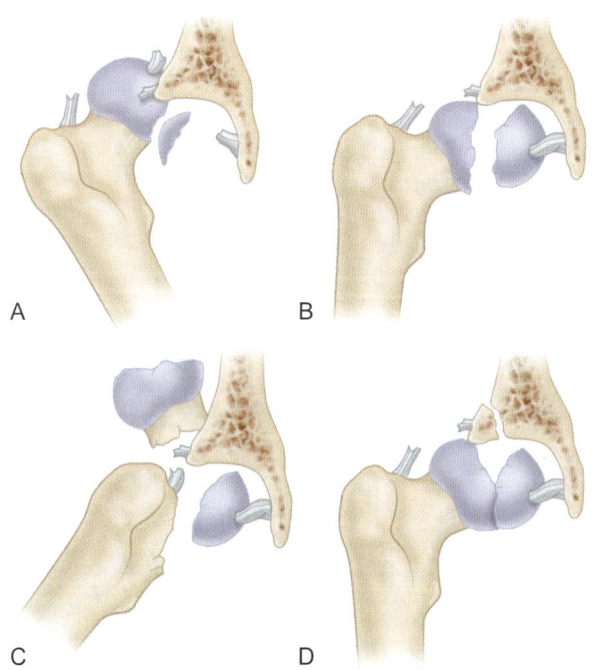

图 55-57 髋关节后脱位伴股骨头骨折的 Pipkin 分型

A．Ⅰ型：伴股骨头中央凹尾端的骨折；B．Ⅱ型：伴股骨头中央凹头端的骨折；C．Ⅲ型：Ⅰ型或Ⅱ型骨折伴股骨颈骨折；D．Ⅳ型：Ⅰ型、Ⅱ型或Ⅲ型骨折伴髋臼骨折

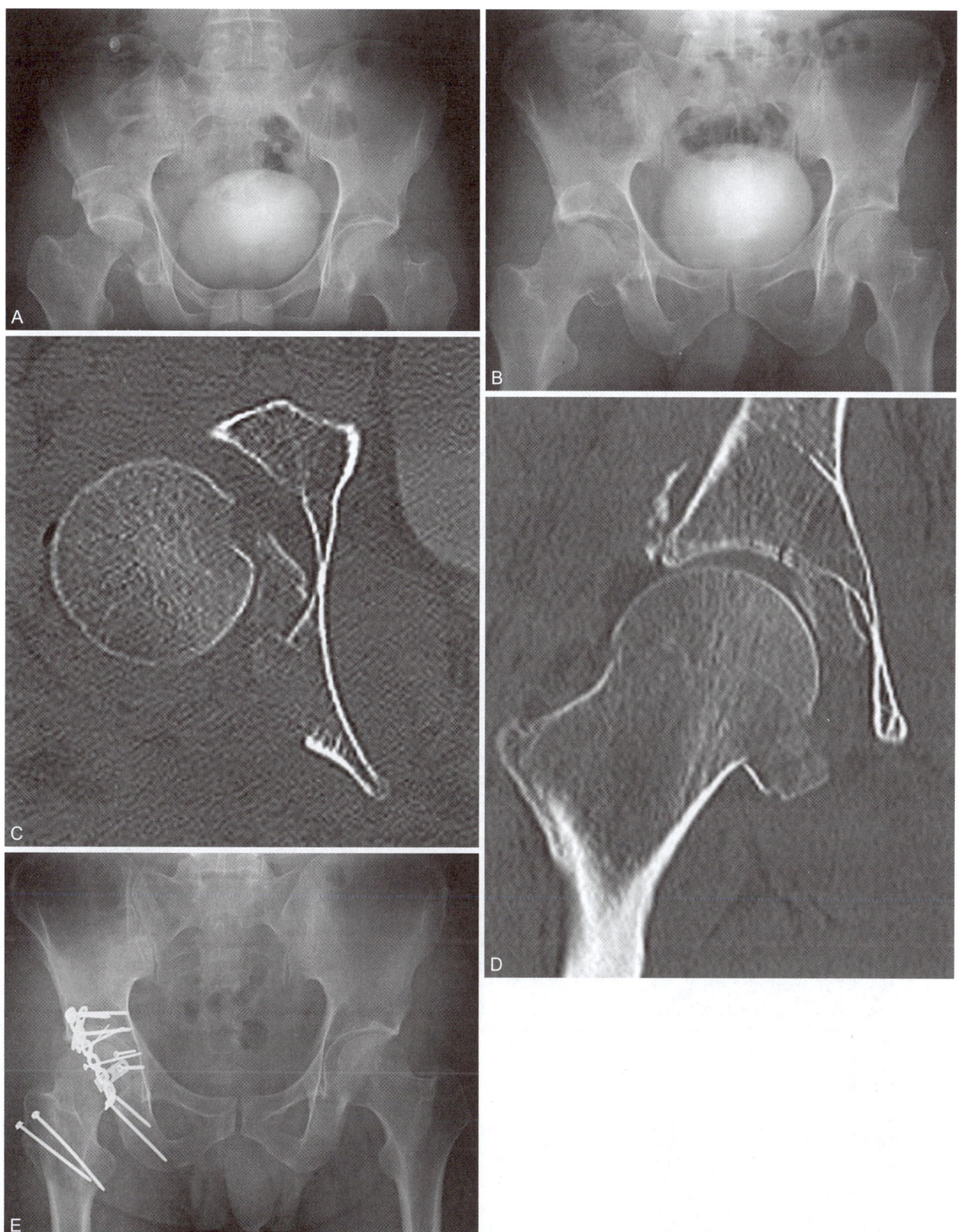

图 55-58 Pipkin Ⅳ型骨折可用外科治疗髋关节脱位的方法治疗（髋臼后臂骨折的切开复位和内固定及圆韧带窝下股骨头骨折块清除）
A．术前 X 线影像；B．术后 X 线影像；C．术后轴位 CT 扫描影像；D．术后冠状位 CT 扫描影像；E．术后骨盆正位 X 线影像

第五节　肢体同侧股骨颈和股骨干骨折

同侧股骨颈骨折伴随股骨干骨折约见于 9% 的时间。股骨颈骨折的及时诊断对于预后起到至关重要的作用，对伴随的股骨颈骨折的延迟诊断会造成灾难性的并发症。需要反复检查影像资料以避免这种情况的发生。股骨骨折的影像评估包括股骨的前、后位 X 线片及侧位 X 线片，还需要拍摄骨盆的前、后位 X 线片及患侧髋部的侧位 X 线片。由于难以获得股骨骨折患者的患侧髋部高质量侧位 X 线片，可以在每一位由钝挫伤造成股骨骨折的患者身上使用骨盆 CT 扫描。骨盆 CT 扫描需要包括冠状面和矢状面的重建影像。

如果术前诊断为股骨颈骨折，则需要先处理股骨颈骨折，再处理股骨干骨折。如果骨折有移位，则需要经 Smith-Petersen 或 Watson-Jones 入路进行切开复位，并且用空心螺钉或髋加压螺钉固定（图 55-59）。无移位时也可用上述两种方法固定。如前面股骨颈骨折部分提到的，复位和固定需要在骨折床上完成，以便提供最高质量的侧位影像。对于股骨干骨折合并非移位的股骨颈骨折，可以使用一个简单的装置（顺向重建钉）进行治疗，不过这在技术上很难实现，而且有发生并发症的潜在风险。

为避免漏诊合并的股骨颈骨折，髓内钉放置后需要进行实时的 X 线透视，以及手术室麻醉状态下的下肢内旋的骨盆前后位 X 线摄像。尽管进行了如上步骤，还是有可能漏掉一部分股骨颈骨折，因此，

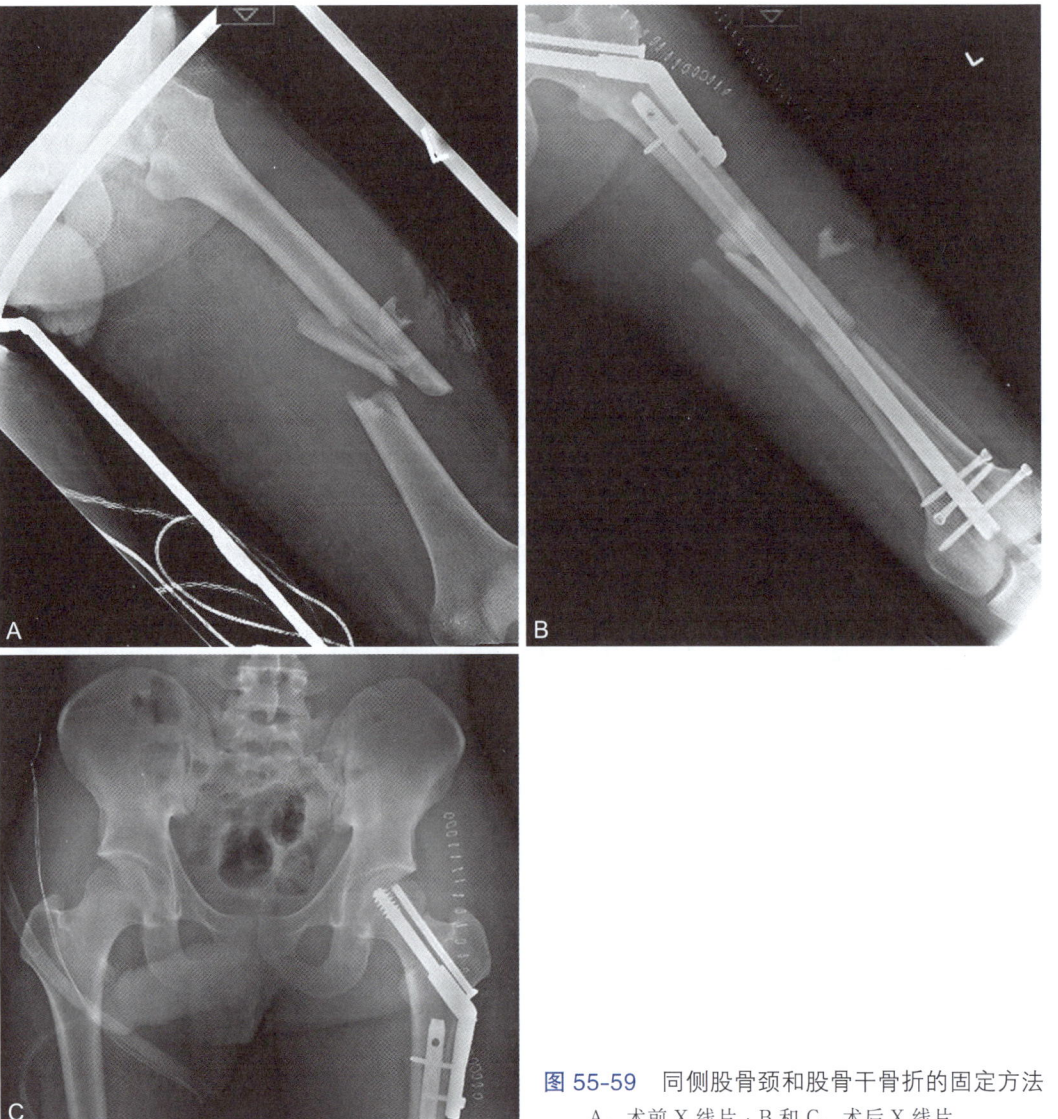

图 55-59 同侧股骨颈和股骨干骨折的固定方法
A. 术前 X 线片；B 和 C. 术后 X 线片

如果患者主诉髋部疼痛,则需要重复进行 X 线透视。

如果股骨颈骨折在安置髓内钉(图 55-60)后确诊,治疗选择要基于骨折的移位程度及所用的髓内钉系统。若此阶段还没有发现股骨颈的骨折,则很可能由于骨折无移位或微小移位。如果骨折无移位且髓内钉具有重建功能选择,则标准的近端交锁钉可以更换为 2 个头钉。通常需要向头端或尾端调整髓内钉以便安放 2 个近端头钉。如果必须进行这种调整,则需要使用 2 枚导针穿过股骨颈以防止骨折移位。如果骨折不能用髓内钉进行重建,则可以在其周围加用空心螺钉。

Ostrum 等报道了 92 例股骨近端骨折合并同侧股骨干骨折的病例(其中 68 例为股骨颈骨折)。其中只有 15 例股骨颈骨折的分型为经颈型和头下型,且所有 92 例当中只有 39% 发生了骨折移位。所有的骨折均以髋部滑动髋螺钉或空心螺钉治疗。68 例股骨颈骨折中有 2 例(3%)发生了骨折不愈合,92 例股骨干骨折有 8 例(8%)发生了延迟愈合或不愈合,需要二次手术干预。两种固定器械间的疗效比较没有差异。

有同侧股骨干合并股骨颈骨折的患者可以在术后前 10~12 周采取足尖踮地的方式行走。

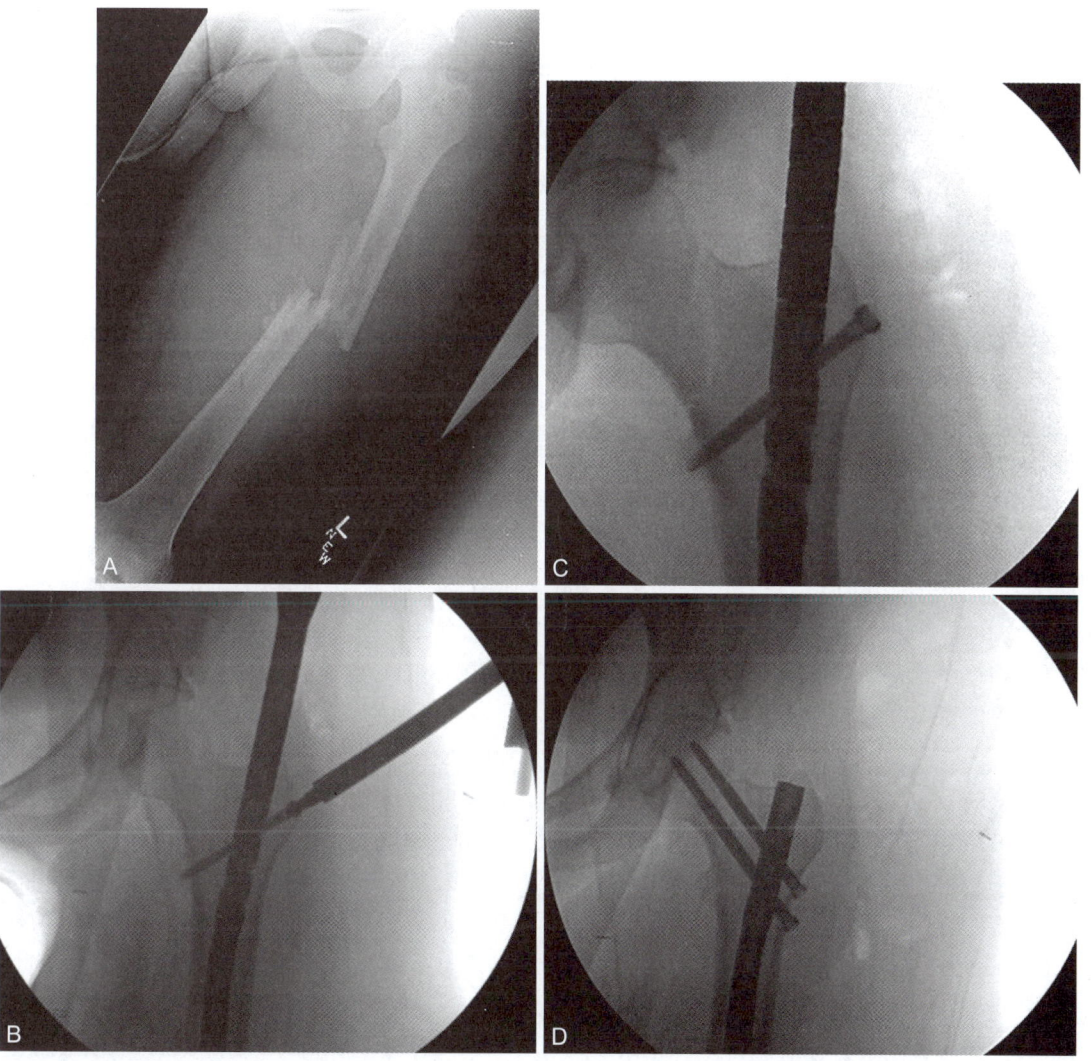

图 55-60 股骨干骨折置钉后发现同侧存在股骨颈骨折

A. 术前 X 线影像;B. 置入髓内钉后术中 X 线透视影像;C. 动态 X 线透视下活动髋关节的影像;D. 将近端标准交锁螺钉改为重建螺钉后的术中 X 线透视影像

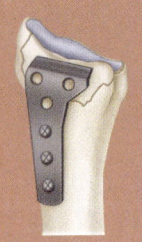

第 56 章

髋臼和骨盆骨折

著者：James L. Guyton · Edward A. Perez

译者：梁永辉　吴韬光　赵燕鹏　彭　烨　聂少波　罗　扬　邬晓勇　张攻孜　王　翔　郭义柱　张立海　邓俊豪

审校：王满宜　张　堃　王鹏飞　马　腾　丛雨轩

第一节　髋臼骨折

髋臼骨折的治疗在骨科是一个比较复杂的领域，正处于不断改进中。它有一个明确的学习曲线，Matta 和 Merritt 的一篇报道中记载的由 Matta 手术治疗的最初 100 例髋臼骨折也许是最好的证明。他们将手术复位的病例按时间顺序分组，每组 20 例，清楚地显示了随着临床经验的积累，防止不满意复位和获得解剖复位的能力提高了（图 56-1）。Kebaish、Roy 和 Rennie 通过对有经验的骨盆创伤外科医师和经验不足的医师获得的复位质量进行比较得出了同样结论，那些经验不足的医师获得的解剖复位率要低得多（图 56-2）。

一、早期治疗

髋臼骨折通常由高能量的创伤引起，且常见合并损伤。患者的整体治疗应遵循公认的严重创伤生命支持（advanced trauma life support，ATLS）方案，髋臼骨折的骨科处理应与总体治疗方案密切结合。一般来说，髋臼骨折不应进行急诊手术，除非髋臼骨折是开放性骨折的一部分，或因患者合并有不能复位的髋关节脱位需一并处理时。在后一种情况下，需急诊手术处理髋关节脱位及处理合并的骨折，以防止股骨头缺血性坏死和股骨头软骨的持续损伤等并发症。

髋关节的闭合复位应在急诊室里在使用镇静药的情况下进行，或在全身麻醉和 X 线透视下进行。然后可能需要对患者进行足够的骨牵引以维持复位。如果患者的其他急性损伤已经得到治疗，骨盆 X 线片已经拍摄，则需采用骨牵引维持髋关节复位和轻微的牵开；不可否认，如果通过外展楔形垫可以维持复位，并不是所有患者都需要进行骨牵引。我们会评估是否患者的股骨头关节软骨会被移位的关节内骨折进一步损伤，特别是横行骨折，或者骨折是否会造成髋关节脱位或明显移位。如果存在任何一种情况，我们都会在复苏区给予患者 9～16 kg 的骨牵引。然而，在复苏室里，我们倾向于对大多数需要手术治疗的骨折患者进行 9～16 kg 的骨牵引，以减少股骨头被锋利的骨折片进一步损伤的可能。在施行牵引时，我们推荐在股骨远端置入斯氏针以方便在接下来的手术中屈曲膝关节。

旧术语髋关节中心性骨折-脱位以前是指任何合并有股骨头向内半脱位的髋臼骨折。尽管目前这一名称已被更具描述性的骨折分型系统所代替，真正的中心性骨折-脱位是指股骨头完全向内侧脱位进入骨盆内，是一种需急诊处理的罕见损伤（图 56-3）。股骨头可卡在骨折块之间，使复位极为困难。应在全身麻醉和 X 线透视下尝试闭合复位。复位后的股骨头极不稳定，若不保持骨牵引，很容易再脱入骨盆内。

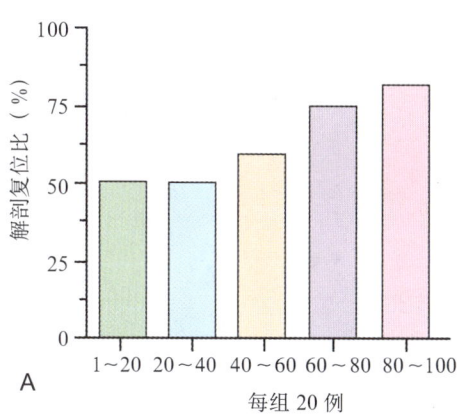
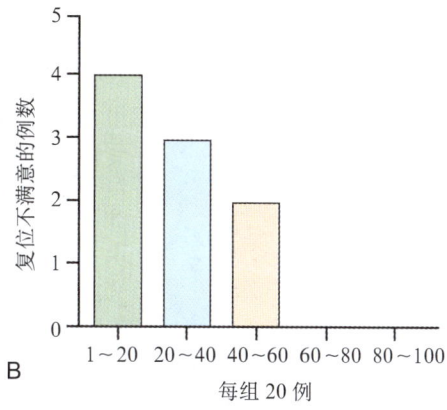

图 56-1　A. 最初的 100 例手术患者按时间顺序进分组，每组为 20 例，获得解剖复位的百分比；B. Matta 的最初的 100 例手术患者按时间顺序进分组，每组 20 例，复位不满意的病例数

（引自：Matta JM, Merritt PO: Displaced acetabular fractures, *Clin Orthop Relat Res* 230: 83, 1988.）

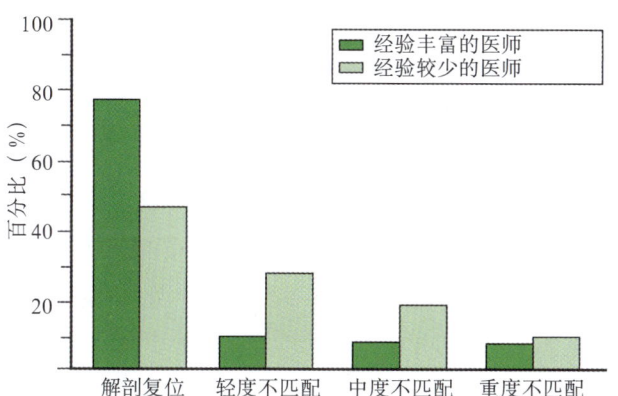

图 56-2　经验丰富的骨盆创伤外科医师与经验不足的外科医师获得的髋臼骨折的复位质量比较

轻度不匹配指骨折移位＜ 4mm，中度不匹配指移位达 4～10mm，重度不匹配指骨折移位＞ 10mm

（引自：Kebaish AS, Roy A, Rennie W: Displaced acetabular fractures: long-term follow-up, *J Trauma* 31: 1539, 1991.）

如果髋关节脱位伴髋臼骨折闭合复位失败，髋关节的急诊处理依赖于外科医师的经验。对于一位在治疗髋臼骨折方面经验丰富的外科医师，层厚 3 mm 的骨盆 CT 检查可显示阻碍髋关节脱位复位的结构和髋臼骨折的类型，从而有助于制订复位和内固定手术方案（图 56-4）。对于关节内移位骨折块阻碍髋关节同心性复位，Marecek 和 Routt 介绍了经皮透视技术，其允许进一步对患者制订计划及实施复苏。如果外科医师缺乏实施这一必要手术的经验，则应迅速将患者转送至有能力处理这种损伤的医院。

二、解剖学

髋臼为一个不完全的半球形窝，倒马蹄形的

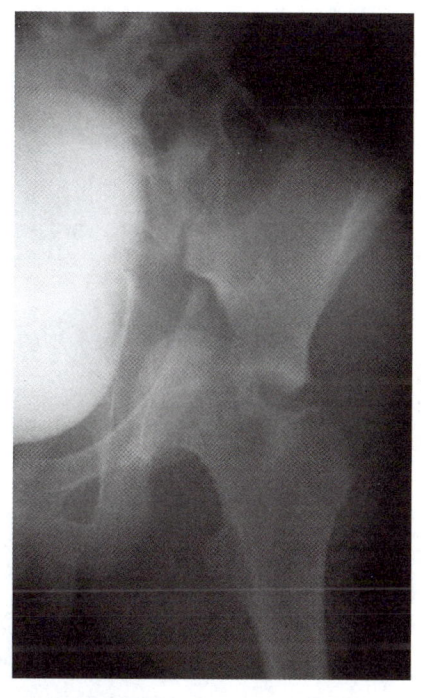

图 56-3　中心性骨折脱位

在真正的中心性骨折脱位中，进入骨盆内的股骨头可被卡在上下方骨折块之间

关节面围绕着无关节面的髋臼窝。髋臼由两个骨性支柱组成和支撑，Judet 和 Letournel 将其描述为倒"Y"形（图 56-5）。前柱由髂嵴前半部分、髂棘、髋臼前半插入部分和耻骨组成；后柱由坐骨、坐骨棘、髋臼后半部分和形成坐骨切迹的密质骨组成。较短的后柱止于坐骨切迹顶部前后柱的交汇处。柱的概念用于这类骨折的分型，是讨论骨折类型、手术入路和内固定的核心。

髋臼的穹窿或顶系支持股骨头的关节面负重部

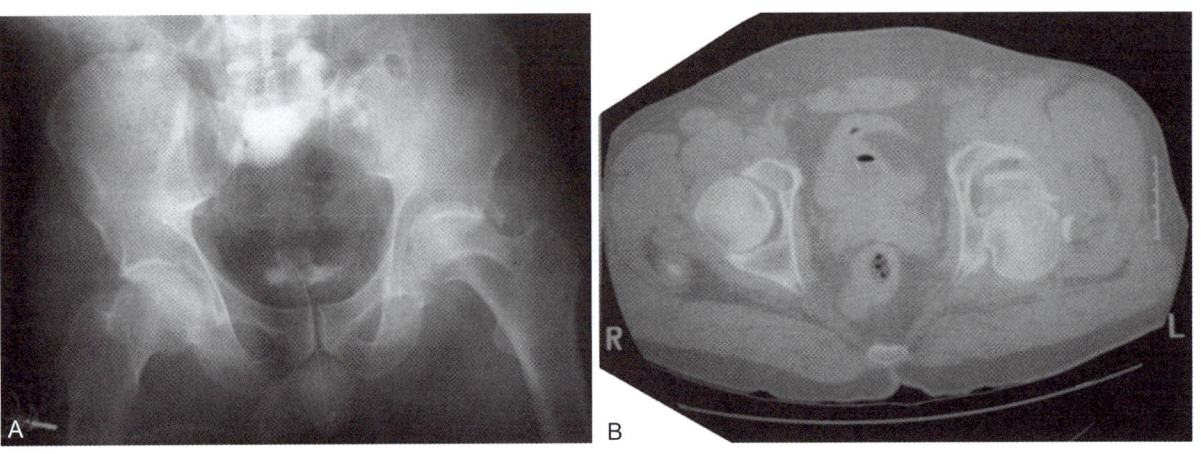

图 56-4 伴有髋臼后壁骨折的难复性髋关节脱位的骨盆前后位 X 线（A）和 CT 扫描（B）。后壁骨块嵌顿，妨碍复位

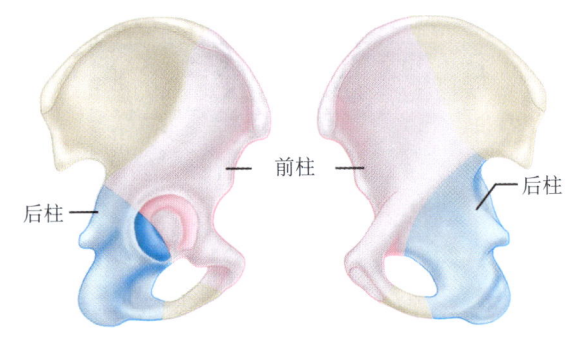

图 56-5 髋臼骨折 Letournel 和 Judet 分型的双柱概念（见正文）

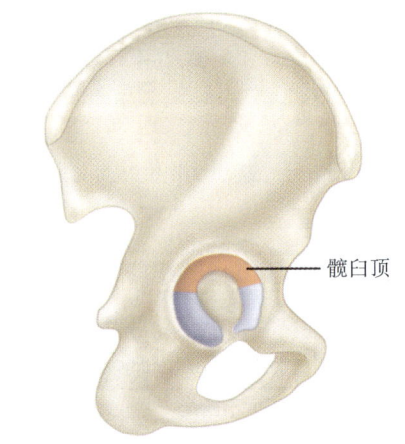

图 56-6 髋臼的上方穹窿

分（图 56-6）。髋臼骨折手术和非手术治疗的目的均为解剖修复髋臼穹窿并在其下方同心复位股骨头。四边区骨面是组成真骨盆外侧缘的骨性平面，紧邻髋臼的内侧壁（图 56-7）。髂耻隆起是直接位于股骨头上方的前柱隆起。四边区骨面和髂耻隆起均较薄并邻近股骨头，限制着可用于该部位的内固定类型。

穿过骨盆的神经血管在原发性损伤及其后的治疗过程中均易受到损伤，已围绕这些结构设计了不同的手术入路。坐骨神经从梨状肌下方穿出坐骨大切迹，常在髋关节后方骨折-脱位和骨折向后移位时受到损伤（图 56-8）。在急诊室内和后续治疗（包括髋关节脱位的复位和更换牵引）后，均应详细记录坐骨神经的胫神经和腓总神经功能。坐骨神经穿出坐骨切迹并分出胫神经和腓总神经，在此平面与梨状肌的关系有很多种形式。臀上动脉和神经在坐骨大切迹的最上面穿出，常被各式筋膜附着部束缚在该处的骨面上。累及坐骨大切迹顶部的骨折可造成明显的出血，可能需行臀上动脉血管造影和栓塞。

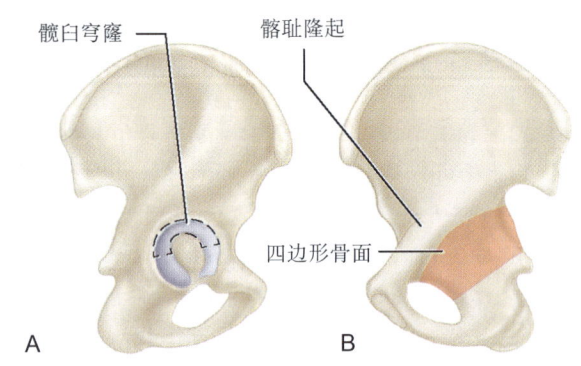

图 56-7 A. 髂耻隆起位于髋臼穹窿上方；B. 四边区骨面与髋臼内侧壁相邻

采用以臀上动脉为血管蒂的可延伸切口时，推荐术前行血管造影以证实其是否畅通。在使用拉钩、复位钳、钻和螺钉时，必须了解腰骶干、髂总和髂外血管、腹壁下血管、闭孔动脉和神经在骨盆内的结构关系。特别值得注意的一个解剖关系是：偶尔存

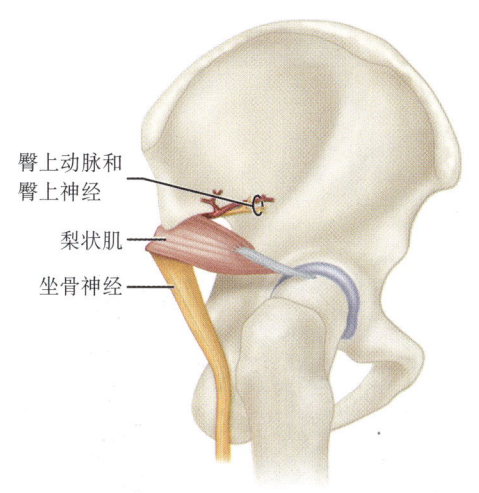

图 56-8　梨状肌将坐骨大切迹分为两部分，为这一部位的关键结构

图示坐骨神经从肌肉下方穿出骨盆，臀上动静脉和神经位于其上方

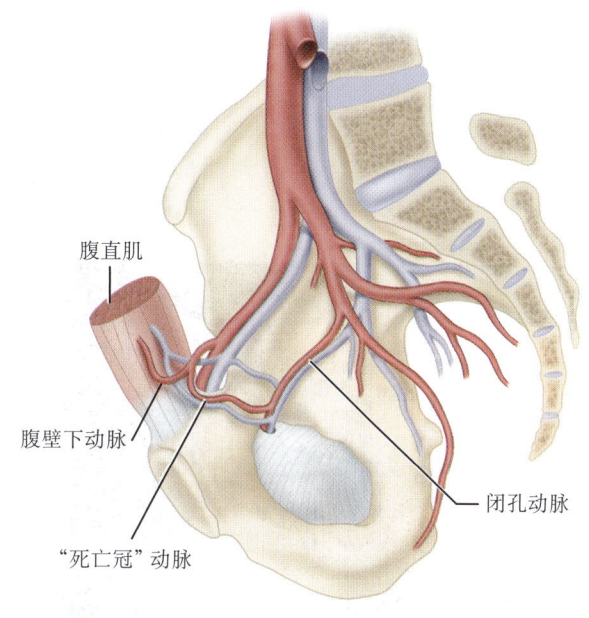

图 56-9　髂外和闭孔系统之间的动静脉吻合

本图的吻合支起源于腹壁下血管并跨过耻骨上支

在于髂外动脉或腹壁下动脉与闭孔动脉之间的粗大交通支，有"死亡冠（corona mortis）"之称（图56-9）。采用髂腹股沟或 Stoppa 入路时，如果未能结扎该交通支，随着髂外血管的游离，可引起难以控制的大出血。

三、影像学检查

髋臼的 X 线检查包括骨盆前后位及 Judet 和 Letournel 描述的 45° 斜位，后者即通常所说的 Judet 位。拍摄髂骨斜位 X 线片时，放射线大致垂直于髂骨翼。拍摄闭孔斜位 X 线片时，放射线大致垂直于闭孔。前后位和 Judet 位影像的照射范围必须包括对侧髋关节，以便检查可能存在的对称外形的微小个体差异，并确定每一影像中正常关节软骨的宽度。在前后位影像上，比较健侧和患侧髋关节的股骨头与 X 线检查的泪滴之间的内侧间隙可作为判断股骨头半脱位的指征。

各个位置上所见的 X 线标志如图 56-10 和 56-11 所示。经前柱的骨折出现髂耻线断裂，经后柱的骨折出现髂坐线断裂。在 Letournel 和 Judet 分型中，每种骨折类型均有典型的 X 线特征，即断裂或完整无损的 X 线标志，如图 56-12 所示的后柱骨折。在标准的 X 线片上评估不同的骨折类型需要理解每个 X 线标志的三维特征，以及从三

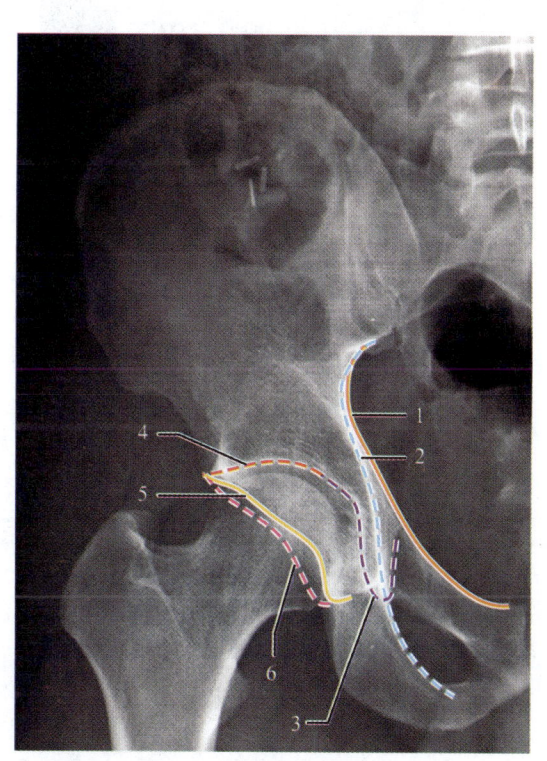

图 56-10　髋关节标准前后位 X 线检查的标志

1. 髂耻线，起于髂骨的坐骨大切迹，向下延伸至耻骨结节；2. 髂坐线，由髂骨四边区骨面的后 4/5 形成；3. X 线泪滴，外侧由髋臼最下部和前部组成，内侧由髂骨四边形骨面的前部组成；4. 髋臼顶；5. 髋臼前唇的边缘；6. 髋臼后唇的边缘

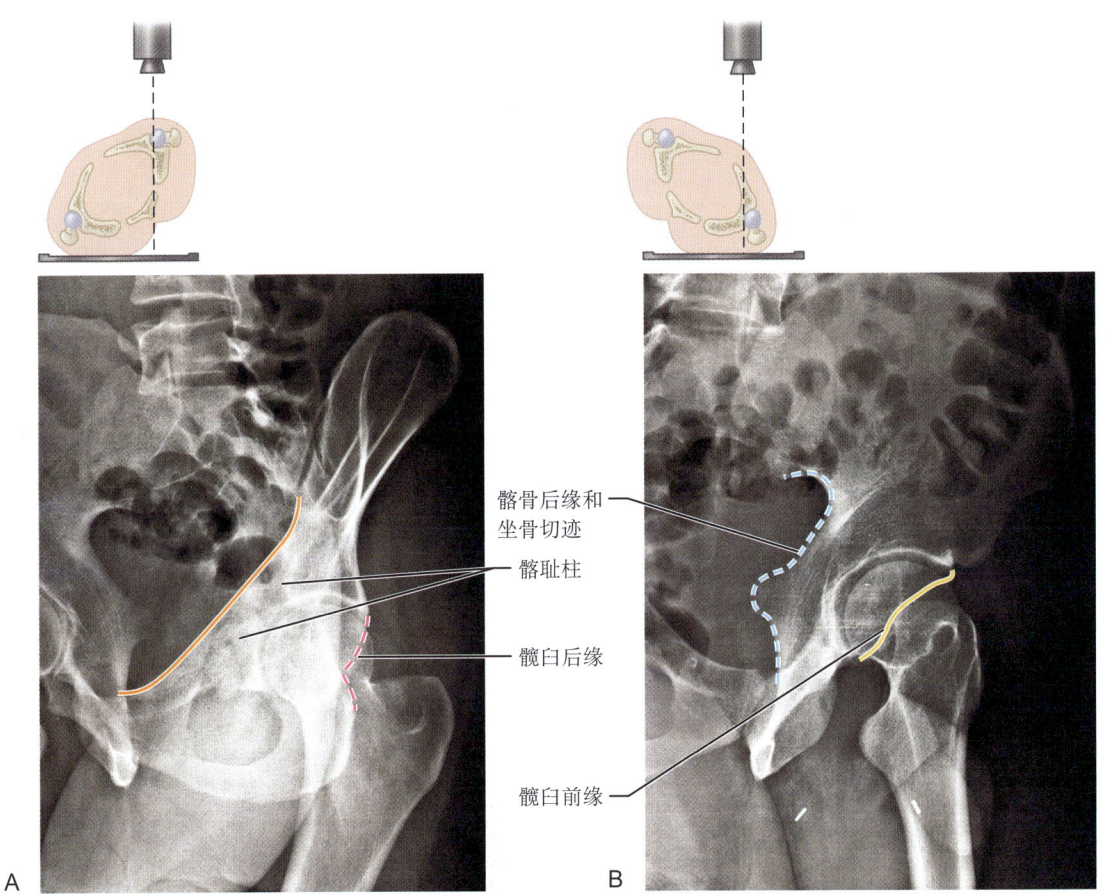

图 56-11　髋关节 Judet 位观
A. 髋关节闭孔斜位像；B. 髋关节髂骨斜位像

维角度理解骨性骨盆的解剖和某种骨折类型的各种骨折线变化。在手术室，可进行三个标准投照位的 X 线透视。X 线标志的恢复是骨折复位良好的标志。Borrelli 等认为，在确定骨折分型和特点的过程中，源自 CT 扫描中的 Judet 位投照片能够收到与常规 X 线片同样的效果甚至更好。

髋臼顶是一个由软骨下骨和软骨组成的三维结构，与股骨头负重部位形成关节。多项研究表明，影响髋臼骨折手术和非手术治疗远期结果的唯一最重要因素是：股骨头在完整或已解剖重建的臼顶下方维持同心复位。穹窿或臼顶可见于骨盆的前后位或 Judet 位像，但在每个投照位上显示的软骨下骨仅 2～3mm 宽，只代表与 X 线相切的一小部分真正的负重关节面。Matta 等提出了一个称之为"顶弧"测量的系统，用于粗略测量骨折后的臼顶。测量需在前后位、闭孔斜位和髂骨斜位这三种标准位像上进行，以判断髋臼顶在每个投照位上的完整程度。在前后位影像上测量内侧顶弧时，通过髋臼顶至其几何中心做一条垂线，然后由髋臼顶与骨折线的交点至髋臼几何中心做第 2 条线，由此形成的夹角即为内侧顶弧的角度（图 56-13A）。同样，分别在闭孔斜位和髂骨斜位上确定前顶弧与后顶弧（图 56-13B 和 C）。尽管这些都是粗略测量，但对评估前柱或后柱骨折、横行骨折、T 形骨折以及前柱伴后半横行骨折用途较大；在评估双柱骨折和后壁骨折上用途有限。按照 Matta 的观点，移位骨折的任一个顶弧测量值 < 45°时，应考虑手术治疗。

业已证实，CT 在处理髋臼骨折方面极有价值。轴向断层必须采用 3mm 薄间隔和相应的层厚。通常应包括整个骨盆，以防遗漏部分骨折，常规与对侧髋关节对比。外科医师应学会从一个影像移动到另一个影像，追踪骨折线并想象所示骨折线的倾斜和移位程度。骨盆的塑料模型有助于学习这一技术及以后直接在模型上画出更复杂的骨折。总的说来，横行骨折线和前后壁骨折位于矢状面上，在轴位 CT 影像上平行于四边形骨面（图 56-14 和 56-

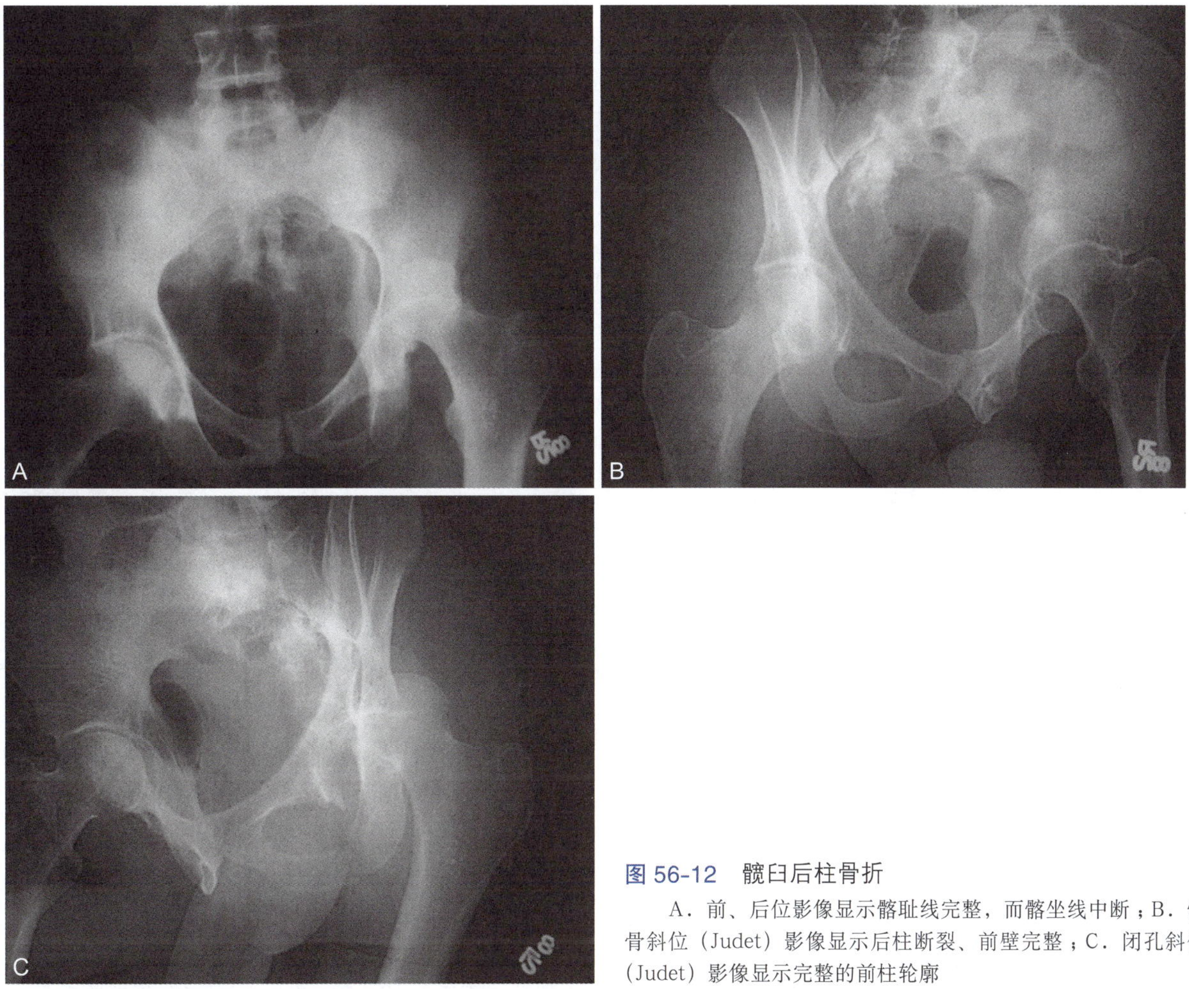

图 56-12 髋臼后柱骨折

A. 前、后位影像显示髂耻线完整，而髂坐线中断；B. 髂骨斜位（Judet）影像显示后柱断裂、前壁完整；C. 闭孔斜位（Judet）影像显示完整的前柱轮廓

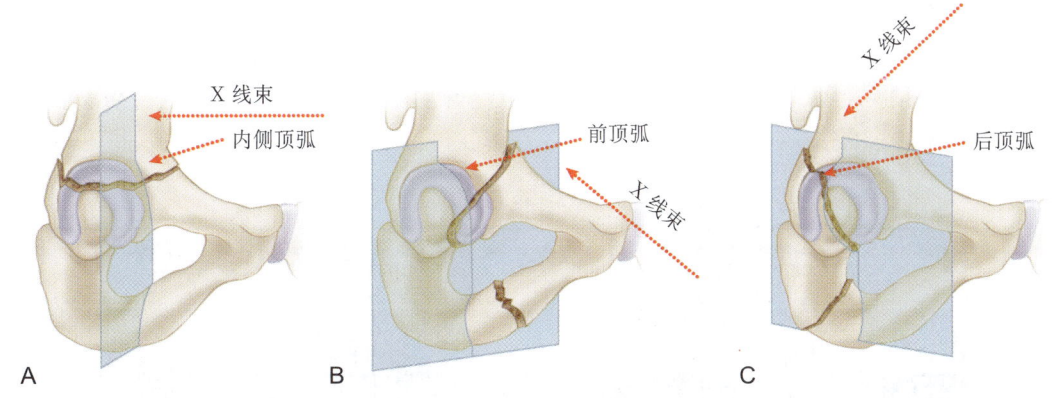

图 56-13 "顶弧"的测量（如 Matta 等所述）

A. 前后位影像上测量内侧顶弧；B. 在 45°闭孔斜位像上测量前顶弧；C. 在 45°髂骨斜位像上测量后顶弧

15）。前后柱骨折通常沿四边区骨面延伸进入闭孔，更接近冠状面方向；但是，骨折的变异类型可能不同于这些模式。

一些学者认为，轴位 CT 影像可夸大髋臼骨折的粉碎程度；事实上，图像仅仅显示现有的骨折线。在横行骨折中，随着在连续层面上向近侧移动，前后壁的小骨折块扩大并在内侧融合，成为髂骨的轴位断面。在更下的层面上表现为分离的前、后壁骨

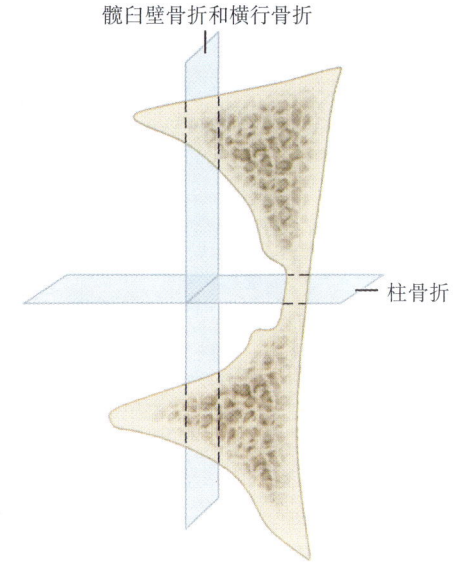

图 56-14 CT 扫描显示经髋臼的骨折线方向

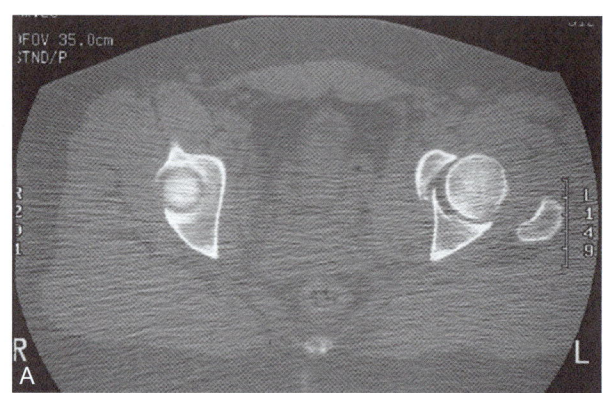

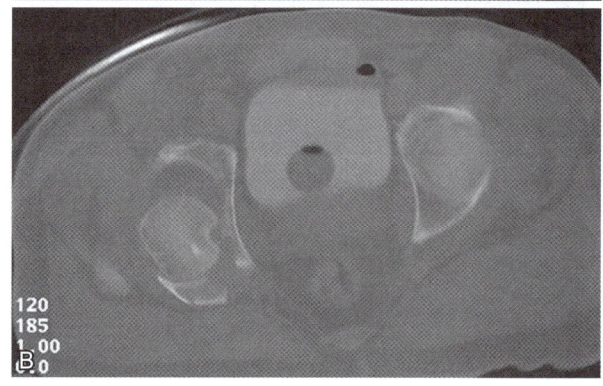

图 56-15 A. 有典型骨折方向的前柱骨折；B. 后壁骨折

折块，事实上是单个近端骨折块向远端的延伸。一条斜骨折线分开髋臼时，更下方的 CT 层面好像有 3 个骨折块，而事实上仅有 2 块。在连续的多个层面上研究骨折块，可理解骨折的整体情况，从而在头脑中得到一个真正的三维图像。在骨折所在的某个轴位 CT 影像的平面上描画出骨折线，高分辨率的冠状面和矢状面重建有助于术前评估复杂的骨折。

CT 检查能得到与前后位和斜位 X 线片上髋臼顶弧测量相同的信息。轴位 CT 扫描显示的臼顶上部 10 mm 完整时，相当于 X 线测量的顶弧为 45°。髋臼窝骨折延伸至臼顶 10 mm 以内时，若关节面完整，一般不影响股骨头在髋臼顶下方的稳定性。

骨折三维 CT 重建已做得非常精细（图 56-16），能减除股骨头的影像，从许多不同的视角观察，从而显示各种骨折类型的独特特征。处理髋臼骨折的部分医生认为，常规使用这些重建极有价值；然而，与标准的三个位置的 X 线平片相比，我们更加依赖带冠状位和矢状位重建的轴位 CT 影像。

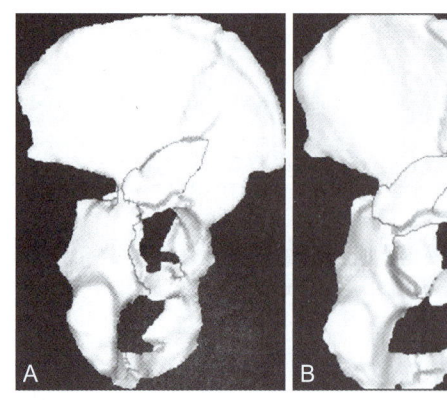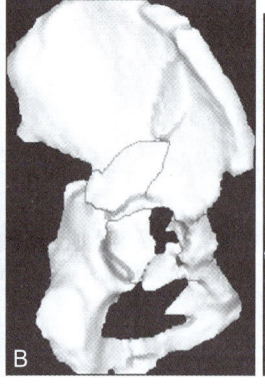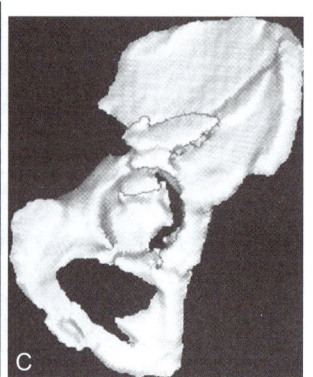

图 56-16 A 至 C. 双柱骨折的三维 CT 重建

四、分型

Letournel 和 Judet 描述的髋臼骨折分型是应用最为广泛的分型系统（图 56-17）。他们将髋臼骨折分为两个基本类型：简单骨折型和较复杂的复合骨折型。简单骨折型为伴有横行骨折的一个壁或一个柱的孤立骨折，包括后壁、后柱、前壁、前柱和横行骨折；复合骨折型的骨折几何形状较复杂，包括 T 形骨折、后壁后柱复合骨折、横行和后壁复合骨折、前柱骨折伴后半横行骨折、双柱骨折。

尽管有几种复合骨折型累及髋臼的双柱，但在这种分型系统中，双柱骨折特指髋臼的关节骨折块与中轴骨不连；骨折线使髂骨分开，因此，骶髂关节没有与任何关节骨折块连接。闭孔斜位影像显示的马刺征为双柱骨折的特有征象，表示髂骨的残余部分仍连接在骶骨上，可见其突出于内移的髋臼外侧（图 56-18）。

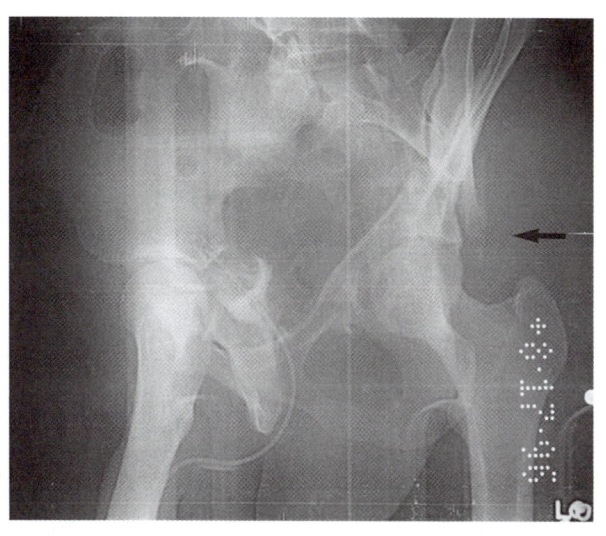

图 56-18 髋臼双柱骨折的马刺征

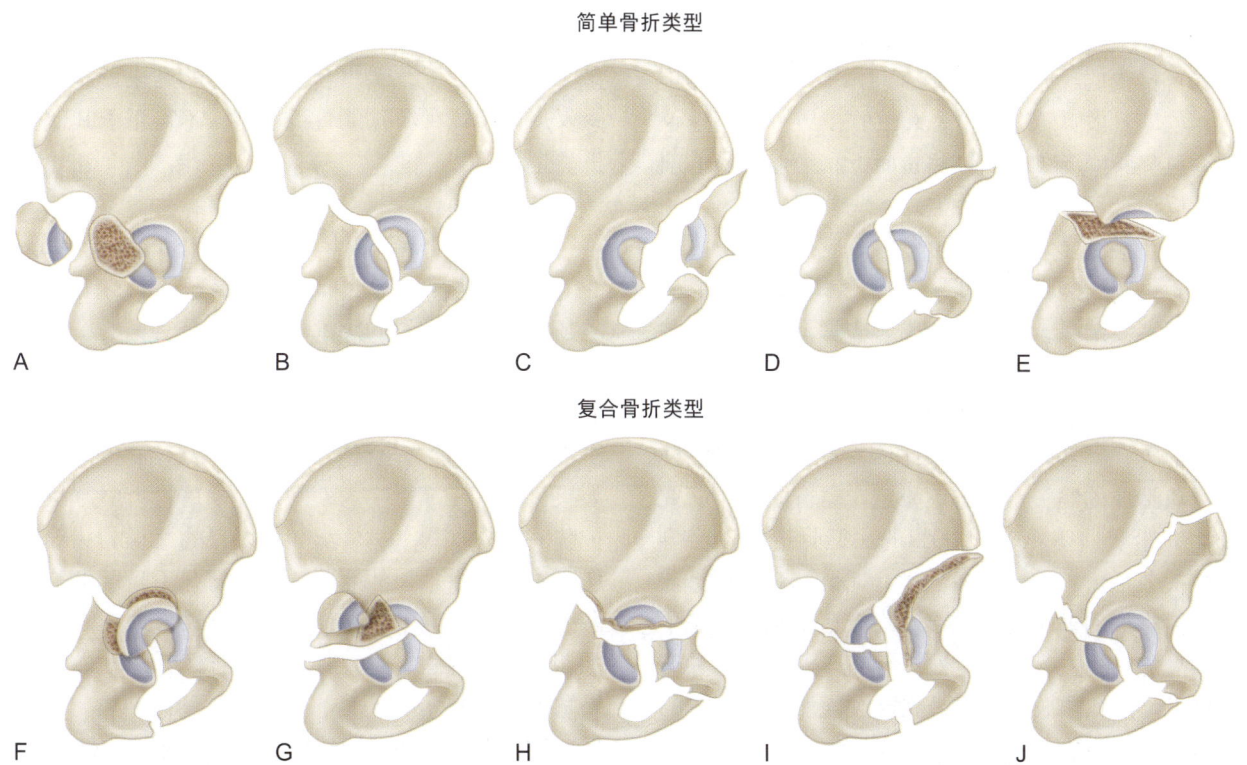

图 56-17 髋臼骨折的 Letournel 和 Judet 分型

A. 后壁骨折；B. 后柱骨折；C. 前壁骨折；D. 前柱骨折；E. 横行骨折；F. 后柱和后壁骨折；G. 横行和后壁骨折；H. T 形骨折；I. 前柱伴后半横行骨折；J. 完全双柱骨折

五、治疗

随着对髋臼骨折手术治疗效果随访的时间延长，人们越来越清楚，与完美复位的类似骨折相比，髋臼关键部位即使残留轻微的不匹配同样可引起更多的远期关节炎。据此，髋臼骨折切开复位内固定的适应证变得更广。

（一）非手术治疗的适应证

1. 无移位或轻微移位的骨折 对于经髋臼顶负重部位、移位少于2mm的骨折，根据骨折的特点，治疗可采用不负重或骨牵引6～12周。患者第一次活动后，应立刻拍摄X线片，此后要定期复查，以确保没有发生移位。偶尔，需要复查CT扫描以评估复位的维持与是否丢失。

2. 有明显移位、但估计关节受累部位对预后影响不大的骨折 根据顶弧测量结果进行判断，内侧、前和后顶弧均为45°（见图56-13）。Vrahas、Widding和Thomas对每个顶弧均为45°是否最适合提出了质疑。通过对尸体髋进行的研究，他们提出的可接受的顶弧测量值是：前顶弧25°，内侧顶弧45°，后顶弧70°。作为大致的指导，他们建议对通过坐骨棘上缘的后柱移位骨折和经髂骨翼的前柱骨折进行切开复位内固定。

对于经负重穹顶的移位骨折，应切开复位内固定，不论牵引能否"对线"。这类骨折有移位倾向，可引起不良结果。现代社会中，实际上并没有哪种髋臼骨折是通过牵引维持髋臼顶的复位来治疗的。

对于后壁骨折伴髋关节后方骨折-脱位，应分别考虑，在闭合复位后进行评估。对于较大的后壁骨折块造成的髋关节后方不稳定，需行固定。研究表明，累及后壁40%～50%的后壁骨折必然会导致髋关节后方不稳定。多数学者提议，对于拟行非手术治疗的后壁小骨折患者，均应在全麻下、髋屈曲90°位对髋关节的稳定性进行临床评估。这种方法被Reagan和Moed的研究再次确认，像描述的一样在全麻下检查小于50%的后壁骨折。

Tornetta对41例经过测量顶弧及测量CT图像后壁大小不需手术的患者进行了应力位摄片。在镇静或麻醉下，他对这些骨折在可导致畸形的方向上施以应力，并拍摄了髋臼骨折3个标准位X线片。他发现，其中有3例髋在应力位呈半脱位，但临床上无明显的不稳定，需要行切开复位内固定。这些病例应能进行屈髋90°检查稳定性的常规临床测试。其他学者采用比较CT标准下的后壁骨折稳定性和在麻醉后透视下施以应力判断其稳定性。我们已经采取这项技术，即当患者髋臼后壁微小骨折考虑采取非手术治疗方法时，拍摄应力位X线片。我们采取屈髋90°并向后方施以足够的压力摇摆骨盆的方法观察闭孔斜位。在进行上述操作中拍摄X线片能够仔细评估髋关节半脱位（图56-19）。对于稳定的髋关节，治疗与单纯脱位类似，采取支具固定限制活动范围，在2周左右开始逐渐负重。在这些评估方法之后，Grimshaw和Moed报道了15例麻醉下检查为稳定的小的后壁骨折行保守治疗后的影像结果，伤后随访最短2年时间，没有患者出现关节不匹配或关节间隙变窄。

3. 移位双柱骨折的继发匹配 根据定义，双柱骨折的所有骨折块均已游离，与剩余的髂骨分离。偶尔即使股骨头向内侧移位，骨折块之间可能存在间隙，粉碎的双柱骨折块在股骨头周围也处于一个"继发匹配"的位置（图56-20）。继发匹配的概念由Letournel提出，对这类骨折的闭合治疗已产生了比较好的结果，偶尔会有非常好的结果。这一概念仅适用于这种特殊的骨折类型，不可用于其他骨折类型。

（二）手术治疗的禁忌证

在多发创伤患者中，即使患者既往身体健康，因多系统损伤导致的手术禁忌证也是常见的。虽然早期骨折固定和活动是治疗多发伤的基本原则，但复杂的骨折可能需要长时间的手术，带来明显的失血。偶尔，严重的全身状况使手术治疗不得不推迟。如果可能，在等待手术期间，应采用骨牵引方法保护髋关节的软骨；病情演变极缓慢的严重的头部创伤可能妨碍手术。然而，头部损伤并不是手术的禁忌证。多数情况下，在伤后早期、最宜进行髋臼骨折切开复位内固定时，并不能对神经系统的最终结果做出可靠的评估。

对于损伤严重的患者、有明显内科基础病的患者，以及一些学者认为对于年龄超过60岁的患者，可在X线透视下经皮螺钉固定某些合适的骨折。在我们的经验中，尽管不能替代常规的切开复位内固定，在选择的患者可以考虑允许早期活动（图56-21）。Gary等报道了一部分经皮螺钉固定治疗

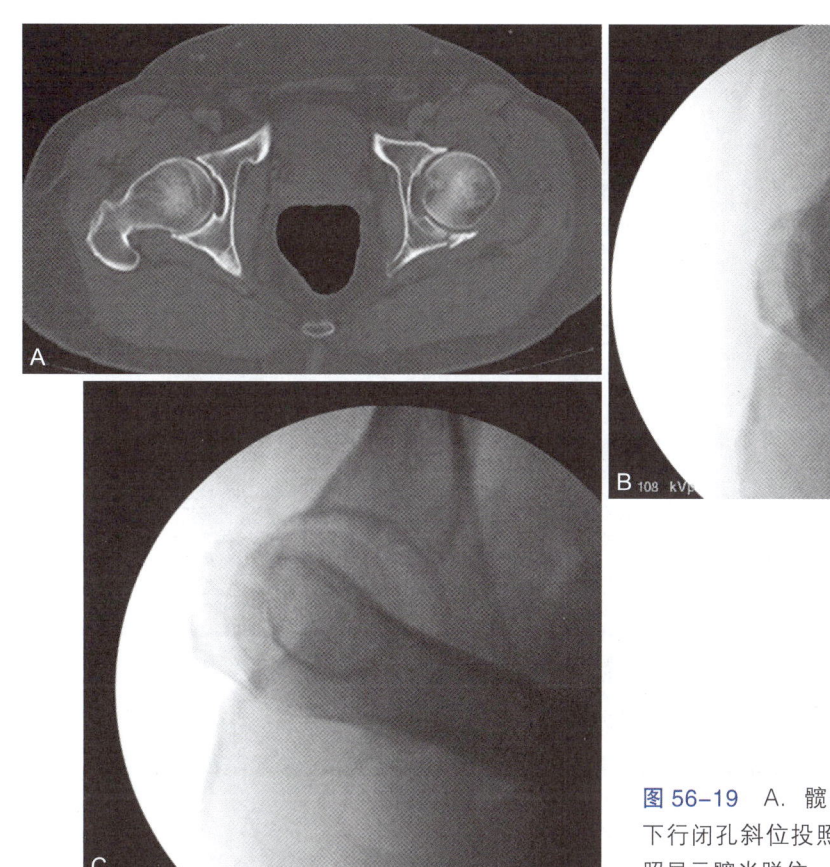

图 56-19　A. 髋臼后壁轻微移位的 CT 图像；B. 无应力下行闭孔斜位投照显示中心复位；C. 应力下闭孔斜位投照显示髋半脱位，行切开复位内固定术

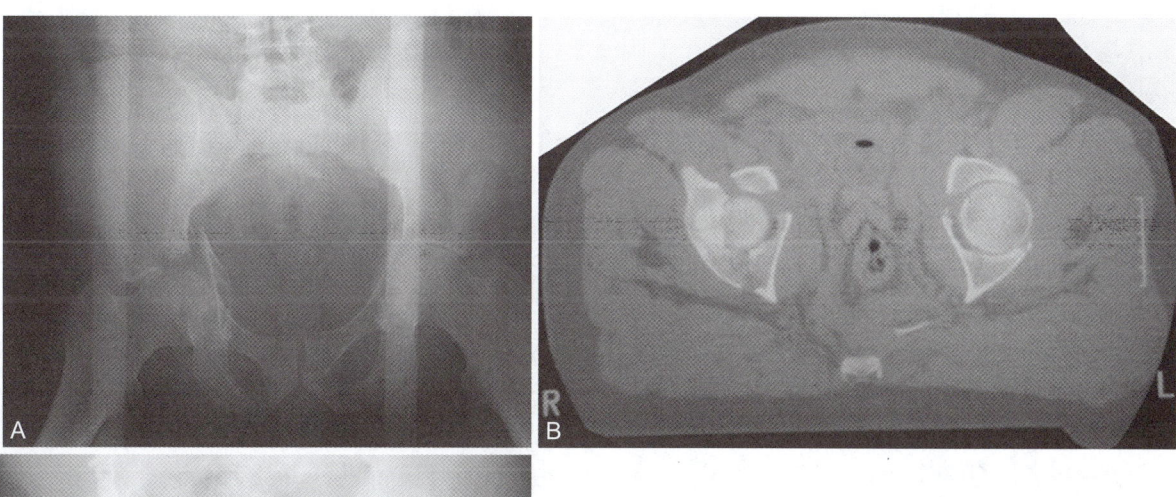

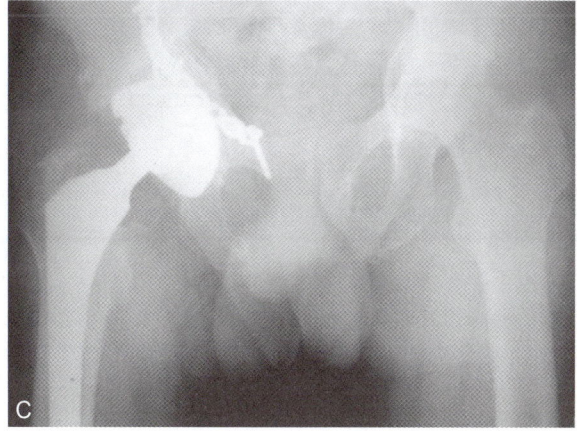

图 56-20　A 和 B. 右髋显示髋臼双柱粉碎性骨折，出现继发匹配。左髋为 T 形骨折伴内侧穹顶压缩。C. 右侧 T 形骨折切开复位内固定治疗 3 年后，患者出现了创伤性关节炎，需要全髋关节置换，同时双柱骨折的左髋关节采用非手术治疗，现症状很轻

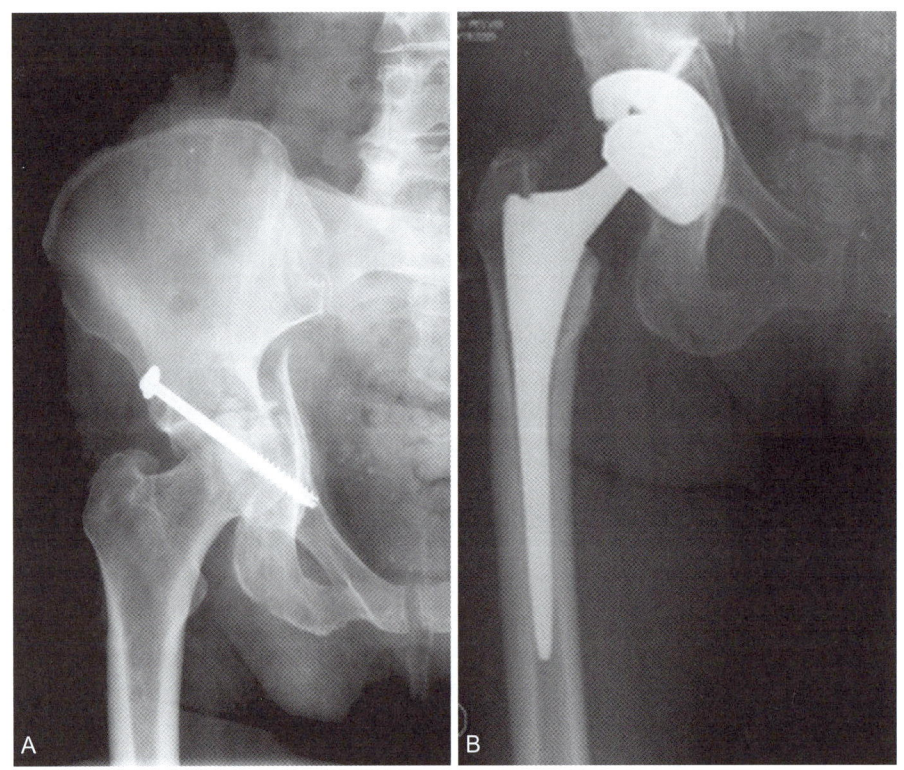

图 56-21 对老年患者的髋臼骨折采用经皮内固定后进行了全髋关节置换术

的 60 岁以上的患者,术后评估了 6.8 年。在 43 例患者中,30% 已经接受了全髋关节置换。他们发现,在未换关节的患者中,短期的肌肉骨骼功能评估与两组常规切开复位内固定的患者类似。Harris 髋关节评分在二次全髋置换患者和一期全髋置换的髋臼骨折患者基本一致。

1. 局部软组织问题,如感染、伤口和钝挫伤造成的软组织损伤　同全身感染一样,在预计的手术野内有开放伤口也是手术禁忌证。Morel-Lavallée 损伤是指髋部外侧面有限部位的皮下脂肪坏死,由造成髋臼骨折的同一创伤引起(见第 53 章)。损伤的大小和程度各异,经该部位的手术术后感染率较高,据报道,术后重复清创伤口、包扎和延期愈合的感染率为 12%。作为一种选择,某些骨折需要经前路手术,则需要避开受影响的区域。如果皮下组织从深部的阔筋膜撕脱而移动度过大,则要怀疑受损部位皮肤和皮下组织为严重 Morel-Lavallée 损伤的表现。Tseng 和 Tornetta 对 19 例 Morel-Lavallée 损伤患者采用 5 cm 小切口经皮插入技术进行清创,进行了 6 个月的随访,未出现感染(见手术技术 53-1)。

留置耻骨上造口尿管是经髂腹股沟入路进行髋臼切开复位内固定的禁忌证。未经对照验证的报道称,尿管的菌落可增加感染率。避免此种情况的最好方法是与泌尿科医师讨论一期修复膀胱损伤,以避免膀胱耻骨上造口的可能性。我们偶尔也延期手术,以便在采用髂腹股沟入路前,封闭先前的耻骨上尿管通道。在膀胱损伤或修复愈合前,我们推迟进行髂腹股沟入路手术,我们偶尔推迟手术以允许已留置的膀胱造口管封闭。

2. 开放复位可能不适于高龄骨质疏松患者　在对一组年龄超过 60 岁的髋臼骨折患者行开放复位内固定的报道中,有学者对其为非手术治疗的适应证提出了质疑,因为仅 1 例骨折因固定失败而(失去复位)复位丢失,并且手术并发症与年轻患者组类似。在另一组,患者的平均年龄为 71 岁以上,随访了 3 年,只有 60% 的患者的 X 线片表现为好或优秀。髋臼顶上内侧嵌插,又称"海鸥征",常常预后较差(图 56-22)。我们的经验是,对于少数高龄骨质疏松患者的粉碎性骨折,不能采取常规的切开复位内固定。可选的治疗方法有活动不固定,经皮内固定后活动,一期全髋关节置换。每一患者都是独一无二的,有不同的注意事项,我们尽量避免对老年人延长牵引制动时间。

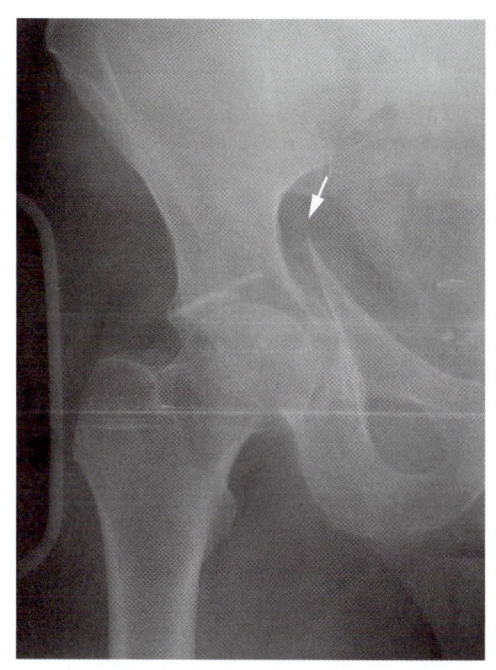

图 56-22 这类横行骨折出现"海鸥征"提示负重区中部损伤

(三) 手术治疗的适应证

1. **骨折特性** 臼顶移位 2 mm 或以上的髋臼骨折，如采用任何一个穹顶弧 < 45°所界定的那样，无论在三个标准投照位 X 线检查中哪一个投照位上发现股骨头从移位的髋臼骨折呈半脱位，都是手术治疗的一个适应证。还有，如前所述，后壁骨折累及后壁关节面 50% 以上或麻醉下透视为伴有髋关节半脱位的后壁骨折，即使后壁关节面受累少于 50%，也都应该考虑手术治疗

2. **髋关节脱位闭合复位后骨折块嵌入髋臼内** 如果圆韧带的小撕脱骨折位于髋臼窝内且不影响髋关节的匹配，可能没必要切除。CT 扫描发现位于股骨头与髋臼关节面之间的骨折块需要透视下切除和关节镜下去除的碎片技术已经做了介绍。

3. **预防骨不连和为后期重建手术保留足够的骨质** 此适应证存在争议，仅适用于有严重畸形的病例，因为髋臼骨折切开复位内固定失败后的全髋关节置换术可能比非手术治疗后的全髋关节置换术更难。既往手术的瘢痕、内固定物和异位骨可使二次手术重建更加复杂。我们偶尔对有粉碎性骨折注定有创伤后关节炎的老年患者采取经皮固定术。我们应用经皮固定术，通过有限的髋臼柱的固定，对

上述骨折进行制动、以防止骨折的大移位。在骨折愈合后，进行全髋关节置换术（图 56-23）。有学者主张对预后不良的老年骨折患者一期进行全髋置换术。我们对能够通过固定达到足够稳定以早期提供髋臼壁稳定性的骨折采取这项技术(详见后文"全髋关节置换术治疗髋臼骨折")。

(四) 手术时机

对于髋臼骨折伴随难复性髋关节脱位、开放性骨折、血管伤或恶化的神经损伤，均需要急诊外科介入。在大多数情况下，髋臼骨折手术只有在患者内科状况最佳、外科医生详细研究了骨折类型、做了充分的术前计划并组建了富有经验的手术团队的情况下才能实施。一般认为，手术延迟 2～3 d 可能会导致手术时出血少，这个观念一直被 Dailey 和 Archdeacon 质疑，他们研究了后壁骨折患者采用 Kocher-Langenbeck 入路以及双柱、前柱／后半横行骨折采用前方骨盆内入路的方法在创伤后 48 h 内手术或 48 h 后手术的差异。他们发现，两组在失血和手术时间方面没有差异。Furey、Karp 和 O'Toole 等在一个相关研究中发现，后壁骨折在伤后 24 h 内行切开复位内固定治疗的患者的失血量也没有增加，但他们认为这个发现不应该被推广到其他更复杂的骨折类型中。

理想情况下，应在髋臼骨折后 5～7 d 内进行切开复位内固定术。否则，由于血肿的形成，软组织的挛缩和早期瘢痕的形成，会影响解剖复位，尤其是可能手术显露更大。Madhu 等发现，伤后 5 d 骨折解剖复位的难度增加，伤后 15 d，基本的复位的难度增加。若手术延迟到伤后 3 周以上，为实现骨折复位可能会切口更大或者使用更多的辅助切口。也可用于髋臼骨折合并股骨头的 Pipkin 骨折。

(五) 手术入路的选择

如果有手术指征，需要详细检查骨折的形状，进行分型以便设计手术入路。有些类型的骨折常规通过前方的髂腹股沟入路复位，另一些则更适于后方的 Kocher-Langenbeck 入路。有些髋臼骨折经 Kocher-Langenbeck 入路治疗时，患者取俯卧位可消除下肢重量导致的骨折移位而有助于复位。对于横行骨折，选择前或后入路则依据哪种入路能到达移位最大的骨折处而定。大转子截骨还

有利于显露横行骨折或髋臼上后壁、后柱的骨折。这种截骨似乎并不影响股骨头的血供，骨愈合率高。Siebenrock 等主张"大转子翻转"（trochanteric flip）截骨，将股外侧肌止点保留在截骨片上。在治疗某些骨折手术中，这种截骨联合股骨头外科脱位适用于一些类型的骨折，如髋臼骨折合并股骨头 Pipkin 骨折。

更为复杂的骨折可能需要一个可扩展的入路，如 Letournel 和 Judet 所述的扩大髂股入路、Mears 和 Rubash 的 Y 形入路或 Reinert 等所述的 T 形入路，这些入路因为广泛剥离而较少使用。应用扩展入路时，建议用血管造影确认臀上动脉是否畅通，因为该动脉可能是供应外展肌群的唯一血管蒂。此建议主要基于对采用可延伸显露患者的临床观察和对外展肌群侧支循环的顾虑，并已得到尸检研究的进一步支持。但利用狗模型进行的一项研究不支持该建议，该研究先结扎臀上动脉，再进行各种手术显露，结果显示可延伸的手术入路有缺血表现，但没有明显的坏死，所以，此建议并未得到普遍认可。但仍建议，怀疑有臀上动脉损伤时考虑使用可延伸手术入路要谨慎。

为预防可延伸入路的并发症，建议使用有限的显露和间接复位技术，尽管有些患者需要采取前后入路联合手术。建议对某些骨折使用前后联合入路，两个手术入路可先后或同时进行，患者取"漂浮体位"（floppy lateral）。当连续采用前方和后方入路时必须小心谨慎，避免把内植物放置在骨折间隙内，相反入路也存在同样的问题。漂浮体位可同时显露前方和后方，可避免这个问题，但通过前路视野可能受影响，因为患者并不是真正的仰卧位。

改良的 Stoppa 入路采用 Pfannenstiel 皮肤切口，通过腹直肌白线垂直劈裂腹直肌。在手术侧，腹直肌被剥离耻骨上表面，结扎闭孔血管和髂外或腹壁下血管的任何交通支（死亡冠），以显露前柱和四边区内表面。该入路可用于许多之前经髂腹股沟入路治疗的骨折。采用 Stoppa 入路联合髂腹股沟入路的外侧视窗，已经提升为一种避免髂腹股沟入路剥离中间视窗的方式，并且能显露股静脉、动脉、神经和淋巴管。结合完整的髂腹股沟和 Stoppa 入路方法可以改善手术入路，并且可以固定粉碎性前部骨折的四边形表面。改进的髂腹股沟入路可以进入髂骨翼外侧也已经被描述。

Stoppa 入路

手术技术 56-1

（AO 基金会）

- 通常采用 Pfannenstiel 切口。作为另一种选择，也可做一个正中的皮肤切口，起于耻骨联合下方 1cm，终止于脐下 2～3cm（图 56-23A）。
- 在皮肤切口内分离皮下组织，以便显露两侧腹直肌表面的筋膜。
- 沿着白线纵向切开腹直肌筋膜，并轻柔地向两侧牵开腹直肌（图 56-23B）。
- 辨别腹直肌头侧之间的筋膜。在几乎所有的患者，这层筋膜因为外伤而断裂，因此导致的缺陷能被用来作为钝性分离的起点。
- 在切口近端，特别要注意不要损伤腹膜。整个入路应该停留在腹膜前间隙内。
- 将一个湿海绵样填充物松散地塞在耻骨后间隙内以保护膀胱（图 56-23C）。
- 必要时可将腹直肌内侧部分地从耻骨联合的上方和前部分离。
- 从耻骨上方锐性切开厚的骨膜，以便允许进行较深的钝性分离。在最开始，在耻骨联合前方就应该进行扩大的剥离（图 56-23D）。
- 辨别耻骨支上边缘，并沿着其骨盆缘进行切开。从骨盆缘分离髂耻筋膜。
- 沿着耻骨上支内侧面进行仔细的剥离，辨别死亡冠，必要时结扎或钳夹（图 56-23E）。
- 沿着耻骨上边缘向着骨盆边缘的方向继续侧向分离骨膜，显示髂耻隆起的起点。
- 从骨剥离髂耻弓的起点，以便允许股血管和股神经的显露（图 56-23F）。
- 沿着骨盆缘上边缘继续向侧方分离骨膜。此时整个耻骨上支的内表面被完全显露，以进行钢板内置物的固定。
- 在这个水平，闭孔血管神经束穿过四边形的表面，在一些病例中，应该游离这些神经血管束。使用压肠板或拉钩保护神经血管束和骨盆底。
- 使用 Cobb 剥离子，剥离骨膜和闭孔内肌来显露四边区表面（图 56-23G）。
- 把 Hohmann 拉钩放置在耻骨支上方的中部，将其他弯曲 Hohmann 拉钩放置在髋臼顶端后方在骨盆缘髂骨的部分。要特别仔细，不要伤及髂外静脉，可能非常靠近剥离子（图 56-23H）。

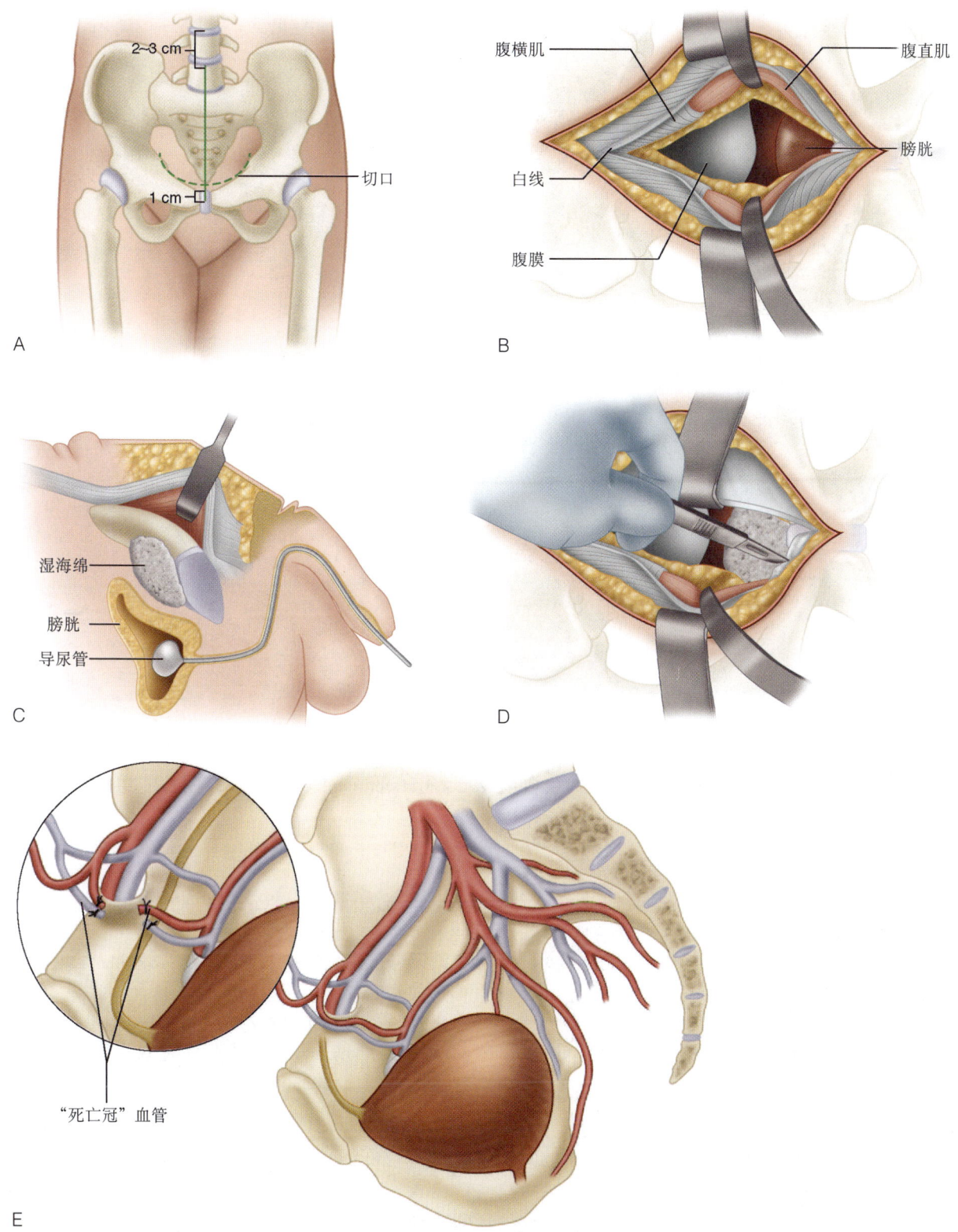

图 56-23 Stoopa 入路用于髋臼骨折的切开复位内固定术

A. 切口；B. 牵开腹直肌；C. 用湿海绵填塞耻骨后间隙来保护膀胱；D. 从耻骨上方切开骨膜；E. 明确"死亡冠"血管（待续）

（摘自：AO Surgery Reference, www.aosurgery.org. Copyright by AO Spine International, Switzerland.）

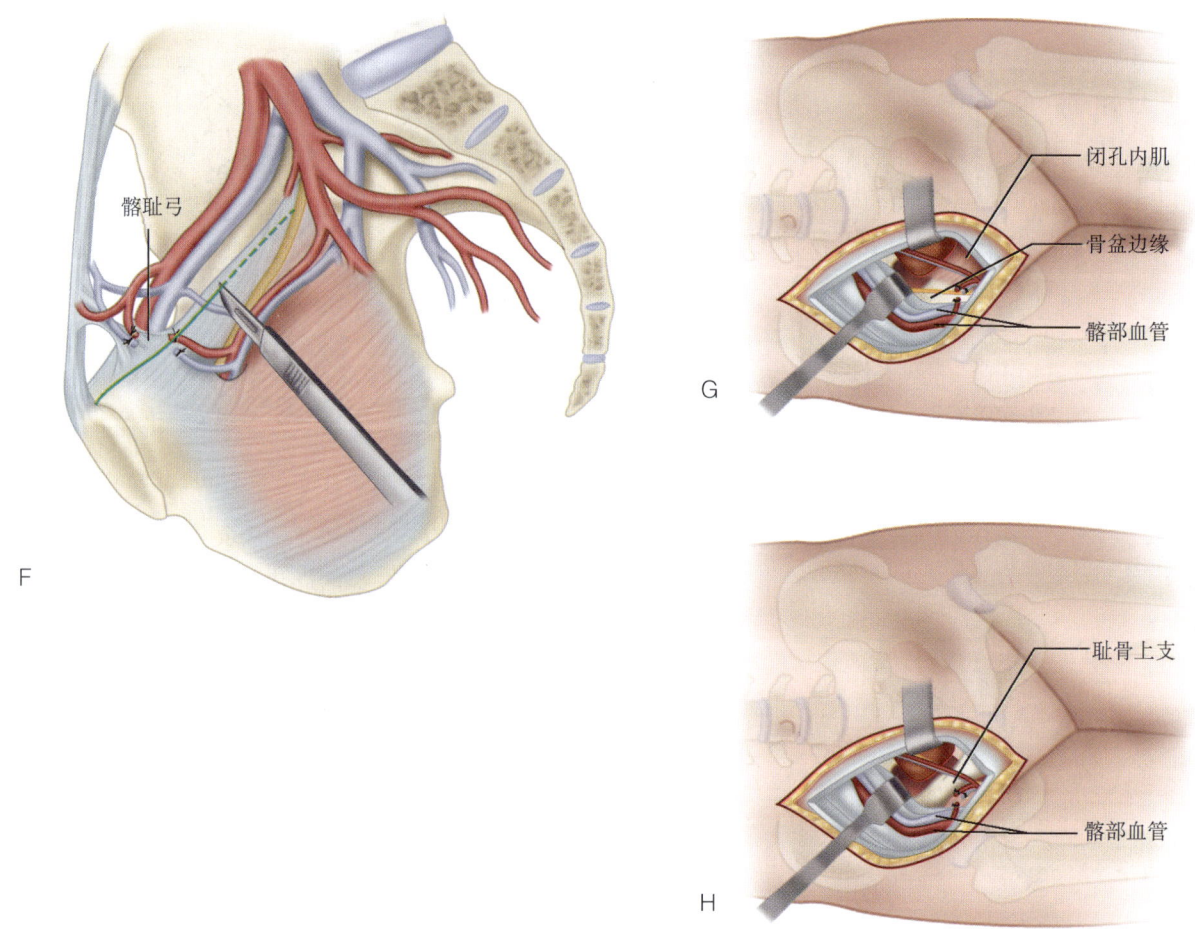

图 56-23（续）
F. 从骨头上剥离髂耻弓；G. 剥开骨膜和闭孔内肌显露四边区表面；H. Hohmann 拉钩的位置，显露髋臼（见手术技术 56-1）

我们主张对大多数骨折在可 X 线透视的手术床上进行骨牵引。有些学者主张在患者患侧下肢体铺单，允许自由放置患肢协助显露。标准的手术入路在第 1 章介绍。

（六）各型骨折的治疗

髋臼骨折固定的详细手术建议和方法很多，这里文难以一一介绍，读者可参考 Letournel 与 Judet 及 Tile 的标准教材。髋臼骨折的最佳治疗需要专门的骨盆器械、内固定器材和设备，包括可透视的骨折床、所有型号和长度（最长达 110mm）的螺钉，能三维塑形以适应髋臼卷曲形状的重建钢板（图 56-24）。AO/ASIF 组织为骨块复位设计的骨盆钳尤为有用。各型骨折的治疗方案如图 56-25 所示。

1. 后壁骨折　骨科医师治疗的最常见骨折是后壁骨折。对于这类骨折，患者取俯卧位或侧卧位，经 Kocher-Langenbeck 入路治疗（见手术方法 1-74）。术中切勿将后壁骨折块从后关节囊上剥离，以防发生后壁缺血性坏死。如果骨折块向上延伸进入髋臼顶，可行大转子截骨以增加显露。采用大转子截骨除了要保留臀中肌的止点外，还要保留股外侧肌的附着点。将大转子截骨块牵向前方以显露髋臼上方的髂骨。仔细检查关节内骨折块向后柱的嵌插骨折，牵引髋关节，复位后壁前清理骨折块。翘拨复位嵌插骨块并进行骨移植。我们经常采用 Giannoudis、Tzioupis 和 Moed 推荐的技术，在两个平面对粉碎性后壁骨折进行重建，用软骨下小螺钉对边缘骨折块进行固定（图 56-26）。复位后壁骨折后，采用克氏针临时固定，尔后应用拉力螺钉和一块弧形重建钢板从坐骨沿髋臼后壁表面到髂骨侧方放置进行最终固定（图 56-27）。

有学者建议加用弹性钢板以加强粉碎性骨折的

第 56 章·髋臼和骨盆骨折

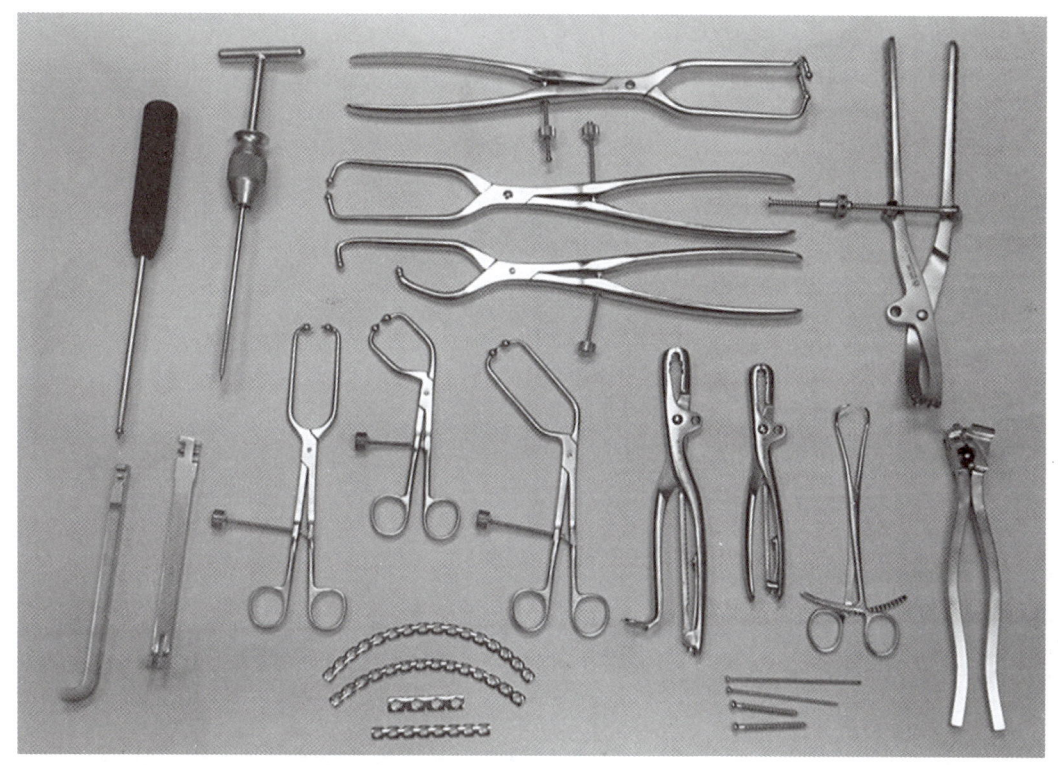

图 56-24 治疗髋臼骨折的专门器械和内置物

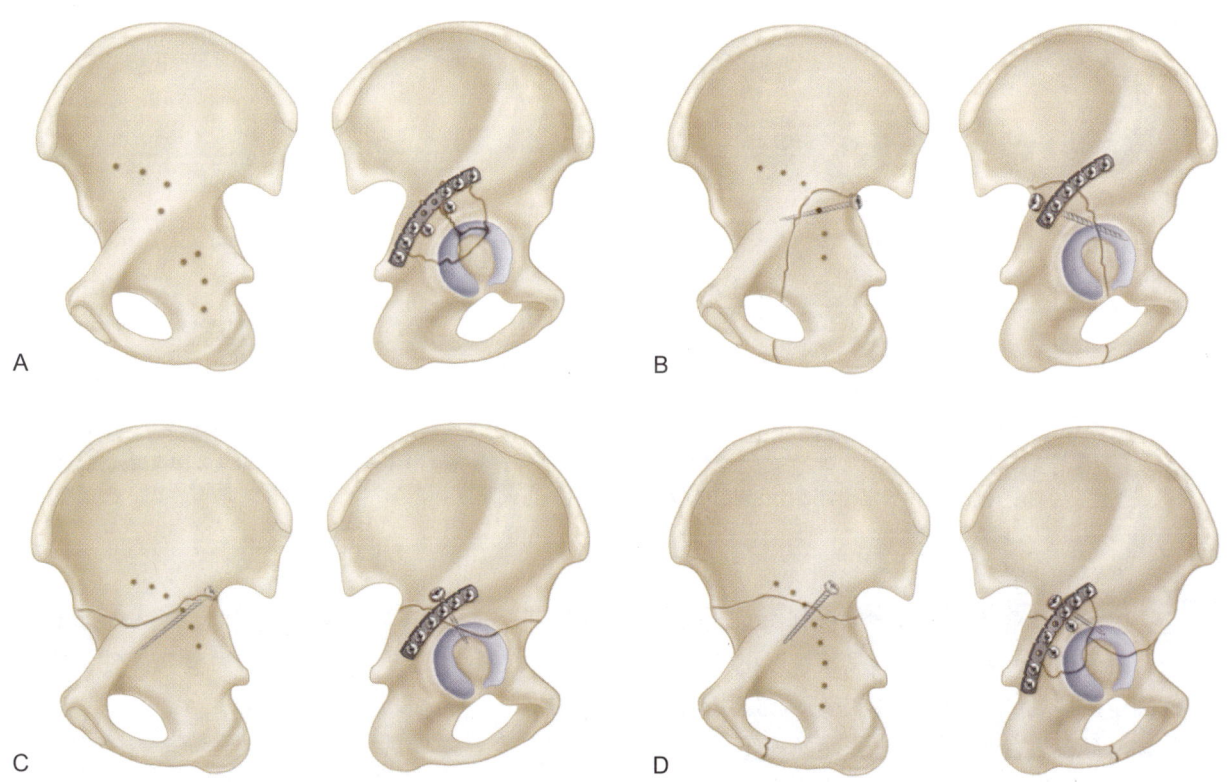

图 56-25 各型骨折的治疗方案

A. 伴有关节内粉碎的后壁骨折；B. 后柱骨折，用 1 枚拉力螺钉固定到前柱上；C. 横行骨折，用 1 枚拉力螺钉固定到前柱上；D. 横行骨折合并后壁骨折（待续）

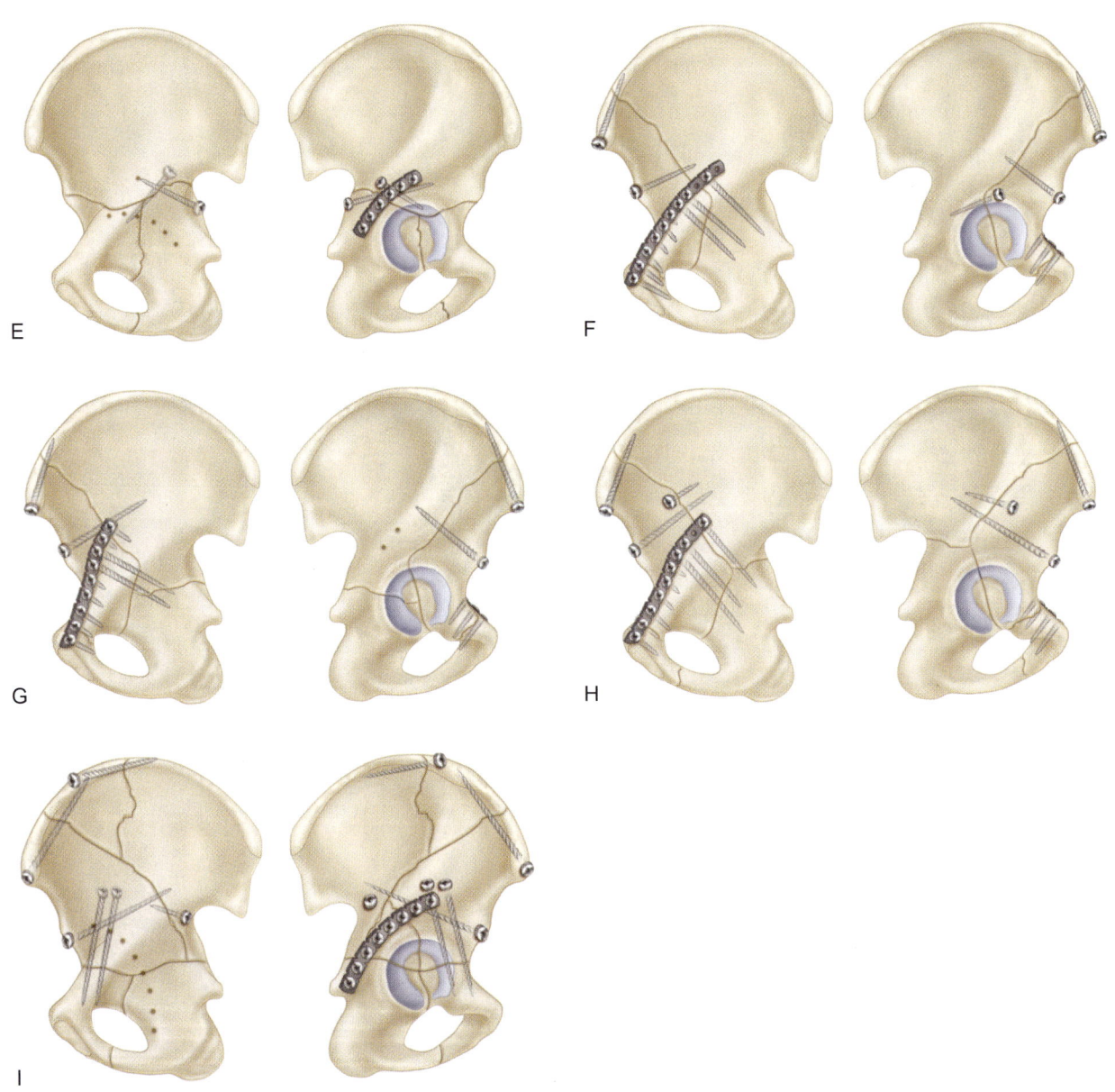

图 56-25（续）

E. T形骨折，将拉力螺钉拧入前后柱；F. 前柱骨折，在髂骨的内外板之间置入数枚拉力螺钉；G. 前柱骨折合并后半横行骨折，螺钉从骨盆缘打入，必须进入骨折线远侧，固定在后柱上；H. 双柱骨折，经髂腹股沟入路固定，将螺钉从骨盆缘置入到后柱；I. 双柱骨折，经延长的髂股入路进行内固定，将2枚特别长的螺钉置入前柱并进入耻骨上支

稳定性。这些钢板是用1/3管型钢板制作的，在其最后的孔眼处切断，残端弯成鱼叉状，以把持难以用螺钉固定的骨折块。弹性钢板应略微过度塑形，以便在重建钢板放在弹性钢板上固定时能牢固维持所把持骨块的位置。我们发现，此手术方法对多块骨折和很靠近髋臼缘的骨折非常有用（图56-28）。

其他固定后壁骨折的技术包括：在后壁使用锁定重建钢板和单皮质锁定螺钉，在不穿透关节面的情况下，使钢板更贴合髋臼的轮廓。另一报道过的技术，使用H型钢板作为髋臼后壁粉碎性骨折的替代物，支撑已复位的关节软骨。

尽管后壁骨折是最易复位的骨折类型，但文献报道的骨折后远期结果却不尽相同。伴随的髋关节脱位造成的股骨头缺血性坏死、边缘嵌压、粉碎性骨折和股骨头骨软骨损伤，都会对这些骨折的预后产生不良影响。切勿将螺钉打入关节内。

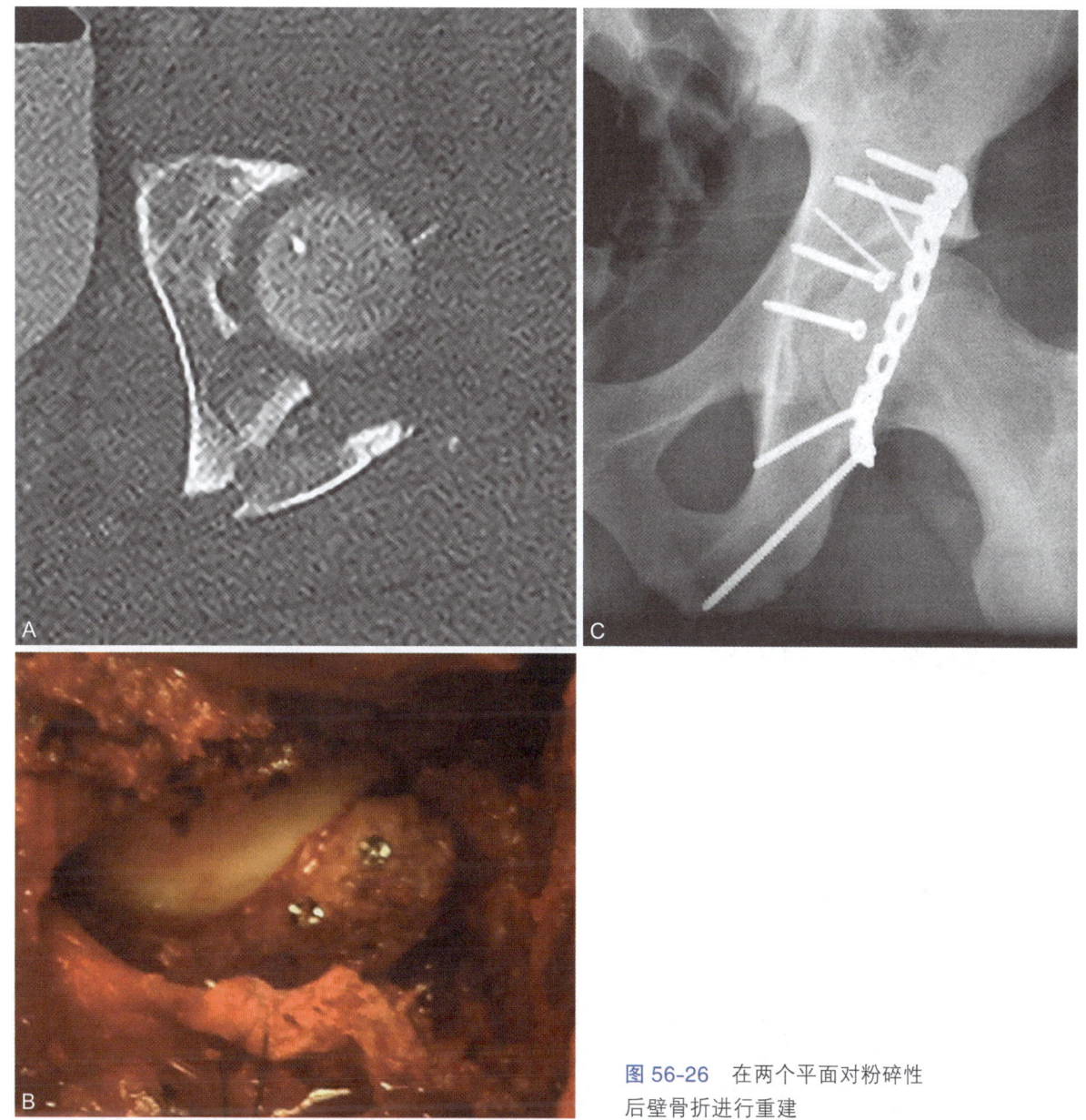

图 56-26 在两个平面对粉碎性后壁骨折进行重建

术中应行多方位 X 线透视，确保所有螺钉均位于关节外。

2. 后柱骨折　后柱骨折比较少见，如果有明显移位，需行切开复位内固定（图 56-29）。常规采用 Kocher-Langenbeck 入路。除纠正移位外，还必须同时矫正旋转畸形：在使用复位钳复位骨折时，将 Schanz 螺钉打入坐骨以控制旋转。典型的固定是 1 枚拉力螺钉辅以一块沿后柱放置的塑形的重建钢板。

3. 前壁和前柱骨折　孤立的前壁骨折少见，有时伴有髋关节前脱位。需行手术治疗的骨折可经髂腹股沟或 Stoppa 入路或髂股入路，以钢板固定。前柱骨折可采用类似入路，沿骨盆缘用一块塑形钢板固定（图 56-30）。在髂耻粗隆水平，髋臼内壁薄，一般不宜在该部位放置螺钉。对于经髂骨翼高位裂开的前柱骨折，还需沿髂嵴固定。Kazemi 和 Archdeacon 提倡，对于部分前柱骨折，选择经皮内固定技术进行固定，可立即负重，对 22 例患者的随访超过 1 年，有 19 例获得了很好的 X 线的结果。

4. 横行骨折　这类骨折尽管看起来简单，但也存在一系列的困难。治疗的关键在于选择合适的入路。经后入路复位主要向前方移位的骨折非常困

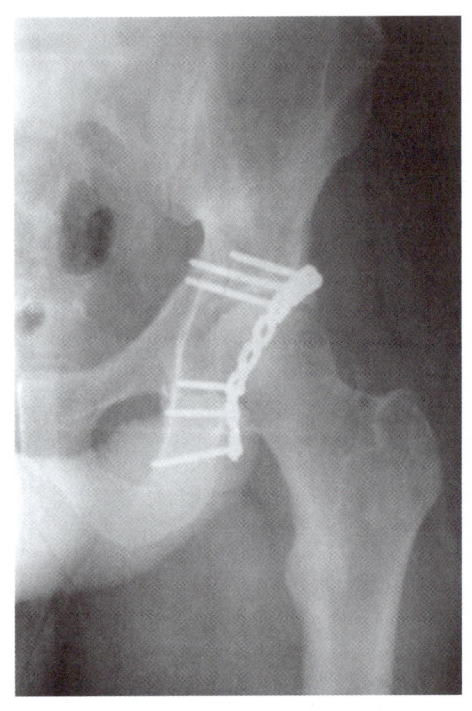

图 56-27　髋臼后壁骨折，用塑形的 3.5 mm 骨盆重建钢板固定

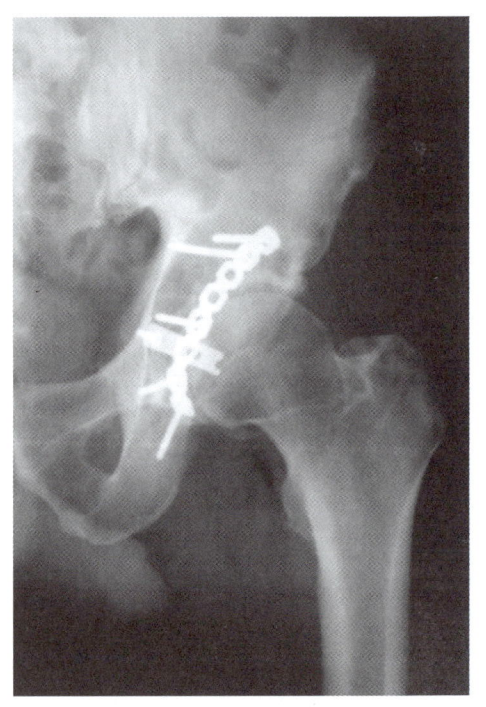

图 56-28　髋臼后壁骨折，用弹性钢板和塑形的骨盆重建钢板治疗

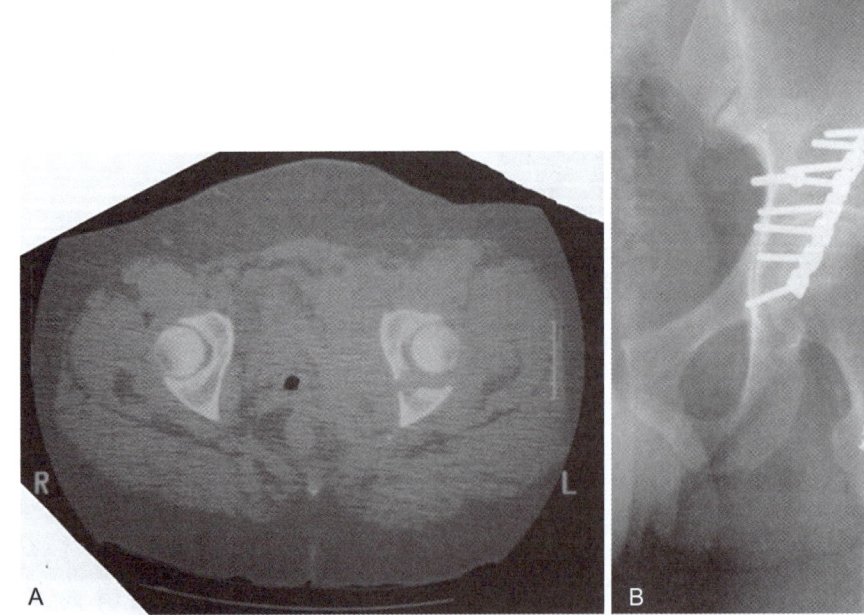

图 56-29　切开复位内固定
A．髋臼后柱骨折；B．术后 X 线片，显示了确定的固定方法，还显示了 Brooker Ⅲ级异位骨化

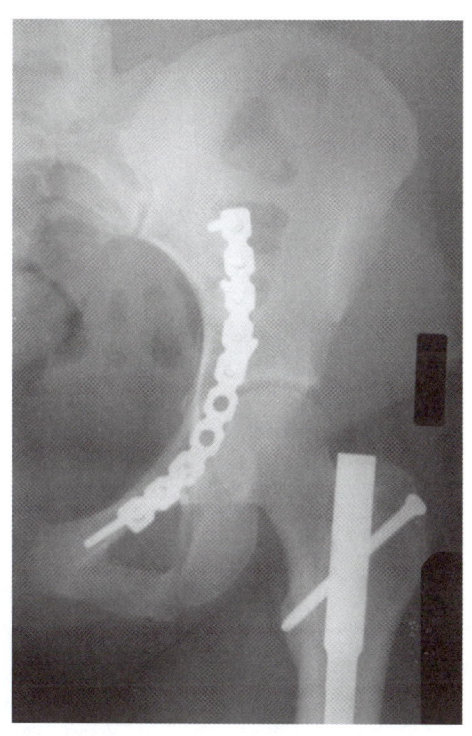

图 56-30　用塑形钢板沿骨盆缘固定低位前柱骨折；合并股骨干骨折采用带锁髓内钉固定

难。横过臼顶的骨折或发生在髋臼窝上方的骨折预后最差，准确复位十分重要。臼顶旁骨折，是指发生于髋臼窝与关节面交界处的骨折，通常也需要复位。而髋臼顶下的骨折，如果臼顶测量股骨头没有半脱位，偶尔可采用非手术治疗。

常采用俯卧位后方入路进行复位。如果采用侧卧位，下肢的重量可能会引起尾侧骨折块向内侧移位。Collinge、Archdeacon 和 Sagi 研究了采用侧卧位或俯卧位治疗横行骨折，使用 Matta's 透视标准来复位。他们发现，取俯卧位的患者解剖复位率为 61%（剩余骨折移位小于 2 mm），而取侧卧位的患者能达到解剖复位标准是 42%。

我们用小 Jungbluth 钳复位后柱骨折，用固定于坐骨的 Schanz 螺钉控制旋转。或者用一个短的成角钳或钩（Weber）钳替代，通过坐骨切迹来放置，控制前方复位。放置必须仔细，通过坐骨切迹时不要把复位钳压到坐骨神经上。通过牵引肢体，并经坐骨大切迹触摸四边形骨面的复位情况，可直接评估关节内的复位。前柱固定通常首先在透视下用 1 枚拉力螺钉来实现。前方拉力螺钉的位置放置必须谨慎小心，因为特别靠近髂部血管。如果骨折位置适当，典型的后方固定，沿着后柱放置一块塑形钢板要优于 1 枚拉力螺钉。

经髂腹股沟入路，可通过不同的方法进行复位。我们经常应用钢板复位减小骨折间隙，并将大的尖复位钳放置在四边区骨面和髂前下棘的外侧面控制尾侧骨折块向内侧或旋转移位。典型的固定方法是沿骨盆缘应用一块塑形钢板，并用拉力螺钉直接向下穿入后柱（图 56-31）。偶尔，对更复杂的横行骨折需要使用可延伸入路或联合手术入路。

5. **后柱骨折伴后壁骨折**　采用 Kocher-Langenbeck 入路，很少需要行转子截骨。首先复位后柱骨折，沿后柱后缘的置放一块短重建钢板。用另一块钢板固定后壁骨折，用穿过这块钢板的螺钉维持后柱骨折块的旋转复位。如果后壁骨折块小或粉碎，可用弹性钢板代替一块单独的后壁钢板（图 56-32）。

6. **横行骨折伴后壁骨折**　此类常见的骨折一般通过患者取俯卧位的 Kocher-Langenbeck 入路实施手术。与侧卧位相比，俯卧位可以防止下肢重量造成的骨折移位。通过回缩的后壁骨块形成的缺损，可以看到横行骨折的关节内部分。通过坐骨大切迹放置骨折复位钳复位横行骨折时，必须注意避免损伤坐骨神经。远端旋转稳定性的控制可以通过放置在坐骨的 Schanz 钉来实现。经典的固定方式是向前柱放置拉力螺钉固定横行骨折，并放置钢板固定后壁骨块以进一步稳定横行骨折后侧部分（图 56-33）。

7. **T 形骨折**　T 形骨折根据严重程度不同需要不同的复位和固定方法。这类骨折通常可以通过俯卧位 Kocher-Langenbeck 入路治疗。前柱骨折可以在后柱骨折复位后通过坐骨大切迹进行复位，也可以使用复位钳同后柱骨折同时复位。前柱可以从髋臼上使用螺丝钉固定，后柱使用拉力螺丝钉和重建钢板固定。这类骨折有时可以沿骨盆缘放置塑形钢板固定，将拉力螺钉拧入后柱。如果 T 形骨折有明显的后方移位和轻微的前方移位，单纯后入路可能足以显露，通常置入前柱的拉力螺钉。如果骨折的前、后两部分均有明显移位，通常需采用可延伸的或联合入路进行复位。有时，在这类骨折和其他骨折类型中出现一个分离、移位和粉碎的内壁骨块。如果影响稳定性，另外一种固定此种骨块的方法是通过 Stoppa 入路沿四边区表面放置钢板进行固定（图 56-34）。

8. **前柱伴后半横行骨折**　在这类骨折中，横行骨折部分常常移位很小，可以通过髂腹股沟入路进

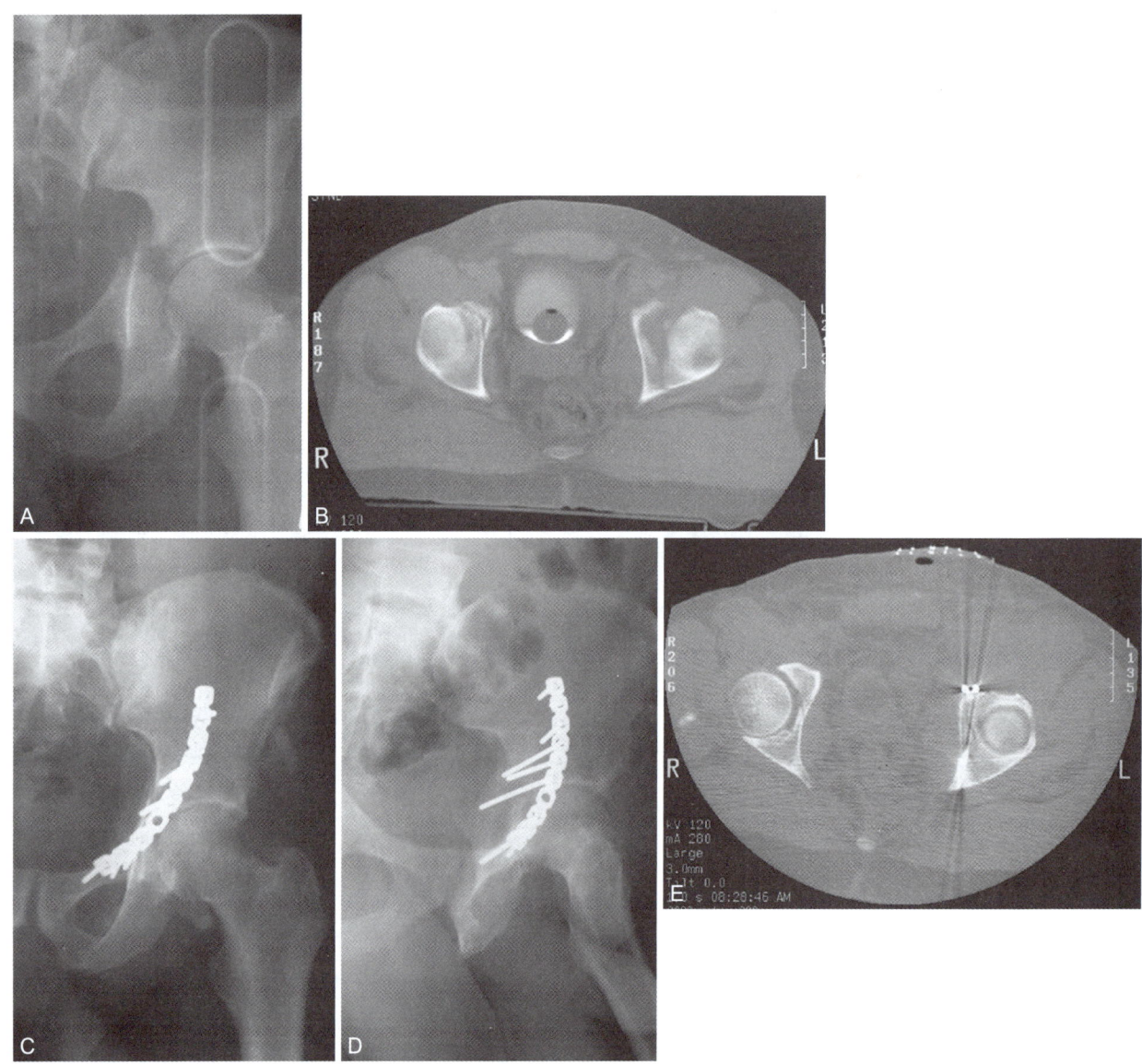

图 56-31 A 至 E. 用骨盆重建钢板沿骨盆缘固定低位前柱骨折，使用股骨髓内钉治疗合并的股骨干骨折

行经典前柱固定，并以单独的拉力螺钉通过邻近髂窝的骨盆缘由前向后固定后柱。对于明显移位的后柱骨折及任何关节内粉碎性骨折，可能需要联合入路或髂股延长入路。

9. 双柱骨折　这类骨折有时被描述为经过髋臼顶上方的 T 形骨折。骨折的粉碎程度各异，治疗可能极为复杂和困难。许多双柱骨折可通过髂腹股沟入路治疗（图 56-35），但对于累及骶髂关节的骨折、明显的后壁骨折或需要在直视下复位的关节内粉碎性骨折，则需采用后侧或可延伸的入路显露。一般而言，复位从骨折的最近端开始，逐渐向关节方向进行。每个小骨折块均需解剖复位，因为在关节外的髂骨略有错位在关节水平就会放大。有些人提议采用前后联合入路，以减少扩大入路的并发症。固定方式根据骨折类型和所用入路而定。

六、术后处理

术后应用负压引流，抗生素持续使用 48～72h，术后第 2～3d 开始髋部被动活动。术后第 2～4d 通常可开始扶拐下床负重行走，并根据其他损伤情况逐渐增加负重。对于简单骨折患者，用拐杖保护下负重至 8 周左右；其他则至 12 周。经 Kocher-Langenbeck 及后侧扩大切口显露后，外展肌群的重建非常重要。深静脉栓塞和异位骨化的预防参见并发症部分的讨论。

七、结果和并发症

据报道，髋臼骨折的总病死率为 0～2.5%。在 Letournel 的研究中，60 岁以上患者的病死率为 5.7%。最近，有一项来自国家创伤信息库的研究表明，8 736 例髋臼骨折住院患者的总病死率为 1.5%，而相关 meta 分析的结果为 3%。

Letournel 报道的 940 例髋臼骨折病例是文献中病例数最大的，其中 569 例患者在损伤后 21 d 内接受了手术复位内固定，在随访至少 1 年的患者中，有 17% 出现了创伤后关节炎。在 418 例骨折解剖复位的患者中，创伤后关节炎的发生率为 10.2%，而在 151 例复位不良的患者中，创伤后关节炎的发生

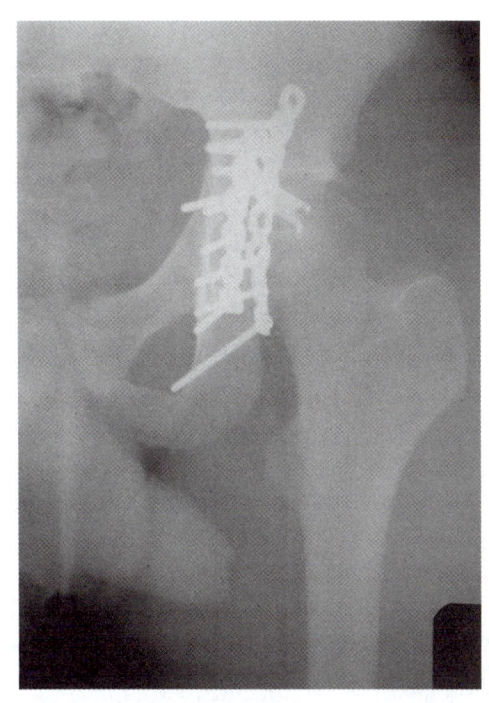

图 56-32　髋臼后柱和后壁骨折，用两块钢板固定
第 1 块重建后柱，第 2 块重建钢板（辅助弹性钢板）固定后壁骨折块

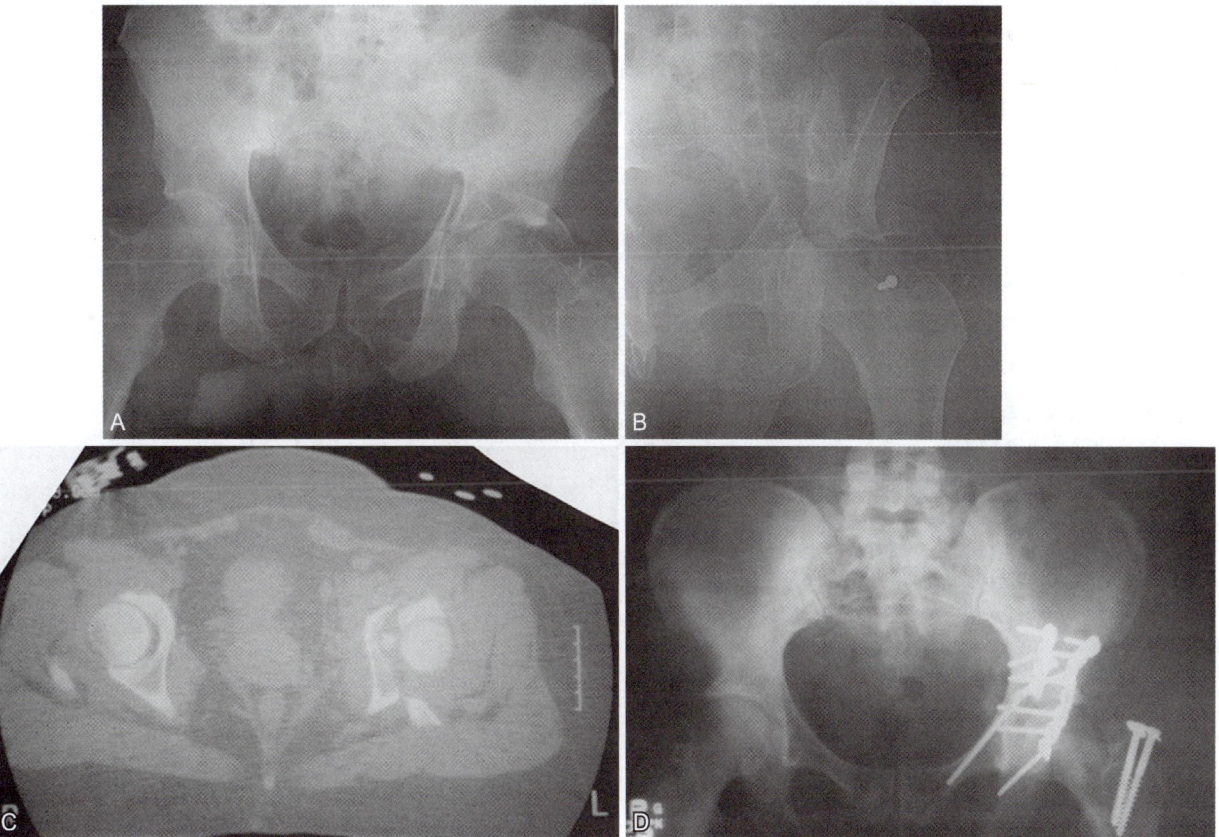

图 56-33　髋臼后壁的横行骨折，采用 Kocher-Langenbeck 入路和转子截骨进行固定

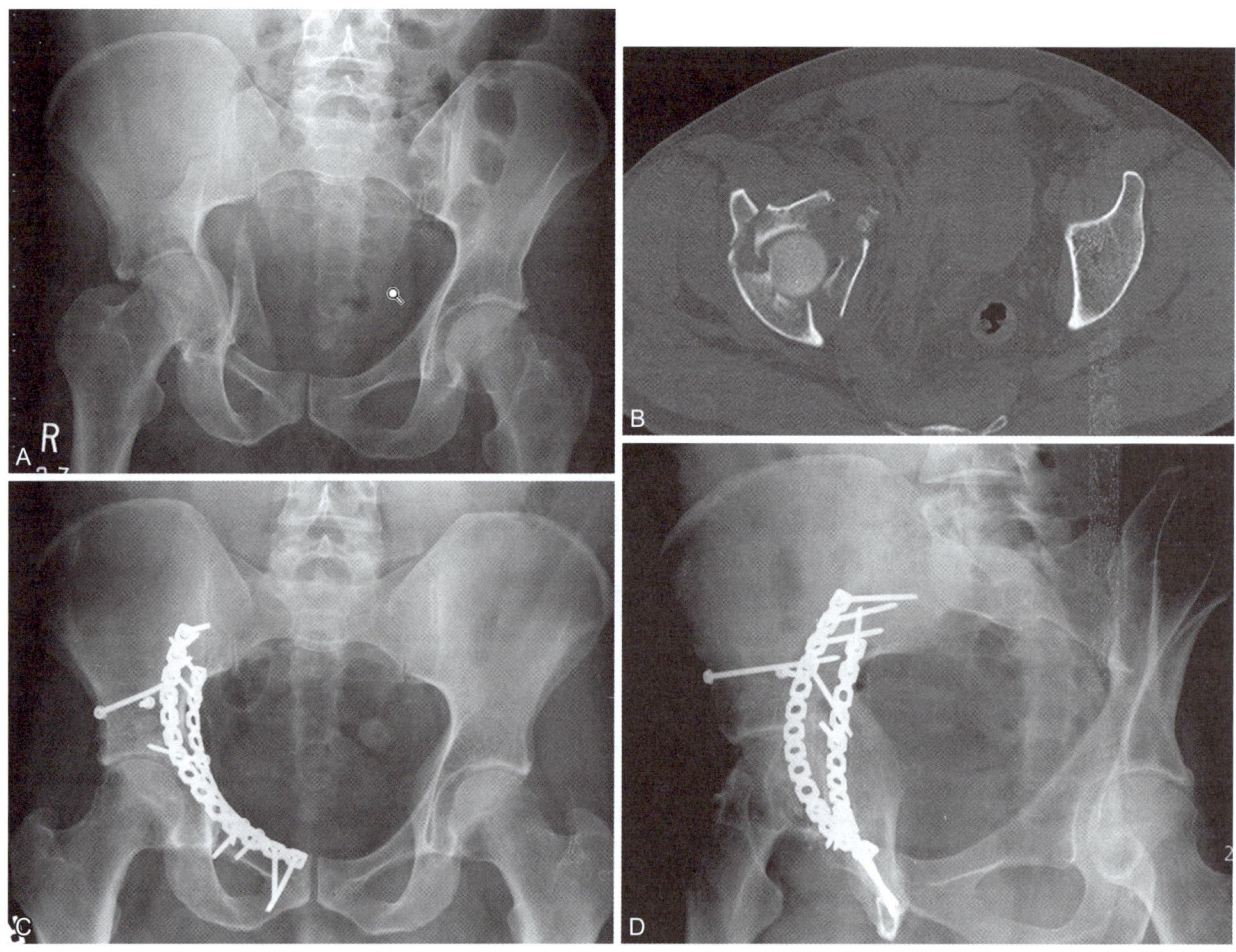

图 56-34　A 和 B. 前柱骨折伴四方区粉碎性骨折，治疗采用髂腹股沟入路进行显露，利用 Stoppa 间隙固定四边区的骨折（C 和 D）（见手术技术 56-1）

率为 35.7%。双柱骨折和横行 - 后壁骨折的预后比其他类型骨折差，主要是由于非解剖复位所致。尽管 98% 的后壁骨折解剖复位，但创伤后关节炎发生率仍达 17%。Tannast、Najibi 和 Matta 进行的一项研究报道了一位有 26 年经验的外科医生，在其所行切开复位内固定术患者中 20 年髋累积生存率为 79%。单独的负面预测指标是：骨折没有解剖复位，年龄超过 40 岁，髋关节前脱位，术后髋臼顶不一致，累及后方髋臼壁，髋臼嵌叉，股骨头软骨损伤，早期关节面移位大于 20 mm，以及使用扩大的髂股入路。一项最近的 meta 分析结果显示，在 1 211 例患者中，髋关节骨关节炎的发生率为 27%，在骨折复位满意（≤2 mm）的患者中为 13%，而在复位不佳的患者中为 43%。肥胖症 [体质指数（body mass endex，BMI）>40] 被公认为影响解剖复位。

某些 X 线片上表现为解剖复位的患者进展为创伤性关节炎，其中一个原因是 X 线片对于发现微小的复位缺欠敏感性。Moed 等发现，他们所治疗的后壁骨折患者中有 97% 达到了解剖复位，但经 CT 扫描仍有 16% 的骨折存在 2 mm 以上的移位。Borrelli 等采用同样的方法在不同类型骨折复位后患者进行了 CT 扫描，再次发现 CT 扫描在评估骨折间隙或错位方面具有较高的敏感性。因此，他们推荐在复杂的骨折类型中可以进行 CT 扫描对手术复位进行评估。Jaskolka 等发现，在 5 例复杂髋臼骨折因复位不良需要翻修的患者中，X 线平片显示复位不良者仅有 1 位，而全部患者的术后 CT 均显示复位不良。

髋臼骨折伴后脱位时，缺血性坏死的发生更为常见。Letournel 报道，后脱位后缺血性坏死的发生率为 7.5%，而同一项研究中其他骨折缺血性坏死的发生率为 1.6%。一项 meta 分析报道，2 010 例脱位患者的骨坏死发生率为 5.6%，其中后脱位患者骨坏死的发生率为 9%，其他脱位患者的骨坏

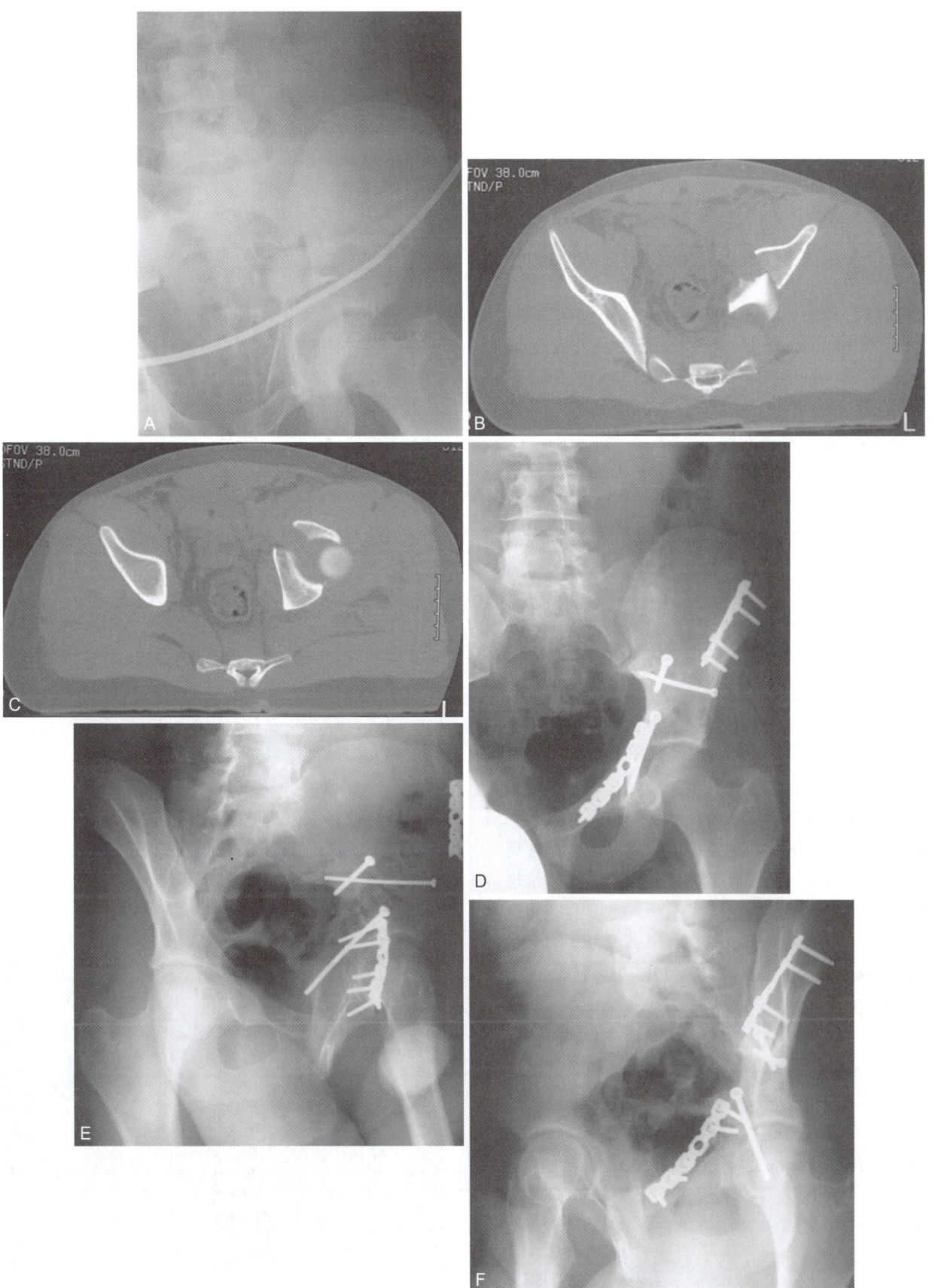

图 56-35　A 至 F. 髋臼双柱骨折，治疗采用髂腹股沟入路、髋臼间接复位和骨盆内固定

死发生率为5%。大多数患者受伤后2年内X线检查能够发现明显的缺血性坏死。这些骨折块的唯一血供来源是受损的髋关节后关节囊，因此，后壁骨折块的缺血性坏死可能源于损伤本身或骨折部位的过分解剖。

据报道，有1%～5%的患者发生感染，可破坏髋关节。现在认为，某些因素可增加感染的风险，包括：较高的损伤程度评分，更长的重症监护病房（ICU）停留时间，输入大量的红细胞，较长的手术时间，预估较大手术失血量，高BMI指数，手术联合入路，髂内动脉栓塞，尿路损伤后感染，以及Morel-Lavallée损伤。肥胖已被发现可增加包括感染在内的多种并发症的发生率。BMI＞40的患者的髋臼手术感染率比平均感染率高5倍，伤口愈合方面的并发症发生率也较高（46%，BMI＜40的仅为12%）。对于肥胖的髋臼骨折患者，建议一期闭合伤口时使用负压封闭引流装置。Reddix在10年中通过在大多数患者中使用负压封闭引流装置已将术后深部感染率由6.06%降低至1.27%。

髋臼骨折患者原发损伤引起的坐骨神经麻痹发生率为10%～15%；手术造成的坐骨神经损伤发生率为2%～6%，应用Kocher-Langenbeck入路和可延长切口处理后方骨折时更为多见。许多学者提议术中应用体感诱发电位（SSEP）监测，以减少术中坐骨神经损伤的发生率，尤其是采用后入路时。然而，也有学者认为，随着经验的增加，不进行监测时发生医源性神经损伤的概率与推荐常规监测的报道所引用的发生率类似。他们不建议常规应用术中神经监测。如果手术医师有足够的经验，常规监测的用途则受到质疑。有学者调查了创伤骨科协会181位成员，其中只有15%在进行髋臼手术时常规采用神经监测。

在一项有14例坐骨神经损伤病例的报道中，坐骨神经的腓总神经成分损伤比胫神经成分损伤更多，且胫神经成分恢复的概率更大；完全性神经麻痹的预后最差。研究显示，约65%的患者神经恢复，神经损伤后3年都有可能恢复。

异位骨化大多数发生在采用髂股延长入路的患者中，如果不采取预防措施，14%～50%的患者会出现中度至重度的异位骨化。应用Kocher-Langenbeck入路时，在未采取预防措施的患者中约有25%出现异位骨化（图56-36）。除非剥离髂骨外面，否则髂腹股沟入路一般不出现异位骨化。对预防异位骨化的方法及有效性仍存在争议。许多学者证实，吲哚美辛（消炎痛）可有效地减少髋臼骨折的异位骨化。也有学者对此提出了疑问，他们在前瞻性研究中发现，吲哚美辛无效。值得关注的是，Sagi等报道了一组累及髋臼后壁的髋臼骨折患者，术后应用了6周的吲哚美辛治疗，有62%的患者发生了骨折不愈合。有研究证实，小剂量放疗可降低显著异位骨化的发生率，学术界也注意到了以上两种方法联合应用有叠加效应。在年轻患者，放疗对其长期疗效及安全性的影响也是值得关注的问题。

目前，对于有明显的肌肉损伤采用Kocher-Langenbeck入路或使用非延长入路的患者，我们应用吲哚美辛，25 mg，每日3次，共3～6周；或应用塞来昔布，每日200 mg，共6周；如患者忌用非甾体类抗炎药物，可用一次剂量为700 cGy的放疗。

血栓栓塞的并发症可能最具破坏性，文献报道的肺栓塞风险为2%～6%。据文献报道，8%～61%的髋臼骨折患者发生深静脉血栓形成（deep vein thrombosis，DVT）；当然，发生率的高低主要取决于血栓形成的检查方法。静脉多普勒超声检查不能发现骨盆内静脉血栓形成，与有创血管造影检查相比，有可能会对大块血栓形成评估不足。

磁共振静脉造影（magnetic resonance venography，MRV）探查骨盆内和对侧肢体的静脉血栓比静脉造影术更为敏感。一项研究报道，在34%的患者中，应用MRV检测到有无症状的DVT，其中49%位于腹股沟韧带水平以上。另有学者发

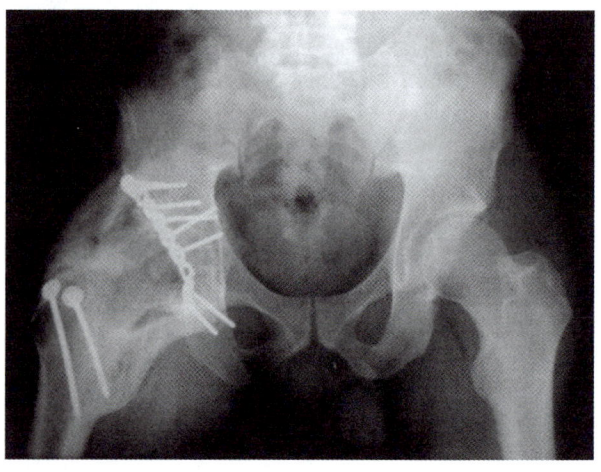

图56-36　虽然进行了术后放疗，仍出现了Brooker Ⅳ度异位骨化

现，在检查无症状深静脉血栓进行选择性静脉造影时，无论是MRV还是CT扫描都有较高的假阳性率。他们建议，在进行选择预防性治疗前，如放置下腔静脉滤网前，可进行选择性静脉造影CT或MRV，作为筛查无症状的深静脉血栓的影像学检查。Slobogean等学者进行了一项关于骨盆髋臼骨折患者血栓与治疗方法的有价值文献的meta分析，结果提示没有充足的证据支持一种方法明显优于其他方法。

我们现在应用的方案是：在患者等待手术期间，给予皮下应用肝素（Enoxaparin），间歇使用充气加压装置。我们对受伤4d以上的所有患者进行术前双相多普勒扫描。如同Collins等建议的，我们对双相多普勒扫描阳性的患者应用Greenfield腔静脉滤网，在高危组患者也经常应用，如Webb等提议的，高危患者包括：年龄＞60岁的患者，忌用抗凝血药的患者，以及有肥胖症、恶病质或既往有深静脉栓塞病史的患者。如果没有医疗禁忌证，术后用肝素继之用华法林抗凝血6~12周。随后给予阿司匹林325mg，每日2次，直至患者有充分的活动量。

八、髋臼骨折的全髋关节置换治疗

对某些预后极差的髋臼骨折老年患者采用一期人工全髋关节置换治疗。其手术指征呈增加趋势，包括：关节内粉碎性骨折，软骨损伤严重，累及股骨头，累及髋臼顶，合并股骨颈骨折或之前存在关节炎。髋臼骨折可用经皮螺钉、钢板或钢缆固定，骨长入臼杯内多个螺钉可加强固定效果。我们已对数例有相似适应证的老年患者应用这一技术以挽救其髋关节功能。单独一个多孔型臼杯不能在骨折愈合前形成一个稳定的骨长入臼杯。

这一治疗方法的一个顾虑是：无骨水泥的髋臼假体有可能不能与正在愈合的髋臼床良好结合。Mears和Velyvis在对57例患者进行的病例研究中发现，在骨折愈合过程中，髋臼杯将常规向内侧移动平均3mm，下沉平均2mm，然后稳定。他们强调避免使用可延伸的入路以减少感染的风险。他们技术的核心是用2.0mm的螺钉在四边区八字形结构固定和经皮螺钉固定复杂的前柱部分。他们也报道了使用股骨头自体移植填充大于40%的后壁缺损。Herscovici等报道了一些手术复位内固定一期全髋置换治疗髋臼骨折的标准原则。他们发现22例患者中有4例出现了异位骨化，5例因为骨溶解而翻修，其他还有多种脱位。也有些学者报道应用重建环治疗极度粉碎的髋臼骨折（图56-37A和B）。

尽管我们很少使用8字形钢缆技术（图56-38A至C），但行一期全髋置换时还是常用自体股骨头重建老年患者的粉碎的髋臼后壁骨折，具体技术大致如下所述。我们坚持固定硬性骨质的固定原则，即使在全髋髋臼部分固定之前，不能完美解剖复位，也不用通过髋臼的螺钉固定达到骨折复位固定。

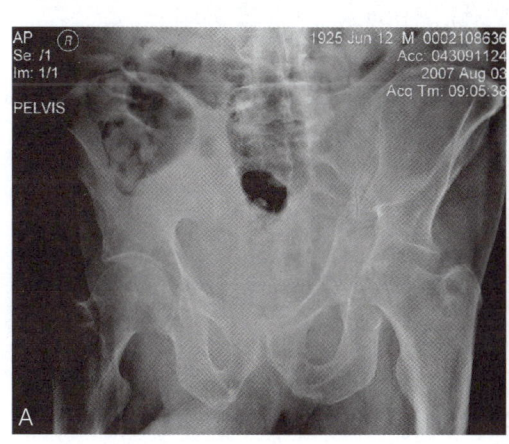 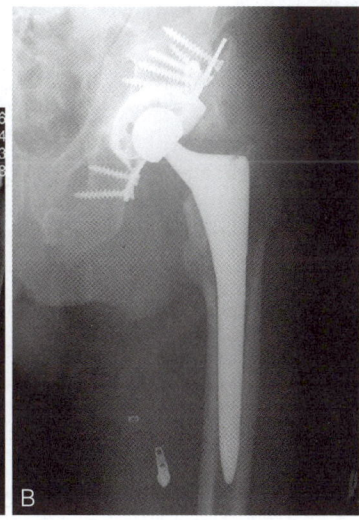 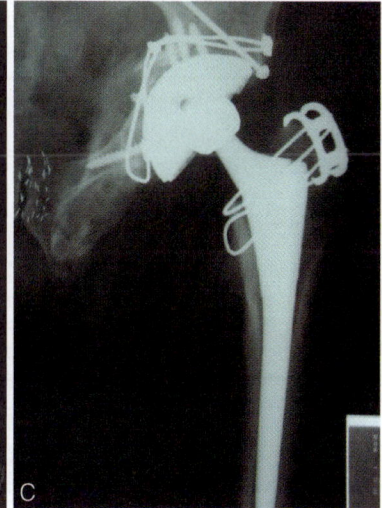

图56-37 A.用重建环和早期髋关节置换治疗粉碎性T形髋臼骨折（B和C）

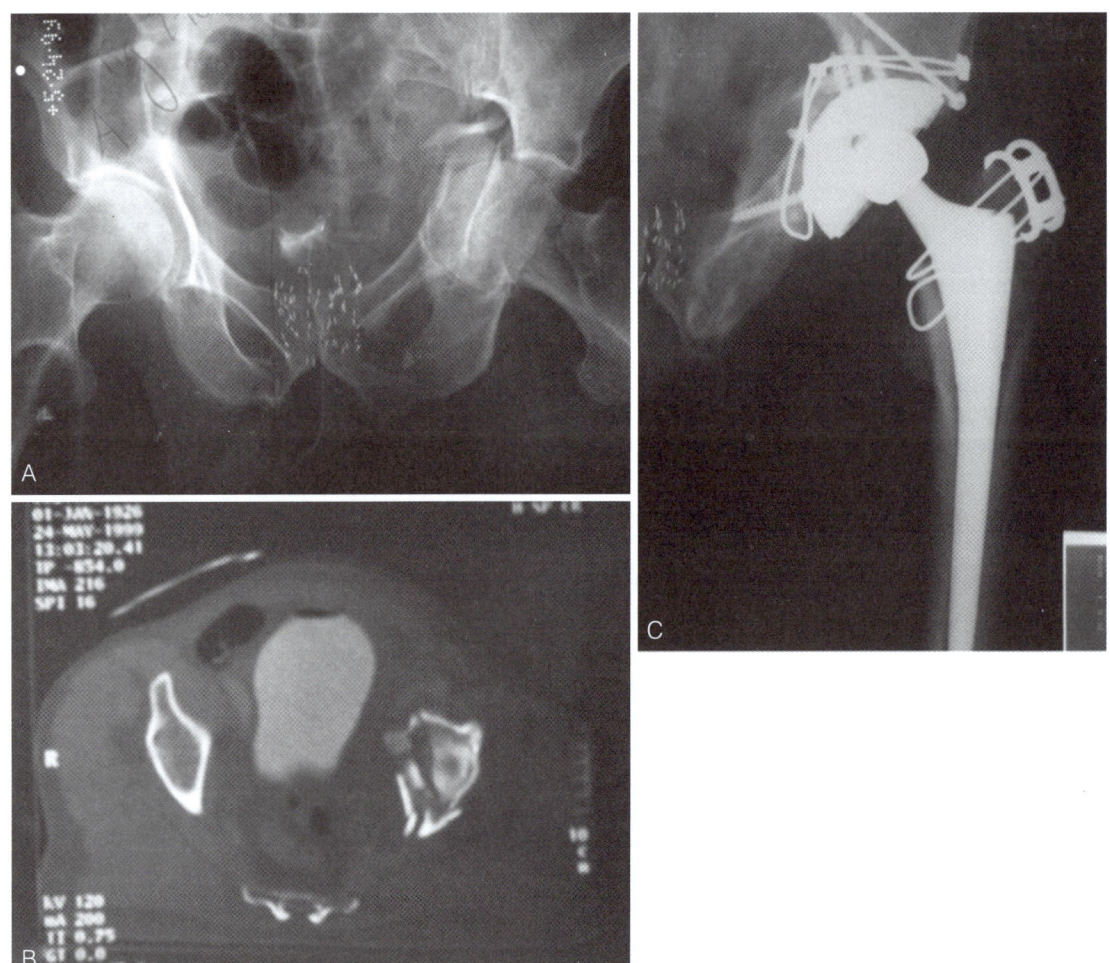

图 56-38　A 和 B. Mears 和 Velyvis 报道的用 8 字形钢缆技术治疗粉碎性 T 形髋臼骨折（C）

合并或不合并横行骨折的髋臼后壁粉碎性骨折的固定

手术技术 56-2

- 患者侧卧于可透视手术台上，并用可透视的固定器固定该体位。
- 通过标准的髋关节后外侧入路切开显露，切除小部分粉碎的后壁骨折块，显露髋关节。
- 在合适的平面切断股骨颈，小心取出股骨头，以备植骨。
- 分别标记梨状肌和闭孔内肌，以便确认坐骨大切迹及坐骨神经。
- 切除股骨头后，横行骨折很容易复位和固定，将螺钉从坐骨切迹前置入到前内侧，或者在透视监视下将经皮前柱螺钉通过臀大肌。
- 用细入骨锉剔除股骨头关节软骨备用。
- 在用钝 Cobra 牵开器保护坐骨神经后，用比股骨头小 1 mm 或 2 mm 的髋臼锉逐渐磨锉准备髋臼后壁的缺损（图 56-39B）。用大约 2/3 股骨头颈部填充缺损，用克氏针通过股骨颈临时将股骨头固定住（图 56-39C）。
- 沿着后柱跨过移植物放置波形的重建钢板，将螺钉穿过移植物固定后壁（图 56-39D）。
- 用骨锉去掉股骨颈，在移植物内部形成大致的轮廓。
- 用髋臼锉完成准备工作，注意不要磨掉软骨下骨（图 56-39E），放置多孔的骨长入臼杯，透视下用多枚螺钉固定以保证合适的固定后 40°外展和 20°前倾。如果臼杯型号允许，我们使用 36 mm 的股骨头，由于后关节囊通常无法保留，有时也会选择带有后唇的内衬，以降低术后后脱位的风险（图 56-39F 和 G）。

术后处理　限制性负重 8~12 周，常规抗凝预防深静脉血栓，偶尔可以小剂量放疗防止异位骨化。

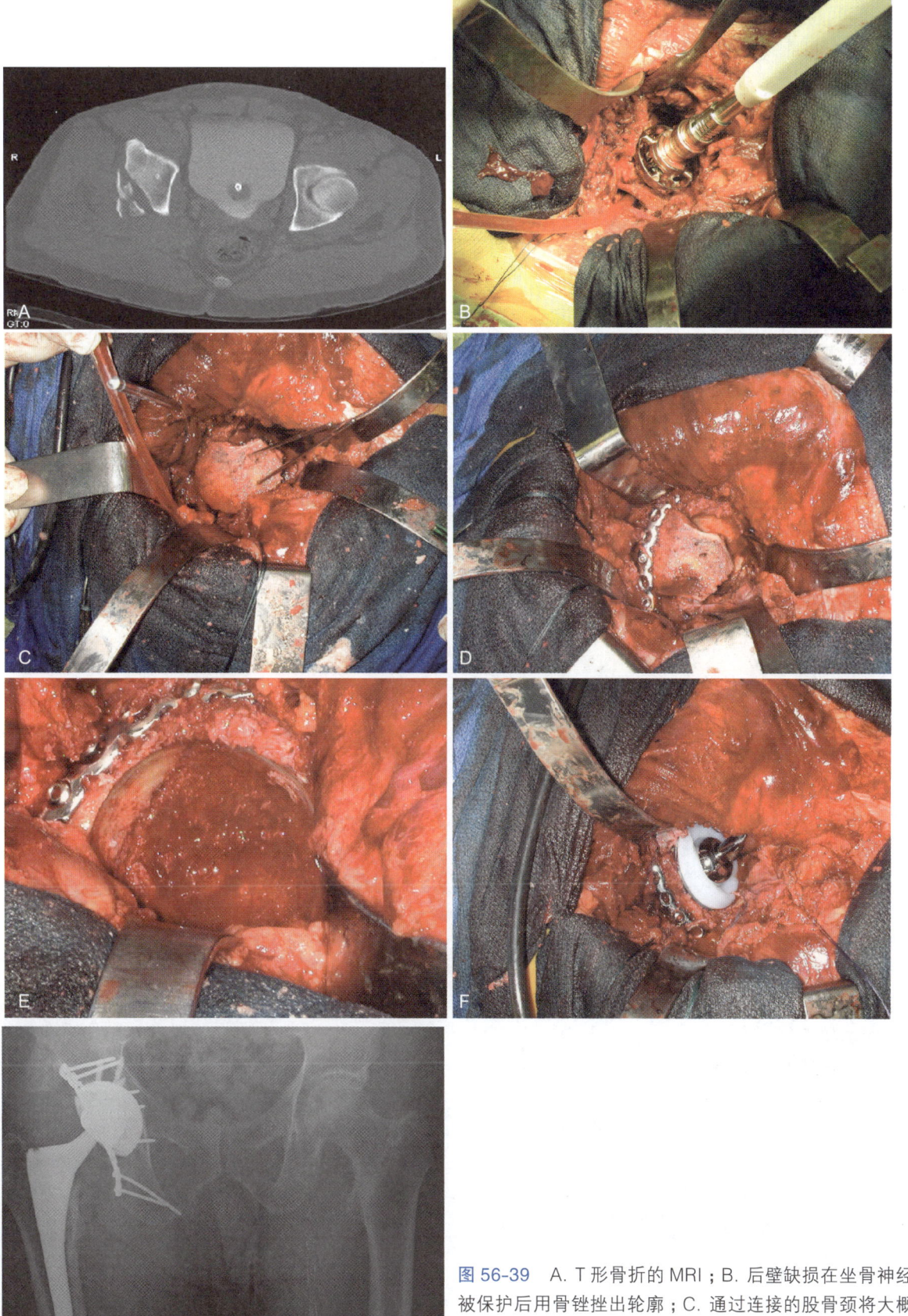

图 56-39　A. T形骨折的MRI；B. 后壁缺损在坐骨神经被保护后用骨锉挫出轮廓；C. 通过连接的股骨颈将大概 2/3 的股骨头钉在缺损处；D. 用重建钢板将股骨头固定住；E. 用钻头和髋臼锉修整移植物，重建骨性髋臼；F. 组配式全髋；G. 1 年后随访（见手术技术 56-2）

Beaule、Griffin 和 Matta 报道了通过前 Levine 入路（类似 Smith-Peterson 入路）行一期全髋置换治疗前壁和前柱、部分后半横行髋臼骨折。他们的技术是：在骨折床上，也可以在标准的手术床上，采用合适的体位保证在股骨侧准备过程中髋关节可以伸展，Keggi、Huo 和 Zatorski 也曾报道这项技术。通过同样的全髋置换显露过程复位和固定髋臼。显露切口可沿内侧髂窝延长固定前柱。

前路全髋置换治疗前壁和前柱髋臼骨折

手术技术 56-3

（Beaulé 等）

- 患者仰卧在 ProFX 骨折床上 (Orthopedic Systems, inc, Union City, CA)。
- 术前常规消毒，骨盆和股骨干铺无菌单，从髂嵴开始切开皮肤，向外侧远端到髂前上棘，继续向远端跨过阔筋膜张肌到耻骨联合水平以远 5 cm 处（图 56-40A）。
- 用电刀仔细将腹部肌肉从髂嵴上切开，用骨膜剥离器将其从髂骨内板上推开。
- 用电刀切开缝匠肌和股直肌头部。
- 将腹单放在骨盆内部，切开阔筋膜张肌的前缘向远端显露。阔筋膜包括两层，其中一层为被一薄层脂肪包绕的骨外侧皮神经，后者的后支经常被损伤，造成一定区域的感觉障碍。
- 从股直肌分离阔筋膜张肌，这一步很重要，因为它几乎是透明的，如果向内侧过多，可能造成解剖平面的丢失。
- 外侧的张肌回缩，在矢状面确认股直肌，通过上面的筋膜切除。
- 松解直肌的翻折头和后侧第三个直头。
- 下一个筋膜层在冠状面在股直肌的后方，向内侧回缩。切开这一层，仔细分离旋股外侧动脉升支，随后显露和结扎。
- 分离股直肌筋膜到臀小肌肌腱和髋关节囊的之间的平面，切开 Letournel 致密筋膜以显露股外侧肌和股中间肌的血管神经束。
- 将钝性的 Hohmann 拉钩放在腰大肌腱膜下，完全显露关节囊。
- 股中间肌的最上面的纤维和 Iliocapsularis 肌肉部分起源于关节囊的前方和内侧。用手术刀切削后从远端和内侧显露。
- 如果此时解剖完成，从髂骨部到股骨部的关节囊整个上方、前方和下方部分都能完全被看到。
- 将钝性的 Hohmann 拉钩放在外侧，将锐性的 Hohmann 拉钩放在髋臼前缘（图 56-40B），T 形切开关节囊的前方。
- 骨折复位前先做股骨颈截骨。
- 由于前柱骨折会向髂嵴延伸并相对于骨盆发生外旋，应该从髂嵴开始复位以达到骨折块的精准复位。
- 其他主要的骨折部分是压缩的关节面，一般位于髂窝的后 - 上 - 内侧。
- 首先复位前壁／柱骨折，用一块诸如 108 mm 或者 88 mm 的预弯钢板固定。近端沿内侧髂窝的外侧到骶髂关节放置钢板，用螺钉固定。远端，钢板跨过耻骨粗隆，通过外形加压前壁／柱，最远端的钉孔不打螺钉（图 56-40C）。
- 一旦髋臼骨折精准复位内固定，准备髋臼以备假体植入。压缩的关节面不予处理；切除软骨、圆韧带，用刮勺刮除脂肪空洞，用骨锉对髋臼缘进行磨锉准备。
- 将碎的从股骨头或髋臼锉上取下的骨头填充在髋臼窝内，尤其是有凹陷的地方。
- 选择接近假体实际大小的髋臼锉开始磨锉，最后一次的磨锉尺寸较最终选择的假体尺寸小 2 mm。
- 在合适的外展和前倾位置臼杯放置，用螺钉固定保证臼杯初期稳定。
- 通过骨折床后伸、外旋和内收下肢，开始准备股骨侧。
- 股骨部分的骨水泥应用第三代的骨水泥技术（图 56-41），透视下保证肢体长度：小粗隆和坐骨粗隆在同一平面，双下肢处于中立外展和内收位。
- 连续缝合筋膜层，仔细缝合腹部近端伤口，腹肌因为是高压区，应进行双层缝合。
- 放置两个约 0.6 cm 的引流器 (Zimmer, Warsaw, IN)，一个在骨盆内，一个在皮下软组织中。

术后处理 术后第 1 天开始物理治疗，辅助患者站立。8 周内站立时应限制性负重，小于 13.5 kg。不需要预防脱位的措施。患者可以自行活动后出院。

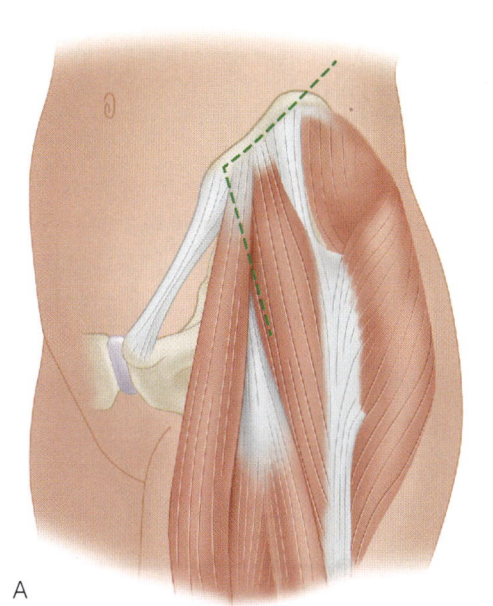
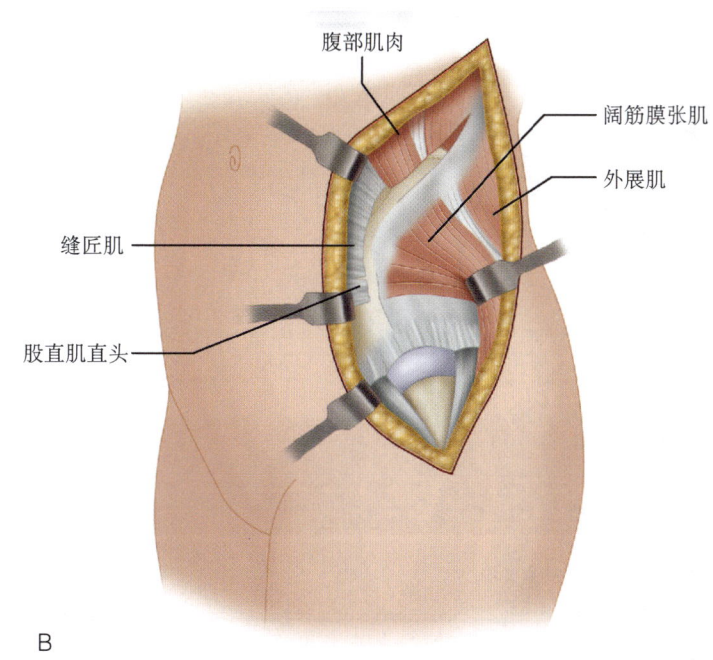
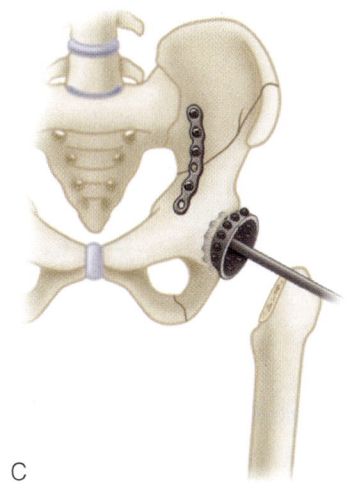

图 56-40 髋臼前壁／柱骨折经前侧 Levine 入路全髋置换治疗

A．切口；B．切断缝匠肌和股直肌直头，拉起腹部肌肉；C．柱复位内固定后，髋臼已经准备好。见手术技术 56-3

（重绘自：Beaulé PE, Griffin DB, Matta JM: Levine anterior approach for total hip replacement for the treatment for an acute acetabular fracture, *J Orthop Trauma* 18：623，2004.）

九、创伤后关节炎的全髋关节置换治疗

与治疗退行性关节炎相比，全髋关节置换术治疗髋臼骨折后创伤性关节炎（图 56-42）需要更长的手术时间，出血和输血量更大。这些情况在髋臼骨折后进行切开复位内固定的患者中比在进行非手术治疗的患者中更为显著。一般来说，只有在内置物影响全髋关节置换时才将其取出，因为其与坐骨神经邻近，尤其是后柱的钢板包裹在致密的瘢痕组织中。进入髋臼中的螺钉应取出，或者将其磨掉。术前应做下列检查：C- 反应蛋白、红细胞沉降率，特别是在在骨折术后有引流和感染病史的患者。全髋关节置换术中行冰冻切片检查也是推荐用于判断是否有潜在感染的方法。急性炎症的依据是每高倍镜视野下白细胞数目大于 5，如果有急性炎症，应取出内置物，放入 PROATALAC 抗生素占位器（Depuy, Warsaw, IN），并且在置入人工关节前应延长静脉使用抗生素的疗程。

文献报道，假体 10 年在位率为 97%，X 线片上 10 年假体松动率为 6%，这个结果与先前类似的样本量中进行的报道类似。对于髋臼骨量压缩的患者，Yuan、Lewallen 和 Hanssen 报道应用稀松的髋臼钽制假体 5 年的随访没有发现松动。我们的经

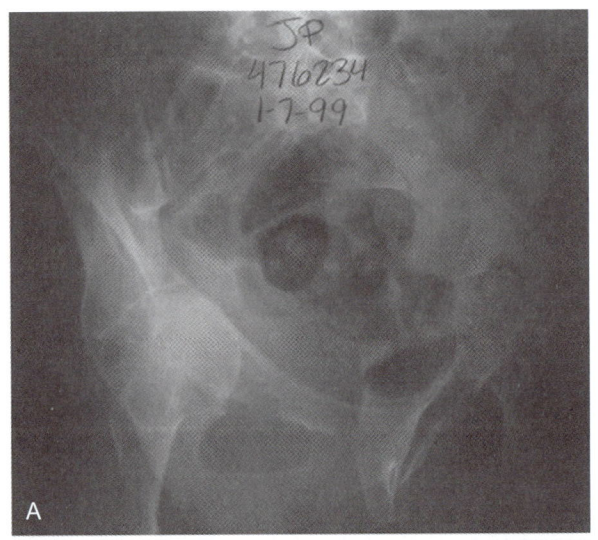

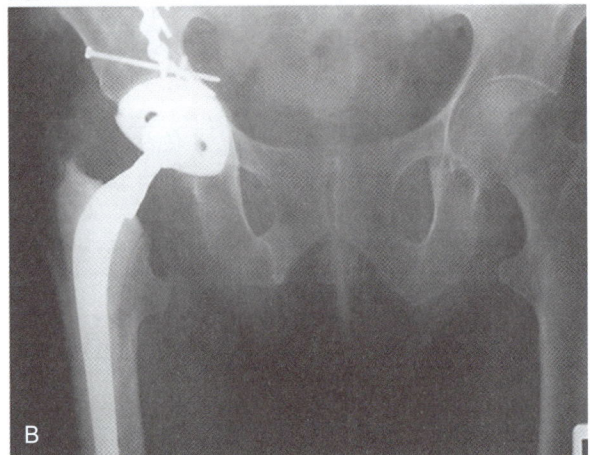

图 56-41　A. 有明显关节压缩的前柱骨折；B. 髋臼骨折一期切开复位内固定联合全髋置换术 2 年后（见手术技术 56-3）

（引自：Beaulé PE, Griffin DB, Matta JM: Levine anterior approach for total hip replacement for the treatment for an acute acetabular fracture, J Orthop Trauma 18:623, 2004.）

验是：对于之前髋臼骨折切开复位内固定的患者，应用多孔的髋臼假体来做全髋关节置换。

第二节　骨盆骨折

成年人骨盆骨折，除外髋臼，一般要么是由低能创伤引起的稳定性骨折，如老年患者摔伤；要么是由高能创伤引起的骨折，可导致显著的病残率和病死率。与其他骨的骨折一样，骨盆的低能创伤通常造成稳定性骨折，可给予对症治疗，用扶拐或助行器辅助行走，大多数患者可望顺利治愈。高能骨盆骨折常需手术处理，治疗的方法取决于伤后骨盆的稳定程度。本节重点讨论这些高能量损伤及其复苏期和重建期的处理，以及可能引起的并发症。

高能骨盆骨折最常见的致伤原因是机动车事故、高处坠落、摩托车事故、汽车与行人相撞和工业挤压伤。高能骨盆骨折的潜在并发症有骨盆的大血管神经损伤（图 56-43）和主要脏器损伤，如肠管、膀胱和尿道。这些骨折可能合并周围软组织的脱套伤，无论开放性或闭合性，都会使处理更加复杂。据报道，严重骨盆骨折的病死率可达 10%，而一些早期救治的一系列开放性骨盆骨折的病死率甚至高达 50%。增加病死率的危险因素包括：患者年龄、损伤严重程度评分、合并头部或脏器损伤、失血、低血压、凝血障碍、不稳定的或开放性骨盆骨折。早期导致患者死亡最常见的原因是出血和闭合性颅脑损伤，而晚期则往往由于脓毒血症或多系统器官衰竭导致患者死亡。

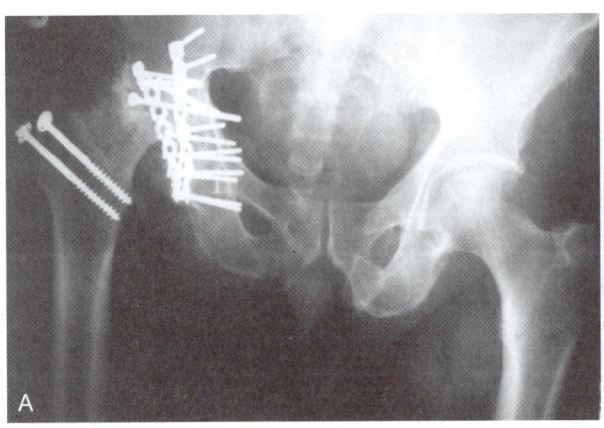 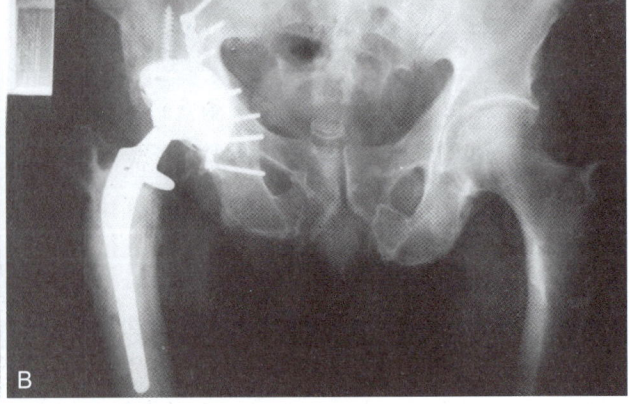

图 56-42　A. 髋臼骨折后创伤性关节炎；B. 骨折复位内固定和全髋置换术后

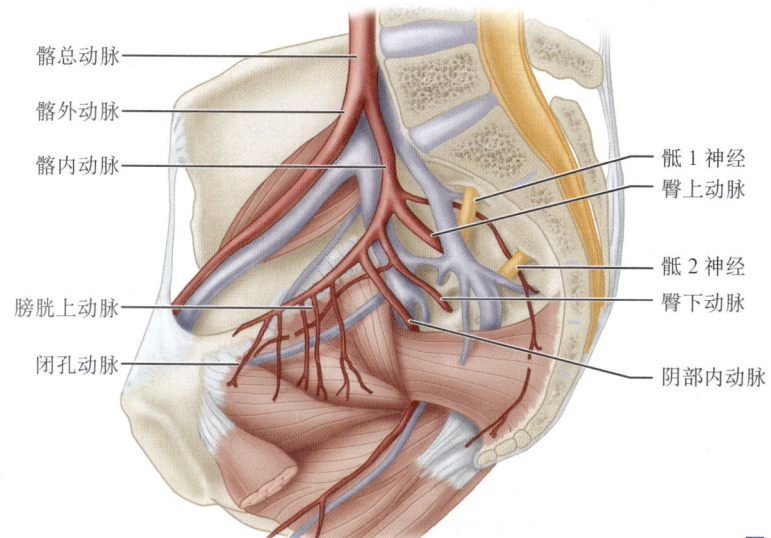

图 56-43　骶骨内部动静脉丛

标注：髂总动脉、髂外动脉、髂内动脉、膀胱上动脉、闭孔动脉、骶 1 神经、臀上动脉、骶 2 神经、臀下动脉、阴部内动脉

一、早期处理

急诊救治骨盆骨折且持续出血的患者仍然是骨科医师的挑战。骨科、普外科和麻醉科医师等多学科介入对于取得良好预后至关重要。早期创伤评估包括：胸部、腹部 CT 扫描，脐上腹腔灌洗及腹部超声，必须排除其他部位的出血。一旦发现骨盆环不稳定，我们常规应用骨盆捆绑带处理（图 56-44）。Routt 等最早提出这项技术，采用床单（或商品化的绑缚材料）包裹骨盆和大粗隆。通过缩小周长，使床单或捆绑带收紧固定。捆绑的作用类似于外固定架，理论上可以减少盆腔容积，起到稳定原始的骨折面及填塞止血的效果。与外固定架相比，在急诊复苏期，笔者更喜欢采用包裹捆绑固定，因为它实施起来简便快速。Croce 等证实，对于不稳定的或复杂的骨盆骨折，采用矫正器材实现捆绑压迫后可以减少输血量。但是，Ghaemmaghami 等却发现，骨盆捆绑固定并不能降低骨盆骨折的出血及死亡率。最新的研究结果表明，不正确的捆绑放置，高于大粗隆平面，常导致骨折复位不良。最近一项尸体的生物力学研究发现，捆绑带置于大转子以上时更稳定，包括更换床、翻身和抬高患者的床头。尽管骨盆环形加压装置有助于早期骨折的稳定，但是可能导致压疮和软组织并发症的加重。

一旦患者处于手术室可控环境中，可以应用外固定架稳定骨盆，同时可以进行腹部和会阴操作。对于不稳定的骨盆骨折，立即行外固定架治疗的患者比未立即进行固定治疗的患者输血量更少。有骨盆后环明显移位的患者可以用 C 形钳式外固定器，如果条件允许，在手术室完成操作更加理想（详见手术技术 56-7）。

对于骨盆环损伤的患者，如果经骨盆带固定后，血压仍然持续性低，并且没有其他出血灶，则要考虑进行动脉造影。出血通常来自骨折表面和腹膜后腔的小血管。经血管造影证实，仅有 5%～10% 的骨盆骨折出血来自动脉血管，可给予栓塞治疗。Henry 等注意到老年患者的动脉出血率较高。O'Brien 和 Dickson（图 56-45）提出了一套治疗流程，然而，笔者建议各医疗机构应根据自己的资源和设备状况制订自己的方案。最近的一项研究阐述了有关血管造影栓塞问题：那些在晚上或周末被确诊的患者，由于术前等待时间较长，死亡率有所增高。此外，血管造影栓塞并不是没有并发症。Matityahu 等发现，双侧骨盆或不精确的血管造影栓塞存在明显的并发症（11%），包括臀部肌肉坏死、手术伤口破裂以及深部感染。已有通过腹膜后填充及外固定达到良好效果的报道，这一技术目前在欧洲十分流行，美国一些医疗中心也在使用。尽管这种技术和流程非常吸引人，但在美国创伤救治的现状是不同的，仍然需要进一步的研究。

开放性骨盆骨折的处理极其困难，据报道，病死率可高达 50%。如果腹膜后间隙开放，则不能通

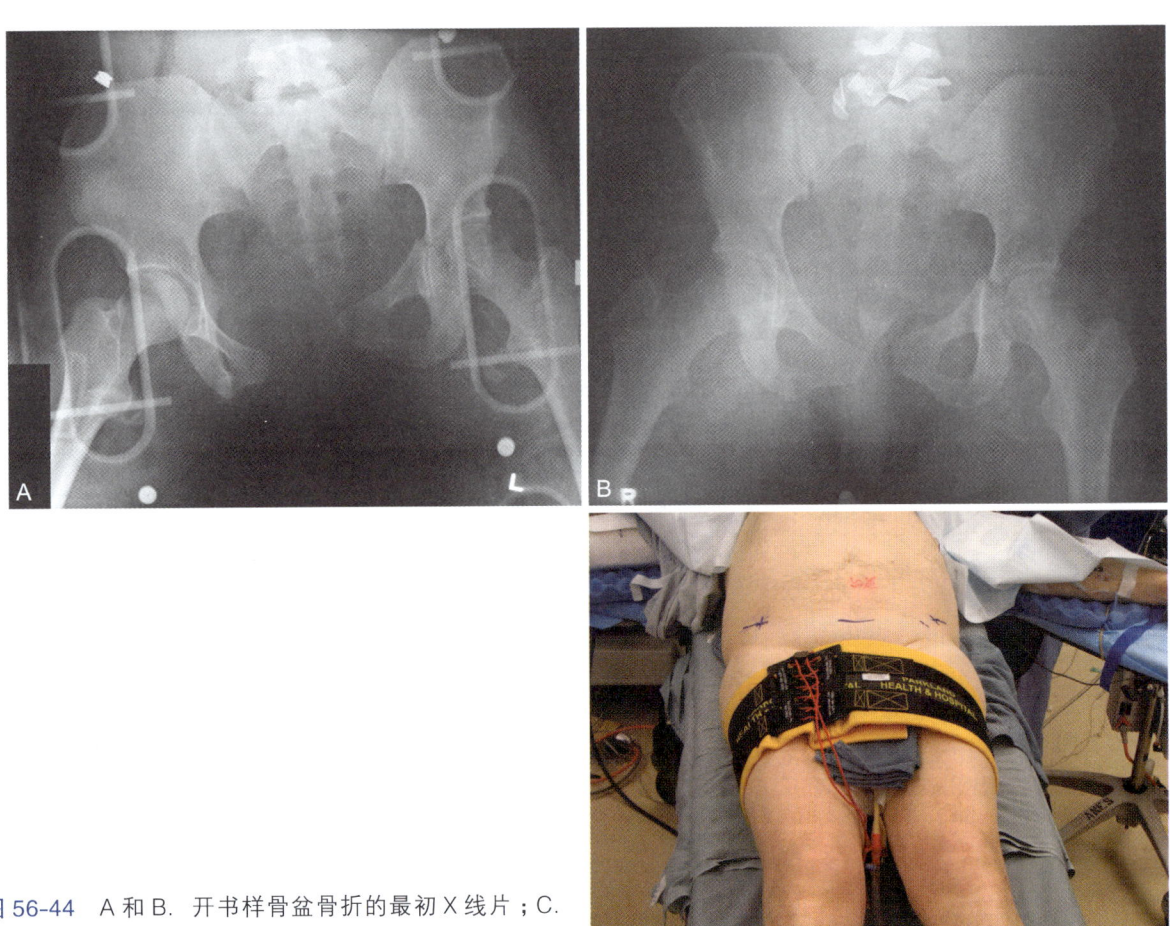

图 56-44 A 和 B. 开书样骨盆骨折的最初 X 线片；C. 应用骨盆捆绑带后

过填塞效应来防止过度出血。粪便污染引起的脓毒血症是这种损伤的主要死亡原因，患者有会阴伤口时，应立即行结肠造口改道术。Faringer 等将开放性骨盆伤按解剖部位分成不同的区，建议对直肠或肛门开放伤，特别靠近肛门的软组织伤或大的瓣状撕脱伤伴有局部骨盆组织缺血，选择粪便分流手术（图 56-46）。

对于所有开放性骨盆骨折患者，应进行常规的会阴部和直肠检查，因为骨折块可能穿破这些结构，若不进行及时适当的清创，可能会出现灾难性结果。外固定可减少骨折的活动和软组织的进一步损伤。

二、解剖学

骨盆环前部是由耻骨支及坐骨支与耻骨联合连接组成。纤维软骨盘位于两耻骨体之间。后部由骶骨及两块无名骨组成并由骶髂关节相连接，连接结构为骨间骶髂韧带、前后骶髂韧带、骶结节韧带、骶棘韧带和相关的髂腰韧带（图 56-47A）。这些韧带复合体为后方的骶髂复合体提供了稳定性，而骶髂关节本身无内在的骨性稳定。Tile 将后侧骨盆韧带与骨结构的关系比为一座吊桥，骶骨悬吊在两个髂后上棘之间（图 56-47B）。

骨盆的稳定性依赖于不同平面的韧带。限制半骨盆外旋的主要有耻骨联合韧带、骶棘韧带和前骶髂韧带。骶结节韧带可阻止矢状面的旋转；半骨盆垂直移位受上述所有韧带结构控制，但当其他韧带缺乏时，可由完整的骨间骶髂韧带、后骶髂韧带以及髂腰韧带控制。通常，旋转不稳定的半骨盆可因这些完整的韧带结构而保持垂直向稳定。在分型、预后和治疗上，这一点具有重要意义。

三、分型

在一项对 150 例连续的致命性机动车事故受害者的经典研究中，Bucholz 发现，骨盆骨折占 31%，他将其分为三组：Ⅰ组，移位的骨盆前环损伤，伴有轻微移位的骶骨稳定骨折或前骶髂韧带的不全

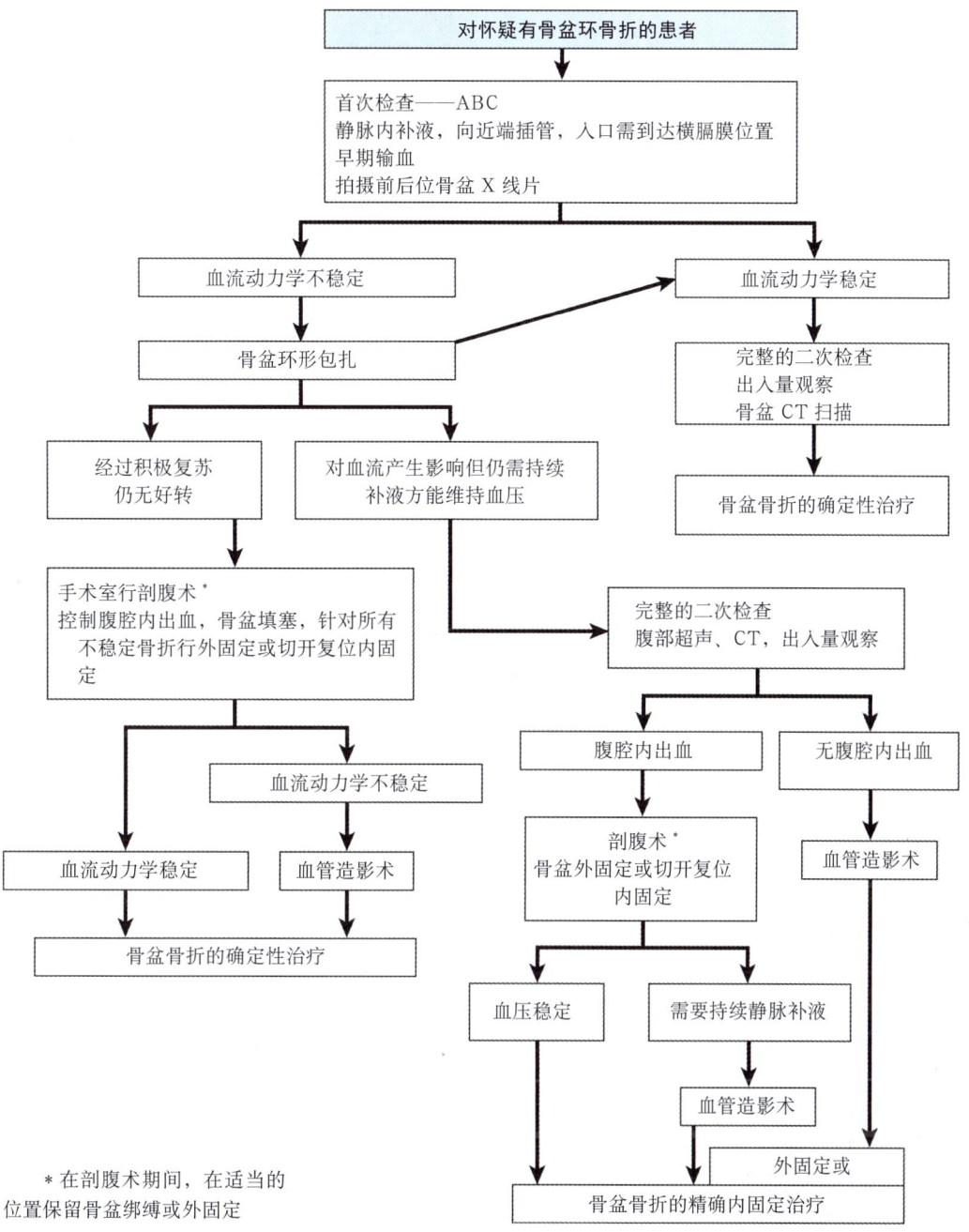

图 56-45 骨盆环骨折的初期评估和治疗流程
各医疗机构应该根据各自的资源和设备制订自己相应方案
（引自：O'Brien PJ, Dickson KF: Pelvic fractures: evaluation and acute management. In Tornetta P III, Baumgaertner M, eds: *Orthopaedic knowledge update, trauma* 3, Rosemont, Ill, American Academy of Orthopaedic Surgeons, 2005.）

撕裂；Ⅱ组，前骨盆环损伤，伴有骶髂关节旋转分离，仅有前骶髂韧带断裂，但骶髂后上韧带复合体没有损伤；Ⅲ组，前后半骨盆都完全断裂。

Pennal 等提出了一种力学分型系统，将骨盆骨折分为前后压缩损伤、侧方压缩损伤和垂直剪切损伤。Tile 修改了 Pennal 分型系统，使其成为一个用字母数字表示的系统，基于骨盆稳定性的概念

将其分为三型（框 56-1）：A 型，稳定；B 型，旋转不稳定但垂直稳定；C 型，旋转、垂直均不稳定。这一分型系统在最近的文献中得到了广泛应用。

A 型（稳定）骨折又进一步分为三组，A1 型骨折为未累及骨盆环的骨折，如髂嵴或坐骨结节的撕脱骨折和髂骨翼的孤立骨折；A2 型骨折为轻微移位的骨盆环稳定骨折，如老年人中通常由跌倒引

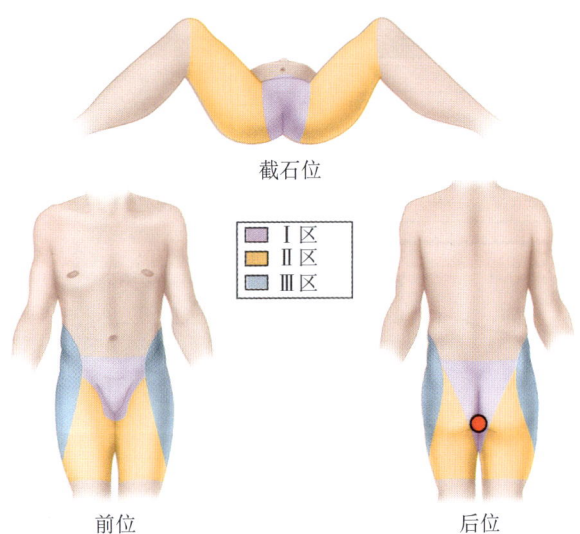

图 56-46 开放性骨盆骨折行结肠造口术的三个损伤分区

根据 Faringer 等的建议：Ⅰ 区损伤常常需要结肠造口，Ⅲ 区损伤很少需要分流术；Ⅱ 区损伤，在伤口进入前方腹股沟或大腿内侧的皮下脂肪而可能需行结肠造口者，可选择性分流

（引自：Faringer PD, Mullins RJ, Feliciano PD, et al: Selective fecal diversion in complex open pelvic fractures from blunt trauma, *Arch Surg* 129: 958,1994.）

框 56-1　骨盆环损伤的分型
A 型：稳定型（后弓完整）
A1：撕脱损伤
A2：直接暴力引起的髂骨翼或前弓骨折
A3：骶尾骨横行骨折
B 型：部分稳定型（后弓不完全损伤）
B1：翻书样损伤（外旋）
B2：侧方压缩损伤（内旋）
B2-1：同侧前或后方损伤
B2-2：对侧（桶柄状）损伤
B3：双侧
C 型：不稳定型（后弓完全损伤）
C1：单侧
C1-1：髂骨骨折
C1-2：骶髂关节骨折 - 脱位
C1-3：骶骨骨折
C2：双侧，一侧为 B 型，一侧为 C 型
C3：双侧

（引自：Tile M: Acute pelvic fractures.I.Causation and classification, *J Am Assoc Orthop Surg* 4:143,1996.）

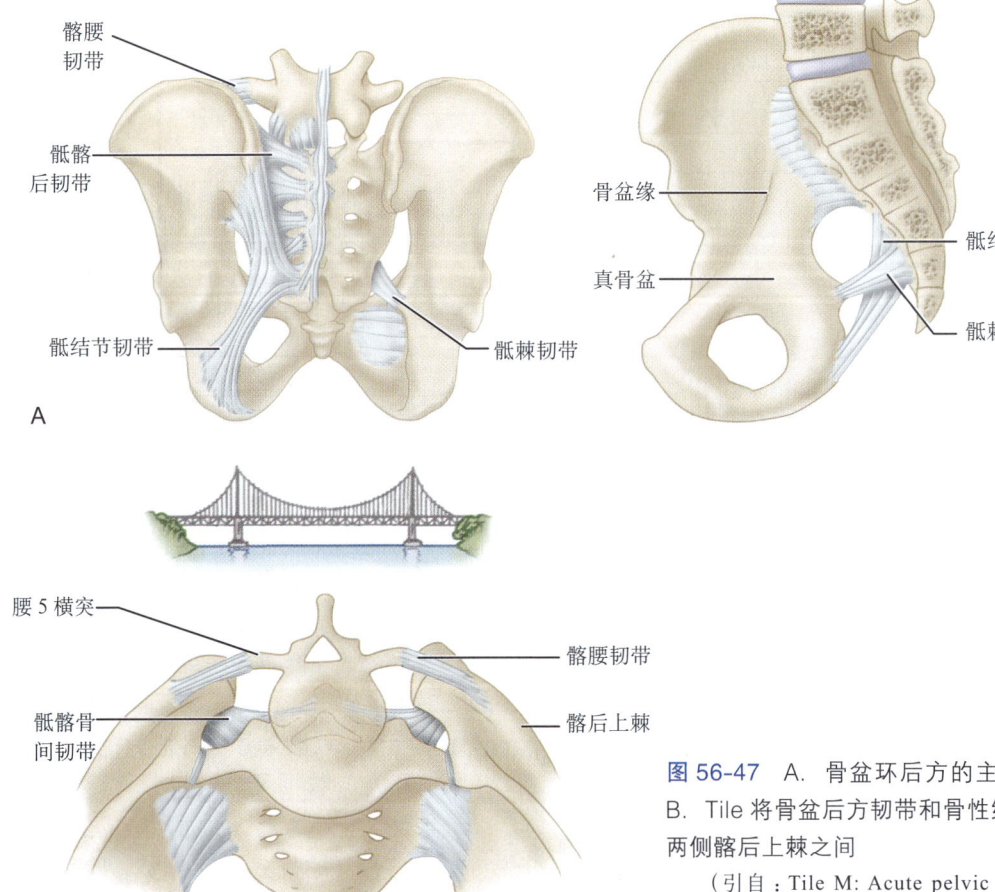

图 56-47　A. 骨盆环后方的主要稳定结构（后面观）；B. Tile 将骨盆后方韧带和骨性结构比为吊桥，骶骨悬于两侧髂后上棘之间

（引自：Tile M: Acute pelvic fractures. I. Causation and classification, *J Am Assoc Orthop Surg* 4:143,1996.）

起的低能量骨折；A3型骨折为骶骨和尾骨的横行骨折，这类骨折常被认为是脊柱骨折而不是骨盆环骨折。

B型骨折表现为旋转不稳定。B1型骨折包括"翻书样"骨折或前方压缩损伤，此时前骨盆通过耻骨联合分离或前骨盆环骨折而开放（图56-48A），后骶髂和骨间韧带保持完整。Tile描述了这种损伤的分期。第1期，耻骨联合的分离＜2.5cm，骶棘韧带保持完整；第2期，耻骨联合的分离＞2.5cm，伴有骶棘韧带和前骶髂韧带破裂；第3期，双侧受损，产生B3型损伤。B2-1型骨折为侧方压缩损伤伴有同侧骨折（图56-48B）；B2-2型骨折有侧方压缩损伤，但骨折在对侧，即"桶柄状"损伤，半骨盆的内旋一般不会造成韧带结构的断裂。

C型骨折(图56-48C)是旋转和垂直均不稳定，包括垂直剪切损伤和造成后方韧带复合体破坏的前方压缩损伤。C1型骨折包括单侧的前后复合体骨折，且又根据后方骨折的位置再分为亚型。C2型骨折包括双侧损伤，一侧半骨盆垂直稳定，另一侧不稳定。C3型骨折为垂直、旋转均不稳定的双侧骨折。骨盆环骨折的Tile分型直接与治疗选择和损伤的预后有关。

Young和Burgess提出了另一种Pennal分型的改良方法，增加了一个复合外力损伤的新类型（表56-1）。该分型是根据主要外力的方向进行分型的，包括前后压缩、侧方压缩和垂直剪切，其本质是力学的。他们的工作所得到的最初结论之一是：骨盆的分型可以用来预测复合伤患者其他损伤的存在。而且，这套系统与Tile所定义的旋转和垂直稳定性吻合良好。APⅠ型（前后压缩型Ⅰ）和LCⅠ型（侧方压缩型Ⅰ）型骨折旋转和垂直稳定（Tile A型）。APⅡ型（图56-49）和LCⅡ型（图56-50）骨折旋转不稳定但垂直稳定（Tile B型）。APⅢ型（图56-51）和LCⅢ型（图56-52）骨折旋转和垂直都不稳定（Tile C型）。在此后的一组病例研究中，侧方压缩（LC型）损伤是最常见的损伤类型，占患者的41%；然后是前后压缩（APC型）损伤，占26%；髋臼骨折，占18%；复合外力损伤，占10%；垂直剪切损伤，占5%。垂直不稳定的APⅢ型损伤，较之垂直稳定的前后压缩或侧

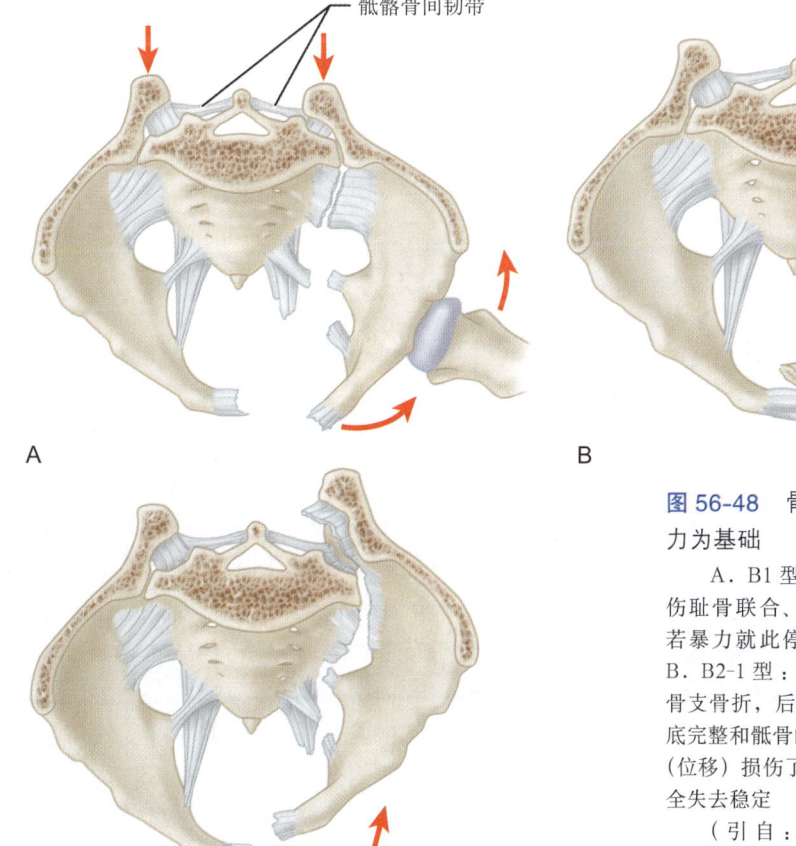

图56-48　骨盆骨折的Tile分型系统，以骨盆遭受的暴力为基础

A．B1型：外旋或前后压缩，通过左侧股骨（箭头）损伤耻骨联合、骨盆和前骶髂韧带，直至髂骨撞击骶骨后方。若暴力就此停止，骨间骶髂韧带可维持骨盆的部分稳定性。B．B2-1型：侧方压力（内旋）向内压迫半侧骨盆，前方耻坐骨支骨折，后方骶骨嵌压骨折，伴后方结构的撕裂，但因骨盆底完整和骶骨的压缩，部分稳定性得以保留。C．C型：剪切力（位移）损伤了耻骨联合、骨盆底和后方结构，造成半侧骨盆完全失去稳定

（引自：Tile M: Acute pelvic fractures. I. Causation and classification, *J Am Assoc Orthop Surg* 4:143,1996.）

表 56-1　骨盆环骨折各种分型之间的关系

	Bucholz	Tile	OTA/AO	Young-Burgess	Letournel	Denis
骨盆环稳定	I	A1、B2	61A、61B2	前后压缩 I 型 侧方压缩 I 型 复合外力损伤*	*	*
骨盆环部分不稳定	II	B1	61B2	前后压缩 II 型 侧方压缩 II 型 复合外力损伤* 侧方压缩 III 型	*	*
骨盆环完全不稳定	III	C	61C	前后压缩 III 型 侧方压缩 III 型 垂直剪切损伤 复合外力损伤*	*	*

*可以出现在所有不稳定的类型中；OTA，创伤骨科协会
（引自：Olson SA, Burgess A: Classification and initial management of patients with unstable pelvic ring injuries, *Instr Course Lect* 54:383,2005.）

方压缩型损伤，更多出现低血容量性休克且需大量输血。在 Young 和 Burgess 病例中，最严重的侧方压缩损伤患者（LC III 型）没有伴发头部损伤；而在那些不严重的侧方压缩损伤患者中，头部损伤的比例与其他类型的骨盆损伤患者基本相似。

有些学者已对骶骨骨折单独进行了分型。目前，最常用的分型是 Denis、Davis 和 Comfort 提出的分型（图 56-53）：I 型骨折通过骶骨翼，位于神经孔的外侧；II 型骨折穿过骶神经孔；III 型骨折发生在神经孔的内侧。骶骨横行骨折被列入 III 型骨折，因其涉及骶管且常常呈 H 形或 U 形（由于其常与高处坠落有关，又称为跳跃者骨折）。这类骨折在骶骨侧位片上可有显著移位。由于上述 III 型骨折容易在标准放射影像及轴位 CT 扫描中被忽视，必须小心查看骶骨侧位片和（或）矢状位 CT 重建影像。

四、影像学检查

骨盆前后位和 Pennel 等介绍的 40° 尾端入口位和 40° 头端出口位像是检查骨盆骨折所需的标准 X 线投照位置（图 56-54）。入口位像可观察半侧骨盆有无旋转畸形或前后移位。出口位影像可观察半侧骨盆有无垂直移位、骶骨骨折和骨盆前环有无变宽或骨折。

CT 是评估任何重要骨盆损伤的一种基本方法，可检查普通 X 线片可能显示不清楚的骨盆环后部。CT 广泛应用之前，许多骨盆骨折曾被看作单纯的前部损伤，而事实上单纯的前部损伤极为少见。CT 还可显示进入髋臼且可能影响治疗计划的轻微移位的骨折线。

应根据不同的 X 线征象判断骨折的稳定性。耻骨联合分离 > 2.5 cm，说明骶棘韧带断裂和骨盆旋转不稳定；骶骨外侧和坐骨棘的撕脱骨折同样为旋转不稳定的征象；前骨盆增宽引起前骶髂韧带断裂，在前后位 X 线片上可见骶髂关节增宽，但正如轴位 CT 上所见，骶髂关节的后方韧带可保留完整，骨盆仍可保持其垂直稳定性（图 56-55）。正如 Tonne 等所描述的那样，髂骨后方移位也可以用来预测骨盆的不稳定。骶骨前侧皮质的压缩骨折常发生于侧方压迫损伤，一般属于稳定型，但有裂隙的骶骨骨折通常表示垂直不稳定。Bruce 等通过回顾研究非手术治疗侧方压缩骨折的病例发现，50%以上的（68%）完全骶骨骨折合并双侧耻骨支骨折都存在移位，同时，所有的不完全骶骨骨折合并同侧耻骨支骨折却不存在移位。在保护下负重并密切观察对于这样类型的患者是必不可少的。

垂直不稳定通常指半侧骨盆向头侧移位 1 cm或以上。有些骨盆损伤垂直不稳定表现明显；如果对垂直稳定性不确定时，应力试验可能有所帮助。当骨盆稳定性不确定时，麻醉下进行评估可能会有帮助。内部及外部的旋转可能说明骨盆旋转不稳定。Sagi 等描述过一种术中通过对双下肢进行旋转、推拉等方法并在 X 线透视下动态观察骨盆内部及外部稳定性的应力试验方法。通过这种方法，

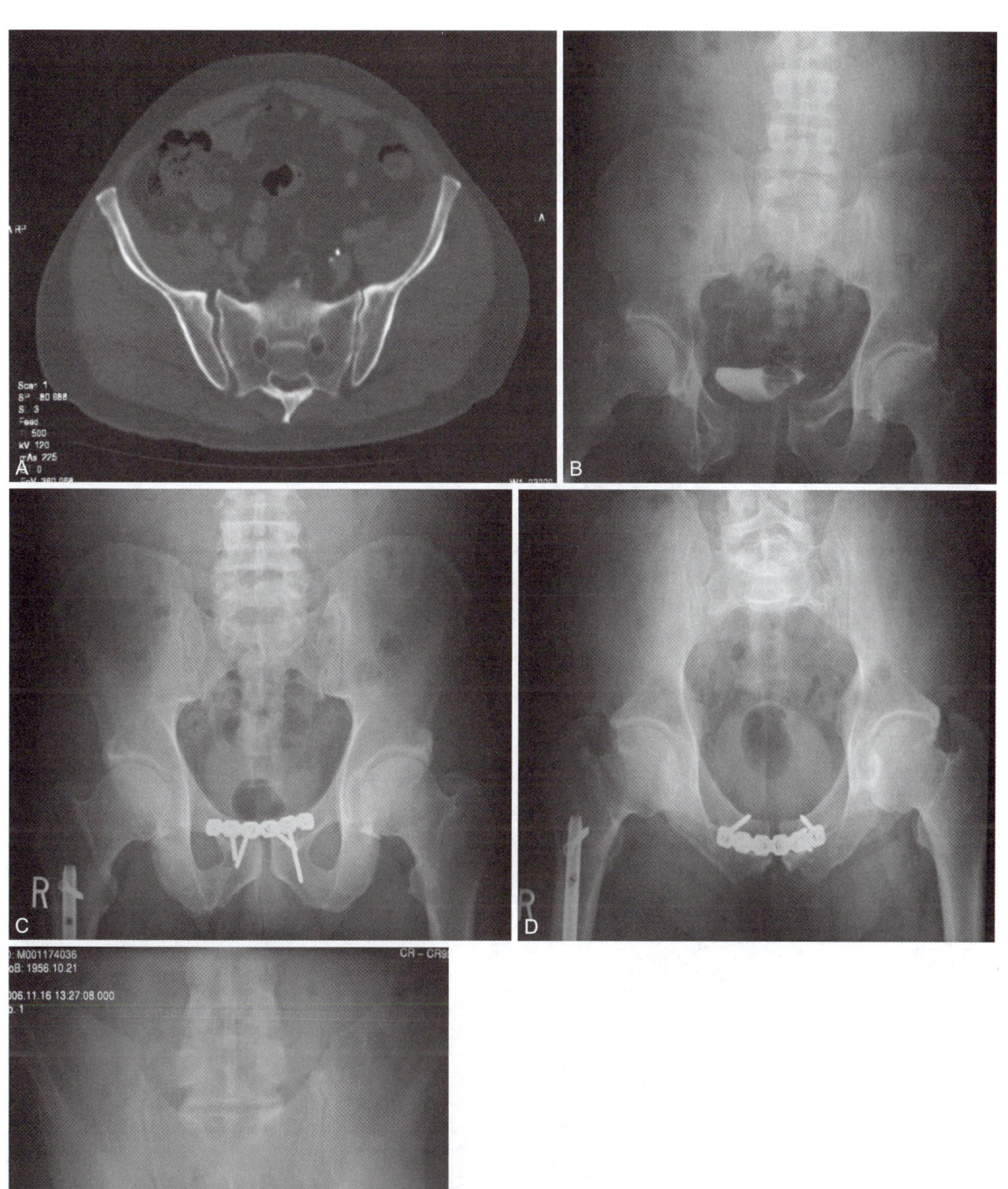

图 56-49 Young 和 Burgess 分类的前后压缩 Ⅱ 型（AP Ⅱ）骨盆环损伤，伴有耻骨联合分离，采用前方外固定架治疗

A 和 B. 术前 X 线片；C 至 E. 术后前后位、入口位和出口位 X 线片

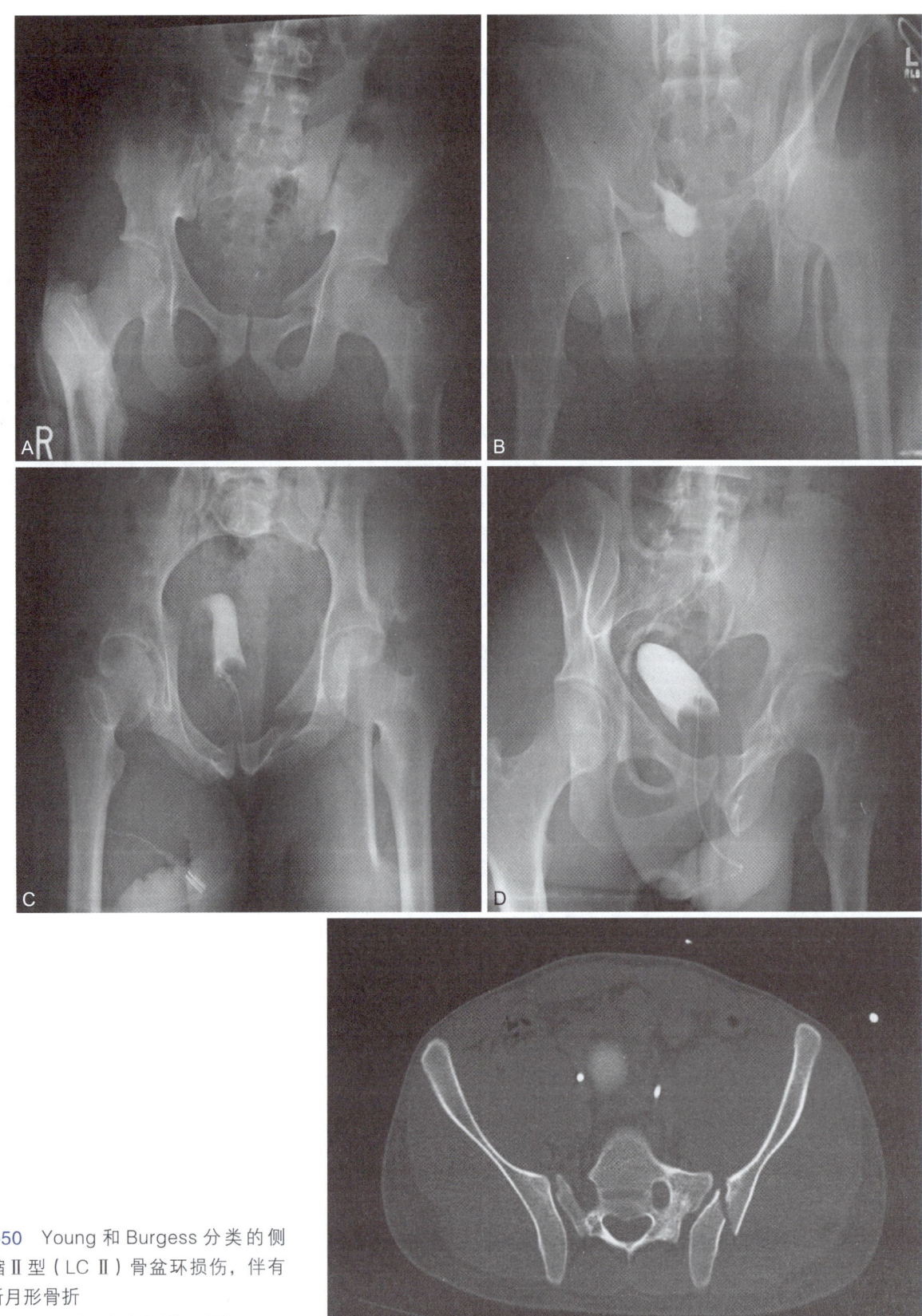

图 56-50 Young 和 Burgess 分类的侧方压缩Ⅱ型（LCⅡ）骨盆环损伤，伴有后方新月形骨折

A 至 D. 分别是术前前后位、斜位、入口位和出口位 X 线片；E. 术后 CT 扫描（待续）

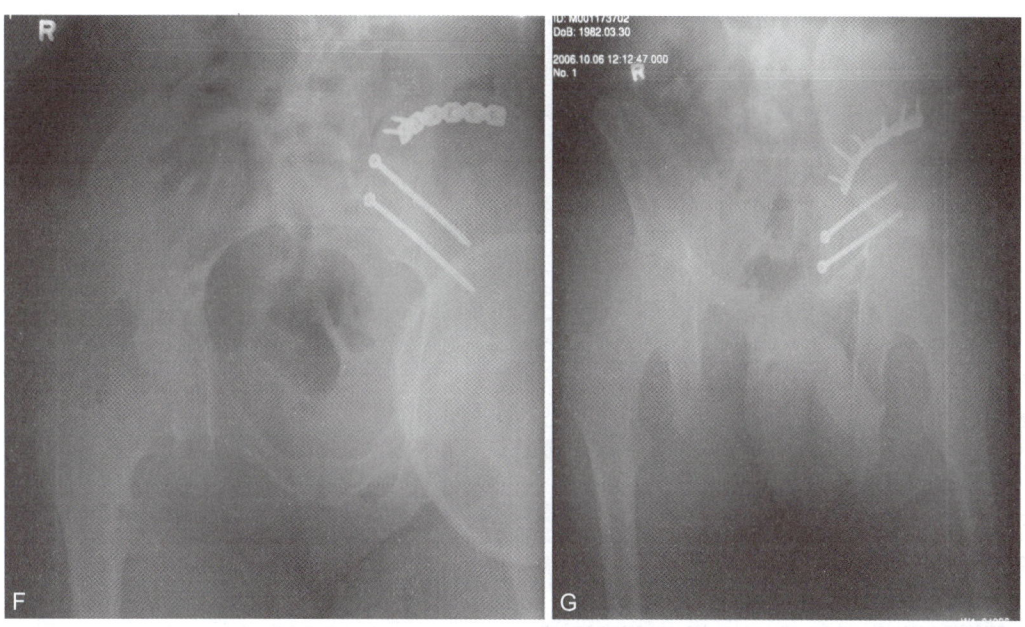

图 56-50（续）
F 和 G. 复位后采用 3.5 mm 重建钢板以及在骶骨两侧骨皮质板间打入 2 枚拉力螺钉固定

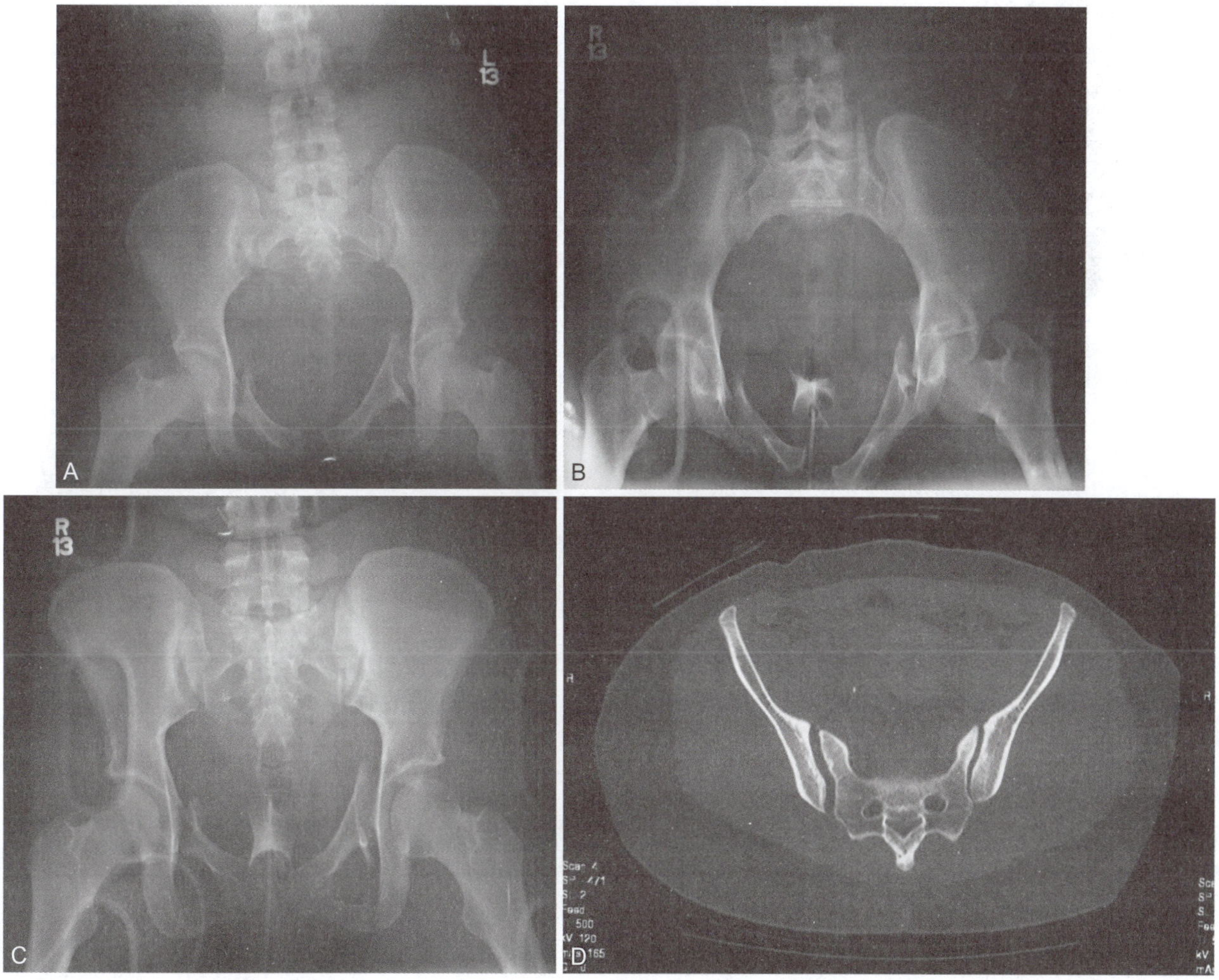

图 56-51　Young 和 Burgess 分类的前后压缩Ⅲ型（AP Ⅲ）骨盆环损伤，伴有耻骨分离和双侧耻骨支骨折
A 至 C. 分别为术前前后位、入口位和出口位 X 线片；D. 术后 CT 扫描（待续）

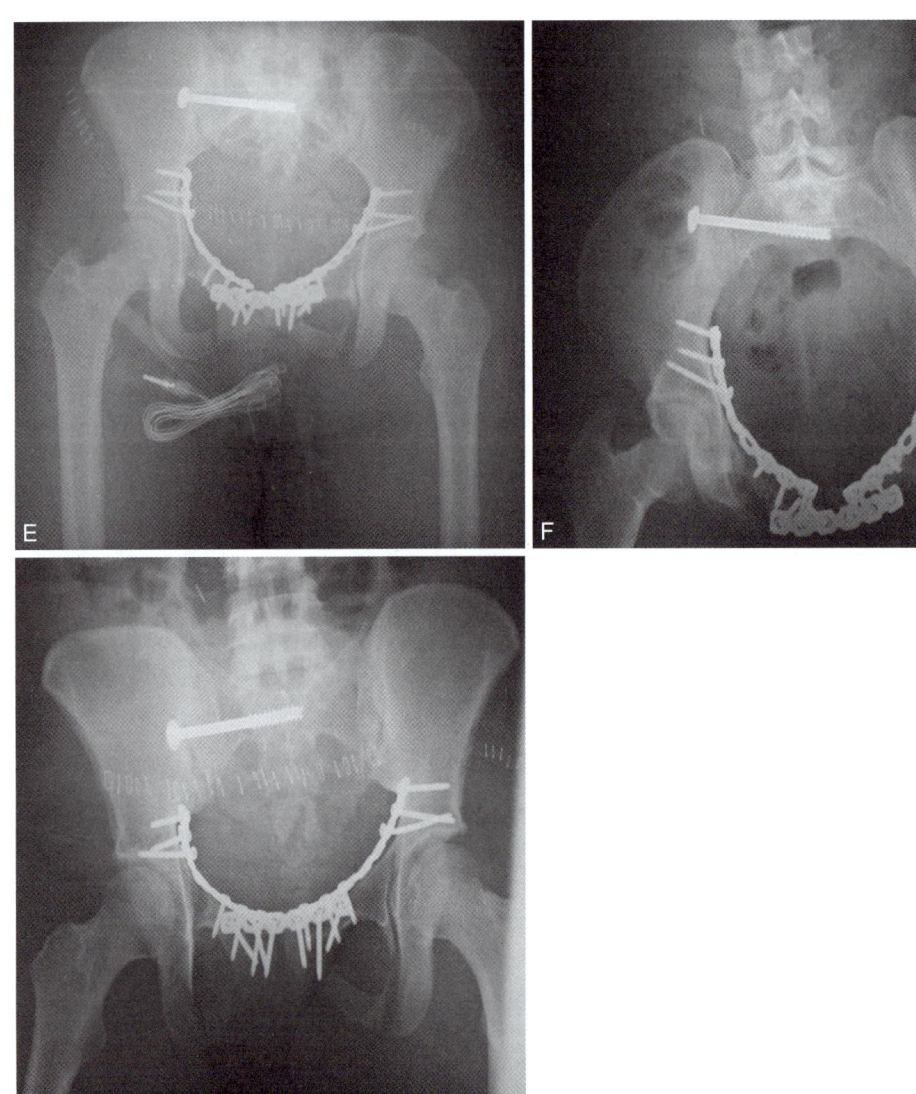

图 56-51（续）

E 至 G. 分别为术后前后位、入口位和出口位 X 线片

能鉴别不稳定的半骨盆骨折及稳定的 AP- Ⅰ 损伤。Suzuki 等人报道过通过在应力下 X 线透视测量耻骨联合的分离情况区分 AP- Ⅰ 型及 AP- Ⅱ 型损伤方法。在 X 线监控下，检查者向上推一侧下肢，同时向下牵拉另一侧下肢，此时拍摄一张 X 线片；然后反向推拉，再拍摄一张 X 线片，测量两张 X 线片之间的最大移位。在此试验中，如果头侧移位 > 1cm，说明骨折为垂直不稳定型。该试验只可做一次，拍摄的永久 X 线片可用于测量骨盆环向头侧的移位。对于急性损伤且有明显血流动力学不稳定患者，不要做推拉试验；对于 Ⅱ 区或 Ⅲ 区骶骨骨折患者——可能引起潜在的神经损伤——也不应做此试验。对于治疗骨盆损伤有经验的外科医师，推拉试验并不是必需的。

五、治疗

（一）初期治疗（框 56-2）

1. **外固定架固定**　骨盆前方外固定架有多种用途，在急性期治疗可以提供骨盆的临时稳定性，并且允许进行腹部和会阴操作。它也可以为一些患者提供最终固定或作为内固定的辅助。骨折累及髂骨翼、髋臼或两者同时受累是使用骨盆外固定架的禁忌证。理想的固定是在髂骨内外板之间放置 2 枚 5mm 的钢针，通过透视确认钢针的放置位置。当在急诊室使用外固定架处理严重损伤患者时，我们

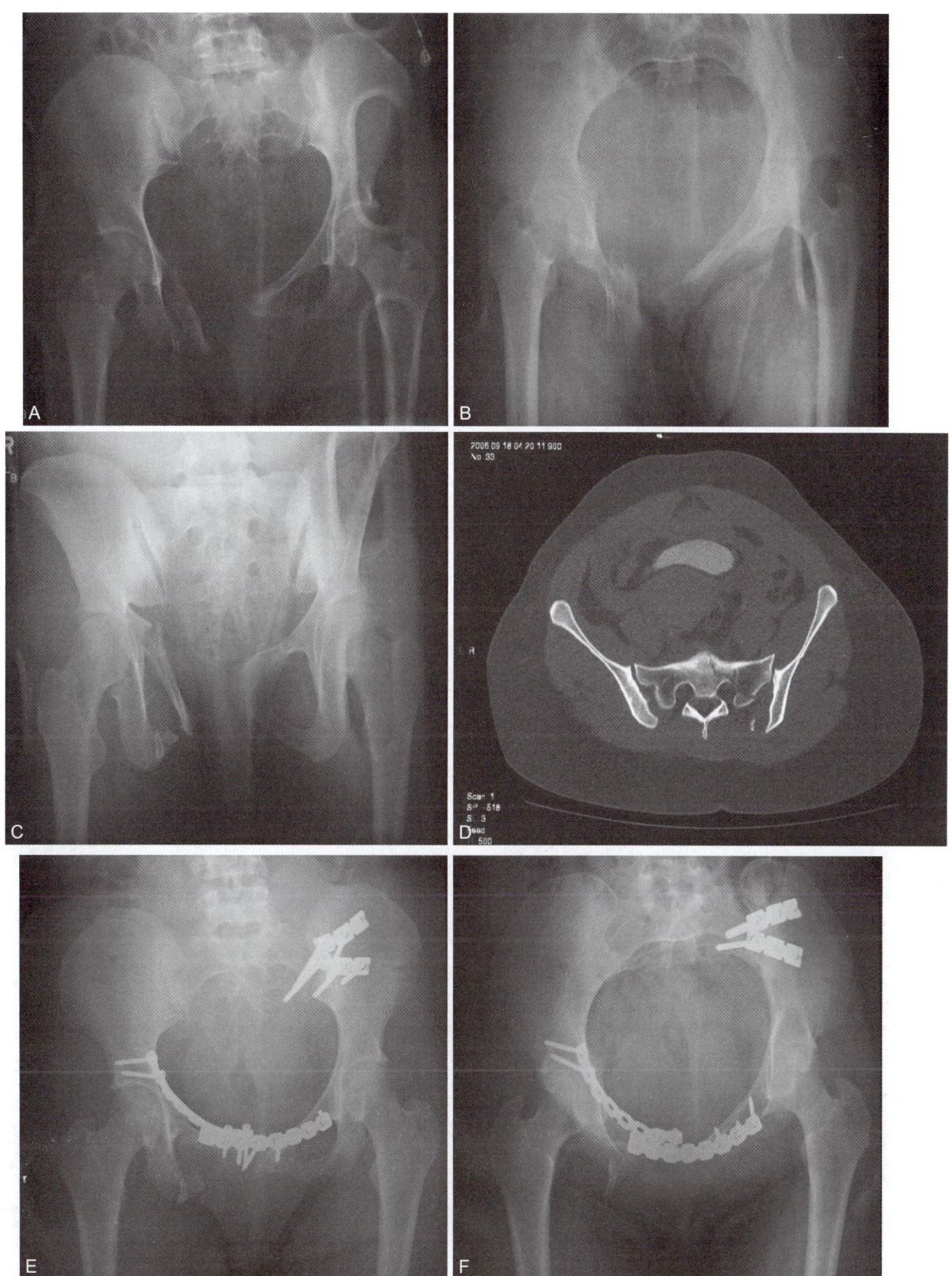

图 56-52 Young 和 Burgess 分类侧方压缩Ⅲ型（LC Ⅲ）损伤，右侧耻骨支骨折明显移位，采用切开复位内固定治疗左侧骶髂关节以及耻骨联合和右侧耻骨支骨折

A～C. 分别为术前前后位、入口位和出口位 X 线片；D. 术后 CT 扫描；E. 术后前后位 X 线片；F. 术后入口位 X 线片（待续）

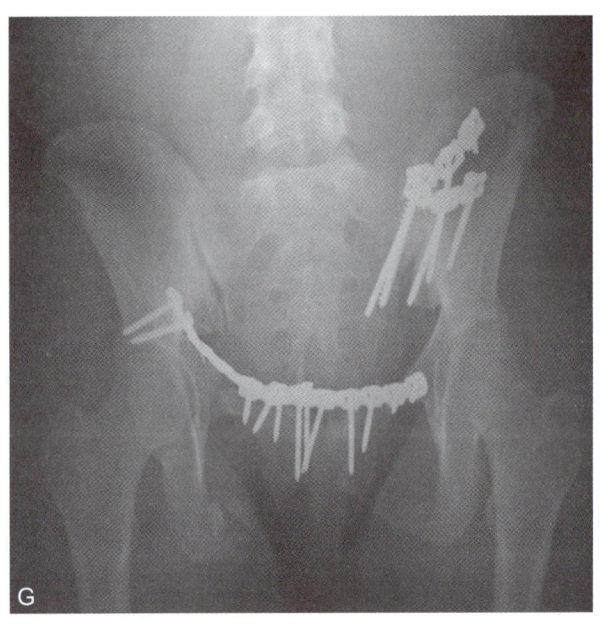

图 56-52（续） G．术后出口位 X 线片

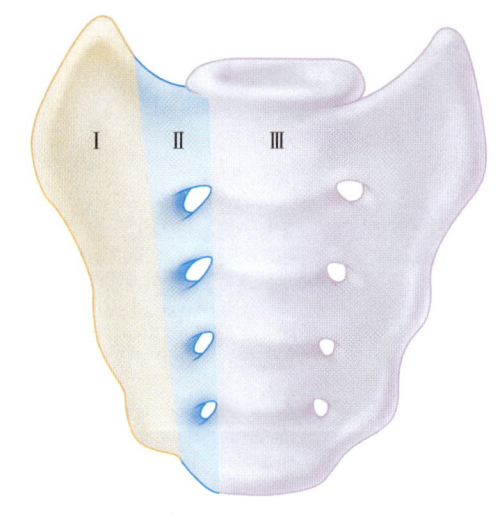

图 56-53　骶骨骨折的 Denis 分型，损伤分为三个区：Ⅰ区，骶骨翼；Ⅱ区，神经孔区；Ⅲ区，骶管区
应用骨折延伸线的最内侧部分对损伤进行分型
（引自：Denis F, Davis S, Comfort T: Sacral fractures: an important problem-retrospective analysis of 236 cases, *Clin Orthop Relat Res* 227:67,1988.）

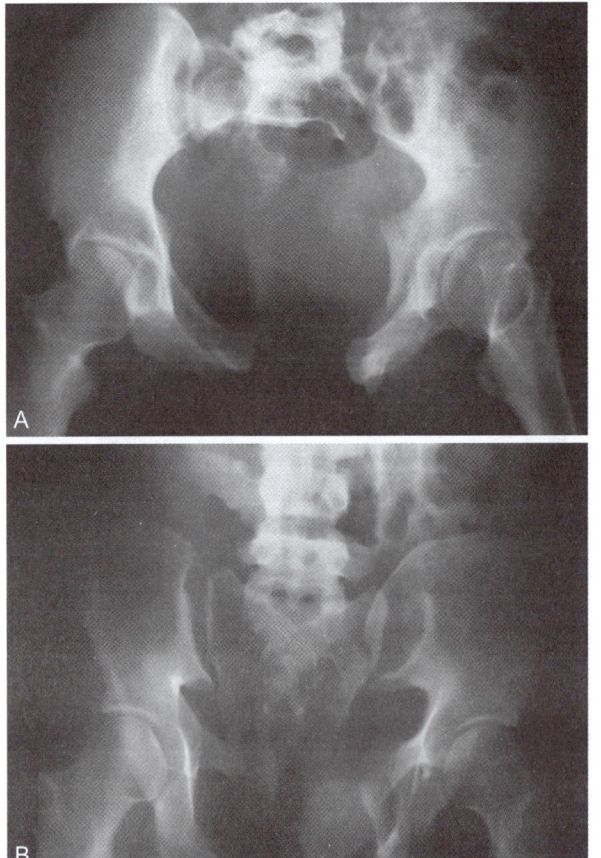

图 56-54　A．骨盆的 40°尾端入口位像；B．骨盆的 40°头端出口位像

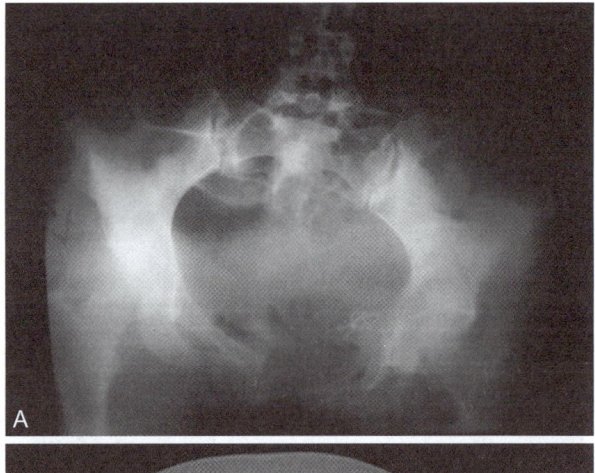

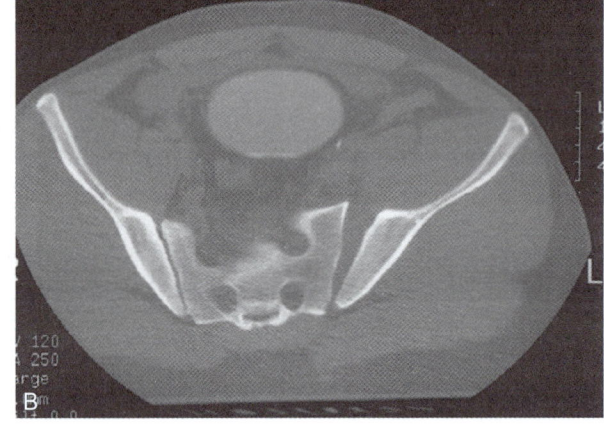

图 56-55　A．Tile B1 型骨盆损伤，耻骨联合分离和骶髂关节前方增宽；B．CT 扫描显示后方骶髂关节韧带完整

框 56-2　骨盆损伤紧急救治

入院首先进行骨盆闭合复位

外固定

　　内旋和轻度屈曲膝关节，使用床单进行骨盆绑
　　缚

　　外固定架

　　骨盆 C 形钳

　　气压抗休克服

控制出血

　　骨盆填塞

　　血管造影术

控制污染

　　修复泌尿生殖系统和直肠损伤

　　对开放性损伤清除坏死组织

（引自：Ertel WK: General assessment and management of the polytrauma patient. In Tile M, Helfet DL, Kellam JF, eds: *Fractures of the pelvis and acetabulum*, 3rd ed, Philadelphia, Lippincott Williams & Wilkins, 2003.）

在每侧髂骨翼放置 3 枚钢针，以保证钢针放置的准确性。最好使用允许进行腹部操作的外架组合方式连接组件，当然，可以应用的外固定架有多种样式。垂直不稳定骨折在进行最终的内固定之前，通常还要采用同侧股骨远端的骨牵引治疗。骨盆外固定架所使用的髋臼上缘螺钉的起始点位于髂前下棘。置入螺钉需要在透视引导下，并且需要理解骨盆的解剖结构。这样置入钢针的优势在于置入骨盆的钢针可以获得很好的把持力，缺点是在某些患者中可能限制髋关节屈曲。笔者常对腹部膨隆的患者使用这种固定方式。

外固定架

手术技术 56-4

- 患者仰卧于可透视 X 线的手术床。
- 进行外固定架固定前，通过牵引或骨盆绑缚带复位骨盆并维持复位。
- 触摸髂前上棘上方 2～4cm 的髂骨翼。这里是骨的宽大部分，可以置入钢针。
- 取垂直于髂骨翼切口。
- 沿髂骨内板置入引导针以确定髂骨倾斜方向。

- 沿髂骨翼内 1/3 钻孔。
- 在髂嵴明显偏向外侧，入针点偏外容易穿出骨外侧。
- 手工打开入针点后，在内外板之间置入 5mm 钢针，通过手感确定钢针位于髂骨翼两侧皮质内。方向朝向髋关节以把持髋臼上方骨质（图 56-56）。
- 打入第 2 枚钢针使两枚钢针头部汇聚。
- 通过透视确定钢针放置位置。
- 连接钢针簇及横杆。
- 如果需要进行复位，可以对髂骨翼或大转子进行加压，然后锁定外固定架。
- 垂直不稳定的骨折，在进行最终固定前需进行牵引。

髋臼上外固定架

手术技术 56-5

- 触诊并标记髂外动脉。
- 触摸髂前上棘。切口起自髂前上棘向远端延伸 2～3cm；在髂骨斜位 X 线片上确定远、近端入针点（图 56-57）。
- 轻柔地分离软组织，允许向内侧倾斜 20°～30°进针。
- 通过拍摄髂骨斜位片确定髂前下棘进针点。在髂骨斜位片上，如果钢针位于髂前下棘的顶点，则中间偏外的入针点是正确的。
- 使用自钻钢针，钻入 2～3cm，注意不要向内侧和外侧滑动。
- 在髂骨斜位片和闭孔出口位片上确定钢针位置。
- 继续进针达到坐骨大切迹，这里是骨密质区。通过髂骨斜位和闭孔斜位片确认。

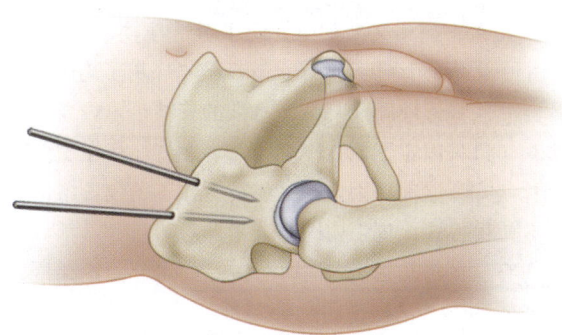

图 56-56　半骨盆置入钢针与身体关系（见手术技术 56-4）

（引自：Poka A, Libby EP: Indications and techniques for external fixation of the pelvis, *Clin Orthop Relat Res* 329:54, 1996.）

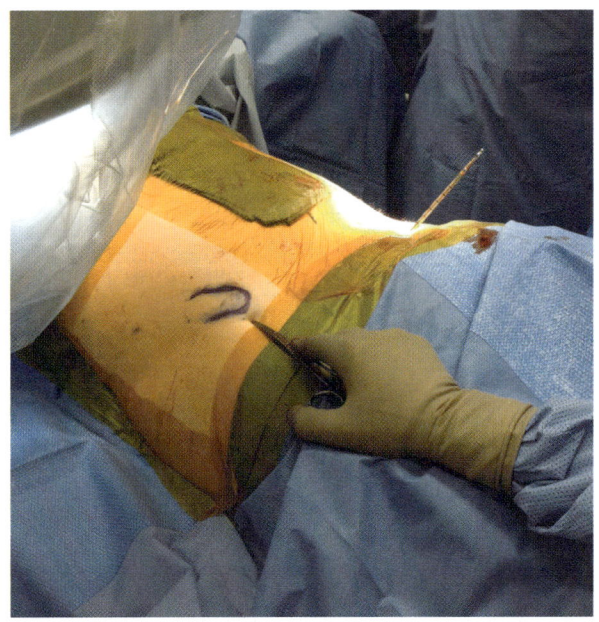

图 56-57 髋臼上缘外固定的入针点（见手术技术 56-5）

- 以横杆连接钢针。

术后处理 若把固定架当作骨盆骨折的最终治疗措施，应根据骨折的类型和复位情况，保持固定位置 8～12 周。应细致护理进针部位，每日 2 次用过氧化氢（双氧水）拭子清除经常形成的分泌物痂皮。对进针部位的敷料应施以适当压力，以减少针周围皮肤的活动。如果出现针道感染和松动，应更换并刮除原针道病灶。

前侧皮下内固定

2009 年，Kuttner 等在一篇德文文献中第一次对前侧皮下内固定进行了描述。2012 年，Vaidya 等人在一篇英文文献中介绍了对这项技术的改良，并将其命名为"INFIX"。这项技术应用了美国食品药品监督管理局（FDA）批准的脊柱手术设备，经小切口将固定器放置于下腹部，通过连接左右两侧骨盆将骨盆前环固定，这项技术并不是该设备的标准使用方式。皮下内固定技术针对治疗骨盆前环损伤有许多自身优势，同时可避免使用外固定架所带来的缺陷。已列举的优势包括：轻微的组织剥离，减少失血量和术后疼痛，坚强的固定，以及增加患者的舒适度。低轮廓的构型可以使患者早期坐起和活动。但皮下内固定的最大缺点是需要二次手术取出内置物。

Cole 等建议以下情况适合使用"INFIX"技术：肥胖患者的骨盆前环不稳定损伤，有严重的软组织损伤，需要长期重症监护以降低感染风险和便于护理，伴有其他损伤可能需要取俯卧位进行手术（如脊柱骨折），以及有凝血功能障碍。

虽然临床报告的病例数量不多，但早期治疗效果令人满意，在术后康复的 3 个月内均没有严重的移位。Vaidya 等报道了 24 例针对旋转或垂直不稳定骨盆骨折应用 INFIX 技术治疗的结果。所有患者的骨折完全愈合，没有严重的复位丢失；没有感染，没有延迟愈合，没有出现骨不连。Vaidya 等警告说，不熟悉椎弓根螺钉、拉杆结构以及加压操作的外科医生，在接受正规培训之前了应避免使用这项技术。

一些有关应用 INFIX 后的并发症已有报道，最常见的是暂时性股外侧皮神经麻痹（30%）和无临床症状的异位骨化（35%）。有关感染（0～12%）和无菌性松动（0～19%）的发病率较低。

手术技术 56-6

(Vaidya 等)

- 患者仰卧于可透视手术床。脐周至大腿近端消毒铺单。下肢放置应利于复位。
- 如果后环不稳定，首先应复位骶髂关节，并置入螺钉或后侧钢板固定。
- 透视定位椎弓根钉入钉点。
- 以髂前上棘为中心，沿腹股沟走行做一个长 2～3 cm 的手术切口（图 56-58A）。
- 钝性剥离软组织，分开缝匠肌与阔筋膜张肌间隙，向下显露髂前下棘（图 56-58B）。
- 在股直肌肌腱近端、髋臼上方选择螺钉入钉点。
- 将窄 Hohmann 拉钩置入入钉点两侧。注意勿损伤股外侧皮神经及髋关节关节囊。
- 确定入钉点后，用椎弓根锥钻开骨皮质（图 56-58C）。
- 在髂骨内外板间建立螺钉通道，不要穿透髂骨板。可使用钻头直接建立螺钉通道。
- 测量骨道深度，选择超出髂嵴 15～40 mm 的螺钉。螺钉超出髂嵴部分取决于患者胖瘦。理想情况下位于缝匠肌水平或稍高一些。对于肥胖患者，螺钉至少应高出骨表面 30～40 mm。螺钉外露太少会导致连接杆压迫其下方组织。

- 置入直径7～8 mm椎弓根螺钉。螺钉长度的选择范围取决于患者胖瘦，为75～110 mm，但骨内部分至少60 mm，骨外部分15～50 mm。
- 将6 mm钛杆弯成弓形（图56-58D）。连接杆弧度应适应两侧椎弓根钉之间的腹轮廓；此轮廓多为凸起。按此轮廓塑形连接杆使其高于皮肤（图56-58E）。
- 剪切适当长度连接杆，此长度比椎弓根钉之间距离多5 cm。
- 在椎弓根钉之间分离皮下隧道，隧道位于皮肤和缝匠肌之间（图56-58F）。使连接杆沿"比基尼"区（由两侧腹股沟与下腹折痕所构成的区域）上缘穿过。
- 将连接杆弓形凸向前侧，避免损伤泌尿生殖和神经血管结构。
- 将钛杆与两侧椎弓根螺钉相连，通过环形加压装置（如DePuySynthes脊柱器械）合拢骨盆前环（图56-59）。

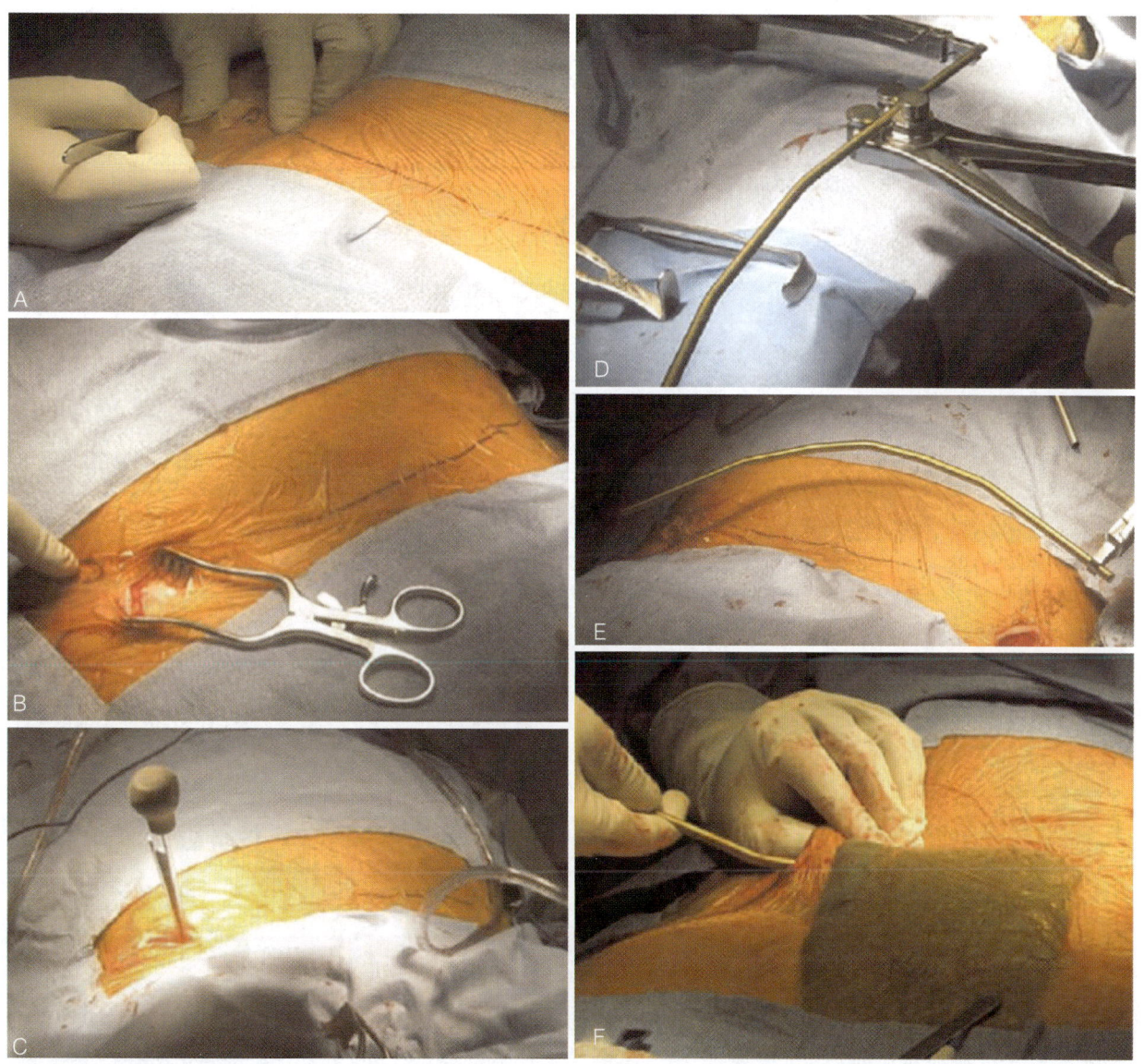

图56-58　前侧皮下内固定器
A．皮肤切口；B．钝性分离软组织；C．椎弓根开口锥；D．使用时通过折弯器将连接杆折弯；E．弓形连接杆；F．用连接杆穿通皮下组织（见手术技术56-6）

（引自：Vaidya R, Colen R, Vigdorchik J, et al: Treatment of unstable pelvic ring injuries with an internal anterior fixator and posterior fixation: initial clinical series, *J Orthop Trauma* 26:1, 2012.）

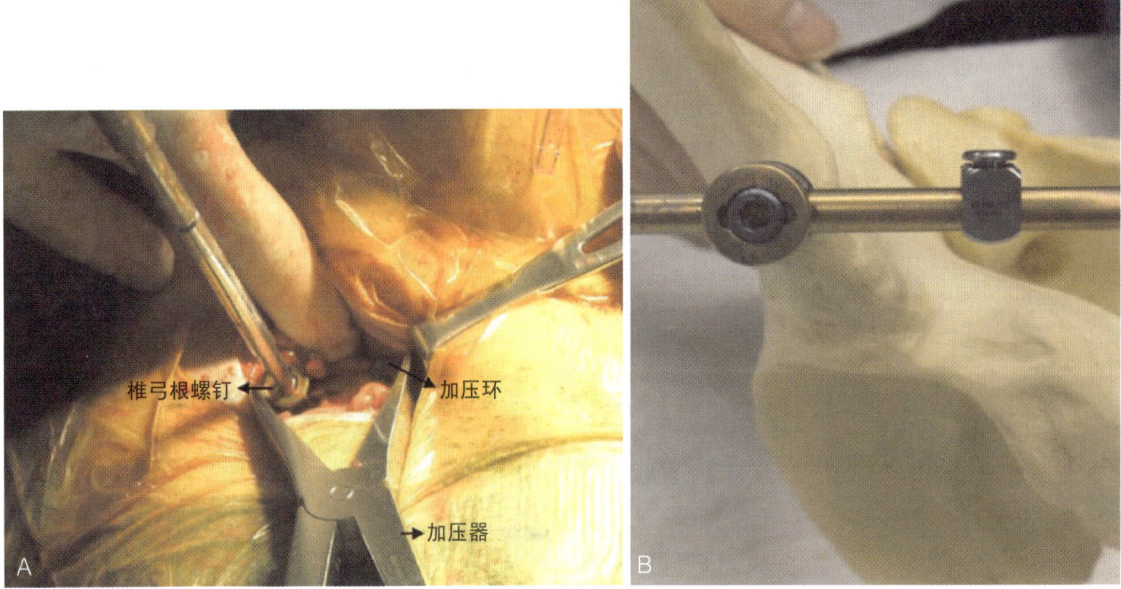

图 56-59 A. 加压环和加压器械；B. 模型骨中的椎弓根螺钉和加压环（见手术技术 56-6）

（引自：Vaidya R, Colen R, Vigdorchik J, et al: Treatment of unstable pelvic ring injuries with an internal anterior fixator and posterior fixation: initial clinical series, *J Orthop Trauma* 26:1, 2012.）

- 达到理想的加压复位效果后，紧固螺帽。
- 切除、修剪多余的连接杆。
- 从前后位、入口位和出口位进行透视，确认复位效果和植入物位置（图 56-60）。

术后处理 受伤一侧只允许承受足趾触地的重量，非受伤一侧可以负重。有双侧骨盆损伤的患者不可以承受任何重量。术后 8～12 周开始逐渐负重，主要取决于术后 X 线的复查情况、患者的舒适度以及外科医生的倾向性。一般在术后 3～6 个月取出内置物。

2. **骨盆钳** 在垂直不稳定骨折中，由于前方应用外固定架不能控制后方骶髂关节复合体的运动，已设计出两种骨盆钳，有助于在复苏期稳定骨盆的后方结构：Ganz C 形钳（图 56-61）和 Browner 等设计的骨盆稳定器。这些装置在后侧的骶髂关节经皮部位放置钢针。笔者认为，靠近骶髂关节部位的髂骨翼骨折为使用这一装置的禁忌证，仅将其用于临时固定，应尽可能在 5 d 内拆除。

骨盆钳

手术技术 56-7

（Ganz 等）

- 患者取仰卧位，触及髂后上棘，在髂后上棘与髂前上棘之间画一条假想的线。在此线上，将在髂后上棘前外侧 3～4 指宽处定为入针点（图 56-62A）。入针点不能太靠远端，以免损伤臀部的血管和坐骨神经。
- 在每个入针点刺穿皮肤，插入骨圆针，需保证侧臂可自由滑动（图 56-62B）。
- 将针插向深部直到触及骨面，然后用锤子将针打入骨内约 1 cm（图 56-62C）。
- 将两个侧臂滑向内侧相互靠近，直至螺纹螺栓的末端沿斯氏针滑动至骨面。
- 用扳手拧紧螺栓，使其向内移动，对不稳定的半侧骨盆加压。这样能闭合骨盆分离，稳定后骨盆环（图 56-62D）。
- 加压之前，牵引同侧下肢，纠正半骨盆的头向移位。
- 将 Schanz 针拧入髂前上棘，再用 T 型把手手法牵引矫正背侧移位。用其他类似方法进行必要的复位。

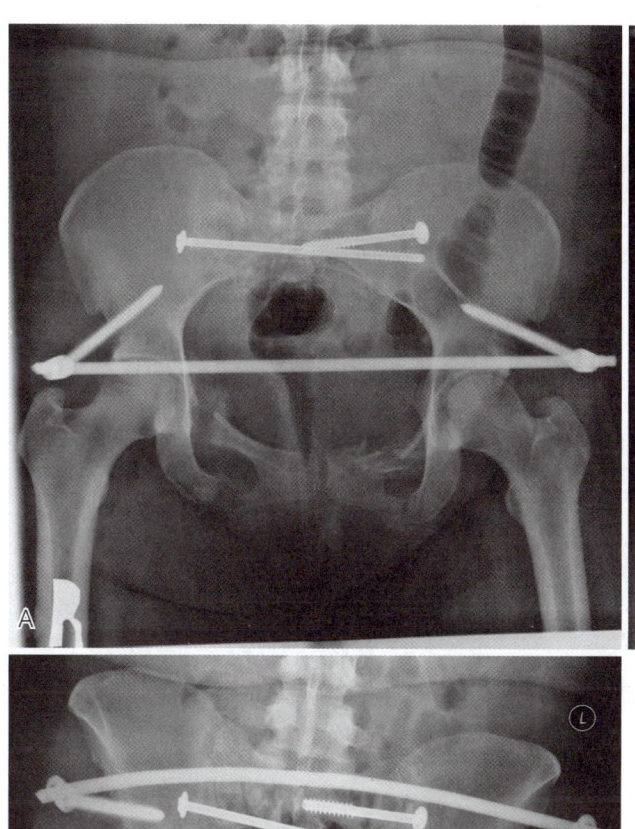
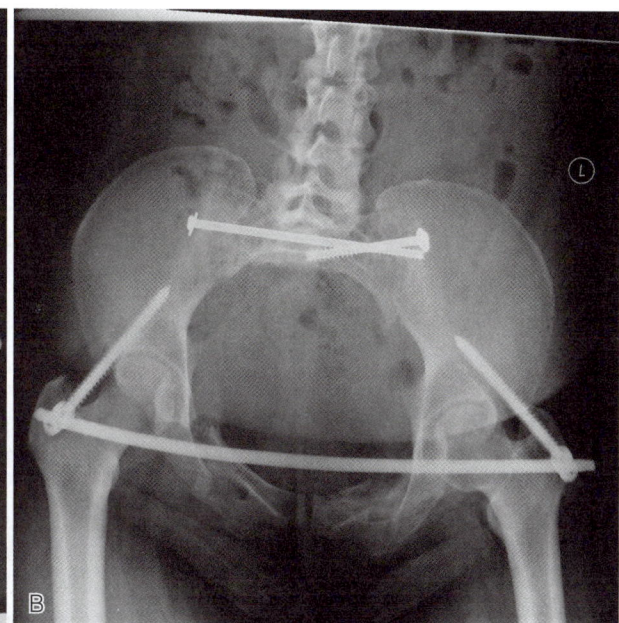
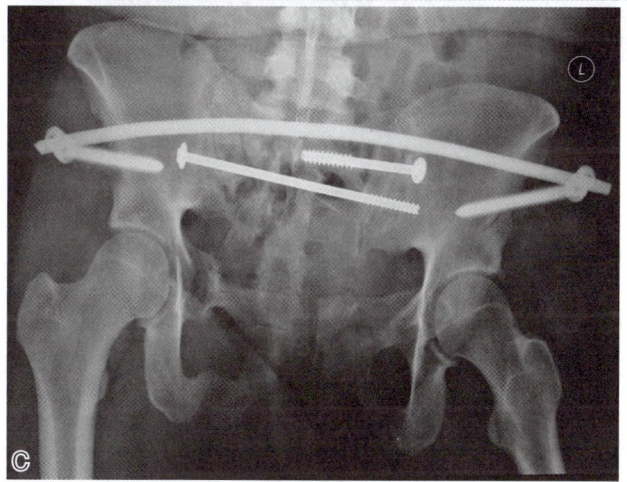

图 56-60 前侧皮下内固定（INFIX）
A．前后位；B．入口位；C．出口位

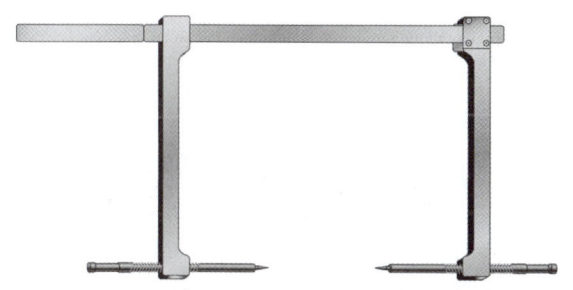

图 56-61 Ganz"抗休克"骨盆外固定架，可用于临时稳定骨盆骨折

- 用 X 线检查复位操作，如果需要立即进行其他操作，要尽快拍摄 X 线片。
- 这一装置也可斜向安放，即将骨圆针置于稳定的半侧骨盆之髂前上棘，在拧紧螺栓时，对不稳定侧的部分力矢量指向前方，这样有助于后方移位半侧骨盆的复位。
- 骨盆钳安装就位后，可进行其他诊断或治疗。如果需要进行开腹探查术，以斯氏针为固定轴旋转横杆使其远离腹部至远侧的股部（大腿）。如果需要在股骨近端进行手术，可将横杆向头端旋转，使其位于腹部（图 56-62E）。

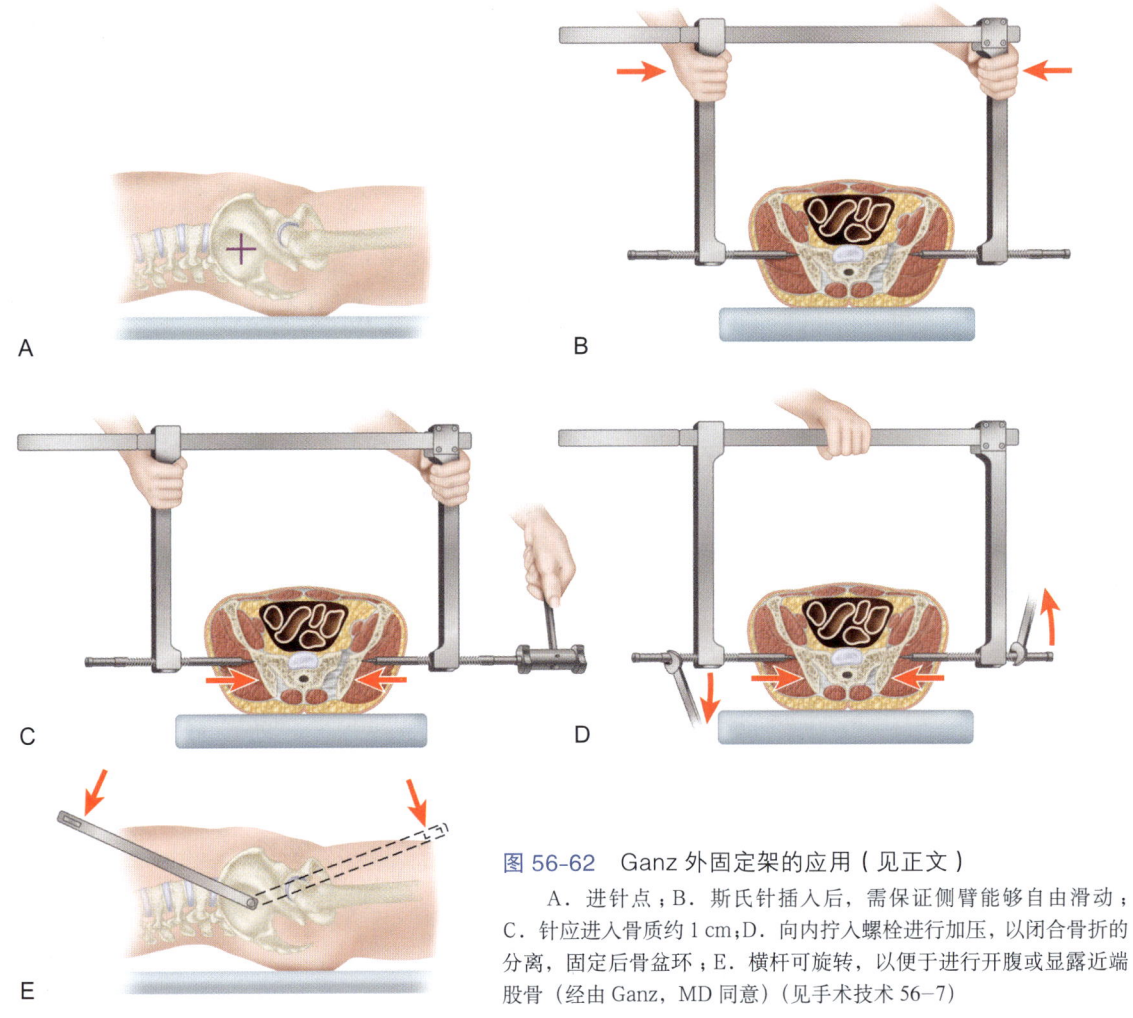

图 56-62　Ganz 外固定架的应用（见正文）

A．进针点；B．斯氏针插入后，需保证侧臂能够自由滑动；C．针应进入骨质约 1 cm；D．向内拧入螺栓进行加压，以闭合骨折的分离，固定后骨盆环；E．横杆可旋转，以便于进行开腹或显露近端股骨（经由 Ganz, MD 同意）（见手术技术 56-7）

- 在能够进行最终内固定之前，原位保留骨盆钳。在内固定术中，在显露后侧骨折且复位钳或针就位后再去除 C 形钳。
- 在应用前方外固定架或骨盆钳之后，若仍不能控制出血，应行血管造影检查。在约 10% 的患者可找到大动脉损伤并进行栓塞治疗。Osborn 等认为，也可对这些患者行腹膜后填塞止血。

（二）重建期治疗

1. 治疗方法的发展和原理　历史上有关骨盆环损伤的治疗聚焦于对不稳定损伤病例的早期确诊和固定，因为腹膜后出血和内脏损伤会导致很高的死亡率。

早期复苏之后，骨牵引往往是对骨盆后环不稳定损伤患者们的终极治疗。这组患者的预后不同：52% 存在背部疼痛，38% 发生骨盆倾斜和坐姿不稳，32% 因双下肢不等长而导致跛行。慢性背部疼痛、畸形愈合、骨不连以及泌尿系统和生殖系统功能障碍都是致残的高危因素，这些并发症的发生机制尚不明确，但很常见。许多研究试图明确致残的因素以直接治疗。多数观察结果显示，如果骨盆后环移位超过 10 mm，则经常导致疼痛和残障；如果骨盆后环结构愈合良好且移位小于 10 mm，但骶髂关节没有达到解剖复位，则预后较差。很多学者发现，除了一些罕见的损伤情况外，骨盆前环受累很少遗留疼痛和导致残疾。

稳定的无移位骨盆骨折（Tile A 型，Young 和 Burgess LC Ⅰ型和 AP Ⅰ型）不需手术固定，采用早期活动和镇痛药即可适当处理。Sembler Soles 等报道，对于移位小于 10 mm 的 LC 型骶骨骨折，即刻负重和适度的活动是安全的，118 例患者中有 117 例患者骨折愈合且无明显再次移位。应用牵引或骨盆悬带的非手术方法治疗移位的骨盆骨折（Tile B 型和 C 型）的历史文献显示，治疗结果令人失望，尤其是对于那些伴有移位的骶骨骨折和骶髂关节脱位的患者。大部分文献显示，超过 50% 的患者在接受非手术治疗后遗留了中度至重度疼痛。

非手术治疗移位的、不稳定的骨盆骨折引起的高病残率促使人们更加积极地采用手术方法。什么时候手术固定 LC-1 型骨折已经明确，但仍存在争议。一项针对 111 例创伤协会成员的调查显示，只有 33% 的病例达成共识。对于旋转不稳定但垂直稳定的骨折（Tile B 型，Young 和 Burgess APⅡ，见图 56-48 和 56-49）伴有耻骨联合分离 > 2.5 cm 或伴有耻骨支骨折移位 > 2 cm，或者其他旋转不稳定的骨盆骨折伴有明显的下肢不等长超过 1.5 cm 或伴有无法接受的骨盆旋转畸形，建议手术复位和固定。对于旋转不稳定的骨盆骨折，可用前方外固定架作为最终治疗，或进行切开复位前方钢板内固定。采用经皮或切开逆行耻骨支螺钉进行前方固定方法治疗也有报道，但是 15% 的病例出现复位丢失，尤其是在老年患者逆行螺钉固定术后更容易出现复位丢失。

大量文献介绍了将外固定用作 Tile B 型（Young 和 Burgess 分类 AP Ⅱ 型）损伤的最终治疗，患者在获得了良好的复位（移位 < 1 cm）后可恢复正常功能。此方法可能特别适用于伴有明显污染的泌尿生殖器或胃肠损伤或因其他软组织问题而妨碍前侧切开复位内固定的患者。当临床情况允许时，切开复位内固定是治疗 APC Ⅱ 型或 APC Ⅲ 型损伤最主要的方法。

Tornetta、Dickson 和 Matta 报道，对旋转不稳定但垂直稳定的骨折行前方内固定后，96% 的患者无疼痛或仅在剧烈活动时有疼痛。他们建议用一块 4 孔或 6 孔 3.5 mm 重建钢板。使用 2 孔钢板固定已被证明有很高的失败率。与许多其他学者不同，Matta 并不认为耻骨上膀胱造口是前方骨盆内固定的禁忌证，提倡一期修复膀胱损伤，防止骨盆骨折血肿的污染。他报道了 7 例行耻骨上膀胱造口和前方骨盆内固定病例，未发生感染。对于 C 型损伤，当因软组织问题而不能进行后方固定时，Tile 提倡行耻骨联合双钢板固定。应用锁定钢板固定耻骨联合并没有显示出任何优势。

耻骨联合切开复位内固定术

手术技术 56-8

- 患者仰卧位于可透视 X 线手术床。
- 保持下肢内旋以帮助复位（图 56-63A）。
- 铺单范围需显露耻骨结节。
- 采用 Pfannenstiel 切口（见手术技术 1-81）。
- 沿肌纤维方向切开腹直肌。不要横断腹直肌肌腱。
- 在 Retzius 间隙放置一把可伸展的牵开器以免损伤膀胱（图 56-63B）。
- 在腹直肌下和耻骨上放置一把锐利的窄 Hohmann 牵开器以显露耻骨联合（图 56-63C 和 D）。
- 在前方放置一把 Weber 点状复位钳于耻骨体上进行复位（图 56-63E 和 F）。
- 对半侧骨盆向头侧移位的骨折需进行牵引。在大多数严重的患者，需要在前方向其每侧耻骨联合各拧入 1 枚 4.5 mm 螺钉，并应用骨盆复位钳协助复位。在移位侧可以使用一块钢板配合螺钉螺帽，这样可使骨盆复位钳充分发挥力学效应而不必顾忌螺钉拔出的危险（图 56-63G）。
- 复位满意时，将一个 3 mm 的 6 孔预折弯重建钢板放置于耻骨联合上面进行固定（图 56-63H）。
- 偏心钻孔可以达到少量加压作用。
- 透视检查复位和固定情况。
- 对 C 型损伤不太可能进行后方固定，可以使用双钢板固定。
- 在 Retzius 间隙放置闭式负压引流。
- 在耻骨支骨折的患者，Pfannenstiel 入路不能为切开复位内固定提供良好的显露，可以使用改良的 Stoppa 入路或髂腹股沟入路。

Tile C 型（Young 和 Burgess 分类 AP Ⅲ，LC Ⅲ 型骨折，垂直剪切；见图 56-51 和 53-52）骨盆骨折需要后方固定，以恢复垂直稳定。建议不要单独采用外固定作为垂直不稳定骨盆骨折的最后治疗，因为该方法不能控制后方不稳定。在 Kellam 的一组病例中，C 型骨折充分复位后，仅有 50% 的患者在不改变工作或生活方式情况下没有疼痛；而复位不充分的 C 型损伤患者中仅有 33% 的患者可以重返原来的工作岗位。对于涉及骶髂关节的 C 型损伤，Kellam 建议进行解剖复位后方损伤和内固定，同时进行骶髂关节融合。Mullis 和 Sagi 注意到，单纯骶髂关节移位复位不良的预后比解剖复位更差。

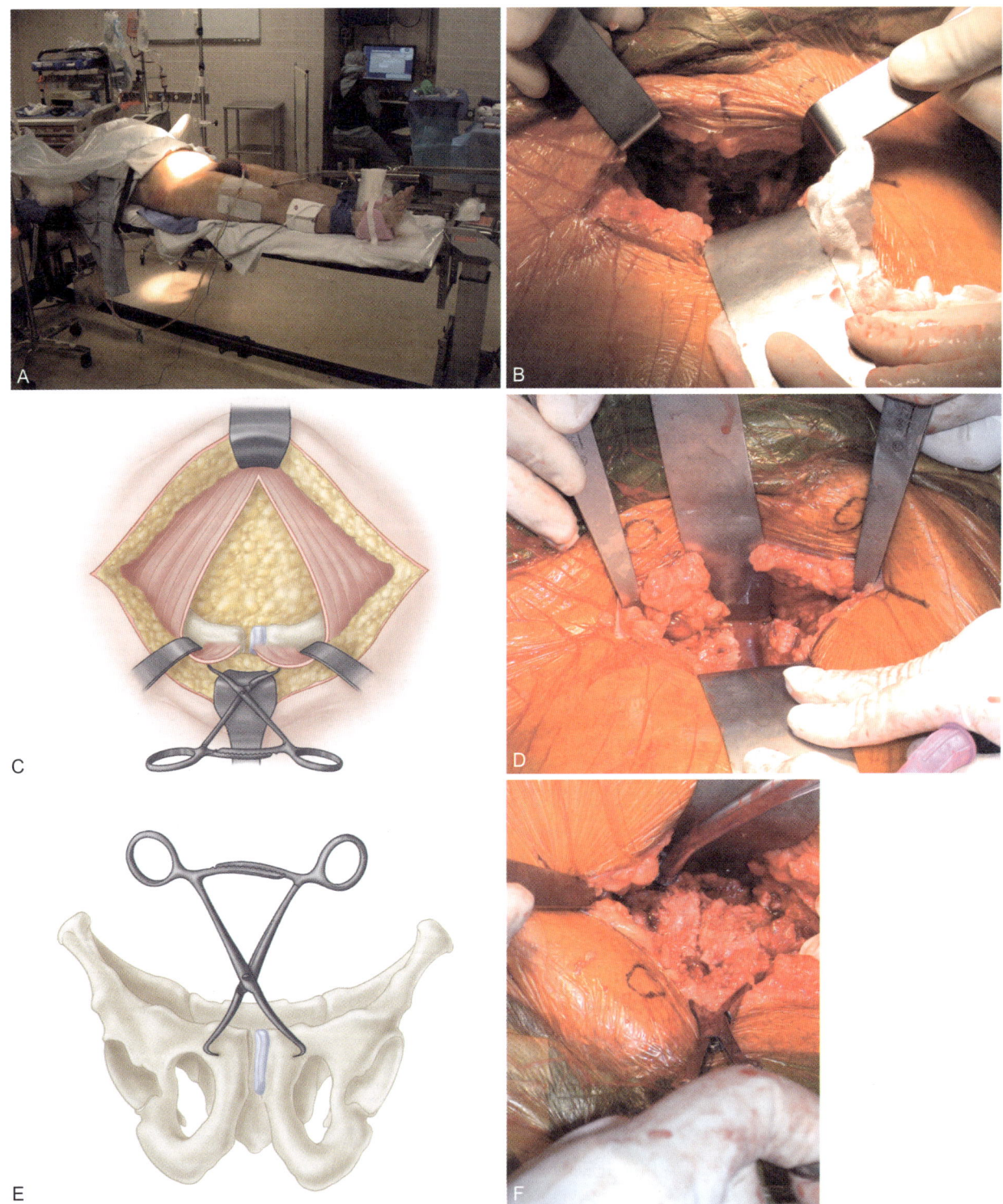

图 56-63 骨盆骨折的前方内固定

A. 患者体位；B. 放置牵开器；C 和 D. 通过在腹直肌前放置 Weber 钳使 II 型耻骨联合分离复位；E 和 F. 在耻骨体部相同点放置复位钳，这样通过闭合复位钳可以纠正所有矢状面上的旋转移位（见手术技术 56-8）（待续）

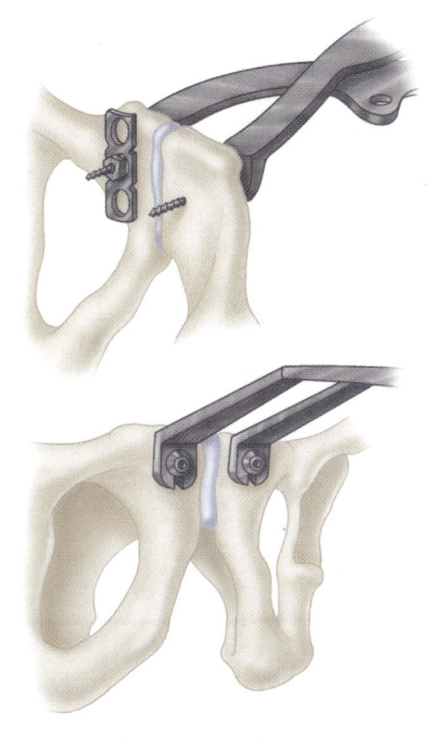
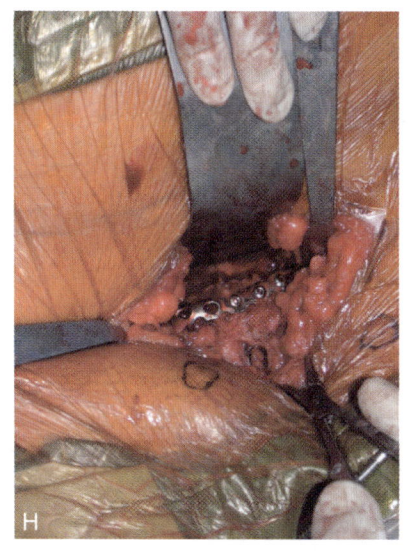

图 56-63（续）
G 和 H. 骨盆内面和外面观，显示 Jungbluth 钳与滑动孔和锚定钢板的位置

然而，有些学者怀疑 C 型损伤的解剖复位是否能明显影响患者的预后。一项研究比较了 80 例骨盆骨折患者的结果，61% 用外固定，39% 用非手术治疗。他们报道，Tile A 型、B 型和 C 型损伤患者重返原来工作的比率接近（75%～81%）；C 型损伤残留的半骨盆垂直移位平均为 21mm；三组中将受伤后最糟的后遗症认定为疼痛的患者的数接近，与治疗方式无关。

对于 C 型骨折（旋转和垂直不稳定），前环可用上述的外固定架或前方钢板固定，后方处理一般取决于后环的损伤部位。对于骶骨骨折和骶髂关节断裂，推荐采用在影像增强引导下用螺钉将髂骨的后方及骶骨体固定在一起（图 56-64）。但该方法有损伤腰 5 神经根和骶 1 神经根以及骶骨体前方的髂血管和骨性结构包绕的骶神经根的风险，因而需要很好的透视技术和十分熟悉骨盆的三维解剖。由于 30% 的经骶孔的骨折（Denis Ⅱ 区骨折）发生神经损伤，一些学者建议对这类骨折进行开放复位内固定，同时对受累神经孔减压。对于骶骨损伤患者，有些学者报道了经髂骨的螺栓固定，但这种治疗在骶骨加压时有神经损伤的风险（图 56-65）。也可在双侧髂嵴后侧之间进行张力带钢板固定（图 56-66）。骶髂关节前方钢板固定可以采用前侧腹膜后入路实施，因通过该入路可直接观察骶髂关节（图 56-67）。对于髂骨翼骨折，可以采用开放复位和骨盆重建钢板固定技术或拉力螺钉固定技术。对于骶髂关节的骨折-脱位（即所谓的新月形骨折，Young 和 Burgess 分类 LC Ⅱ 型），可于前方或后方对骨折进行复位和固定，用或不用贯穿骶髂关节的内固定物。

使用后侧骶髂螺钉固定 C 型骨折，包括开放性复位骶骨骨折、骶髂关节骨折移位、单纯骶髂关节脱位，据报道有 2/3 的患者重新回到了伤前的工作岗位。35% 的患者因合并神经损伤而影响了最终的功能。后方损伤复位后，移位＜10 mm 似乎对于恢复功能是足够的，但是在长期随访中，

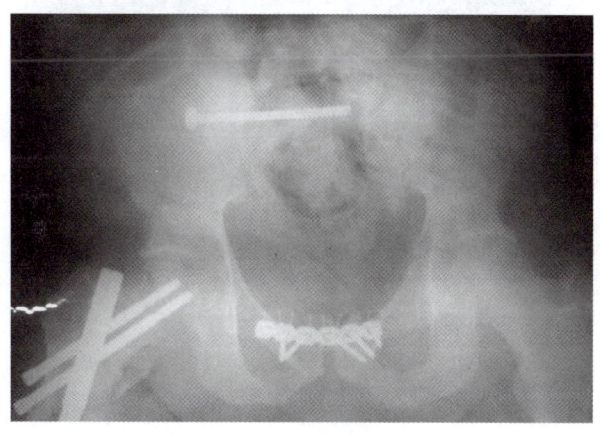

图 56-64　骶髂或骶骨骨折的骶髂螺钉固定

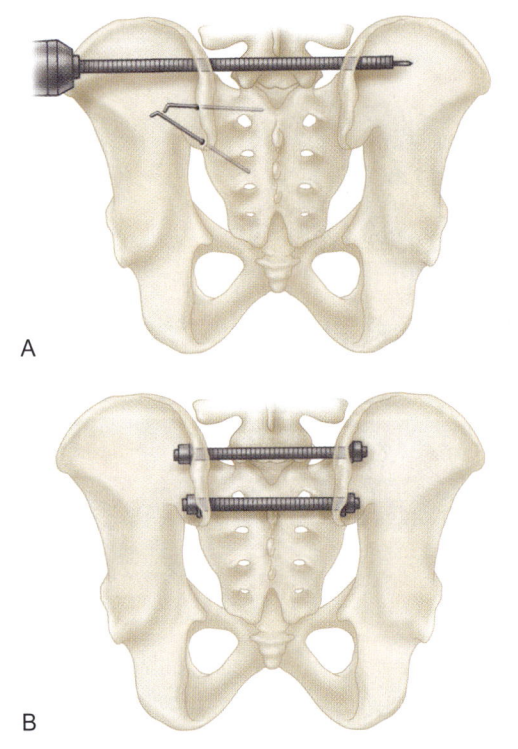

图 56-65　骶骨骨折的经髂骨螺栓固定

A. 从一侧髂骨外面钻入粗斯氏针（8~10cm）、穿过双侧髂骨；B. 在第1枚螺钉远端1.5cm处与其平行钻入第2枚螺栓

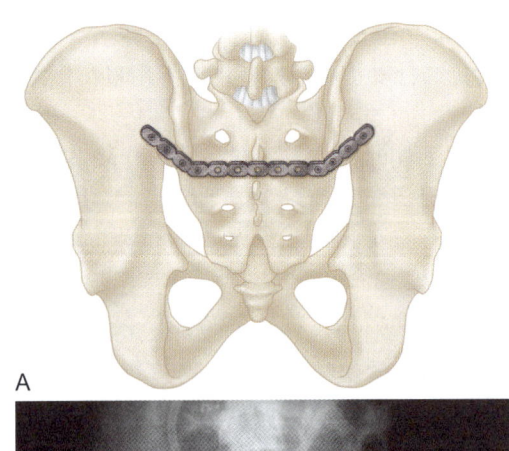

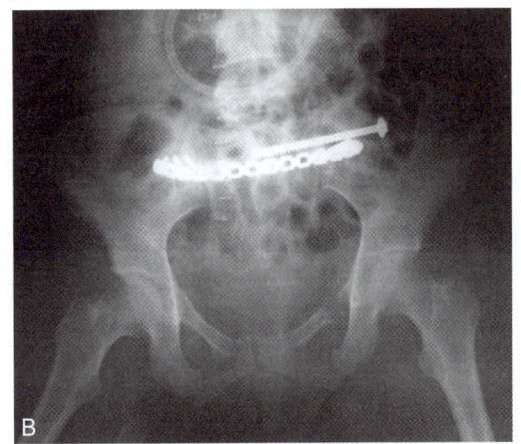

图 56-66　A 和 B. 用张力带钢板固定

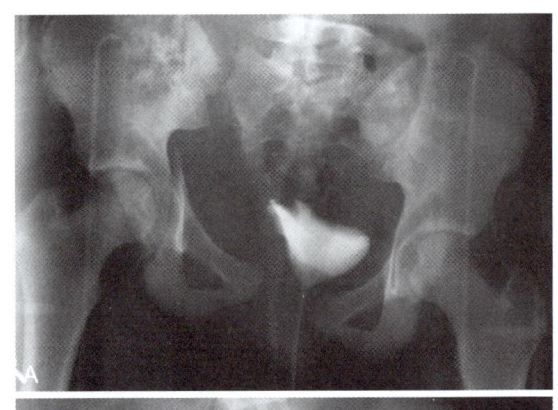

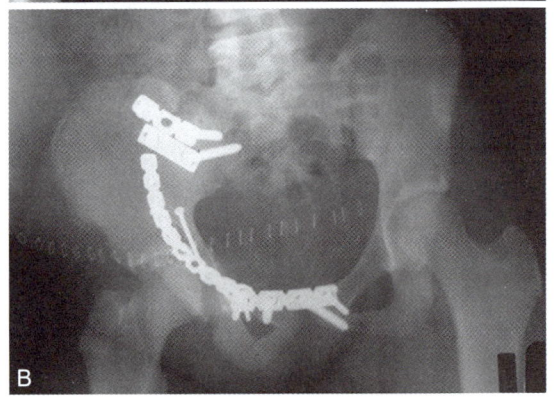

图 56-67　A 和 B. 骶髂关节的前方钢板固定

遗留的移位可以导致关节发生改变。

有报道，经皮骶髂关节螺钉治疗 C 型骨折也可以取得好的结果。然而，单纯骶髂关节移位获得闭合复位可能很困难，往往需要切开复位骶髂关节后再行经皮置入螺钉。在 Griffin 等的研究中，一组垂直不稳的骨盆骨折患者给予经皮放置髂骶螺钉治疗后发现，当骶骨存在垂直剪切骨折时有较高的失败率（13%）。Starr 和 Reinert 开发出了一种长螺钉，可以获得对侧骶骨和髂骨皮质的把持力从而可增加固定的稳定性（图 56-68）。

贯穿骶髂固定可以使用长螺钉，长螺钉可以增加对侧骶骨和髂骨固定的稳定性。贯穿骶骨螺钉在不稳定骶骨骨折时应该考虑，典型的是骶髂螺钉不能给远端骨折提供足够的固定稳定性，在不稳定的单纯骶髂关节脱位，骶髂螺钉可作为最终固定。第 2 枚螺钉也可以贯穿骶髂来增加整体稳定性。贯穿骶髂螺钉和骶髂螺钉的主要区别在于：置入螺钉的通道需求不同。骶髂螺钉一般需要垂直于骶髂关节，贯穿骶髂螺钉需要贯穿整个骶骨而不损伤神经，方向平行于骶孔且平行于椎体前侧皮质（图 56-69）。

无论选择哪种固定方法，外科医师必须对骶骨上部的解剖变异以及影像学图像非常熟悉，并且包括对骶骨侧位图像非常了解。Graves 和 Routt 记录了在置入骶髂螺钉过程中透视需从垂直位到矢状面倾斜以获得理想的入口位及出口位影像的角度（图 56-70）。获得理想的入口位影像通常需要倾斜 25°，获得理想的出口位影像通常需要倾斜 42°。

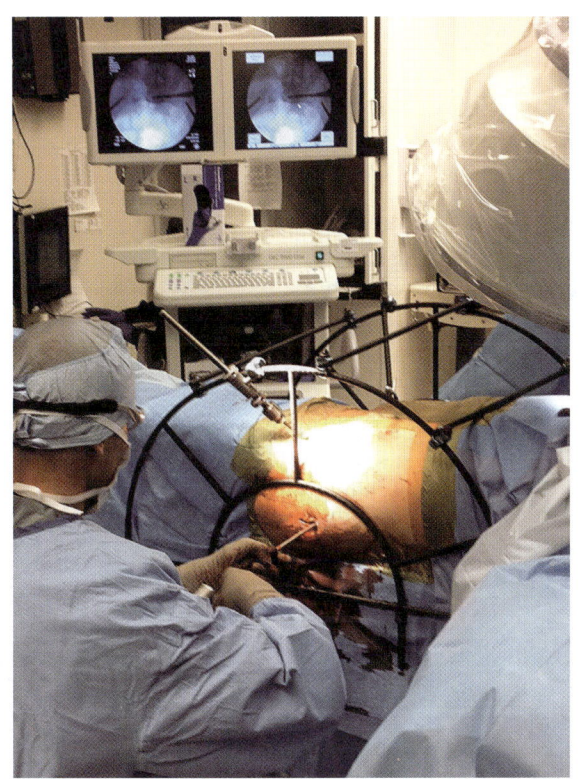

图 56-68　Starr 和 Reinert 复位工具（见正文）

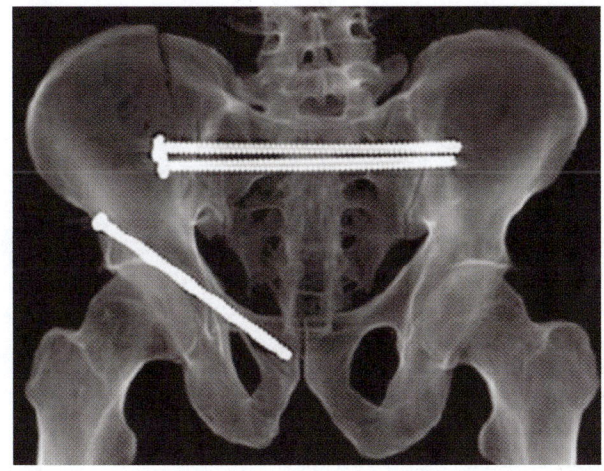

图 56-69　Y 形骶骨骨折，经皮用 2 枚贯穿骶髂螺钉固定

（Courtesy of Dr. ML "Chip" Routt, Jr, University of Texas Health Science Center at Houston, Houston, Texas.）

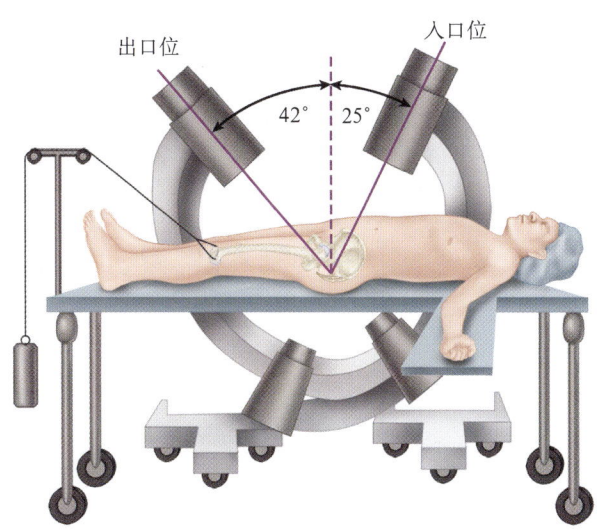

图 56-70　患者体位。通过调整与垂直线间的倾斜角度获得理想的入口位和出口位投照像

（引自：Graves ML, Routt MLC Jr: lliosacral screw placement: are uniplanar changes realistic based on standard fluoroscopic imaging? *J Trauma* 71:204, 2011.）

内固定：骶骨骨折和骶髂关节脱位的后方螺钉固定（俯卧位）

手术技术 56-9

（Matta 和 Saucedo）

- 患者俯卧于可行前后位、头斜位和尾斜位 X 线透视的长手术台上（图 56-71）。
- 对于骶髂关节脱位、骨折脱位或骶骨骨折患者，在髂后上棘外侧 2 cm 做标准的后方垂直切口。
- 做一个全厚臀肌筋膜皮瓣朝向中线。
- 自髂骨翼后部掀起臀肌后部，自骶骨剥离臀大肌起点（图 56-72A 和 B）。
- 显露坐骨大切迹，评估复位情况。对于骶骨骨折，应掀起多裂肌，显露后方骶骨板的骨折（图 56-72C）。
- 对于骶髂关节脱位，自骶骨至髂骨翼用尖复位钳复位。自坐骨大切迹触摸和直接观察评估复位情况。
- 透视下将螺钉指向 S1 椎体，垂直于髂骨翼拧入，经骶髂关节进入骶骨翼。在前后位、头端斜位、尾端斜位多次透视，谨慎瞄准钻头和螺钉的方向。
- 对于骶骨骨折，用同样方法进行复位，自坐骨大切迹触摸和直视观察骶骨后侧骨板，检查复位情况。
- 自髂骨翼外面拧入 1~2 枚螺钉进入骶 1 椎体。必要时，于坐骨大切迹稍上方自髂骨经骶骨后部

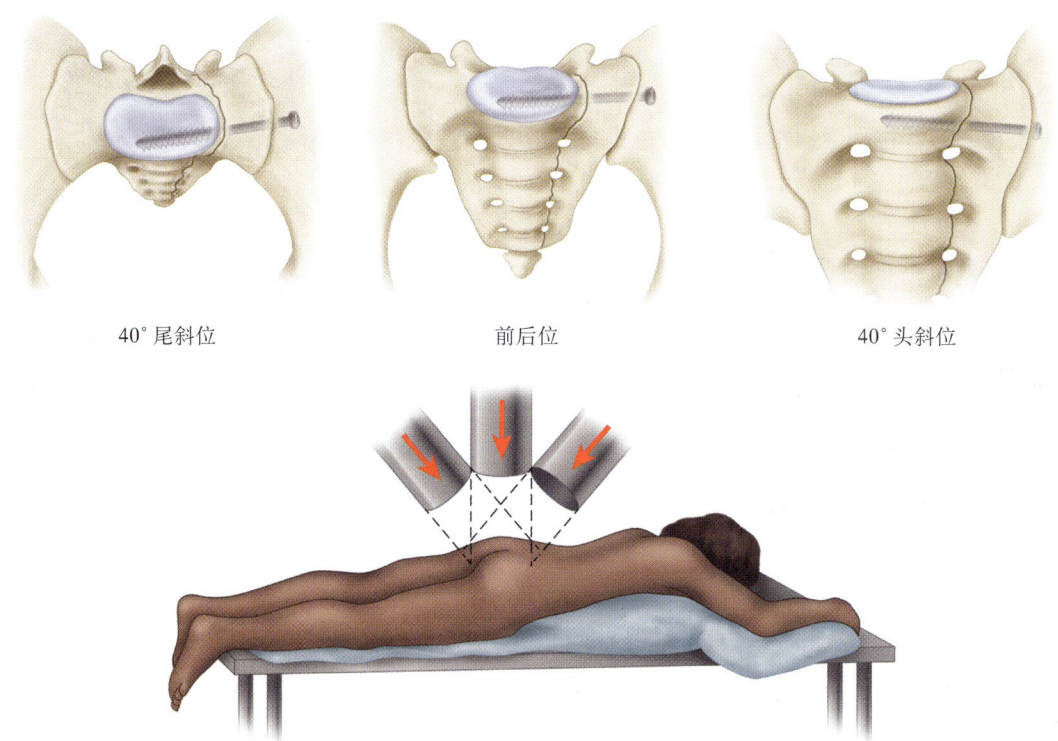

图 56-71　骶骨骨折和骶髂关节脱位的后路螺钉固定时患者的体位
前后位、头斜位和尾斜位透视观察钻头和螺钉的位置（见手术技术 56-9）
（重绘自：Matta JM, Saucedo T: Internal fixation of pelvic ring fractures, *Clin Orthop Relat Res* 242:83,1989; original by Zilbert.）

至对侧髂骨，放置一块 3.5 mm 重建钢板做张力带（见图 56-66）。
- 将臀肌筋膜缝合至骶骨。
- 放置负压引流后常规关闭切口。

2. 骶髂关节断裂和骶骨骨折的经皮骶髂关节螺钉固定（仰卧位）　Routt 等介绍了这种方法，报道了治疗结果和并发症，并研究了影响手术操作的上部骶骨形态的解剖学和放射学变异。他们的一系列文章很值得正在进行这种手术的医师一读。他们强调指出，正常骶骨翼前上方有一倾斜面，即骶骨翼的斜坡，由近端的后方走向远端的前方（图56-73）。在这个部位骶骨翼前方走行的是 L5 神经根和髂血管。骶骨翼斜坡的皮质是"安全区"的前界，骶髂螺钉经过此安全区进入 S1 椎体；安全区的后缘是 S1 神经根孔。

在骶骨的真实侧位 X 线片上，通过辨认髂骨皮质密度线（iliac cortical density, ICD），可估计骶骨翼的斜坡，ICD 显示骶髂关节髂骨部分前方皮质的增厚部分（图 56-74）。骶骨翼斜坡在骶骨发育异常时更为倾斜，使螺钉经过的安全区变窄。Routt 等通过入口位、出口位和真正侧位像观察了 80 例患者，发现 28 例有骶骨发育异常；在 94% 的非发育异常的骶骨上段，ICD 与术前 CT 扫描所见的骶骨翼斜坡一致。这一特征使 ICD 成为一个界定安全区前缘的有用的放射线检查标志（图 56-75）。但是，6% 的无骶骨翼发育异常者在轴位像上表现为前方凹陷或隐窝，在真正的侧位像上，ICD 投影于骶骨翼斜坡的前方。术前 CT 扫描对确定安全区的大小和辨认骶骨翼的凹陷是有益的（图 53-76）。凹陷的骶骨翼使螺钉在"进-出-进"过程中易损伤 L5 神经根（图 53-77）。Routt 强调，必须准确复位骨盆后部，使坐骨大切迹和双侧 ICD 于真实的侧位像上重叠投影，以此作为螺钉通过的必要标准。用 ICD 作为安全区的前方标志，并了解骶前凹陷的情况，在 51 例连续的患者中未发生螺钉安放错误。在固定骶髂关节断裂时，螺钉垂直关节进入；而在固定骶骨骨折时，螺钉更偏横向进入，使螺钉进入对侧骶骨翼。

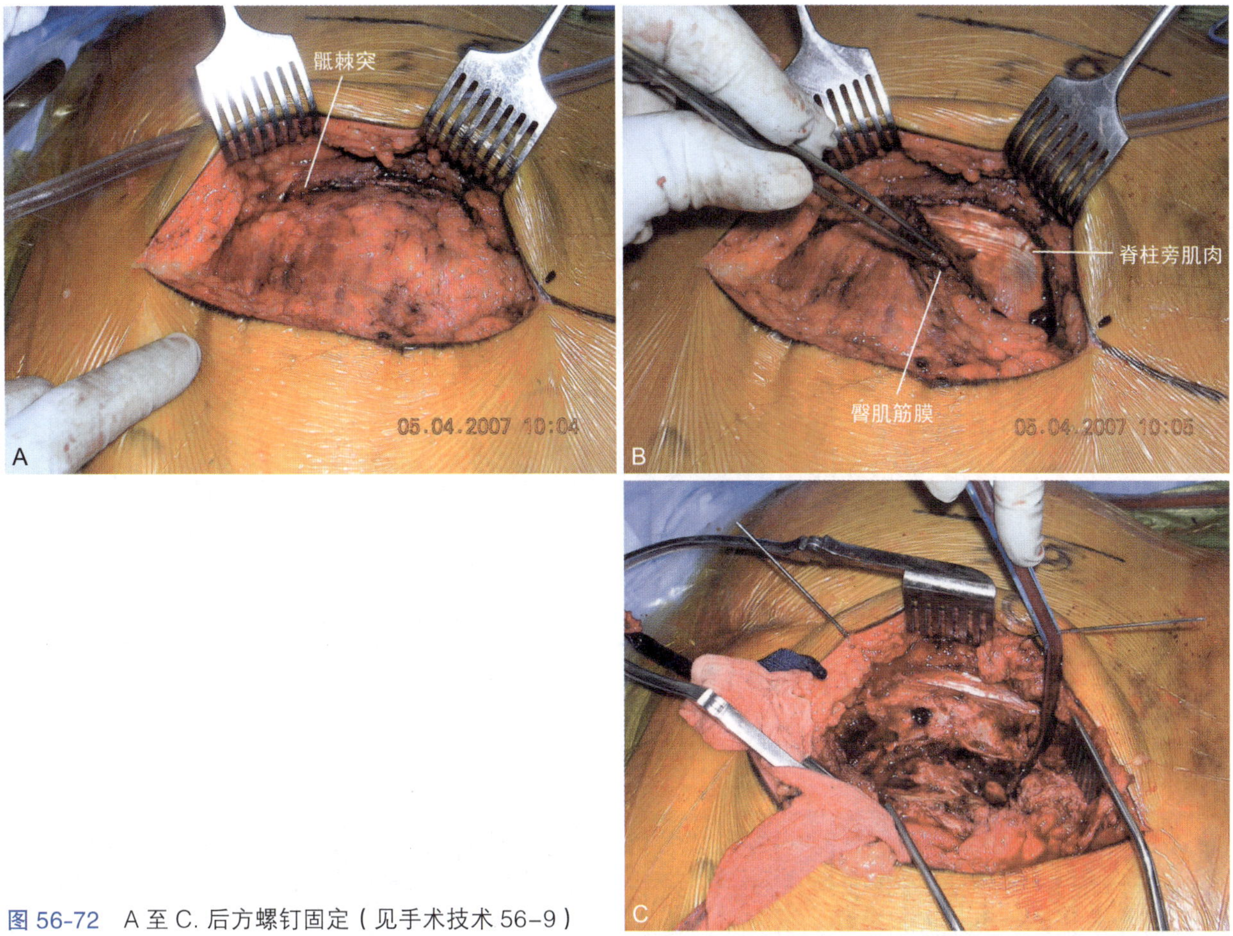

图 56-72 A 至 C. 后方螺钉固定（见手术技术 56-9）

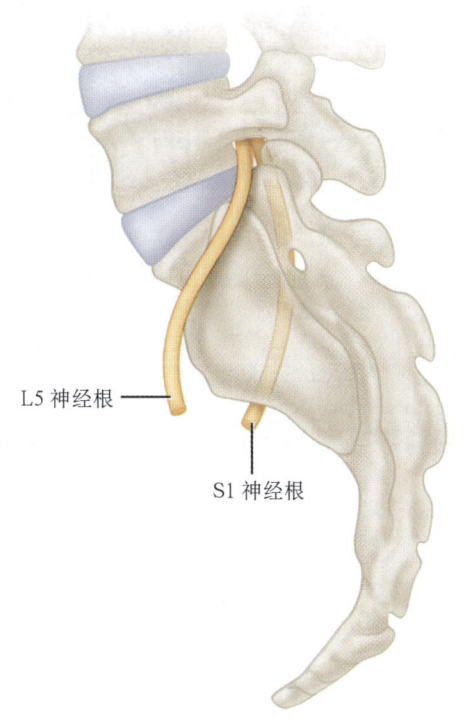

图 56-73 骶骨翼斜坡、L5 神经根和骨内 S1 神经根的位置及其与骶骨翼的关系

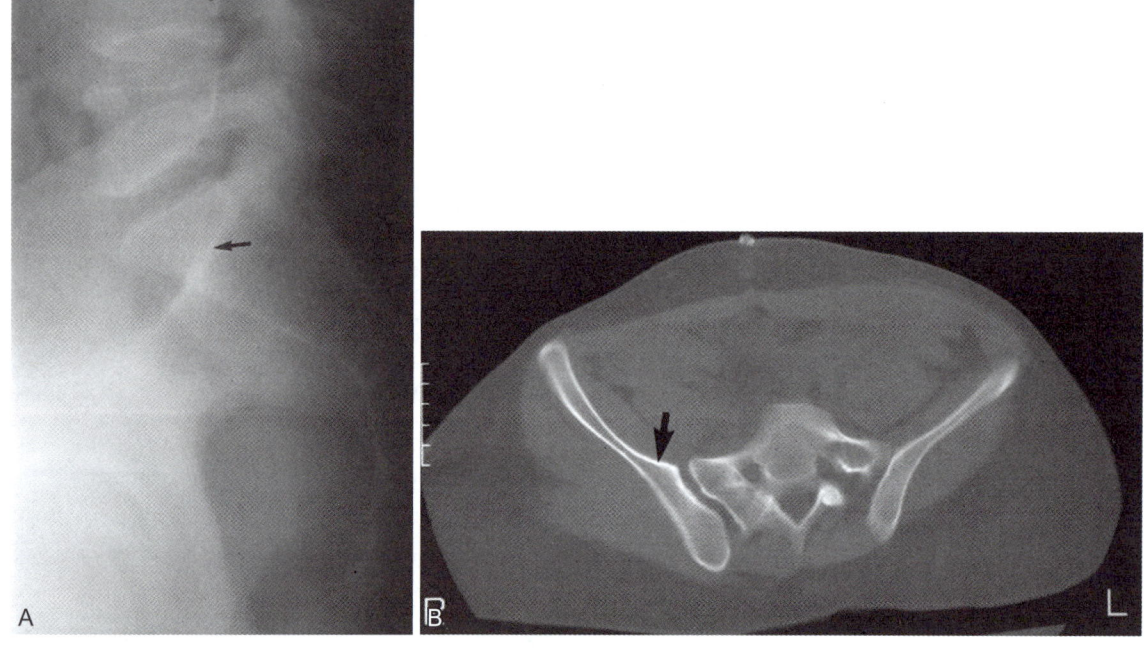

图 56-74 可在侧位X线片（A）和CT扫描像（B）上辨认髂骨皮质密度（ICD），由此估测骶骨翼的斜坡

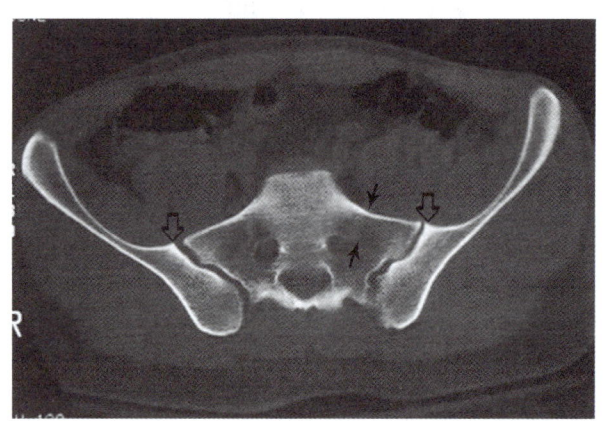

图 56-75 CT扫描证实由骶骨上部发育不良造成的狭窄安全区（实心箭头）

双侧骶髂关节的前关节面平坦，后方呈波纹舌榫样（"tongue-in-groove"）结构。注意双侧的 ICD（空心箭头）

（引自：Chip M, Chip L Jr, Simonian PT, et al：Radiographic recognition of the sacral alar slope for optimal placement of iliosacral screws: a cadaveric and clinical study, *J Orthop Trauma* 10:171,1996.）

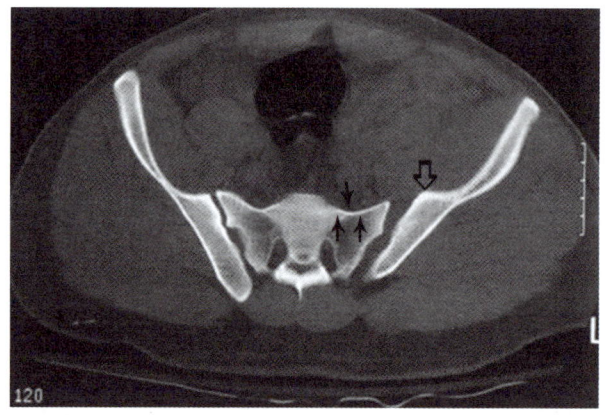

图 56-76 凹陷的骶骨翼（实心箭头）与邻近骶髂关节的密质髂骨——ICD（空心箭头）的关系

CT扫描最能显示这些不常见的情形。在这些骶骨翼的凹陷内可见脂肪包绕的神经根，在未损伤的右侧更为明显

（引自：Routt MLC Jr, Simonian PT, Agnew SG, et al: Radiographic recognition of the sacral alar slope for optimal placement of iliosacral screws: a cadaver and clinical study, *J Orthop Trauma* 10:171,1996.）

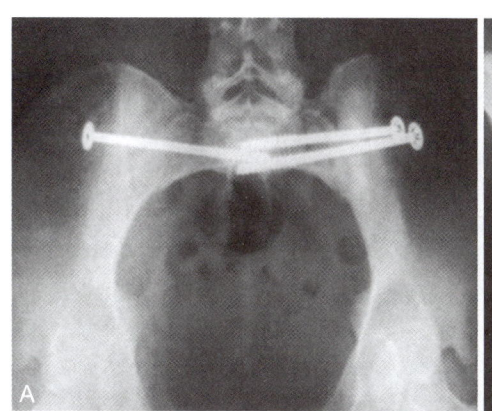
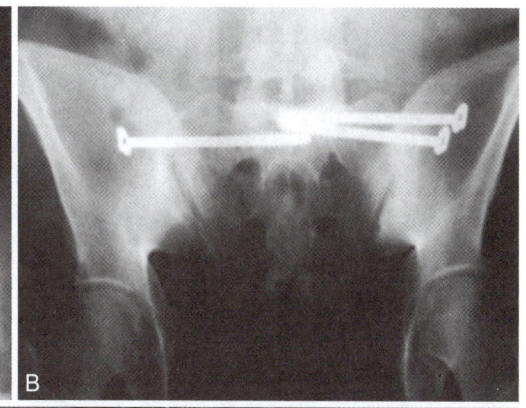
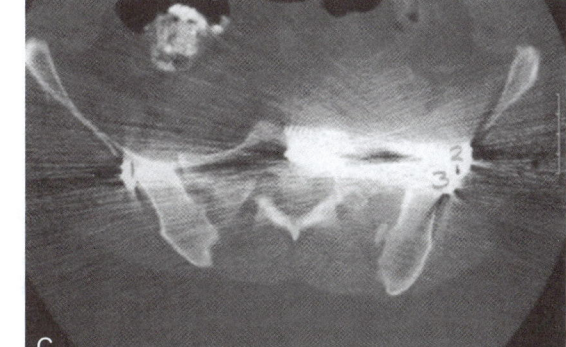

图 56-77　不用骶骨侧位透视和 ICD 而拧入的螺钉

　　在骨盆入口位（A）和出口位（B）X 线片上，螺钉似乎在骨内，术后 CT 扫描（C）却显示患者左侧的头侧／前方 2 号骶髂螺钉在骨外。左侧 L5 神经根受损伤

（引自：Routt MLC Jr, Simonian PT, Agnew SG, et al: Radiographic recognition of the sacral alar slope for optimal placement of iliosacral screws: a cadaver and clinical study, *J Orthop Trauma* 10:171,1996.）

　　必须对患者骶骨上部形态学进行全面评估，以确保骶髂关节螺钉有足够的空间放置。骶骨发育不良可使骶骨翼斜坡不典型，放置螺钉空间狭小，容易损伤神经结构（图 56-78）。

骶髂关节断裂和骶骨骨折的经皮骶髂关节螺钉固定（仰卧位）

手术技术 56-10

- 患者仰卧于可透视 X 线手术台上。于腰骶椎下方垫一软枕，将患者稍抬离手术台。
- 将 C 形臂 X 线机放在伤侧半骨盆的对面。
- 拍摄骶骨正位、侧位、出口位和入口位 X 线片，以确定术中可观察到适当影像。记录出口位、入口位位置，以便术中随时变换投射位置（图 56-79A 和 B）。
- 首先复位后侧骨盆。辅助复位的方法包括牵引、在髂骨翼打入 Schanz 钉、前方外固定支架及先进行前方骨盆内固定。
- 在骶骨侧位片上确认第 1 骶椎的前后缘。进针点的选择取决于损伤的类型和计划打入螺钉的数目。骶骨骨折螺钉可以横行打入，骶髂关节脱位螺钉方向则由后下方打向前上方（并且需要 1 枚螺钉与骶髂关节垂直）。

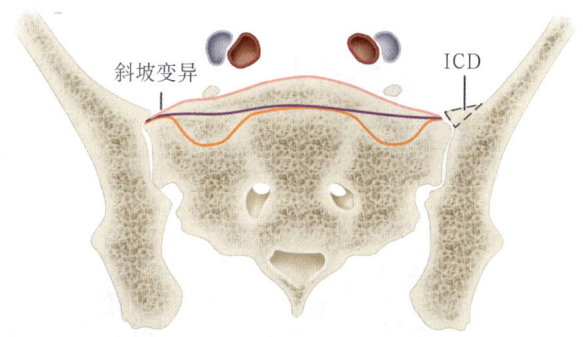

图 56-78　骨盆出口像上骶骨上部各种变异结构
ICD，骶骨皮质密度

- 在皮肤上标记入针点并做 1 cm 切口。
- 插入导向套筒直达髂骨（图 56-79C 和 D）。
- 在侧位片上将套筒尖端放置在理想入针点，并将尖端插入，防止滑动（图 56-79E）。
- 通过观察双平面透视（骨盆的进口位和出口位 X 线影像），调整导向器角度以保证导针可以安全打入第 1 骶椎（图 56-79F 和 G）。
- 打入导针，通过骨盆入口位和出口位像确定导针安全通过（图 56-79H 至 J）。
- 用侧位 X 线影像再次确认钢针在骶骨椎体内。
- 测量螺钉长度。
- 通过导针钻孔（图 56-79K）。

- 通过导针拧入螺钉，在入口位和出口位 X 线片上检查螺钉位置（图 56-79L 至 M）。
- 再次在骨盆前后位、入口位和出口位片上确认螺钉位置（图 53-79N 至 P）。

骶髂关节的前入路和固定

Simpson 等描述了前方固定技术，最初应用 U 形钉，现今应用动力加压钢板、重建钢板或四孔钢板。他们强调了在显露时 L5 神经根与骶髂关节的紧密关系。后来进行的尸体研究显示：实际上 L4 神经根和腰骶干与骶髂关节的关系更为密切，尤其在骶髂关节下 1/3 处，必须小心保护。

手术技术 56-11

（Simpson 等）

- 患者取仰卧位，沿髂嵴前部做 Smith-Peterson 切口的上半部分（图 56-80A）。切口向前延长至髂嵴的最上部，向下达髂前下棘。
- 骨膜下剥离髂肌，向内侧牵开髂肌和腹腔脏器，显露骶髂关节。注意勿损伤位于关节内侧 2～3 cm 的 L5 神经根。
- 将带两个尖齿的 Hohmann 拉钩插入骶骨翼，向内侧牵开腹腔脏器。仔细操作，间断性牵拉，避免髂腹股沟或腰骶神经根的神经痛。
- 通过筋膜后切开剥离显露骶髂关节后，同时用 1 把粗大的骨钳夹在髂嵴上控制半骨盆。一名助手控制下肢，复位时通常需要向远端牵引下肢，一边内旋半侧骨盆。
- 不可剥离关节的软骨面。
- 复位后用 2～3 孔动力加压钢板和 4.5 mm 螺钉将骶骨翼固定在髂骨上（图 56-80B）。
- 留置引流后关闭软组织。

术后处理 患者感到可以耐受时，开始扶拐或助行器行走，患肢触地样负重。

髂骨翼骨折可采用类似的腹膜后入路。用点式复位钳复位，以 3.5 mm 重建钢板和标准拉力螺钉技术进行固定（见图 56-52）。

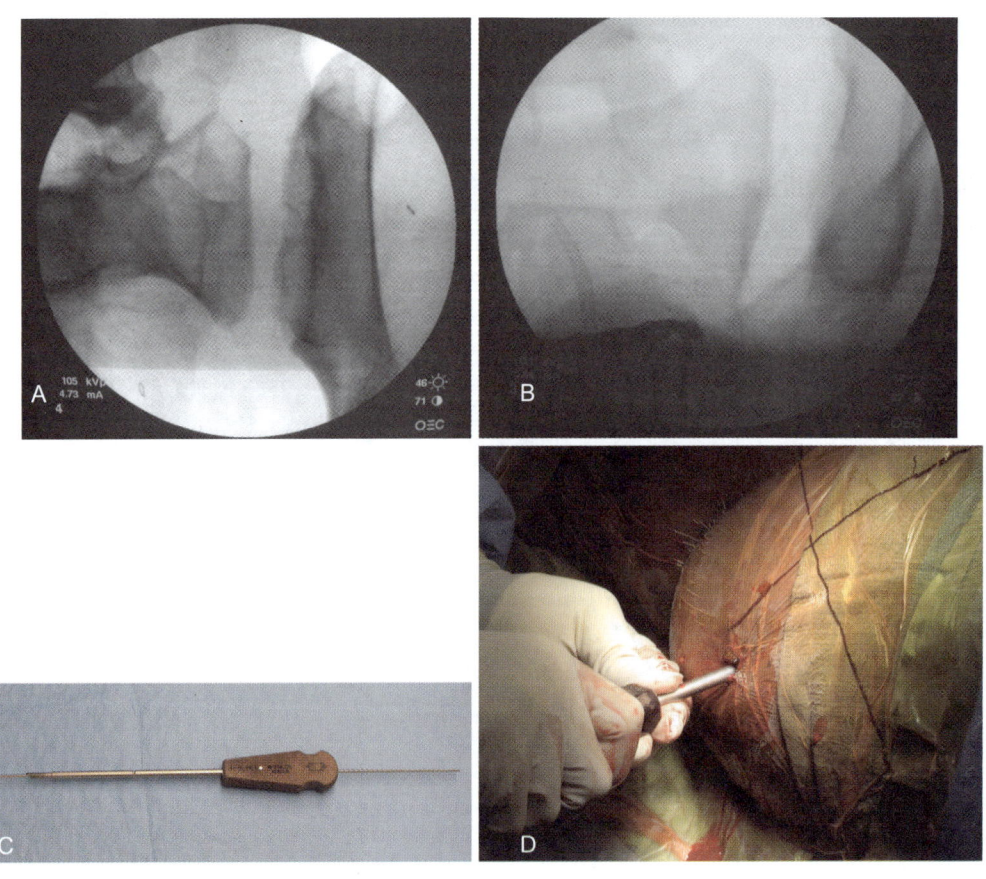

图 56-79 A 至 P. 骶髂关节螺钉固定（见正文和手术技术 53-6）（待续）

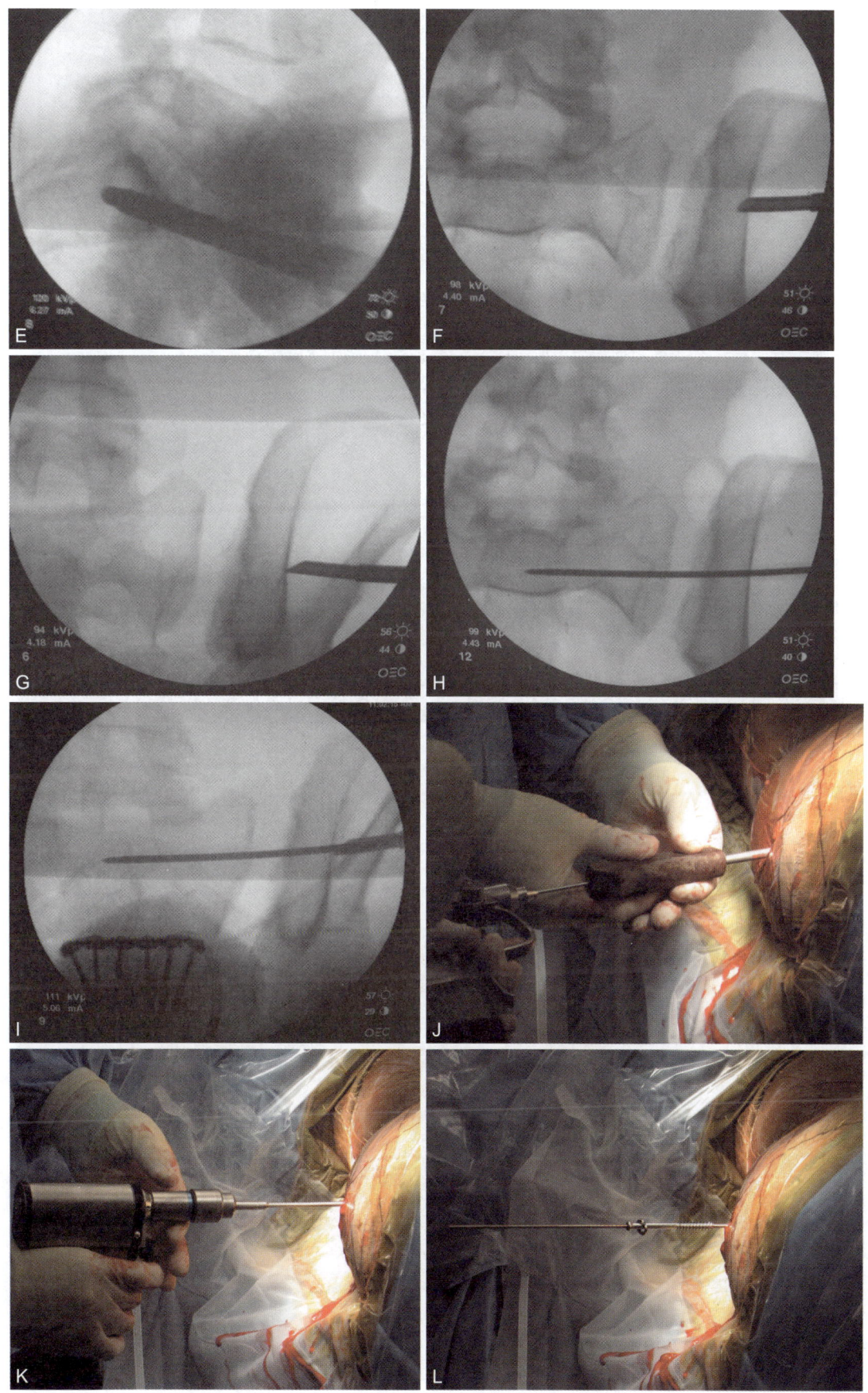

图 56-79（续）

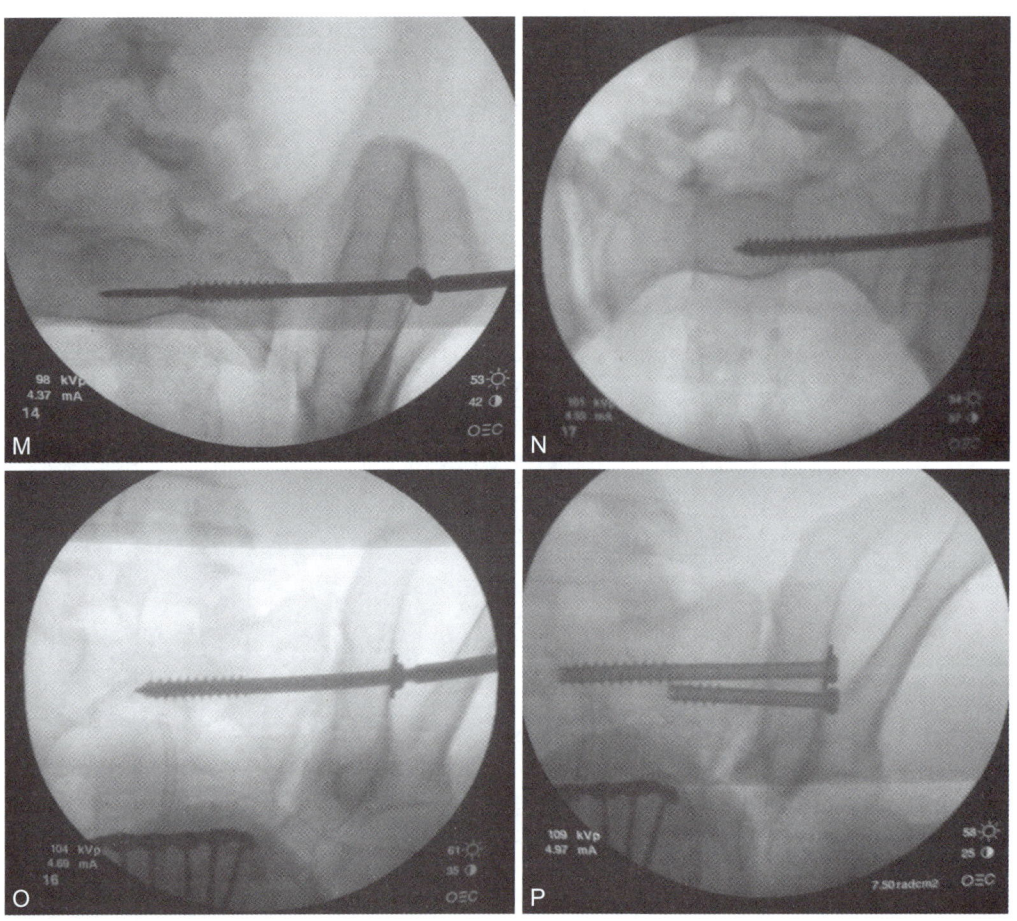

图 56-79（续）

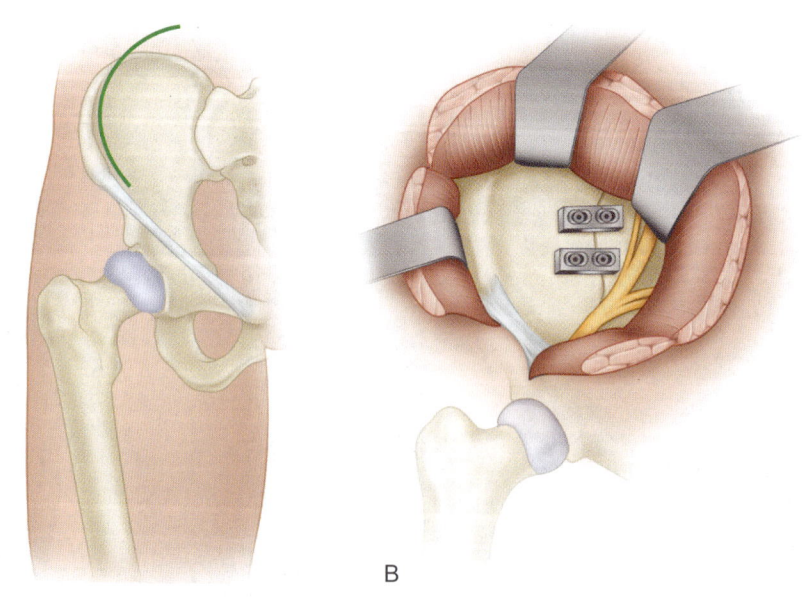

图 56-80 骶髂关节的前入路和固定

A. 前入路的切口；B. 复位后，用两块双孔动力加压钢板将髂骨翼固定在骶骨上（见手术技术 56-11）

第57章

肩部、上臂与前臂骨折

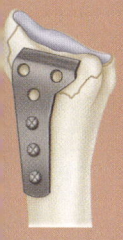

著者：Edward A. Perez
译者：吴克俭　张　建　汤俊君　陆海波
审校：王满宜　张　堃　宋　哲　王　谦　王　虎

对于骨科医师来说，上肢创伤（无论是骨折、骨折脱位、严重的软组织损伤还是血管神经损伤）是一个严峻的挑战。上肢损伤后肢体的最终功能，通常不仅取决于骨骼的情况，也取决于周围软组织的情况。下肢骨折愈合后可能伴有挛缩畸形、邻近关节活动障碍或其他软组织障碍，但仍可获得良好的功能效果；而上肢骨折如果愈合后伴有上述后遗症，即使骨折本身愈合满意，也常引起严重的功能障碍。本章讨论上肢和肩胛带的骨折和骨折-脱位的手术治疗。外科医师还必须不断地关注软组织损伤。

第一节　锁骨骨折

锁骨是人体容易发生骨折的骨骼之一，其机制往往是直接撞击或摔倒时手部前伸产生的传导应力。大多数锁骨骨折可以非手术治疗，愈合尚可且无严重后果。从以往的经验看，非手术治疗形成的骨性隆起比开放复位内固定形成的难看的瘢痕更容易被接受。Neer 和 Rowe 进行的两项锁骨骨折大型病例研究发现，非手术治疗的不愈合率<1%，而切开复位治疗的不愈合率接近4%。锁骨骨折非手术治疗愈合极好且功能优于手术治疗这个概念就是由这些结果得出的。而最新的研究对非手术治疗的愈合率、功能恢复和畸形愈合的发生率提出了质疑。一项前瞻性观察研究发现，在非手术治疗的868例锁骨骨折患者中，骨折不愈合率为6.2%。

危险因素有：高龄，女性，100%移位（缺乏皮质接触），以及粉碎性骨折。一项包含2144例骨折患者的 meta 分析显示，对于完全无接触的锁骨骨折，非手术治疗的不愈合率为15%，而切开复位内固定的不愈合率只有2%（表57-1）。因此，对于移位的锁骨骨折这一小部分患者来说，似乎手术治疗是最好不过的选择，这与以前的概念是不一致的。

为此加拿大创伤骨科学会发起了一项多中心前瞻性随机对照试验，以比较锁骨骨折非手术治疗和钢板内固定的结果。他们的结论是，手术治疗可使功能

表 57-1	急性锁骨中段骨折的手术与非手术治疗结果对比
治疗	不愈合（%）
移位和无移位骨折	
非手术治疗（1 145 例骨折）	5.9
钢板固定（635 例骨折）	2.5
髓内钉固定（364 例骨折）	1.6
所有骨折（2 144 例骨折）	4.2
移位骨折	
非手术治疗（159 例骨折）	15
钢板固定（460 例骨折）	2.2
髓内钉固定（152 例骨折）	2.0
所有骨折（771 例骨折）	4.8

（引自：Zlowodzki M, Zelle BA, et al: Treatment of acute midshaft clavicle fractures: systematic review of 2144 fractures. On behalf of the Evidence-Based Orthopaedic Trauma Working Group, *Jorthop Trauma* 19:504, 2005.）

改善且畸形愈合及不愈合率较低。手术治疗组的 62 例患者中有 23 例（37%）发生了并发症，较非手术治疗组 49 例患者中有 31 例（63%）低（表 57-2）。

一、治疗

大多数锁骨骨折仍然可以采用保守治疗方法，但是，任何一种治疗方法都不应该是一个"全有或全无"的方法，应着眼于患者情况的不同，提供个性化治疗。最近的一些文献报道有助于更准确地预判有移位的骨折的并发症并与患者进行开诚布公的讨论，以便为其选择最适当的治疗方法。

非手术治疗包括使用前臂吊带。我们很少使用 8 字形绷带，因为其会造成患者的不适且缺乏有效的证据。手术治疗通常采取切开复位内固定，用钢板和螺钉或髓内针固定。外固定支架也有报道，但除特殊情况外，很少使用。手术治疗的相对适应证见框 57-1。

表 57-2　锁骨骨折手术与非手术治疗的结果和并发症

	手术治疗 (n=62)	非手术治疗 (n=49)
并发症／不良事件		
骨不连	2	7
畸形愈合需要翻修	0	9
伤口感染／裂开	3	0
内固定激惹需要去除	5	0
手术部位疼痛综合征	0	1
潜在的开放性骨折	0	2
臂丛神经一过性损伤	8	7
肩锁和胸锁韧带损伤	2	3
早期内固定物失败	1	0
其他	2	2
总计	23（37%）	31（63%）
肩部外观		
"Droopy"肩	0	10
隆起和／或不对称	0	22
瘢痕	3	0
骨折部位敏感和／或疼痛	9	10
内固定激惹和／或突出	11	0
切口麻木	18	0
外观和结果满意度	52（84%）	26（53%）

手术组在各时间点（6、12、24、52 周）的上臂、肩和手的残疾评分均优于非手术组约 10 分

（引自：Canadian Orthopaedic Trauma Society: Nonoperative treatment compared with plate fixation of displaced midshaft clavicular fractures: a multicenter, randomized clinical trial, *J Bone Joint Surg* 89A:1,2007.）

框 57-1　锁骨骨折切开复位的相对适应证

特定骨折
　移位 > 2 cm
　短缩 > 2 cm
　骨折块粉碎（> 3 块）
　多段骨折
　开放性骨折
　潜在的开放性骨折伴软组织损伤
　明显的畸形（移位和短缩）
　肩胛骨损伤
复合伤
　血管损伤
　渐进的神经损伤
　同侧上肢损伤／骨折
　同侧多处肋骨骨折
　"漂浮"肩
　双侧锁骨骨折
患者因素
　多发伤患者要求早期上肢负重
　患者要求快速恢复功能（如精英运动和竞技运动）

（引自：McKee MD: Clavicle fractures. In Bucholz RW, Heckman JD, Court-Brown CM, Tornetta P 3rd, editors: *Rockwood and Green's fractures in adults*, 7th ed philadelphia, Lippincort Williams & Wilkins, 2010.）

（一）钢板和螺钉固定

随着固定技术的不断发展，新的预弯板在保持强度的同时，允许更高精确的贴附；然而，用 3.5 mm 重建钢板引起并发症发生时有报道，这种钢板塑形较易，但对于维持复位可能太弱了。为了既能精确贴附，又不减弱内固定力度，目前最常用的技术是上方放置钢板（图 57-1），但如果骨折形态允许，我们喜欢在前下方放置钢板，因为这样螺钉通道更安全，内固定激惹反应更少（图 57-2）。无论采用何种钢板放置技术，需要注意的是，必须保护骨膜，避免损伤锁骨下血管和肺部，而且应尽可能使用拉力螺钉固定。

锁骨骨折的切开复位内固定

手术技术 57-1

（Collinge 等改良）

前下方钢板和螺钉固定

- 患者取仰卧位，肩胛骨之间放置一个大的垫子，使受伤的肩胛带向后下降，这有助于恢复锁骨的

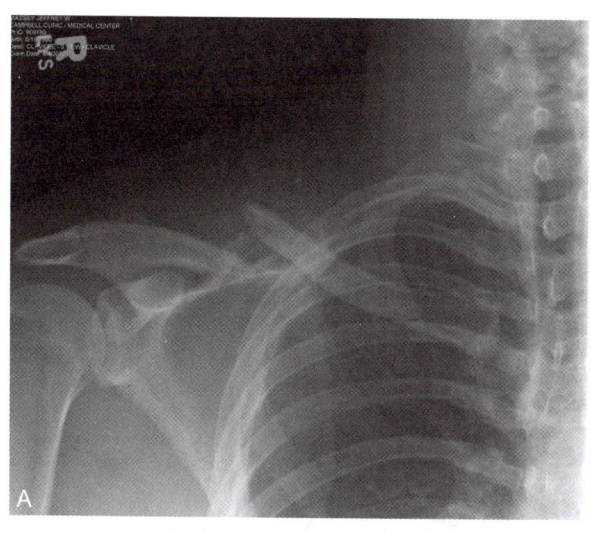

图 57-1　A. 锁骨骨折；B. 上部钢板固定

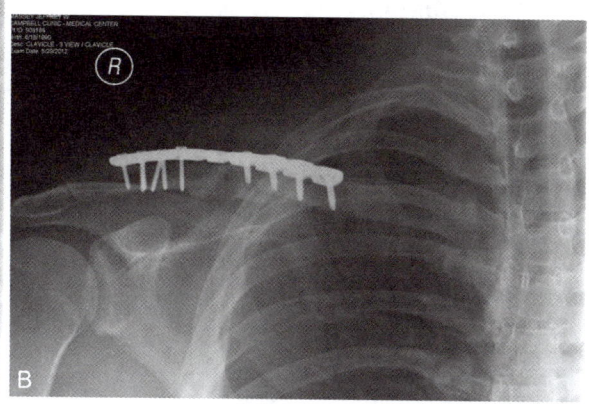

图 57-2　A. 锁骨骨折；B. 前方钢板固定

- 长度和显露。
- 自胸骨切迹至肩峰前缘以骨折为中心做一个切口（图 57-3A）。
- 松解横向的颈阔肌并确认锁骨上神经穿过锁骨前方。
- 沿锁胸筋膜在锁骨前方的附着处将其切开并仔细向下分离。
- 先沿内侧骨折块仔细分离，这里通常远离至关重要的锁骨下血管结构。对于急性骨折，只有少量软组织需要剥离。
- 复位骨折并用复位钳维持。
- 如果可能，使用拉力螺钉进行临时固定；可以考虑选择小的骨块螺钉进行临时固定，以确保钢板的良好贴附。
- 预弯 3.5 mm 的钢板使其贴附于锁骨前下边缘。通常情况下，将一个 8 孔的钢板预弯成 S 形就能很好地贴附于锁骨边缘（图 57-3B）。
- 向后上依次固定螺钉（图 57-3C）。如果是斜行骨折，可将拉力螺钉通过内固定板或直接固定骨折放置，与骨折线大致成 90°角。

上方固定

- 对于上方固定，进行钢板塑形以适应锁骨上缘（图 57-1）。从上向下依次固定螺钉，仔细检查，以避免损伤神经血管结构。

术后处理　手术侧肢体用吊带悬吊，告诉患者行钟摆和"画圆"练习，鼓励患者使用患肢但避免负重上举和牵拉。患者通常在 2～3 个月骨折愈合出现时可恢复术前运动。

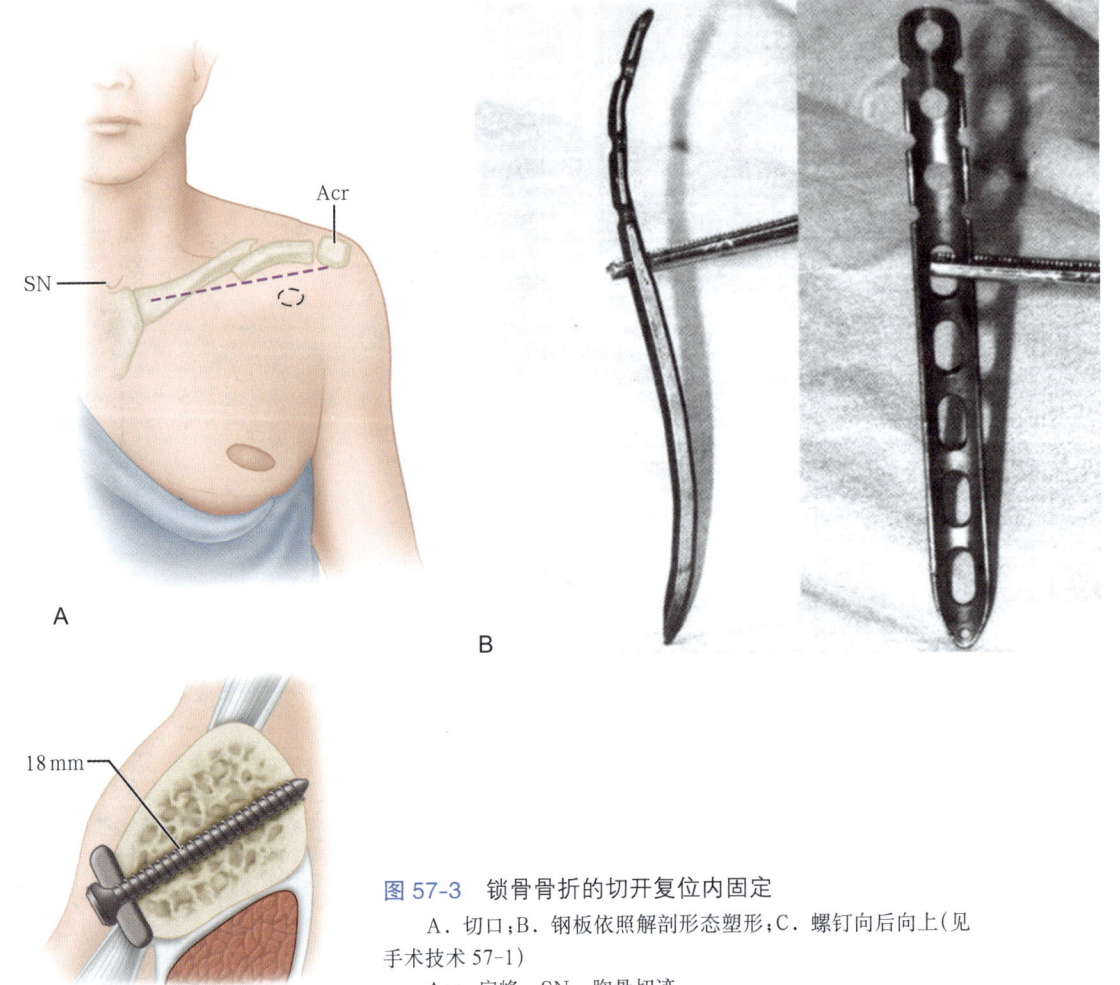

图 57-3 锁骨骨折的切开复位内固定
A. 切口；B. 钢板依照解剖形态塑形；C. 螺钉向后向上（见手术技术 57-1）
Acr. 肩峰；SN. 胸骨切迹

（二）髓内固定

锁骨骨折髓内钉固定已有 50 多年的历史，用过各种装置，包括 Rockwood 钉、点氏针、Küntscher 钉和 Rush 钉（图 57-4）。髓内固定的优势包括：皮肤切口小，骨膜剥离少，骨痂形成得相对稳定。但常见的并发症，如胸腔内迁移、螺钉断裂及损害锁骨下结构，限制了这种技术的使用。有一项生物力学研究对 3.5mm 钢板和 3.8mm 或 4.5mm 髓内钉内固定治疗锁骨骨折的疗效进行了研究，结果表明，钢板稳定结构在抵抗骨折移位方面更有优势。最近，钛弹性髓内钉已被使用，在一些研究报道中具有良好的结果。然而，这类装置报道的并发症发生率为 9%～78%，主要是髓内钉的内侧或外侧移动和穿出皮肤。Frigg 等报道，使用尾帽后并发症发生率由 60% 降至 17%，对 2 例闭合复位失败的病例进行了切开复位治疗，仔细进行了徒手操作，建立了髓内钉通道，术中用斜位 X 线确认了尾帽未从外侧穿出，对患者术后 6 周内限制其活动度小于 90°。

使用带尾帽远端有螺纹的髓内钉固定 (Rockwood 锁骨钉)

手术技术 57-2

- 患者半坐位于可透视 X 线手术台上，将放射增强器放在同侧，通过将 X 线透视机置于与头和足平面成 45° 可获得锁骨的正位像。
- 于肩锁关节以内 2～3cm 处锁骨的后外侧部做一个 2～3cm 的切口。由于此处皮下脂肪较薄，应仔细操作，避免损伤其深部的颈阔肌。
- 使用剪刀将颈阔肌与其上方的皮肤分离开，并按照肌肉走向劈开肌纤维，应仔细操作，避免损伤

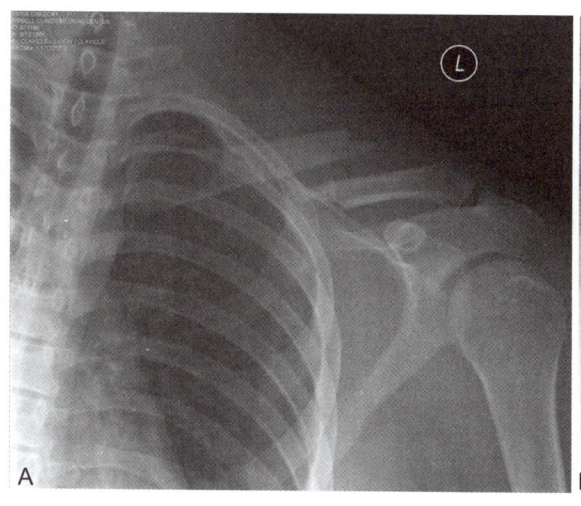 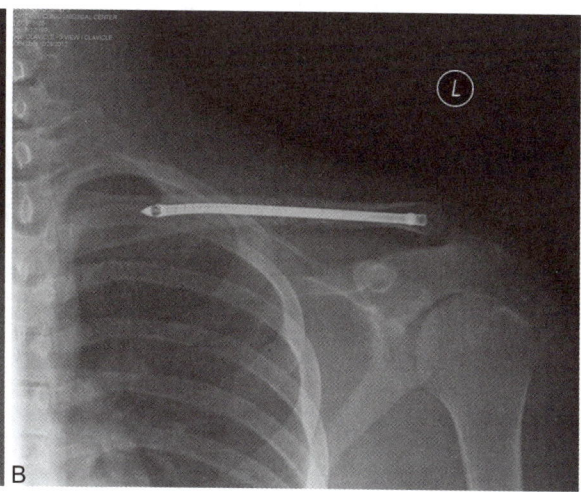

图 57-4　A. 锁骨骨折；B. 髓内固定治疗

锁骨上神经的中间支，该神经在锁骨中部直接位于颈阔肌深面，识别并牵开神经。
- 经切口使用巾钳将内侧锁骨的远端抬高（图 57-5A）。
- 使用带有 T 形把手的、大小合适的钻钻通髓腔时，小心不要钻透前方皮质（图 57-5B）。
- 从锁骨内侧部将钻取出后，使用带有 T 形把手的、大小合适的丝锥进行攻丝，直至达到前方皮质为止（图 57-5C）。推荐手动进行攻丝，尤其是对于个子小的患者及直径较小的锁骨钉。
- 经切口将锁骨外侧端抬高，并外旋手臂和肩关节帮助显露。
- 使用大小相同的、带有 T 形把手的钻钻通髓腔（图 57-5D）。
- 在 C 形臂 X 线机透视的指引下，钻透锁骨的后外侧皮质（图 57-5E）。钻位于肩锁关节的后内侧、喙突水平处，并于不高于锁骨外侧中部的位置穿出。
- 从锁骨外侧部将钻取出后，使用带有 T 形把手的、大小合适的丝锥进行攻丝，以便大的螺纹能够完全进入髓腔（图 57-5F）。如果攻丝太紧，可考虑使用大一号的钻再次钻孔。同样，推荐手动进行攻丝。
- 当使用持骨钳固定住锁骨远端后，去除导针前端的螺纹，将导针自骨折端插入至锁骨远端髓腔，从锁骨远端后外侧皮质先前钻孔处穿出。
- 一旦导针穿出锁骨，即可在皮下触到导针尖端。在触到导针尖端处做一个小切口，并使用止血钳分离皮下组织（图 57-5G）。将止血钳的头端置于导针尖端的下方，以便于导针从切口处穿出，然后将导针钻出直到内侧螺纹进入皮质。
- 使用巾钳固定锁骨远端，使用 T 型手柄旋入螺钉（注意把持部位不要在螺纹处），小心使螺钉旋入位置。确保插入正确（图 57-5H）。
- 复位骨折并将导针钻入锁骨内侧端，直至所有的内侧螺纹均穿过骨折部。由于重力的缘故，通常会将手臂向下拉，抬高肩关节有助于导针钻入锁骨内侧端。
- 将内侧螺母拧在导针一段，然后拧上外侧螺母。通过钳子或改锥将这两个螺母锁定在一起。用 T 型扳手转动外侧螺母，使导针往内侧行进，直到其与前侧皮质接触。术中 X 线透视确定导针位置。
- 用改锥或扳手将两个固定的螺母拆卸下来。继续向前推进内侧的螺母，直到其接触锁骨外侧皮质。拧紧外侧螺母直到其与内侧螺母结合。
- 用普通扳手使导针后退 1 cm 距离以便从软组织中显露螺母。确定锁骨针仍然固定在内侧骨块的皮质内。
- 用切针器切断导针，切断时尽量靠近外侧螺母的位置。用外侧螺栓钳再次将锁骨髓内钉推向前。

术后处理　将手臂放置在一个标准的吊带中，早期可进行轻柔的钟摆练习。在 10～14 d，拆除缝线，如果 X 线片上看到愈合，终止使用吊带；可以不受限制地运动。但不允许进行力量练习、抗阻力运动或体育运动。如果影像学证实术后 6 周骨折获得愈合，则可以进行抗阻力和力量练习。手术后 12 周，应避免接触性体育项目（如足球、曲棍球）。术后 12 周骨折愈合时，可以取出髓内钉。

二、锁骨外侧骨折

Neer 把成年人锁骨外侧骨折分为五型（表 57-3 和图 57-6）。Ⅰ型和Ⅱ型位于喙肩韧带外侧，基本是

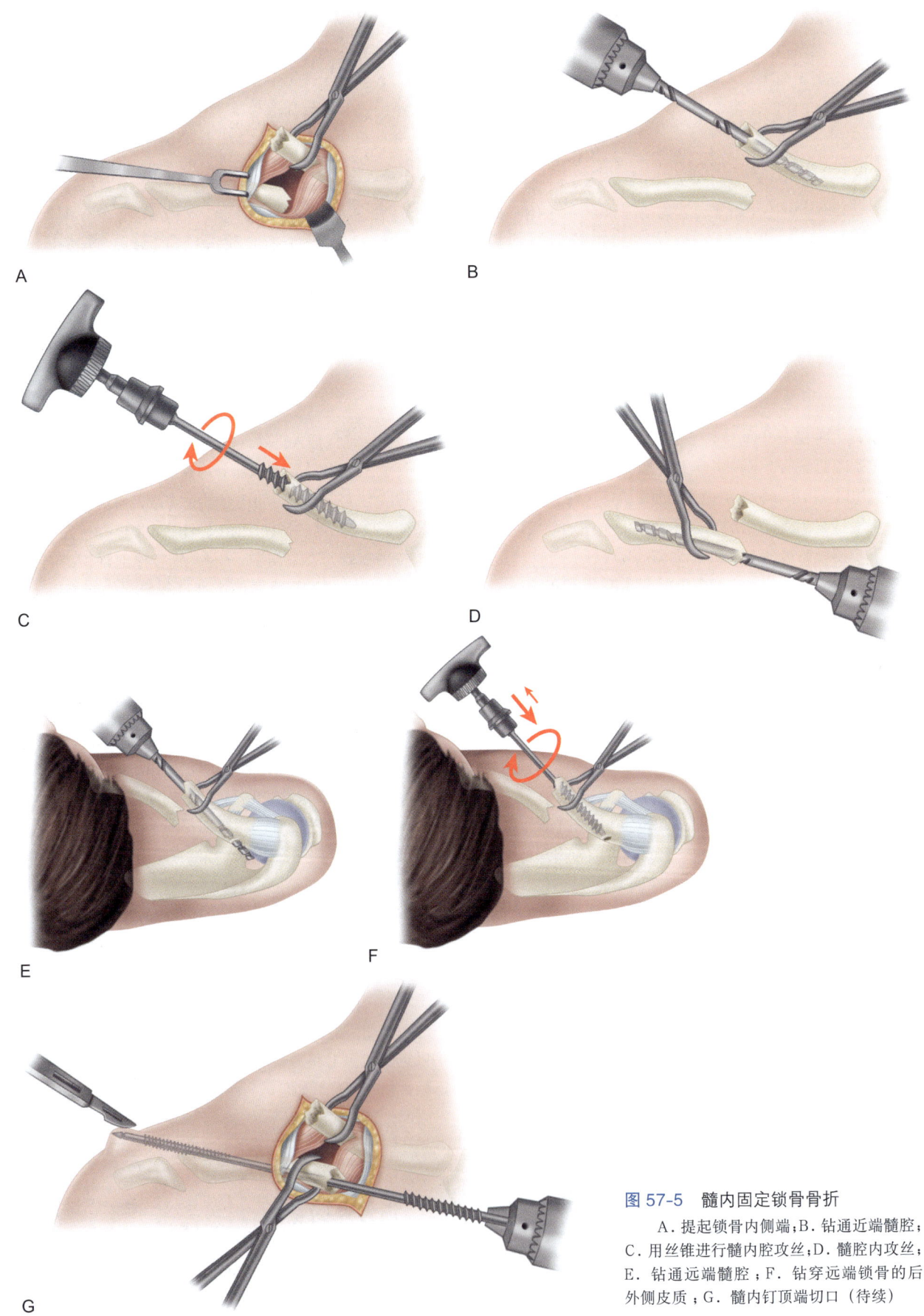

图 57-5 髓内固定锁骨骨折
A. 提起锁骨内侧端；B. 钻通近端髓腔；C. 用丝锥进行髓内腔攻丝；D. 髓腔内攻丝；E. 钻通远端髓腔；F. 钻穿远端锁骨的后外侧皮质；G. 髓内钉顶端切口（待续）

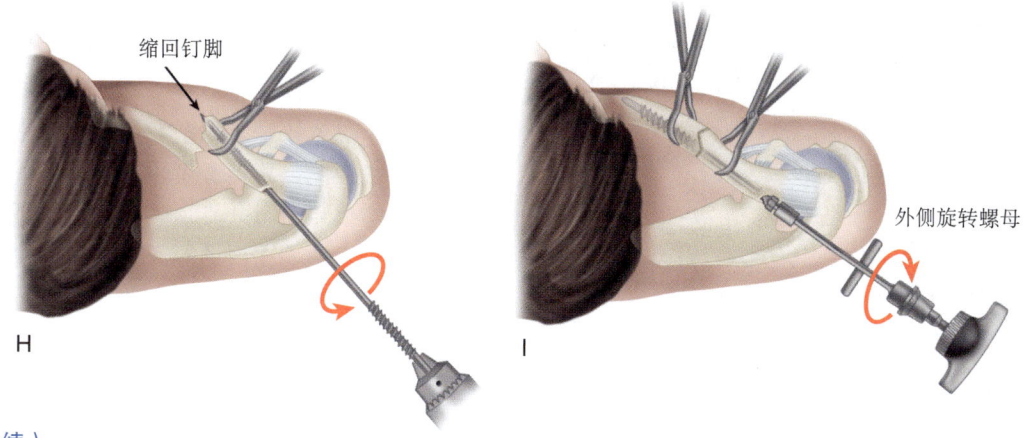

图 57-5（续）

H. 牵引髓内钉复位骨折块；I. 髓内钉最终的置入位置（见手术技术 57-2）

（重绘自：Lippert S：Rockwood clavicle pin surgical technique, Warsaw IN, DePuy.）

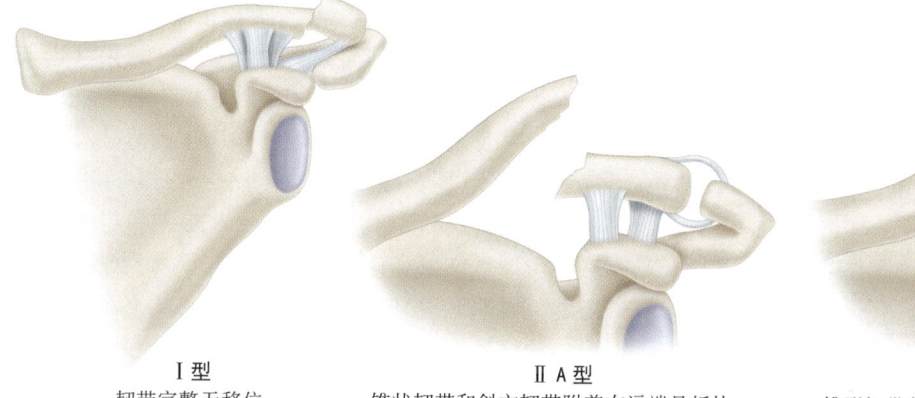

Ⅰ型
韧带完整无移位

ⅡA型
锥状韧带和斜方韧带附着在远端骨折块；近端骨折块无韧带附着，是移位的

ⅡB型
锥形韧带断裂，斜方韧带附着在远端骨折块，近端骨折移位

图 57-6 锁骨外侧骨折的 Neer 分型

稳定的。Ⅱ型骨折累及内侧喙肩韧带（ⅡA）或伴有韧带断裂（ⅡB型）。斜方肌的牵引可以引起Ⅱ型骨折位移。治疗方法仍然是有争议的，手术和非手术治疗都有良好的结果，甚至畸形愈合。治疗上的挑战是锁骨外侧端获得安全的固定。治疗对策包括将钢板固定在肩峰上以获得更大的稳定，从锁骨到喙突用缝线替代固定（图 57-7），并使用肩峰下钩钢板（图 57-8 和 57-9）。据报道，使用钩钢板后愈合率高（95% 或

表 57-3	锁骨外侧骨折的 Neer 分型
分型	临床表现
Ⅰ型	喙锁韧带完好，附着内侧段
Ⅱ型	喙锁韧带脱离内侧段，但远端斜方韧带完好
ⅡA型	远端的锥状韧带和斜方韧带均完好
ⅡB型	锥状韧带撕裂
Ⅲ型	关节内骨折，延伸至肩锁关节

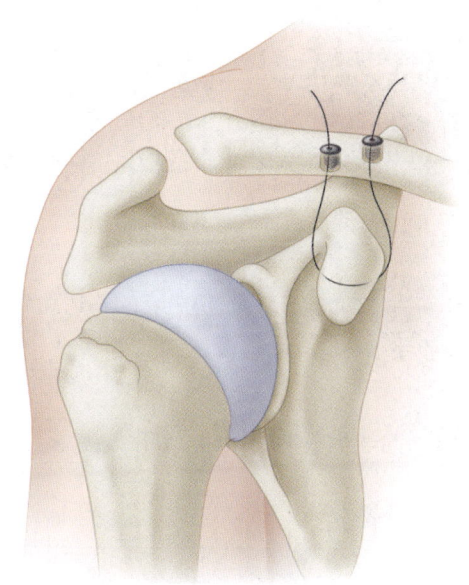

图 57-7 锁骨外侧骨折采用缝线替代固定，从锁骨至喙突跨过肩峰进行

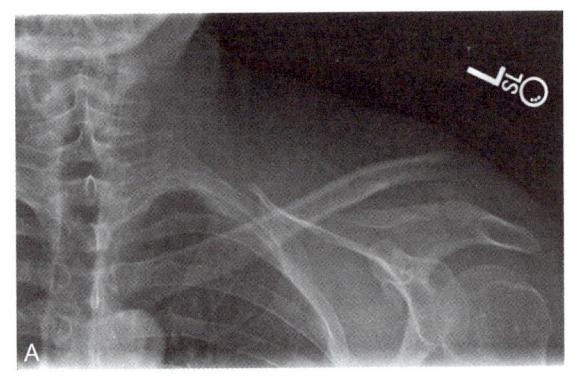

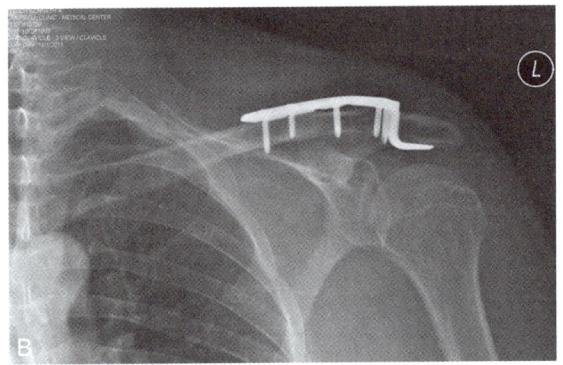

图 57-8　A. 锁骨骨折；B. 用钩钢板固定

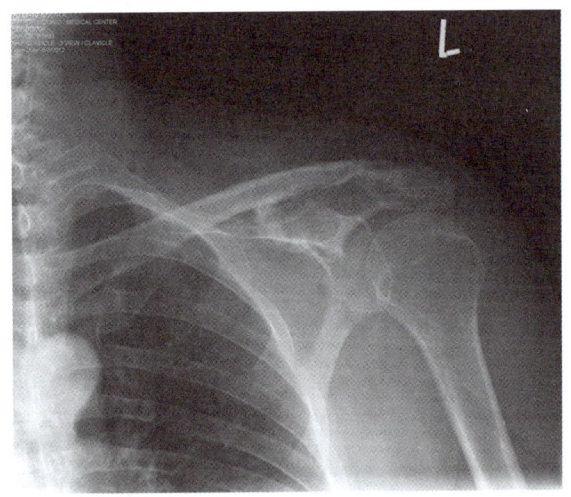

图 57-9　钢板移除后愈合的锁骨骨折

更高）且肩关节功能恢复好，但患者的不适和肩峰骨质溶解一般要求尽快去除钢板。

第二节　肩关节周围骨折

一、肩胛骨骨折

肩胛骨骨折在所有肩部骨折中占 3%～5%，通常为高能量损伤，且常常合并多发伤（约 90% 的肩胛骨骨折患者伴有合并伤）。肩胛骨骨折的治疗传统上被描述为"不治更好"，并且类似于锁骨骨折，大多数肩胛骨骨折非手术治疗预后良好。虽然治疗结果总体较好，但并非所有肩胛骨骨折都能顺利愈合，因此，哪类患者可以从手术治疗中获益成为关注的热点。Zlowodzki 等关于肩胛骨骨折的系统性回顾发现，在报道的 520 例病例中，优良率达 82%。几乎所有的肩胛骨体部骨折均行非手术治疗，优良率可达 86%；而肩胛颈和孤立的肩胛盂骨折则大多行手术治疗（83%），优良率分别为 76% 和 82%。一些特殊骨折虽然例数较少，但整体上所有这些骨折手术治疗的效果均优于非手术治疗（表 57-4）。Lantry 等的系统性回顾也报道了肩胛骨骨折手术治疗的优良率约为 85%。相反，Jones 和 Sietsema 通过比较肩胛骨骨折移位后 31 例接受手术治疗和 31 例接受非手术治疗患者的效果（进行了年龄、职业和性别配对）发现，所有骨折均良好愈合，并且两组患者在重返工作岗位、疼痛和并发症等方面无显著性差异。Dienstknecht 等进行的 meta 分析指出，肩胛骨骨折手术治疗后可获得更好的影像学结果和疼痛改善，而非手术治疗患者的活动范围明显更好。目前仍缺乏足够的文献证据来形成具体的治疗指南，且文献强调了大多数肩胛骨骨折预后良好，因此，判断哪类骨折存在预后不良的风险目前仍无明确标准。

（一）治疗

几乎所有的肩胛体或颈骨折仍以非手术治疗为主，我们采取的方法是：患者肩部制动 2～3 周，然后在患者可耐受疼痛的情况下让其进行被动辅助的肩关节活动。当临床和影像学均显示骨折愈合后，可进行主动的肩关节活动和力量训练。

肩关节的活动度较大预示着肩胛骨骨折患者后期功能良好，但仍有一小部分患者具有行切开复位内固定的手术指征。治疗的目的是尽可能地保留肩关节的功能，避免对位不良、关节炎、肩胛胸运动障碍和撞击综合征。

（二）肩胛盂骨折

肩胛盂骨折的治疗原则与其他关节内骨折相同，当关节面骨折明显移位（>4 mm）可能导致关节半脱位或不匹配时，必须进行解剖复位和坚强固定。Anavian 等报道了在 33 例有复杂的肩关节盂关节内

表 57-4	肩胛骨骨折手术治疗和非手术治疗结果	
骨折类型	手术满意度	非手术满意度
单纯肩胛盂骨折	82%（45/55）	67%（6/9）
肩胛颈骨折伴或不伴其他部位骨折（肩胛盂骨折除外）	92%（23/25）	79%（110/140）
肩峰和喙突的骨折（合并或不合并肩胛骨骨折）	88%（7/8）	77%（80/104）
仅肩胛骨体的骨折（包括脊柱）	100%（2/2）	86（6/7）

（引自：Zlowodzki M, Bhandari M, Zelle BA, et al: Treatment of scapula fractures: systematic review of 520 fractures in 22 case series, *J Orthop Trauma* 20.230, 2006.）

骨折伴关节面移位的患者中，行手术治疗有87%的患者疼痛消失，90%的患者的工作或活动能力恢复到了伤前状态。手术入路通常选择Jduet入路或改良的Judet入路（见手术技术1-94）。必要时可附加肩关节前方入路。

（三）肩胛体部或颈部骨折

肩胛体部或颈部骨折伴明显移位并可能出现畸形愈合和疼痛时，须考虑手术治疗。Zuckerman等曾提出肩胛骨边缘的侧方移位评估标准，认为对肩胛盂的内移需要予以重视。通过CT评估也发现，在肩胛颈骨折患者中，单纯的肩胛盂相对中轴骨的移位非常少见，往往是典型的肩胛骨宽度短缩伴肩胛体侧方移位。因此，治疗方案主要根据移位程度决定。一些学者将盂极角作为决定治疗方案的标准。肩胛盂上下极连线与肩胛盂上极和肩胛骨最远端连线之间的夹角即为盂极角（图57-10），正常为30°~45°。Anavian等则认为，在评估肩胛骨关节外骨折的移位程度时，CT三维重建比X线平片更可靠。

Cole等列出了肩胛骨骨折的几条手术指征：
1. 侧方移位大于2 cm。
2. 在肩胛骨Y位片上骨折成角大于45°。
3. 盂极角≤22°。
4. 肩胛体骨折伴锁骨或肩锁关节复合体骨折。

这些决策标准并没有使患者的预后得到改善，术者的手术技巧和患者的软组织情况在制订治疗方案前也应考虑。我们总体上仍倾向于非手术治疗，这是一种积极的治疗方式，而不是"不治更好"。

二、肱骨近端骨折

使用充分的影像学检查来了解创伤性病变，谨慎拒绝老年患者的有效治疗方式，使用简单安全的手术入路，了解内固定方法，认可关节置换的价值，避免技术缺陷，并详尽地指导患者的术后康复。

(R.H. Cofield, 1988)

Cofield对肱骨近端骨折治疗的总结显示了这类损伤治疗的复杂性——从早期评估到最终结果。目前对肱骨近端骨折仍存在着较多争议和混淆，也没有一种简单的指南或标准被证明有效。Cofield指出，目前在影像学诊断、手术或非手术治疗、手术患者年龄的选择、手术入路、内固定或半肩置换、内固定的种类以及康复指导等方面均存在着争议。大多数作者认为，对于老年患者2部分、3部分和4部分骨折，可行非手术治疗，但后期疼痛和功能丢失的发生率很高。但近年来一些报道也指出，虽然手术治疗后影像学结果较好，但其后期功能与非手术治疗相比无明显优势。Court-Brown等的报道显示，在老年患者中，外翻压缩性骨折通过非手术治疗优良率可达到81%，而对于移位的2部分骨折，作者发现，手术治疗和非手术治疗结果类似。一项包含231名患者的最大型的研究（PROFHER）显示，在Oxford肩关节评分上，手术治疗和非手术治疗早期并无明显差别。Sporer等在一项关于老年患者常见的骨折的发病率和治疗变化的地域研究中发现，手术治疗肱骨近端骨折的比例为6.4%~60%；在美国的8个地区有至少40%的患者接受了手术治疗，而在另外35个地区，患者手术率低于20%。仅仅肱骨近端简单骨折（肱骨外科颈骨折）就有10种不同的内固定技术，这更可说明肱骨近端骨折治疗的复杂性。有趣的是，一项研究显示，相比创伤外科医生，肱骨近端骨折在上肢外科医生中有更高的手术率。

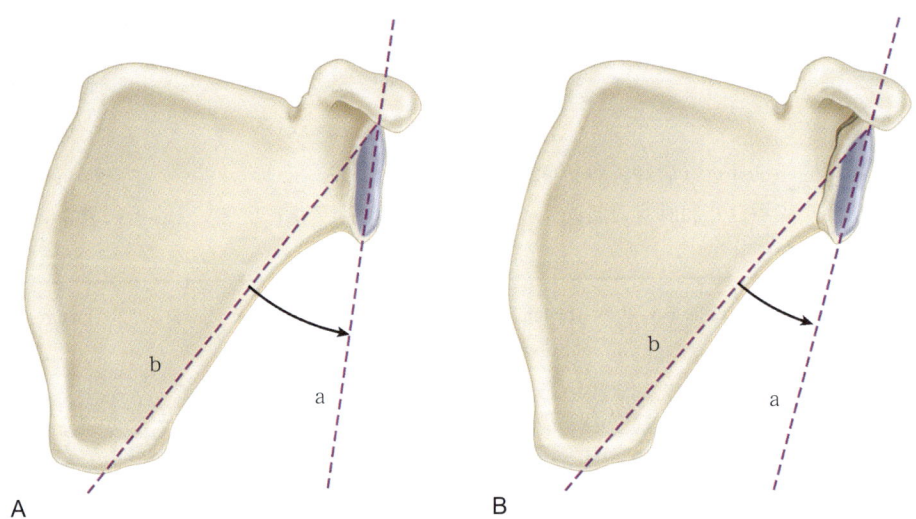

图 57-10 正常（A）和不正常（B）盂极角角。盂极角是从关节窝上极、下极间连线和关节窝上极与平行肩胛骨内缘连线之间形成的角，正常为 30° ～ 45°

（一）分型

肱骨近端骨折最常用的分型方法是 Neer 分型方法（图 57-11）。尽管有人指出 Neer 分型方法的可靠性不高，不同的观察者以及同一个观察者不同时间段的观察结果不一致，但它在指导治疗上仍有参考价值。分型依据肱骨近端的四个解剖部位：肱骨头，大、小结节，肱骨干近端。移位标准是：断端分离 > 1 cm 或成角 > 45°。有移位的 3 部分、4 部分骨折显著改变盂肱关节的关节协调性，并最有可能破坏肱骨近端的主要血供（图 57-12）。有移位的 4 部分骨折最可能发生缺血性骨坏死。

（二）X 线片评估

对于肱骨近端骨折患者，最初的 X 线评估必须包括肩胛骨平面的肩关节前后位、肩胛骨侧位（肩胛 Y 位）（图 57-13）和患者仰卧的腋窝侧位（图 57-14）。如果肱骨头或结节骨折块的移位距离在 X 线片上无法清楚显示，可采取 2 mm 层厚轴向 CT 扫描（图 57-15）。

（三）非手术治疗

大多数肱骨近端骨折非手术治疗可以恢复肢体功能，并无疼痛后遗症发生。在肩关节运动范围内，可承受中等程度的成角畸形并无显著功能损失。Neer 描述了可耐受的成角畸形 < 45°、移位 < 1 cm。虽然这些标准不是绝对的，但它们为治疗提供了指南。年老、体弱的患者比年轻、活跃的患者可以容忍更多的功能损失。在治疗决策上，第一步是判断对于特定的患者，位移（< 66%）和成角（内翻耐受较差）是否可以接受；第二步是要判断肱骨头和肱骨干能否作为一个整体运动。如果这两条都满足，那么骨折是稳定的且在一个合适的位置。可采用吊带悬吊保持一个舒适体位，并且通常在 1 周内开始采用钟摆式功能锻炼进行物理治疗。如果肱骨头和肱骨干不能作为一个整体运动，且患者由于年龄、对功能要求不高或由于并发症而预知无法进行康复锻炼而不适合外科手术，物理治疗可延迟 2 ～ 4 周。对于年轻、活跃的患者，应考虑早期手术固定。一般来说，制动时间、治疗时间越长，功能障碍越大。一项对 74 例肱骨近端压缩性骨折患者进行的随机对照试验发现，受伤 72 h 之内的早期被动功能锻炼是安全的，并且比常规 3 周后再行物理治疗在功能恢复方面更有效。但是，另一项研究指出，在非手术治疗过程中，骨折的沉降是持续存在的。

（四）手术治疗

由于关于肱骨近端骨折固定的技术众多、各式各样，要做出手术治疗是恰当的治疗方式的决定就变得复杂了。一般而言，骨折位移程度是评估骨折稳定性的指标。治疗目标就是用坚强固定达到肱骨近端的解剖复位，以允许早期功能锻炼。二期采取手术治疗的慢性骨折畸形愈合和骨不连往往预后不

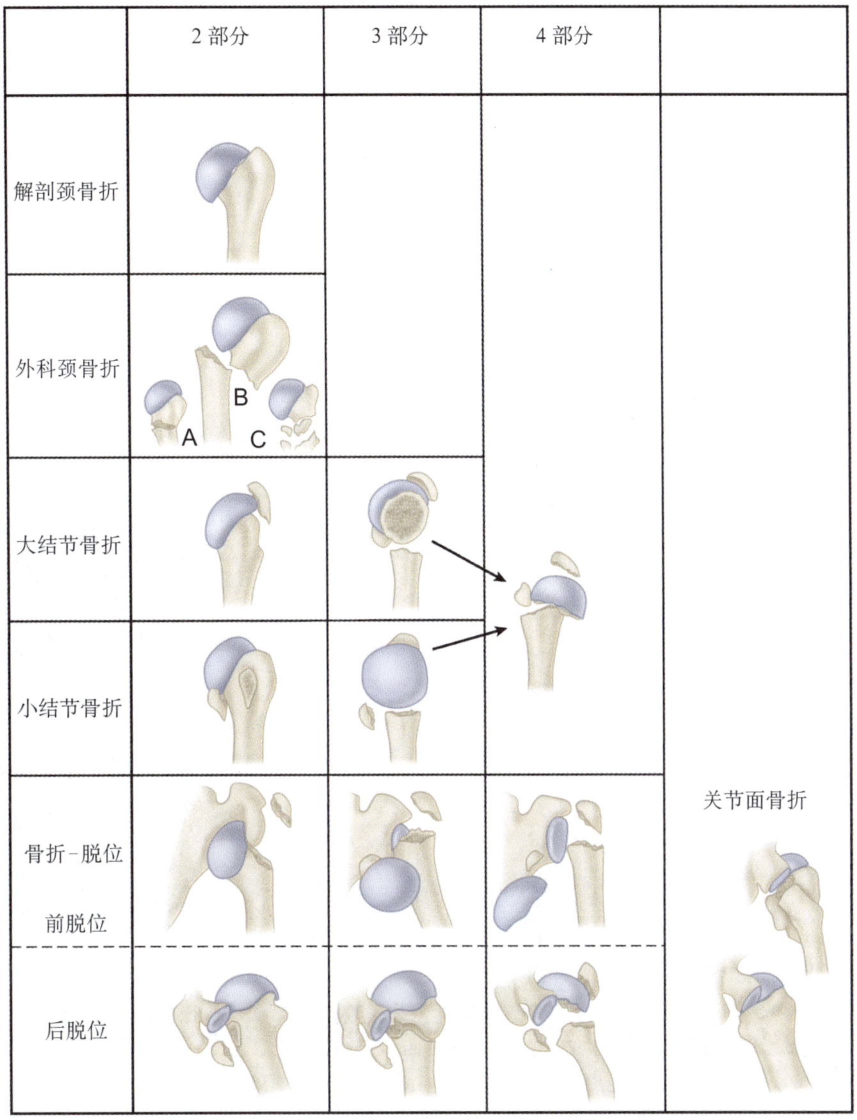

	2部分	3部分	4部分	
解剖颈骨折				
外科颈骨折	A B C			
大结节骨折				
小结节骨折				
骨折-脱位 前脱位				关节面骨折
后脱位				

图 57-11　Neer 对移位的骨折的四部分分类法

与骨折-脱位按照移位的方式（2部分、3部分或4部分）和主要骨块的移位情况分类。在2部分骨折方式中，骨折块移位的那一块命名。2部分外科颈骨折移位分为：嵌入（A）、无嵌入（B）和粉碎型（C）。所有骨干移位和结节移位为3部分的均定义为3部分骨折。在4部分骨折方式中，所有的骨折块均移位。骨折-脱位情况由关节部分的前或后位置确定。大的关节面缺损需要单独确定

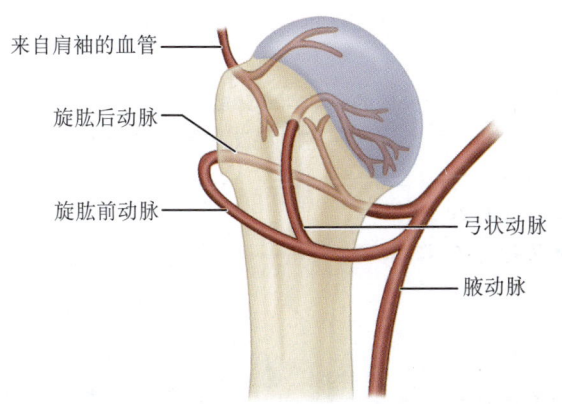

图 57-12　肱骨近端的血液供应

佳。因此，必须通过复位肱骨大小结节和肱骨头-颈的关系来恢复肱骨近端正常的解剖结构。手术适应证包括：有移位的外科颈2部分骨折，有移位的（＞5mm）大结节骨折，有移位的3部分骨折，以及年轻患者的有移位的4部分骨折。固定的类型包括经骨缝合固定、经皮克氏针固定、髓内钉固定和钢板内固定，主要依据患者的年龄、活跃水平、骨质量、骨折的类型和相关的骨折以及外科医师的技术能力来选择（表 57-5）。年龄被认为是手术失败的预测因素，但并不是必然因素。Boesmueller 等对154例肱骨近端骨折患者的研究发现，使用钢板固定后，60岁以上患者螺钉切出的风险是年轻患者的4倍，总体并发症的风险是后者的3倍。

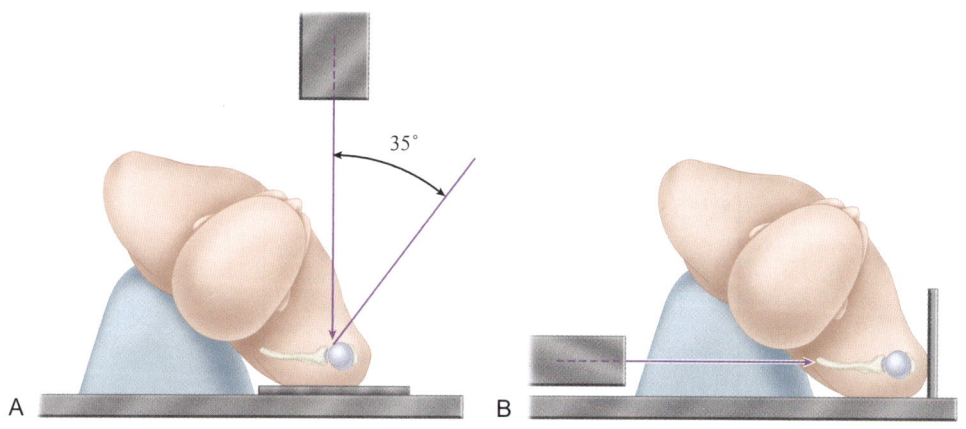

图 57-13 A. 垂直于肩胛骨平面的特殊 X 线片用于观察盂肱关节侧面；B. 平行于肩胛骨平面的 X 线片用于显示前方和后方移位

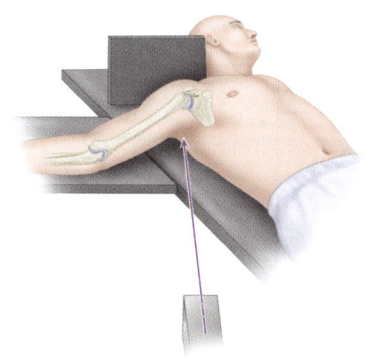

图 57-14 拍摄盂肱关节腋窝位 X 线片的方法
患者可以取俯卧位、仰卧位或站立位。患者的伤臂需要轻度外展以确定前后关系

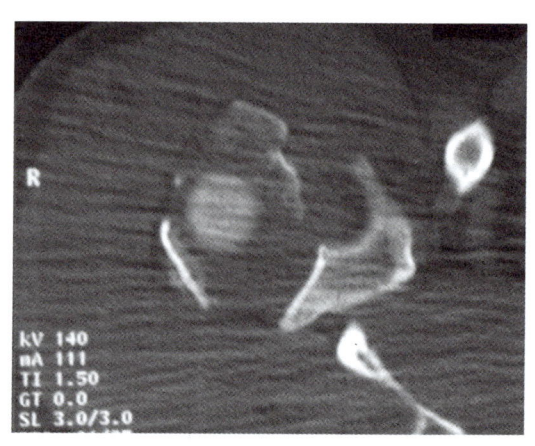

图 57-15 肱骨头撕裂骨折的 CT 扫描图像

表 57-5 用于治疗移位的肱骨近端骨折的技术的优点和缺点

技术	优点	缺点
非手术治疗	很多骨折功能与手术治疗一样良好 低风险和低感染率	不可避免的畸形愈合，肩袖功能丧失／更多的是肩关节僵硬，后期补救手术更困难 骨不连风险增加
微创技术	软组织损伤较小 感染风险低	学习曲线较长、腋神经和血管损伤、固定的不稳定性
髓内钉	对骨质疏松骨折固定更加稳定 对软组织损伤小	顺行髓内钉插入后的肩袖功能障碍 多发骨折效果差，后期内固定去除概率高
切开复位内固定	可能可以进行解剖复位<ul><li>功能更好</li><li>再次手术简单</li></ul>多发骨折更稳定的固定<ul><li>固定坚强</li><li>可辅助植骨</li></ul>	切开复位<ul><li>增加感染风险</li><li>增加骨坏死风险</li></ul>
人工关节置换	避免了骨不连、骨坏死、有症状的畸形愈合<ul><li>二次手术率低</li></ul>	功能结果差 对于年老患者，关节置换后的并发症难处理

（引自：Robinson CM: Proximal humerus fractures. in Bucholz RW, Heckman JD, Court-Brown CM, Tometta P 3rd, editors: *Rockwood and Green's fracture in adults*, ed7, Philadelphia, 2010, Lippincott Williams & Wilkins.）

在决定行外科手术以前,对血供和骨质量的评估至关重要。肱骨头的 Herter 位 X 线影像标准可以预测肱骨头坏死发生概率(图 17-16)。肱骨头骨骺端延伸小于 8 mm 或内侧铰链移位大于 2 mm,肱骨头坏死概率增大。肱骨头骨骺端延伸、内侧铰链移位大于 2 mm 伴有解剖颈骨折,坏死的概率高达 97%,按照 AO/ASIF 经典分型,A 型关节外骨折对血供无影响,B 型骨折对血供有较少影响,C 型骨折的坏死概率很高。通过对肱骨两个平面内外侧皮质厚度的评估可以对骨密度和内固定材料的选择做出预判(图 57-17)。通常皮质厚度小于 4 mm 时不建议使用钢板螺钉固定,因为皮质骨不能耐受螺钉的拉力切割,可导致内固定失败。肩关节置换是更好的选择。

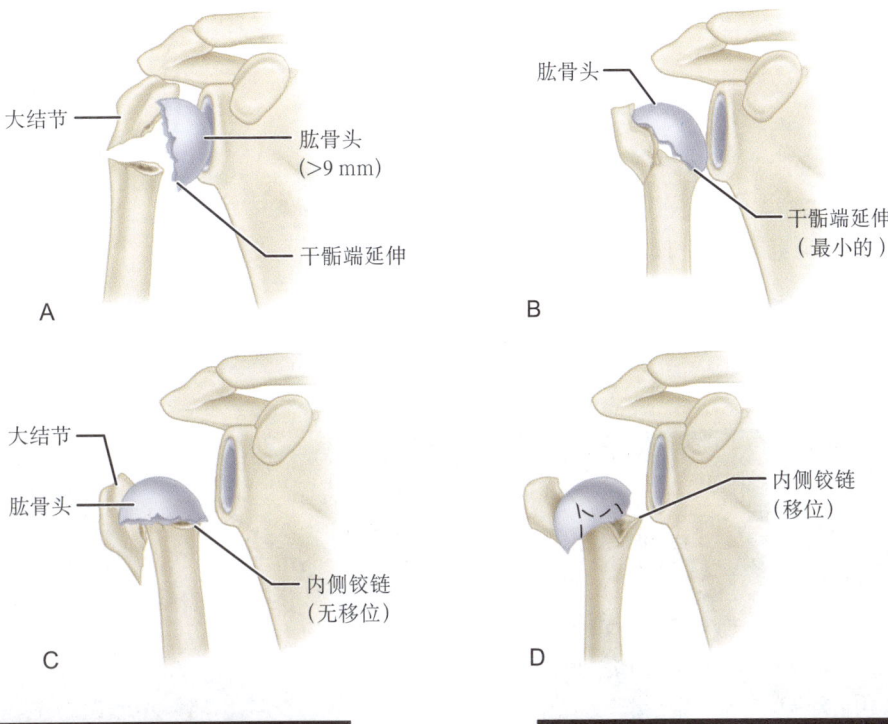

图 57-16 肱骨头的 Hertel 位 X 线影像标准
A. 肱骨头干骺端延伸＞9 mm;B. 肱骨头干骺端延伸＜8 mm;C. 无移位的内侧铰链;D. ＞2 mm 移位的内侧铰链

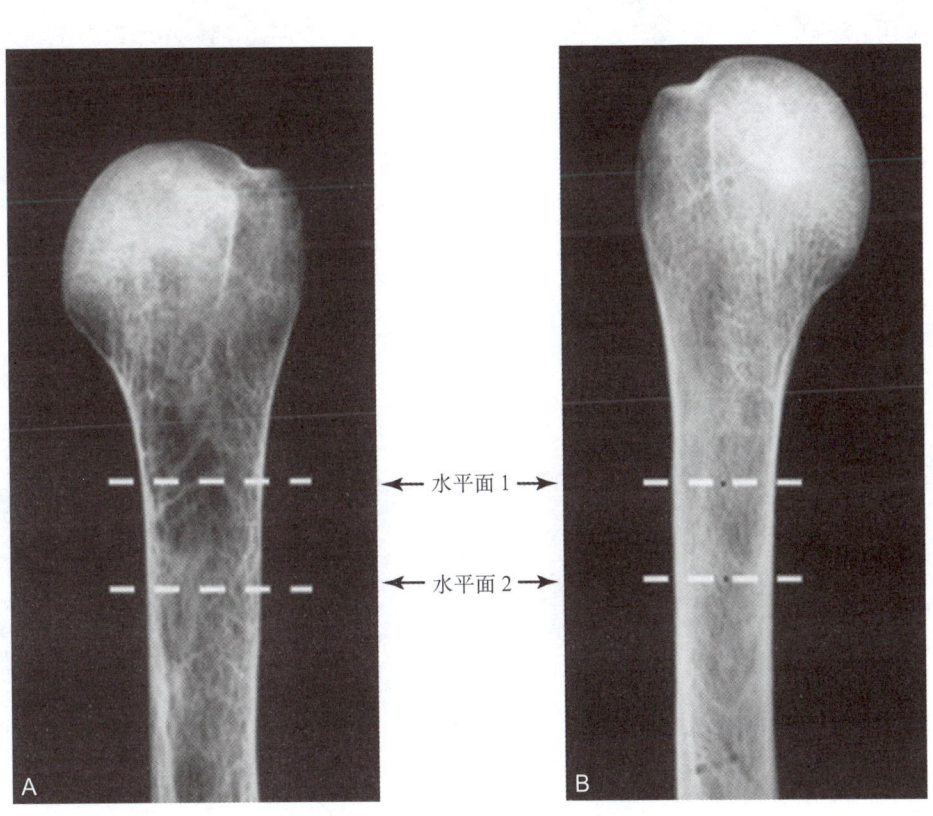

图 57-17 两个水平面可用来测量肱骨干皮质厚度。低骨密度病例(A)和高骨密度(B)

水平面 1. 大多数肱骨干的邻近部分在此水平面上,此水平面上的中间和侧面皮质的骨内膜缘是平行的;水平面 2. 位于水平面 1 以远 20 mm 处

(引自:Tingart MS, Apprelexa M, von Stechow D, et al: The cortical thickness of the proximal humeral diaphysis predicts bone mineral density of the proximal humerus, J Bone Joint Surg 85B:611, 2003. Copyright British Editorial Society of Bone and Joint Surgery.)

经骨缝合固定在骨科专著中已经阐述了很多。Park 等报道，采用经骨缝合固定治疗肱骨近端 2 部分和 3 部分骨折中，78% 的患者疗效极好。用结实的不可吸收线将肩袖一起缝入，具有增强骨质疏松患者的固定稳定性的优点（图 57-18）。报道显示，该方法软组织的剥离程度并不广泛，相关的骨坏死率也相对较低。疑虑在于患者的肩关节活动能力及非坚强固定带来的复位失败。最近，Dimakopoulos 等报道了 188 例经骨缝合固定治疗肱骨近端骨折病例获得了较好结果（图 57-19）。他们认为，在这种技术手术中软组织剥离较少，可以降低肱骨头坏死率，缝合固定足以满足早期被动关节运动的要求，并且可避免复杂和昂贵的内固定置入。

经皮克氏针穿针的优点是：避免进一步损伤到软组织和肱骨头血供（图 57-20 和 57-21）。该技术费用相对较低。很多临床报道，对于 2 部分骨折、3

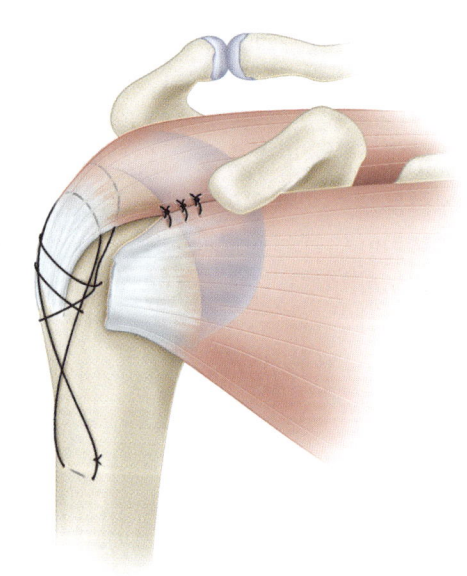

图 57-18　采用经骨的不可吸收缝线缝合，结合肩袖缝合，以增强固定和控制结节部骨折块

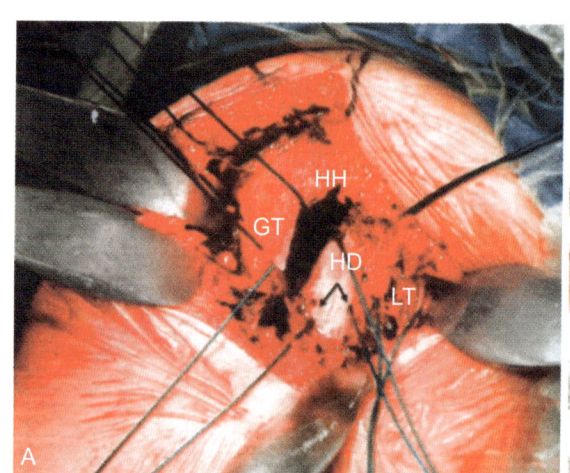
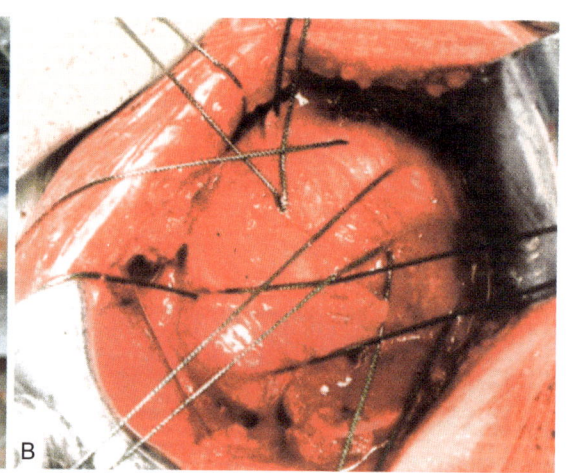
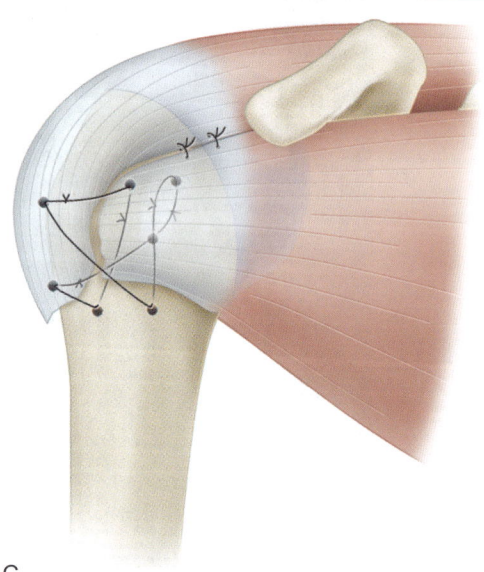

图 57-19　经骨缝合固定移位肱骨近端骨折

A．通过肱骨干内侧面和外侧面钻孔穿线；黑色箭头（HD 下面）标示在骨干打孔。GT．大结节；LT．小结节；HH．肱骨头。B．在系紧线结之前，应尽可能复位及平衡涉及的部分肩袖，收拢靠紧骨折部，将两个结置于肱骨头关节部以下，注意缝线穿插构型。C．最终缝线构型

（引自：Dimakopoulos P, Panagopoulos A, Kasimatis G: Transosseous suture fixation of proximal humeral fractures: surgical technique, *J Bone Joint Surg* 91A[Suppl 2, pt 1]:8, 2009.）

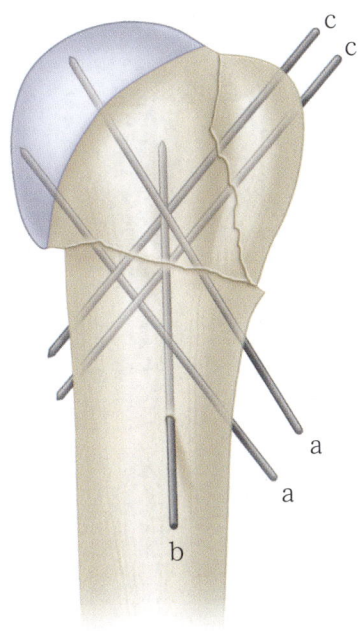

图 57-20　经皮克氏针骨折固定的位置

两根克氏针是通过肱骨干侧面、仅略高于三角肌插入（a），一根是通过前侧皮质（b）；如果是大结节骨折和移位，两根针逆行插入（c），以整复这些骨折块

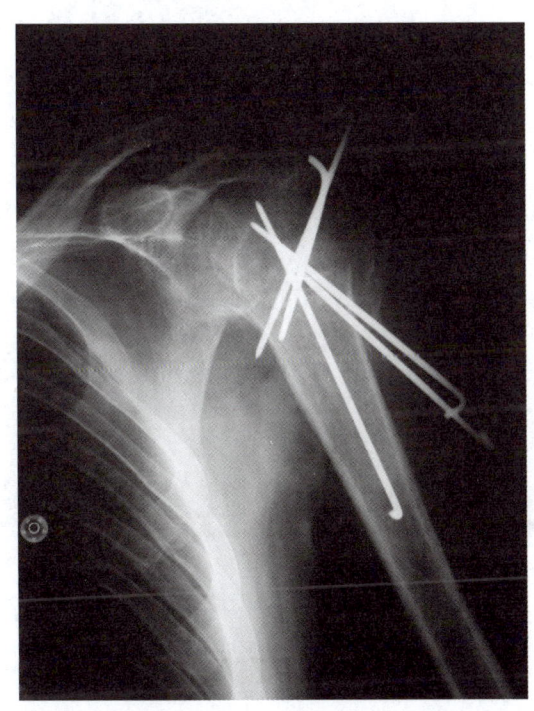

图 57-21　经皮克氏针固定肱骨近端 2 部分骨折

部分骨折、4 部分骨折，经皮克氏针治疗效果良好。然而，该技术在技术上具有挑战性，需要令人满意的闭合复位，有足够的骨骼强度、最少的粉碎（特别是结节），内侧距未受损，以及患者有良好的依从性。

Calvo 等对 74 名老年患者（平均 71 岁）的研究证实，如果骨折能很好地闭合复位，则疗效满意；但如果不能满意地闭合复位，则必须使用其他复位和固定方式。内固定失败、钉道感染和腋神经损伤是常见并发症。Schenz 针和双皮质钉由大结节穿至肱骨干，以增强整体的稳定性。干骺端粉碎性骨折为经皮克氏针的禁忌证。

髓内钉（见手术技术 57-3）比经皮克氏针能提供更稳定的固定，虽然其稳定性比不上锁定接骨板。Wheeler 和 Colville 证实，Polarus 钉（Accumed，Portland，OR）比经皮克氏针具有更强的生物力学稳定性，据报道其临床疗效很好。采用多轴螺纹的新型髓内钉比先前的髓内钉有更好的稳定性，新增的聚乙烯套管也许还能增加其稳定性并防止螺钉退出（图 57-22）。肱骨近端插入髓内钉会损伤肩袖而导致术后肩部疼痛。这种新设计技术上的优点包括：能够保护软组织以及髓内钉理论上的生物力学性质。外侧皮质粉碎不连续可能是髓内钉的禁忌证。最近的一项随机对照试验证实，用直钉的并发症比用带曲度的髓内钉更少。

钢板螺钉固定在三种固定方法中是最稳定的（图 57-23）。用锁定钢板能增加稳定性，尤其是对骨质疏松患者。切开复位和坚强内固定可以做到精确复位和复位后结节稳定，这是非常重要的，因为患者较难耐受结节的畸形愈合，而且再次采用肩

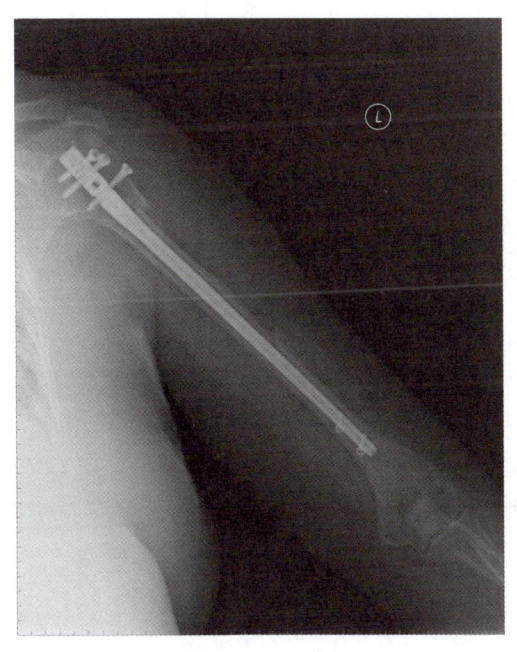

图 57-22　用带锁髓内钉固定肱骨近端多段性骨折

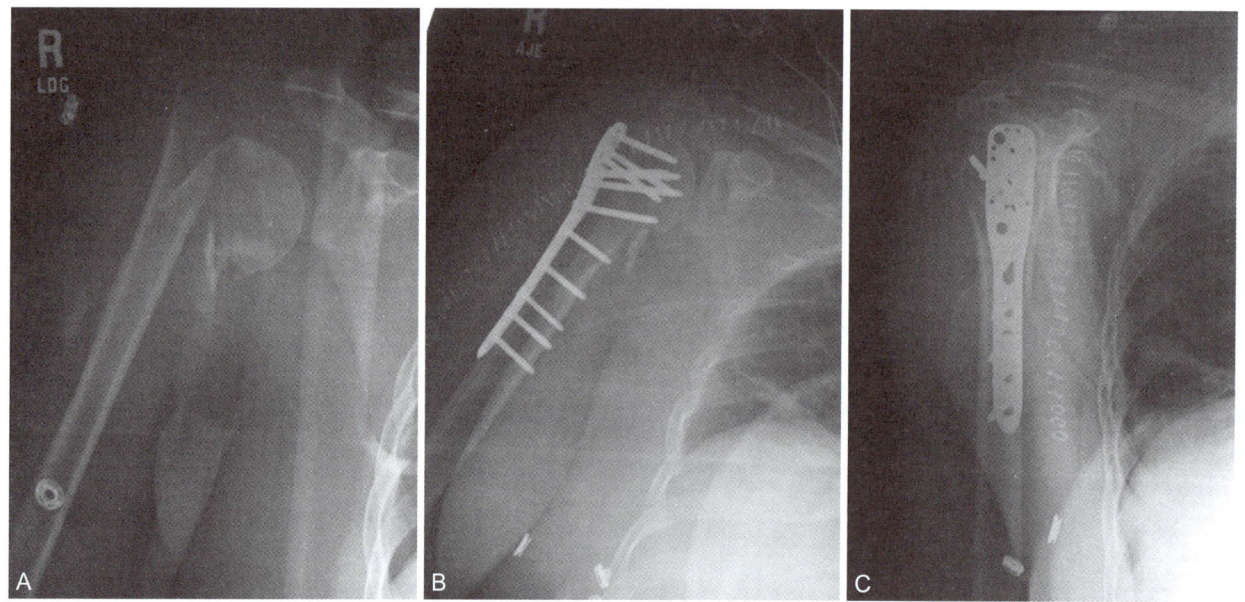

图 57-23　A. 移位的外科颈 2 部分骨折的骨折线在大小结节之间；B 和 C. 用锁定钢板内固定后。因为是内侧粉碎性骨折，注意要使螺钉固定肱骨头下部

关节成形术重建效果也不佳。Zhu 等最近进行的一项前瞻性随机试验发现，在 1 年随访时用锁定钢板治疗的患者比用带锁髓内钉治疗的患者有更好的结果，但在 3 年随访时结果都是相同的。髓内钉组并发症的发生率较低（4%），而锁定钢板组较高（13%）。Konrad 等也报道了类似的结果。

以前，采用钢板固定治疗肱骨近端骨折时由于肱骨头固定较差而导致的畸形愈合或不愈合等并发症非常多（图 57-24）。此外，广泛的软组织剥离增加了肱骨头骨坏死的可能性，而骨坏死可导致肩关节疼痛及功能受限。人们曾期望肱骨近端锁定钢板的发展能在很大程度上改进对这些复杂损害的治疗，用锁定板进行切开复位内固定的优势是，将骨折块固定在解剖位置上并可以早期活动。由于肱骨近端锁定板已广泛应用超过 10 年，多项研究已经得到结果。然而，由于缺乏证据等级 1 级和 2 级的研究，还没有 Cochrane 的综述。最近有一项关于对比锁定板和非手术治疗在老年 3 部分骨折和 4 部分骨折的随机对照研究，结果显示一年随访愈合无差异。尽管缺乏大量的文献支持，肱骨近端锁定板被绝大多数外科医生认为是肱骨近端骨折治疗的一大进步，它已经成为治疗这类骨折的首选。

目前大家对肱骨干骺端内侧更为关注。Gardner 等证明了内侧支撑螺钉替代肱骨矩的重要性。Jung 等则在临床上证实，如果内侧存在明确

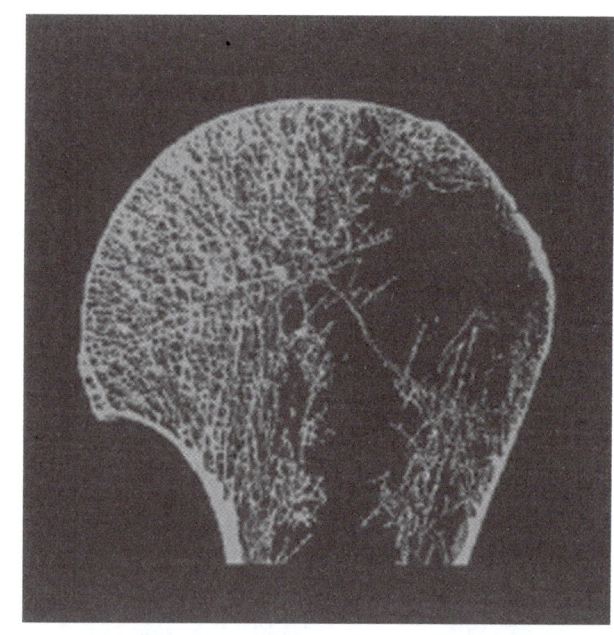

图 57-24　Micro-CT 扫描肱骨头骨骨松质小梁显示：在大结节区和肱骨头下的骨密质区呈现明显的多孔性

（引自：Meyer DC, Fucentese SF, Koller B, et al: Association of osteopenia of the humeral head with full-thickness rotator cuff tears, J Shoulder Elbow Surg 13:333,2004.）

的粉碎性骨折，并且没有足够的支撑（肱骨矩或支撑螺钉），则是复位丢失的独立危险因素，在 252 名患者中有 17 名患者（7%）出现了复位丢失。而作为内侧支撑螺钉的替代方式，也可将肱骨头嵌插

到肱骨干上，这样也可增加稳定性。Torchia 将其改良为内翻嵌插截骨术（图 57-25A 至 D）后使其具有临床应用前景，虽然目前还没有大型病例研究报道。但是，Week 等的生物力学研究发现，骨折嵌插可增加钢板对抗内翻应力的作用，前者相比单独应用钢板更具有生物力学优势。Gardner 等描述了使用腓骨干提供内侧柱的支撑方法。虽然其临床应用前景较好，但目前仍需完善，并需要进一步的临床随机对照试验来证明其有效性。

切开位放置锁定钢板存在的其他问题包括：放置钢板必须广泛显露，由此带来神经血管结构损伤的风险，特别是旋肱后动脉的升支。钢板固定带来的并发症和再手术率仍然很高。螺丝钉穿过肱骨头是最常见的并发症。螺钉穿出往往由于骨折沉降或

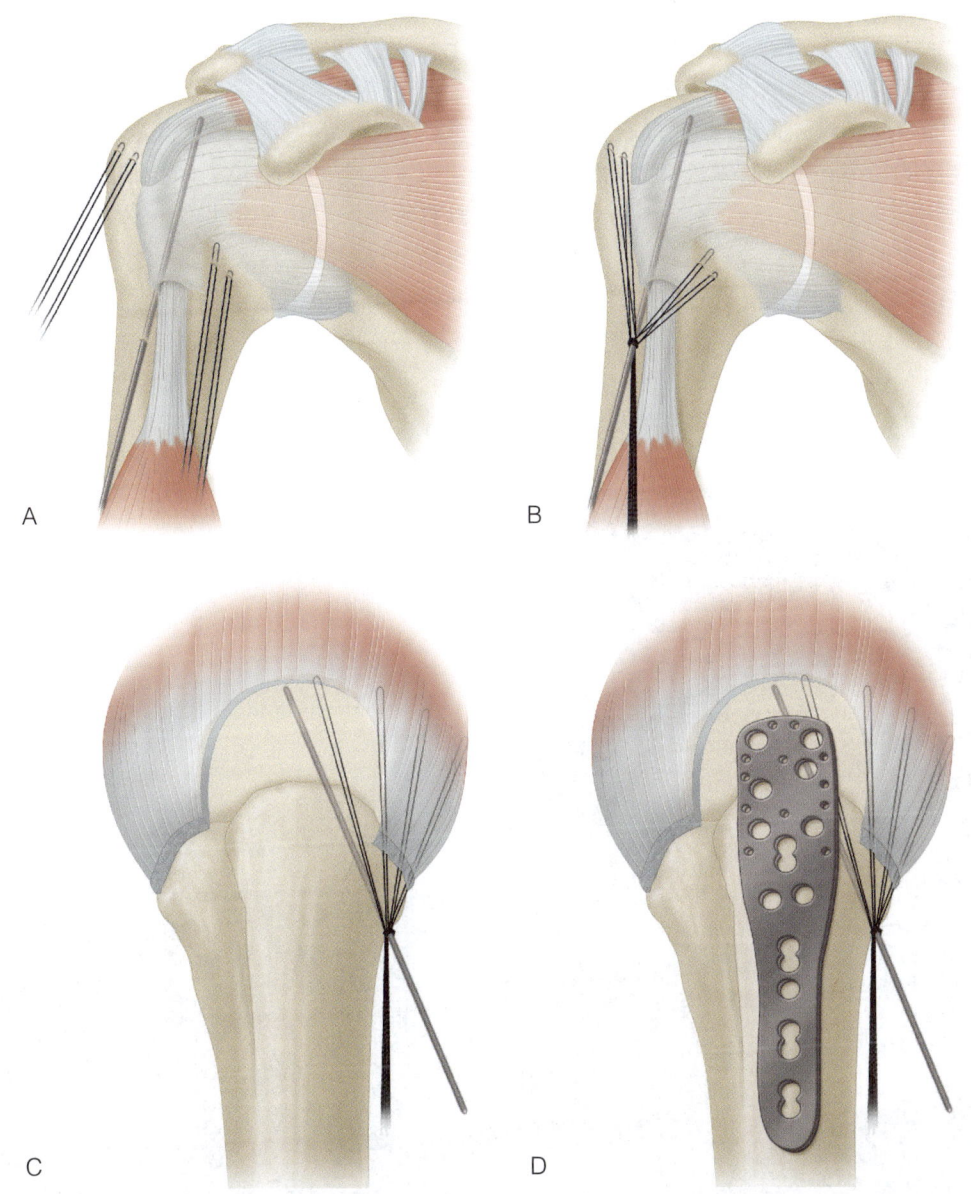

图 57-25　肱骨近端骨折行外翻嵌插截骨术及内固定治疗
　　A．将 1 枚长斯氏针经肱骨干置入肱骨头；B．将牵引线拉紧并系在斯氏针上，使内收的肱骨头变成外翻；C．侧面显示骨折临时固定；D．注意克氏针和缝线位置不影响使用塑形锁定板进行最终固定
　　（修订自：Torchia ME Technical tips for fixation of proximal humeral fractures in elderly patients, Instr Course Lect 59:553,2010, with permission from the Mayo Foundation of Medical Education and Research, Rochester, MN）

操作不当。增加使用钙磷酸骨水泥可显著降低该并发症的发生率。其他并发症包括关节骨化、撞击、畸形愈合、骨不连、骨坏死、感染和内固定断裂。较差结果多发于 2 部分和 4 部分骨折伴有内翻移位的骨折。

Gardner 等尝试用新方法以减少钢板内固定术的并发症，即使用前外侧肩峰入路（Mackenzie），在术中明确标记和保护腋神经，以避免破坏肱骨头附近的血液供应，并使并发症有所降低（见手术技术 57-5）。Laflamme 等报道的一组经皮通过两个小切口置入肱骨钢板治疗的病例没有发生腋神经损伤和复位丢失。随着我们对肱骨近端的解剖的进一步熟悉和手术技巧的提高，微创技术被认为是未来发展方向。

特殊骨折类型的固定

（1）大结节 2 部分骨折：过去对于移位＞1 cm 的才采取手术治疗。但是，RAth 等的一项研究发现，69 例大结节骨折移位＜3 mm 的患者经过非手术治疗均取得满意的疗效。许多学者指出，肩关节对结节移位耐受较差，主张移位超过 5 mm 即可采取手术治疗，以减少功能障碍和并发症的二次打击。通常，对这些骨折采取经骨缝合固定即可达到很好的稳定性（图 57-26；也见图 57-18），也偶尔用螺钉固定较大的骨折块。肩袖间隙也必须修复。

（2）有移位的外科颈 2 部分骨折：非手术治疗效果较差。有报道称，采用闭合复位经皮克氏针治疗易复位，非粉碎性骨折获得了成功。然而，对于可闭合复位的骨折以及多段骨折（见图 57-22），为避免诸如内固定失败、克氏针移位、感染、畸形愈合之类的并发症，我们仍然首选坚强的髓内钉固定技术。与切开复位内固定相比，髓内钉固定由于具有软组织干扰小、失血少的优点可弥补对肩袖的干扰。对于移位较大的骨折、粉碎性骨折和难复位的骨折，则采用锁定钢板构型固定（见图 57-23）。这些系统改进后的近端固定方式可增高稳定性，使患者术后即可进行关节活动度的功能锻炼。对于严重骨质疏松的患者，Banco 等人描述了一种"降落伞"手术方法，其中包括外翻嵌插截骨术和张力带固定合并经骨缝合（图 57-27），在所有 14 例老年患者中，骨折均愈合，患者满意度和功能恢复都很好。

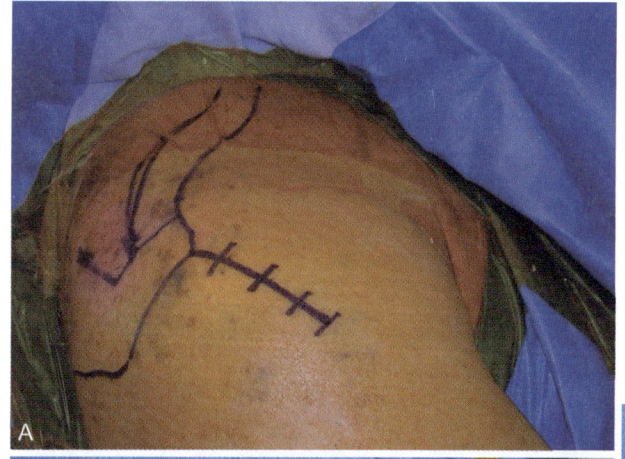
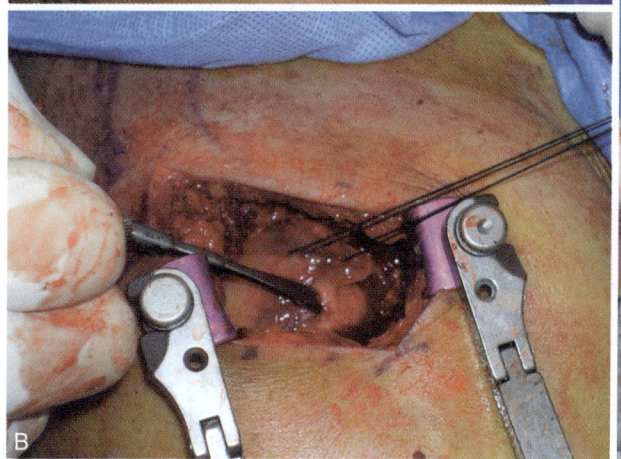
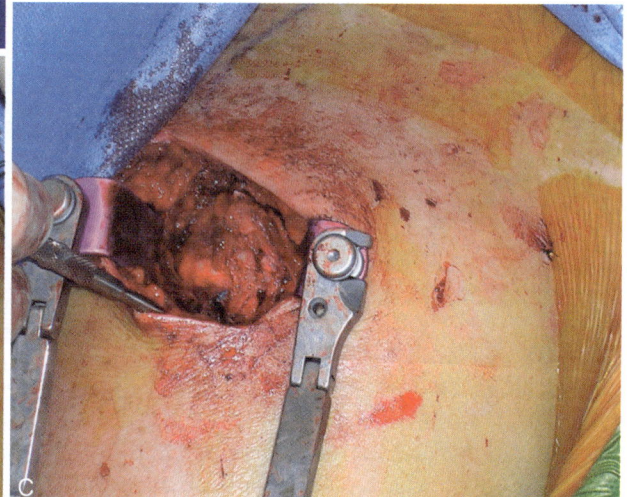

图 57-26 A 至 C. 大结节骨折复位和经骨的缝合固定

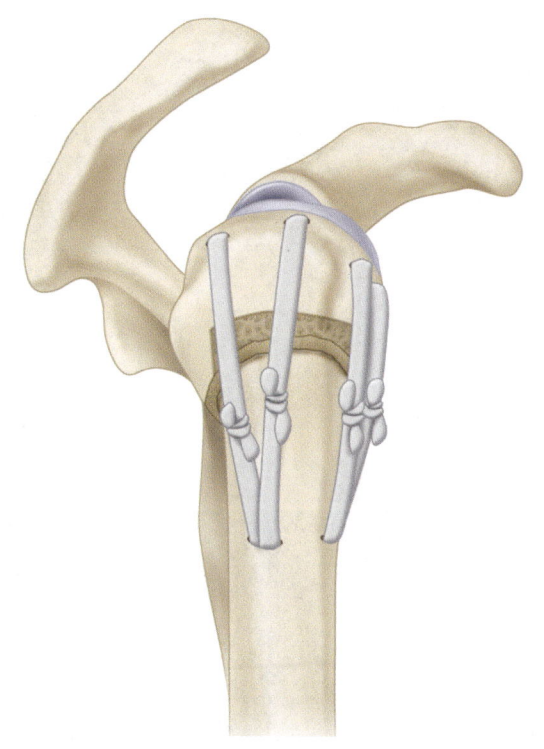

图 57-27　降落伞技术采用外翻嵌插和张力带结合骨缝线固定

（3）肱骨近端3部分骨折：在老年骨质疏松患者可能需要采用半关节成形术，但对于大多数这一类骨折，仍优先考虑采用钢板固定。肱骨头与肱骨干对合复位，加上结节准确复位固定，可为骨折的良好愈合打下良好的基础。锁定钢板提供的坚强固定允许术后早期的关节活动，这也是手术治疗的目的之一。

（4）肱骨近端4部分骨折：采用非手术治疗普遍结果不佳。然而，骨质量差使固定困难，关节面血管的损伤使肱骨头坏死的风险增加。如果肱骨头、结节、肱骨干的解剖关系可以重建，单纯的骨坏死并不导致不良后果。Wijgman等报道了60例采用T型钢板或钢丝环扎治疗肱骨近端3部分或4部分骨折患者，22例（37%）发生了骨坏死，但22例中有17例功能恢复优良。对于年轻、活跃的患者，采取切开复位钢板固定方式，如果能最大限度减少软组织剥离以避免对肱骨头血供的进一步损害，通常可以收到很好的疗效。对于年轻、活跃患者的肱骨近端4部分骨折，采用锁定钢板坚强固定目前已经成为我们的常规选择。也有报道，采用闭合复位经皮克氏针治疗肱骨近端4部分骨折获得了成功，但我们没有这方面的经验。

对于对功能要求不高的老年患者，半关节成形术（见第12章）也是一个可行的选择。

肱骨近端骨折的髓内钉固定

手术技术 57-3

- 患者平卧在可透X射线的手术台上，胸部抬高30°~40°。影像增强器位于术者对侧。往回转动C形臂X线机，可对肩关节和肱骨进行前后位的充分成像（图57-28A和B），向前转动X线机可对肩关节和肱骨进行侧位的充分成像（图57-28C和D）。
- 在肩峰前外侧面做斜行切口，在三角肌的前、中1/3交界处沿肌纤维走行劈开三角肌（图57-29）。为了保护腋神经，三角肌劈开不能超过肩峰远端5 cm。
- 直视下，顺纤维走行切开肩袖。在肱骨扩髓时进行全层缝合以保护肩袖免受损害。
- 在肱骨头后侧打入1根带螺纹的克氏针，起到"手柄"的作用，反旋肱骨头部达到复位的位置（图57-30A和B）。
- 在肱二头肌肌腱后面插入导针，在前后位及侧位透视引导下推进达到适当的位置（图57-30C）。
- 仔细推进近端扩髓器，保护肩袖。
- 使用复位设备复位骨折块，并钻入圆头导针。
- 依次连续扩髓，使肱骨髓腔达到预定直径，通常比髓内钉直径大1~1.5 mm。
- 扩髓完成后，把髓内钉插入髓腔，切勿将骨折块撑开（图57-31），确保钉尾埋入肱骨头的关节面。
- 使用外装设备拧入近端锁定螺钉（见图57-30D）。仔细铺展软组织，以避免损伤腋神经。
- 直视下全层缝合修复肩袖（图57-32）。
- 前后位和侧位透视下确认复位情况和螺钉的位置及长度。
- 通过主动辅助的关节活动度锻炼开始早期康复。

肱骨近端骨折的切开复位和内固定

手术技术 57-4

- 患者仰卧在可透过X线的手术台上，将胸部和肩部垫高与桌面成30°~40°。将C形臂X线机置于手术台旁术者的对侧；向后旋转C形臂X线机使其对前后位充分成像（图57-28A和B），然后

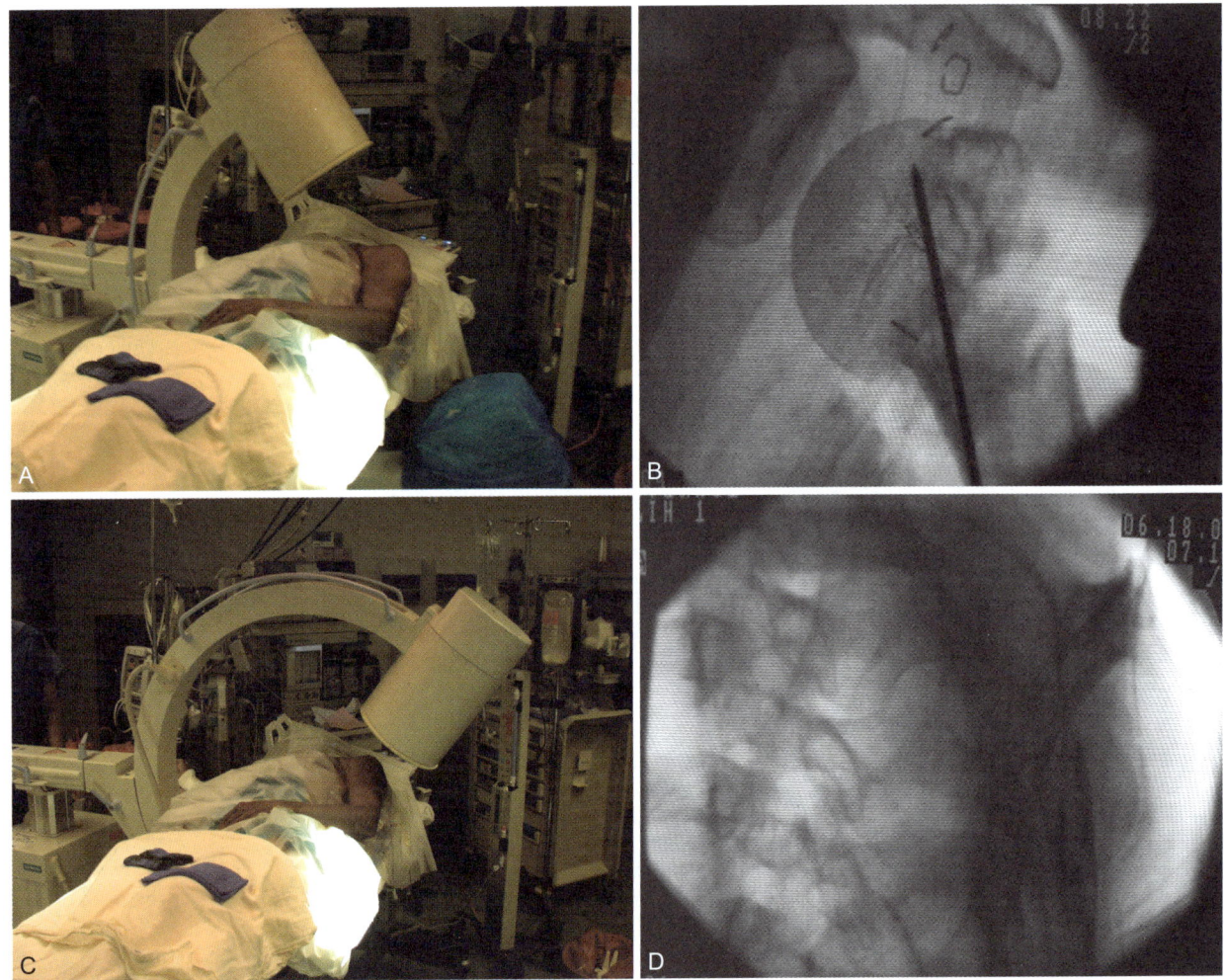

图 57-28 近端肱骨骨折髓内钉固定时影像增强器的位置
向后旋转 C 形臂（A）拍摄正位像（B），然后向前旋转 C 形臂（C）拍摄肩和肱骨的侧位像（D）（见手术技术 57-3 和 57-4）

向前旋转 C 形臂 X 线机使其能对肩和肱骨的侧位充分成像（图 57-28C 和 D）。
- 做胸大肌三角肌入路（见第 1 章）显露肱骨近端。
- 剥离三角肌的前部以显露骨折部位。
- 如有必要，在肱骨头后侧打入 1 根带螺纹的克氏针，起到"手柄"的作用，反旋肱骨头部达到复位的位置（图 57-30）。在肩袖肌腱（冈上肌）处缝线对肱骨头复位有帮助（图 57-18）。
- 对于 3 部分或 4 部分骨折，将附着于移位的肱骨结节上的肩袖肌腱进行缝合以帮助固定（图 57-33）。
- 对于单纯骨折，复位后用克氏针临时固定；在 X 线透视下确定复位情况。如果内侧为粉碎性骨折，则要确定未发生内翻畸形。
- 将钢板放在大结节上、肱二头肌肌腱的后面，临时用克氏针固定；在 X 线透视下确定钢板处于正确的位置。钢板固定位置太靠近易引起撞击，钢板距肱二头肌肌腱太近则有可能损伤旋肱前动脉。
- 将 2 枚锁定螺钉拧入钢板上的螺孔，固定在肱骨头部分，然作将 1～2 枚固定于肱骨干上。在 X 线透视下确定螺钉在软骨下的位置和复位的质量；将 X 线透视机置于手术台旁术者的对侧时更易操作。
- 确认复位准确后，在 X 线透视引导下拧入固定螺钉。
- 对于粉碎性骨折，用螺钉将钢板固定于近端，再将肱骨干端复位固定于钢板上。如此操作可避免内翻错位，内翻错位的失败率较高。对于内侧粉碎性骨折，使用螺钉固定肱骨头中下部也可增加稳定性（见图 57-23B）。
- 对于 3 部分或 4 部分骨折，将缝线穿过冈上肌和肩胛下肌的肌腱可帮助控制骨折块（图 57-33）。

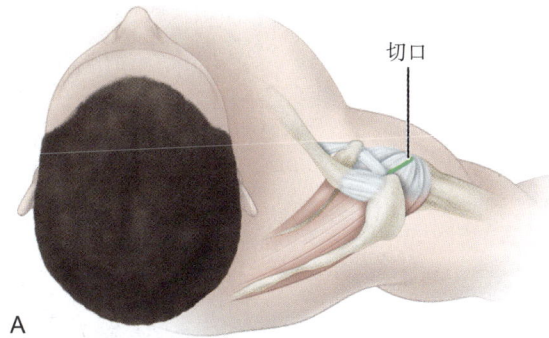

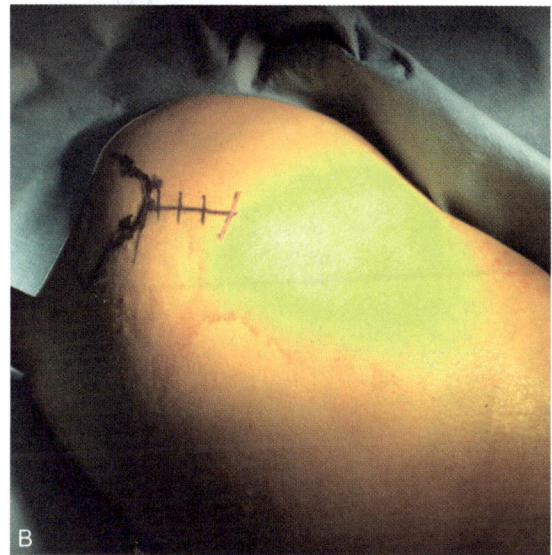

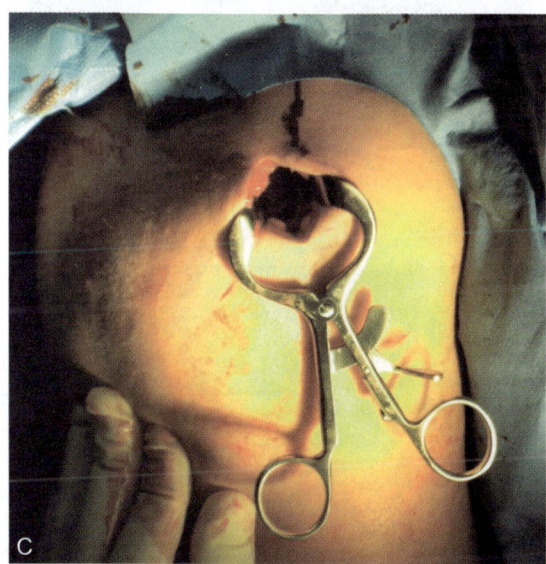

图 57-29 近端肱骨髓内钉手术入路

A．自肩峰前外侧角做斜切口，于三角肌前、中 1/3 交界处沿纤维走行分离该肌；B．切口的位置；C．建立入路（见手术技术 57-3）

- 将结节部用钢针和（或）缝线固定于关节面（图 57-34）；通过肩袖的间隙观察或用手触，有助于将小结节复位至肱骨头。有时，小结节上关节面的复位是关键。肱骨近端骨折重建有困难时，X 线透视能起到帮助作用。
- 用与 2 部分骨折相同的方法将钢板固定。肩袖可固定在钢板上以增加稳定性。
- 在前后位和侧位用 X 线透视确认复位情况和螺钉的位置。

术后处理　以主动辅助的关节活动度功能锻炼开始早期康复。

前外侧肩峰入路肱骨近端骨折内固定

手术技术 57-5

（Gardner 等；Mackenzif）

- 患者采取沙滩椅位或半仰卧位。
- 自肩峰沿三角肌边缘做 10 cm 的皮肤切口。
- 在三角肌的前中部分辨三角肌筋膜和前束，沿肌纤维方向劈开三角肌数公分。为最大的显露，三角肌可劈开至肩峰的边缘，但是为保护腋神经，其远端不得超过距肩峰 5 cm 处。为防止分离太远而损伤腋神经，可在三角肌下缘打线结标记。
- 如果神经是靠近骨折线，则轻轻分离探查神经。如果它被嵌顿在骨折缝中，轻轻地松解神经。
- 如果存在结节间的骨折，可通过间接复位技术复位。如果有必要显露三角肌的前下方，处理软组织时应小心。
- 随着骨折断端软组织干扰减少和对腋神经的保护，将钢板在腋神经下从近端向远端滑动，到腋神经可覆盖钢板头部和轴的交界水平（图 57-35B）。在放置钢板的过程一定要留在外侧皮质后肱二头肌肌腱沟"裸点"（图 57-35C），以避免肱骨头穿透血管。
- 在确保钢板通过较低的腋神经远端软组织窗固定肱骨干。
- 彻底冲洗后，用可吸收缝线关闭缝合三角肌的筋膜层。放置引流并关闭皮下组织层。

术后处理　同手术技术 57-4 的术后处理。

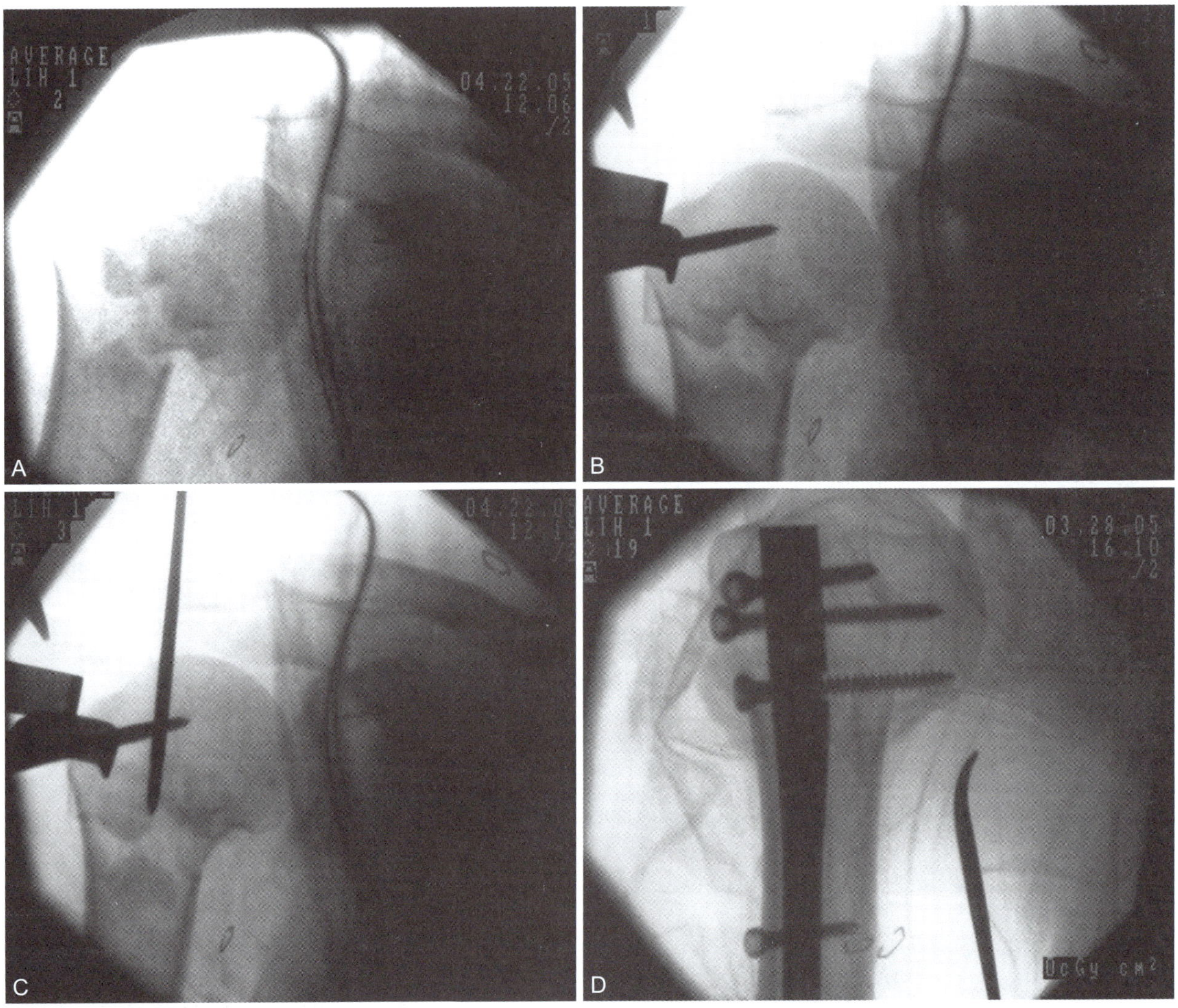

图 57-30 肱骨近端的髓内钉固定

A. 外科颈 2 部分骨折；B. 固定螺钉作为"操作杆"整复骨折；C. 置入初始导丝；D. 穿入髓内钉后用置入锁定螺钉（见手术技术 57-3 和 57-4）

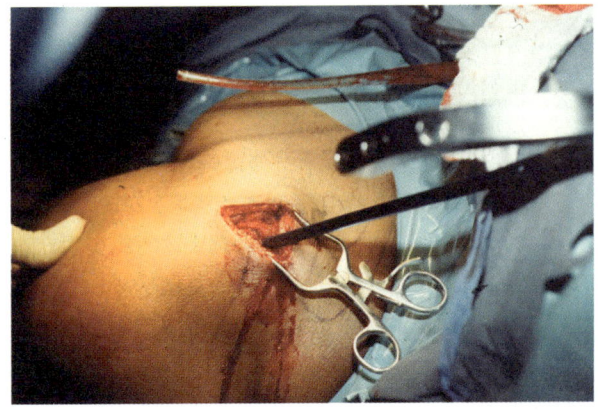

图 57-31 肱骨近端骨折顺行穿钉固定（见手术技术 57-3）

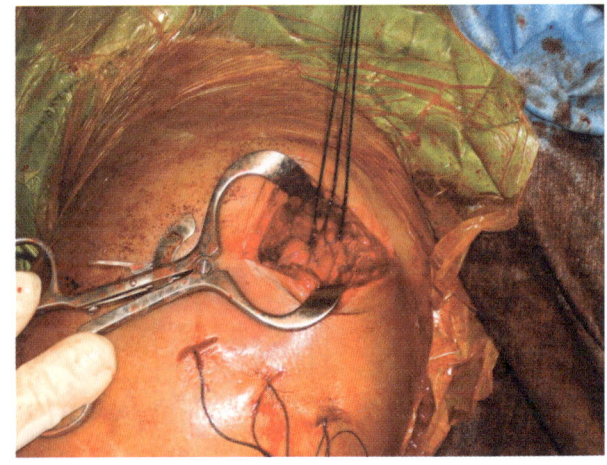

图 57-32 置入髓内钉后修复肩袖（见手术技术 57-3）

第 57 章·肩部、上臂与前臂骨折

结节部造成的撞击或肩胛下的瘢痕形成也可限制活动范围。骨折不愈合也很常见，但锁定钢板和改进型髓内钉等新技术的应用使不愈合的发生率有所降低。畸形愈合的原因有：固定不稳定或延误骨折的固定，患者因素，手术技术差。对于功能要求有限的老年患者，畸形愈合往往可以接受，但是在对于年轻的患者，肩关节活动度差、撞击、旋转受限是不能接受的。无移位或非手术治疗的 2 部分和 3 部分骨折发生骨坏死的情况相对罕见；肱骨近端解剖结构的保留可以促进术后功能的恢复。发生骨坏死并不意味着功能一定差，有时骨坏死只是影像学上的表现，并不引起临床症状。由于晚期进行半关节成形术比早期进行的结果要差，对于 4 部分骨折，如果选择切开复位内固定，必须确定该方法是否可以重建肱骨解剖并提供充分的稳定性，这点是很重要的。

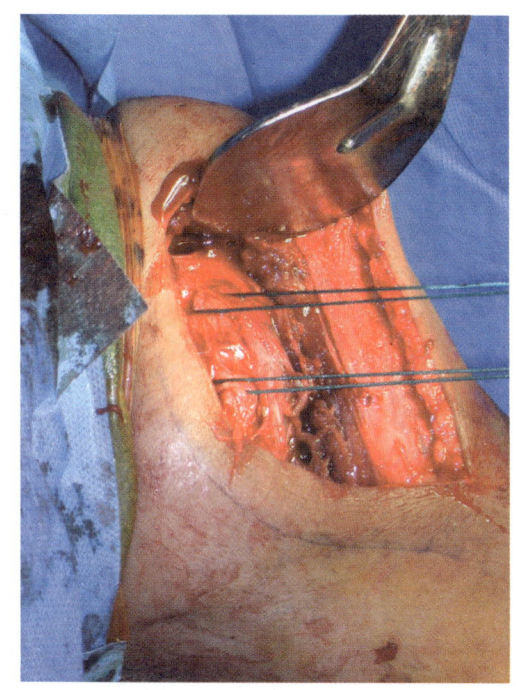

图 57-33　近端肱骨干骨折的切开复位和内固定
在肩袖上缝线可以协助结节部位的固定（见手术技术 57-4）

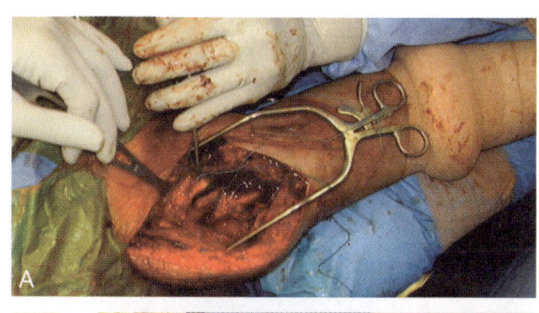
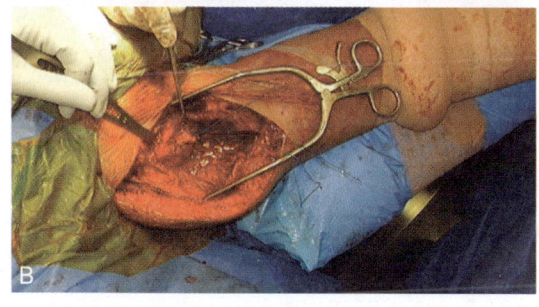

图 57-34　近端肱骨干骨折的切开复位和内固定
A 和 B．缝线用于结节部碎片的固定和复位（见手术技术 57-4）

（五）肱骨近端骨折的并发症

肱骨近端骨折的最常见的并发症是活动能力的丧失（强直）。早期物理治疗的目的即与改善活动能力相关，然而，许多患者尽管早期接受了物理治疗，仍不能完全恢复活动能力。突出过多的

第三节　肱骨干骨折

肱骨干骨折在全部骨折中约占 3%；大多数可以进行非手术治疗。Charnley 指出："肱骨干骨折在主要的长骨骨折中也许是最容易用非手术方法治疗的。"肩和肘关节承担的活动范围，加上对上肢少量缩短的耐受性，允许 X 线影像上有造成微小功能缺陷且可被患者很好地耐受的不良表现。过去非手术治疗方法包括：骨牵引、外展石膏托和夹板、Velpeau 绷带及悬臂石膏，各种方法都有各自的优缺点。

功能支具因其操作的简易性、适应性、允许肩肘关节活动、相对低的费用及其复位效果，已从根本上取代了其他非手术治疗方法，成为非手术治疗的"金标准"。功能支具于 1977 年由 Sarmiento 开始推广，其工作原理是基于支具的水硬效应、肌肉的主动收缩以及重力的有益效应。曾有报道称，应用这项技术可达到 96%～100% 的愈合率。我们目前在发生骨折的最初 7～10 d 使用接合夹板或悬臂石膏，以等待疼痛得以缓解，然后换用预制的功能支具。吊带的应用不能避免内翻和内旋畸形愈合的发生。早期开始钟摆式功能锻炼，并且鼓励患者在可耐受的前提下使用肢体，要避免肩关节主动外展。患者要一直佩戴支具直到疼痛消失和影像学有骨愈合的证据。考虑到皮肤易被汗水浸泡，支具日常的清洁应受到重视。病态的肥胖会增加患者发生内翻畸形的风险；然而，这些畸形更多的是外观上的问题而不是功能上的问题，而且上

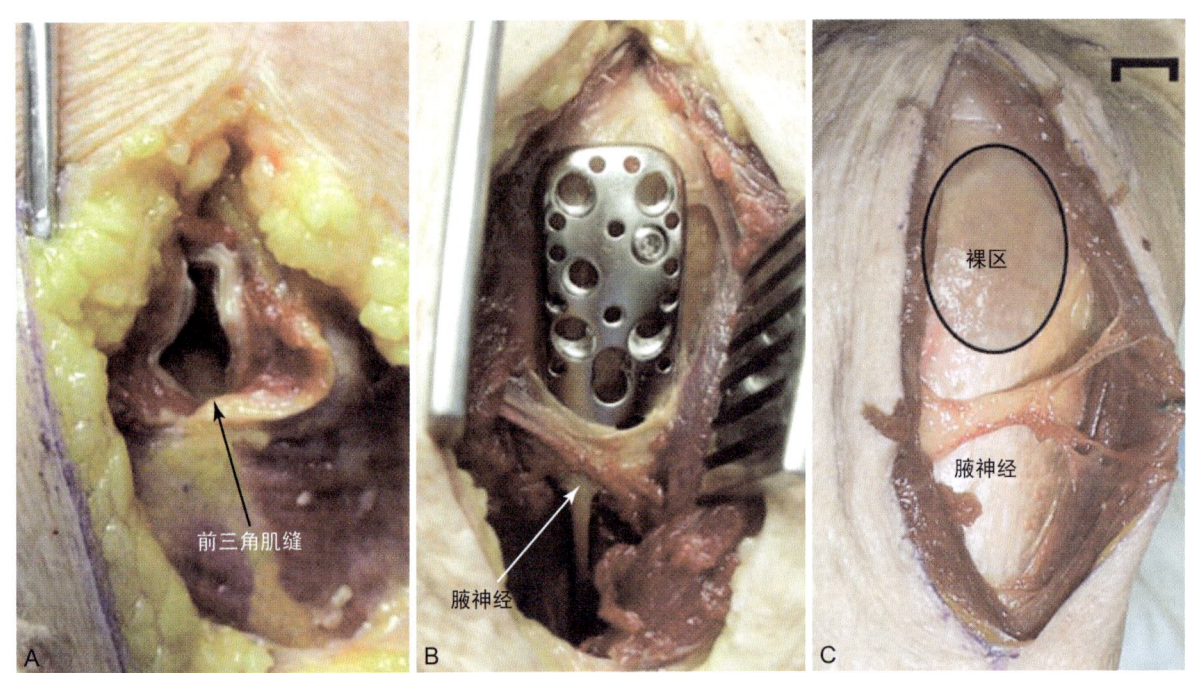

图 57-35 通过前外侧肩峰入路行肱骨近端骨折内固定

A. 经过三角肌前侧头和中间头的显露；B. 保护腋神经，钢板经神经深部放置；C."裸区"在肱骨外侧、二头肌腱沟后方，钢板放置在这里可避免肱骨头进入关节腔（见手术技术 57-5）

臂肥胖时畸形往往也不明显。

Jawa 等做了一项非随机对照研究，对比了 21 例功能支具固定和 19 例钢板螺钉固定的治疗效果。结果表明，手术治疗复位更好，愈合更快，但并发症也更多，如医源性神经损伤、固定失效和感染。有 2 例原本接受支具固定的患者由于担心复位不佳，最终接受了钢板螺钉固定。支具固定的并发症有皮肤破损和畸形愈合。对于患者，无论是手术治疗还是非手术治疗，应考虑各种治疗方式的优点、缺点和风险。

我们对因经济条件不适合使用功能支具的患者使用吊臂固定。可以接受的复位包括：短缩小于 3 cm，成角小于 20°，旋转小于 30°。Shields 等人发现，32 例肱骨干骨折接受非手术治疗的患者，矢状面畸形成角 0°～18°，冠状面成角畸形 2°～27°，这些都未影响患者的治疗结果。

一、手术治疗适应证

肱骨干骨折选择手术治疗取决于多方面因素。McKee 将手术适应证分为三类：①骨折适应证；②合并伤；③患者适应证（框 57-2）。其中一些是更加绝对的适应证。非手术治疗失败、病理性骨折、关节内移位、血管损伤和臂丛损伤等情况几乎都需要手术治疗。我们选择手术治疗的最常见适应证是上肢需要早期活动的多发伤患者。治疗方案的选择必须全面考虑，对于特殊患者，需要个性化治疗。

肱骨干骨折手术治疗的目标是通过稳定的固定恢复患肢的长度、成角和旋转，使患者能够早期活动和理论上的患肢早期负重。固定的方法包括钢板固定、髓内钉和外固定。外固定通常用于高能量的枪弹伤、骨折伴有严重软组织损伤及严重污染的骨折。Suzuki 等建议，对于合并多发伤或软组织损伤严重的肱骨干骨折患者，可使用外固定架固定并在 2 周内更换为内固定是安全的治疗策略。然而，在 17 例接受此治疗策略的患者中，有 2 例在更换为内固定时发生了深部感染。

二、钢板接骨术

钢板接骨术仍是肱骨干骨折固定的"金标准"。钢板固定可用于近端及远端延长的骨折和开放性骨折。该技术能为多发伤患者提供足够的稳定性，使其上肢能够早期负重，并使其肩和肘关节的并发症降至最低，正如 Tingstad 等的大量报告显示，钢板

| 框 57-2 | 肱骨干骨折的一期手术治疗的适应证 |

骨折适应证
- 闭合复位未达到满意的效果
  缩短 > 3 cm
  旋转 > 30°
  成角 > 20°
- 节段性骨折
- 病理性骨折
- 关节内移位（肩关节、肘关节）

合并伤
- 开放伤
- 血管损伤
- 臂丛损伤
- 同侧前臂骨折
- 同侧肩关节或肘关节骨折
- 双侧肱骨骨折
- 下肢骨折需要上肢负重
- 烧伤
- 高速枪弹伤
- 合并慢性肘关节或肩关节僵直

患者适应证
- 多发伤
- 头颅损伤（Glasgow 昏迷记分 = 8）
- 胸外伤
- 患者耐受性、依从性差
- 体型不利于非手术治疗（肥胖症、胸部过大）

（引自：McKee MD: Fractures of the shaft of the humerus. In Bucholz RW, Heckman JD, Court-Brown CM, eds: *Rockwood and Green's fractures in adults*, 6th ed, Philadelphia, Lippincott Williams & Wilkins, 2006.）

固定肱骨干骨折的愈合率高、并发症发生率低、功能恢复迅速。在五项大样本病例研究（Foster 等、McKee 等、Vander Griend 等、Bell 等和 Tingstad 等）的 361 例病例中，平均愈合率达到 96.7%。

一项肱骨干骨折采用钢板固定（23 例）和髓内钉固定（21 例）的前瞻性随机对照研究发现，采用两种方法进行手术后，患者肩和肘关节的功能恢复没有显著差异，但采用髓内钉固定的患者中有 6 例发生了肩部撞击，有 7 例需接受二次手术，而采用钢板固定的患者中出现上述两种情况的仅各有 1 例。这些作者指出髓内钉可以处理诸如病理性和节段性骨折等特殊情况，但与钢板固定相比较，技术要求更高，并发症发生率也更高。另一项研究比较了 44 例采用顺行髓内钉固定和 29 例采用钢板固定的效果，发现与钢板固定相比，虽然采用髓内钉固定的患者的肩部疼痛稍重，但两者除了屈曲功能外，肩关节功能没有显著差异，采用钢板固定的患者的屈曲功能较好。一个对文献进行的 meta 分析包含 155 例病例，发现髓内钉固定后二次手术和肩部撞击的发生率要明显高于加压钢板固定。但一个更新 meta 分析认为，现有的数据不足以显示哪种技术更好。

（一）置入物的选择

肱骨干骨折固定最常用的钢板为宽的 4.5 mm 有限接触动力加压钢板（图 57-36）；骨骼较细小时偶尔也使用窄的 4.5 mm 有限接触动力加压钢板。远端的干骺端移行区也许需要使用双重 3.5 mm 有限接触动力加压钢板（图 57-37）或者为干骺端专门设计的新型钢板。对于螺旋或斜行骨折，理想的构型包括 1 枚拉力螺钉和一块中和钢板，而横行骨折可完美地适用加压钢板技术。处理这些骨折时，要先使用拉力螺钉、克氏针或小骨块钢板（Eglseder 技术）获得临时复位，然后才能在直视下复位，并在已复位后的肱骨干上进行相对简单的钢板固定（图 57-38）。

粉碎性骨折或许需要使用桥接钢板技术。没有必要对每块骨折块都进行解剖复位。恢复正确的力线、旋转和长度，不破坏骨块上附着的软组织，往往能成功愈合。Livani 等报道了 15 例患者，通过在骨折近端和远端的两个小切口完成桥接钢板固定，除 1 例合并臂丛损伤的Ⅲ度开放性骨折外，其余全部在 12 周内愈合。

对于骨质较差的患者，应当选择较长的内置物以加强稳定性（图 57-39）。另有报道称，用异丁烯酸甲酯强化的锁定钢板和螺钉可增加该构型的稳定性。在骨折位置上下通常需要至少用 4 枚双皮质螺钉把持 8 个皮质来固定钢板以避免螺钉拔出。钢板长度的重要性与螺钉数量的重要性一样。对于因骨的质量差或粉碎性骨折导致的不稳定，可以通过增加螺钉数量和钢板长度以增加工作长度来实现稳定。我们对骨质较差或粉碎性骨折导致的不稳定则用更多螺钉。

随着在其他长骨上采用微创钢板接骨术的流行，我们也已建议对肱骨干骨折采用这种技术；然而，其损伤桡神经的风险也开始为人们关注。一项

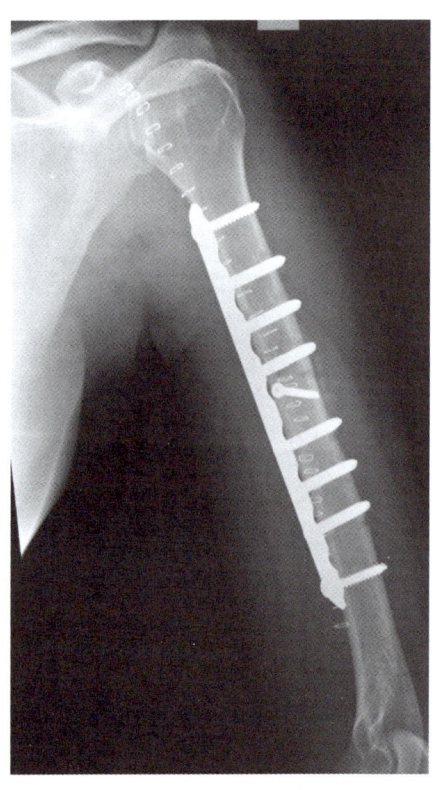

图 57-36　使用拉力螺钉的中和钢板技术，行有限接触动力加压钢板固定肱骨干骨折

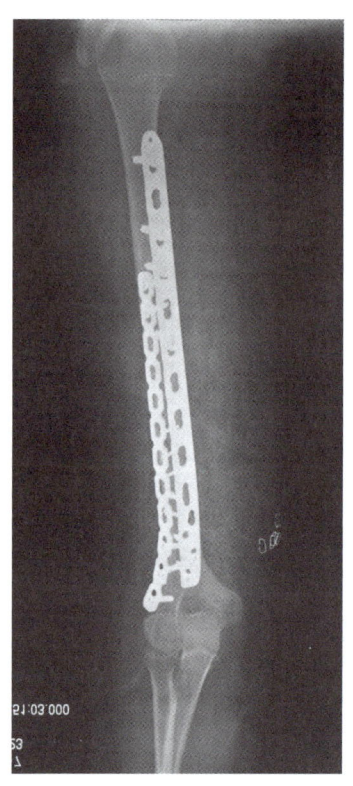

图 57-37　用双钢板固定肱骨干远端的干骺端骨折

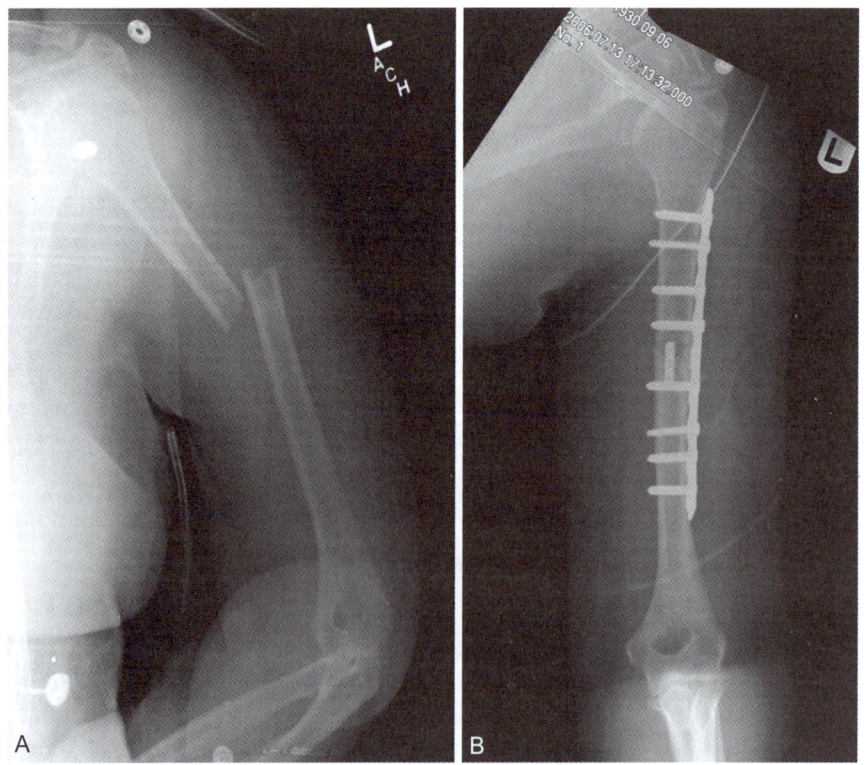

图 57-38　A. 移位的肱骨干骨折；B. 用微型骨块间钢板固定后用加压钢板固定（Eglseder 技术）

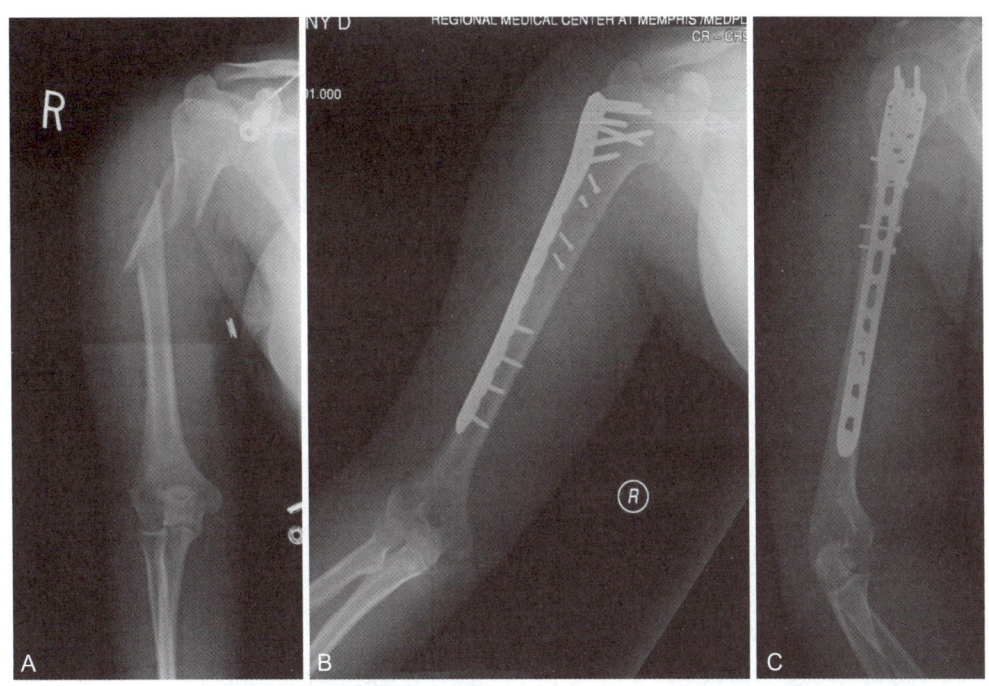

图 57-39　A. 肱骨干节段性骨折延伸到近端肱骨；B 和 C. 长钢板用于建立稳定的固定

在尸体上进行的试验发现，使用微创钢板接骨术，钢板应距离桡神经 2～4.9mm（平均 3.2mm）。前臂的旋前运动可使桡神经向钢板方向移动 3mm。这项技术尚未在大样本病例研究中加以证实，我们对此没有经验。

（二）入路

肱骨的钢板固定可以采用多种入路。中部、近端 1/3 的骨折通常以前外侧入路（肱肌劈开入路）为佳。后侧入路（肱三头肌劈开入路或改良的后侧入路）适用于肱骨干中段或延伸到远端 1/3 的骨折（图 57-40）。Gerwin、Hotchkiss 和 Weiland 描述过一种改良的后侧入路，即从外侧沿肌间隔将肱三头肌向内侧掀起（见手术技术 57-6）。这种入路显露的肱骨干平均比标准后侧入路多 10cm。在个别情况下，直接的外侧或前内侧入路或许是最合适的。

（三）术后处理

在术后 1 周内开始肩和肘关节活动度锻炼，如果固定稳定的话，负重也是允许的。一项生物力学研究显示：大号（4.5mm）和小号（3.5mm）钢板在患者负重 50kg（110 磅）时可承受，不发生形变。负重小于或等于 90 kg 时，大号钢板不会失效，而负重大于或等于 70 kg 时，小号钢板会失效。

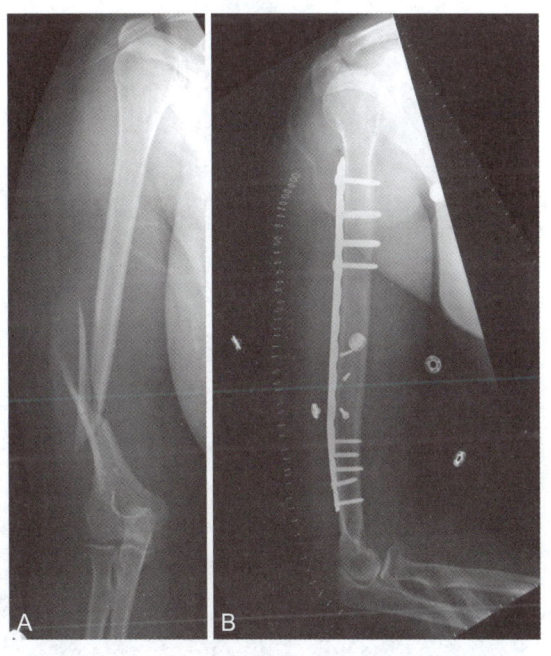

图 57-40　A. 肱骨干远端 1/3 骨折；B. 通过劈开肱三头肌的后入路进行钢板固定

（四）并发症

最常报道的使用钢板固定肱骨干骨折的并发症是桡神经麻痹。当选择前外侧入路（肱肌劈开入路）时，必须确保在放置钢板时桡神经没有被压迫在钢板之下，以避免造成医源性桡神经损伤。后侧入路中，软组织的拴住作用可造成桡神经的医源性损伤。这种情况可通过适当剥离桡神经周围的软组织进行补救。有报道称，1%～2%的闭合性骨折和5%的开放性骨折发生感染。约1%的患者会发生再骨折。肱骨干骨折不愈合不常发生，关于不愈合的治疗见第59章。

采用改良的后侧入路（掀起肱三头肌）的肱骨干切开复位和内固定

手术技术 57-6

- 患者取侧卧位。
- 在近端进行范围较宽的皮肤准备和铺单以使用无菌止血带。
- 从止血带到尺骨鹰嘴尖端沿着肱骨做一个切口（图57-41A）。
- 剥离至肱三头肌筋膜并切开筋膜，沿外侧剥离至肌间隔（图57-41B）。
- 识别下方的臂外侧皮神经，随其往近端上行可见其在穿出肌间隔的位置并入桡神经（图57-41C）。该位置通常在止血带水平。松开止血带。
- 识别桡神经。
- 将三头肌近端与肌间隔分离。
- 游离桡神经近端、远端、前缘、后缘，包括在外侧肌间隔做一个约3 cm长的切口以利于移动桡神经（图57-41D）。
- 自骨膜上切断三头肌以显露肱骨；尽可能多地保留骨膜。
- 在近端，如果需要显露，可向前掀起三角肌后缘。

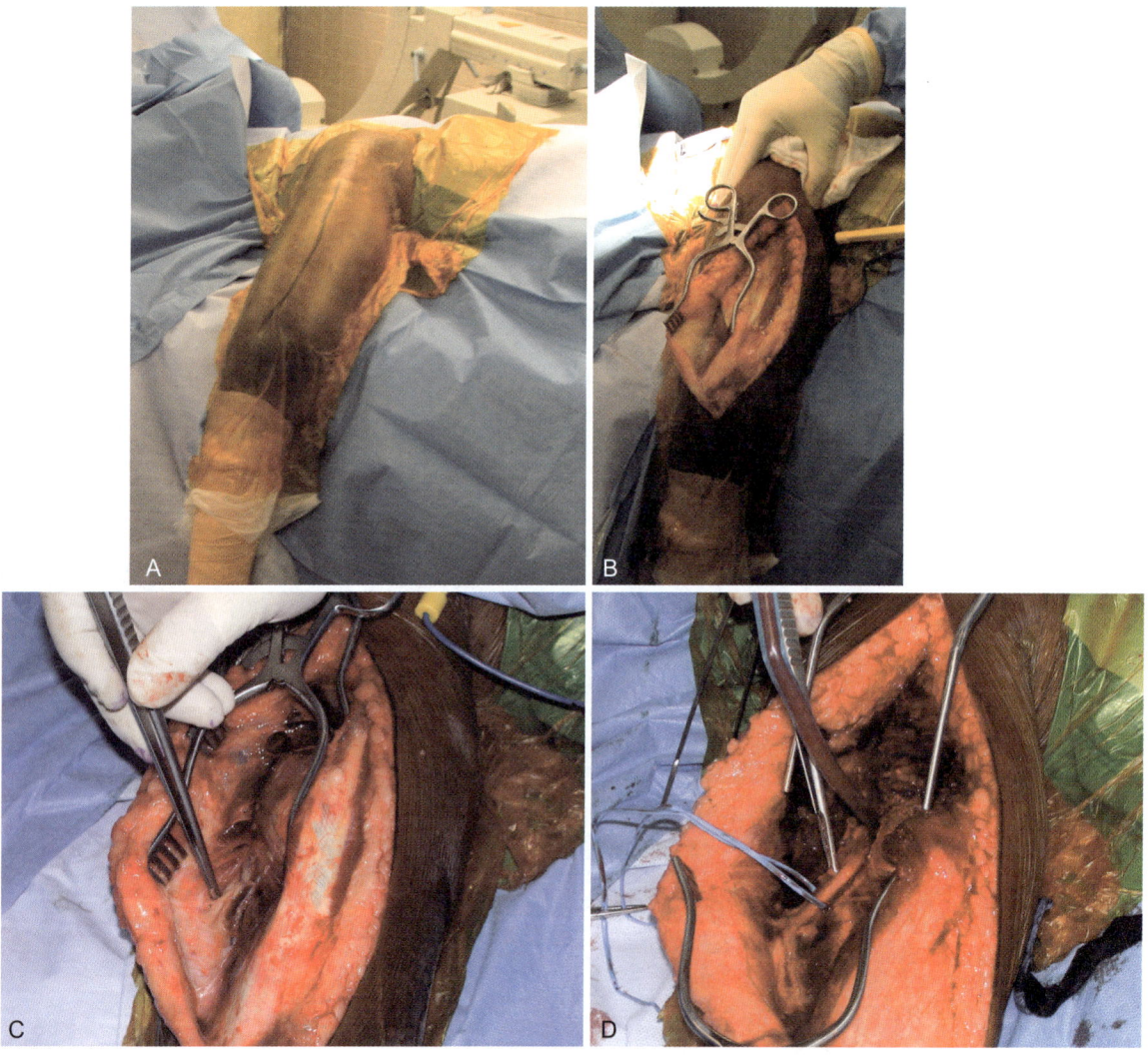

图 57-41 改良的后侧入路切开复位和内固定治疗肱骨干骨折（掀开三头肌）（待续）
A．切口；B．逐层切开筋膜至显露肌间隔；C．识别臂外侧皮神经；D．牵开桡神经

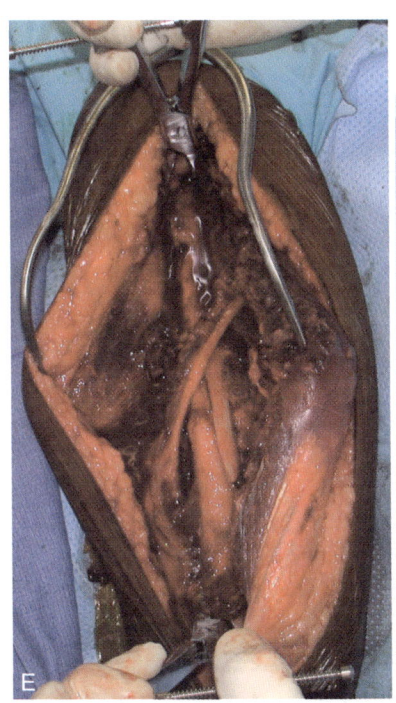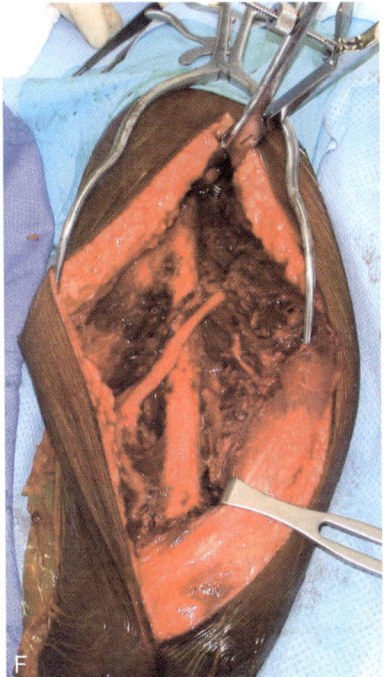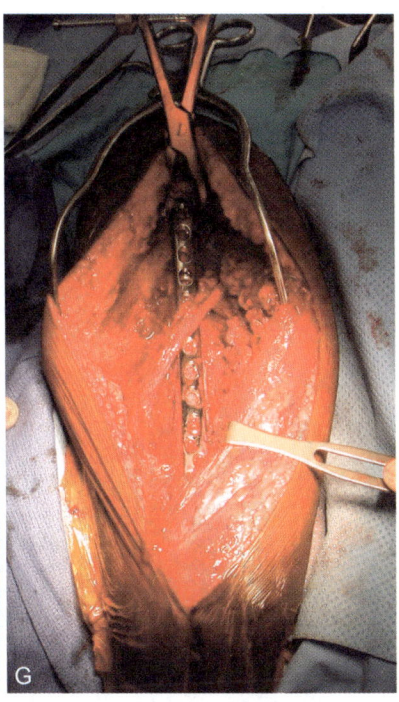

图 57-41（续）
E. 用骨钳把持住骨折块；F. 清理骨折断端后用拉力螺钉固定；G. 钢板置入后（见手术技术 57-6）

- 在远端和近端各夹一把骨钳（远离骨折）以便控制骨折块并掀起三角肌（图 57-41E）。避免骨钳造成环形剥离。
- 对骨折部位进行清创后，置入一枚拉力螺钉作为临时固定（图 57-41F）。或者，对于横行骨折，当拉力螺钉固定较为困难时，可使用加压钢板或使用小骨块钢板（Eglseder 手术方法）作为临时固定，然后用钢板固定。
- 使用钢板固定主要骨折块，以形成中和、加压或桥接固定（图 57-41G）。
- 透视确认肱骨对线良好及骨折块已复位。
- 放置引流管，缝合皮肤。

三、髓内钉固定

人们在肱骨干骨折中采用髓内钉固定的最初动因是下肢骨折采用髓内钉固定的成功，但在上肢的应用中并未获得与在下肢的应用中同等的成功。虽然有很多文献报道，采用髓内钉的方法取得了良好的结果，但髓内钉进钉点出现不良反应以及愈合率的问题给这种治疗模式的热潮降了温。据报道，在更多近期的研究中使用顺行打入髓内钉的患者中，肩痛的发生率为 16%～37%。Bhandari 等发现，使用髓内钉固定的患者的再次手术和肩部撞击比使用钢板固定的患者更常见。但由于多种因素，比如是弹性钉还是坚硬的钉，顺行插入还是逆行插入，还有顺行插入髓内钉是采用外侧、前外侧进钉是还是采用关节外进钉点，这些结论难以解释。因此，需要进行大规模的控制良好的研究。

早期的弹性髓内钉，如 Rush 和 Enders 钉，几乎没有轴向或旋转的稳定性，在粉碎性骨折和不稳定骨折中需要额外的固定（如使用骨折端钢丝环扎术或长期的患肢制动）（图 57-42）。即使有了额外的固定，相应的结构通常仍不够稳定，并发下肢损伤的多发伤患者仍不能早期锻炼及负重。锁定髓内钉的发展提高了稳定性及防旋功能，但仍未获得在下肢的应用中同等的成功。由于髓内钉的型号有限，大部分锁定髓内钉置入前需要扩髓且骨折端分离成了一个问题，尤其是在较小的髓腔。新的髓内钉增添了较小的尺寸（7 mm、8 mm 以及 9 mm）以便用于更小的骨头，置入时可扩髓也可不扩髓腔。

顺行入路是成年人肱骨干骨折髓内钉固定术最常用的。然而，对特定的进钉点位置仍存在争议。传统的方法是采取肩峰中部外侧的切口，这样可以使髓内钉自肱骨头后侧穿入。此外，通过肩袖的切

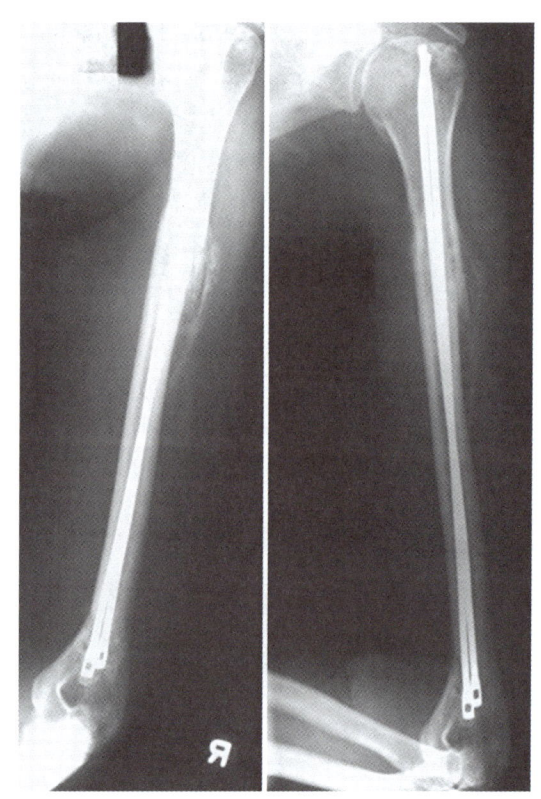

图 57-42　采用闭合复位，多根弹性髓内钉（Ender）治疗肱骨干骨折

口与腱纤维并不平行（见图 57-29）。前外侧入口与肱骨髓腔处于同一直线上，且切口与肩袖的腱纤维平行。一些学者假定：顺行置入髓内钉固定术后的患者发生肩痛原因就是通过肩袖做横切口。对于之前肩关节有基础疾病的患者或下床活动时需要上肢负重的患者（截瘫或截肢的患者），应该考虑顺行肱骨髓内钉固定术的替代选择（如钢板接骨术）。

由于顺向入钉后肩痛频繁发生，有人提倡采用逆向打钉以避免这一并发症；但逆向插入会伴发骨折向肱骨远端延伸。传统的逆向插入的起始点是在肱骨中线上鹰嘴窝上方 2 cm 处。近年来，有人推荐在鹰嘴窝上部进针。鹰嘴窝进针点理论上应有的优势包括：可增加骨折远端的有效长度且髓内钉与髓腔在一条直线上；然而，生物力学的研究显示，较之于更高位置的进钉点，该方法抗旋转力矩较弱，并且会有复位的负荷性失败。

虽然弹性肱骨髓内钉在骨折愈合方面取得了成功，但进钉点的发病率及其仅适用于最稳定的骨折类型限制了它的使用。对尸体的研究发现，在钛质弹性肱骨髓内钉固定中，拧入交锁螺钉和张力螺钉时，腋神经处于相当大的损伤风险中。进行钝性分离三角肌、使用软组织套、直视肱骨皮质下进行钻孔和拧入螺钉，可能有助于预防这个并发症。

有报道称，新型的自锁定膨胀髓内钉更易于插入，而它提供的抗弯和抗扭强度与锁定髓内钉相等。目前无相关临床研究来评价这种髓内钉。Franck 等描述了 25 例老年骨质疏松患者使用膨胀髓内钉（Fixion，Disc-o-Tech，Herzliya，Israel）固定肱骨干不稳定骨折，所有的骨折均愈合且没有并发症。Stannard 等采用关节外进钉点，顺行或逆向插入弹性锁定髓内钉（Synthes，Paoli，PA）固定，治疗了 42 例肱骨干骨折，39 例愈合；86% 关节活动度完全不受限，90% 没有疼痛症状。4 位患者发生了 5 种并发症：2 例不愈合，2 例固定失败，1 例伤口感染。所有发生并发症的患者使用的都是 7.5 mm 髓内钉，作者建议髓腔 ≤ 8 mm 时，应谨慎使用弹性髓内钉。该方法需要较高的技巧。

当有髓内钉固定的适应证时，如分段骨折（见图 57-22）、中上 1/3 交接点骨折、病理性骨折、软组织覆盖不良的骨折、肥胖患者的骨折及某些多发伤患者的骨折（图 57-43A 至 C），目前我们倾向于采用坚硬的锁定髓内钉顺行置入。我们采用前外侧切口直视下探查和修复肩袖。医源性桡神经损伤的情况已有报道，在骨折复位、扩髓、进钉及放置锁定螺钉时都必须小心。髓腔极其狭窄的患者禁用髓内钉。

肱骨干骨折顺行髓内钉固定

手术技术 57-7

- 仔细评估术前的 X 线片（图 57-43D），以确保骨干的直径足以容纳髓内钉；如果骨干的直径太小，那么应选择钢板固定。
- 患者平卧在 X 线可透射的手术台上，胸部抬高 30°~40°。影像增强器位于术者对侧。往回转动 C 形臂 X 线机，可对肩关节和肱骨进行前后位的充分成像（见图 57-28）；向前转动装置可对肩关节和肱骨进行侧位的充分成像。
- 在肩峰前外侧面做斜行切口，在三角肌的前、中 1/3 交界处沿肌纤维走行劈开三角肌（见图 57-29）。为了保护腋神经，劈开三角肌不能超过肩峰远端 5 cm。
- 直视下，顺纤维切开肩袖（见图 57-29）。在肱骨扩髓时使用全层缝合以保护肩袖免受损伤。

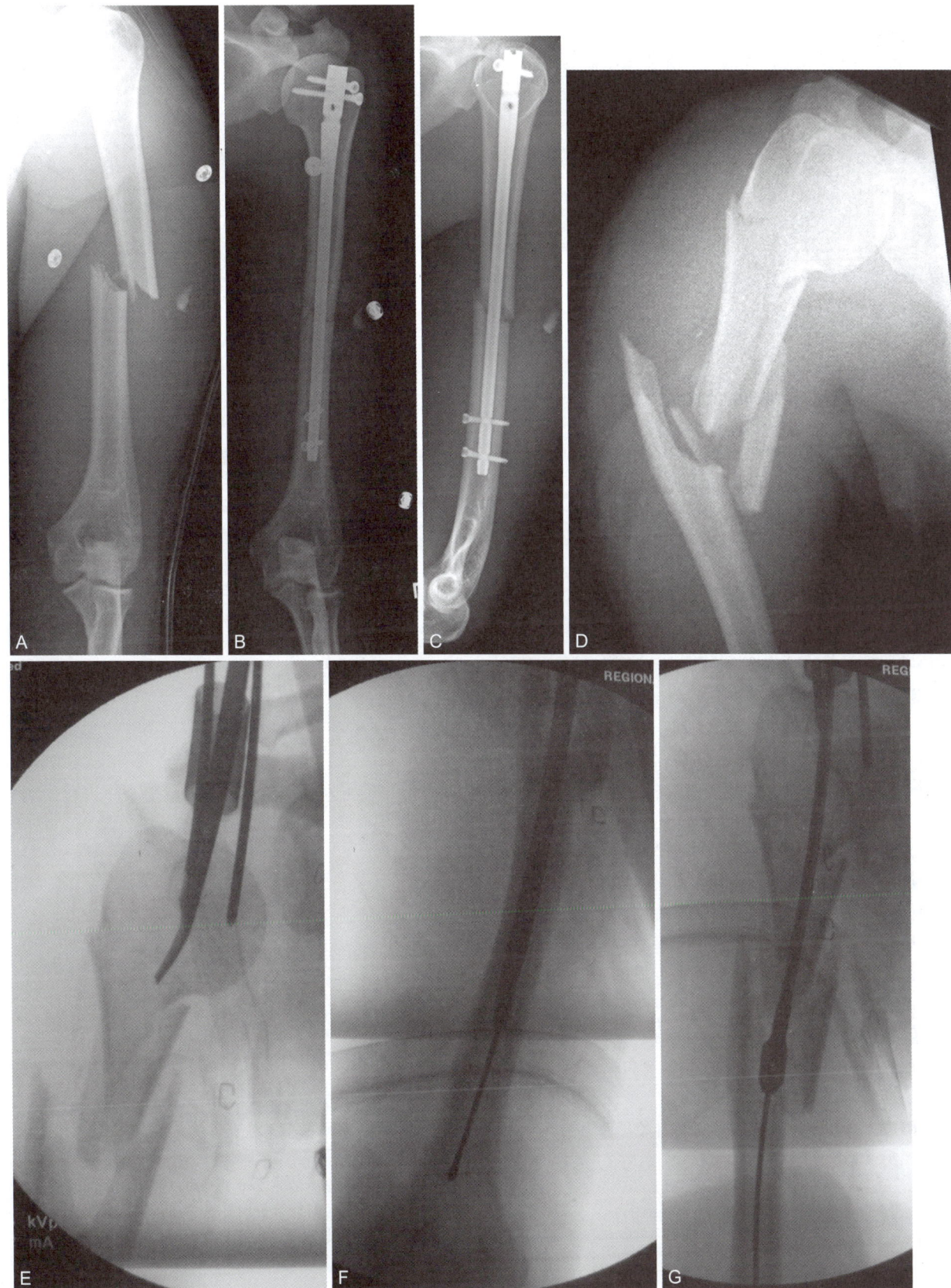

图 57-43 肱骨干骨折的髓内钉固定

A．伴有多发伤的多段骨干骨折患者；B 和 C．髓内钉固定后；D．横向骨干骨折；E 和 F．使用复位工具复位骨折；G．将髓腔扩至比髓内钉的直径粗 1～1.5 mm（待续）

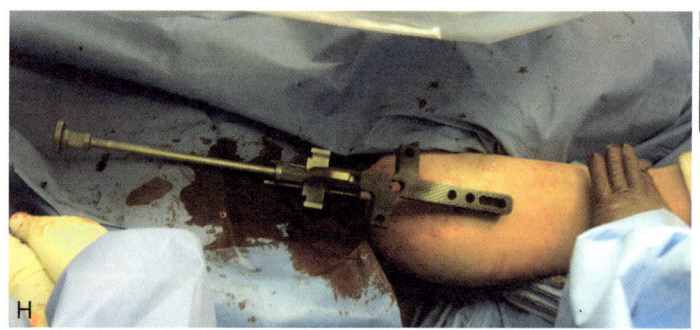

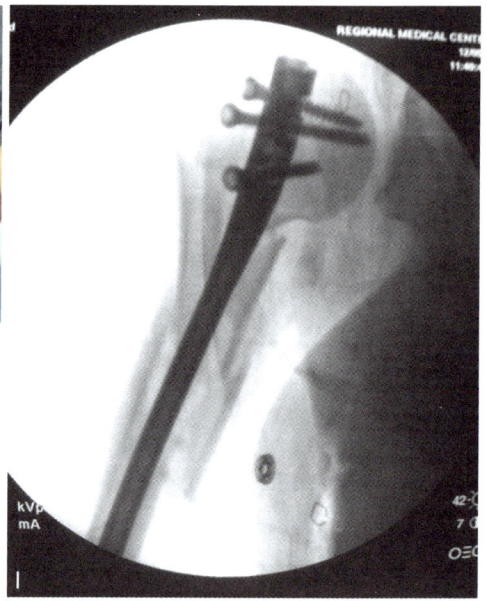

图 57-43（续）

H. 用于插入近端锁定螺栓的外侧瞄准臂；I. 透视检查复位情况以及螺钉位置（见手术技术 57-7）

（图 D 至 I 感谢 Thomas A. Russell, MD, Memphis, Tenn.）

- 在肱二头肌肌腱后面插入导针，在前后位及侧位 X 线透视引导下推进达到适当的位置（见图 57-28）。
- 仔细推进近端扩髓器，保护肩袖。
- 使用复位装置备复位骨折块，并钻入圆头导针（图 57-43E 和 F）。依次递增连续扩髓，使肱骨髓腔达到预定直径，通常比髓内钉直径大 1～1.5mm（图 57-43G）。对于中段 1/3 的骨折，可在骨折处做一个小切口，在复位和扩髓前手动探查以确定桡神经没有被嵌入骨折中。
- 扩髓完成后，把髓内钉插入髓腔，切勿使骨折块分离，确保钉尾埋入肱骨头的关节面。
- 使用外装装置拧入近端锁定螺钉（图 57-43H）。仔细分离软组织，以避免损伤腋神经。
- 从前后方向拧入远端锁定螺钉，以免损伤桡神经。在前方做一个 4～5cm 的切口以显露肱二头肌，钝性分离肌肉以避免医源性损伤肱动脉。
- 全层缝合修补肩袖。
- 前后位和侧位透视下确认复位情况和螺钉的位置及长度（图 57-43I）。
- 通过主动辅助的关节活动度锻炼开始早期康复。

四、伴桡神经麻痹的肱骨干骨折

肱骨干骨折时最容易损伤的神经是桡神经，因为它在肱骨干中段从后方绕过肱骨，并在上臂远端向前穿过外侧肌间隔，该位置相对固定（图 57-44）。通常桡神经损伤是运动性麻痹，低能量

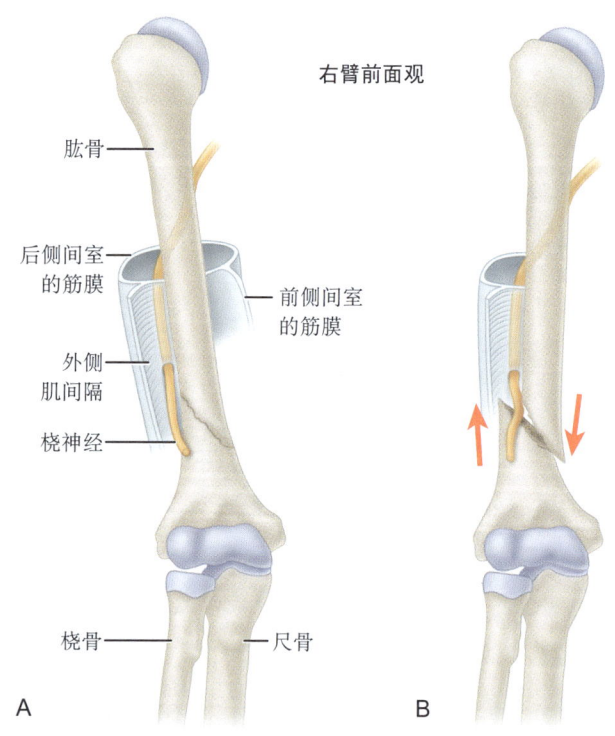

图 57-44　肱骨远端 1/3 螺旋骨折，桡神经嵌入骨折断端之间

A. 桡神经在上臂的下 1/3 处穿过外侧肌间隔的时候活动度最小；B. 典型的斜行骨折向外侧成角，骨折远端向近端移位。桡神经被外侧肌间隔固定在骨折近端，在尝试进行闭合复位时，桡神经被嵌顿在两骨折断端之间

损伤的恢复率为100%，高能量损伤的恢复率为71%。Bambasirevic等曾报道过在16例开放性骨折中恢复率为94%。虽然神经很容易被锋利的骨折端切断，但这种情况很少出现。我们用常规的非手术方法治疗肱骨干骨折，用功能夹板支撑腕和手指，若3~4个月或以后骨折已经愈合但功能尚未恢复，则进行神经探查。因为桡神经通常只是挫伤或牵拉伤，其功能有望自愈。常规神经探查会使很多患者遭受不必要的手术且有可能增加并发症的发病率。早期探查和修复断裂的桡神经的结果没有被证实要优于晚期修复。

如果是开放性肱骨干骨折伴有桡神经麻痹，那么在对伤口冲洗清创的过程中就应对其进行探查。如果发现神经连续性存在，只需在骨折愈合过程中进行观察即可。如果有证据表明，桡神经被骨折端刺穿或夹在两断端之间，则需要早期探查。超声检查已被应用于诊断嵌顿或撕裂的桡神经。如果这一诊断工具的诊断结果能在大量患者身上得到重复，那么神经探查的手术指征就能更加明确了。

伴有桡神经麻痹的患者，如果其肱骨干骨折有明确的手术指征，应在固定骨折的同时进行神经探查。Shao等回顾了21篇科学文献，其中包括4 517例肱骨干骨折，发现桡神经麻痹的总发病率为接近12%（n=532）。肱骨干中段和中下段骨折最常并发神经麻痹，而较之于斜行骨折和粉碎性骨折，桡神经麻痹在横行骨折和螺旋骨折中更常见。总体来讲，恢复率为88%。桡神经完全断裂多发生于肱骨开放性骨折，需要神经修复或移植；大多数神经麻痹发生于闭合骨折，可自行恢复而无需治疗。基于他们的综述，Shao等发展出一种治疗肱骨干骨折并发桡神经麻痹的流程（图57-45）。

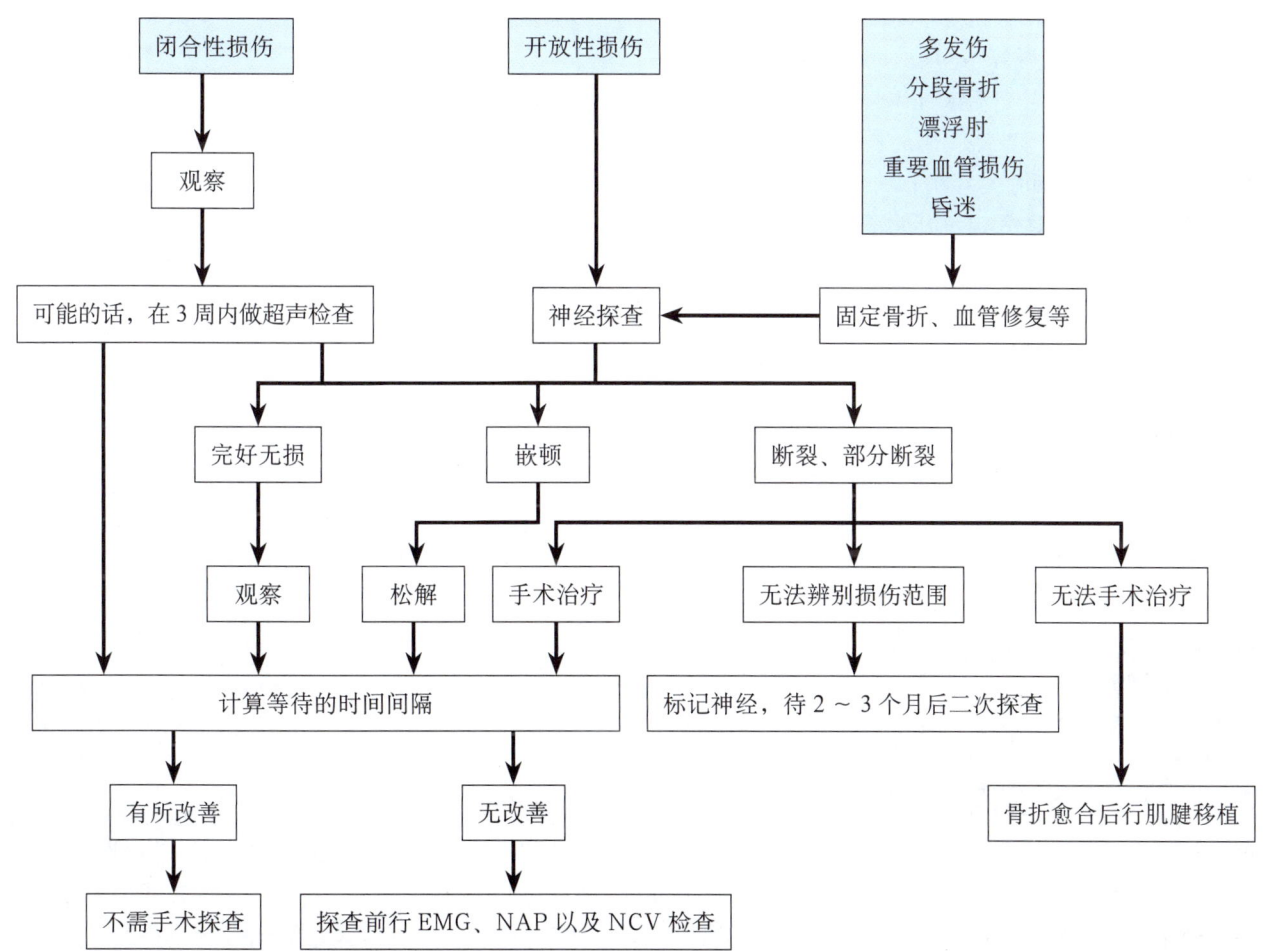

图57-45 肱骨干骨折并发桡神经麻痹的治疗流程

EMG．肌电图；NAP．神经轴突生理学；NCV．神经传导速率

（引自：Shao YC, Harwood P, Grotz MR, et al: Radial nerve palsy associated with fractures of the shaft of the humerus: a systematic review, *J Bone Joint Surg* 87B:1647, 2005.）

五、假体周围肱骨干骨折

假体周围肱骨干骨折在肩或肘关节置换术后很罕见，但很难治疗。骨质疏松导致的骨量减少、骨软化、类风湿关节炎是其主要原因。低能量的打击、轻微的扭转损伤、"同一平面"跌倒或术中的技术失误就可以造成各种类型的骨折。肩关节假体附近的骨折可能发生在结节水平、干骺端、假体柄的上端骨干或假体柄尖部以远。全肘关节假体周围的肱骨骨折也可能发生在从内外侧柱到假体柄尖部近侧的任何水平。

对于没有假体松动的稳定的术后骨折，可以通过制动来非手术治疗。对于有假体松动的稳定骨折，如果始终有疼痛的话，应立即或等骨折愈合后进行翻修。对于不稳定骨折，无论是否伴有假体松动，是否需要假体翻修，都需要手术固定。如果需要翻修，应遵循人工关节翻修术的基本原则（见第12章）。骨质决定是否需要补充植入异体骨、支撑材料、骨水泥或自体骨。大多数需要肩／肘的全关节置换或半关节置换的患者都患有年龄相关性骨质疏松症。

我们在治疗假体固定良好的不稳定假体周围骨折时发现，以下由 Cameron 和 Iannotti 归纳出的指南很有帮助：①有移位的结节骨折应该用钢丝或粗缝线修复，伴随的肩袖撕裂也应修补；②不稳定的假体周围或假体下方的骨干骨折需要切开复位内固定。钢丝环扎或有限的螺钉固定效果不满意的，最好使用厚钢板，近端钢丝环扎，远端螺钉固定。至少4根钢丝，4根螺钉，把持住8个皮质，这些是必需的。我们推荐使用2mm的钢丝而不是通常使用的1.6mm的环扎带。骨折愈合要求必须达到解剖复位，可以考虑骨折部位植骨。

如果遇到骨质较差的患者，可以用骨水泥补充固定。骨水泥应该涂在骨折部位外边。如果是严重的骨质疏松，我们推荐增加植入异体全层骨皮质来支撑，并用额外的钢丝将其与钢板-钢丝-螺钉构型进行90°固定。自体骨应被用于骨折部位。我们认为，对于一个固定良好、功能也很好的肩或肘节成形术后假体周围骨折，不应该使用长柄内植物修复。由于肩、肘关节成形术后的翻修结果并不像初次成形术后那样令人满意，我们认为，应尽一切努力实现首次骨折的愈合。

通过对细节小心谨慎和重视骨质疏松，能够避免肩关节成形术的术中骨折。术中骨折应该在手术当时就用内固定修复或用长柄内植物进行翻修。

肩或肘关节置换术后假体周围肱骨干骨折总的治疗原则如上所述。内外柱骨折如果内植物位置固定牢固，可以采取患肢制动治疗。良好的预后并不一定需要单柱骨折的愈合。

六、肱骨远端骨折

尽管技术及内植物明显进步了，但肱骨远端骨折仍旧面临着挑战。这些损伤常常包括关节内的粉碎性骨折，且很多都发生在有骨质疏松的老年患者身上。关节功能常因为僵直、疼痛和无力而减弱。这种骨折的愈后很少有"正常"的肘关节。但是，随着内植物技术、手术入路和康复计划的改进，预后已有所提高，报道接近87%的患者功能为优良。与肱骨近端及肱骨干骨折相比，大多数成年人的肱骨远端骨折必须通过手术治疗。对于有严重内科疾病的老年患者来说，使用"骨袋"技术的非手术治疗也许是合理的。Desloges等报道了对19例低需求的老年患者使用该技术后，13例患者获得了优良的主观功能。

对于低需求的患者，文献报道，切开复位内固定和全肘关节置换均能取得较好疗效。Githens等的一个meta分析显示，全肘关节置换和切开复位内固定术后患者的功能评分无显著差异，但后者在并发症及再手术率方面略有增高的趋势。在选择治疗方案时，骨折类型、粉碎程度、骨质、术者的经验 [全肘关节置换和（或）切开复位内固定]、潜在的关节炎及患者的基础疾病等因素均需考虑在内，必须根据患者及骨折分类进行个体化治疗。

尝试对该位置可能出现的各种损伤进行分类时，就可见出成年人肱骨远端骨折的复杂性了。AO/OTA 分类法，若所有的亚型分类都用上，定义了61种类型，尽管3种涉及关节的分类最常用：A型，关节外；B型，部分在关节内；C型，完全在关节内。Jupiter 和 Mehne 最近提出的分类系统要简便一些：仅仅描述了25种类型。这种分类系统是基于与肘关节稳定性有关的"双柱"和"联结弓"概念而提出的。Mehne 和 Matta 根据骨折线形成的结构描述了复杂的肱骨远端双柱骨折（图57-46）：高位或低位T形骨折，Y形骨折，H形骨折，内侧或外侧的L形骨折。我们通常更倾向于使用 Jupiter 分类法，因为其在制

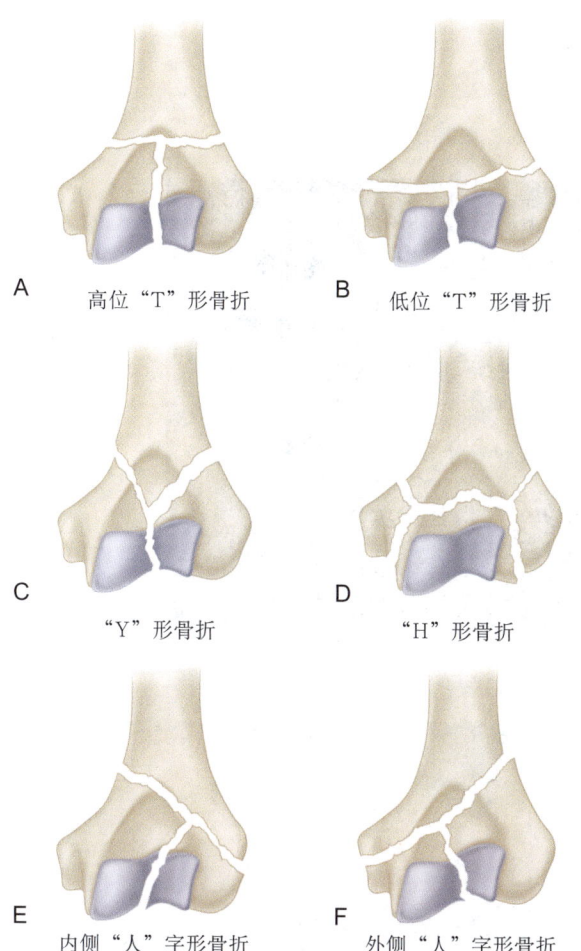

图 57-46　A 至 F. 肱骨远端骨折的 Mehne 和 Matta 分类法

（A 高位"T"形骨折；B 低位"T"形骨折；C "Y"形骨折；D "H"形骨折；E 内侧"人"字形骨折；F 外侧"人"字形骨折）

订术前方案时是有用的。

治疗的目的是通过稳定的内固定使关节面达到解剖复位，从而实现早期活动。对外侧柱或内侧柱骨折（AO/OTA 分型为 B 型）（图 57-47）通常采用直接手术入路复位和简易支撑钢板固定。对关节内骨折（AO/OTA 分型为 C 型）则差异很大。总之，横行骨折线位置越低，越难以达到稳定的固定。同样，骨折越粉碎，越难以达到解剖复位。

肱骨远端骨折的复位和固定的手术入路有很多（表 57-6）。最常用的是采用鹰嘴截骨术的后侧经鹰嘴入路（见手术技术 57-8），但是，考虑到软组织愈合和内植物引起的症状，人们越来越多地采用了由 Bryan-Morrey 和 O'Driscoll 提出的掀起肱三头肌手术入路（Bryan-Morrey 手术入路，图 57-48）或掀起肱三头肌及肘后肌腱手术入路（图 57-49）和由 McKee 等提出的经肱三头肌手术入路（Campbell 后侧手术入路，图 57-50）。经鹰嘴入路对骨折的显露最充分。随着对骨折分型和复位方法的日益熟悉，为了减少并发症，似乎更宜采用肱三头肌入路或经肱三头肌入路。在所有后侧手术入路中，尺神经必须仔细显露，并且要避免过度游离，通常在手术最后将其前置于肱骨内上髁前方。近年来的许多报道质疑了尺神经前置的益处，并注意到进行尺神经前置的患者尺神经炎的发生率几乎是不进行前置的患者的 4 倍。Biggers 等发现，107 例患者中有 17 例出现了尺神经病变，其中 16 例为柱骨折，仅 1 例为肱骨小头或滑车骨折引起的尺神经病变。但学者们认为，这不是由单独的尺神经转位造成的，更多的是由于术中对内侧柱的复位和放置内侧钢板时牵拉了尺神经导致的。

标准的钢板固定技术要求将钢板垂直放置（90°-90° 放置）（图 57-51）。研究显示，直接的内侧及外侧钢板固定具有生物力学优势，临床报道确认了钢板平行固定具有高的愈合率及稳定性（图 57-52）。Sanchez-Sotelo 等列出了一些肱骨远端骨折固定的原则，我们已经将其编入治疗方案中（框 57-3）。小的软骨骨折块可以用无头螺钉、埋头螺钉或可吸收螺钉固定（图 57-53）。

重建肱骨远端可以依据以下两条策略：①先复位固定关节面，然后与肱骨干对合固定；②或者先将内上髁或外上髁复位固定到肱骨干上，再重建关节面（尤其适用于当关节面粉碎性骨折），然后再复位固定对侧髁。必须注意，当有骨缺失时，使用拉力螺钉可能造成滑车狭窄，从而导致前臂难以正常放置。因为肱骨远端能放置螺钉的区域是有限的，所以可以采用临时固定，最后用螺钉穿过钢板固定，以确保肱骨远端的螺钉都有助于其结构的整体稳定性（见图 57-53）。预塑形

> **框 57-3　肱骨远端骨折固定的技术性目的**
>
> - 所有螺钉都应穿过钢板
> - 每枚螺钉都应抓持到一个固定在对侧钢板上的骨折块上
> - 远端骨块应尽量多地放置螺钉
> - 每枚螺钉应尽量长
> - 每枚螺钉应尽量多地固定关节内骨折块
> - 在双柱骨折，钢板放置时可于髁上水平形成加压
> - 使用的钢板应足够坚硬以防止髁上骨折愈合之前钢板被折断或弯曲
>
> （引自：Sanchez-Sotelo J, Torchia ME, O'Driscoll SW: Principle-based internal fixation of distal humerus fractures, *Tech Hand Upper Extremity Surg* 5:179, 2001.）

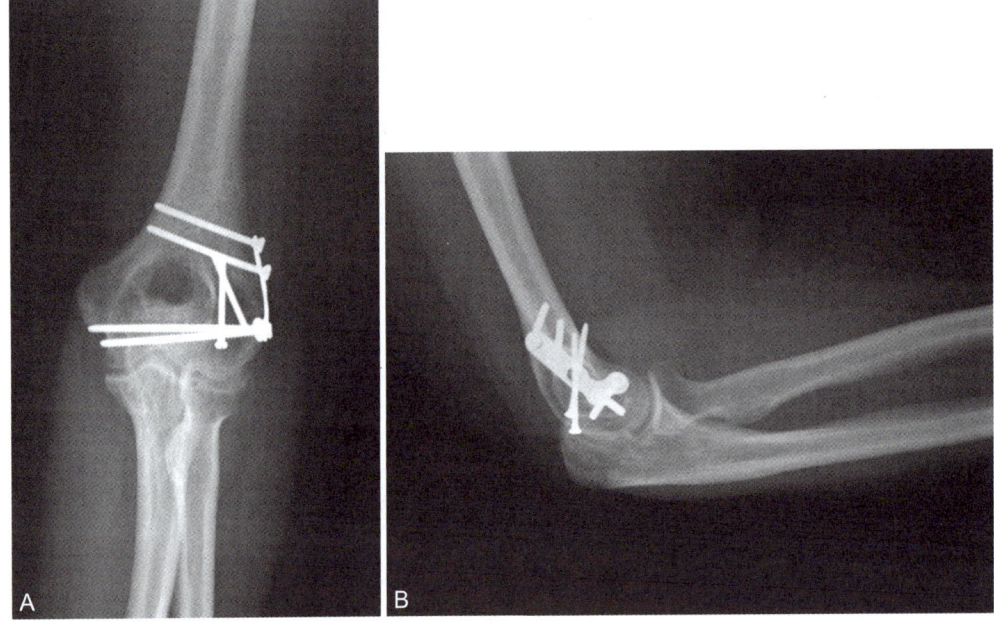

图 57-47　A 和 B. 用拉力螺钉和小骨块支撑钢板固定的孤立性外上髁骨折

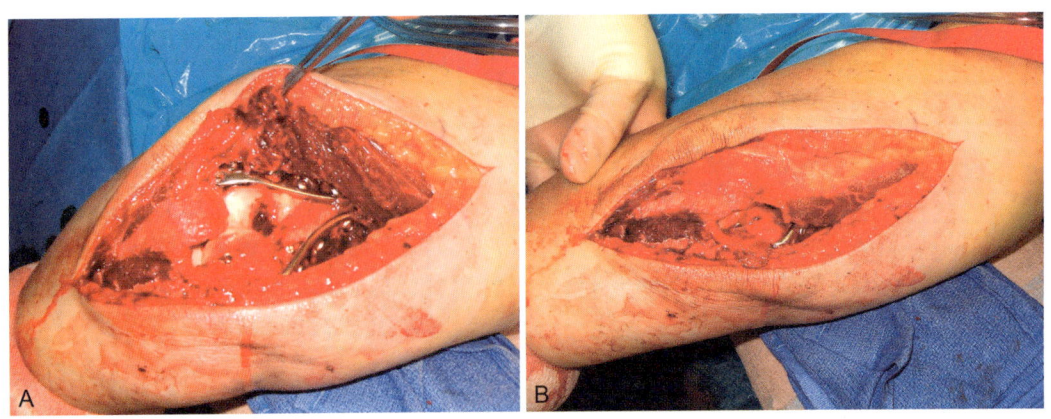

图 57-48　A 和 B. 经掀起肱三头肌手术入路应用钢板

的新型钢板或 3.5 mm 的加压钢板比 1/3 管型钢板和 3.5 mm 重建钢板更好，因为后者在干骺端粉碎性骨折中容易疲劳断裂。在低位骨折中，额外的小骨块钢板也许能提供额外的固定（见图 57-53）。锁定钢板被证明能增加稳定性及允许早期活动。严重骨质疏松时，多维螺钉比普通锁定螺钉更具有生物力学优势。

如果做到了允许早期活动的稳定的固定，患者可在术后 3 d 内开始进行功能锻炼。Waddell 等证实如果肘关节固定超过 3 周，将会发展成致残性的关节僵直。术后应坚持在医护人员监管下进行每周 3 次的物理治疗训练，同时每天完成家庭锻炼计划。如果无法实现早期活动，则应采用可动态屈伸的夹板固定。

近年来肱骨远端骨折愈合率已经有了很大提高。最常见的并发症是关节僵直，常常需要二次手术。McKee 等报道了 25 例肱骨远端关节内骨折行内外侧钢板固定术的患者，平均术后 3 年，肘关节活动度平均为 108°，力量为健侧的 74%，DASH（Disability of the Arm, Shoulder, and Hand，即肩、前臂、手部残疾）评分平均为 20 分（0 分为完全正常，100 分为完全丧失功能）。其他并发症包括尺神经疾病、创伤性关节炎、骨坏死以及内固定材料引起的症状（见图 57-51）。开放性骨折或鹰嘴使用内固定的患者更易出现伤口并发症。据评估，在肱骨远端骨折行手术固定的患者中，有 1/8 的患者需要行二次手术。如果手术方式选择得当，注重技术细节，许多并发症是可以避免的。

表 57-6　用于治疗肱骨远端骨折的手术入路

手术入路		适应证	禁忌证	优点	缺点
后路	经鹰嘴入路	ORIF，用于累及双柱和关节面的骨折	TER	重建时后侧关节面显露良好	截骨后固定失败和不愈合 桡骨小头前方显露欠佳
	经肱三头肌入路	ORIF/TER，用于累及双柱和关节面的骨折	之前曾做过经鹰嘴入路 患者有较大的愈合障碍的风险时	避免鹰嘴截骨术相关的并发症	内固定时关节面显露欠佳 有肱三头肌分离的风险
	掀起肱三头肌入路	骨折需要行TER	ORIF 之前曾做过经鹰嘴入路 患者有愈合障碍的风险时	避免鹰嘴截骨术相关的并发症	有肱三头肌分离的风险
	切断肱三头肌入路	ORIF/TER，用于累及双柱和关节面的骨折	之前曾做过经鹰嘴入路 患者有愈合障碍的风险时	避免鹰嘴截骨术相关的并发症	内固定时关节面显露欠佳 有肱三头肌分离的风险
内侧入路		内上髁骨折 内柱骨折			外柱未显露
外侧入路	Koher入路	外柱骨折 外上髁骨折 桡骨小头骨折	可疑的较复杂的关节骨折	保护桡神经	内柱未显露
	Koeber入路				有损伤桡神经的风险 内柱未显露
	Jupiter入路	复杂的关节面骨折	双柱严重受累		内柱未显露
前路	Henry入路	血管损伤	双柱或关节面重建需要用钢板固定时	前臂动脉显露良好	双柱显露受限

ORIF：切开复位内固定；TER：全肘关节成形术
(修改自：Robinson CM: Fractures of the distal humerus. In Buchoiz RW, Heckman JD, Court-Brown CM, eds: *Rockwood and Green's fractures in adults*, 6th ed. Philadelphia, Lippincott Williams & Wilkins, 2006.)

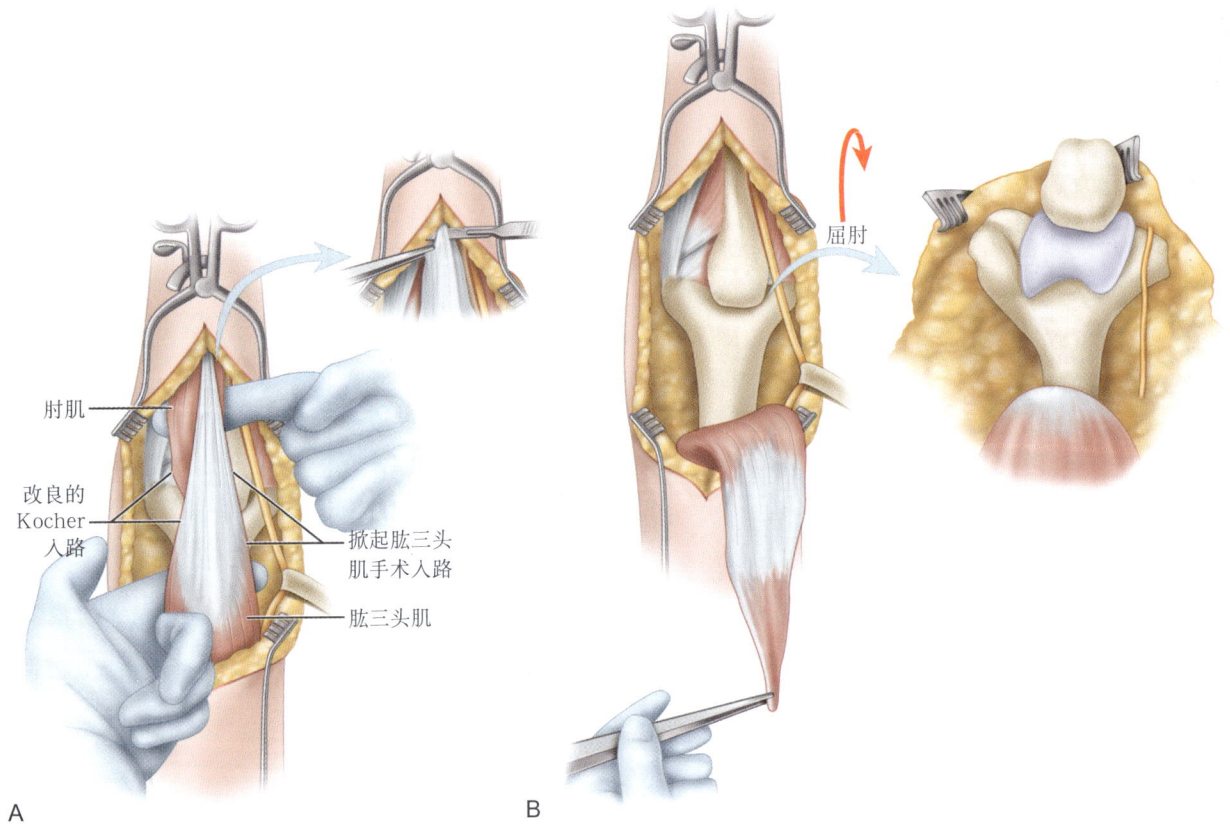

图 57-49 掀起肱三头肌及肘后肌腱手术入路
A. 改良的 Kocher 外侧入路结合内侧掀起肱三头肌手术入路；B. 对肱骨远端的显露与鹰嘴截骨术相似

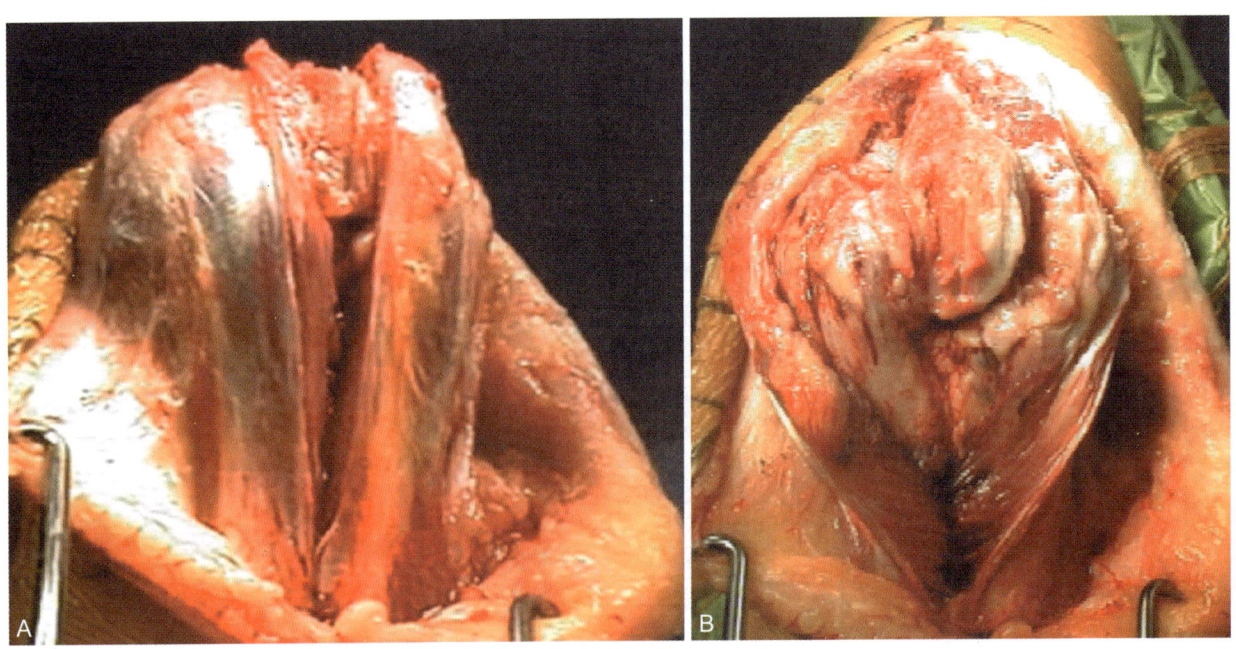

图 57-50 经肱三头肌入路显露肱骨远端
A. 劈开肱三头肌；B. 劈开延长至尺骨缘
（引自：Frankle MA: Triceps split technique for total elbow arthroplasty, *Tech Shoulder Elbow Surg* 3:23, 2002.）

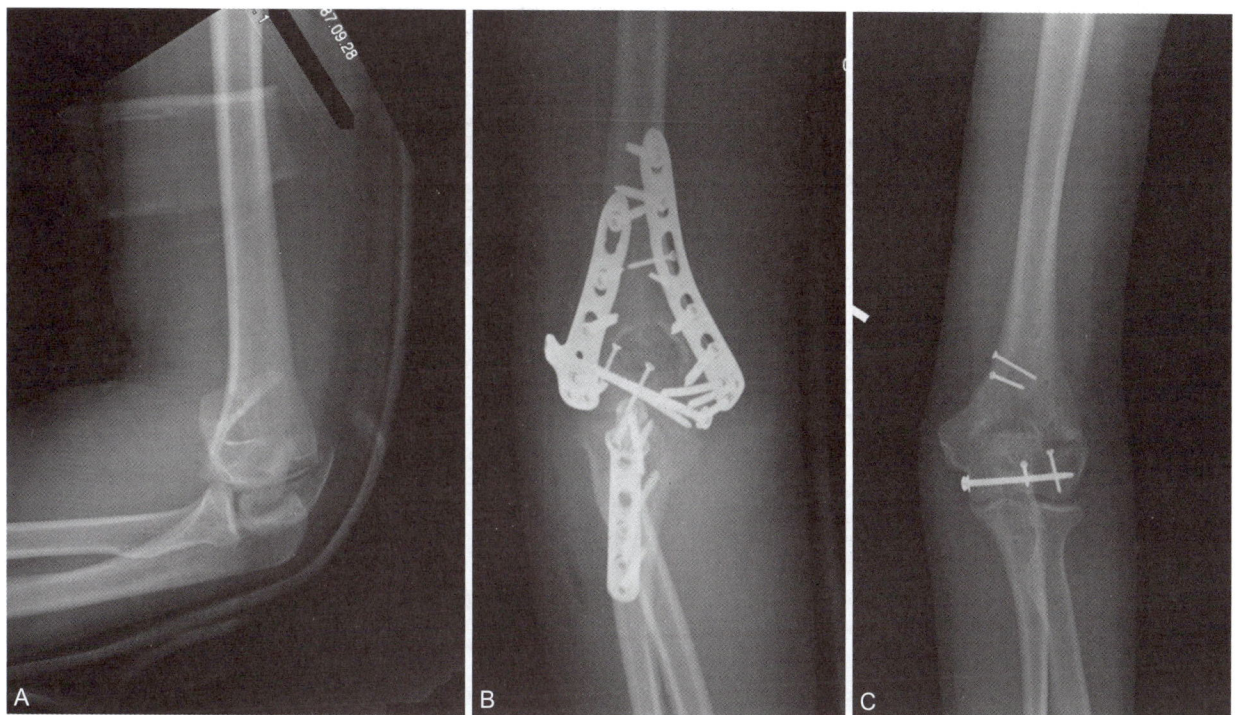

图 57-51　A. 髁上骨折累及关节内；B. 经鹰嘴截骨入路用锁定钢板互成 90° 固定；C. 取出引起症状的置入物后

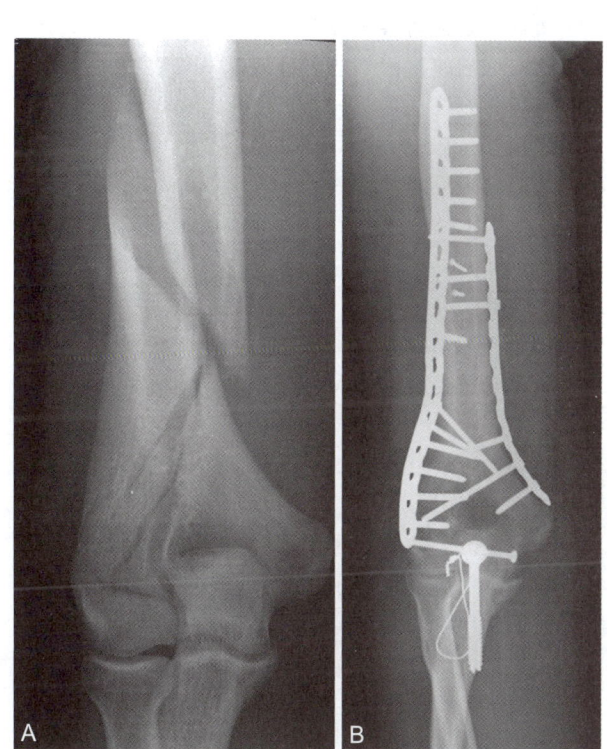

图 57-52　A. 肱骨远端骨折累及关节内；B. 直接内外侧钢板固定后

经鹰嘴截骨入路肱骨远端骨折切开复位内固定

手术技术 57-8

- 患者可以采取侧卧位，也可以采用仰卧位或俯卧位。仰卧位的好处是便于关节前方的显露，有利于极低位的骨折和前方粉碎性骨折的治疗。对于延续到肱骨干的骨折，采取仰卧位复位会比较困难。选择仰卧位时，我们用手臂支架（Elbow LOC, Symmetry Medical Inc., Warsaw, IN），以协助前臂放置（图 57-54）。
- 铺单覆盖整个上半身，以便在上臂近端放置无菌止血带。
- 沿上臂后侧中线做切口，绕过或不绕过鹰嘴尖端，全层分离内外侧皮下组织。
- 从肱三头肌边内侧缘和内上髁游离出尺神经。保留尺神经的营养血管（图 57-55A）。
- 在外侧将肱三头肌游离出肌间膜。于三头肌和肘后肌之间切开以显露关节。或者，在肘后肌和桡侧腕短伸肌之间切开以保留肘后肌群的神经支配，将肘后肌与三头肌一起掀起。
- 确保鹰嘴关节面的内外侧都能看见。
- 在鹰嘴截骨之前预先钻孔以备固定鹰嘴。

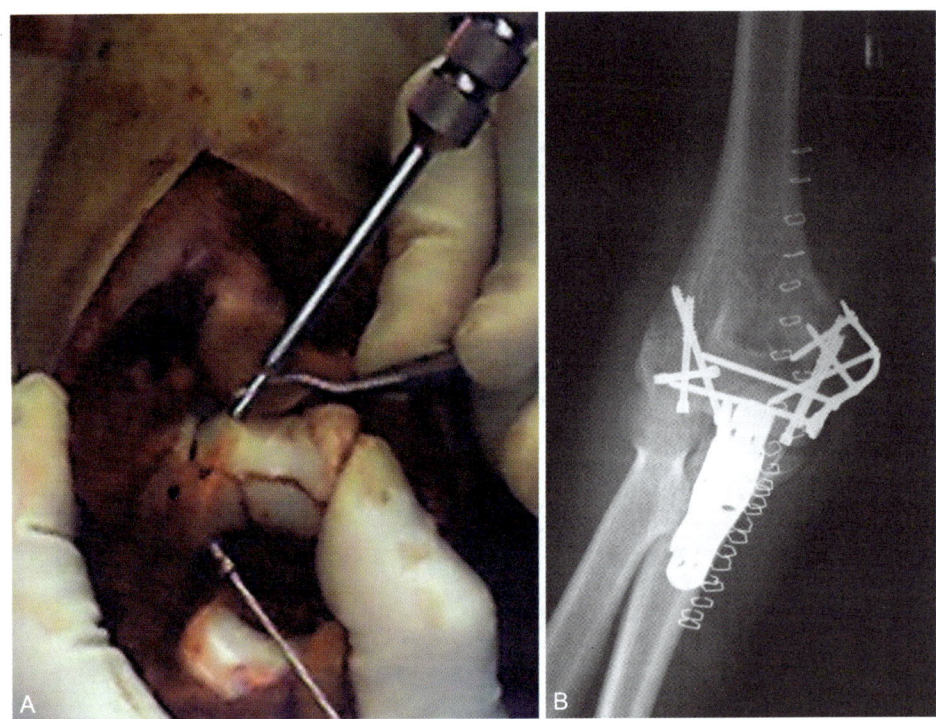

图 57-53　A. 用可吸收螺钉固定小的软骨骨折块；B. 经鹰嘴入路用无头螺钉及小骨块支撑钢板固定极远端髁间骨折

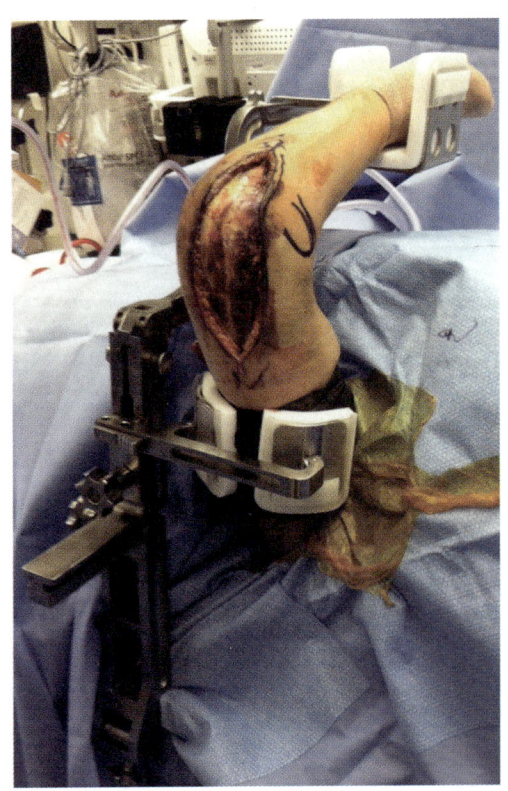

图 57-54　采用手臂支架有助于在手术过程中臂放置（见手术技术 57-8）

- 用摆锯直接朝向鹰嘴关节面的凹槽，做一个尖部指向远端的 V 形切口进行截骨（图 57-55B）。用骨刀仔细完成截骨。如果用骨刀强行楔入凿开，则稍有不慎就会凿下大片的软骨。
- 连同鹰嘴近端掀起肱三头肌，直接剥离三头肌肌肉组织，保留骨膜（图 57-55C）。
- 清除骨折边缘，清理表面。
- 用带螺纹的克氏针做手柄矫正内外髁。
- 如果是简单的关节内骨折，用克氏针手柄和韦氏钳将骨折复位，打入克氏针做临时固定（图 57-56A）。
- 先在较容易复位的一侧柱固定钢板，再固定对侧柱（图 57-56B）。
- 如果是复杂的关节内骨折，内外髁中总有一侧与肱骨干对合复位良好，应先将该侧复位固定在肱骨干上。用于固定小骨折块（2 mm 或 4 mm）的埋头螺钉可以用作临时固定，因为它不露出骨表面，因而不会影响钢板的放置。或者，可以沿肱骨髁柱放置钢板，远端用单层骨皮质螺钉临时固定。
- "全方位"重建关节表面，临时固定重建好的骨折块，复位内外髁，对合到肱骨干上，钢板固定。
- 用无头螺钉、小骨折块螺钉或可吸收螺钉固定粉碎性关节内骨折（见图 57-56B）。

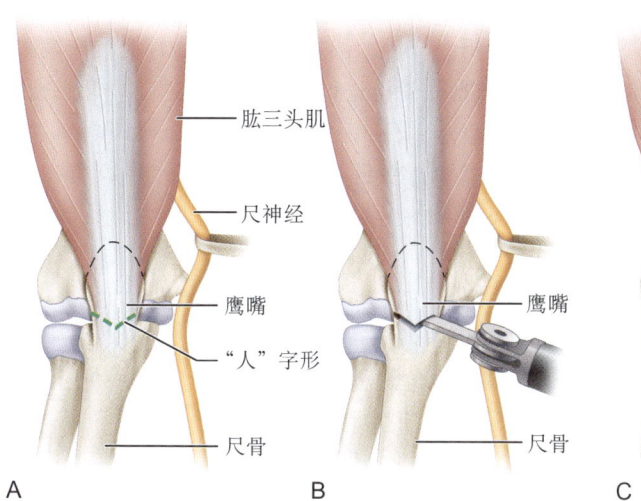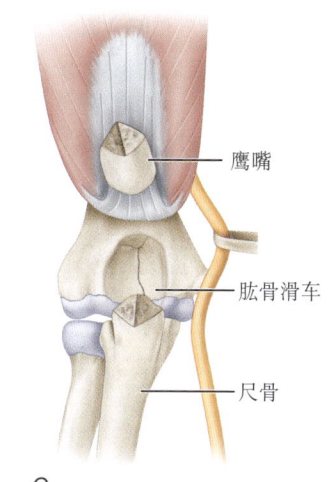

图 57-55 经鹰嘴入路

A. 鹰嘴截骨部位做浅 V 形或人字形标记；B. 用薄片摆锯开始截骨；C. 将截下的鹰嘴近端骨块掀起，将尺神经游离、移位并加以保护（见手术技术 57-8）

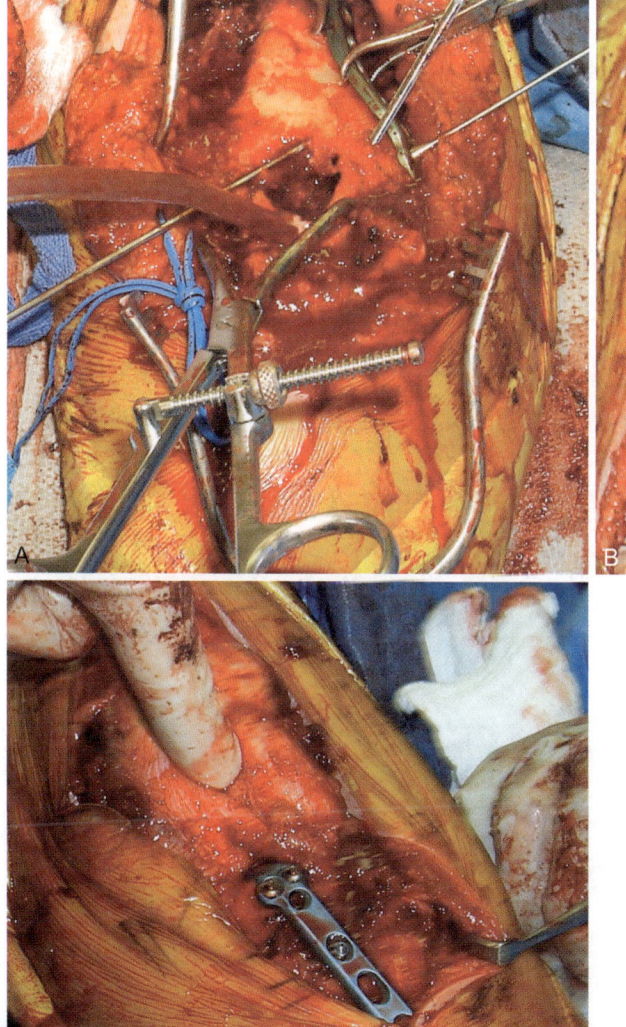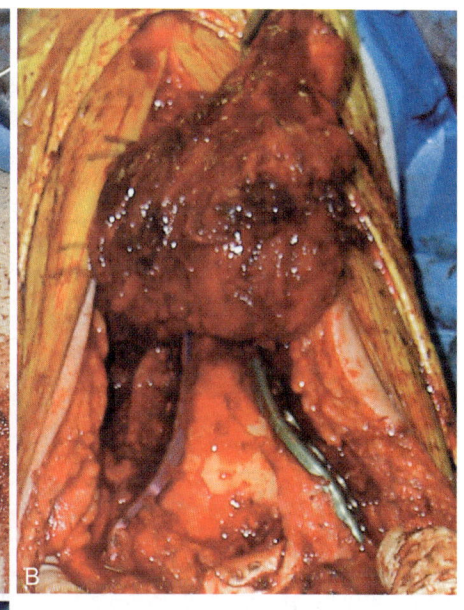

图 57-56 经鹰嘴入路切开复位内固定

A. 用带螺纹的克氏针作为手柄复位骨折；B. 钢板固定后；C. 钢板固定截骨后的鹰嘴（见手术技术 57-8）

- 内外侧双钢板或两个钢板互成90°都是可行的（图57-56C）。
- 检查每枚螺钉，确保没有穿透关节面。
- 修复鹰嘴截骨，前置尺神经，逐层关闭切口，负压引流。

术后处理 肘关节伸直位固定，术后2d拔除引流，术后3d开始肘关节屈伸活动，术后无需支具制动。

第四节 肘关节骨折脱位

一、桡骨小头骨折

桡骨小头骨折可以单独发生，也可以在复杂肘关节脱位（恐怖三联征）的情况及Essex-Lopresti损伤下发生。如果单纯只是桡骨小头骨折，那么治疗目的应该是使肘关节达到一个无痛、稳定的屈伸和旋转功能。对于桡骨小头骨折，我们用得最多的是Mason分型（图57-57）。大多数桡骨小头骨折可以进行非手术治疗（Mason Ⅰ型和Ⅱ型）。骨折不愈合和移位很少见。但是，关节强直确实是一个并发症。如果患者关节活动不受限，悬吊和在疼痛可以忍受的情况下即刻活动可达到一个预期的良好的效果。Lindenhovius等报道，长期随访观察（22年）手术治疗的结果并不比非手术治疗有优势。Akesson等报道，49例Mason Ⅱ型患者（2～5mm移位）非手术治疗后80%达到了无痛活动，并且活动范围与正常人相似；其余的功能不佳患者在后期行切除桡骨小头后功能也得到了改善。最近，Duckworth等报道了100例Mason Ⅰ型、Ⅱ型桡骨小头骨折经非手术治疗获得了非常好的治疗效果。对Mason Ⅲ型骨折进行非手术治疗的前提是必须确保肘关节稳定；仔细评估可能会是Mason Ⅳ型骨折。做不做手术治疗关键在于：①损伤是单独存在的且没有并发复杂的肘关节脱位；②且肘关节屈伸旋转功能不受限。

手术治疗

肘关节脱位过程中如果并发（即Mason Ⅳ型）移位的Mason Ⅱ型和Mason Ⅲ型桡骨头骨折或肘关节活动受限，则需要手术治疗。

1. Mason Ⅱ型骨折的治疗　当需要手术时，开放复位内固定是这类型损伤的常规治疗方法。在"安全区"（上尺桡关节面以外的区域）（图57-58）使用微型螺钉固定骨折块，或再加上一块支撑钢板固定骨折可以达到了良好的效果。桡骨小头部分切除也有不错的预后。在复杂的肘关节骨折脱位，如果残留的关节面很小，切除小头后置换可以提供基本的关节稳定。如果肘关节是稳定的，切除桡骨小头不置换可获得良好的效果。

2. Mason Ⅲ型骨折的治疗　这种类型的骨折通常都存在于比较严重的损伤中，并且可伴发肘关节脱位和其他损伤。与Mason Ⅱ型相比不适合进行内固定治疗。对于老龄患者中单纯的小头骨折，手术切除是不错的选择，但是，对于在年轻患者却会有不一样的结果。未被发现诊断的伴发损伤可能对远期预后造成影响。在年轻患者中，晚期关节病、肘关节外翻不稳、前臂的轴向不稳等问题已导致许多病例避免切除桡骨头。但是，有报道称，5例患

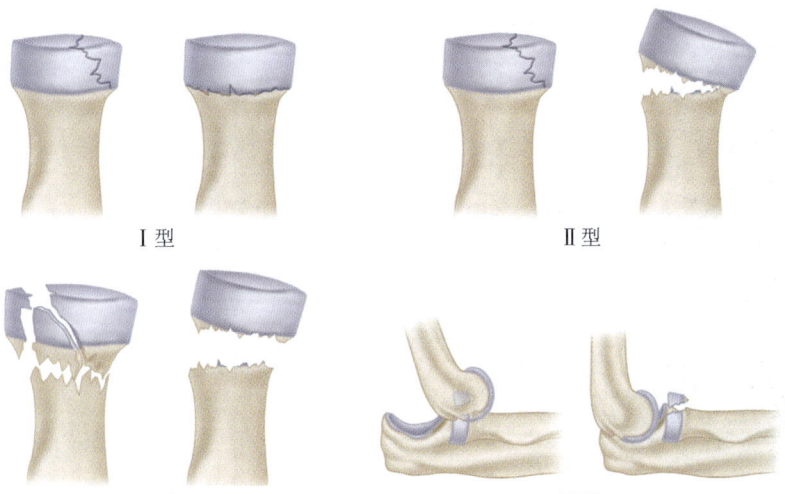

图57-57　桡骨头和桡骨颈骨折的Mason分型

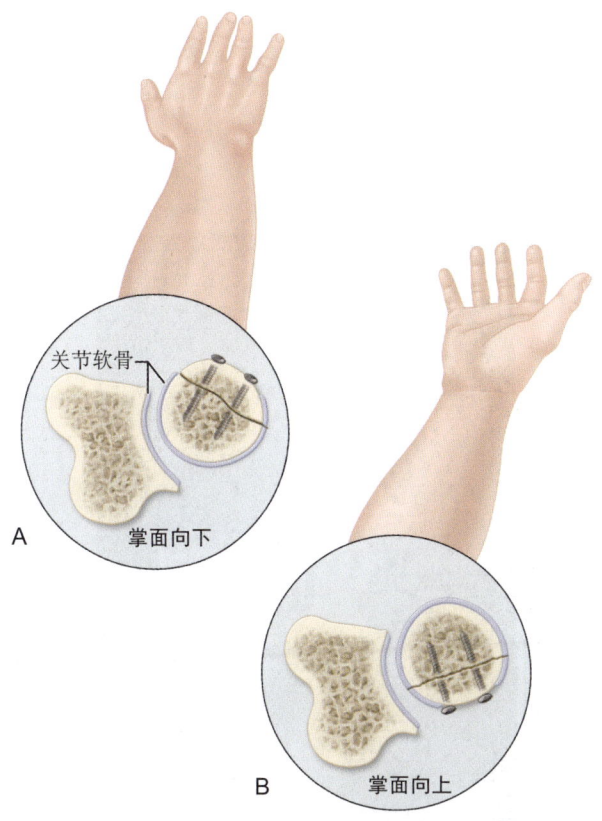

图 57-58 "固定安全区"（桡骨小头未与尺骨相关节的区域）（见手术技术 57-9）

桡骨小头骨折的开放复位内固定

手术技术 57-9

- 通过 Kocher 或 Kaplan 入路显露桡骨小头和桡骨颈（见第 1 章）。
- 小心保护外侧副韧带。在"恐怖三联征"损伤中，韧带需要在最后重建。

Mason Ⅱ 型骨折

- 复位部分骨折，小心不要剥离骨膜。如果需要，可以使用牙钩、剥离子和锤骨棒。
- 用 1～2 枚螺钉固定复位好的骨折（图 57-59A）。有时如果骨折顶端比较粉碎或在靠近关节的部位有骨缺损，需要放置一块支撑钢板。
- 如果不能达到牢固的固定（如同骨折脱位），考虑桡骨小头置换。

Mason Ⅲ 型骨折

- 如果需要扩大显露，剥离外侧副韧带的起点；这在手术结束后需要修补完整。
- 复位并用克氏针临时固定关节面。有时拿出骨折块在手术台上拼凑可能更快。
- 通过旋前前臂来保护骨间背神经。
- 在手腕中立位（安全区）（见图 57-58），在桡骨近端外侧面放置一块小钢板，并用螺钉固定（图 57-59B 至 D）。
- 如果需要，进行骨移植填充骨缺损。
- 检查前臂的旋前旋后功能。

术后处理 用塑形后侧石膏托固定上肢于屈肘 90° 位。3～7d 后去除石膏托，改用吊带保护上肢。此时即可开始做主动或主动辅助的练习。3 周后应去除吊带，在能耐受的情况下逐渐增加练习。决不允许用力推拿肘关节。

者 16～21 年的随访结果满意。Faldini 等描述，42 例患者中有 36 例患者在桡骨头切除术后平均 18 年获得了良好的效果。在切除桡骨小头之前，必须排除肘和前臂的不稳定。

开放复位内固定在一些选定患者中可取得良好的效果；Ikeda 等报道，Mason Ⅲ 型骨折，与 13 例切除桡骨小头患者相比，15 例行开放复位内固定患者获得了更大的力量和更好的功能。行开放复位内固定的理想骨折状态是有 3 块或更少的骨折块，且每块都足够大，可以用 1 枚螺钉把持，并且干骺端骨丢失轻微。否则，就应该考虑实施切除或置换桡骨小头。金属假体置换在短期随访中获得了良好的效果。Sun 等进行的一个包含 138 例接受开放复位内固定和 181 例接受桡骨头置换患者的 meta 分析发现，不论是短期还是中期随访，在肘关节评分、缩短手术时间及降低骨不连发生率方面，假体置换均优于开放复位内固定。假体置换手术充满挑战，其最主要的并发症是肱桡关节接触太紧，导致磨损、疼痛和运动功能减退（见第 12 章）。假体置换的主要优势是维持肱桡关节，进而维持肘关节和桡尺骨轴向的稳定性。

二、尺骨冠突骨折

冠突骨折在肘关节脱位中的发生率为 10%～15%。Regan 和 Morrey 将冠突骨折分为三型：Ⅰ 型，冠突尖部的骨折（无远期不稳）；Ⅱ 型，骨折累及冠突小于等于一半（会显著影响肱尺关节的稳定）；Ⅲ 型，冠突基底的骨折（常引起后方不稳）（图 57-60）。最近，O'Driscoll 等（表 57-7 和图 57-61）改进了此分型，使其能更准确地预测了相关损伤和指导治疗（图 57-62）。

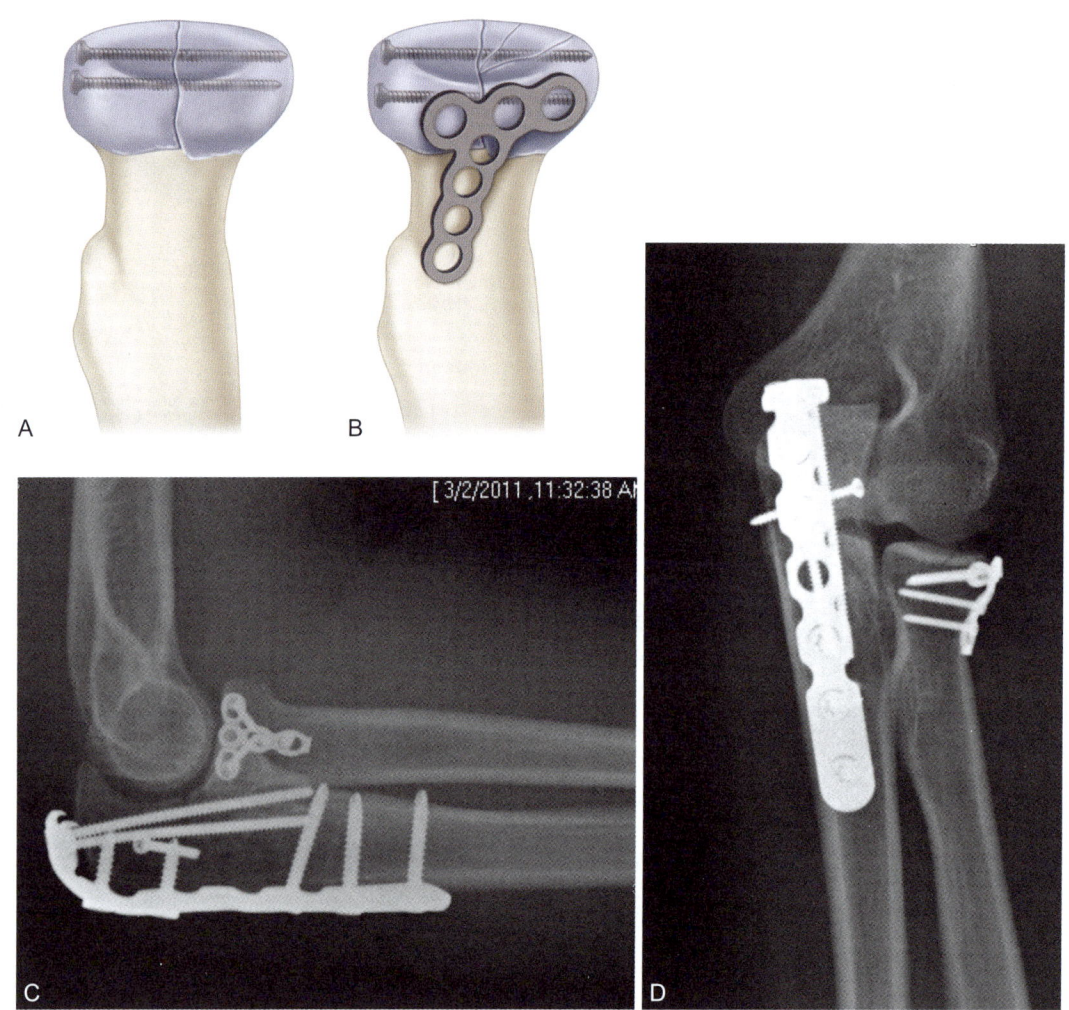

图 57-59 桡骨头骨折切开复位内固定
A．用 2 枚小螺钉固定 Mason Ⅱ型骨折；B 至 D．用钢板螺钉固定 Mason Ⅲ型骨折（见手术技术 57-9）

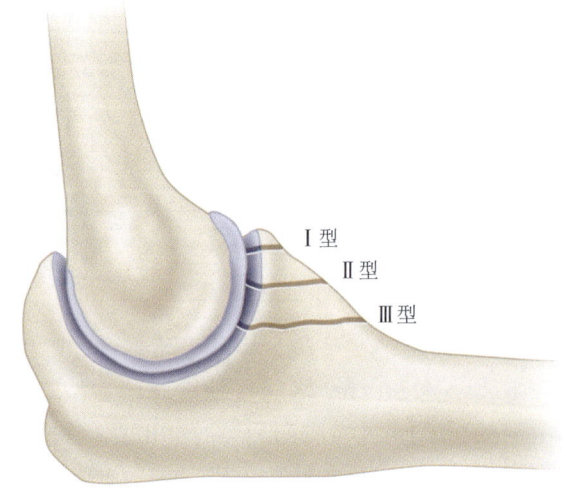

图 57-60 冠突骨折分型

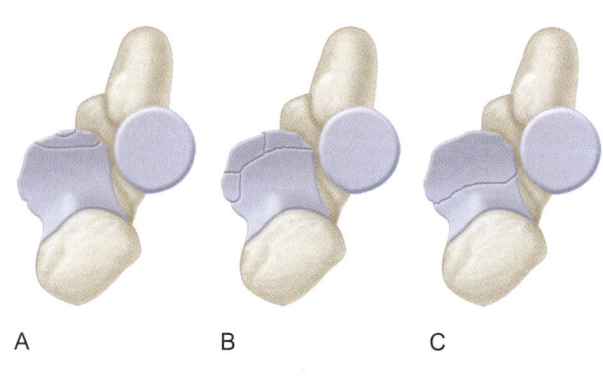

图 57-61 基于骨折块类型的冠突骨折分型（O'Driscoll 等）
A．Ⅰ型，冠突的横行骨折；B．Ⅱ型，冠突前内侧面骨折；C．Ⅲ型，冠突基底骨折

表 57-7	冠突骨折分型（O'Driscoll 等）	
骨折	亚类	具体描述
Ⅰ型：尖部	1	≤2mm 冠突骨高度（即片状骨折）
	2	>2mm 冠突高度
Ⅱ型：前内侧	1	前内缘
	2	前内缘+尖部
	3	前内缘+高耸结节（±尖部）
Ⅲ型：基底	1	冠突体和基底
	2	经鹰嘴基底的冠突骨折

因为冠突骨折块可能在侧位图像上显得比较小，或有时与桡骨骨折混淆，所以当怀疑冠突骨折时，最好行 CT 检查。

对于移位的冠突骨折，应行复位及固定。应该仔细评估冠突骨折是不是伴随着更严重的肘关节损伤（见下文恐怖三联征损伤）。缝线可以用于固定小的骨折块（图 57-63A），螺钉可以用于固定大的骨折块（图 57-63B）。通过一项尸体研究，Huh 等证实了桡侧腕屈肌入路比过顶入路能获得更好的前内侧冠突和近端尺骨的显露。冠突前内侧面的骨折是一种冠突骨折的特殊类型（图 57-64），为肘关节内翻应力所致，如果不处理会导致后中旋转不稳。建议修复外侧副韧带并开放复位内固定冠突骨折（图 57-65）。

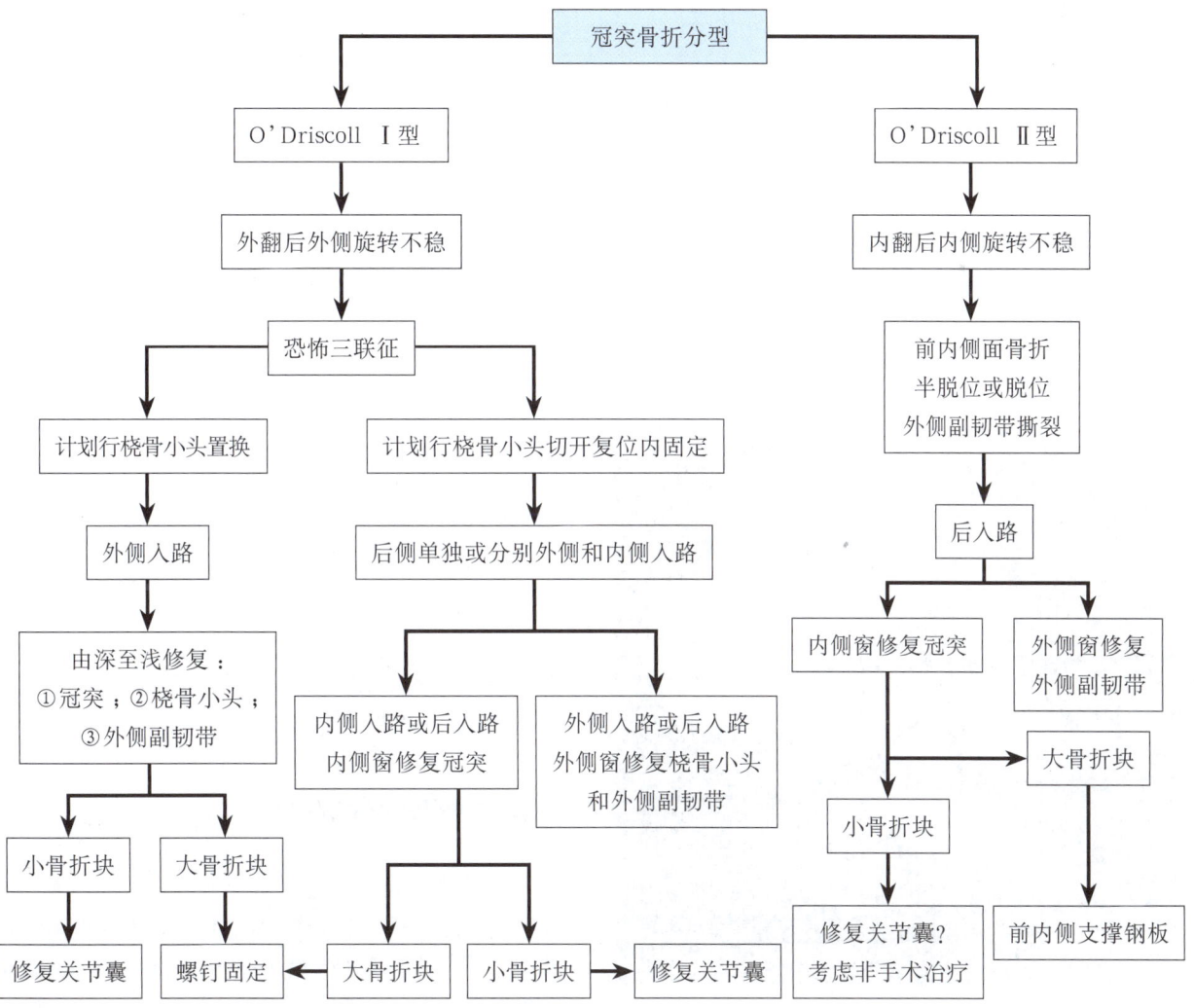

图 57-62　O'Driscoll Ⅰ型和Ⅱ型冠突骨折治疗及相关损伤的治疗规程
（引自：Manidakis N, Sperelakis I, Hackney R, Kontakis G: Fractures of the ulnar coronoid process, *Injury* 43:989,2012.）

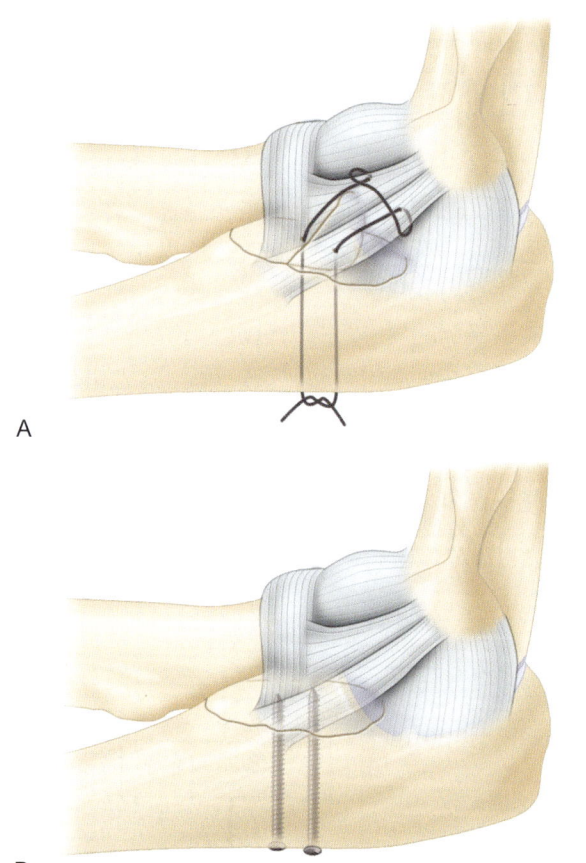

图 57-63　A. 小冠突骨折块可用缝线固定；B. 大的骨折块可用拉力螺钉固定

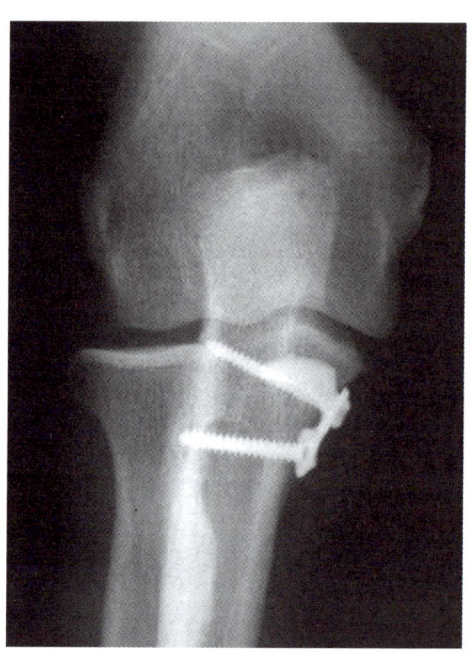

图 57-65　前内侧冠突骨折行钢板内固定

（引自：Steinmann SP: Coronoid process fractures, *J Am Acad Orthop Surg* 16:519, 2008.）

三、简单的肘关节脱位

简单的肘关节脱位是肱桡、肱尺关节的脱位。说它们简单是因为没有发生相关联的骨折。常在神经血管检查后行闭合复位非手术治疗。复位后再脱位的倾向要评估和记录。X 线片可以确认复位。开始肘关节固定于 90°屈肘位。如果复位后肘关节稳定，5～10 d 后开始活动度锻炼。很多不稳定的损伤可能需要固定 2～3 周，而且也只能在保护下开展关节活动度锻炼。Modi 等在他们纳入了将近 5 000 例简单肘关节脱位的例例研究中发现，有 2.3% 的患者需要在伤后平均 1 个月接受重建稳定性的手术，而 1.2% 的患者需要在伤后平均 9 个月接受软组织松解手术。

四、肘关节的骨折脱位

肘关节的骨折脱位常由于跌倒时手部伸展产生的剪切作用所致。当近侧桡尺关节复合体被撞击后移时，可以发生桡骨头、桡骨颈或冠突骨折，也可发生联合骨折。外翻应力可造成肱骨内上髁撕脱，这种情况在青少年中更为常见。内侧副韧带和外侧副韧带复合体总会被撕裂。

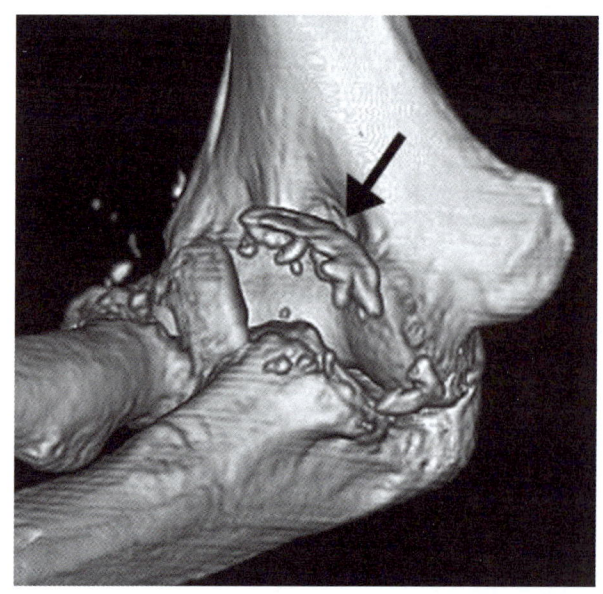

图 57-64　三维 CT 扫描显示前内侧面骨折块

（引自：Steinmann SP: Coronoid process fractures, *J Am Acad Orthop Surg* 16:519, 2008.）

成年人的肘关节后方骨折脱位通常需要进行手术处理,因为骨折和韧带复合体损伤使大多数脱位不稳定。尺骨冠突或桡骨小头或两者都骨折会使复位后的肘关节明显不稳(图 57-66)。在修复骨折之后没有修复外侧副韧带复合体和内侧副韧带会使肘关节残留不稳。过长时间的制动会大大增加强直的并发症,应行开放复位和牢固的内固定以允许肘关节早期活动。

治疗

闭合复位应尽可能早。复位后拍摄 X 线片可以完整地了解骨质损伤的情况。很有必要行三维 CT 鉴定这种损伤的所有情况。肘关节的屈伸活动应该小心。如果从伸直位屈曲 30°或更多即出现半脱位或有脱位倾向则表明不稳,需要手术维持稳定。同心圆复位及稳定很少见,应该伤后 2~4 周早期活动,而且应该密切随访;如果发生半脱位或自发的再脱位,应进行手术处理。

五、肘关节的恐怖三联征损伤

最早由 Hotchkiss 描述,恐怖三联征包括肘关节脱位、桡骨小头骨折和冠突骨折。早先这种复合损伤由于预后差被指为"恐怖"。主要损伤是外侧副韧带的撕裂及内侧结构的破坏(图 57-67)。外侧副韧带的撕脱发生在它的起始处,连同一些附着在肱骨远端外侧的总伸肌结构一起,在肱骨远端留下了光秃秃的附着点(图 57-68B)。损伤造成桡骨小头和冠突的骨折块大小和复杂程度不定。

报道肘关节脱位和骨折脱位的早期研究指出,三联征损伤的预后均差,而 Ring 等报道,在 8 例患者中有 4 例出现了相当差的结果。但最近,在 4 项研究的 105 例患者中,70% 出现了不错的预后(Pugh 等、Egol 等、Forthman 等和 Lindenhovius 等)。McKee 等报道了 36 例"恐怖三联征"损伤,依照规范的手术原则治疗(框 57-4),其中 78% 取得了优良的结果,Lindenhovius 等报道了 18 例患者,其中 15 例(83%)取得了优良的结果。最近 Fitzgibbons 和 Gupta 等的报道进一步证实了这些损伤治疗后的良好效果。

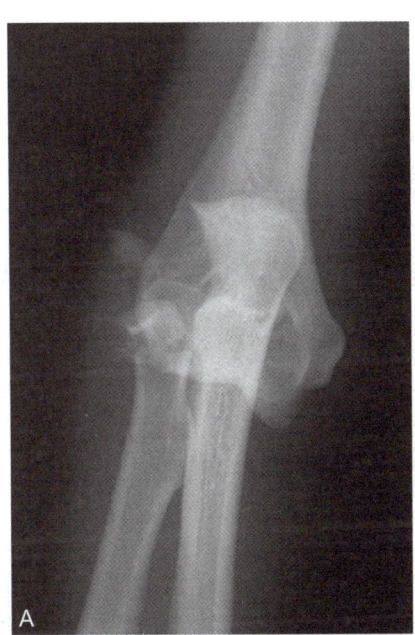
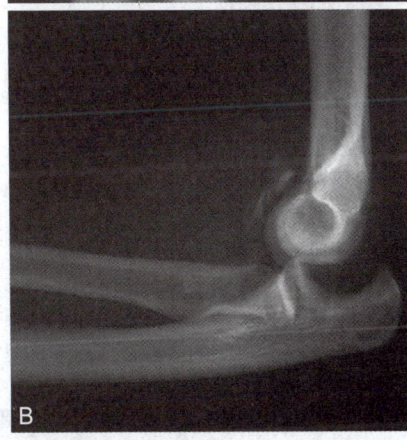

图 57-66 肘关节骨折脱位
A. 后脱位伴不可修复的桡骨头和颈骨折,冠突 II 型骨折不明显,这个患者的损伤是双侧的且很典型;B. 一侧的肘关节屈曲 90°夹板固定后发生再脱位,在切除桡骨头之前需固定冠突,以维持稳定,大的冠突骨块和桡骨头骨块很明显

(引自:Crenshaw AH: Adult fractures and complex joint injuries of the elbow, in Stanley D, Kay NRM, editors: *Surgery of the elbow: practical and scientific aspects*, London, Arnold, 1998.)

| 框 57-4 | 肘关节恐怖三联征骨折-脱位的手术治疗原则 |

- 通过固定冠突骨折(II、III 型)或修复前关节囊(I 型)恢复冠突稳定
- 通过固定骨折或用金属小头置换恢复桡骨小头稳定
- 通过修复外侧副韧带复合体和相关的所谓次要约束带,如伸肌总腱的起始部和(或)后外侧关节囊,恢复外侧的稳定性
- 对残留后侧不稳的患者修复内侧副韧带
- 当常规的修复无法建立有效的关节稳定时,可以加用肘关节铰链型外固定架以便早期活动

(引自:Pugh DMW, wild LM, Schemitsch EH, et al: Standard surgical protocol to treat elbow dislocations with radial head and coronoid fractures, *J Bone Joint Surg* 86A:1122, 2004.)

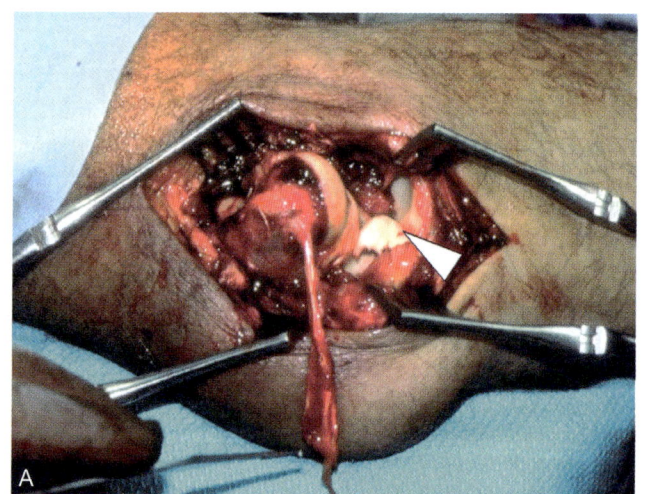

图57-67 A．"恐怖三联征"肘关节损伤。可见外侧副韧带复合体从肱骨远端撕脱，伸肌腱起始部分／外侧副韧带复合体从光秃的外侧髁上垂下来，冠突骨折块嵌在关节里（箭头），从冠突骨折块的后面可以看到桡骨小头缺损；B和C．"恐怖三联征"的影像学表现；D．桡骨小头切除术后，不稳定表现；E．冠突缝合修复后仍有轻度半脱位存在；F．冠突及外侧副韧带修复后肘关节获得了稳定

（A 引自：Pugh DM, Wild LM, Schemitsch EH, et al: Standard surgical protocol to treat elbow dislocations with radial head and coronoid fractures, *J Bone Joint Surg* 86A: 1122. 2004.）

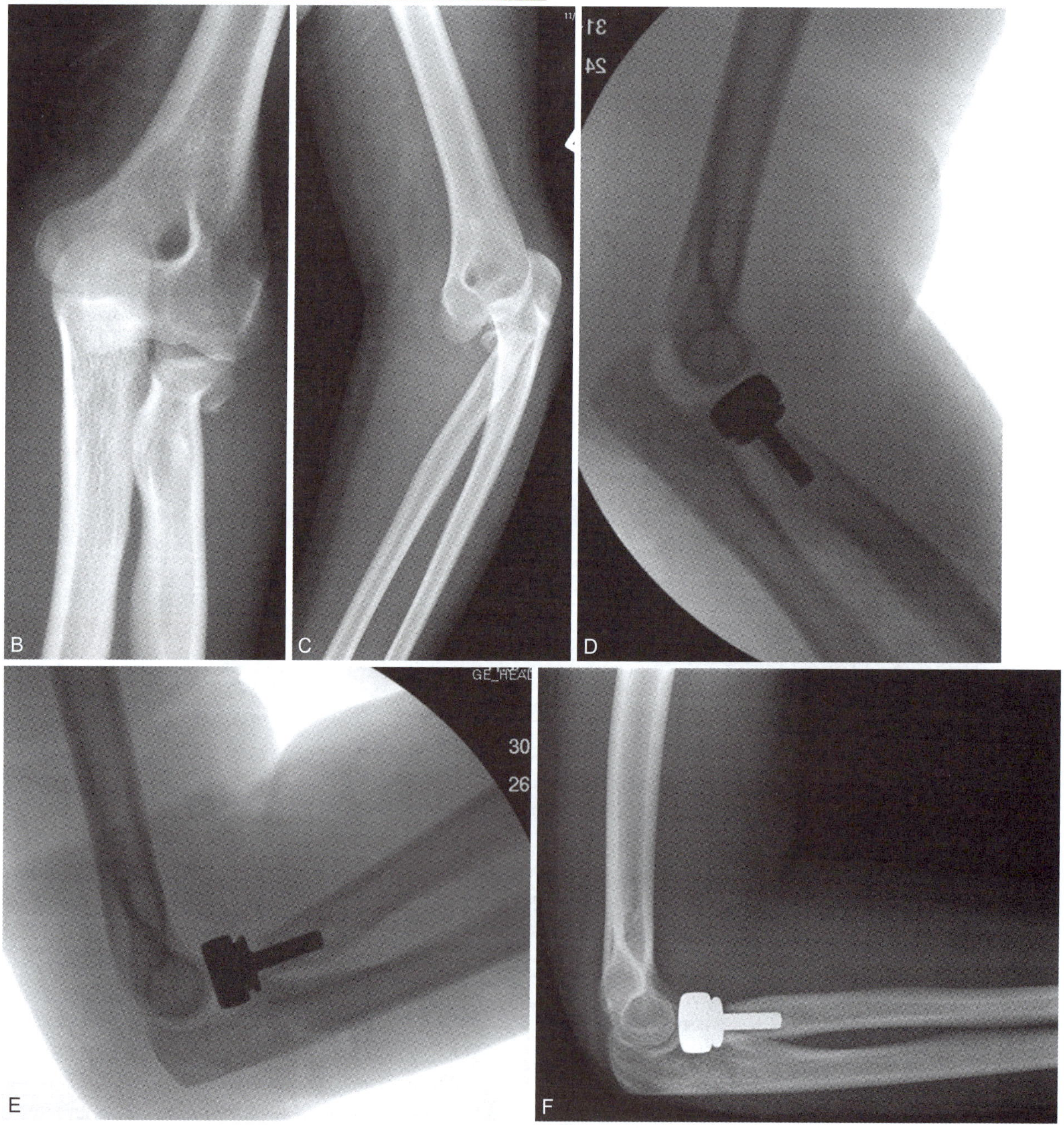

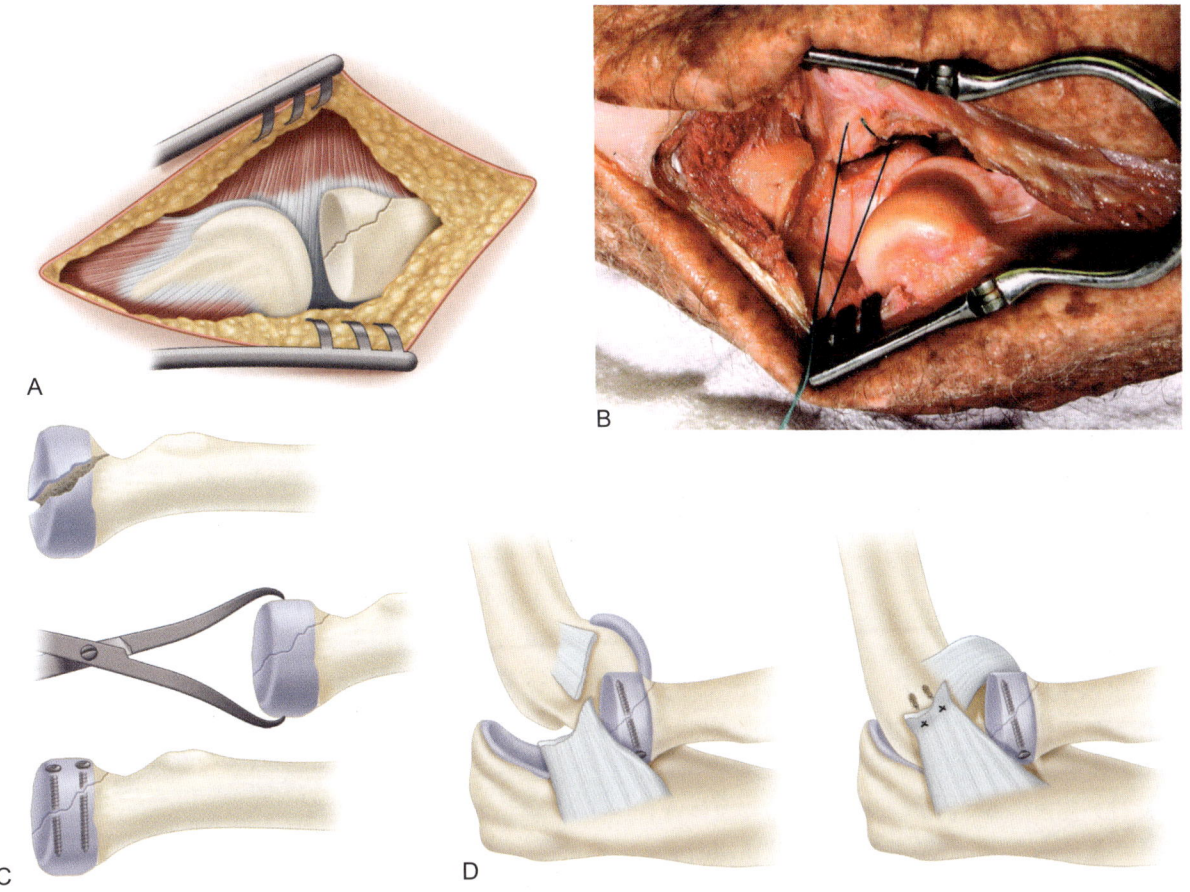

图 57-68 "恐怖三联征"的治疗

A. 外侧入路；B. 用不可吸收缝线将前关节囊通过冠突骨折复位基底的孔洞固定；C. 复位并用 2 枚埋头钉固定；D. 将剥离的外侧副韧带复合体修复至外侧髁（见手术技术 57-10）

（引自：McKee MD, Pugh DM, Wild LM, et al: Standard surgical protocol to treat elbow dislocations with radial head and coronoid fractures, *J Bone Joint Surg Am* 87 Suppl 1(Pt1):22, 2005.）

（一）治疗

许多肘关节手术入路已描述，但对于治疗"恐怖三联征"的最佳入路仍存在争议。入路的选择依赖于最初的骨折方式、不稳的类型、软组织损伤和外科医师的经验。直接的外侧入路或中线切口皮瓣下至 Kocher 间隔常被使用；在后者如果需要，可以打开靠内侧的第 2 个间隔。从外侧入路进去的固定策略是由深至浅（冠突至前关节囊至桡骨小头至外侧副韧带至伸肌总腱起始部）。不管选择何种入路，都应该努力通过损伤平面操作并减少手术切开剥离。

冠突固定依赖于骨折块的大小。对于小片撕脱，通常在鹰嘴后侧钻孔用缝线复位固定。这样可有效地将前关节囊锚定在冠突上。对于较大的骨折块，可以从鹰嘴后侧用拉力螺钉固定。当桡骨小头损伤需切除和置换时，冠突内固定很容易看到。近期，先是在 Beingessner 等的一项生物力学研究中，而后是在 Papatheodorou 等的一项临床研究中，对固定冠突的必要性提出了质疑。在 Papatheodorou 等的临床研究中，作者认为，只要满足以下三个条件，即使不固定冠突，三联征损伤依然可以获得良好的效果：①修复或置换桡骨头；②修复尺侧副韧带；③术中透视证实肘关节处于同心稳定状态。

桡骨小头骨折的处理决定于能否复位以及复位后骨质的情况是否允许复位获得维持。如果骨折不能有效复位及固定，那就行金属假体置换。虽然做决定在手术中的早期，但实施是在冠突骨折固定之后，因为移除桡骨小头可以很好地暴露冠突骨折块。

在冠突和桡骨小头固定或置换之后，外侧副韧带和伸肌总腱会重新附着在起始处。软组织约束带的重建对肘关节整体稳定性的贡献很大。在骨折固定和侧副韧带修复后，如果仍残留肘关节不稳定，可以用铰链式外固定架维持肘关节的稳定性，或者也可通过环形外固定架或交叉克氏针来增加稳定性。

肘关节骨折 – 移位的"恐怖三联征"的固定

手术技术 57-10

（McKee 等）

- 患者取仰卧位，将患者前臂放于手术桌上，做肘关节外侧切口（见图 57-68A）。如果选择后入路，患者可以患侧在上侧卧位，上肢垫枕自然下垂。当需要放置铰链式外固定架或用单纯内侧入路时也可以使用这个体位。
- 在肱骨外侧髁后外侧面辨别外侧副韧带复合体撕脱遗留的附着点。小心地通过损伤的软组织断裂进行操作（根据需要向远近端延长切口），尽量保护好完整的组织结构。
- 标记分离的外侧副韧带复合体以备修补。如果伸肌总腱也撕脱，也要标记。
- 检查冠突骨折的类型和严重程度；通过移走不可修复的桡骨小头（60%的发生率），可以看得更清楚。
- 如果骨折块很大（冠突骨折Ⅱ型或Ⅲ型），复位后可以用 1 枚或 2 枚 3.0 mm 或 3.5 mm 拉力螺钉从尺骨后表面拧入进行固定。从尺骨背面插入一根导线，直视下确保导针出口位于冠突；直视下复位骨折块。
- 较大的骨折块可以用专用的冠突板固定（图 57-69），但需要做内侧入路。
- 对于复杂骨折，尽可能尝试固定较大骨块，特别是关节面部分，达到冠突前方阻挡以防止肘关节后脱位。
- Ⅰ型冠突骨折块太小，不能用螺钉固定。可以用缝线套索式地将骨折块和前关节囊缝合修补，并将其通过带针眼的克氏针穿过冠突基底的孔洞后绑定固定（图 57-68B）。
- 评估桡骨骨折。如果是一个或两个骨折块，复位骨折并用细克氏针临时固定。置入小螺钉（如 Herbert 螺钉）并埋头于关节面内（图 57-68C）。
- 如果骨折粉碎（有三个或更多骨折块），压缩，关节面损坏，或者联合有桡骨颈骨折，那么提示稳定的解剖复位不可行，可以切除桡骨头。
- 置入标准的金属桡骨头假体试模，全程活动肘关节以确定最能达到肘关节稳定的假体大小，置入最后确定的假体。
- 骨折固定完成后，通过穿过骨质上的孔洞或用铆钉固定不可吸收缝线缝合固定的外侧副韧带复合体（图 57-68D）。
- 在关闭切口前，活动肘关节于屈伸 20°～130°位，检查肘关节的复位及稳定性，要求是没有可察觉的后侧及后外侧半脱位及脱位。
- 如果残留的后侧及后外侧不稳很明显，检查冠突和桡骨小头骨折复位固定的情况以及外侧副韧带复合体缝合的位置。如果这些都很满意，那么选择是修复内侧损伤的结构（内侧副韧带和屈肌旋前肌部分）或者放置铰链外架。
- 常规关闭皮下及皮肤。用衬垫垫好的夹板固定肘关节于屈曲 90°充分旋前位。

术后处理 根据关节稳定的程度和联合损伤夹板固定 1～10 d。大多数患者活动度练习开始于术后第 1 天。主动和主动辅助练习需要动力稳定装置（屈曲-旋前肌群和伸肌总腱起始）的恢复。前臂完全自由旋转要求肘关节位于屈曲 90°位。鼓励肩及腕关节随意活动。但是，患者在 4 周内应避免伸直至屈曲 30°位。

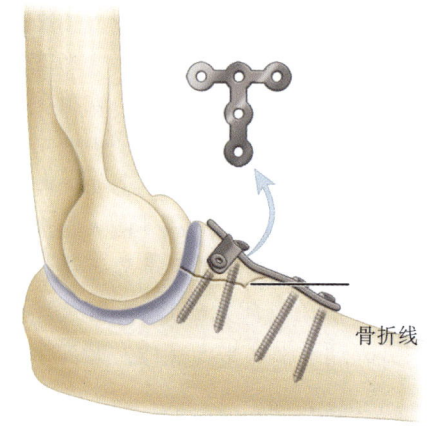

图 57-69　冠突的钢板固定（见手术技术 57-10）

（二）并发症

肘关节骨折脱位的并发症包括感染、关节纤维化、骨融合、产生症状的内固定物、遗留的不稳。为预防关节炎改变，关节内骨折必须解剖复位。可以预料将有一定程度的关节伸直受限。

异位骨化相对比较普遍，包括侧副韧带和关节囊的钙沉积，大部分研究表明了异位骨化的发生率低于20%，然而，Shukla等发现，在经手术治疗的骨折脱位，异位骨化的发生率高达43%，且其中有一半左右需要手术干预。Foruria等报道，在130例肘关节异位骨化中，有20%与临床上的运动功能障碍相关。

异位骨化严重时几乎可以造成肘关节的完全强直（图57-70）。异位骨化在骨折-脱位后常见，早在伤后3～4周即可在X线片上即看到。严重程度似乎与损伤的大小、固定时间长短以及手术延迟的时间有关。

六、伴有肘关节脱位的桡骨小头和桡骨颈骨折

对伴有肘关节脱位的桡骨头和桡骨颈骨折的治疗存在争议。同冠突一样，桡骨头是肘关节的一个重要稳定结构。如果桡骨头仍可保留，应优先选择切开复位和内固定，而不是桡骨头切除。如果桡骨头不能保留，对桡骨头切除后是否使用金属桡骨头内植物作为临时占位器仍有争议，但如果在内侧副韧带和屈肌-旋前肌群修复后仍存在关节不稳定，应该考虑使用。并发症包括假体松动和翻修。Watters等报道了桡骨头置换术后良好的短期疗效。手术的目的是获得一个稳定的肘关节，为达到此目的，必要时应该修复所有的结构。

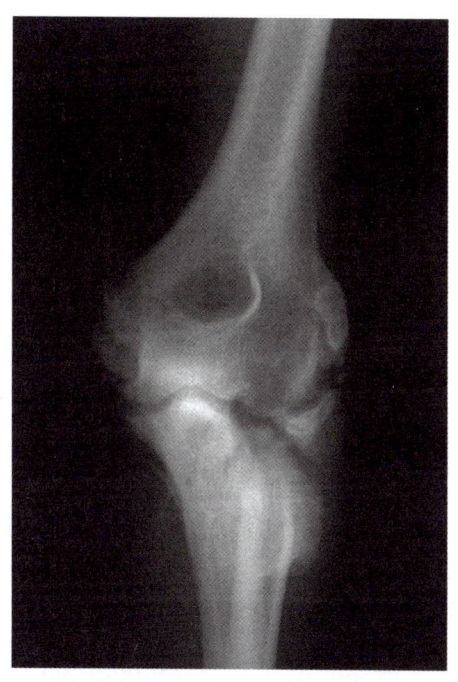

图57-70　肘关节骨折脱位和桡骨小头切除后出现的广泛的异位骨化

七、尺骨鹰嘴的骨折和骨折脱位

（一）骨折

尺骨鹰嘴骨折可以由直接暴力引起，如跌倒时肘尖部着地，也可以由间接暴力所致，如部分屈肘位跌倒，肱三头肌收缩的间接力量使鹰嘴撕脱。Schatzker根据骨折方式和选择内固定类型时需要考虑的力学因素将这些骨折进行了分类（图57-71）。

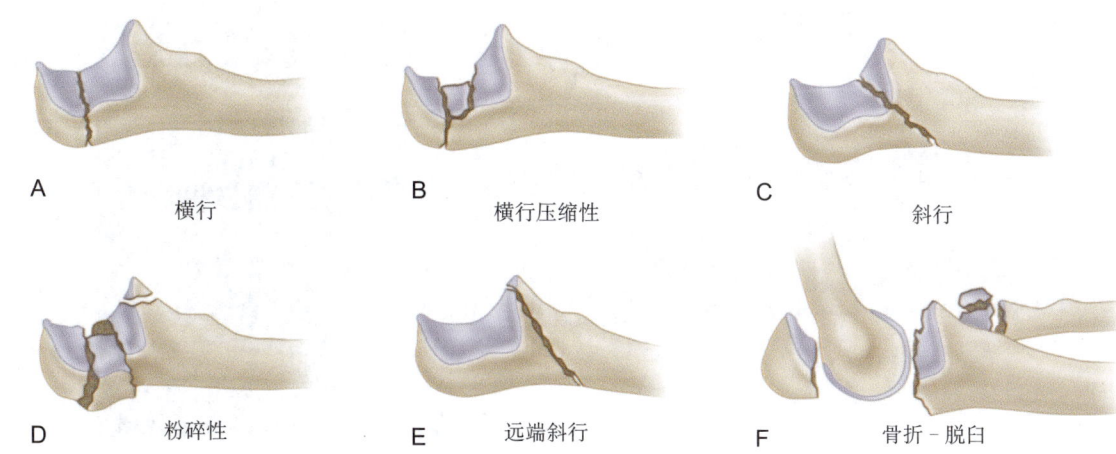

图57-71　A至F. 鹰嘴骨折的Schatzker分型

A 横行　B 横行压缩性　C 斜行　D 粉碎性　E 远端斜行　F 骨折-脱白

鹰嘴骨折的治疗目标是获得无痛的功能。主动伸直的丢失在移位骨折时很常见。解剖复位和坚固的内固定对于功能和关节炎的预防至关重要。早期活动度锻炼计划的实施可以降低创伤后关节纤维化的概率，坚强的内固定可以接受强制性活动。对于可以主动伸直的无移位或轻度移位的骨折，可以采取非手术治疗。肘关节夹板屈肘 90°位固定 3～4 周，然后温柔地被动活动至主动辅助再到主动活动。

并发症来源于鹰嘴的皮下边界部分，主要是伤口的并发症和产生症状的内固定物。除此之外，经过骨折的屈曲或主动活动时牵拉的力量可能导致不愈合。

大多数鹰嘴骨折有移位，需要手术治疗。像所有需要手术治疗的骨折一样，要有术前评估和手术计划。对每个骨折都必须选择正确的治疗方法以保证获得成功的结果。识别肘关节损伤和并发脱位对于其处理至关重要。

治疗 在复位和内固定能解决问题的情况下，鹰嘴切除和三头肌前移常没必要。据报道，对于功能要求低且身体状况差，遭遇到不可重建的严重近端粉碎性骨折，或者内固定失败后接受翻修的鹰嘴骨折患者，采用骨折近端切除并将三头肌缝合重建于骨折远端是成功的。最近的生物力学数据显示，在鹰嘴的后侧比前侧重建三头肌止点可以获得更大的力量。

应用张力带钢丝技术的目的是：在屈肘时，鹰嘴背侧骨皮质伸展，使鹰嘴关节骨折端可以获得压缩应力；但是，生物力学研究并不能证实抗张应力转化为压缩应力。张力带钢丝被证实对于简单横行骨折很有效，而在斜行、粉碎、乙状切迹以远的骨折中禁忌使用。手术过程充满了不确定因素，常带来并发症——常是产生症状的内固定物，在有的报道中高达 80% 的患者需要取出。肘关节不稳及冠突和桡骨小头骨折的患者中已注意到不良后果。

克氏针常被用于锚定张力带，其风险是可能对前臂的血管神经造成损伤。推荐采用髓内螺钉结合张力带，据报道，克氏针穿过骨皮质比在髓内放置更能增加稳定性和减少并发症。

我们不常使用克氏针张力带技术固定移位的鹰嘴骨折，因为与其他技术比较存在高的并发症和再手术率。它的主要优势是造价低，而且在软组织条件差的患者中占用很小的空间而不过多干扰软组织。

钢板内固定可以对复杂骨折、远端骨折和复杂的骨折脱位起到较好的固定作用。通常用的是中和钢板，此技术允许拉力螺钉固定冠突和（或）鹰嘴以达到解剖重建尺骨近端（图 57-72 至 57-74）。

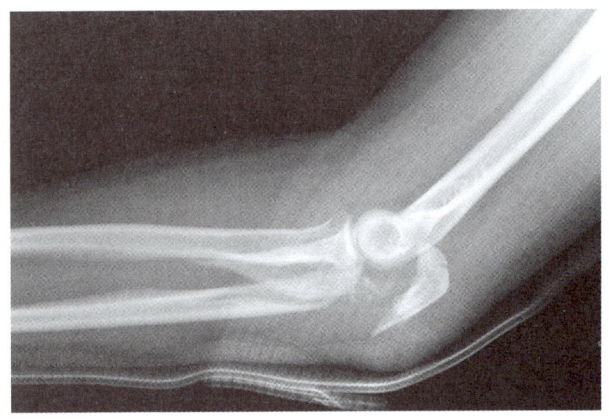

图 57-72　鹰嘴骨折脱位

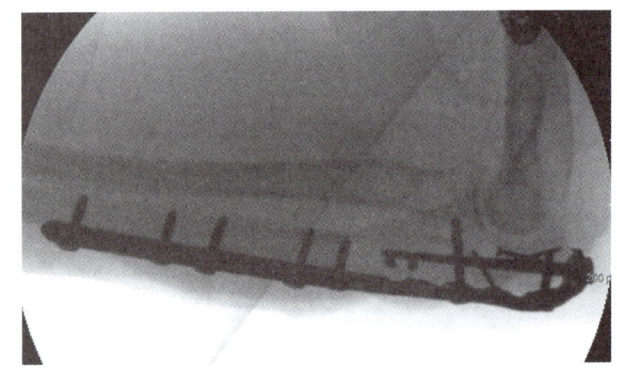

图 57-73　用钢板和拉力螺钉固定鹰嘴的骨折脱位

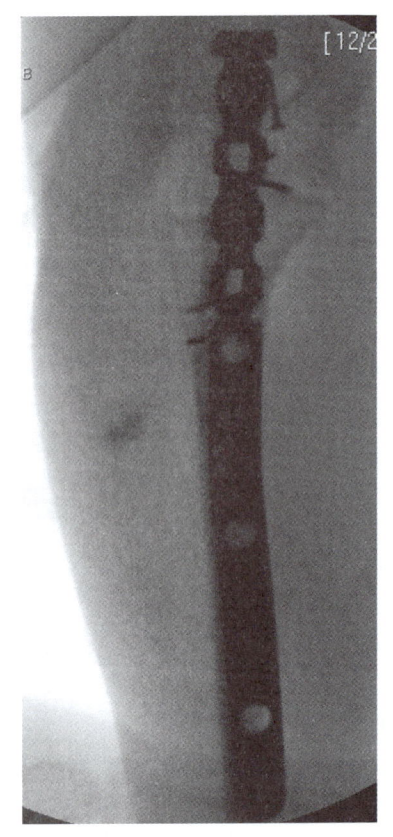

图 57-74　用拉力螺钉和钢板固定鹰嘴骨折脱位

钢板可提供骨折愈合及早期活动度练习所需的所有稳定性，这样可最大限度地提高功能恢复。

钢板内固定最常见的缺点是内固定物存留引起症状。但很多近期的报道否定了这点。新型模板预弯钢板很薄，可于近端提供更多的螺钉选择，有锁定螺钉功能，且有匹配尺骨近端解剖外形的弧度而适用于延伸的骨折（图57-75）。这些钢板在近80%的患者中取得了良好的效果。生物力学测试发现，在横行骨折中，钢板明显比张力带更能提供压缩应力。重建钢板和1/3管型也取得了一些成功，但我们不推荐使用。伤口并发症是使用钢板时最需要关心的问题，因为尺骨近端的软组织覆盖欠佳，以及肘关节屈曲时后侧软组织存在张力。

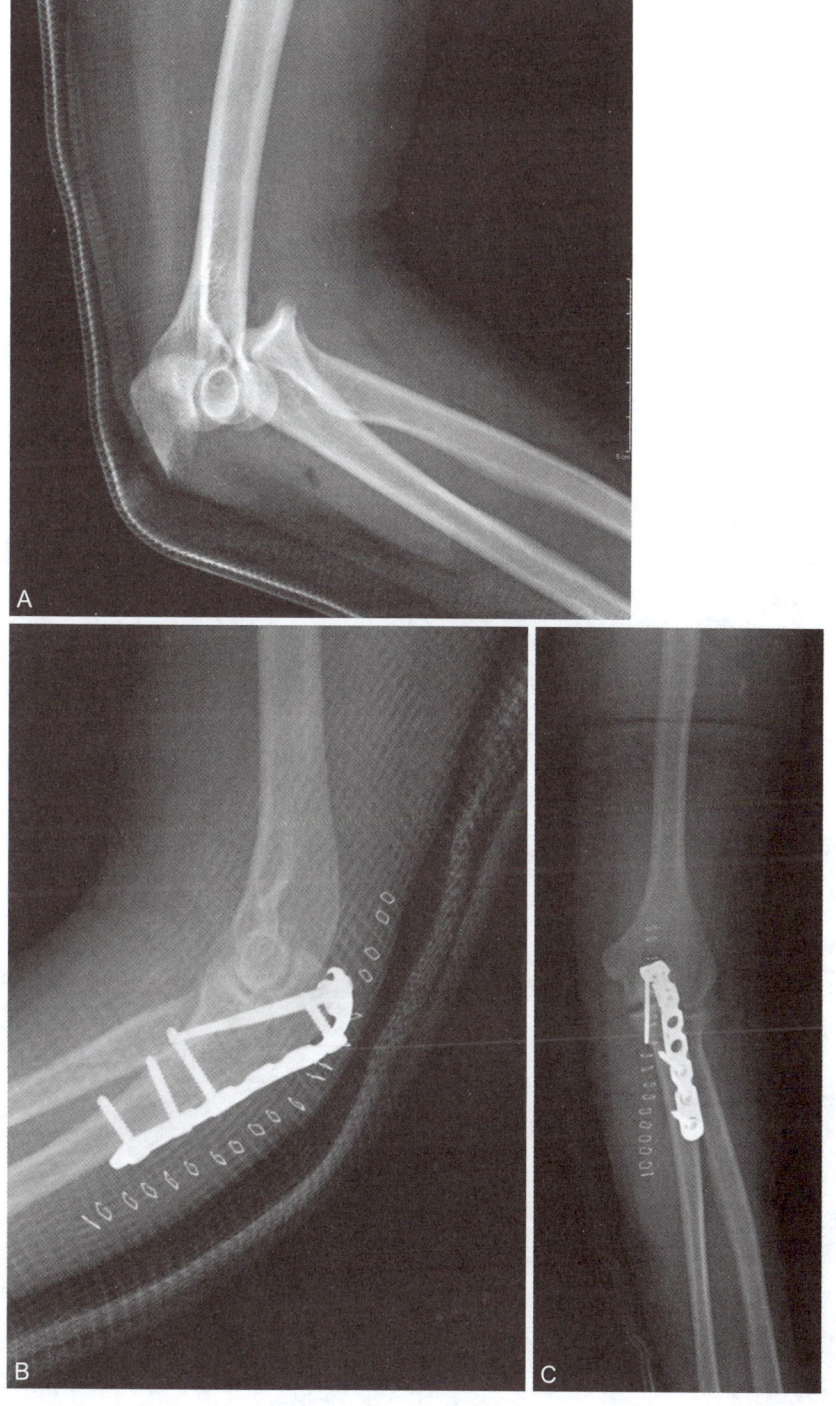

图57-75 A. 鹰嘴的骨折脱位；B和C. 用低切迹钢板固定

（二）骨折脱位

典型的鹰嘴骨折脱位为前脱位或后脱位。在前脱位中，肱骨远端顶碎尺骨鹰嘴（经鹰嘴的骨折脱位），有肱尺脱位，而近端尺桡关节和侧副韧带完整。复杂程度不一，粉碎可波及冠突。我们通过解剖复位关节面及钢板内固定处理这种损伤。冠突复位后用拉力螺钉固定，关节复位后用临时内固定物和（或）拉力螺钉固定，之后用钢板固定整个骨折（图 57-76 和 57-77）。

后脱位是肱尺关节和桡尺关节骨折脱位，被认为是 Bado Ⅱ 型孟氏骨折脱位的变异类型。冠突骨折、桡骨小头骨折和外侧副韧带损伤常见，并且这些损伤与"恐怖三联征"相似。这些损伤要求准确的诊断、理解复合损伤和制订完整的治疗计划以获

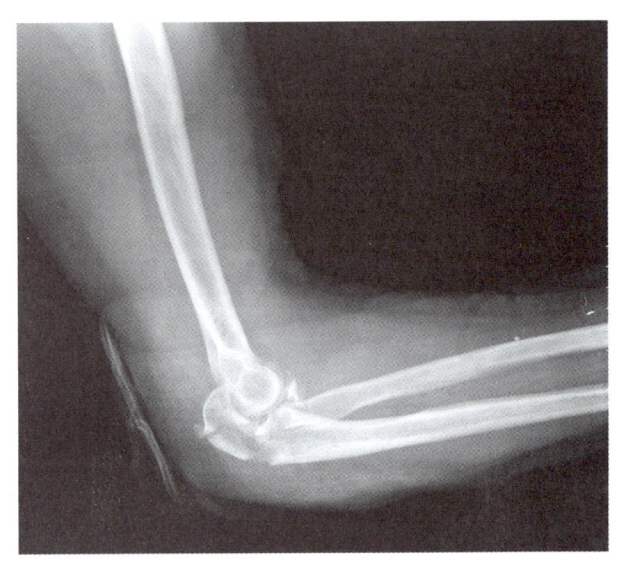

图 57-76　鹰嘴的骨折脱位

得成功的结果。Beingessner 等报道了 16 例患者获得良好效果的手术记录的细节：①桡骨小头的修复或置换；②尺骨干的复位，包括前方斜行骨皮质块；③用螺钉或经骨缝合固定冠突；④复位固定鹰嘴至尺骨干，牢固的尺骨干固定；⑤内侧和外侧副韧带在尺骨上的修复固定；⑥修复外侧副韧带在肱骨侧的起点。

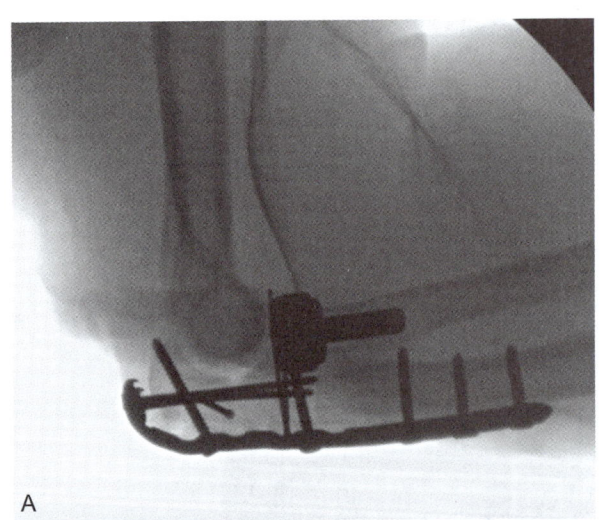

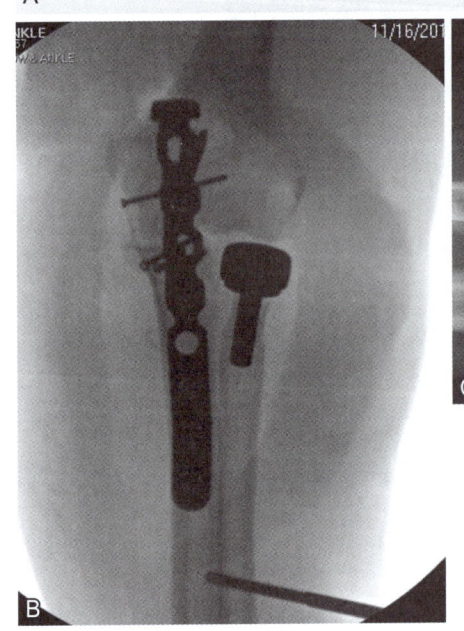

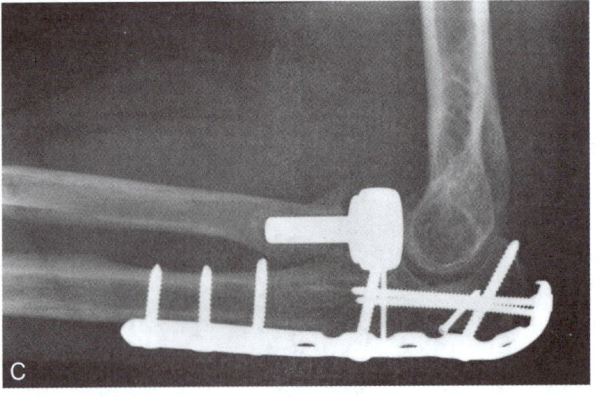

图 57-77　A 至 C. 用拉力螺钉和钢板固定整个骨折

髓内钉 最近兴起使用髓内钉治疗尺骨鹰嘴骨折。Rodriquez 和 Eglseder 描述了一种技术，髓内螺钉结合低切迹微型钢板周围固定。与那些报道使用 3.5 mm 点接触动力加压钢板固定的结果相似。Nijs 等在 21 例患者中使用 1 枚鹰嘴截骨术的螺钉（OleON, Synthes, West Chester, PA）取得良好的效果。Edwards 等报道了使用一种多平面带锁髓内钉（OlecraNail, Mylad Orthopaedic Solutions, Mclean, VA）治疗鹰嘴近端骨折，包括复杂的不稳定类型（图 57-78）。

开放复位内固定鹰嘴骨折

手术技术 57-11

- 患者取仰卧位或侧卧位。
- 从鹰嘴尖开始做足够放置内固定的后侧皮肤切口。
- 在比较复杂的损伤，如果需要，可以解剖出并保护好尺神经。
- 仔细清创骨折边缘，确保不剥离粉碎性骨折块周围的骨膜和软组织。

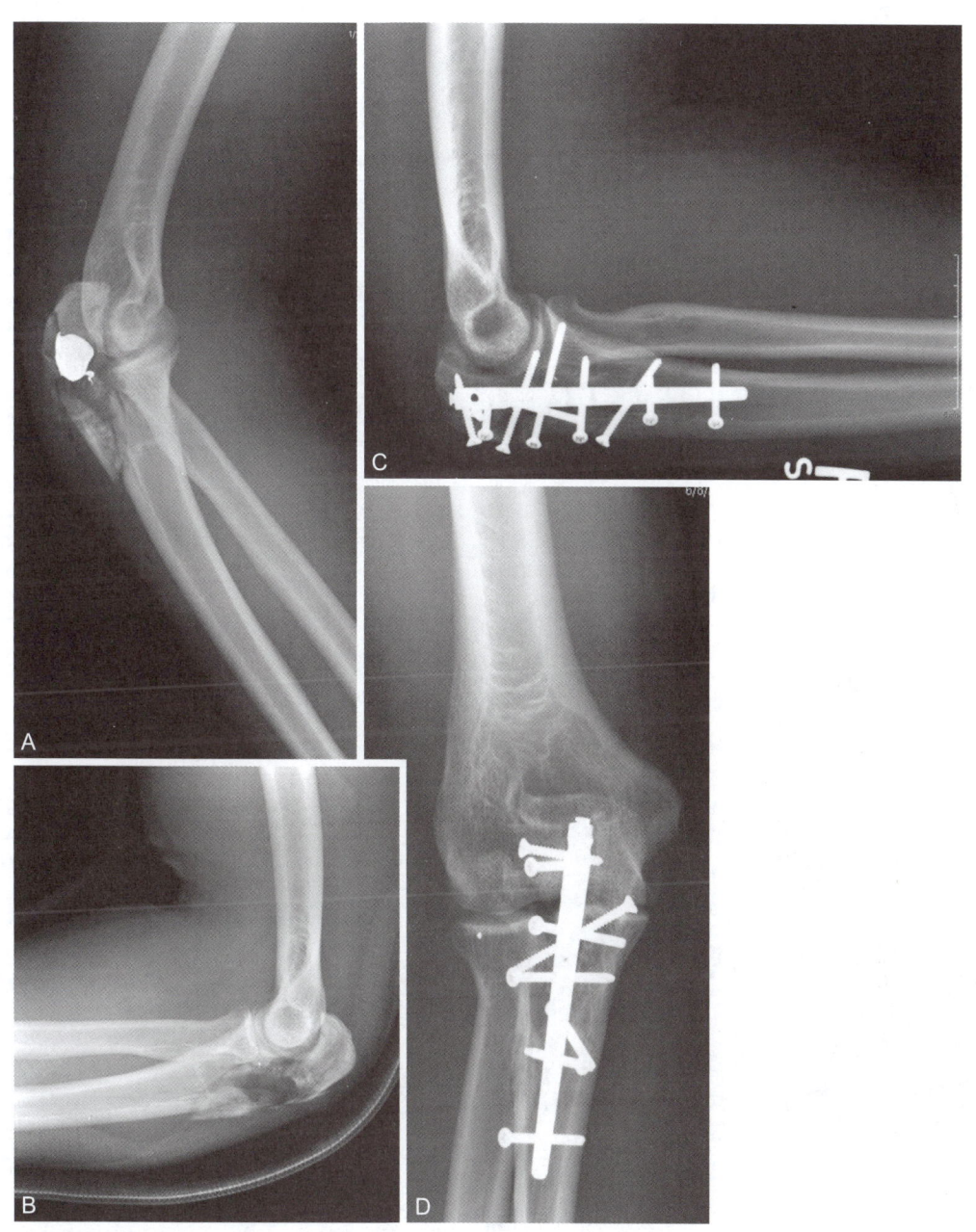

图 57-78　A 和 B. 肘关节骨折脱位；C 和 D. 用多平面锁定髓内钉固定

简单骨折

- 检查关节面，用点式复位钳复位骨折（图 57-79A）。
- 在放置钢板的平面以外暂时用克氏针固定；如果可能，可考虑用拉力螺钉固定（图 57-79B）。
- 将钢板（按照鹰嘴预塑形）放置在近端骨折块三头肌止点的上方。
- 如果可能，近端的髓内螺钉应尽可能穿过骨折线。
- 远近端螺钉的数目要充足。
- 通过透视确定复位及螺钉通道。
- 逐层关闭切口，肘关节伸直位前方石膏托固定。

复杂或粉碎性骨折

- 逐个复位并逐一用小拉力螺钉固定。如果有大的前方斜行骨块，将其固定于尺骨干。这将有助于稳定肘关节及方便逐个复位。
- 不适合用拉力螺钉的地方可以临时用克氏针。
- 复位压缩的软骨下骨骨块，用克氏针固定，用或不用移植骨支撑。
- 复位近端骨折块并临时用克氏针固定。
- 放置钢板。如果由于骨块大小或骨质问题固定不确实，考虑使用锁定螺钉。
- 透视确认复位及螺钉放置情况。
- 逐层关闭切口，肘关节伸直位夹板固定。

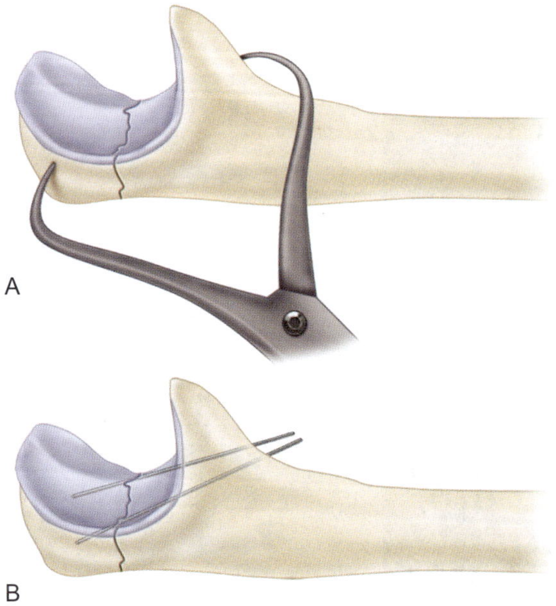

术后处理 夹板固定 2～5 d；如果肘关节稳定，保护下的活动度锻炼可以开始，并可在可忍受情况下进一步加强。

八、桡骨头或桡骨颈骨折合并下尺桡关节脱位（Essex-Lopresti 骨折脱位）

上肢伸直位严重跌伤可造成桡骨头或桡骨颈骨折、远侧桡尺关节破坏以及骨间膜撕裂向近侧延伸相当一段距离（图 57-80）。骨间膜纤维近桡侧走向的限制作用消失；若切除桡骨头，可发生桡骨向近端快速移位，造成因尺-腕撞击所致的腕部疼痛和因桡骨与肱骨头撞击所致的肘部疼痛。在发生桡骨移位前，必须早期诊断出远侧桡尺关节的破坏。如果已经出现移位，则晚期修复不能取得满意效果（图 57-81）。远侧桡尺关节疼痛伴有桡骨头或桡骨颈移位骨折，应提醒外科医师注意这种联合损伤的可能。对于近端桡骨骨折，应行切开复位内固定；对于远侧桡尺关节，应穿钉固定，钢钉保留 6 周。Edwards 和 Jupiter 建议，若桡骨头骨折不可修复，

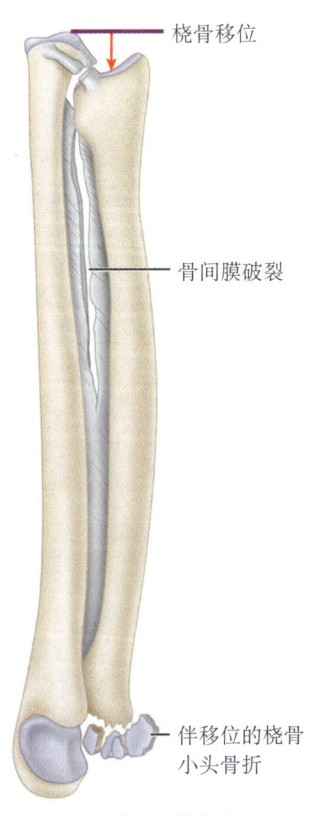

图 57-79 开放复位内固定鹰嘴骨折
A. 用持骨钳复位鹰嘴骨折；B. 用克氏针暂时固定（见手术技术 57-11）

图 57-80 Essex-Lopresti 骨折脱位（见正文）

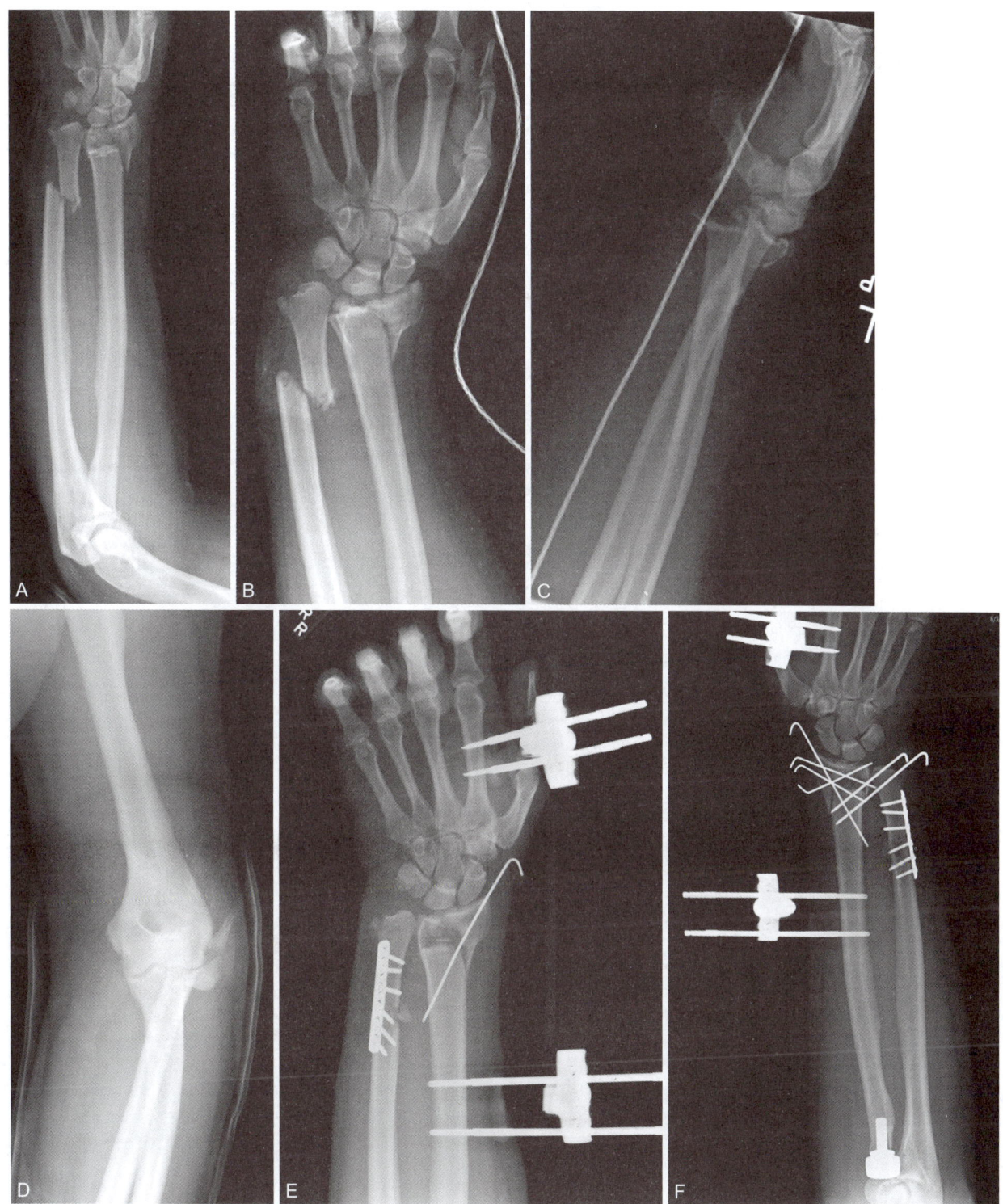

图 57-81　A 至 D. Essex-Lopresti 骨折脱位；E. 外固定术后，桡骨短缩明显；F. 桡骨头假体翻修以恢复桡骨长度

可行桡骨头置换术。仍需穿钉固定远侧桡尺关节，以便骨间膜愈合。

九、尺骨近端 1/3 骨折合并桡骨小头脱位（Monteggia 骨折－脱位）

这种称为 Monteggia 骨折－脱位的复合性损伤在治疗上常常貌似简单。按照 Watson-Jones 所说，"没有一种骨折会产生如此多的问题，对这种损伤的治疗充满困难，治疗总是失败"。尺骨骨折合并桡骨近端脱位伴或不伴桡骨骨折在儿童中通常采取非手术治疗，而在成年人中需切开复位。

Bado 建议将这种骨折分成四型（图 57-82）：1 型，尺骨中段或近 1/3 骨折合并桡骨小头前脱位，尺骨骨折特征性地呈向前成角；2 型，尺骨中段或近 1/3 骨折，向后成角，合并桡骨头后脱位且常有桡骨头骨折；3 型，尺骨冠突以远骨折合并桡骨头向外侧脱位；4 型，尺骨中或近 1/3 骨折，桡骨头前脱位，肱二头肌腱结节以远桡骨近 1/3 骨折。在所有类型中，1 型远远多于其他类型，虽然儿童的损伤包括在大多数病例研究里。存在多种损伤机制，包括对尺骨的直接暴力和摔倒时前臂处于过度旋前或过伸位，当摔倒的压缩力使尺骨发生骨折时二头肌强大的旋后力量向前牵拉桡骨头。

以往我们对这种损伤的处理，特别是对桡骨头的脱位存在争议。早期的报道认为，所有的孟氏骨折脱位可以非手术治疗，而后来的研究认为，最好的结果是当切开复位桡骨头或内固定尺骨时重建环状韧带。Boyd 和 Boals 的一项包含 159 例孟氏损伤的研究报道，用加压钢板或髓内钉给予尺骨坚强的内固定，桡骨头给予闭合复位，近 80% 的患者取得了好的效果。较好地理解此种损伤和意识到处理相关病理过程的必要性可以使处理结果满意。Ring 和 Jupiter 报道，在开放复位牢固内固定后，83% 的患者取得了好甚至优秀的结果。Bado 2 型骨折的治疗常效果不佳，这是一种存在肘关节脱位和尺骨冠突、桡骨头骨折以及大量软组织损伤的复杂损伤。

孟氏骨折脱位并发桡骨头骨折是一个难题。Reynders 等认为，桡骨头的早期切除会使尺骨骨折内固定物增加成角应力而使其延迟愈合和不愈合。他们建议对桡骨头骨折给予修复，将移植物置换或留在原位直到尺骨骨折愈合。Ring 和 Jupiter 建议置换粉碎的桡骨头。

虽然在儿童常行闭合治疗，但成年人的孟氏损伤需要手术干预。尺骨切开复位内固定几乎可使 90% 的桡骨头闭合复位。肱尺关节的持续不稳主要由尺骨的不良复位引起。尺骨的粉碎性骨折使解剖复位变得困难。对于向背侧成角的不良复位，可给予桡骨头向后的应力。Jupiter 和 Kellam 建议此时使用背侧钢板。我们也注意到，很多近端骨折，钢板需要塑形以匹配近端尺骨弓。一块直的钢板会使骨折复位不良，并阻碍桡骨头复位。

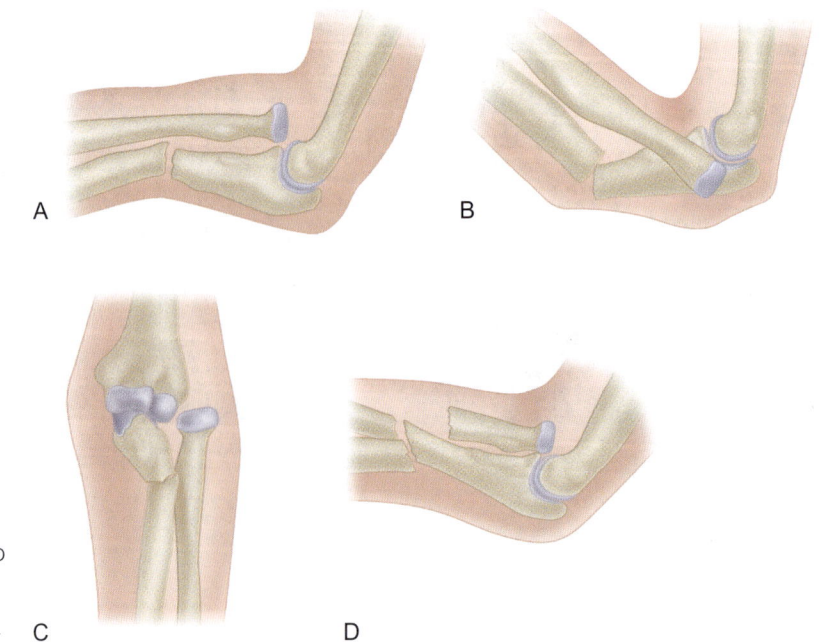

图 57-82 孟氏骨折脱位的分型（Bado 分型）

A. 1 型；B. 2 型；C. 3 型；D. 4 型

当尺骨骨折解剖复位后桡骨头仍然半脱位或脱位时，肱桡关节必须予以显露和探查，常是关节囊或软组织（甚至是骨间背神经）嵌入，须移走。肱桡关节的显露可以通过延长入路的 Boyd-Thompson 入路或使用 Kocher 入路（见第 1 章）。很少必须重建环状韧带。我们常规使用 3.5mm 有限接触动力加压钢板固定尺骨。如果骨折粉碎，我们尝试复位并用小螺钉固定骨块，目的是获得解剖复位进而获得一个稳定的肱桡关节。对于大多数近端损伤，我们发现，预塑形的鹰嘴钢板有助于达到稳定的固定。在尺骨固定后，要进行彻底的 X 线透视下肱桡关节的评估。对于任何观察到的半脱位，都应该重新评估尺骨复位的情况，或者考虑探查肱桡关节间是否有组织占位。

Monteggia 骨折的并发症包括关节纤维化、骨融合、骨折不愈合、畸形愈合、感染和神经损伤。Egol 等发现，在不同的 Monteggia 损伤的 20 例患者中，2 年随访有 9 例效果一般或较差；所有患者中有 7 例有异位骨化，14 例 X 线片有关节炎改变，8 例需要行翻修手术。

第五节 桡骨干和尺骨干骨折

前臂桡骨干和尺骨干的关系对于功能至关重要，特别是旋前和旋后。这种关系如此重要，以至于前臂被称为"功能关节"。骨折愈合不良可能会损害这个功能关节，以至于损害旋前和旋后。重建前臂的长度、对线和旋转对于保持它的动态功能很重要。

手术治疗几乎适用于全部成年人的前臂双骨骨折。目的是用坚强的内固定重建尺桡骨的解剖关系。非手术治疗几乎没有适应证，除非是基本情况很差的患者，虽然髓内钉有一定的适应证，但最普遍的还是钢板螺钉内固定。1975 年，Anderson 报道了具有里程碑意义的 86% 的患者获得了满意的效果，桡骨和尺骨的愈合率分别为 98% 和 96%。Chapman 等报道了用 3.5mm 钢板获得了相似的结果。这些和其他报道都证实了尺桡骨切开复位内固定会获得骨愈合和好的效果。

我们常规对成年人的双骨折使用钢板内固定（图 57-83）。除了桡骨的近端骨折使用背侧 Thompson 入路外，几乎所有手术都是掌侧 Henry 入路（见第 1 章）。最常使用 3.5mm 有限接触动力加压钢板（LC-DCP）。如果有蝶形骨块，可以使用 2.4mm 或 2.7mm 的拉力螺钉固定以获得解剖复位，最后辅以一块中和钢板。对于横行和短斜行骨折，可以使用加压钢板技术。对于尺骨远端和桡骨近端，3.5mm 钢板太大，用 2.7mm 钢板和锁定钉可以在减少内固定厚度的同时提供坚强的固定。

对于相对轻度污染的开放性骨折，可以在彻底清创、冲洗后行复位内固定。对于重度污染的损伤，彻底清创冲洗之后，可以用夹板固定或暂时外固定，在反复清创和冲洗之后，如果创面满意，可以切开复位内固定。对于重度污染的骨折，可以考虑使用抗生素珠链。如果软组织条件不允许使用内固定，可以使用髓内钉以减少对创面的损伤和植入金属内植物所需的显露。

单一的尺骨骨折可能会使治疗陷入手术与非手术的两难境地。尽管大部分的尺骨骨折经非手术治疗最终都治愈了，Coulibaly 等仍推荐对于近端 1/3 的骨折采取手术治疗，因为该处的骨折会发生渐进性移位；他们同时也推荐对于移位大于 50%、成角超过 8° 的骨折行手术治疗，因为上述两点都是骨折稳定与否的标志。

历史上，早期髓内钉装置，例如，克氏针和 Rush 针，治疗前臂骨折效果不佳。使用 Sage 钉处理桡骨弓的问题，允许进一步活动并可降低不愈合率。ForeSight 钉（Smith and Nephew, Memphis, TN）是一种可以通过塑形重建桡骨弓的交锁钉，在许多研究中有满意的结果。尽管现在的髓内钉获得满意的效果，但是，开放复位内固定的效果仍然优于髓内钉。我们仍保留使用髓内钉，对于那些软组织条件差以至于不可能安全地使用钢板的情况，挽救肢体的风险抵消了活动度和骨愈合率降低的风险。髓内钉常常用于固定一根骨（常是尺骨），而另一根（常是桡骨）用钢板固定，以此来减少软组织并发症。我们常用这种技术固定多段尺骨骨折。

前臂双骨骨折切开复位内固定

手术技术 57-12

- 对 X 线片评估后，计划固定顺序：
  如果可以解剖复位，先固定桡骨；
  如果两骨广泛粉碎，先固定桡骨；
  如果桡骨粉碎而尺骨简单骨折，先复位固定尺骨。

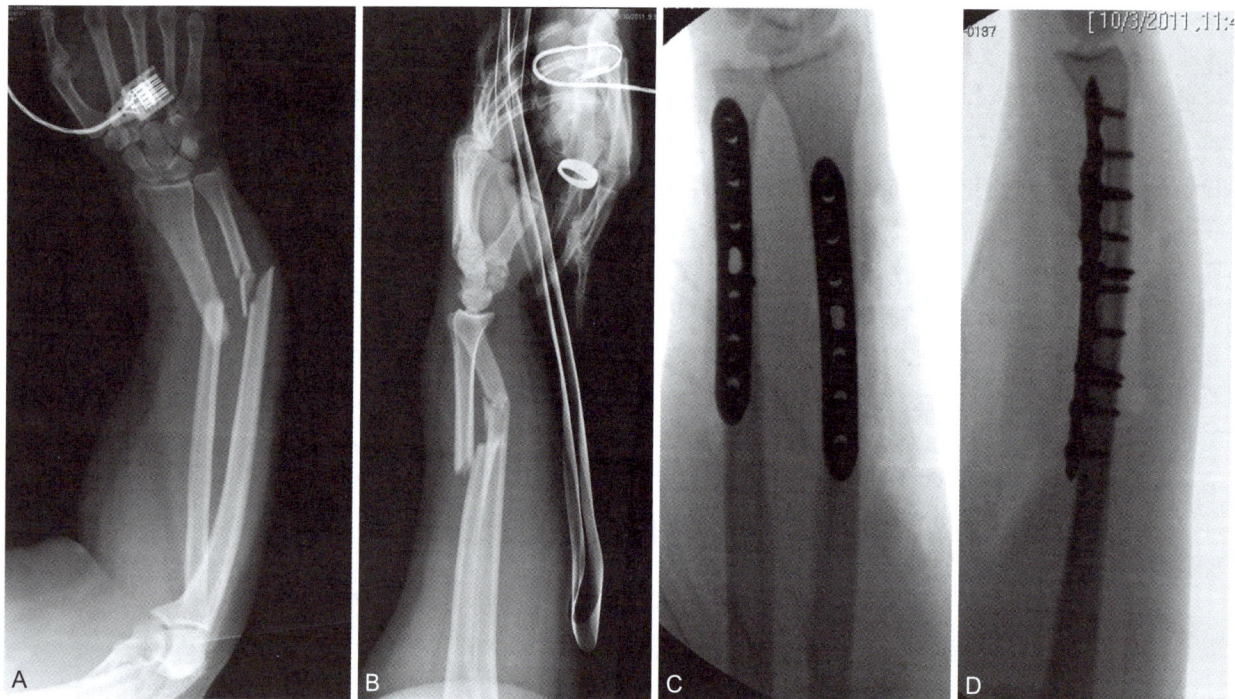

图 57-83　A 和 B. 前臂双骨骨折；C 和 D. 用钢板和螺钉内固定

- 对于大多数骨折，做一个掌侧 Henry 入路至桡骨远端（图 57-84A）。如果骨折需要固定至近端的二头肌结节，做一个背侧 Thompson 入路（见手术技术 1-112）。
- 保留远近端的骨膜（图 57-84B 和 C）。
- 清除骨折端的血肿和碎屑。
- 评估恢复长度的可能，需要考虑的有：如果骨折后短缩的时间较长，恢复长度后会导致瘫痪和麻痹。
- 对于横行骨折，可以用 3.5mm 的有限接触动力加压钢板。如果有蝶形骨块，在钢板固定前用 2.0mm 或 2.4mm 的拉力螺钉固定（图 57-85 和 57-86）。
- 对于斜行骨折，复位骨折并用 1 枚 2.0mm、2.4mm 或 2.7mm 的拉力螺钉固定，然后用 3.5mm 的有限接触动力加压中和钢板固定。
- 对于广泛粉碎的骨折，使用合适长度的桥接钢板固定。如果钢板长度超过 6～7 孔，可以侧方预弯钢板以匹配桡骨弓。
- 固定桡骨骨折后，做尺侧腕伸肌和尺侧腕屈肌间入路显露尺骨（图 57-84D 和 E）。钢板固定同样适用于尺骨。由于明显的内固定遗留症状，我们尝试避免直接将钢板放置尺骨皮下。
- 尺骨掌侧或背面都可选择，主要基于哪面会有更多的创伤分离。小心保护好骨膜。
- 尺桡骨固定好之后，X 线透视下确认完全复位及内固定牢固性（图 57-87）。
- 常规闭合伤口。

术后处理　柔软的敷料覆盖就可以了。只有在肘或腕关节有损伤时或内固定不牢固时用夹板固定。术后 3～7d 开始活动度练习；在骨折愈合之前避免提举重物。

桡骨远端 1/3 骨折合并远端桡尺关节脱位（Galeazzi 骨折-脱位）

桡骨干远侧 1/3 骨折合并远侧桡尺关节脱位这种复合性损伤被 Campbell 称为"无法避免的骨折"。与 Monteggia 骨折-脱位一样，Galeazzi 骨折-脱位常常漏诊。单纯的桡骨干骨折很罕见；很多合并下桡尺关节损伤。当桡骨远端 1/3 骨折合并移位时，要怀疑下尺桡关节的脱位损伤。X 线片上可以发现下尺桡关节脱位的征象包括：①尺骨茎突骨折；②正位片上下尺桡关节增宽；③侧位片上腕关节部位的尺桡骨脱位；④与对侧相比，桡骨相对于尺骨短缩 >5mm。Galeazzi 骨折-脱位的分型是基于桡骨脱位的方向（图 57-88）。

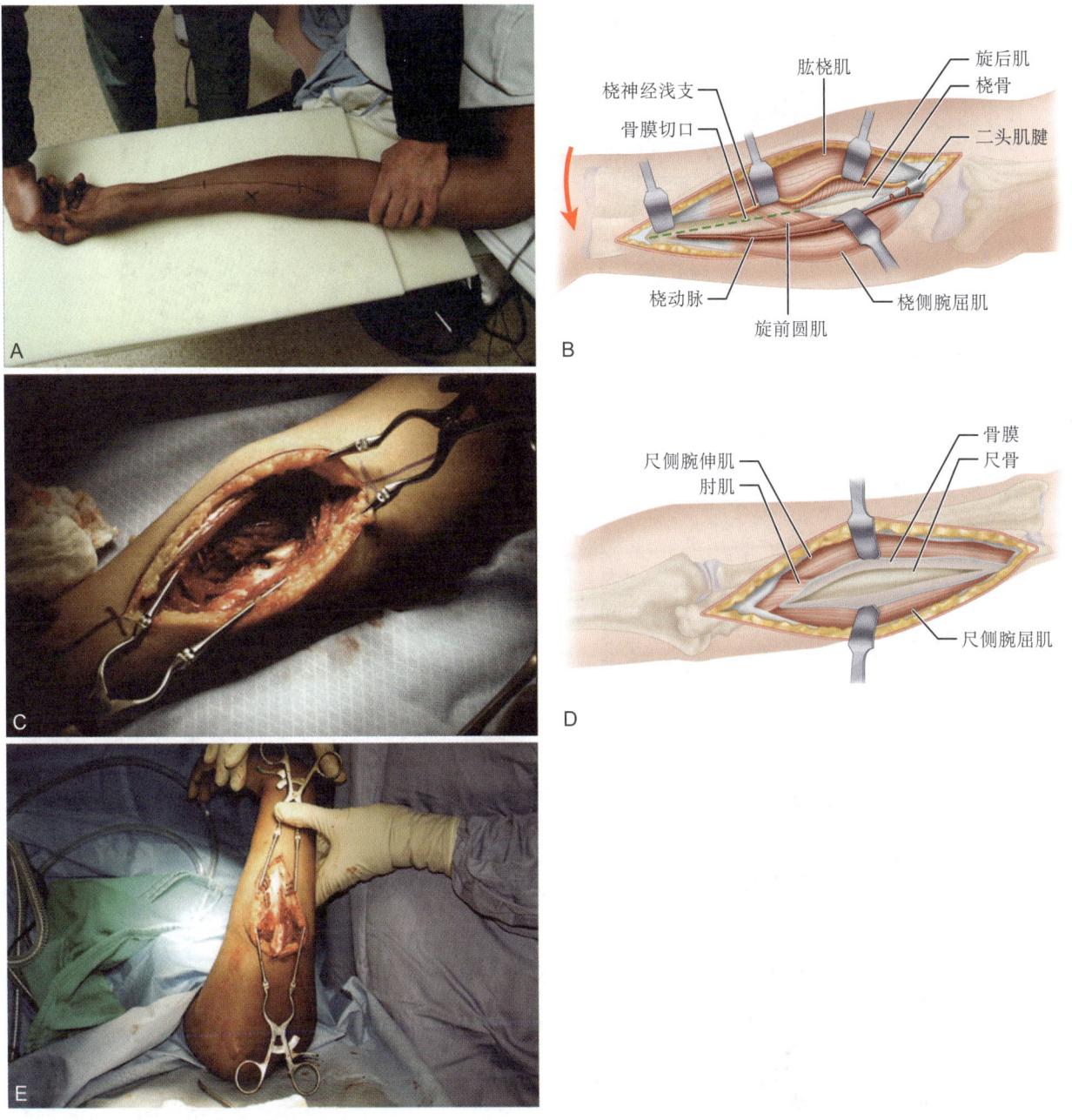

图 57-84　开放复位固定前臂双骨骨折
A. 掌侧入路；B 和 C. 深层解剖；D 和 E. 尺骨入路（见手术技术 57-12）

闭合复位石膏制动的满意率很低。对成年人可以选择通过前方 Henry 入路（见手术技术 1-114）开放复位桡骨干骨折，并用 AO 3.5 mm 动力加压钢板内固定（图 57-89 和 57-90）。桡骨骨折解剖复位、坚强的内固定可以使远端尺桡关节复位。前臂可以在旋后位、最大稳定的位置给予石膏固定 6 周，虽然最近的报道显示，中立位固定 2 周就可以。如果关节仍然不稳，应在前臂旋后位暂时穿 2 根克氏针（四层皮质以方便断裂后去除）（图 57-91）。6 周后去除克氏针并开始主动前臂旋转练习。或者可以固定骨折的尺骨茎突或修复三角纤维软骨复合体（图 57-92）。桡骨干骨折太靠近远端而不能选择髓内固定。远端尺桡关节不能复位常提示有软组织占位，需要切开。在对桡骨骨折内固定后伴有下尺桡关节不稳的 40 例患者进行的 7 年随访中，Korompilias 等发现，不稳在 I 型骨折中较在 II 型或 III 型骨折中显著高发。他们认为，从桡骨骨折的位置可以预判骨折固定后的不稳定。

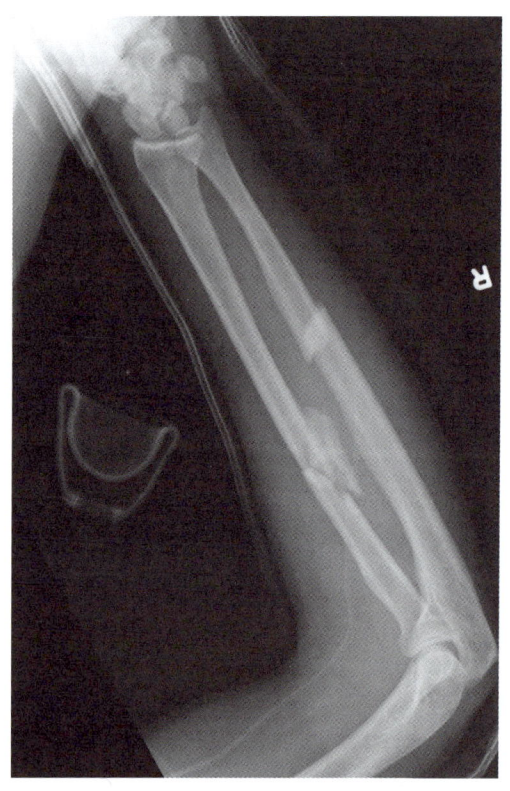

图 57-85　前臂双骨骨折（见手术技术 57-12）

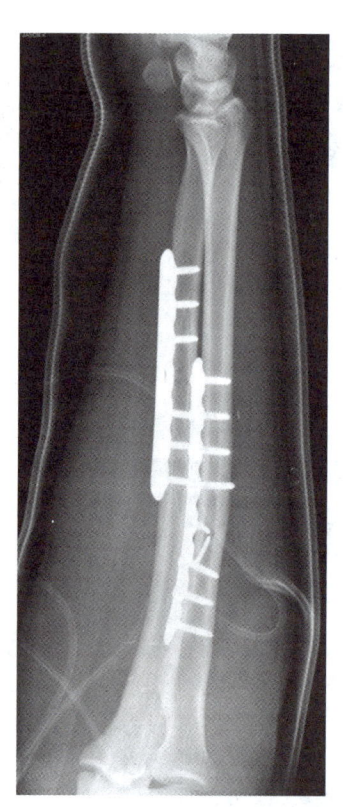

图 57-86　拉力螺钉和钢板固定前臂双骨骨折（见手术技术 57-12）

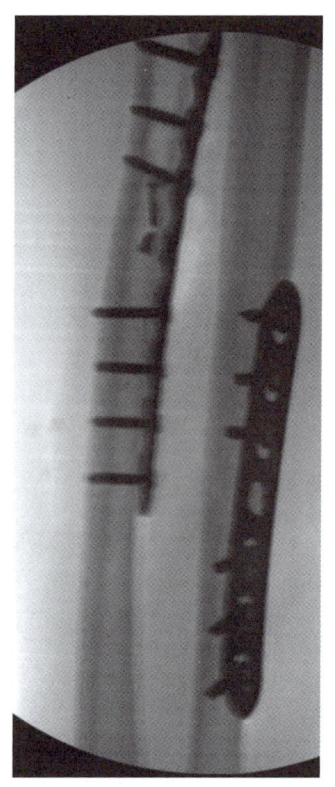

图 57-87　X 线透视下确认复位和钢板的位置（见手术技术 57-12）

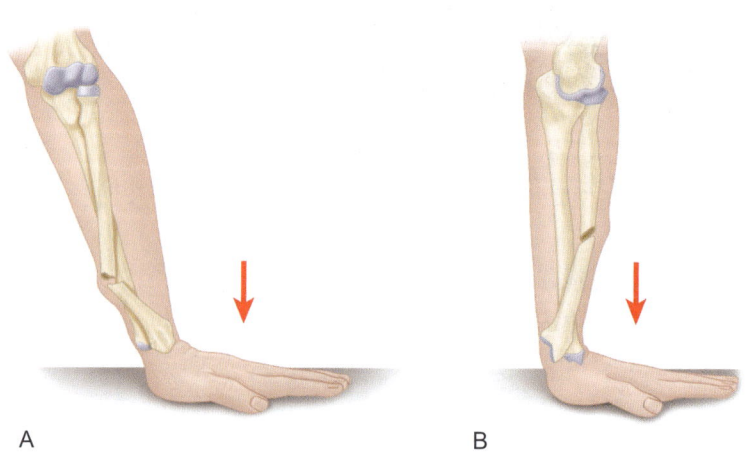

图 57-88　基于桡骨移位方向的盖氏骨折分型

A．Ⅰ型，掌侧成角，骨折由前臂旋后位轴向载荷导致，引起桡骨向背侧移位，尺骨远端向尺侧脱位；B．Ⅱ型，背侧成角，骨折由前臂旋前位轴向载荷导致，引起桡骨向前移位，尺骨远端向背侧脱位

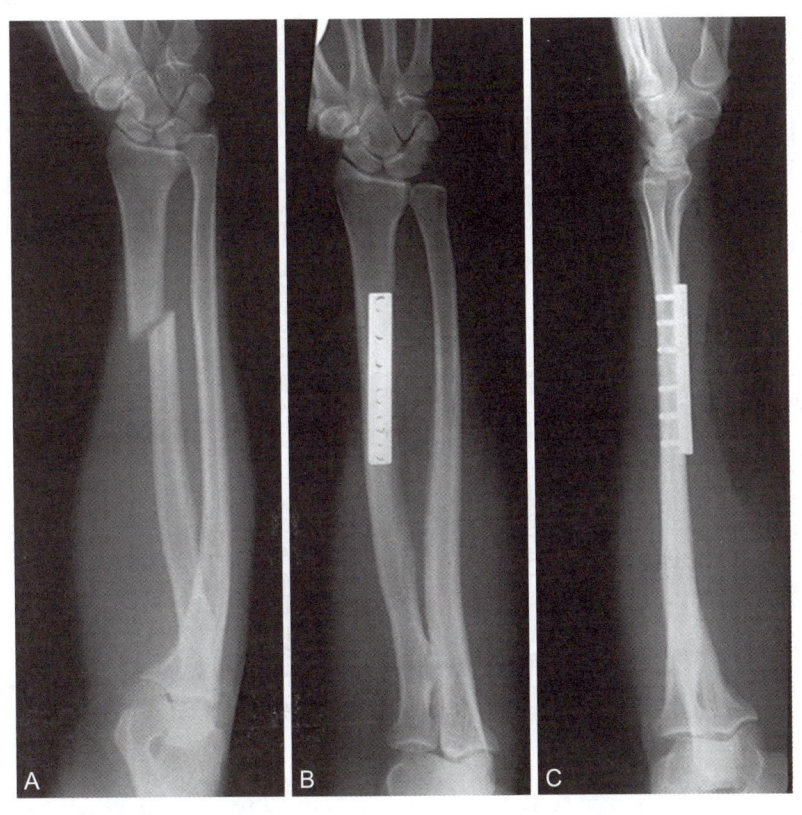

图 57-89 A. 盖氏骨折脱位；B 和 C. 用 3.5 mm AO 动力加压钢板固定后。没有必要横穿克氏针暂时固定远端及尺桡关节

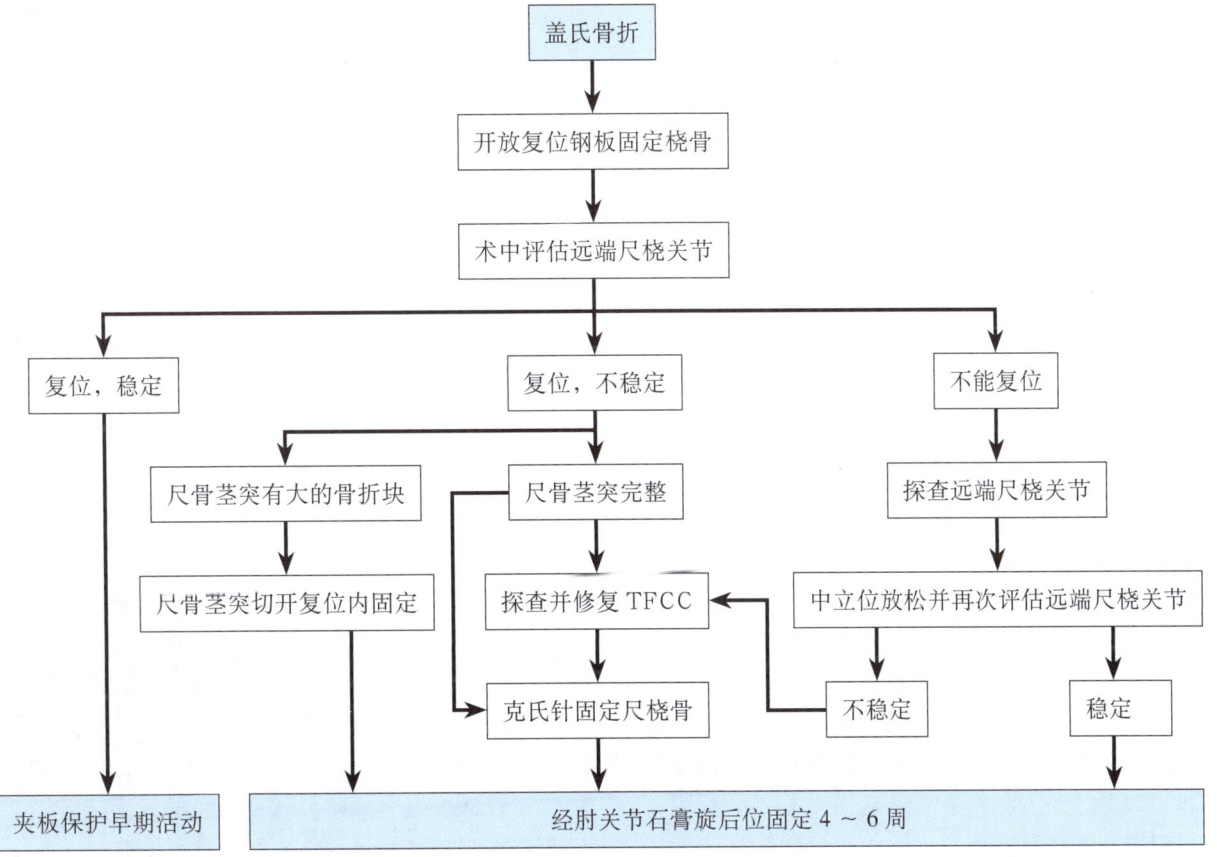

图 57-90 成年人盖氏骨折治疗流程
TFCC. 三角纤维软骨复合体

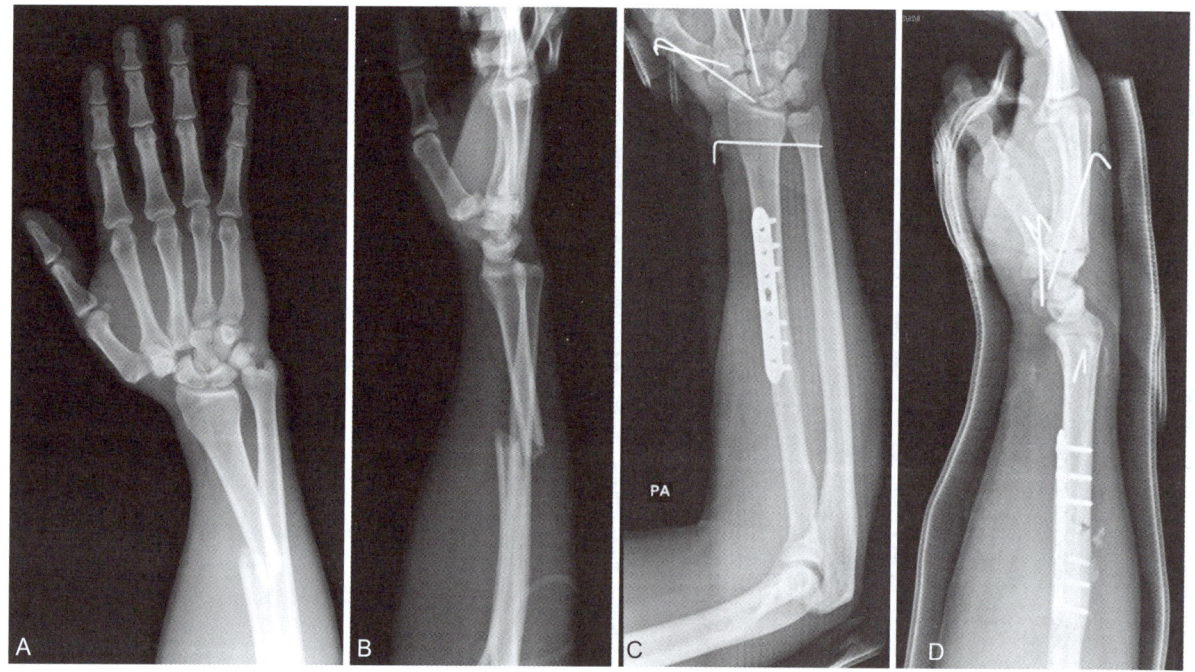

图57-91　A和B. 盖氏骨折脱位；C和D. 用动力加压钢板固定桡骨。用克氏针固定远端尺桡关节

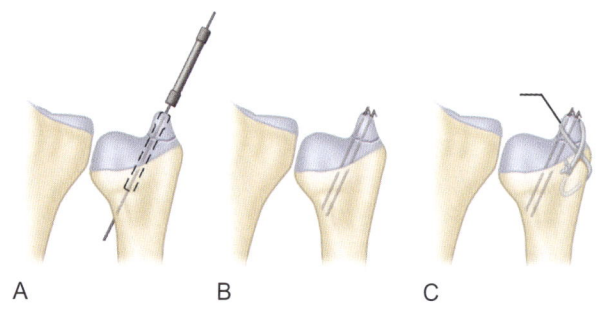

图57-92　开放复位和内固定尺骨茎突，用拉力螺钉（A）、针（B）和张力带技术（C）

（引自：Katolik LI, Trurnbit T: D Stal radioulnar joint dysfunction, J Am Soc Surg Hand 5:8, 2005.）

第六节　桡骨远端骨折

在将来可以自由地活动并且没有疼痛。

Abraham Colles，1814

桡骨远端骨折的处理在1814年Colles描述后发生了巨大的改变。虽然桡骨远端骨折占到急诊室骨折处理的20%，但是治疗后很多人不能摆脱疼痛。已有1000多篇关于这个主题的同行评议的研究刊出，到目前为止也还没有对此种骨折的处理规范达成共识。存在很多令人混乱的、存在争议的变异：解剖复位的程度，骨的质量，新技术和新装置的紧急状况，手术者的经验和能力，以及在老龄人群的效果。

期望获得桡骨远端关节面的解剖复位是手术治疗的基础理论。很多研究发现，甚至只有1mm的关节面不平整也会导致很差的结果，然而，另一些研究报道称，X线片所示的关节炎与结果没有关联。远期并发症呈双峰分布：年轻人和老年人进展不一样？很多报道证实，老年人、要求低的患者倾向于耐受畸形、不协调和畸形愈合。但是，Madhok等注意到，在非手术治疗的老年患者中，26%功能减退。我们知道，老年患者比年轻患者可以耐受较多的移位（和非手术治疗），但仍有一些效果很差。到底谁会从手术治疗解剖复位中获益是个未知数。在大多数病例研究中，高要求患者数量所占的比例很少，而且虽然大多数患者效果不错，但桡骨远端骨折的解剖复位对于减少关节炎和功能减退来说仍是必需的。

骨的质量在给特定的患者选择最好的治疗方法时也是一个让人困惑的变数。骨的质量直接关系到能否获得及维持复位。在骨质差的患者，低能量的损伤可以造成很大的移位和复杂骨折，因此骨质疏松应该在桡骨远端骨折的分型中有所体现。

在最近的文献中，一个不变的事实是：特殊的技术并不比获得解剖复位重要。临床结果和生物力学研究表明，掌倾（一般 11°）、尺骨变异（一般 2 mm）和桡骨高度（一般 12 mm）的维持是获得好的效果的最重要的因素。很多技术可以选择（例如，闭合复位和经皮穿针、外固定架、背侧钢板、掌侧锁定钢板、髓内针），每种都有其相关的并发症和学习曲线（表 57-8）。

由于在不同的患者桡骨远端骨折的治疗存在悬而未决的问题，治疗必须个体化，依照每位患者的期望、要求、年龄、骨质、骨折类型及手术者的经验和能力而定。

一、分型

桡骨远端骨折有 20 多种分型。与大多数骨折分型一样，观察者自身和不同观察者间的观察一致率一般。这些分型能够帮助理解骨折并使我们懂得一些治疗中的难题。Gartland 和 Werley 的分型强调了干骺端的复杂骨折、延伸至关节内的骨折和骨折移位。Frykman 增加了对包括桡尺关节和桡腕关节关节内和关节外骨折的评估，Melone 评估了四个主要骨折部分。Fernandez 在上述分型的基础上加上了损伤的机制（表 57-9）。

二、稳定性评估

对于大多数桡骨远端骨折，采取闭合复位后制动治疗；不幸的是，很多这样的骨折会移位或复位不能接受，结果较差。LaFontaine 等指出了五个指示不稳定的因素：①初始背侧成角＞20°（掌倾）；②背侧干骺端粉碎性骨折；③关节内有骨折；④相关联的尺骨骨折；⑤患者年龄＞60 岁。其他人建议指示不稳定的因素包括掌倾、背侧成角、复杂骨折和初始短缩。Goldwyn 等认为牵引下的 X 线片

有助于治疗方式的选择。目前还没有确定的标准或指南指导治疗，并且治疗计划的制订要考虑到大量因素，包括初始损伤特点、复位后的力线、患者年龄、骨质量、患者要求和期望的效果。对于稳定性可疑的骨折闭合复位，建议密切随访。重要的是，如果复位后的一系列 X 线提示不稳或移位，那有必要改变治疗方式。如果骨折有潜在不稳，那么应拍摄 X 线片评估，直到骨折愈合稳定。

三、治疗方法

（一）闭合治疗

对于稳定骨折，可以成功地闭合复位并制动治疗，开始用夹板，后来用管型石膏，每周进行 X 线片复查至 3 周。如果桡骨长度、掌倾角或尺偏出现显著的变化，应该考虑手术治疗。在虚弱和要求低的患者，即使有手术指征，闭合治疗常是合适的。在一项对 73 例年龄为 65 岁及以上的患者进行的前瞻性随机对照研究中，非手术治疗与掌侧锁定钢板治疗相比，Arora 等发现，在 1 年的随访中两者的活动度和疼痛水平无明显差异；虽然抓握的力量在手术治疗组要好些，但解剖重建并没有使患者在日常生活中的能力有所提高。Egol 等也发现，90 例 65 岁以上患者非手术治疗后功能的恢复并没有因腕关节活动度的轻度受限和抓握力量的降低而受到限制。通过进行系统综述和 meta 分析，Chen 等认为，尽管手术治疗可以获得更好的放射学结果和患者抓握力量的恢复，但在疼痛、功能、关节活动度等方面与闭合复位无显著差异，且接受手术治疗的患者其主要并发症明显增多。

1. 经皮穿针 闭合复位后经皮穿针固定对于桡骨远端骨折干骺端不稳或简单的关节内骨折很有用。首先要解剖复位，然后用克氏针提供稳定。通

表 57-8　桡骨远端骨折复位可接受的 X 线标准

标准	正常	可接受
尺骨变异（桡骨长度）	±2 mm 半月形面相对于尺骨头	相对于尺骨头短缩不能超过 2 mm
桡骨高度	12 mm	????
掌倾	11°	中立位
桡骨倾斜	半月形关节面至桡骨茎突 20°	不小于 10°
关节内台阶或缝隙	无	＜2 mm

表 57-9　桡骨远端骨折分型

Gartland 和 Werley（1951）	
1 型	简单克雷斯骨折
2 型	复杂克雷斯骨折（关节内无移位）
3 型	复杂克雷斯骨折（关节内移位）
Frykman（1967）	
1 型	关节外无尺骨远端骨折
2 型	关节外伴尺骨远端骨折
3 型	关节内包含桡腕关节，无尺骨远端骨折
4 型	关节内包含桡腕关节，伴尺骨远端骨折
5 型	关节内包含远桡尺关节，无尺骨远端骨折
6 型	关节内包含远桡尺关节，伴尺骨远端骨折
7 型	关节内包含桡腕关节和尺桡关节，无尺骨远端骨折
8 型	关节内包含桡腕关节和尺桡关节，伴尺骨远端骨折
Melon（1986）	
1 型	无移位，轻微粉碎，稳定
2 型	不稳定，内侧复合体移位，中到重度粉碎
3 型	内侧复合体整体移位，并发前方刺穿
4 型	大的分离或掌背侧骨块旋转
Fernandez（1987）	
1 型	弯曲：由于张应力干骺端一侧皮质分离，对侧皮质粉碎
2 型	剪切：关节面骨折
3 型	压缩：软骨下骨和干骺端骨质压缩致关节面骨折，复杂关节内
4 型	外翻：桡尺茎突韧带附着部骨折，桡腕关节骨折脱位
5 型	混合：高能量伤
Cooney（1990）通用分型	
1 型	关节外，无移位
2 型	关节外，移位
3 型	关节内，无移位
4 型	关节内，移位
修订的 AO	
A 型	关节外
B 型	部分关节内
	B1——桡骨茎突骨折
	B2——背侧缘骨折
	B3——掌侧缘骨折
	B4——die-punch 骨折
C 型	完全关节内

常第 1 根针从桡骨茎突穿入至桡骨干骺端内侧至骨干。我们通常使用最少两根针在正位和侧位上提供足够的稳定复位。月状关节面如果需要，可以用针固定。骨折内穿针（Kapanji 技术）可以提供背侧支撑。大量研究已报道这项技术的成功使用。Glickel 等报道，除了最复杂的损伤外，闭合复位和穿针固定获得了良好的远期效果。

近期有三项将掌侧锁定钢板内固定技术与闭合复位经皮穿针技术做比较的随机对照试验，其结果均没有表明掌侧锁定钢板内固定技术更有优势。经皮穿针位于软骨下骨会更好，骨质和骨密度常较好。经皮穿针后用夹板或管型石膏固定制动很有必要。经皮穿针的并发症包括肌腱拴系、损伤或撕裂、针移位、神经损伤和针道感染。

闭合复位和经皮穿针治疗桡骨远端骨折

手术技术 57-13

（Glickel 等）

- 无菌准备、铺单，把拇指和示指放到指套网里准备纵向牵引。操作复位骨折（图 57-93A）。
- X 线透视下评估骨折复位；如果可以，经皮穿针。如果有严重的粉碎性骨折复位困难，改变策略，例如，切开复位内固定。
- 纵向做一个 1.5 cm 的切口，从桡骨茎突开始到远端（图 57-93B）。
- 辨别桡神经浅支，钝性分离并牵开。
- 辨别第一伸肌间室，将 2 枚 1.6 mm 克氏针依次从桡骨茎突跨越骨折线穿入到桡骨近端尺侧皮质，使其与骨折相连。这些针从第一伸肌间室背侧或掌侧放置，取决于骨折形式和解剖变异。
- 将 1 枚 1.6 mm 克氏针经皮 90°与前述的那些针相交穿入，开始于背侧缘 Lister 结节以远。透视下确定正确的进针点，向掌侧、近端方向进针，跨越骨折线，使桡骨近端掌侧皮质与骨折相连（图 57-93C）。
- 如果有显著的背侧粉碎，用第 2 枚针从桡骨远端背侧边缘穿入或当作骨折内穿针。如果有显著的桡侧的粉碎性骨折和向桡侧平移，可将 1 根附加的支撑针置入骨折的桡侧，穿入到桡骨近端尺侧皮质。用交叉针也可以，从桡尺侧远端皮质放射状地穿入直到完整骨皮质（图 57-93D）。
- 穿针固定其他骨折块。
- 折弯剪短固定针并将其留在皮外。关闭切口，用可吸收线。上肢前后用夹板固定。

术后处理 夹板固定 2 周，控制旋转，减小针道刺激，以后可以换成软的支具。石膏和针在 5～6 周拆除，取决于骨折类型、患者的年龄和骨质量、X 线片上可见的愈合程度。当没有按压痛和 X 线片上可见骨痂跨过骨折处时，监护下手部治疗就可以开始了，包括伤口护理和 1～2 周的夹板。当水肿和疼痛减退，记录软组织和关节的活动并开始主动和辅助主动下活动度练习。在术后 8～10 周可以鼓励功能练习。

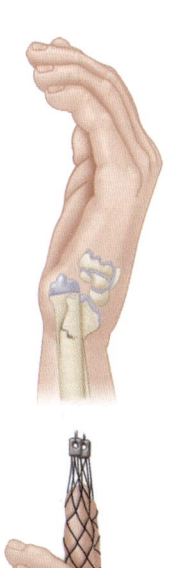
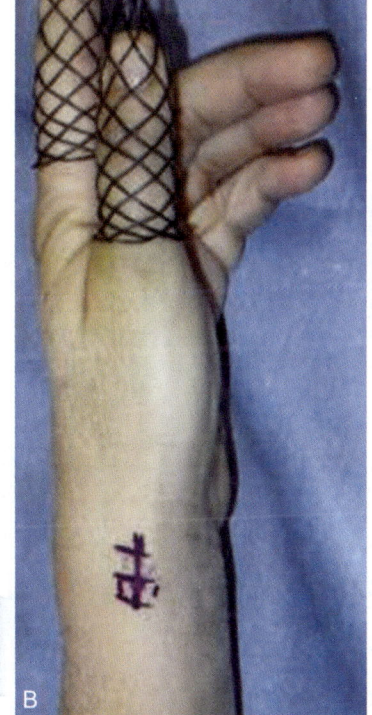
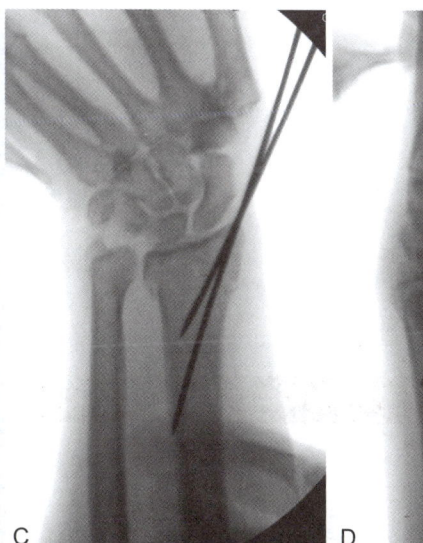
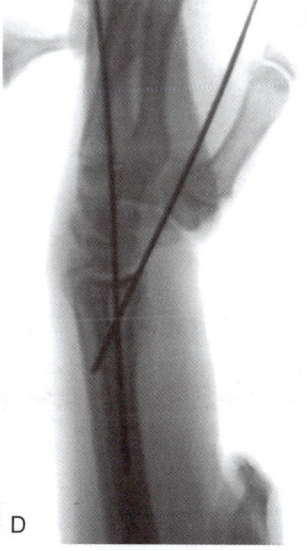

图 57-93 闭合复位和经皮穿针固定桡骨远端骨折

A．骨折复位，手指悬吊并在拇指施加牵引力牵开压缩的骨折；B．纵切口；C．X 线透视下经皮穿针；D．交叉针构型（见手术技术 57-13 和 57-14）

（引自：Wolfe SW: Distal radius fractures. In Wolfe SW, Hotchkiss RN, Pederson WC, Kozin SH, editors: *Green's operative hand surgery*, ed 6. Philadelphia, Elsevier, 2011.）

2. **外固定架固定** 外固定架在特定的桡骨远端骨折中用于初始或辅助治疗是很有用的。外固定架中和了前臂肌群收缩时作用于桡骨远端的轴应力，可以跨腕也可以不跨腕关节固定，也可以追加额外的固定。平行牵引不能完全恢复掌倾角；但中立位也是可以接受的，Wei 等报道了当复位满意后用外固定固定架获得了良好的效果。随着时间的推移，单独使用外架固定会出现短缩和复位丢失，所以常使用克氏针做额外的固定。我们很少在不用克氏针的情况下能做到确实的外固定。外固定结合一个别的固定物是很有用的。

一些学者报道了使用外固定架治疗桡骨远端骨折获得了好的效果。与石膏固定相比，Aktekin 等在 46 例 65 岁以上患者中发现，在腕的伸展、尺偏、掌倾和桡骨高度各方面，外固定架固定都优于石膏固定。与切开复位内固定相比，内固定可以获得更好的抓握力量和活动度以及较少的畸形愈合。一个比较临床试验的 meta 分析指出，内固定可以带来更好的功能、前臂旋后和恢复掌倾角，而外固定可以带来更好的抓握力量和腕关节屈曲。复位的质量起到决定性作用。Grewal 及 Williksen 等进行的两项比较掌侧锁定钢板内固定与外固定的研究并未得出掌侧锁定钢板内固定更好的确定性结论。

不跨关节固定的外固定架包含了置入远端骨折块的一些远端钉。McQueen 已经报道了此技术，即将远端固定针置入远端较大的骨折块。在关节外骨折效果很好。尽管它有很多使用成功的报道，但是，外固定架并没有成为治疗桡骨远端骨折的常用技术。

有各种类型的跨越式和非跨越式外固定架，使用技术因选择特定的器械而只有轻微的不同。

桡骨远端骨折的外固定

手术技术 57-14

跨关节外固定架
- 在神经阻滞或全麻下，上肢铺单，上止血带。徒手复位骨折或用无菌手指网套或牵引器械（见图 57-93A）牵引。
- 在第 2 掌骨基底的桡背侧面做一个 2～3 cm 的切口，钝性分离至掌骨。小心保护背侧桡神经浅支的分支。
- 在掌骨上放置软组织保护器，并与手和前臂的额状面向背侧成 30°～45°置入 3 mm 自攻半螺纹钉。X 线透视确认钉的位置和长度。
- 在距腕关节 8～10 cm 的前臂处稍向背侧做一个 4 cm 长皮肤切口。
- 钝性分离显露前臂外侧皮神经的浅支和桡侧感觉神经，后者在前臂中段肱桡肌和桡侧腕长伸肌间的筋膜中（见图 57-94A）。
- 通过腕伸肌间的软组织保护器与前臂的额状面向背侧成 30°，间距 1.5 cm 置入 3 mm 的半螺纹针（图 57-94B）。置针时要穿过桡骨正中。X 线透视确认钉的位置和长度。
- 冲洗并用 4-0 尼龙线关闭切口。
- 按照说明放置选好的外固定架。为了相对地稳定骨折，可以增加克氏针固定，一个单纯用杆固定的外固定架通常就已足够（图 57-95）；更复杂的外固定架可以允许腕掌活动以调整掌倾。

不跨关节的外固定
- 如果用不跨关节的外固定固定轻度粉碎的关节外或简单的关节骨折，而且患者的骨折块也合适，就按先前介绍的置入近端钉。
- 将远端钉置入远端骨折块。通过小的桡背侧切口，在腕伸肌腱间将螺钉置入骨折块桡侧半。置入时，在掌背侧调节螺钉使其在矢状面上平行于关节面。
- 通过第 4 伸肌腱和第 5 伸肌腱间的有限切口在骨折块的尺侧面置入第 2 螺枚钉。在掌背侧调整螺钉并使其轻微向桡侧倾斜以使可以穿入远端骨折块的掌尺侧骨皮质。
- 把持操纵远端钉复位骨折并恢复掌倾角。
- 将杆和夹子连接固定钉组合一个三角形外架。

附加的外固定
- 除了轻微粉碎的关节外骨折外，对其他骨折都推荐用额外的附加固定物固定游离骨折块以增加稳定。
- 对于不稳定的、没有压缩的关节骨折块，可以用 1.1 mm 或 1.6 mm 的克氏针固定；交叉置入可以增加稳定性（图 57-96A 和 B）。从桡骨茎突穿入 1 根或 2 根针，从尺背侧穿入 1 根针至桡骨干可以提供最大的稳定。克氏针应该穿透桡骨干的尺侧骨皮质，但是不要穿入尺骨。
- 在皮肤外 1 cm 处剪断克氏针并折弯。
- 按照说明组合外固定架（图 57-96C 和 D）。一些外固定架还有适合克氏针的组件。

术后处理 腕关节管型石膏制动于旋后位10d，直到疼痛和水肿消退。这样可以提高远端尺桡关节的稳定性并对完全旋后的恢复有帮助。外固定架在6周时拆除；其他额外的固定针保留8周。主动和被动手指活动在麻醉恢复后就应开始。前臂旋前和旋后开始于第1次术后探视。手部监督治疗主要针对于不愿或不能手指和前臂制动的患者。

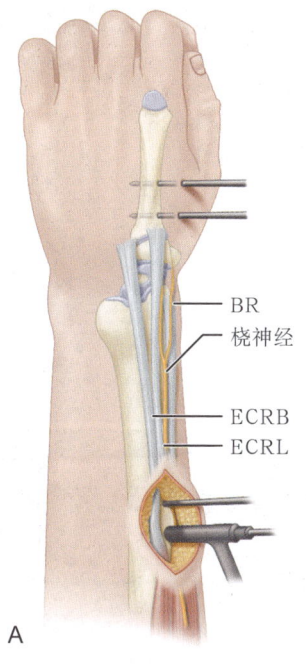
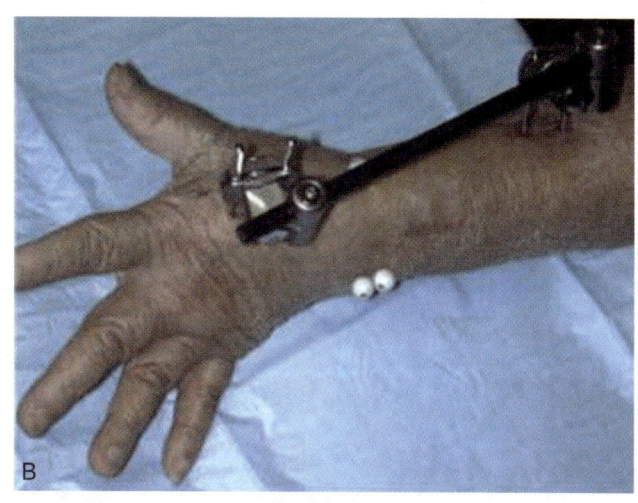

图57-94 A．将2根3mm半针穿入第1掌骨基底，2根穿入桡骨远端（BR.肱桡肌；ECRB.桡侧腕短伸肌；ECRL.桡侧腕长伸肌）；B．桡骨远端骨折外固定架的单棒构型（见手术技术57-14）

（引自：Wolfe SW: Distal radius fractures. In Wolfe SW, Hotchkiss RN, Pederson WC, Kozin SH, editors: *Green's operative hand surgery*, ed 6. Philadelphia, Elsevier, 2011.）

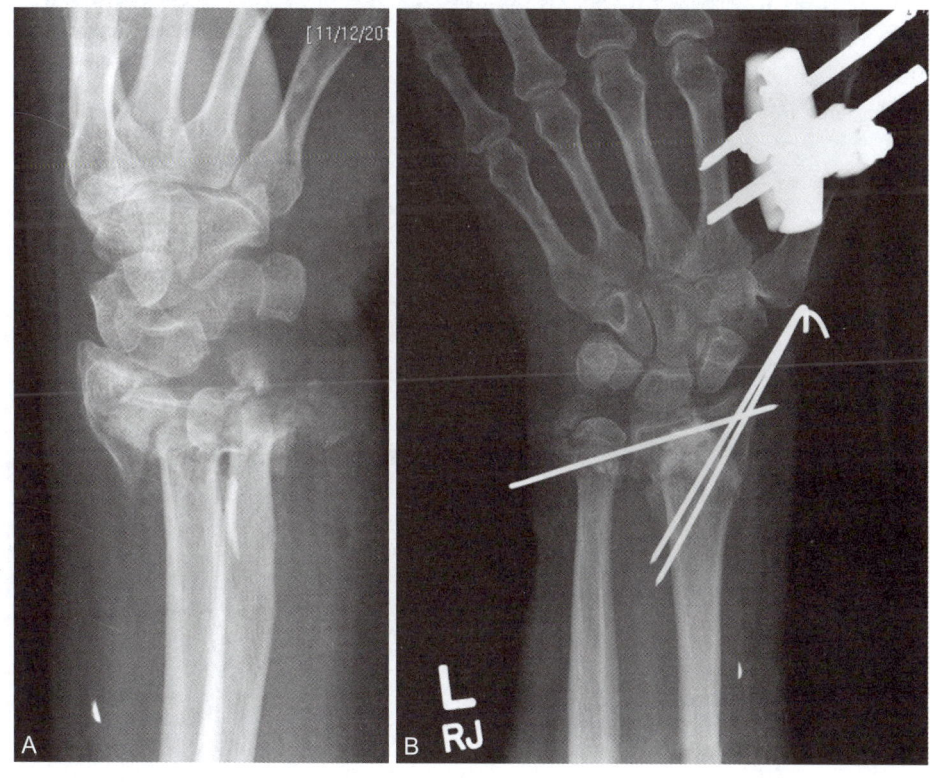

图57-95 A．桡骨远端骨折；B．外固定架辅以经皮克氏针固定（见手术技术57-14）

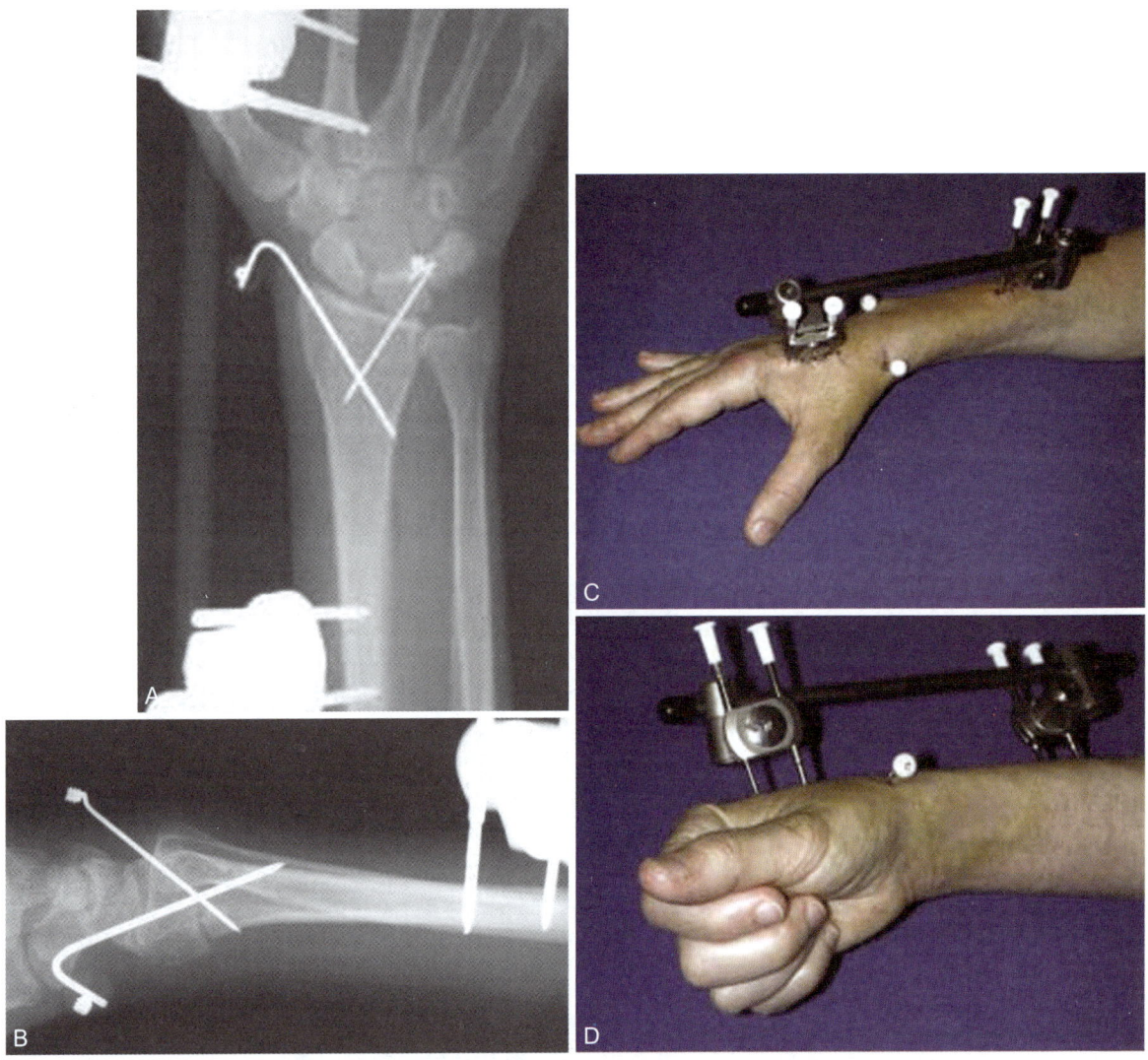

图 57-96　A 和 B. 交叉针构型和外固定架（C 和 D）治疗桡骨远端骨折（见手术技术 57-14）

（引自：Wolfe SW: Distal; radius fractures, In Wolfe SW, Hotchkiss RN, Pederson WC, Kozin SH, editors: *Green's operative hand surgery*, ed 6. Philadelphia, Elsevier, 2011.）

（二）切开复位内固定

1. 背侧钢板　大多数桡骨远端骨折可导致掌侧成角，背侧骨皮质粉碎。第一代背侧钢板的设计是合乎逻辑的但存在继发的肌腱功能障碍和断裂等并发症，于是在有成角稳定螺钉之后提出了有固定角度的掌侧钢板技术。目前背侧钢板仍在使用，新的低位放置设计可减少并发症。在一定情况下，例如，背侧die-punch 骨折或有移位的背侧半月形骨折块，用背侧入路用低位放置的特殊固定骨折块的钢板会比较合适。在这种情况下，大多数背侧钢板的放置会用到特殊固定骨折块的技术，而且常联合其他固定。

2. 掌侧钢板　桡骨远端掌侧锁定钢板的流行继续促进了新装置的发展。Capo 等证实了掌侧钢板的生物力学优于背侧及尺桡双柱钢板，并且一些临床研究报道了掌侧钢板比背侧钢板、外固定架、经皮克氏针固定，可以使患者获得更好的功能；但也报道了接近 15% 的并发症发生率，主要问题是突出的螺钉导致的肌腱断裂和腱鞘炎。Knight 等报道了 40 例患者中有 11 枚螺钉穿入桡腕关节。Soong 等报道，95 例患者低位放置钢板没有发生肌腱撕裂。在桡骨远端干骺端精确放置钢板可以减少屈肌腱的激惹甚至最终撕裂的问题（图 57-97）。Roh 等在他们的一项研究中纳入了 122 名接受掌侧锁定钢板治疗的桡骨远端骨折患者。他们发现，年龄的增长和骨密度的降低是重要的危险因素，可导致术后最长 12 个月的延迟功能恢复；骨折的严重程度和高能量创伤与最迟术后 6 个月的功能恢复不足有关。

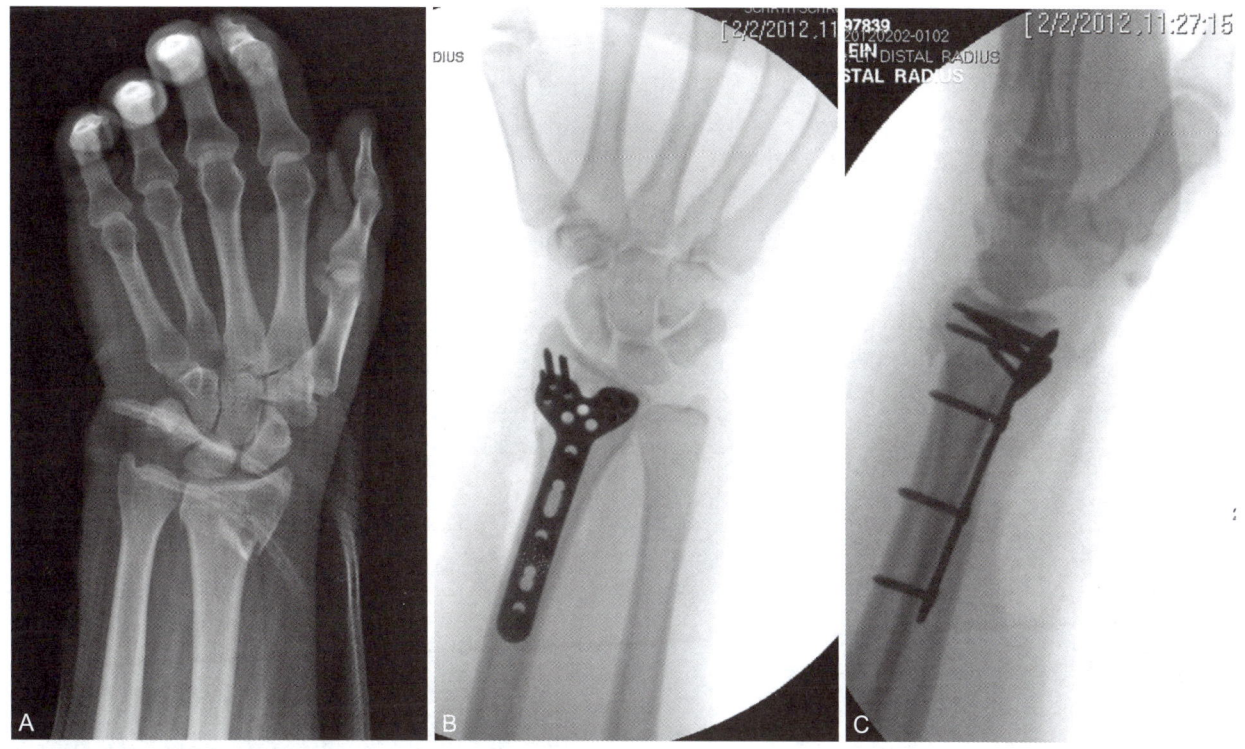

图 57-97　A 至 C. 用掌侧钢板固定桡骨远端骨折

Wadsten 等在一项多中心的队列研究中发现，掌侧和背侧的粉碎性骨折可预测后期的骨折端移位，且掌侧粉碎性骨折是骨折块移位的最强预测因子。

桡骨远端骨折掌侧钢板内固定

手术技术 57-15

(Chung)

- 于前臂桡动脉和桡侧腕屈肌腱间做一个 8 cm 的切口。延长至腕横纹成 V 形，可以完全显露骨折并防止瘢痕挛缩。远端切口不需要进入手掌（图 57-98A）。
- 沿切口达桡侧腕屈肌腱鞘（图 57-98B）。打开腱鞘，切开前臂深筋膜显露拇长屈肌。
- 用示指将拇长屈肌拨向尺侧。部分游离拇长屈肌肌腹以完全显露旋前方肌（图 57-98C）。
- 沿桡骨的桡侧做一个 L 形切口至桡骨茎突，显露旋前方肌，然后用剥离子将其从桡骨上剥离下来（图 57-98D）。现在整个骨折线完全就显露出来了（图 57-98E）。
- 从骨折线插入剥离子或小骨刀作为杠杆复位骨折。插入剥离子或小骨刀全程横越骨折线到背侧骨皮质以解除压缩复位远端骨折块。用手指在背侧压紧以复位背侧骨折块。

- 当桡骨茎突骨折时，由于肱桡肌的牵拉，桡骨茎突骨折复位困难。为了减小牵拉的力量，可以处理肱桡肌或从桡骨远端将其剥离下来。
- 如果需要，可以用克氏针把远端骨折块暂时固定于近端骨折块。但是，这通常并不必要，因为当放置掌侧钢板时远端牵引可以维持复位。
- 通过牵引的帮助可以利用关节囊及韧带将嵌插解除并复位骨折。在骨折成功复位后，在 X 线透视引导下确定掌侧钢板的放置位置并在椭圆孔或滑动孔拧入 1 枚螺钉以调整位置（图 57-98F）。用 2.5 mm 的钻钻入椭圆孔的中心位置，并置入 3.5 mm 的自攻钉。
- 用 C 形臂 X 线机透视确认钢板放置合适。如果需要，可以向远端或近端推移钢板以获得最好的远端螺钉放置位置。
- 用 2.0 mm 钻在钢板远端孔钻孔。测量孔深并拧入锁定钉。螺钉要比测得的孔深短 2 mm 以避免螺钉穿透并突出于背侧骨皮质；一般 20～22 mm 的螺钉即可。而固定于桡骨茎突的要更短。螺纹钉可以很好地到达好骨质骨的对侧；但是，如果骨质差的话，钉桩就已足够了。
- 一旦第 1 枚螺钉置入后，远端牵引就可以放松了，因为骨折通常已经复位并固定了（图 57-98G）。

- 因为螺钉的角度是设计好的,所以如果钢板放置太靠远端,则螺钉会进入腕关节。从冠状位及矢状位拍摄关节软骨下骨的切线位X线片以评估螺钉是否进入关节。然后根据提示调整钢板和(或)螺钉。
- 拧入远端螺钉后,拧入剩下的近端螺钉(图57-98H)。

- 用不可吸收线缝合旋前方肌。注意肌肉不会完全覆盖钢板;远端部分应该被覆盖以尽可能减少屈肌腱和钢板的接触。将旋前方肌缝合于肱桡肌的边缘可以达到此目的(图57-98I)。
- 如果尺骨茎突骨折并移位,远端尺桡关节会不稳,可以用1~2枚克氏针经皮固定(图57-99)。掌

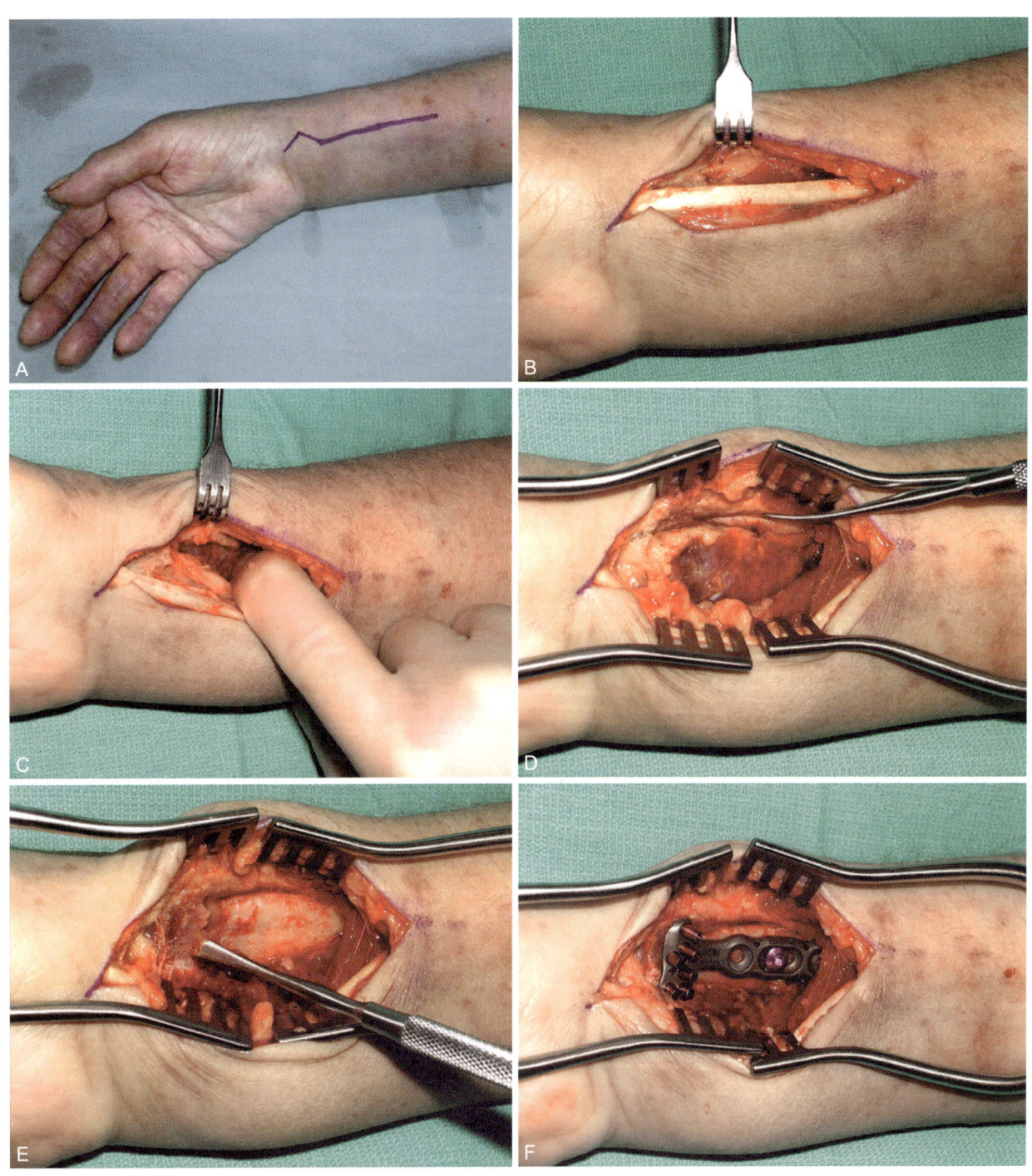

图 57-98 A. 皮肤切口;B. 桡侧腕屈肌腱鞘的切口;C. 剥离部分屈肌腱以显露旋前方肌;D. 用剥离子剥离桡骨上的旋前方肌;E. 显露骨折线;F. 放置掌侧钢板,拧入第1枚螺钉(待续)

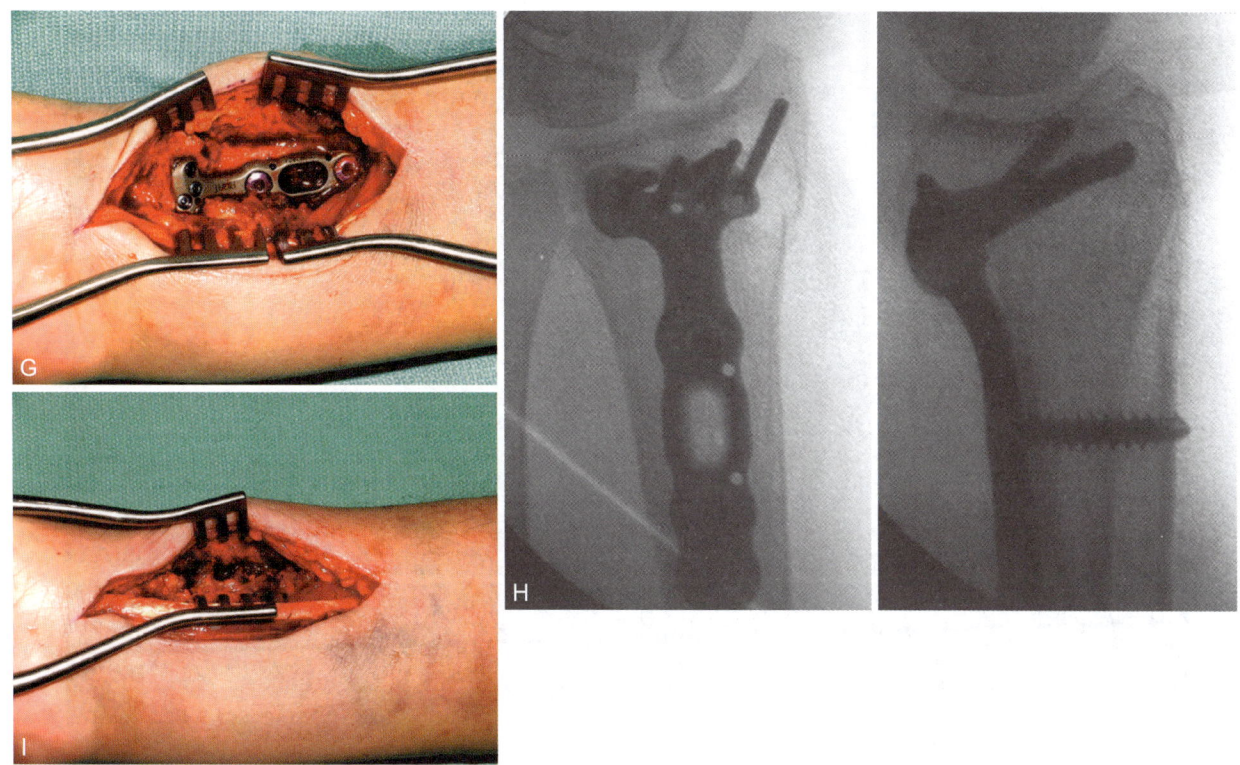

图 57-98（续）
G. 放松牵引后拧入第 2 枚螺钉；H. 置入余下的近端螺钉；I. 将旋前方肌缝至肱桡肌边缘（见手术技术 57-15）

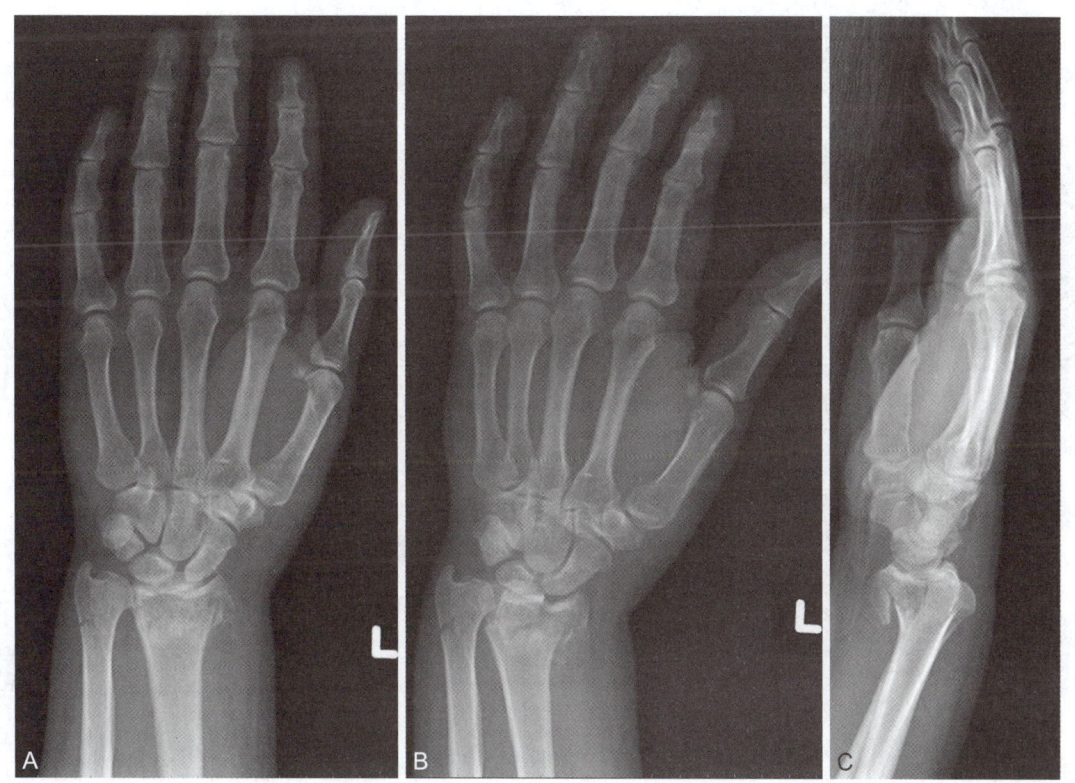

图 57-99　A 至 C. 桡骨远端骨折（待续）

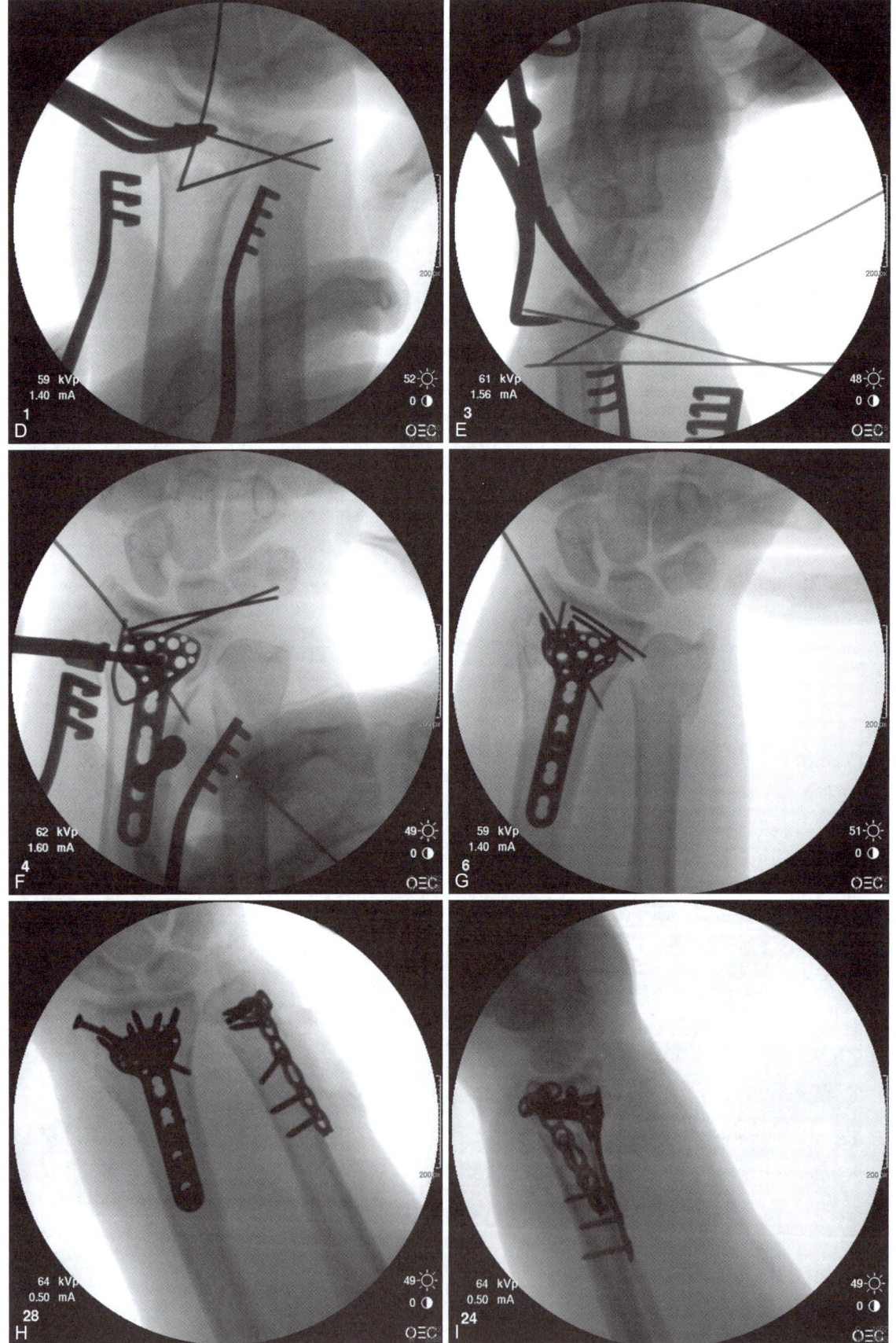

图 57-99（续）
D 和 E. 复位并用克氏针暂时固定；F 和 G. 放置钢板；H 和 I. 移除克氏针后的钢板位置在位（见手术技术 57-15）

侧入路可以复位尺骨茎突。较小的骨折块通常不需要手术处理；但是，如果在固定桡骨后远端尺桡关节不稳，茎突骨折块可以切除并将三角纤维软骨复合体的边缘用铆钉或丝线缝合于尺骨茎突。
- 逐层关闭切口并用石膏固定。

术后处理 术后1周拆线并确信骨折稳定的情况下开始主动活动腕关节。佩戴6周可拆卸的矫形塑料（Northcoast Medical, Gilroy, CA）夹板外固定。大多数患者接受了家庭治疗计划，但是高龄患者需要1周2次的家庭监督治疗。Brehmer和Husband在他们的一项前瞻性随机对照研究中发现，一项强调术后即刻活动和术后2周即开始力量练习的改良的康复计划，与标准康复计划相比，可以帮助接受掌侧开放复位内固定的患者更早地恢复功能。

牵引钢板固定

Burke和Singer描述了一种使用牵引钢板作为内固定的方法，以替代桡骨远端严重粉碎性骨折的外固定。该技术通过三个切口将钢板置于手、腕、前臂的背面，避免了外固定时螺钉的定位问题，并且可以根据骨折充分愈合需要长期留置钢板。没有外固定架的覆盖遮挡，二期植骨操作也更容易进行。Ruch等报道了22个使用该技术的病例，90%效果优良；Richard等报道了33名60岁以上的患者获得了良好的疗效。

手术技术 57-16

(Burke和Singer，Ruch改良)

- 在第3掌骨干背侧做一4cm长的纵向切口。收缩中指伸肌腱以显露第3掌骨。
- 在桡骨粉碎部背侧至少4cm以上做第2个4cm长的切口。
- 在Lister结节处做第3个2cm长的背侧切口，暴露拇长伸肌腱。
- 自远端切口，沿伸肌腱（第四背侧间隙）、关节囊和骨膜之间的平面向近端方向穿入12～16孔的3.5mm钢板。如有必要可移动伸肌腱。
- 用3个3.5mm双皮质螺钉将钢板固定于第3掌骨干。
- 在X线透视引导下，牵引远端，以恢复桡骨正常长度。将患肢置于旋后60°位，用骨钳将钢板固定于桡骨。
- 确认前臂可以充分旋转，然后用3枚3～5mm的双皮质螺钉将钢板固定（图57-100）。
- 如有可能，可用骨块间螺钉将骨干的游离骨折块复位固定于桡骨干。
- 通过中间的切口顶起月骨窝。
- 将一枚3.5mm螺钉穿过钢板打到顶起的月骨窝下方，起到支撑的作用。
- 用克氏针经皮穿钉以固定其他骨折块。
- 经中间的切口，用自体骨、异体骨或骨替代物填补骨缺损处。
- 评估下尺桡关节的稳定性。如果不稳定，将腕关节固定于方糖夹样夹板。

术后处理 手指和其他上肢关节的锻炼术后即可开始。如使用了夹板，应在3周时去除。经皮克氏针应在6周时取出。日常活动是允许的，但上肢负重应限制在2.27kg（5磅）以内。达到愈合后，取出牵引钢板，并开始关节活动度锻炼。

3. **桡骨远端粉碎性骨折的骨块特异性切开复位和内固定** Medoff认识到单独应用克氏针固定和钢板螺钉固定修复桡骨远端关节内粉碎性骨折的缺点，他发明了一种腕固定系统，把2种固定方法结合起来重建稳定的桡骨远端。桡骨远端可能存在5类骨折块，尤其在骨质疏松的患者：桡侧柱骨块、背侧皮质壁骨块、背尺侧劈裂骨块、掌侧缘骨块和关节内中央骨块（图57-101）。桡骨茎突克氏

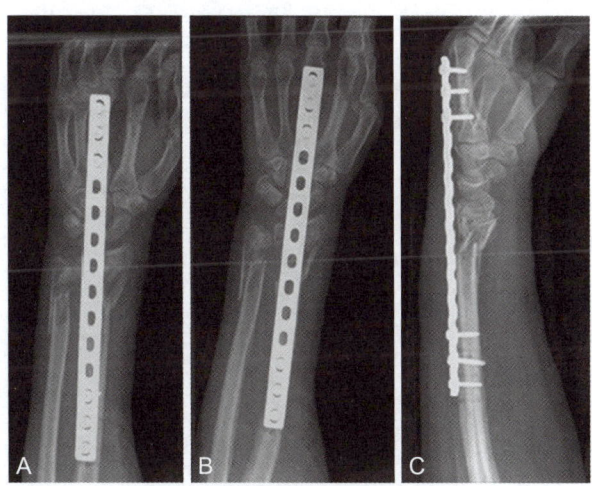

图 57-100 A至C. 牵引内固定钢板
（引自：Ruch DS, Ginn TA, Yang CC, et al: Use of a distraction plate for distal radial fractures with metaphyseal and diaphyseal comminution, *J Bone Joint Surg* 87A:945, 2005.）（见手术技术57-16）

针固定并不能防止桡骨远端骨折块下陷或向桡侧移位（图57-102）。干骺端的皮质骨薄，尤其在骨量减少的骨质，螺钉并不能牢固固定，由于钢板厚，可能造成局部刺激并最终磨断腕部背侧肌腱，因而在桡骨远端背侧不能轻易使用普通钢板。

在桡骨茎突穿针并加用小型支撑钢板可防止桡骨远端塌陷和向桡侧移位（图57-103）。桡骨茎突固定针现有2个固定点，第1点经过钢板远端，第2点通过完整的桡骨内侧皮质。

用类似设计的尺侧针板固定尺骨背侧骨折块。此针板维持尺侧柱的长度和桡尺远端关节的复位（图57-104）。针形内植物用于固定背侧皮质壁、关节内骨块和用以支撑关节骨折块的结构性植骨块。依据骨折块的类型，可用三种不同的针形内植物（图57-105）。掌侧缘-月状面骨折块采用类似于修复掌侧Barton骨折的隐蔽的小型支撑钢板固定（图57-106）。

Medoff用TriMed系统（TriMed Inc., Valencia, CA）治疗21例桡骨远端关节内粉碎性骨折，20例效果优良。我们获得了类似的良好效果（图57-107）。

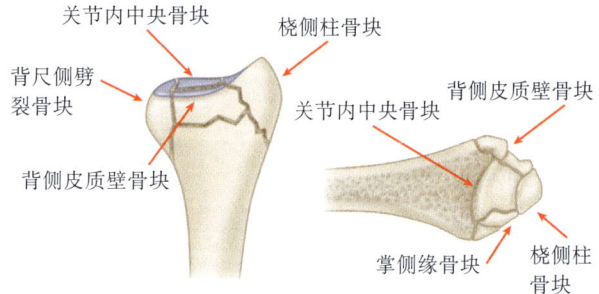

图57-101　桡骨远端骨折块的组成

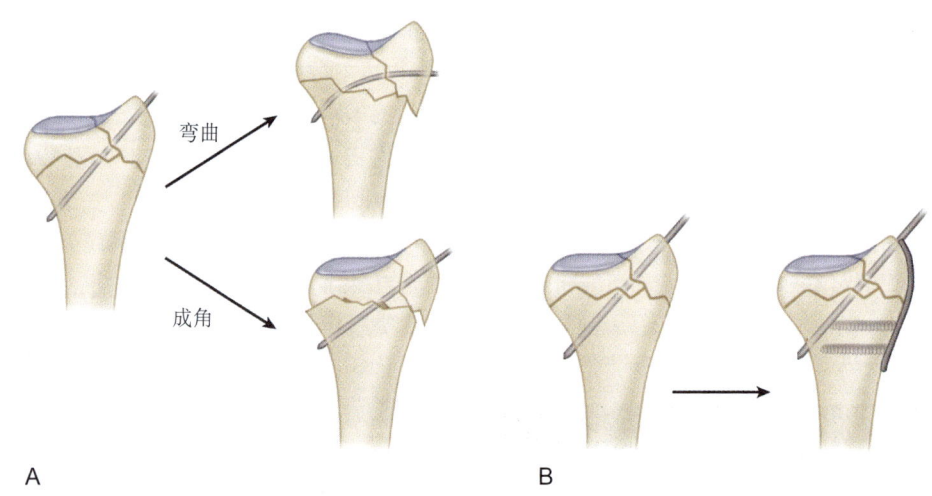

图57-102　A.经茎突的克氏针只有一个固定位置，针轻度折弯成外角会导致明显的桡侧柱骨折移位；B.通过针钢板加强克氏针第2点的固定，此外，针钢板给桡侧柱提供了支撑作用

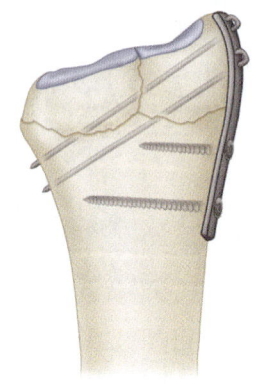

图57-103　桡针钢板为克氏针增加了稳定性，钢板提供了桡侧柱的支撑，帮助抵抗了作用于桡侧柱的背侧拉力

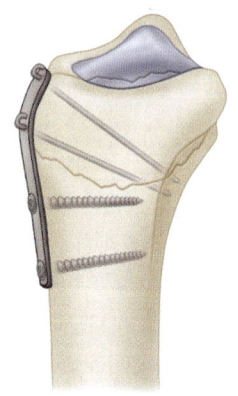

图57-104　尺侧针钢板。为稳定背侧劈裂骨块的尺侧针钢板的应用，通过塑形，钢板在矢状面上可很好地贴附

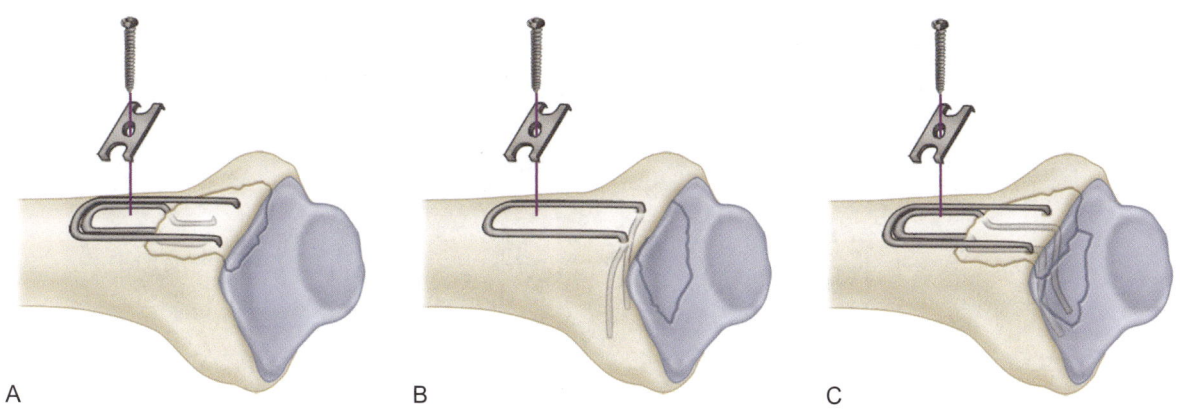

图 57-105　A. 小骨块夹。背侧骨皮质的小骨块可用小骨块夹，它可以提供骨内和骨外的夹持力；B. 支撑针。关节内骨块可通过重建骨块周缘的骨皮质和骨内的支撑来稳定（如图示）；C. 小骨块夹/支撑针结合了两者单独使用所提供的背侧骨皮质骨块和关节内骨块的稳定的作用

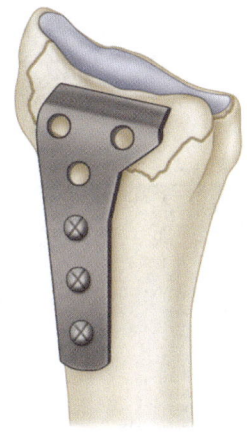

图 57-106　L 型钢板为月状面掌侧缘提供了支撑作用，也允许行皮下近端骨折块桡侧面的固定

表 57-10	桡骨远端骨折并发症	
并发症	发生率	研究数目*
关节炎	7% ~ 65%	4
活动丧失	0 ~ 31%	10
内植物并发症	1.4% ~ 26%	14
神经炎	0 ~ 17%	11
骨髓炎	4% ~ 9%	2
Dupuytren 挛缩	2% ~ 9%	4
顽固痛症状（复杂局部疼痛症状）	0.3% ~ 8%	11
肌腱（撕裂，牵拉，扳机，肌腱炎）	0 ~ 5%	3
延迟愈合	0.7% ~ 4%	4
桡尺关节（骨融合，干扰）	0 ~ 1.3%	2

*计算发病率的数据来源；CRPS. 复杂局部疼痛症状
（引自：McKay SC, MacDermid JC, Roth JH, Richards RS: Assessment of complications of distal radius fractures and development of a complication checklist, *J Hand Surg* 26A:916, 2001.）

四、并发症

桡骨远端并发症的种类和发生率在各个报道中的差异较大。McKay 等在文献回顾中发现所有并发症发生率 6% ~ 80%，术后关节炎的发生率 7% ~ 65%（表 57-10）。Jupiter 和 Fernandez 认为，关节内或关节外的变形所致的畸形愈合是最常发生的并发症。桡骨远端畸形愈合的发生率近 17%，且非手术治疗高于手术治疗。桡骨远端关节外骨折最常见的畸形是短缩，远端骨折块的旋转，掌倾角的丢失和尺偏的丧失。截骨术和其他的针对桡骨远端骨折后腕关节问题的手术步骤在第 69 章讨论。

其他报道的较低发生率的并发症包括：不愈合，内植物的问题，肌腱撕裂或者瘢痕，还有神经损伤。

桡骨远端骨折不愈合不常见，发生率低于 1%，手术治疗后发生率高于非手术治疗。不愈合的因素包括开放粉碎性骨折、感染、病理损害、软组织占位、固定不牢固、外固定架过度牵引和伴随尺骨远端的骨折。

肌腱的并发症常见于锁定钢板放置太靠远端或放置不贴附或螺钉太长激惹横过的屈肌腱。掌侧钢板放置在肌腱紧挨骨和钢板的位置会导致肌腱磨损撕裂。使用掌侧锁定钢板的患者肌腱撕裂发生率接近达 12%。一组 96 例使用掌侧钢板治疗桡骨远端

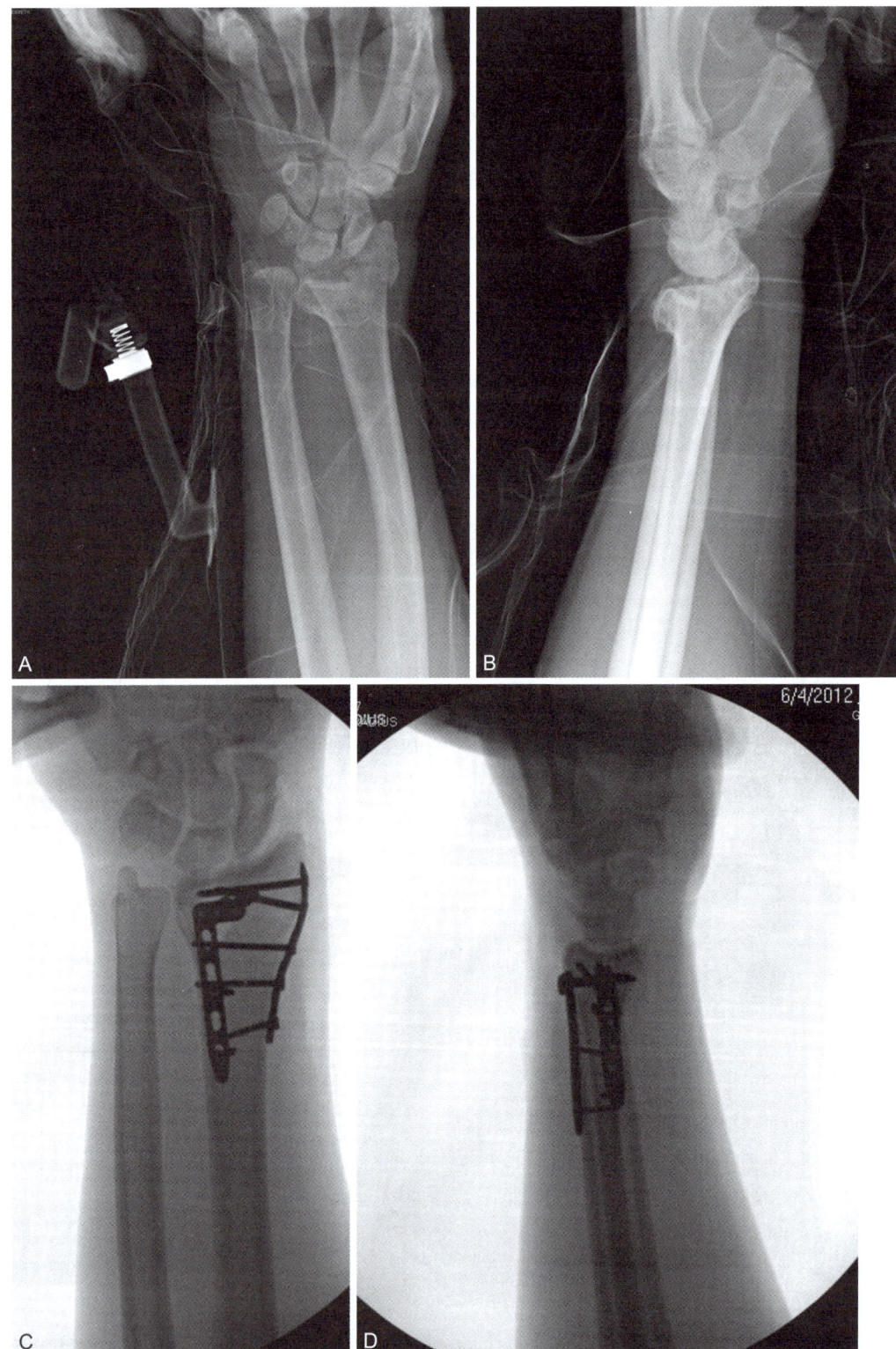

图 57-107　A 和 B. 桡骨远端骨折；C 和 D. 特殊骨块的固定

骨折的报道认为，并发症为23%，术者经验的提高可以降低并发症发生率。一项关于60岁及以上老年患者不稳定桡骨远端骨折使用掌侧锁定钢板的系统性文献回顾分析认为，拇长屈肌腱和（或）拇长伸肌腱的撕裂和粘连是最主要的需要手术处理的并发症。通过比较20～40岁的年轻患者和60岁以上老年患者接受掌侧锁定钢板治疗桡骨远端骨折，Chung发现，老年患者中并发症发生率并不比年轻人高，Hanel等报道，在144例接受背侧牵引钢板治疗的骨折患者中，16例出现并发症，那些早期拆除钢板的并发症为8.5%，超过16周才拆除的并发症为21%。Rhee等列出了一些措施来避免肌腱损伤，包括掌侧钢板接近安全线放置，旋前方肌的缝合，使用短的螺钉或光滑的螺钉固定钢板。腕关节背侧切线位对观察螺钉穿出背侧骨皮质很有帮助。

桡骨远端骨折所致的间室症状很少见，发生率约1%，基本上是高能量损伤的年轻人。复杂的局部疼痛综合征（CRPS）多数发生在有病理或精神原因的老年人，据报道为8%～35%。一项包含416例患者427例桡骨远端骨折的随机控制多中心研究证实维生素C（每天500mg）能够减少CRPS的发生，并且这也被最近的AAOS临床实践指南列为有足够证据支持的针对桡骨远端骨折的让人认可的方法。

正中神经最常被损伤（0～17%），接下来是桡神经和尺神经，主要因为其接近骨折并且受腕管的限制。轻度腕管综合征的发生率为20%，大多数不需治疗。严重的腕管综合征在高能量、粉碎性骨折后需要立即松解。晚期的正中神经症状可能和畸形愈合、残留的掌侧移位、骨痂形成所致的神经损害或过长的腕关节屈曲尺偏有关。桡神经和尺神经损伤较少见（0～10%）。应该避免腕关节过度屈曲尺偏固定制动，因为这可以增加腕管的压力。

不管选择什么方法治疗桡骨远端骨折，即使处理很适合也会发生并发症。可以通过提示和对特殊问题的干预减少并发症产生的后遗症。

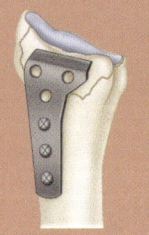

第58章

骨折畸形愈合

著者：A. Paige Whittle
译者：张 卓 齐红哲 朱正国 康晓琪 王军松 刘贵奇 付振书 张宜远 张立海 何纯青
审校：吴新宝 唐佩福 李宇能 王 颢

骨折畸形愈合是指骨折断端在非解剖位愈合。不论畸形难看与否，均可通过以下几个方面引起功能障碍：①关节面异常可以导致不规则的重力传递和关节炎，尤其是在下肢；②骨折断端的旋转或成角畸形可以影响下肢正常平衡或步态，或上肢的正常姿势；③骨折断端的重叠或骨缺损能导致可见的肢体短缩；④可妨碍相邻关节的运动。严格地讲，闭合治疗骨折时常发生畸形愈合，但这种畸形愈合通常不影响功能。只有在骨折畸形愈合引起功能障碍时才真正具有外科治疗的意义。

复位不准确或在骨折愈合过程中固定不牢固均可导致畸形愈合。新鲜骨折如果能得到恰当治疗，这种情况大都可以避免；然而，即使进行了最专业的治疗，畸形愈合也会发生。应当注意多发伤患者发生的骨折畸形愈合。这些患者的足、踝部和手部骨折常常没有移位，更加威胁生命的损伤需要优先治疗。然而，尤其是在合并颅脑损伤的患者，可发生骨折畸形愈合加速现象，当患者恢复活动后容易出现功能障碍。

在治疗骨折畸形愈合时，必须考虑以下情况。有四个特征决定了骨折复位是否可以接受。第一是对线，第二是旋转，第三是恢复正常的长度，第四也是最次要的是骨折断端的实际位置。如果畸形愈合发生在关节或关节附近，即使是轻度的畸形，也会引起严重的功能丧失。有时骨折畸形愈合仅引起轻微的功能障碍，术后功能进一步改善的余地不大，因此，不应贸然决定手术；然而，旋转畸形能引起明显的功能障碍，需要手术矫正。对于9岁以下儿童，轴向对线畸形，特别是在关节附近并与运动方向在同一平面时，可以在成长过程中自行矫正。还有，如果骺板没有损伤，儿童骨骺端的移位通常也可自行矫正。

对畸形进行分析时，我们应考虑到大多数畸形都可归结为矢状面和冠状面上的畸形。Ries和O'Neill发明了一个骨折畸形三角分析法，设计了一个示意图，以真正的前后位和侧位X线片为基础来确定真正的最大畸形（图58-1）。楔形截骨术等其他三角分析法也有相应的报道。

手术治疗骨折畸形愈合的目的在于恢复功能。虽然对患者来说改善畸形的外观可能同等重要，但很少单纯为了改善外观而进行手术治疗。骨折后6~12个月之内，对大多数骨折畸形愈合不考虑手术治疗。对于关节内骨折，为了恢复满意的功能，可能需要尽快手术。考虑手术时，必须对骨质疏松的程度和软组织萎缩的程度进行评估，同时应确定早期手术是否有利于术后的主动康复锻炼。手术矫正并非总能在骨折畸形愈合处进行。在有些病例，为了恢复功能，可能需要做代偿性手术；而在另一些病例，疼痛可能是最主要的症状，可能需要融合关节以解除疼痛。

Ilizarov开拓性地采用了环形外固定技术和各

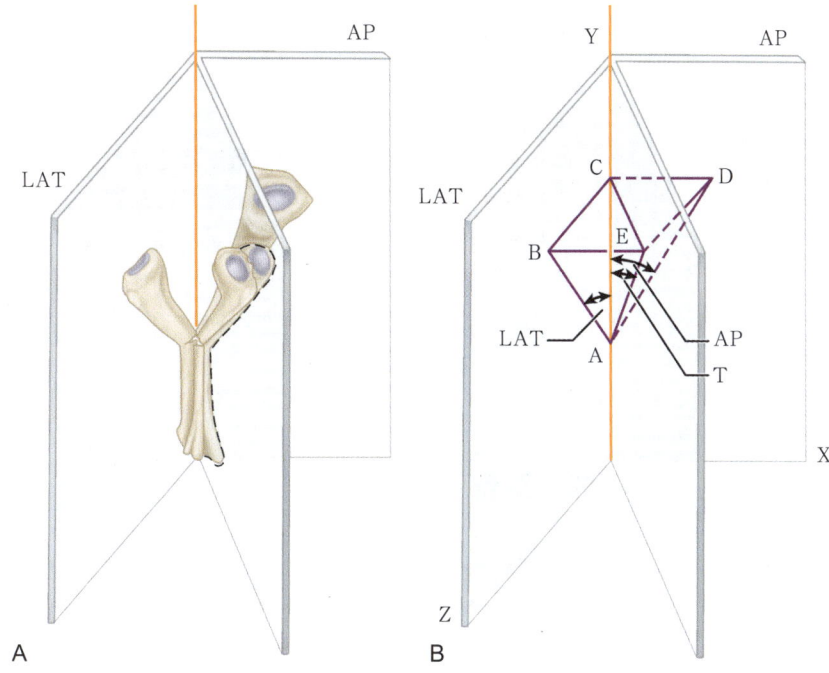

图 58-1 Ries 和 O'Neill 根据正位和侧位 X 线片测量骨畸形的方法

A. 胫骨骨折在前后面和侧面之间的平面成角。B. 胫骨骨折后形成的角。角 CAD 代表正位片上显示的角，角 CAB 代表侧位片上显示的角，而角 CAE 代表真正畸形平面上形成的角

（重绘自：Ries M, O'Neill D: A method to determine the true angulation of long bone deformity, *Clin Orthop Relat Res* 218:191,1987.）

种铰链结构进行肢体延长，这些技术的出现使同时恢复对线、旋转和长度成为可能。应用这些技术时要十分熟悉固定架的设计和安装方法，对患者要进行细致的指导及积极的物理治疗。有报道在一些极难处理的病例中，特别是感染性骨折不愈合和骨缺损病例，采用这些方法取得了极为满意的效果。在矫正骨折畸形愈合时，如需恢复骨的长度，或因为已有的感染不适合应用传统的切开复位方法，环形外固定架技术有明确的应用价值。因此，在应用此方法治疗复杂的骨折畸形愈合之前，必须对这些技术有详细的了解和丰富的经验。

第一节 足部骨折畸形愈合

一、趾骨

趾骨骨折畸形愈合引起的功能障碍很少需要手术治疗。然而，如果畸形引起疼痛，则可通过外侧或背侧切口很容易地进行矫正，而不会损伤肌腱。截骨并使骨折断端对线良好可能足以满足需要；如果想彻底矫正畸形，可能需要做广泛地骨切除；这样做没有什么危害，因为足趾并不需要灵巧的运动。

二、跖骨

如果跖骨颈或跖骨干的畸形愈合引起功能障碍，骨折断端几乎总是向足底成角，在足底形成骨突。如果骨折极其粉碎，则骨块看起来很像肿瘤。手术的目的并非要恢复完全的跖骨对位和对线，只不过是矫正成角畸形，达到负重时不再引起足底的压迫性疼痛即可。

跖骨成角畸形的矫正术

手术技术 58-1

- 在前足背侧平行于受累跖骨干做切口，通常一个切口就能显露相邻的两个跖骨。
- 显露陈旧性骨折，用小骨刀将其断开。在有些情况下，为了撬起骨折断端，必须做小的楔形截骨，但骨切除不宜过多，以免引起骨折不愈合。
- 在足底用力压迫并用力屈曲足趾，抬起骨折断端到轻度过度矫正位。
- 与治疗新鲜骨折一样（见第 88 章），采用髓内针固定骨折断端。

术后处理 术后用小腿管型石膏固定；石膏固定范围从胫骨结节至足趾；管型石膏的足底部应良好塑形，以维持轻微的过度矫正位。3 周后拔除所有髓内钉，拆除短腿管型石膏，更换行走管型石膏靴；为了保持足趾的跖屈，在骨折下方应放一毡垫。6 周后用带有足弓支撑及跖垫的坚固矫正靴替换行走管型石膏。

三、跗骨

除了距骨和跟骨，其余跗骨的畸形愈合都可放在一起讨论。由于此部位的大多数骨折都由剧烈的外伤所致，数块跗骨可同时受累，还可能造成严重的粉碎性骨折，一个或多个跗骨关节也可能脱位。骨折远侧断端多向背侧移位，有时断端可有轻度的重叠；在这种情况下，骨折远侧断端在足背形成明显的隆起，位于底侧的骨折近端在足底形成骨块。偶尔，通过陈旧的骨折处截骨并将骨折断端复位可以在一定程度上保存足的侧向运动。然而，即使没有切除关节面，足的侧向运动也大多已经丧失。通常需要对一个或多个跗骨关节做部分或全部切除并行关节融合术，这样不但可以矫正跗骨位置，而且还能缓解疼痛和预防创伤性关节炎。由于侧向运动通常已经部分或完全消失，关节融合术尽管会完全消除足的侧向运动，也并不会增加多少功能障碍，尤其是在年轻患者。如果距下关节没有受损，应保留其活动性，仅做中跗关节融合术。

除非畸形明显和疼痛严重，在 6~12 个月的尝试负重期间，不宜在此区域进行畸形愈合的矫正手术。

跗骨畸形愈合的矫正术
手术技术 58-2

- 在足背伸肌腱外侧或在第 3 跖骨背侧正中做切口；剥离骨膜，显露陈旧骨折。
- 如果骨折后仅数月，用骨凿凿开畸形愈合处；如果骨折断端过度重叠，切除少许骨折远近断端。
- 再用骨撬或骨膜剥离器将骨折断端撬拨复位。
- 复位后一般较稳定；如果有必要，可用 U 形骑缝钉或交叉克氏针固定，以维持位置。
- 如果骨折畸形愈合已有数月或数年，则跗骨可能已完全融合，陈旧性骨折线已不清楚；在这种情况下，凿骨时就不必考虑是否在关节部位或陈旧骨折部位。畸形严重时，如果不做大块骨切除，就不可能复位。
- 如果畸形愈合引起伸肌腱的腱鞘滑膜炎及足趾的背侧挛缩，以后可以通过手术矫正这些继发畸形，矫正方法详见爪形趾的手术章节（见第 86 章）。

术后处理 术后用膝下至足趾的管型石膏将踝关节固定于 90° 位。术后 1 周带石膏拍摄 X 线片复查骨折断端的位置。术后 2 周拆线，更换石膏，检查足；如果有必要，可在全身麻醉下矫正残留畸形。继续用小腿短石膏管型固定 1 个月。然后拆除石膏，做好足弓托的模型。再改用行走石膏靴固定 4 周。石膏靴在足底距骨颈和纵弓处必须良好地塑形。去除石膏靴后，指导患者做足和足趾的功能锻炼，足弓托要继续佩戴 4~6 个月。

四、距骨

距骨骨折后的畸形愈合常造成严重的功能障碍。畸形可发生在距骨颈、体或颈体同时发生，可导致踝关节、距下关节或距舟关节的紊乱。

（一）距骨颈畸形愈合

距骨颈骨折畸形愈合与股骨颈关节囊内骨折有相似之处，即通常破坏血液循环并因此导致退行性改变，甚或发生距骨头或距骨体缺血性坏死，继发引起一个或多个关节面的不平整。距骨骨折可在骨折远断端旋转或向内、外偏斜位置愈合，导致内翻或外翻畸形；通常是外翻畸形，距骨头偏向内侧和背侧。距骨颈内翻畸形愈合的治疗仅限于三关节融合，但效果不确切。有学者建议进行外侧柱短缩或内侧柱延长来矫正前足旋转；也可以采用距骨颈截骨术来矫正距骨颈骨折的畸形愈合，经畸形的顶点截骨，同时把菱形的自体三面皮质的髂嵴骨块嵌入截骨处以维持矫正。必须保护好距骨的骨外血供以防止骨坏死；距骨体发生缺血性坏死时，治疗方法见第 84 章。为矫正跟骨内翻和前足内翻，切除合适的楔形骨块进行三关节融合可能是必要的（见第 84 章）。

距骨颈基底或距骨体前部骨折的畸形愈合，伴有骨折远端向背侧移位，可在前面对踝关节造成阻碍，同时伴有疼痛。切除距骨突出的部分可以恢复踝关节活动，但最终仍然可能会发生创伤性关节炎。如果创伤性关节炎的症状导致功能障碍，应行踝关节融合术。

（二）距骨体畸形愈合

距骨体骨折虽然很少见，但常发生畸形愈合。如果骨折累及距下关节、踝关节或两者都被累及，会引起严重的功能障碍。

治疗宜采用关节融合术或距骨切除术。如果距骨的一个关节面明显变形，骨有活性且无感染，应选择关节融合术；如距骨的上、下关节面均不规整，应行踝关节后部，包括距下关节的融合术（见第11章）。如果距骨体已无活性，应行跟胫融合术（见第84章），这样仍可保留中跗关节的活动。

创伤性关节炎可能限于踝关节或距下关节，在这种情况下，可分别采用踝关节融合（见第11章）或距下关节融合术进行治疗。只融合距下关节而不融合中跗关节可获得良好的结果。

偶尔距骨体或颈粉碎骨折的畸形愈合可能需要行全距骨关节融合术。全距骨和跟胫关节融合术操作难度大，手术范围大。

对于合并有感染、瘘道形成以及距骨死骨形成的距骨开放性骨折，过去推荐距骨切除术。距骨切除的手术方法类似距骨结核时的距骨切除（见第23章）。为了保留肢体长度，我们应用 Ilizarov 环形固定架和胫骨远端皮质骨截骨骨片向下移位做跟胫关节融合，此法特别适合于距骨体开放性骨折或化脓感染所致的骨缺损病例。这种手术要求患者配合，彻底清除感染的骨组织并进行恰当的抗生素治疗。

五、跟骨

跟骨骨折后，即使最初的治疗符合技术要求，仍常留下持续性的疼痛和功能障碍，在工作时需要在粗糙不平的地面上行走的患者尤其如此。跟骨骨折非手术治疗后常存在一些畸形，包括足跟增宽、距下关节匹配不良、跟骨高度丢失（Böhler 角减小）和跟骨内翻畸形。足跟增宽常导致跟腓关节撞击和腓骨肌腱功能不良。跟骨变矮后会导致距骨的原始角度和方向发生或多或少的改变，从而会引起胫距关节撞击、踝关节背屈受限以及行走时后足蹬力不足。损伤后的跟骰关节活动异常，可以出现跟骰关节半脱位、跟骨前外侧壁凸起。各种各样的畸形可导致过多的力量由足外侧面承担，反之距下关节不匹配常导致创伤性关节炎。

跟骨骨折后的疼痛可能在伤后 1~2 年得到改善，只要患者能通过康复改善症状，就不具有手术指征。然而，如果在这段时间内，患者的功能恢复不明显，应该考虑外科手术。术前评估包括分析患者疼痛的具体位置，外侧的疼痛常是由跟腓关节创伤性关节炎或腓骨肌腱炎引起的，而整个跟骨周围的疼痛则多由距下关节创伤性关节炎所致。踝关节前方的疼痛可能由胫距关节撞击所致。在距下关节内注射 1% 的利多卡因可以帮助鉴别疼痛点。手术治疗包括截骨术、关节融合术和切除跟骨侧方隆起使腓骨肌腱游离，也可以联合使用以上手术。如果选择关节融合术，术后应该佩戴 U 形石膏夹板，或者提前预制行走鞋 8 周，这样有助于提高手术的成功率。

尽管吸烟不是距下关节融合术的绝对禁忌证，但可增加融合手术骨不连率，吸烟也可增加切口的并发症。所以，医师应该告知吸烟患者手术后的潜在危险，并鼓励其术前戒烟。

影像学评估包括标准跟骨侧位和负重下的跟骨侧位像。Broden 位像能够清晰地观察距下关节的情况，而 CT 扫描能更清晰地看到距下关节的对位和匹配情况。CT 扫描可以同时进行横断位和冠状位扫描。

Stephens 和 Sanders 应用 CT 扫描将跟骨畸形愈合分为三种类型（图 58-2），并据此制定了治疗指南（表 58-1）。他们按照这些指导方案治疗了 26 例跟骨畸形愈合，18 例结果为优，5 例为良，3 例为可。虽然随着畸形愈合复杂程度的增加，治疗效果逐渐变差，但即使最严重的畸形也可得到明显的临床改善。Clare 等在他们的随访研究中报道了跟骨扩大外侧入路，该入路可以在对腓骨肌腱充分减压的同时，进行骨块关节融合术和跟骨截骨融合

表 58-1 跟骨畸形愈合的治疗指南

Ⅰ型	经扩大 L 形外侧切口行外侧骨突切除术
Ⅱ型	外侧骨突切除术＋距下关节融合术，把切除的骨突用于植骨
Ⅲ型	外侧骨突切除术＋距下关节融合术＋跟骨截骨术

（引自：Stephens HM, Sanders R: Calcaneal malunions: results of prognostic computed tomography classification system, *Foot Ankle Int* 17:395, 1996.）

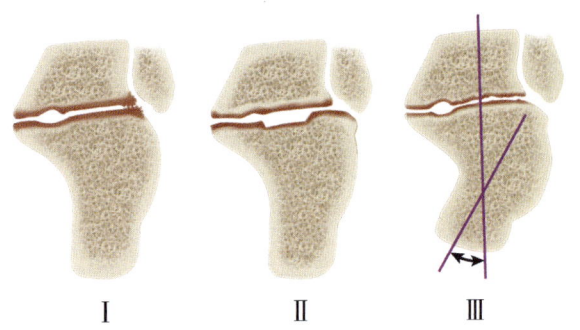

图 58-2 跟骨畸形愈合的三种类型

Ⅰ.外侧壁形成大的骨突，无距下关节炎；Ⅱ.外侧壁形成大的骨突，有明显的距下关节炎；Ⅲ.外侧骨突，有明显的距下关节炎，跟骨体部对线不良，后足内翻大于 10°

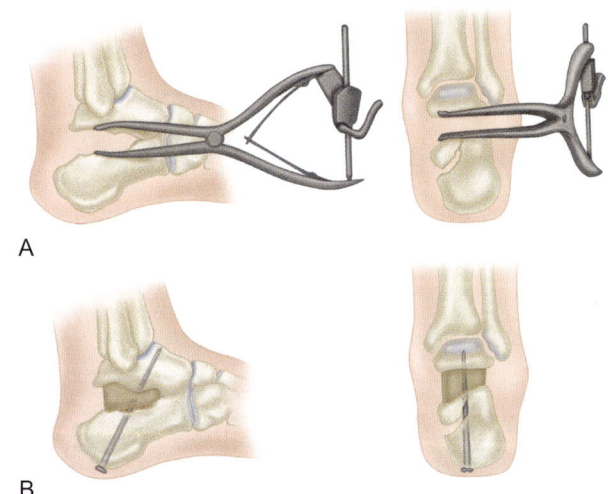

图 58-3 距下关节牵开性重新对线关节融合术治疗跟骨畸形愈合

A.用板状撑开器将距下关节撑开；B.用前方楔形的植骨块和空心螺钉行距下关节牵开性关节融合

术，这是其他入路（Gallie，Ollier）所不能达到的。所有随访患者均无平足，其中 93% 进行了距下关节融合术，且 93% 的融合患者距下关节融合在中立位或外翻位。24% 的患者出现切口延迟愈合，其中 1 例出现深部感染，未进行软组织移植。对于吸烟患者，其骨不连和切口并发症的发病率没有显著增加的趋势。64% 的患者术后跟骨外侧仍残留有中度疼痛。该组患者未出现内固定失败，作者认为是采用拉力螺钉固定技术并使用了粗大的钛钉（7.3 mm 或 8.0 mm）的缘故。

Flemister 等发现，不论采取何种矫正手术——跟骨外侧闭合楔形截骨术、骨块关节融合术和原位关节融合术——疗效相似；但是，骨块关节融合术后发生畸形愈合和不愈合的概率（15%）比原位关节融合术（5%）要高。他们推荐行原位关节融合术，但在存在前踝撞击征者需要较复杂的骨块关节融合术。

如果距下关节单独受累，需切除足够的骨质以矫正负重力线，然后将关节融合。如果中跗关节也受累，建议行三关节融合术（距下关节、距舟关节和跟骰关节）。Romash 把跟骨矫正性截骨和同时行距下关节融合用于治疗跟骨畸形愈合。据他的介绍，矫正性截骨是在原骨折部截骨，造成新骨折，重新对位跟骨结节以缩窄足跟，减轻撞击，并恢复跟骨的高度，距下关节融合可减轻创伤性关节炎的症状。距下关节牵开性重新对线关节融合术治疗严重跟骨畸形愈合的疗效比价优良，该技术包括外侧减压、内侧距下关节囊切开、距下关节牵开重新对线以及用楔形骨块植骨（图 58-3）。外侧入路较 Gallie 型后外侧入路具有几个优点：软组织剥离少，距下关节显露好，易于显露内侧距下关节囊和载距突，以及降低腓肠神经损伤的风险。

恢复跟骨高度和改善距骨倾斜角的几种骨块关节融合手术已有介绍，术后愈合率为 80%～100%，没有出现内翻畸形愈合。然而，一项研究发现，在采用此手术方法治疗的 14 例患者中，仅有 7 例结果满意；另外一项研究报道治疗了 15 例患者，有 4 例出现了融合后内翻畸形愈合。最近，Trnka 等使用距下关节牵开骨块关节融合术治疗了 35 例患者，其中 29 例跟骨骨折后出现了并发症，愈合率为 86%；该组使用异体骨移植的 5 例患者中有 4 例出现不愈合，因此，他们反对把异体骨移植用于骨块关节融合术。对于跟骨高度丢失的患者，建议行骨块融合术，而不使用原位关节融合术。然而，研究发现在原位关节融合的患者中，即使跟骨高度丢失，不行嵌入植骨只行距下关节融合，大多数患者也都获得了满意的结果。对于踝关节背屈＜10° 并有活动障碍性疼痛的患者，建议考虑行牵开关节融合术。对于严重的跟骨挤压性骨折，无论是新鲜骨折，还是骨折畸形愈合，建议行三关节融合术，因为这类患者不但存在距下关节紊乱，还存在由于载距突的骨折移位所引起的跟骰关节和距舟关节半脱位。单独行距下关节融合术是不合理的，因为距骨头部和颈部仍然向前突出且没有支撑，在负重时可形成妨碍融合的恒定杠杆作用。因此，

Conn 认为，既然距舟关节、跟骰关节和距下关节之间相互作用，三关节融合术比单纯距下关节融合术更可取。他还认为，三关节融合术并不增加功能障碍，因为原发损伤后中跗关节就已经极少活动。然而，另外一些学者认为，三关节融合对于大多数跟骨畸形愈合的患者并不具有优势。我们认为，除非中跗关节受累，否则关节融合应仅限于距下关节；随着活动的增多，中跗关节的运动可能会改善，所以应该保留。

后距下关节融合术

Gallie 建议从后部行距下关节融合术，因为这种手术方式比以往常用的更为简单（图 58-4）；但是，它不能矫正跟骨内翻或外翻畸形或足的其他任何畸形。Gallie 认为，轻度的跟骨外翻可以不给予处理。如果最初的跟骨畸形是内翻畸形，该术式并不适合，因为在这种情况下第 5 跖骨头将过度负重并形成疼痛性胼胝。

手术技术 58-3

(Gallie)

- 患者取俯卧位，沿跟腱外侧缘做一个长 6~8cm 的纵向切口。然后横行切开踝关节后部和距下关节的关节囊。
- 内外翻跟骨，以确定距下关节的位置。
- 用探针探测距下关节的大概方向；然后在跟骨和距骨上凿一个约宽 1.3cm、深 0.6cm 的榫眼，向远侧深达跗骨窦。
- 屈膝，在胫骨近端的前内侧表面凿取植骨块，长 6.2cm、宽 1.3cm。将植骨块分成等长的两块，每块的一端均修成斜面。
- 将骨松质嵌入榫眼的深部。然后将已修好的两个植骨块以皮质面对合皮质面嵌入榫眼中。如果植骨块的大小适宜，则植骨块的骨松质面会与榫眼的侧壁紧贴。取自髂骨的骨松质条可能比 Gallie 采用的胫骨植骨块更可取，因为可将骨松质条紧紧地嵌入榫眼。
- 仅缝合皮下和皮肤层，皮下放置负压引流管。
- 厚敷料包扎后行短腿管型石膏固定。

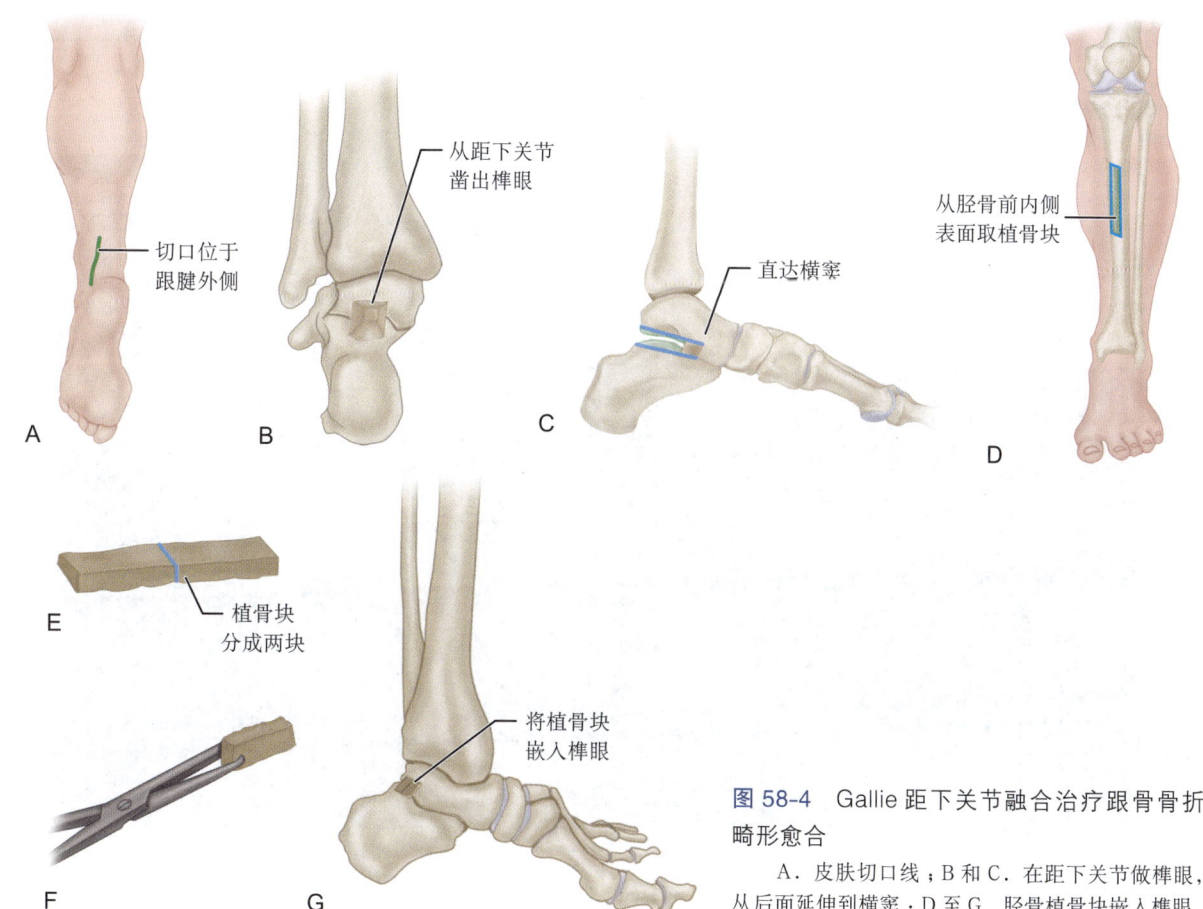

图 58-4 Gallie 距下关节融合治疗跟骨骨折畸形愈合

A. 皮肤切口线；B 和 C. 在距下关节做榫眼，从后面延伸到横窦；D 至 G. 胫骨植骨块嵌入榫眼

牵张关节融合术

手术技术 58-4

（Carr 等）

- 患者取健侧卧位，髂后消毒、铺单。
- 扎止血带，采用 Gallie 纵向切口显露距下关节。该切口长度没有水平限制，以避免伤口张力过大，影响愈合。
- 自跟骨外侧缘显露跟骨，骨膜下剥离，切口长短合适，便于显露和跟骨侧壁减压。该显露同时有利于腓骨侧的减压。
- 显露距下关节，将股骨牵开器的半针系统分别经皮固定在胫骨和跟骨上，该方法有助于矫正跟骨内翻畸形。
- 通过牵张和显露后距下关节的软骨下骨，手术过程中可以用椎板撑开器帮助显露距下关节。
- 手法操作可以矫正足内翻或外翻畸形。
- 术中 X 线透视可以确保距跟关节的外翻角（正常为 25°～45°）。参考健侧负重位的跟骨影像有助于确定患侧距下关节的融合角度。
- 测量距下关节间隙，自髂后取合适大小的三面骨皮质。对于严重的畸形，至少需要高度为 2.5 cm 的骨块。一般需要两个骨块行距下关节植骨融合，以免后期发生关节塌陷造成内外翻畸形。
- 植入自体骨块后，松开牵引器。
- 通过在跟骨的引导器拧入 2 枚 6.5 mm AO 全螺纹骨松质螺钉来牢固固定跟骨和胫骨，以避免距下关节的轴向旋转，采用全螺纹骨松质螺钉也可以避免后期关节间植骨的塌陷（图 58-5）。
- 关闭切口之前应透视确定最终固定的位置。

术后处理 术后 24 h 拔除引流管。术后患足抬高 72 h，如果无血管、神经受压症状，不需将管型石膏剖成两半。然后允许扶拐不负重行走。术后 2 周去除管型石膏，拆线，更换为塑形良好的小腿非行走管型石膏并固定 4 周。在此期间，鼓励患者主动活动足趾。在术后头 6 周，如果认为患者不能配合非负重的要求，可在膝关节屈曲位行长腿管型石膏固定。术后第 6 周更换小腿行走管型石膏，允许负重至能够忍受的程度。在术后第 6 周和第 12 周进行 X 线片检查关节融合情况。12 周后通常穿硬高筒皮靴且踝部穿紧身皮套 4～6 周以控制水肿。术前应告诉患者，术后足后部的肿胀可能要持续 6～9 个月。

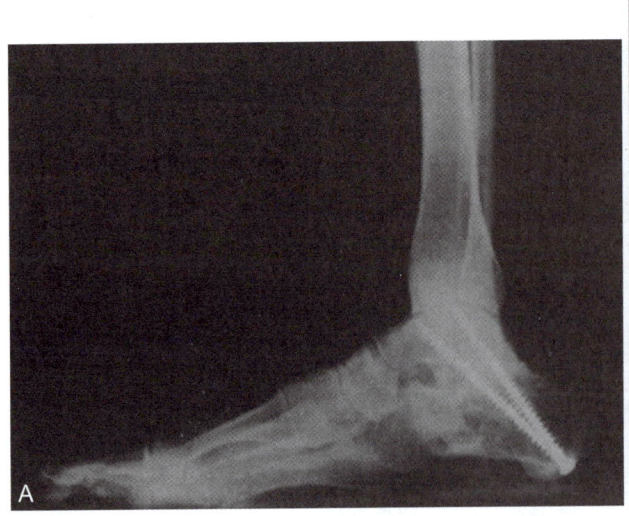
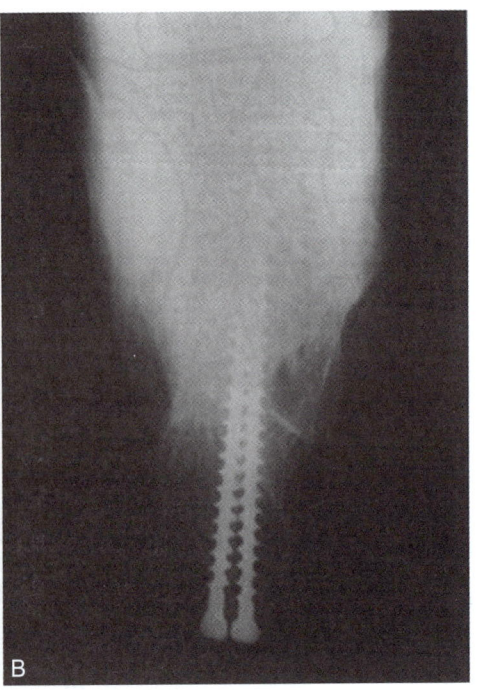

图 58-5　A 和 B. 牵引关节融合术（见正文）（见手术技术 58-4）

（引自：Robinson JF, Murphy GA: Arthrodesis as salvage for calcaneal malunions, *Foot Ankle Clin* 7:107, 2002.）

跟骨外侧骨疣切除术

Kashiwagi 认为，在跟骨骨折畸形愈合后，疼痛有时是由腓骨肌腱的改变引起的。腓骨肌腱可能被骨痂包埋、被骨折断端夹住、受到粘连的影响或因骨性突出而向上移位。他建议行腓骨肌腱造影以显示腓骨肌腱和腱鞘的改变（图 58-6）。如果疼痛是由肌腱和腱鞘改变所致，应游离肌腱和腱鞘，切除外侧骨性隆起，必要时行距下关节融合术。

手术技术 58-5

（Kashiwagi 改良）

- 做一个 Kocher 切口，在足底上方一横指水平把切口远侧半向远端延长，止于第 5 跖骨基底部。
- 确认腓骨长、短肌腱，不必切开腱鞘，在腓骨长肌腱下方 0.6 cm 处向深部切至跟骨外侧面。然后沿骨面向上分离到肌腱深处，将腓骨肌支持带从骨面上剥离下来。
- 将腓骨长肌腱向上牵引越过外踝尖。从跟骨上游离趾短伸肌腱的起始部，并向上牵开。如此即可显露跟骨的外侧部，包括距下关节和跟骰关节的外侧部。
- 用一把宽骨刀经跟骨做矢状面截骨，前起自跟骰关节，后至跟骨结节，上起自距下关节，下至跟骨跖面。
- 将截下的骨块丢弃。这样跟骨的外侧面应当形成陡壁，距下关节外侧、外踝以下所有多余的骨质都已切除。
- 距下关节和跟骰关节的外侧面已显露出来，如果有必要，可将这些关节融合。

- 最后将腓骨肌腱和腱鞘重新放置在外踝下部，将腓骨支持带缝合至跖筋膜上。
- 关闭切口。
- 屈膝 30°长腿管型石膏固定。

术后处理 术后 10～14 d 拆线，去除石膏。如果手术包括关节融合术，换用短腿行走管型石膏，其他术后处理与三关节融合术相同（见第 84 章）。

跟骨骨折畸形愈合的外侧扩大入路矫形术

手术技术 58-6

（Clare 等）

- 患者健侧卧位于体位垫上，健腿放置在患腿前侧。
- 上止血带，压力为 350 mmHg。驱血带驱血，常规消毒铺单。
- 选择外侧可延长手术入路，皮肤切开时要求一刀切到骨质，切开骨膜，形成皮肤连同骨膜的全厚皮瓣。于跟腱前方和腓肠神经后方做纵向切口；腓肠神经应连同皮瓣牵开，给予保护，以免损伤腓肠神经。
- 分别在腓骨远端、距骨颈和骰骨放置 1 根克氏针，用于牵开腓骨肌腱和全厚皮瓣。
- 仔细向远侧游离跟骨外侧壁的周围组织，直至跟骰关节远端。在跟骨骨折畸形愈合的所有类型中，跟骨外侧骨疣都必须予以切除。
- 在跟骨的跖面和前突上各放置一把 Hohmann 牵开器，充分显露后，用 AO 薄截骨锯片（Synthes USA，Paoli，PA）行跟骨截骨。用带角度的截骨锯片沿跟骨纵轴中心从跟骨后方开始截骨，如此既可保留跟骨跖侧的骨质，又可对腓骨下创伤区域进行减压（图 58-7A）。整个截骨过程中切勿影响距腓关节。
- 截骨范围继续向远侧扩大，切除跟骨外侧骨疣，但要保留跟骰关节，因为跟骨外侧骨疣常常影响跟骰关节的活动，且容易继发跟骰关节骨关节炎。
- 完整切除远侧骨性隆起，同时避免锯片损伤骰骨（图 58-7B）。切开的跟骨外侧骨壁应尽可能地保留，在Ⅱ型和Ⅲ型跟骨骨折畸形愈合中，其可作为自体骨植骨应用。
- 在Ⅱ型和Ⅲ型跟骨骨折畸形愈合，如果距下关节合并骨关节炎，应行距下关节融合术。使用椎板牵开器显露距下关节，然后用锋利的骨膜起子或

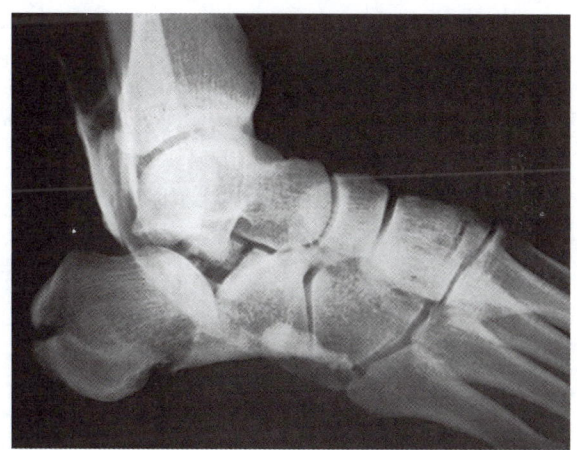

图 58-6　急性跟骨骨折时腓骨肌肌腱造影
侧方移位的跟骨骨折断端使腓骨肌腱鞘出现造影缺损
（获 Daiji Kashiwagi, MD 许可使用）

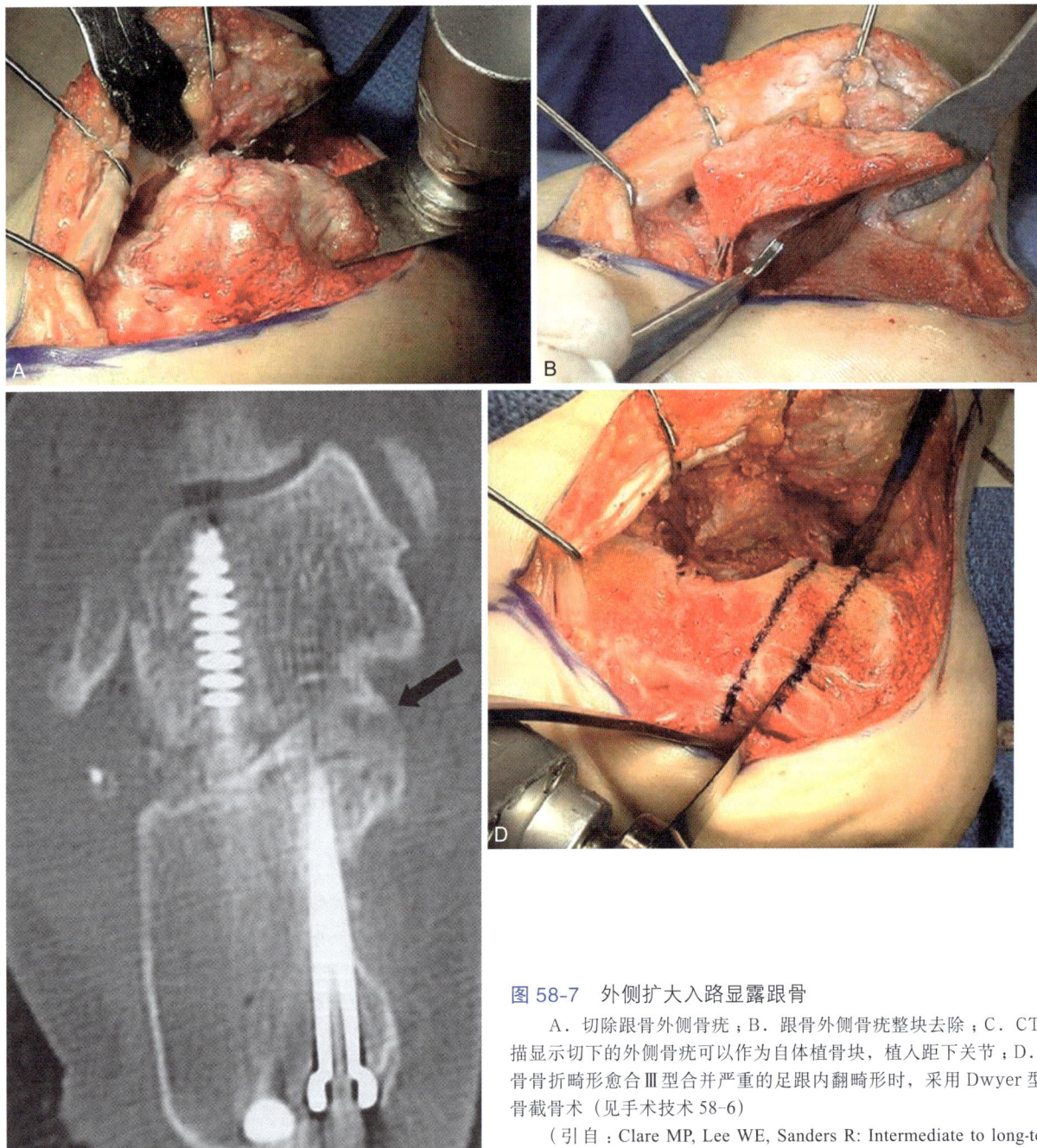

图 58-7 外侧扩大入路显露跟骨

A．切除跟骨外侧骨疣；B．跟骨外侧骨疣整块去除；C．CT扫描显示切下的外侧骨疣可以作为自体植骨块，植入距下关节；D．跟骨骨折畸形愈合Ⅲ型合并严重的足跟内翻畸形时，采用Dwyer型跟骨截骨术（见手术技术58-6）

（引自：Clare MP, Lee WE, Sanders R: Intermediate to long-term results of a treatment protocol for calcaneal fracture malunions, *J Bone Joint Surg* 87A:963, 2005.）

- 骨刀去除残留的关节软骨。
- 用2.5mm钻头在距骨的跟骨关节面和跟骨的距骨关节面的软骨下骨质上钻多个孔，以便于血管长入，利于融合。
- 用椎板牵开器充分显露后距下关节，然后采用X线透视检查融合时需要的高度。距骨头和舟骨的纵轴解剖上在一条直线上，这也是融合时维持足的中柱、距骨正常倾斜角和距跟角的标志。
- X线透视下确定对线后测量缺损的距离，然后取自体骨块修整成骨缺损部位大小。如果距下关节过分紧张，可将椎板牵开器放置在跗骨窦和后距下关节，股骨牵开器因为不能用作有效的直接牵开工具。整个过程中避免损伤内侧三角韧带，否则将会导致踝关节不稳和自体移植骨时过牵距下关节。
- 将一开始切下的跟骨外侧壁骨折块植入距下关节内作为自体骨植骨（图 58-7C）。由于跟骨外侧植骨块的厚度多等于后距下关节的宽度，根据需要可将骨块折叠以恢复距下关节的高度，以达到植骨充分。同时在跗骨窦加用同种异体骨松质以有利于增加融合。
- 如果单纯融合距下关节（跟骨骨折畸形愈合Ⅱ型），可以在该部位放置内固定。分别经皮自跟骨距面置入 2 枚尖端带螺纹的 3.2mm 导针，并交叉穿距下后关节面朝向距骨顶，以增加跟距关节的稳定性并保持跟骨轴线居正中稍外翻位。整个过程中避免导针进入外踝关节内。
- 拍摄标准的踝关节前后位、踝穴位及跟骨轴位像，以确定导针的位置、深度以及跟骨的力线。
- 再自跟骨距面的跟骨前突经皮朝向距骨头颈置入第 3 根导针，以获得更牢固的固定。操作过程中避免损伤距舟关节。
- 植入大量骨松质，多采用 7.3mm 或 8mm 的空心骨松质螺钉固定。
- 如果患者为跟骨骨折畸形愈合Ⅲ型，矫正跟骨的力线就变得尤为重要。跟骨结节骨折后内翻或外翻位的畸形愈合的轴线不能通过中足在冠状位的旋转得到自身矫正，必须通过距下关节固定融合和跟骨的截骨来矫正。对于内翻畸形，可采用 Dwyer 外侧闭合入路进行距下后关节截骨融合术予以矫正（图 58-7D）。而采用内侧入路的旋转截骨融合术则可以矫正外翻畸形。
- 截骨完成后，如前法置入导针后，用空心骨松质螺钉固定，这样在截骨的同时还可实现加压。如果在行截骨术的同时需要行距下关节融合术，则截下的骨块可以用做植骨材料。
- 拔掉克氏针，检查肌腱是否脱位。对于术前合并腓骨肌腱半脱位的患者，术中去除跟骨外侧骨疣，以便腓骨肌腱回到腓骨后方和免去二次手术。同时用骨膜起子探查腓骨肌腱鞘，看其近侧是否狭窄。
- 如果存在狭窄，需在骨膜下纵行切开腱鞘 2～3cm，实现彻底松解。
- 如果存在腓骨肌腱脱位，需再做一个小切口行腓骨肌上支持带重建。
- 在切口近端放置深层引流，逐层闭合全厚皮瓣。
- 用 0 号可吸收缝线间断闭合皮瓣的深层和切口的拐角处，这样有利于切口的闭合。
- 当将深层组织所有缝线穿好收紧后，从两端开始连续徒手打结。
- 用同样的方法用 2-0 可吸收缝线缝合皮下组织。用 3-0 尼龙缝线缝合皮肤，缝合时从两端开始。如果足跟高度恢复后影响切口的闭合，则将横行切口向近端延长，使皮瓣向下移位或旋转以利于闭合，近端的切口旷置。

术后处理 Ⅰ 型患者术后不允许负重，直至切口完全愈合。3 周后，早期开始功能锻炼（踝关节的屈伸活动），之后开始完全负重练习。Ⅱ 型和Ⅲ 型患者，术后短腿石膏外固定 12 周，固定期间不允许负重，每 4～6 周更换 1 次石膏。12 周进行 X 线片检查证实距下关节出现融合后，开始逐渐负重和功能锻炼。

跟骨关节外骨折外翻畸形愈合的截骨矫形术

对于跟骨关节外骨折外翻畸形愈合的治疗，Aly 报道，对 34 例跟骨外翻畸形伴有症状的患者行外侧开放式截骨术，术后平均随访 56.2 个月，优良率达到 91%，9% 的患者疗效较差。另外，AOFAS 踝-后足评分由术前的 57 分提高到术后的 90 分。在疗效较差的患者，双边骨折和距下关节炎可能是导致异常步态及后足活动范围受限的重要原因。

手术技术 58-7

(Aly)

- 采用跟骨外侧斜行切口，仔细保护并牵开腓浅神经浅支。
- 用探子经显露的跟骨背侧（距下关节）探查并确认载距突的位置。
- 将增宽的跟骨外侧缘修薄，并在跟骨中、后距下关节之间、距离跟骰关节 2.5cm 的近端位置，从外侧按照术前计划切开骨膜。
- 行外侧至中间的楔形截骨术，截骨线的方向应该从跟骨近端的外侧面朝向跟骨远端中间位置。截骨深度应据术前的跟骨轴位图像进行评估。
- 用大骨刀显露截骨端，保护跟骨内侧骨膜，避免跟骨后内侧骨块的移位。
- 从髂嵴后方取一块大小合适的三面骨皮质植入截骨处，并将骨块磨锉平整。
- 再经后侧入路，置入螺钉套筒，然后沿跟骨长轴方向拧入螺钉。

术后处理 术后患者用管型石膏固定6周，6周内避免负重。然后再更换为短腿行走管型石膏固定6周，之后，患者可穿正常鞋子行走。

第二节 踝部骨折畸形愈合

骨折畸形愈合偶尔发生在复位非常准确的闭合性踝部骨折，更常发生于"稳定的"损伤，即由于韧带联合断裂导致踝穴增宽，进而出现的移位。如果腓骨固定不当，出现短缩和旋转畸形，也可形成畸形愈合。踝部骨折畸形愈合所致的功能障碍可能非常严重，只有采取手术治疗才能解决。即使轻微的踝关节内外翻畸形也能引起负重力线的异常和创伤性关节炎。虽然有尸体研究认为在创伤性骨关节炎的发病机制中，另有比正常接触压力升高更重要的因素。然而，另外的尸体研究发现，短缩或侧方移位2mm以上并外旋5°以上时，距骨顶后外象限和中外象限的接触压力明显增加，而距骨顶内侧象限的接触压力相应减低。建议对外踝旋前－外旋骨折进行解剖复位，以减少发生创伤后关节炎的风险。

对于病程较短的、无并发症的踝部骨折畸形愈合，采用截骨术就可取得满意的效果。如果距骨在踝穴中移位超过3个月，关节软骨将发生病理性改变，截骨术获得满意效果的可能性则减小。有些学者报道，对移位超过3个月的患者采取恰当的外科手术使症状有所改善。然而，所有学者均同意这样的观点；如果畸形愈合时间短并采用对关节面损伤最小的手术方法给予矫正，如果术中能恢复正常的下肢负重力线和胫骨、腓骨和距骨关节面之间的相对关系，则术后常可获得良好的踝关节功能（图58-8）。如果手术技术不成熟，复位不精确，导致距骨移位或残留有倾斜，则术后可能达不到想要的效果。

对于合并中重度关节炎的双踝骨折畸形愈合，截骨矫正术难以取得满意效果。截骨术能恢复踝部负重力线，但由于关节炎加重，水肿和疼痛仍可持续存在。一些学者推荐对所有伴有症状的踝关节畸形患者的初次治疗采取截骨术矫正力线，而不论患者的年龄、病程、畸形严重程度和关节退变情况。尽管踝关节创伤性关节炎不是截骨术的禁忌证，但研究发现，软骨损伤会导致术后疗效欠佳。同时，建议对于严重关节退变的患者和踝关节截骨术后仍

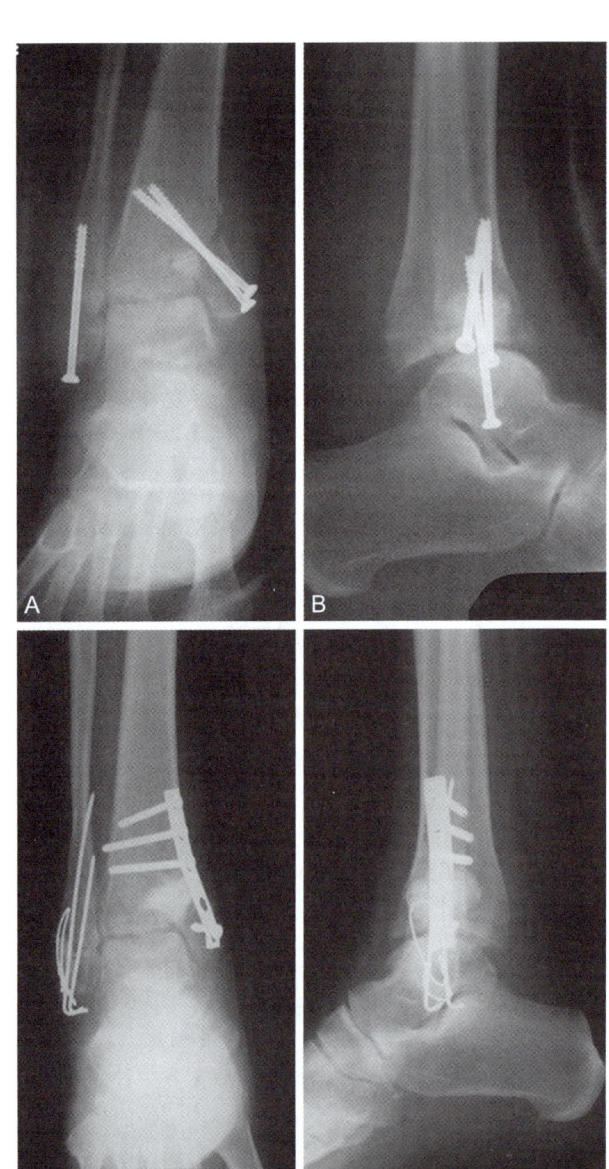

图58-8 A和B. 在老年患者，对双踝骨折采用骨块间螺钉固定后的畸形愈合；C和D. 内外踝重新固定：内踝用1/3管型支撑钢板和羟基磷灰石固定，外踝采用张力带固定

有严重踝关节功能不全或仍残留踝关节症状的患者，考虑关节融合术或关节成形术。踝关节融合术后患者走凹凸不平的道路是非常困难的，尤其是在距下关节继发纤维粘连或强直的患者。据报道，踝关节融合术后的并发症高达30%，包括骨不连和畸形愈合。

Paley等采用Ilizarov重建技术治疗踝关节融合术后的畸形愈合。他们认为，Ilizarov技术可以同时治疗足部畸形，纠正下肢短缩畸形，局部感染，进而获得坚固的骨性愈合和正常的足弓。然而，这种技术在治疗过程中有20种主要并发症需要外科

处理，有 7 种并发症出现在去除外固定架后，有 4 种并发症需要额外的手术治疗。

在恢复踝关节的解剖关系时，提醒医师注意三点基本要求：①关节间隙绝对等距和平行；②腓骨远端的尖棘在其正常位置正好指向胫骨远端的软骨下骨水平，这表明腓骨长度是正确的；③距骨关节面外侧部外形正常，与腓骨远端的踝沟（此处有腓骨肌腱）之间形成一个连续弧形。

据报道，采用腓骨截骨或延长治疗畸形愈合可获得超过 78% 的优良率。截骨的指征是：X 线片证实有畸形愈合（图 58-9），前后位和踝穴位 X 线片上仍有关节间隙，胫骨穹窿和距骨关节面仍残留软骨覆盖。手术禁忌证有关节强直、大块骨缺损和严重的退行性关节炎。

矫正踝部骨折畸形愈合的手术如下：①骨折的腓骨或内踝截骨，或同时行两者截骨术，恢复腓骨长度，截骨处行内固定术；②踝上截骨术，在仅需恢复下肢负重力线时采用；③踝关节融合术，可同时做或不做踝上截骨术。尽管畸形愈合有很多类型，但大多数均可通过改良本文介绍的方法予以治疗。

双踝骨折畸形愈合截骨治疗
手术技术 58-8

- 在腓骨远端陈旧骨折处做一个外侧纵行切口，切口远端稍向前弯曲。
- 用骨刀或摆锯在腓骨陈旧骨折处做一个横行或斜行截骨。
- 切除胫腓骨之间的瘢痕组织使腓骨能够准确复位至切迹处。按 Weber 所描述的手术方法恢复腓骨的长度并矫正旋转。
- 在腓骨骨折处放置一个 5 孔或 6 孔的 3.5 mm 动力性加压钢板，用 2 枚螺钉固定远折段（图 58-10A）。放置钢板前在腓骨远端做一个小槽，避免钢板形成突起。将钢板放置在腓骨骨折远段稍偏后一点的位置，以便内旋。将骨折远段内旋 10°，矫正旋转畸形。
- 在钢板近端连接 AO 小块骨折器械的加压器（图 58-10B）。撑开腓骨直至远端恢复其与胫骨、距骨之间的关节解剖关系。
- 用 X 线片或透视确定复位情况。
- 如果腓骨远端采用横行截骨，应在截骨断端撑开后所形成的间隙内植入一小块松质皮质骨块，植骨块取自内踝方的胫骨干骺端内侧（图 58-10C）。
- 然后，将 AO 加压器改为加压挡，对截骨部位进行加压。用 3 枚 3.5 mm 骨皮质螺钉将钢板固定在腓骨骨折近端。Yablon 和 Leach 建议，如果在游离腓骨时剥离了骨间膜，应附加 1 枚固定联合韧带的螺钉。如果骨折在腓骨的极远端，可能需要贯穿克氏针固定腓骨。
- Ward、Ackroyd 和 Baker 介绍了另一种用 AO 小撑开器恢复腓骨长度和矫正旋转的方法。按上述方法显露腓骨、切除瘢痕组织和进行腓骨截骨。
- 在腓骨远端前面沿外旋 10° 方向穿入 2 枚 2.5 mm 带部分螺纹的克氏针。
- 矫正腓骨远端的旋转畸形，在腓骨截骨近侧端沿同一矢状面也穿入 2 枚 2.5 mm 克氏针。
- 安装 AO 小撑开器，延长腓骨达解剖对线。
- 截骨间隙植骨，用撑开器加压。
- 用 1/3 管型钢板固定腓骨。

胫腓分离矫正术

胫腓分离的矫正手术旨在内移距骨并重新复位外踝。Yablon 和 Leach 报道，腓骨远端畸形愈合伴有距骨外移时，为了恢复解剖对线，通常需要更广泛的剥离。

手术技术 58-9

- 腓骨截骨并向远端翻转 180°，以便恰当切除联合韧带区的瘢痕组织。

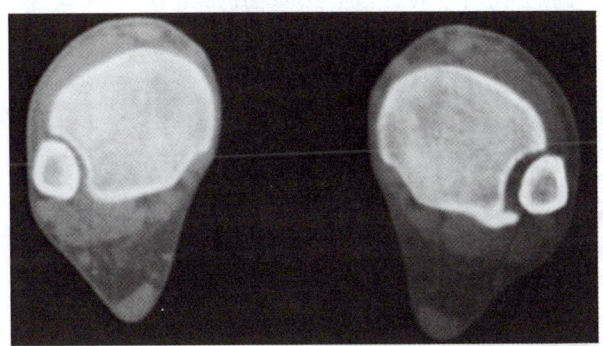

图 58-9 "隐性"畸形愈合的 CT 扫描

右踝关节（左图）正常；左踝关节有胫腓远侧关节间隙增宽，提示腓骨短缩和外踝外旋

（引自：Yabalon IG, Leach RE: Reconstruction of malunited fractures of the lateral malleolus, *J Bone Joint Surg* 71A:521, 1989.）

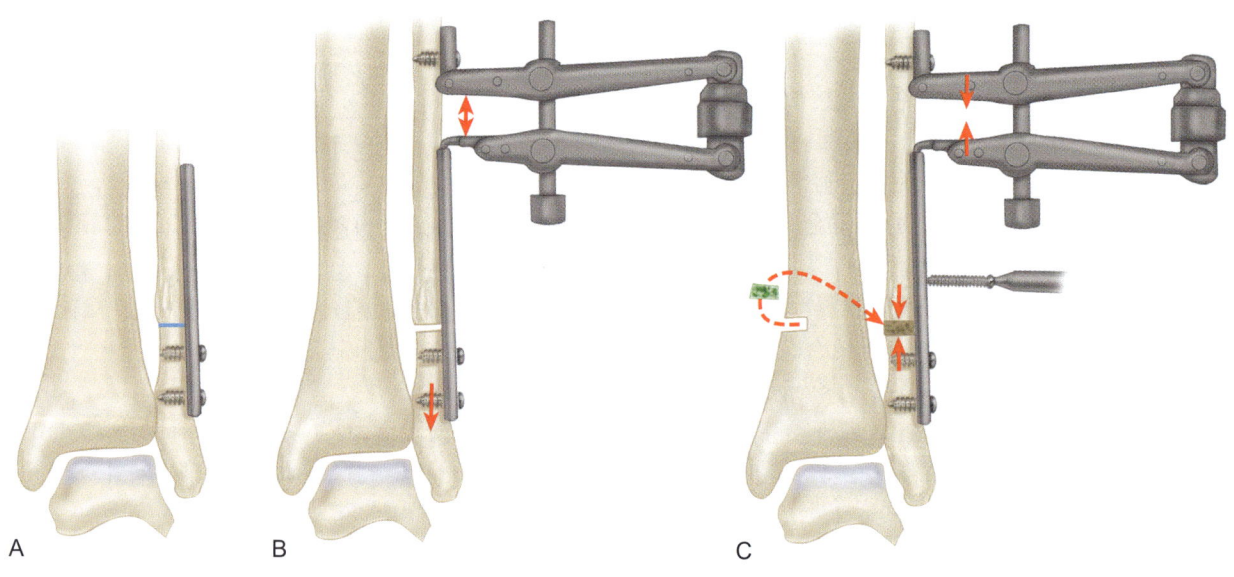

图 58-10 腓骨延长的手术方法（见正文）
A．用 2 枚螺钉将 5 孔钢板固定于腓骨远端，进行腓骨截骨；B．用撑开器延长腓骨；C．从胫骨取松质皮质骨块并植入截骨处，加压，拧入剩余的螺钉，将钢板固定在腓骨上（见手术技术 58-8）

- 在内踝前面做第 2 个切口，切除内踝和距骨之间的瘢痕组织。
- 复位距骨，用 1 根斯氏针从胫骨穿入距骨，以便在复位腓骨和钢板固定时暂时维持位置，复位和固定方法与治疗双踝骨折畸形愈合所采用的方法相同。
- 如果内踝也在较差的位置愈合，就在内踝基底部的近端做第 2 个纵向切口，将截骨刀自上方向远侧和外侧，截断内踝直径的 4/5。截骨经过陈旧骨折平面稍上方的胫骨内侧部分，以获得更大的骨性接触面。然后用力内翻足部使截骨处再骨折。
- 根据需要，可用小骨块拉力螺钉和克氏针平行固定内踝。
- 如果内踝复位后产生间隙，应植骨以防将来发生塌陷。如果有必要，可用小骨块 1/3 管型钢板固定，支撑内踝。
- 术中拍摄 X 线片以确保踝关节解剖复位。

术后处理 术后用加垫管型石膏固定，石膏起自胫骨结节止于足趾，将足固定于中立位。术后 2 周更换石膏、拆线，继续用石膏固定 10～12 周。如果患者配合，并且固定牢靠，换用能防止旋转的可拆卸管型支具，以便进行有节制的理疗。可能需要继续穿戴带有足弓托和内侧 T 形带的踝关节支具 10～12 周；如为复杂的重建手术，可穿戴 3～6 个月。应进行理疗，以便促进软组织的恢复和增加骨的强度。

踝上截骨术

胫腓骨远端偶尔畸形愈合在这样的位置，即胫距关系仍保持正常，但踝关节处于内翻或外翻位。此时应行踝上截骨术，可采用张开楔形截骨术、闭合楔形截骨术或穹窿截骨术。采用穹窿截骨术并不牺牲骨的长度而获得畸形的矫正，因此在伴有短缩的畸形愈合中应优先选用。穹窿截骨术矫正额状面（内-外翻）畸形比矫正矢状面（屈-伸）畸形更有效。位置适当的楔形截骨可用来矫正多平面畸形。闭合楔形截骨术可提供较大的骨性接触面，有利于骨折愈合，但可引起肢体短缩。张开楔形截骨术可以保持长度，但骨折断端形成间隙，必须植骨。也可应用 Ilizarov 牵引成骨的方法逐渐矫正畸形。Graehl、Hersh 和 Heckman 报道，应用踝上截骨术治疗 8 例有症状的胫骨远端畸形愈合患者，术后 7 例功能改善。

手术技术 58-10

- 穹窿截骨术可采用 Henry 前外侧入路显露胫骨远端（见第 1 章）。
- 用一个 3.2 mm 的钻头在胫骨远侧干骺端钻一排

孔，孔的排列呈凸向上的弓形。弓的内外缘应在踝关节近侧 1.0～1.5cm，弓的高度应为 1.0～1.5cm（图 58-11A）。
- 利用同一切口或另做一个外侧切口，显露腓骨，在胫骨截骨平面行腓骨截骨。如果骨折愈合后呈内翻畸形，应切除腓骨 1～3cm 以矫正畸形。如果骨折愈合后呈外翻畸形，则行腓骨斜行截骨。用摆锯连通胫骨远侧干骺端前、内、外侧的钻孔。
- 在 X 线透视下，将 1 根直径为 4mm 或 5mm 的螺纹针从内向外平行于关节线横行穿入远端胫骨截骨段。注意螺纹针应避开关节、截骨间隙或神经血管束。
- 在截骨处近侧 6～10cm 处，平行膝关节穿入另一根直径 4mm 或 5mm 的螺纹针，使其穿过双侧皮质。
- 用骨刀切断胫骨后侧骨皮质完成截骨。使两根螺纹针相互平行以矫正内外翻畸形（图 58-11B）。
- 如果不能完全矫正畸形，可能需要切除更多的腓骨或松解软组织，包括骨间膜。
- 一旦复位满意，用外固定器的连接杆连接螺纹针并加压。在胫骨和距骨上可以穿入更多的外固定针以加强稳定性。
- 如果软组织覆盖良好，也可用 3.5mm 动力加压钢板固定截骨断端，拔除 2 根外固定针。如果愿意，也可用 1/3 管型钢板固定腓骨。是否植骨由外科医师决定。
- 张开或闭合楔形截骨术的方法如下：同前述一样，通过外侧纵向切口显露和截断腓骨，矫正内外翻畸形。
- 利用同一个切口，显露踝关节线上 1.3cm 的胫骨外侧面，横行打入一宽骨刀，几乎截断胫骨；然后用手法折断截骨部。在截骨的外侧部植骨，保持截骨处张开，植骨可用取自髂骨的骨松质或胫骨干的楔形骨块。
- 用标准方式在胫骨和距骨上穿针安装外固定器，稳定截骨断端。
- 如果骨折愈合在内翻位，可以采用类似的方法行胫骨闭合楔形截骨术，或用钢板螺钉结合髂骨自体骨移植行内固定。
- 逐层缝合伤口，如果使用外固定架，采用厚敷料包扎。
- 如果未用外固定架，则用从胫骨结节到足趾的管型石膏固定。

术后处理 术后 2 周更换石膏、拆线。6 周内不许负重。术后 6～8 周去除外固定器，换短腿步行管型石膏。根据忍耐程度逐渐增加负重，截骨愈合后（术后 12～16 周）可去除管型石膏。然后进行理疗开始恢复下肢功能。

踝部骨折畸形愈合的关节融合治疗

关节融合术在下列类型的踝部骨折畸形愈合中作为首选术式。

1．双踝骨折畸形愈合，有或没有显著的畸形，X 线片显示有确切的创伤性关节炎改变，并由此而引起持续性疼痛和功能障碍者（图 58-12）。

2．三踝骨折畸形愈合的病程很长，并伴有距骨向后侧、近侧脱位者。

3．通过保守的手术方法未能完全矫正畸形的骨折畸形愈合；或者需要采用广泛的矫形手术而不可避免地会造成踝关节炎性改变者。

如有明显的对线畸形，通常需要在关节融合术的同时行截骨术加以矫正，否则后期将因足的过度劳损而引起严重的功能障碍。这种附加矫正手术既不增加手术难度也不会延迟恢复。踝关节融合固定的手术方法参见第 11 章。

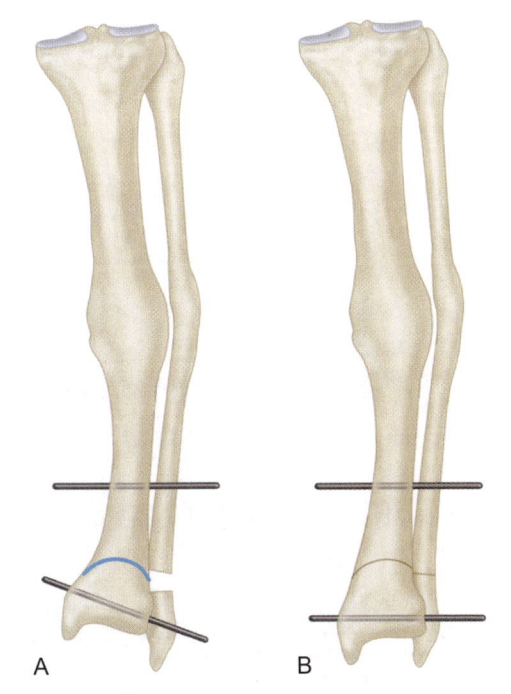

图 58-11 踝上截骨术

A．在踝关节上 1～1.5cm 处做穹窿截骨术，平行踝关节和膝关节插入螺纹针；B．完成截骨，使螺纹针平行矫正内外翻畸形（见手术技术 58-10）

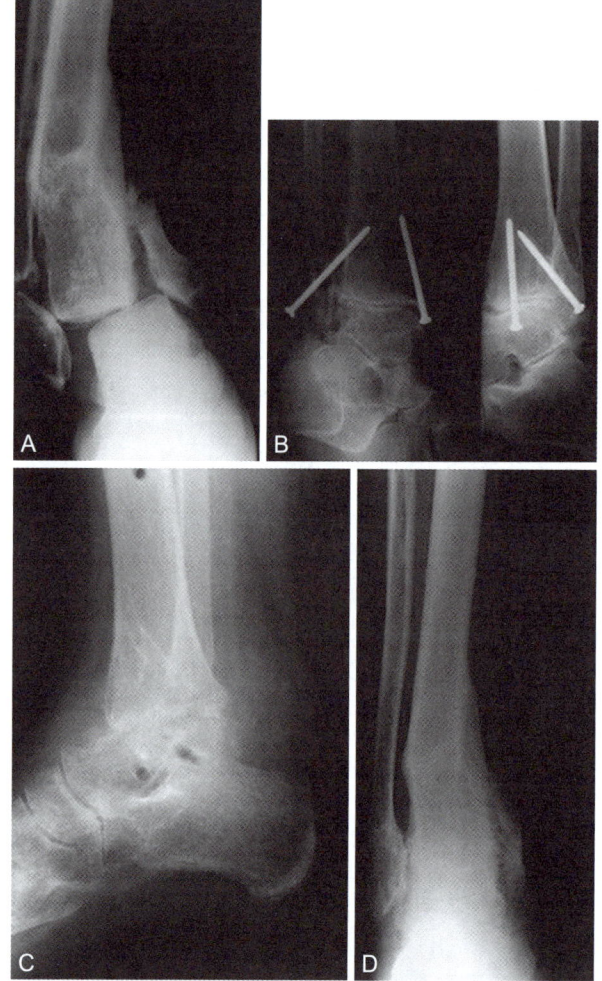

图58-12　A. 在原有胫骨远端畸形愈合的基础上发生的双踝骨折畸形愈合；B. 畸形愈合得到矫正后发生了关节炎，引起疼痛和功能障碍；C和D. 用加压钳行胫距关节融合术。现在踝关节稳定，疼痛消失

第三节　小腿骨折畸形愈合

一、胫骨干和腓骨干

在胫骨干和腓骨干骨折畸形愈合治疗中，对畸形到什么程度需要行外科手术治疗，目前尚无确切的界定。普遍认为，胫骨干的成角畸形可以改变膝和踝关节接触压力，诱发这些关节发生骨关节炎。然而，长期的临床随访并非总是支持此观点。一项研究发现，胫骨成角畸形对踝关节的影响比对膝关节更大，即骨折的部位有明显影响。较差的踝关节功能评分与对线畸形的程度和畸形靠近关节的程度有关。内翻畸形比外翻畸形对功能的影响更大。后来的一项研究却得到了完全相反的结论，认为膝关节的症状与其软骨的退变密切相关，而与踝关节的症状无直接关系。并且，骨折的位置也与膝踝关节骨关节炎的进展无直接关系，骨折的旋转畸形也与骨关节炎的进展无直接相关。

Milner等认为，这种畸形愈合引起同侧踝关节和距下关节骨关节炎的发生率不是很高。但在小腿存在内翻畸形、短缩超过10 mm及存在膝关节疼痛主观感觉的患者，同侧膝关节骨关节炎的发生率有增高的趋势。尽管骨折后其相邻关节容易发生骨关节炎，但骨关节炎的进展更多受到对线不良之外的因素的影响。

不同学者报道的可以接受的畸形程度差异很大。普遍认为的需要手术矫正的指征为：外翻畸形＞12°、内翻畸形＞6°、外旋畸形＞15°或内旋畸形＞10°。van der Werken和Marti则认为，外旋畸形20°或更多和内旋畸形＞15°需要截骨矫正。短缩≤2 cm可通过调整鞋而很好地耐受。但＞2.5 cm的短缩畸形可引起明显的功能障碍。

如果考虑手术矫正胫骨畸形愈合，患者的症状、畸形的程度、损伤肢体的条件和患者对功能的要求都必须加以考虑。胫骨干骨折畸形愈合所致的功能障碍主要由旋转畸形、向外和向后的弓状畸形以及通常伴有的一定程度的短缩畸形引起，继发性跟腱挛缩通常导致马蹄足畸形。症状可包括：踝关节、膝关节或腰背疼痛，步态异常，以及外观上不能接受的畸形。必须检查肢体有无神经或血管损伤病史、有无足够的软组织覆盖和有无感染。对于有血管损伤病史的患者，术前进行动脉造影检查有助于确定手术入路。如果拟行手术的部位软组织条件较差，可能需要同时做旋转皮瓣或带血管的游离组织皮瓣移植，这样有助于促进骨愈合和预防伤口并发症。对于曾有感染的患者，术前行铟标记的白细胞扫描、镓扫描或锝扫描有助于确定感染的活动性。总之，最好在对畸形愈合行截骨术治疗之前先治疗感染。跟腱延长可矫正马蹄挛缩畸形。

当计划截骨时，必须确定成角和旋转畸形、肢体短缩以及移位的量。单纯的张开楔形截骨术、闭合楔形截骨术或穹隆截骨术可以矫正较轻的畸形愈合，但闭合楔形截骨术能加重肢体短缩，张开楔形截骨术通常需要植骨。斜行截骨术可以用于矫正多平面畸形，截骨面较宽大，有助于截骨的愈合，并可通过向远端滑移截骨使肢体延长。额状面（内-外翻）和矢状面（屈-伸）成角畸形可以归结为一个斜面上的单向畸形（图58-13）。畸形最大的角度往往比在前后位或侧位X线片上所测量的畸形角度要大。可在透视下旋转肢体直至看到最大的畸形角度时确定最大畸形角度的平面。与该平面垂直90°拍摄的X线片应显示不出畸形。斜行截骨应垂直于最大畸形角度的平面。旋转畸形的角度可以通过CT扫描或临床测量踝间角来确定。术前计划应包括绘出损伤侧和非损伤侧肢体的图样、预计截骨的部位和形状以及所要采用的内固定类型。为预防神经损伤，在矫正严重畸形的手术中，应行体感诱发电位监测，尤其是术中拟行肢体延长时。通常在陈旧骨折处进行截骨；如果原骨折处愈合缓慢、局部软组织条件较差或有极为致密的硬化骨时，应采用踝上截骨术（见手术技术58-10）。Russell等介绍了一种掀盖式截骨术，用于治疗复杂的胫骨干和股骨干不愈合，尤其是对长节段复杂骨折畸形愈合的治疗会有很大的帮助。

截骨术后如果不用内固定，如加压钢板、髓内钉或外固定，则很难保持满意的对线。如果采用髓内钉固定，必须打通陈旧骨折两端的髓腔，由截骨产生的任何间隙均应用骨松质填满。在截骨胫骨骨折畸形愈合时，为了维持截骨断端的稳定，应采用扩髓交锁髓内钉固定。我们倾向于选用静力性交锁髓内钉固定，以增加截骨断端的稳定性。在打通骨折两断端的髓腔并穿过扩髓导针之后、扩髓和插入髓内钉之前，缝合用于截骨的小切口。如果需要，在术后数周内可将静力性交锁改为动力性交锁，以促进截骨愈合。如果术中需做广泛的软组织剥离来矫正畸形，最好选用其他固定方法，而不应选用髓内钉，因为髓内钉能进一步破坏显露骨端的血循环。以前曾有外固定史，尤其是合并针道感染时，由于可增加感染的风险，是髓内钉固定的一个相对禁忌证。

提倡采用胫骨斜行截骨和动力加压钢板拉力螺钉固定矫正胫骨的多轴向畸形，目前疗效满意（图58-14）。Sander等建议在需要肢体延长不足2.5 cm时用这种方法矫正胫骨干畸形愈合。该技术的禁忌证包括软组织覆盖不够和活动性感染。常见的并发症包括肢体长度恢复不够、延迟愈合、钢板固定失败、感染、血管损伤以及伤口裂开。

对有感染和软组织覆盖较差的胫骨骨折畸形愈合，最好采用外固定稳定截骨部位，将皮质骨截断并采用钢针环形外固定架逐渐矫正畸形有关手术方法详见第54章。

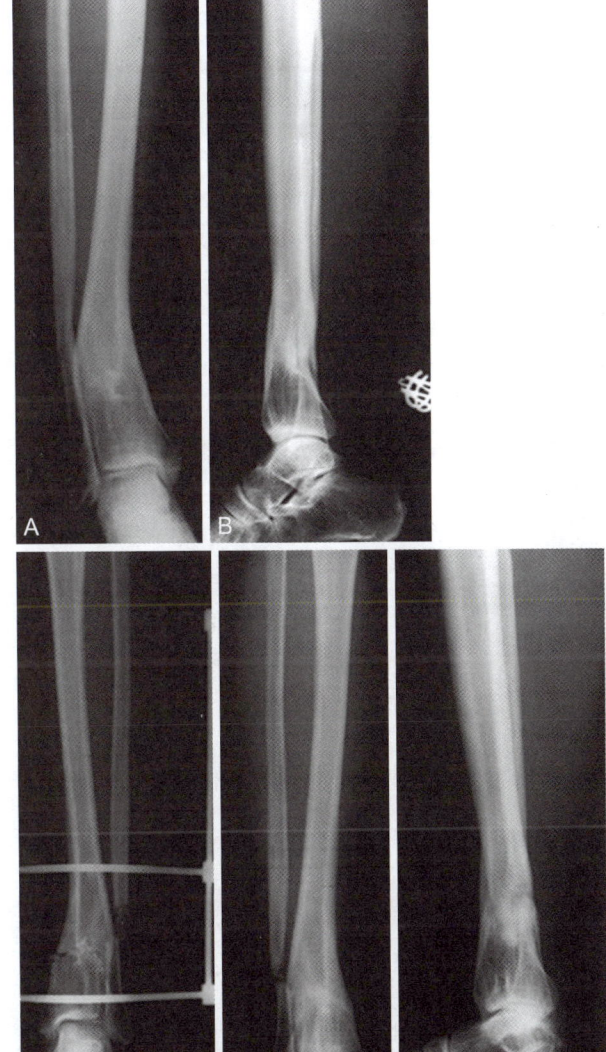

图58-13　A和B. 胫骨远端内翻畸形；C. 胫腓骨截骨后用外固定器维持复位；D和E. 胫骨愈合，对线正常；无症状的腓骨截骨不愈合仍存在

胫骨斜行截骨

手术技术58-11

（Sanders等）

- 在股（大腿）近端上止血带，双下肢均消毒铺单以便矫正后进行比较。

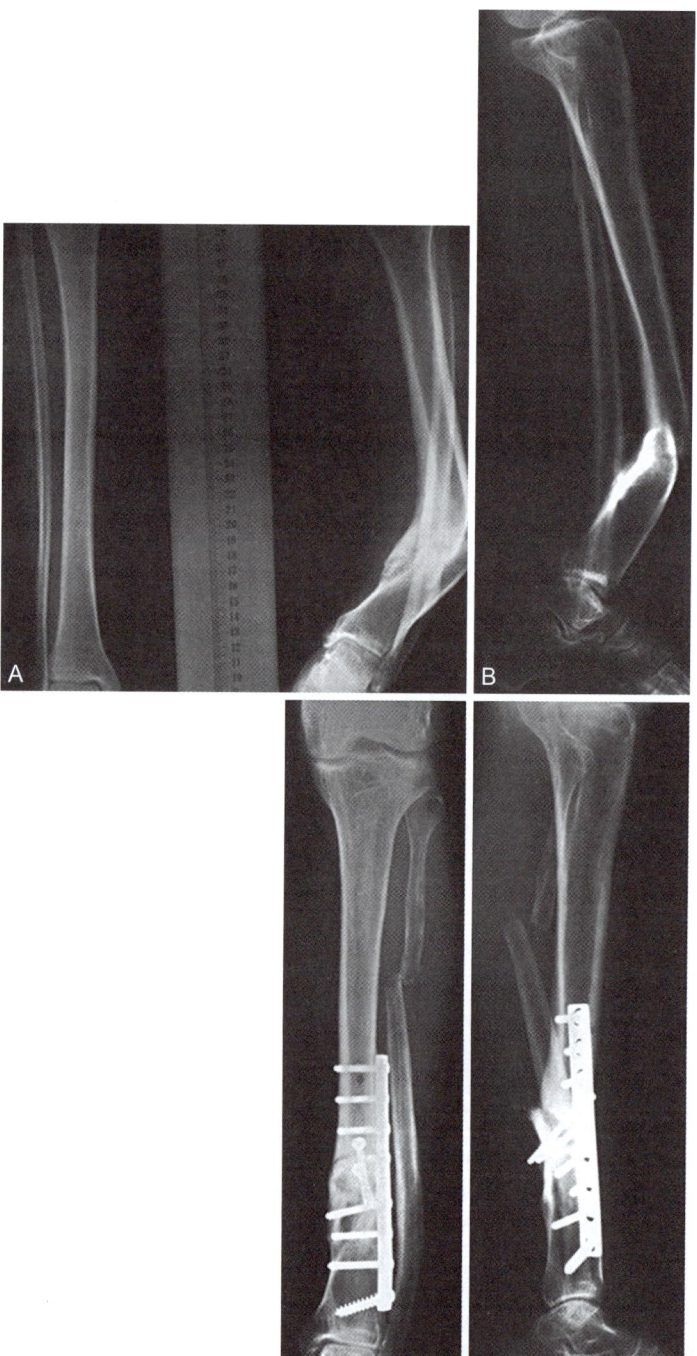
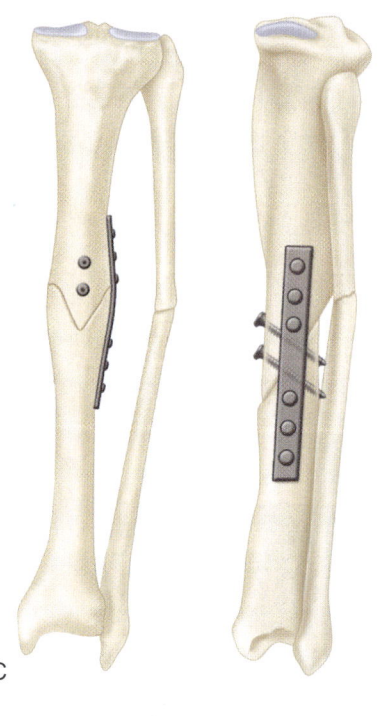

图 58-14 A. 胫骨多轴向截骨治疗骨干畸形愈合；B 和 C. 严重畸形：内翻 45°、前弓 50°、内旋 15°、短缩 1.4 cm 和胫腓骨远端骨性融合；D 和 E. 截骨术后，畸形得到矫正。侧位观可见矢状面有轻微的过度矫正

（引自：Johnson EE: Multiplane correctional osteotomy of the tibia for diaphyseal malunion, *Clin Orthop Relat Res* 215:223,1987.）

- 如果计划轴向延长肢体，则安放电极以便术中监测体感诱发电位。
- 在 X 线透视控制下，在胫骨近侧干骺端穿入 1 根 6 mm Schanz 针，使其与胫骨近端关节面绝对平行（图 58-15A）。同样，在胫骨远侧干骺端穿入 1 根 6 mm Schanz 针，使其与胫骨远端关节面绝对平行。
- 如果计划延长肢体，或如果腓骨妨碍胫骨的矫正，应将腓骨斜行截断，截骨平面最好与胫骨截骨平面在同一水平。
- 下肢先用加压绷带驱血，将气囊止血带充气加压至 300 mmHg（39.99 kPa）后，去除加压绷带。
- 做标准的前侧延长切口显露胫骨。
- 确认骨折畸形愈合的部位，骨膜下游离所有软组织。放置 Hohmann 拉钩保护好血管和神经。

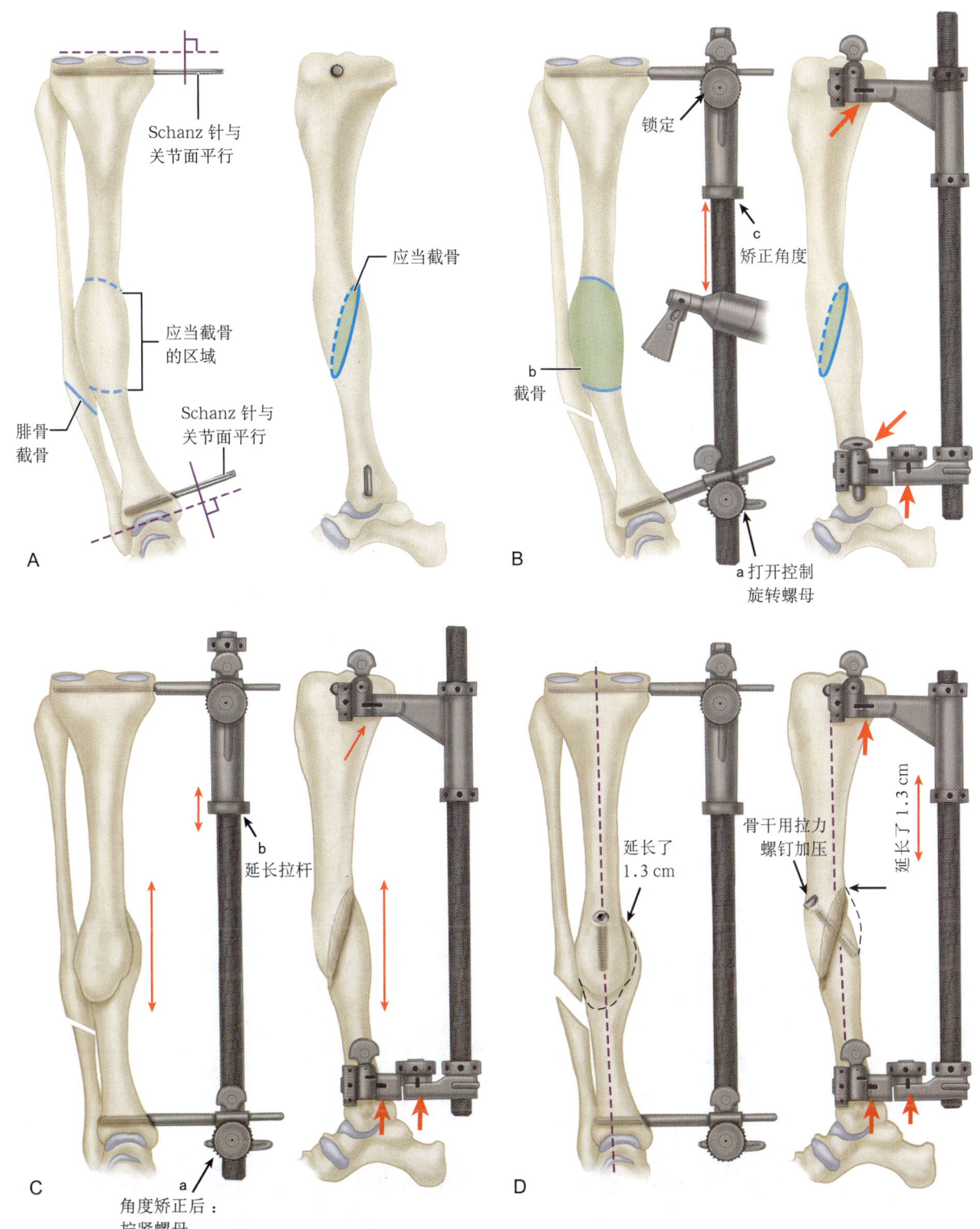

图 58-15 斜行截骨术治疗胫骨骨折畸形愈合

A．正侧位观，示平行于近端和远端关节平面打入的 Schanz 针，此二针还平行于预计截骨部位；B．前面观（左图）示安装股骨延长器后，松开旋转关节（a）以便矫正外侧成角畸形。斜行截骨（b）矫正内翻畸形和前弓畸形，轴向畸形可以通过旋转延长架旋钮（c）增加拉杆长度而纠正。侧面观（右图）显示延长架的标记，提示成角畸形尚未完全矫正；C．成角畸形完全矫正后，锁定旋转关节，进一步延长延长架，只进行轴向延长。标记（右侧）显示成角畸形完全矫正；D．矫正后的前后位和侧位观；拉力螺钉垂直截骨面拧入（待续）

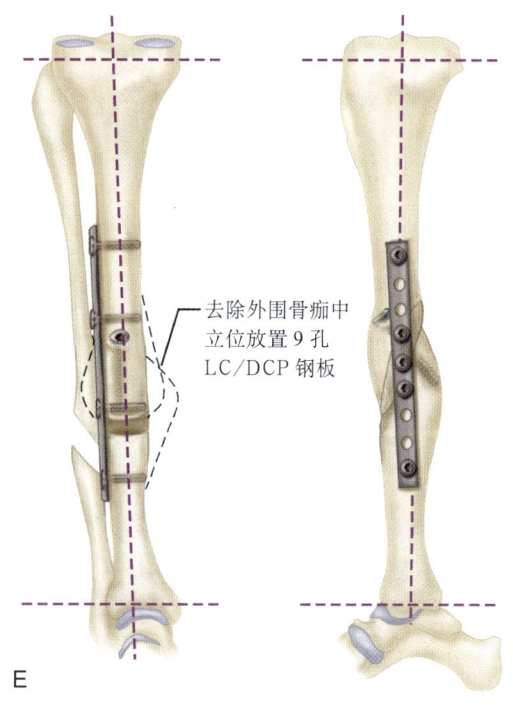

图 58-15（续）

E. 放置中立位接骨板的最后结果（见手术技术 58-11）

（引自：Sanders R, Anglen JO, Mark JB：Oblique osteotomy for the correction of tibial malunion, J Bone Joint Surg 77A:240,1995.）

- 在胫骨依然完整时凿去多余的骨痂，保存凿下的骨质，为以后局部植骨备用。
- 将股骨延长架（Synthes USA, Paoli, Penn.）安装在 Schanz 针上，锁定万向关节，保持旋转关节松开（图 58-15B）。垂直于最大畸形平面做胫骨单斜面截骨（见图 58-15B）。如果不需要延长肢体，截骨时将锯保持在冠状面上成 30°～45°，这样可以使截骨断端充分重叠和拉力固定。
- 如果需要延长肢体，应在术前准备中确定需要轴向延长的实际长度（以毫米计）。通过减少在冠状面上截骨线与胫骨纵轴之间的夹角，可以使截骨端在保持接触的情况下沿纵轴滑开，从而使肢体获得延长。术前应确定在冠状面上的截骨角度，用记号笔和角钢板配套器械（Synthes USA, Paoli, Penn）的角度模板在骨上绘出。旋转骨锯使之在冠状面上达此角度后截断胫骨。与冠状轴的夹度＜20°时就无法进行截骨操作。
- 用股骨延长器进行延长时，在延长的同时也可矫正成角畸形。因为旋转关节没有固定（见图 58-15B），在延长胫骨时，两截骨端可沿垂直于截骨面的轴线旋转，使多轴向畸形同时得到矫正。继续进行矫正，直到两根 Schanz 针平行（图 58-15C）。
- 如果截骨并不理想，可以自截骨平面修除更多骨质以矫正对线。
- 如果不需要轴向延长肢体，用 1 枚拉力钉垂直截骨平面拧紧固定。如果需要轴向延长肢体，用持骨器（尖头骨复位钳）将截骨断面对合在一起，直至成角畸形得到矫正，然后锁住延长架的旋转关节。此时，再延长延长器可使胫骨轴向延长。轻轻放松持骨器，使胫骨可以在轴向上滑动但不能移位和成角。如果在延长肢体的过程中出现体感诱发电位的改变，应停止延长并进行缩短，直至体感诱发电位恢复基线。
- 完成肢体延长后，拧紧持骨器，锁定延长架的关节，拍正侧位 X 线片。与截骨术前以及健侧肢体的 X 线片进行比较，必要时进行调整。
- 对线和长度满意后，用 1 枚拉力螺钉垂直通过截骨平面固定（图 58-15D）。
- 将一块窄 4.5 mm 动力加压钢板塑形后作为中和接骨板固定截骨断端（图 58-15E）。
- 如果需要，可切削修整骨端，将削下的骨片移植在截骨处。
- 如果骨延长引起马蹄足挛缩畸形，行跟腱 Z 字延长。
- 去除延长架，放置引流，关闭伤口，用厚敷料包扎，后侧膝下夹板固定。

术后处理 术后立即开始在持续被动功能锻炼机上进行 0°～90° 的活动度锻炼。术后第 1 天即允许患者下床活动。如果 8 h 内引流物少于 10 ml，即可拔除引流，通常在术后第 2 天。术后 3 d 去除敷料，如果伤口正常，用膝下非负重纤维玻璃管型固定，允许触地负重。患者能够独立行走时即可出院。术后 10～14 d 拆线，更换石膏。术后 10～12 周去除管型，安装可拆卸的胫骨支具。如果正侧位 X 线片上可见桥状骨小梁通过截骨断面，可以允许患者部分负重，以后视耐受程度而逐渐加大负重。开始进行步态、关节活动范围和力量锻炼。术后 16 周末，如果临床和 X 线片均显示胫骨截骨已愈合，去除支具，鼓励患者完全负重和日常生活活动。在 2 年内，每 6 个月复查患者 1 次。如果患者因疼痛要求取出钢板，应在 1 年后进行。

掀盖式截骨术

Russell 等采用掀盖式截骨术治疗了 10 例胫骨干复杂畸形愈合的患者，在复杂畸形愈合节段的两端与正常骨干的连接处垂直骨干截骨、将畸形愈合节段行楔形截骨，像掀盖一样打开髓腔。采用髓内钉维持两端正常骨干的解剖力线。该技术的禁忌证包括：软组织条件太差不适合切开手术，干骺端的畸形，骨髓炎，髓腔太小，病态肥胖症，干骺端未闭合，以及胫骨需要延长超过 3 cm。

手术技术 58-12

（Russell 等）

- 患者取仰卧位，双下肢都要暴露在术野中，不用止血带。
- 在腓骨侧做一个侧方直切口，切口中点在预先设计的胫骨截骨平面水平。行腓骨斜行截骨，截骨要充分，目的是使胫骨可以在任意角度复位。
- 采用髌腱正中或髌腱旁内侧切口，选择事先确定好的安全区作为胫骨髓内钉的进针点。注意保持合适的进针角度使髓内钉进入近端胫骨。选用带螺纹导丝在胫骨近端做开口，使扩髓钻能够顺利通过，此时不要企图扩开胫骨近端太多。
- 显露截骨部位，于事先设计好的截骨部位在胫骨嵴外侧一横指的位置行纵切口显露小腿前间室。
- 向后方牵开小腿前间室肌肉组织，以便于骨膜外显露胫骨畸形愈合节段。只需要显露胫骨前外侧部分即可。
- 在 X 线透视导航下，定位胫骨横行截骨的远近端，垂直胫骨解剖轴打入 1 根克氏针，以便于确定截骨方向。
- 开始行掀盖式截骨，首先触及胫骨前外侧面皮下突起处作为截骨开始部位，然后平行于胫骨内侧面朝向胫骨后内侧截骨（图 58-16）。
- 用 3.5 mm 钻头沿截骨线的长轴钻孔，钻头需穿透双层皮质，所有钻孔要在一个平面，如此可以使应力更加集中，便于截骨（图 58-17）。用骨刀经钻孔完成近侧皮质截骨，然后采用往复锯行胫骨畸形愈合节段的近端和远端截骨。
- 用骨刀或板状牵开器平行胫骨内侧面劈开截骨节段对侧的皮质。用板状牵开器牵开纵行截骨的骨块，后侧的骨皮质应该与骨膜相连。如果后内侧皮质分离比较困难，可以用骨刀或骨凿凿开，然后用板状牵开器牵开。

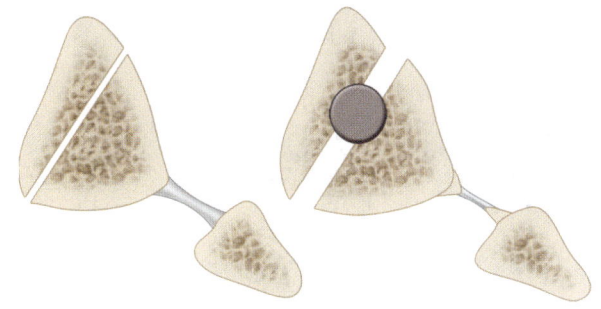

图 58-16　由 Russell 描述的掀盖式截骨
胫骨掀盖式截骨的纵向平面，该平面与胫骨中间面近似平行（见手术技术 58-12）

- 将患肢放在可透 X 线的三脚架上，在 X 线透视导航下将导针从胫骨近端穿过截骨段进入胫骨远端。确保导针进入胫骨远端角度和导针远端的位置在前后位和侧位像上都在胫骨远端的中心，然后测量导针的长度。
- 扩髓前，应首先确认前方的肌肉软组织能够完全覆盖扩髓后的截骨节段。扩髓要充分，尤其是畸形截骨节段的远近端，直到能够感觉到扩髓钻摩擦骨皮质，同时应用将扩髓后的骨碎屑填满截骨的缝隙。
- 将扩髓钻穿过揭盖式部分，以保护神经血管结构，避免与截骨碎片结合。扩髓钻以 0.5 mm 递增，直至感觉到扩髓钻摩擦骨皮质。然后选择直径小于最终扩髓钻头直径 1 mm 的胫骨髓内钉并插入。
- 充分插入髓内钉并完成近端交锁钉固定，去除髓内钉近端固定把手和导向器，然后将患肢从三脚架移至手术台并水平放置。
- 首先在矢状位和冠状位调整好髓内钉在胫骨远端的位置（图 58-18），然后在助手手法牵引下，或者采用股骨牵开器，或者采用外固定架，辅助调整并确定患肢的旋转和长度，完全确认后在透视导航下完成远端胫骨交锁钉固定。
- 向后外方牵开小腿前间室肌肉组织，显露胫骨畸形愈合的截骨节段。截骨缝隙要用扩髓后的骨屑填充满。对于截骨缝隙超过 1 cm 的，应采用脱钙骨基质或自体骨移植填充，尤其要确保畸形愈合的截骨节段和远近端正常的胫骨干之间的截骨缝隙给予充分填充。
- 适当松解前间室的筋膜组织，但是，如果考虑到由于过度肿胀可能出现小腿筋膜间室综合征，注意不要关闭小腿前间室。

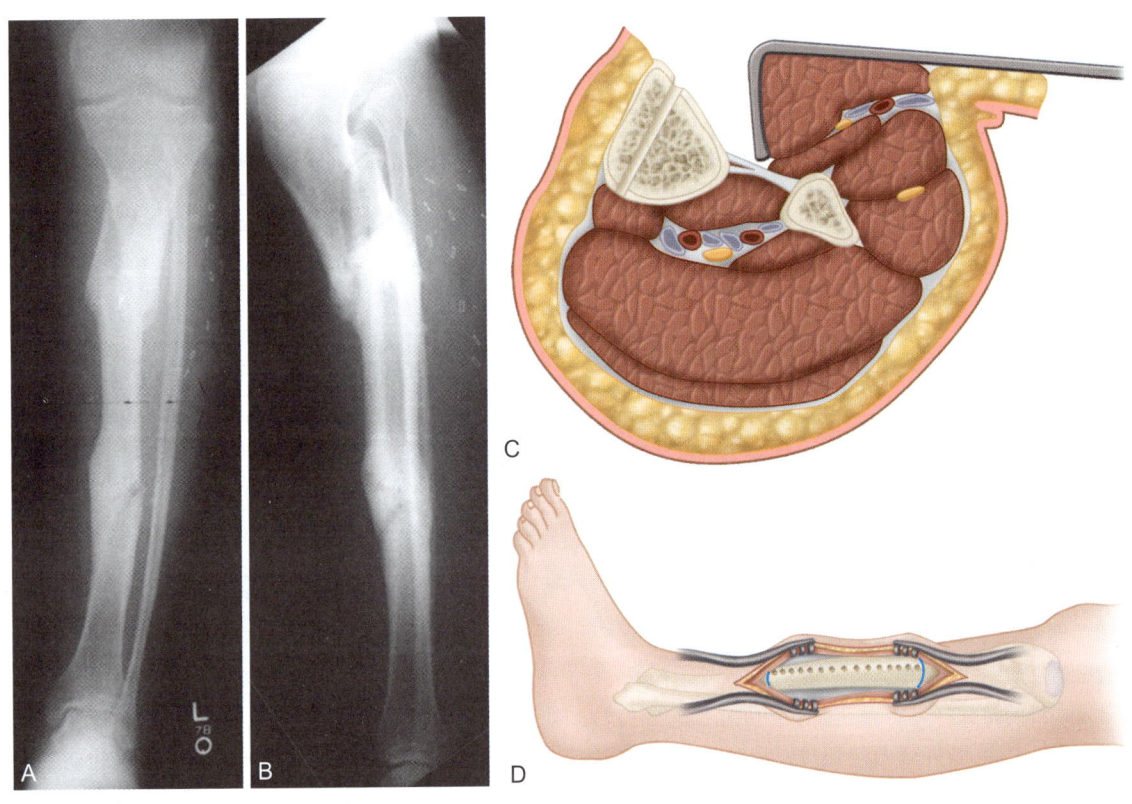

图 58-17　由 Russell 等描述的掀盖式截骨术
A. 下肢前后位站立 X 线片显示短缩的胫骨伴有远端胫骨向内移位和中间骨段下端内翻畸形愈合。B. 侧位 X 线片证实有中间骨段的显著后移和其上端向后成角，凸显了胫骨的显著畸形。C. 包含软组织的胫骨掀盖式截骨术。向后方牵拉前外侧肌肉袖套，显露胫骨外侧面。截骨始于前外侧胫骨嵴的后方 3～5cm 处，向后内侧成角，且平行于皮下的胫骨表面。D. 胫骨截骨的外科显露。向后方牵拉前外侧肌肉包膜。用"蓝色线条"标记横断截骨面，图中圆圈表示钻孔（见手术技术 58-12）

（引自：Russell GV, Graves ML, Archdeacon MT 等：掀盖式截骨术：一项矫正复杂的骨干畸形愈合的新技术：surgical technique, *J Bone Joint Surg* 92A[Suppl 1pt 2]:158, 2010.）

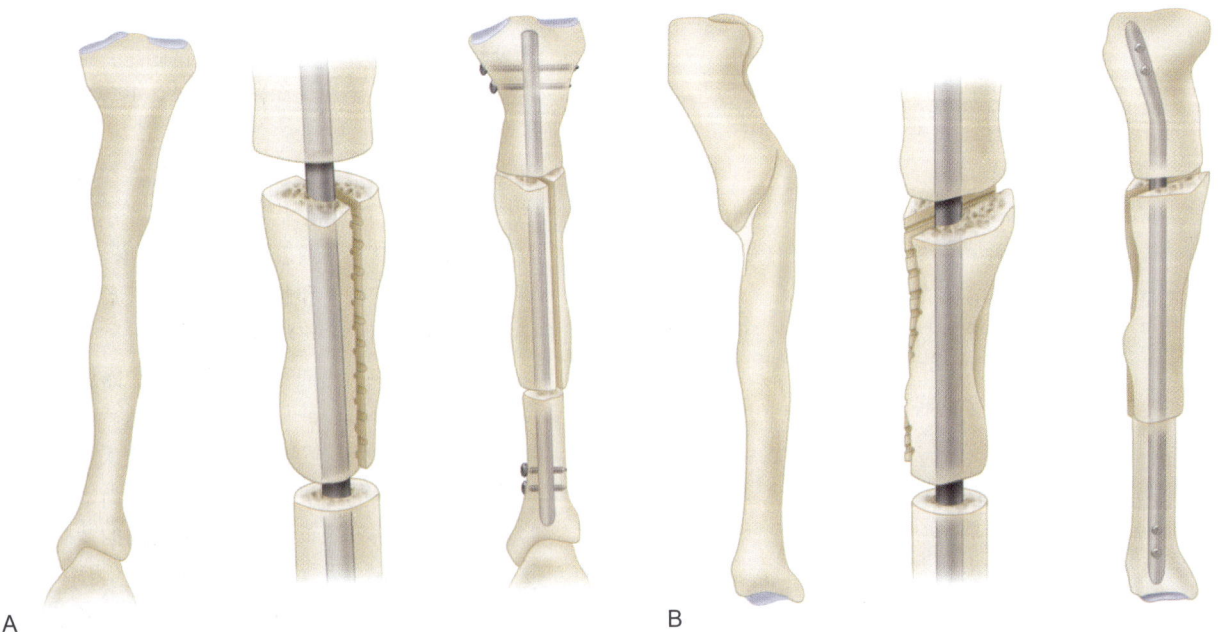

图 58-18　A. 畸形矫形的冠状面；B. 矢状面（见手术技术 58-12）

（引自：Russell GV, Graves ML, Archdeacon MT, et al: The clamshell osteotomy: a new technique to correct complex diaphyseal malunions:surgical technique, *J Bone Joint Surg* 92A[Suppl 1pt 2]:158, 2010.）

- 软组织闭合时一定要小心仔细，通常采用 Allgower 改良的 Donati 技术。

术后处理 严密检测患者筋膜间室综合征的各种指标。术后 24 h 内给予头孢唑林静脉注射。术后第 1 天可以扶拐杖下床，患肢足尖着地部分负重。患者住院期间应给予预防性肝素注射。负重情况应根据骨质愈合情况进一步调整。一般在术后 12 周才考虑完全负重（图 58-19）。

二、胫骨髁

如果胫骨髁骨折愈合有中度和重度移位、胫骨负重面位置的改变则会引起关节间隙增宽、一些膝关节韧带松弛、负重力线内翻和外翻并常导致某种程度的旋转畸形。如果要避免创伤性关节炎造成的严重功能障碍，必须矫正任何这样的移位。治疗这类畸形愈合的手术方式常因骨折类型和引起功能障碍的确切原因而不同。畸形愈合导致的外侧不稳定可能会在术前产生韧带需要修复的假象，一旦骨畸形得以矫正，膝关节通常是稳定的。

如果功能障碍主要是由胫骨髁塌陷后轴向对线异常所致，通常不需要处理胫骨的负重关节面。此时应行胫骨髁下横行截骨结合植骨和内固定术；此手术特别适用于畸形愈合时间长、外侧移位不严重的中年患者。有时可在陈旧骨折部位行斜行截骨术，抬起塌陷的髁部，用支持钢板螺钉固定，植骨充填缺损部。该手术适合于近期骨折的年轻患者。有时胫骨髁畸形和关节软骨退变非常严重，进行重建不切实际，则应行关节融合术或关节成形术。

外髁畸形愈合髁下截骨、楔形植骨治疗

手术技术 58-13

- 在膝关节前外侧面做一个切口，起自关节近侧 2.5 cm 处，平行胫骨干向远端延伸 7.5 cm。
- 经外髁做一个倒 L 形切口，沿胫骨嵴向下。剥离伸肌起点，在骨膜下剥离肌肉。
- 在胫骨结节的远侧横行截骨完全截断胫骨。
- 用宽骨刀作为杠杆，将截骨的近端向上撬起，将截骨的远端骨干推向内侧，这样即可大致恢复胫骨髁正常的横截面和肢体的正常负重力线。
- 植骨充填截骨后形成的楔形间隙。在胫骨前面，距第一个切口 5 cm 处，再做一个长 7.5 cm 的切口，显露胫骨干，切取一块游离皮质骨块（通常宽 1.9 cm、长 3.8 cm）用作骨楔。将楔形骨块放在楔形间隙边缘，使用嵌入器将其紧紧嵌入外髁下方的间隙。然后将胫骨取骨开口处的骨松质和少量自骨表面削下来的骨屑植入楔形骨块周围。至此骨块不应有明显的侧方活动。全厚髂骨块植骨更稳定，但取骨会增加手术的复杂性。
- 像对新鲜骨折一样采用 T 型支撑钢板固定截骨。
- 术中拍摄 X 线片确定截骨的对位。
- 类似的手术方法可用于内髁骨折畸形愈合的治疗。
- 如果负重面在骨折时已粉碎，仅撬起塌陷的骨块可导致关节面的再骨折，而且骨块难以保持位置；甚至将骨块撬回原位的操作常只能压碎骨块而无法矫正畸形。

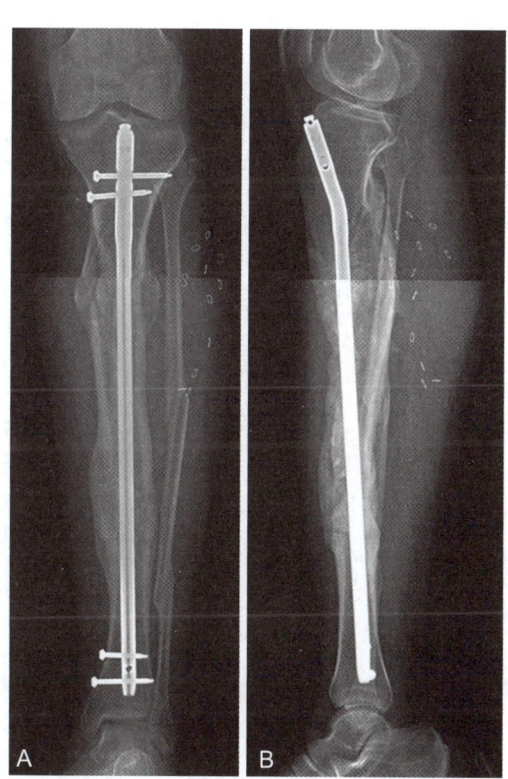

图 58-19 术后 1 年的前后位（A）及侧位（B）X 线片显示截骨已愈合，胫骨长度及对线恢复（见手术技术 58-12）

（引自：Russell GV, Graves ML, Archdeacon MT, et al: The clamshell osteotomy: a new technique to correct complex diaphyseal malunions: surgical technique, *J Bone Joint Surg* 92A [Suppl 1 pt 2]:158, 2010.)

术后处理 用从足趾至腹股沟的管型石膏制动膝关节于伸直位。术后2周去除石膏，拍摄X线片。如果内固定可使截骨断端获得满意的固定，即可开始关节活动范围练习。如果需要进一步的保护，可佩戴管型支具，直至截骨愈合。术后8周即可达到坚固的愈合，但不允许直接负重，以免塌陷。允许扶拐行走，如果能忍受，可以逐渐增加负重，但扶拐时间不得短于1个月。在植骨区达到十分坚固愈合前，必须避免负重和过度应力。

外髁畸形愈合外髁截骨内固定术

手术技术 58-14

- 手术显露方法同上，但切口必须向近侧端延长以充分显露膝关节。
- 检查外侧半月板，如果有撕裂，按第45章所述方法进行治疗。
- 切除胫骨和外髁骨折块之间的所有瘢痕组织，沿胫骨表面尽可能向远处剥离。
- 将骨刀向内上方插入外髁骨折块底部使之再骨折。
- 仅切断附着于骨折线的软组织，或如果需要能游离骨折块即可。
- 将1根Knowles针或1枚Schanz螺钉钻入骨块中，首先用作杠杆以帮助复位。
- 再插入另一根克氏针，从骨块经骨折线达对侧髁。
- 然后同治疗新鲜骨折一样采用AO技术固定骨折。用骨松质填塞任何剩余的间隙。因为这种骨折常有骨质缺损，可能无法完全对合和恢复外形。
- 类似的方法也可用于内髁。

术后处理 膝关节伸直，自足趾至腹股沟用石膏管型制动。术后2周，如果截骨部位稳定性好，去除管型石膏，换用管型支具，开始有节制的关节活动范围练习。可以扶拐和戴管型支具行走。术后12周，如果截骨部位已达到坚固的愈合，可停用管型支具和拐杖。

（一）胫骨髁倒"Y"形骨折

畸形愈合的倒"Y"形骨折或双髁骨折采用两侧切口，按上述单髁骨折畸形愈合的截骨和内固定方法进行矫正。手术广泛，而且通常只能作为初期手术来恢复髁外形以便日后进行关节成形术。除非能在伤后数月内矫正畸形，否则很难有望获得实用的功能；即使伤后数月内进行手术，骨质疏松也可能使骨折块难以复位。

（二）胫骨髁间隆起骨折

移位的胫骨髁间隆起骨折畸形愈合后，由于畸形愈合的骨块撞击股骨髁间窝，膝关节的伸直严重受限。有人建议采用关节镜或关节切开去除骨折块以及关节切开解剖复位骨折块内固定的方法治疗此类畸形愈合。如果患者的前交叉韧带功能稳定，可以采用关节镜股骨髁间窝成形术治疗来恢复膝关节的伸直功能，术中用动力钻扩大股骨髁间窝使其能完全容纳胫骨髁间隆起并允许膝关节完全伸直。Panni等建议尽可能少用髁间窝成形术来获得完全伸直。关节镜下股骨髁间窝成形术的手术方法在第51章已介绍。

第四节 髌骨骨折畸形愈合

髌骨骨折畸形愈合的症状与严重的髌骨软化症相似。功能障碍的程度与髌骨关节面不规则及股骨接触面粗糙的程度成正比。即使髌骨畸形愈合的时间不长，优先选择的术式通常是髌骨切除术（第54章）。

第五节 股骨和髋部骨折畸形愈合

一、股骨髁

与胫骨髁一样，股骨单髁或双髁的畸形愈合引起膝关节面的变形；但它常常造成比胫骨髁畸形愈合更为严重的功能障碍。股骨外髁的畸形愈合常导致膝关节的外旋、屈曲和外翻畸形；股骨内髁的畸形愈合常导致膝关节的内旋、屈曲和内翻畸形。

（一）股骨外髁

切开复位和内固定

手术技术 58-15

- 采用膝关节外侧入路，切口起自膝上10cm处，向远端延长至腓骨头远侧2.5cm并稍靠前。

- 切开髂胫束,避免损伤经过腓骨头表面的腓总神经。
- 切开股外侧肌并将其向前方牵开,显露陈旧骨折处。
- 切开关节囊和滑膜,以便在骨折复位时能看见关节内部。
- 尽量靠近陈旧骨折平面凿开骨折断端,同时保护好腓总神经。
- 用持骨钳夹住外髁,将其摆放于正常位置,经外髁至内髁穿入2根克氏针,两针交叉成30°。克氏针必须穿过对侧骨皮质。
- 拍摄正侧位X线片确认固定针和骨块的位置。然后用AO骨松质螺钉固定骨折块。
- 采用同样的外侧切口显露股骨外髁后部畸形愈合的骨折,但要向后剥离。
- 显露股二头肌腱和腓总神经,将它们牵向后外侧。
- 切开关节囊的后外侧,显露骨折畸形愈合处。骨块常向近侧移位,通常可从上向下将其再折断。
- 骨块游离后,用巾钳将其放回正常位置,用2枚AO骨松质螺钉固定。如果固定不十分可靠,可附加支撑钢板固定。
- 常规缝合伤口,用从足趾到腹股沟的管型石膏固定膝关节于伸直位。

术后处理 术后2周去除管型石膏、拆线、换管型支具,开始主动和被动的功能锻炼和理疗。如果截骨部位固定牢靠,可以用头顶滑轮进行功能练习。将对侧鞋底垫高,可以扶拐行走;在截骨完全愈合后才允许负重,通常在截骨术后8周或更长时间。术后10~12周,在支具保护下可以自由活动膝关节。对患肢必须全面保护,否则已复位的截骨断端可以再度移位。

(二)股骨内髁

可采用与股骨外髁畸形愈合同样的方法处理股骨内髁畸形愈合。显露方法如前所述。如果儿童的骨折波及股骨远端骨板,股骨远端的生长可能受到影响。

(三)股骨双髁

股骨双髁骨折畸形愈合伴有明显移位时,除非患者年轻且病程很短,一般不应对每侧髁实施上述的切开复位矫正畸形。如果有内外翻畸形,应通过干骺端截骨来矫正肢体对线。如果关节外形不规则并足以引起关节功能障碍和疼痛(图58-20和58-21),可行关节融合术或关节成形术(见第7章和第8章)。

二、股骨髁上骨折

股骨髁上骨折畸形愈合鲜有报道。如果畸形是由内侧髁的成角和短缩造成的,则畸形矫正就变得有挑战性。Wu采用顺行髓内钉技术一期治疗了19例上述畸形患者,其中16例患者术后4.5个月得到骨折畸形的完全矫正和愈合,1例患者发生了不愈合,1例患者出现了深部感染,没有患者发生再

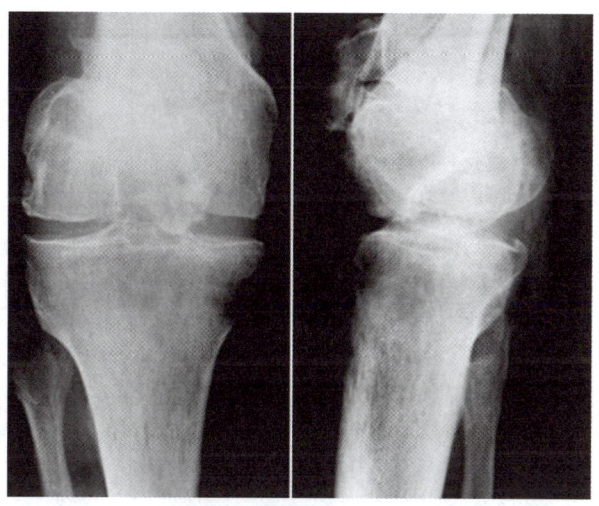

图58-20 股骨双髁粉碎性骨折畸形愈合,伤后1年膝关节活动明显受限并伴有疼痛

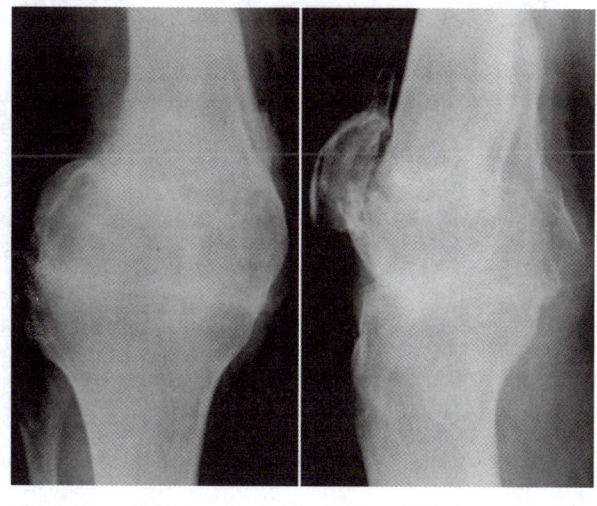

图58-21 与图58-20为同一患者,关节加压融合固定术后3.5个月,膝关节无疼痛

次畸形愈合和神经、血管损伤，所有患者内侧髁可获得 2.0～3.5 cm 的延长。

三、股骨干

随着交锁髓内钉的日益普遍的应用，股骨干骨折畸形愈合的发生率已大大降低。虽然闭合治疗通常出现畸形愈合，但只有在肢体短缩＞2.5 cm、成角畸形＞10°或内旋或外旋畸形使膝关节的运动方向与步态中向前的运动无法保持一致时，才需要手术治疗。尽管很多学者将轴向力线旋转超过10°定义为旋转畸形，但大多数这样的患者都不出现症状（旋转畸形＜10°的患者没有出现症状的，旋转畸形在10°～15°范围的有12%的患者出现症状，旋转畸形＞15°的将有近38%的患者出现症状）。

股骨干骨折畸形愈合能引起步态和姿势的异常，并进而导致膝关节和脊柱的应力异常。但畸形是否会导致膝关节骨关节炎加重，目前尚无定论。Phillips 等对62例股骨干骨折畸形愈合患者进行了22年的随访发现，畸形与 WOMAC 评分和骨关节炎的临床症状及影像学表现无明显相关性。在设计矫正手术时，应考虑患者的总体病情、对功能的要求和症状的严重程度，同时应确定成角和短缩畸形的程度、骨质的坚硬度以及血管神经和软组织的条件。术前准备应包括拍摄健侧和患侧肢体的负重下长X线片，以便于对比。成年人股骨截骨术，尤其是同时进行急性延长时，可出现多种并发症，如感染、神经麻痹、内固定失败和骨折不愈合。详细的术前计划对于选择最佳手术方式和避免并发症的发生至关重要。为了促进截骨愈合，常需行骨松质植骨术。

小粗隆至膝关节股骨髁间窝上不足5 cm 之间的股骨干畸形愈合可以有几种治疗方法。对于无感染且软组织条件良好的成年人股骨干畸形愈合，截骨后采用交锁髓内钉固定和自体髂骨植骨愈合率很高，并具有不用外固定即可早期负重活动的优点（图58-22）。该手术要求有复杂的手术器械、影像增强设备、合适的骨折复位手术床和熟练的交锁髓内钉固定技术。对于非手术治疗作为股骨骨折标准治疗方法的儿童患者，截骨结合牵引和石膏固定能取得满意的效果。可用往复锯或摆锯经畸形愈合的平面截断股骨，或在畸形愈合平面预计的截骨线上密密地钻孔，然后用小骨凿将股骨完全截断。对于不符合上述标准的患者，应选择切开复位，宽动力加压

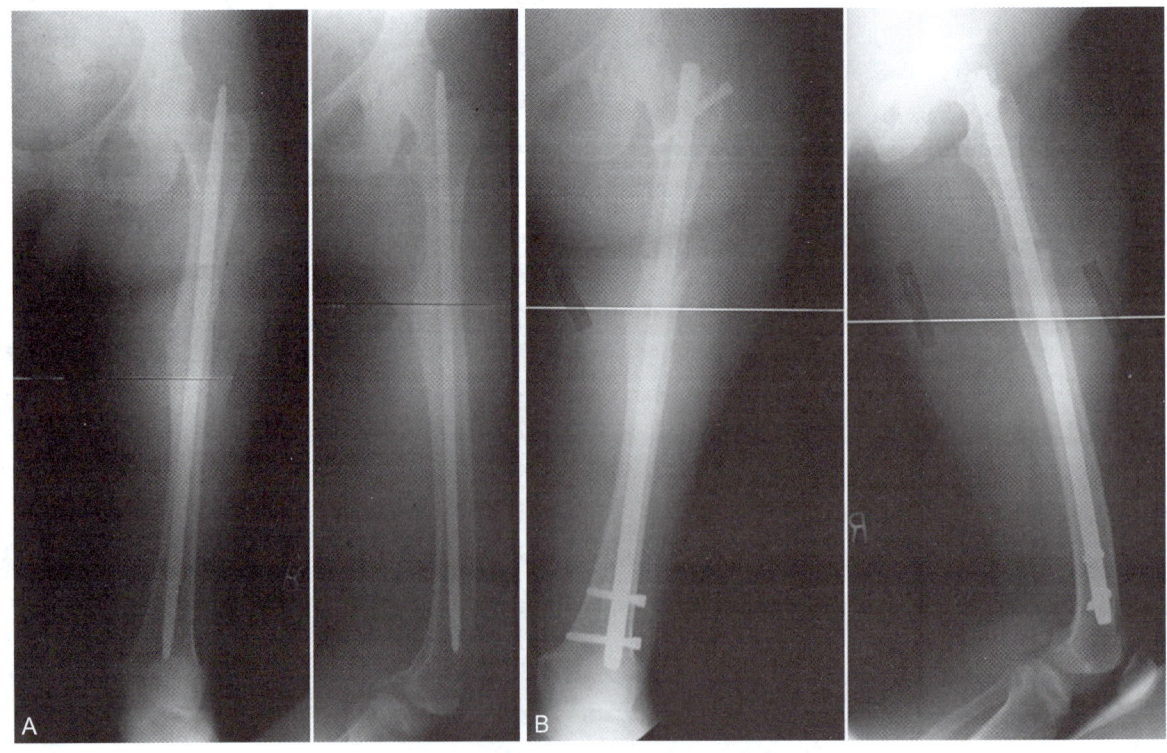

图 58-22　A. 非交锁髓内钉固定后股骨旋转畸形愈合；B. 股骨近端去旋转截骨术和交锁髓内钉固定矫正畸形（待续）

钢板和螺钉内固定，同时用自体髂骨植骨，或者采用 Ilizarov 技术行外固定。

骨折断端仍保持对合的股骨干成角和旋转畸形愈合通常是由于在骨折达到完全坚固愈合前过早负重所引起的（图 58-23）。如骨折畸形愈合发生在非手术治疗后，时间较短，可手法将畸形愈合处折断，再通过骨牵引或用外固定装置逐渐牵引来矫正重叠和成角畸形；在这种情况下，要注意避免在牵引过程中发生坐骨神经或其分支的麻痹。大多数需手术治疗的股骨干骨折畸形愈合应在术中进行内固定，另外，对于因对位需要做广泛的骨膜剥离者，应植骨。

对于股骨干近 1/3 的畸形愈合，尤其是粗隆下区域的畸形愈合，可采用顺行交锁髓内钉（重建钉）、传统交锁髓内钉或适合固定粗隆下骨折的髋部加压螺钉进行内固定（图 58-24）。股骨远端的畸形愈合可采用传统交锁髓内钉、动力加压髁钢板或刃钢板行内固定。

根据畸形的具体情况，可以采用不同的截骨方式进行矫形。用张开或闭合楔形截骨术矫正轴向畸形；用横行截骨术矫正旋转畸形。用 Z 形截骨和髓内钉固定行一期股骨延长矫正畸形（图 58-25），

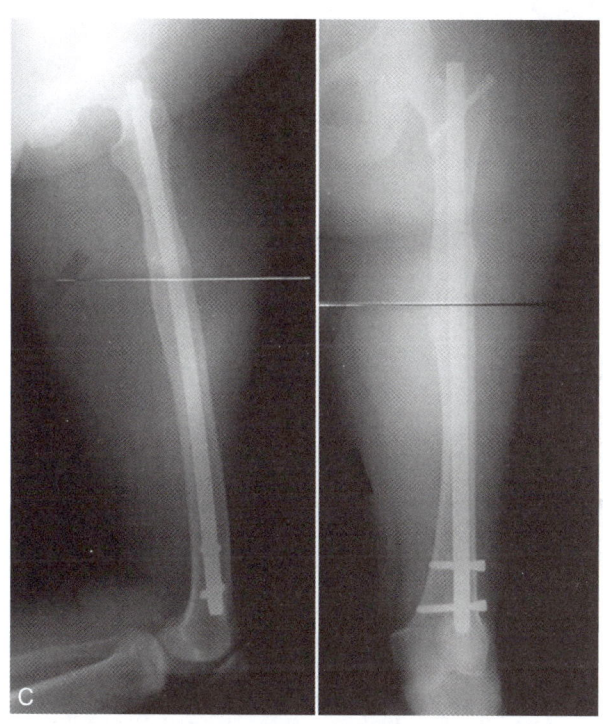

图 58-22（续） C. 截骨部位已愈合

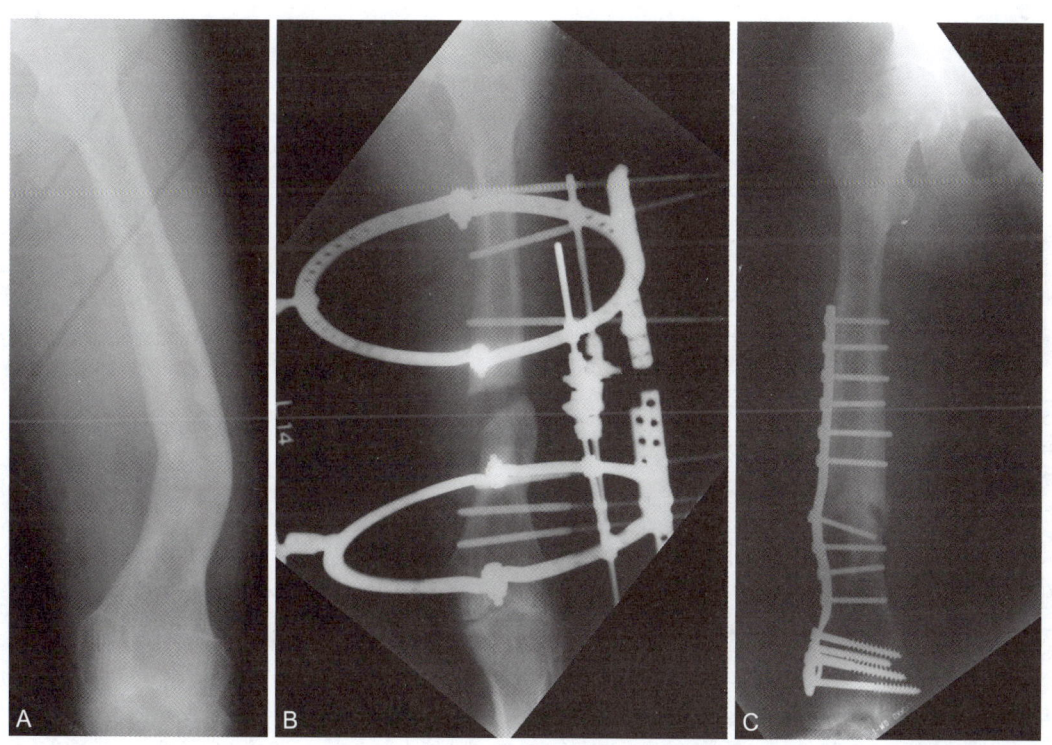

图 58-23　A. 股骨干远端骨折并 30° 内翻畸形；B. 在使用钢板内固定之前先用外固定架矫正畸形；C. 截骨矫形并钢板内固定后

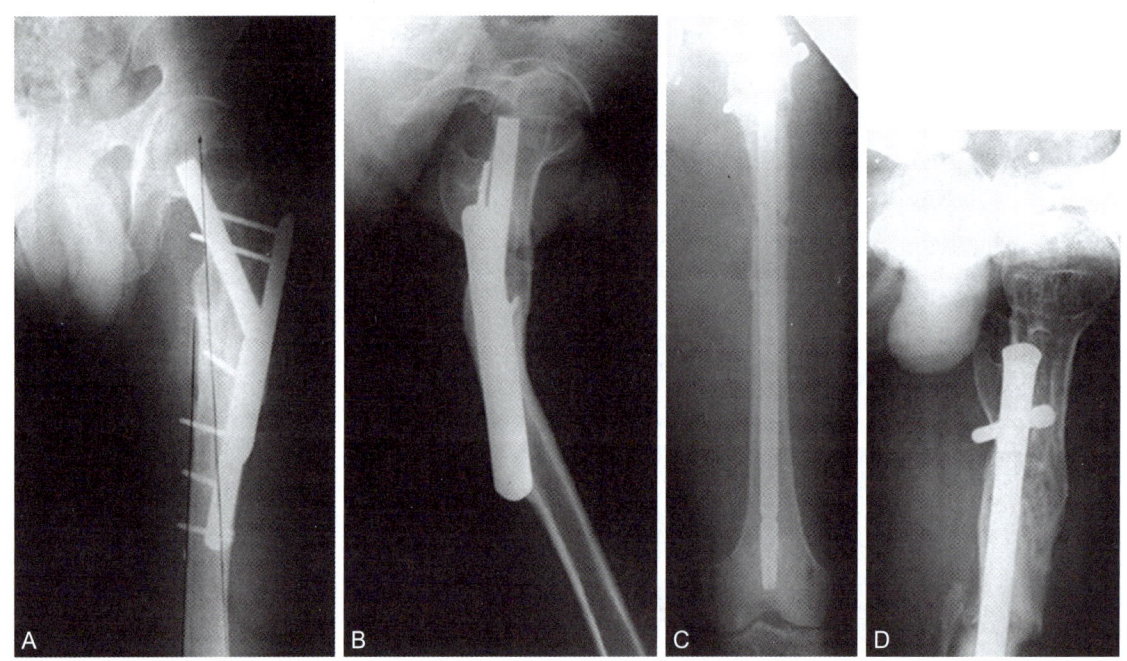

图 58-24　A 和 B. 粗隆下骨折畸形愈合，有严重的内旋畸形；C 和 D. 取出原固定物，截骨矫正，并采用近端交锁 Grosse-Kempf 髓内钉固定

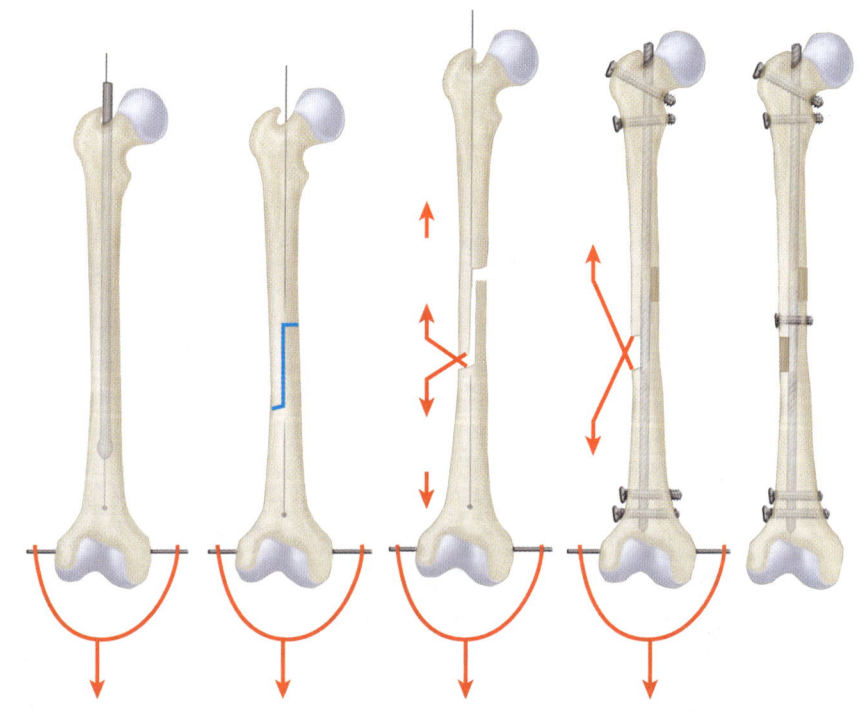

图 58-25　一期股骨延长：扩髓、Z 形截骨、股骨延长、静态交锁髓内钉固定、横行螺钉固定并植骨

术后取得了良好的疗效。缺损部用骨皮质-骨松质植骨；出现的并发症有股神经麻痹、感染、骨折不愈合以及肢体长度丢失。该技术的禁忌证包括切口周围广泛瘢痕化、有感染和神经损伤病史、初期手术采用骨移植技术。报道称，采用斜行截骨交锁髓内钉固定一期矫正股骨干短缩和旋转畸形、同时行自体骨移植的手术获得了成功。同时在截骨矫正成角和旋转畸形后用钢板固定和自体植骨进行固定，也取得了满意的疗效。钢板固定的并发症包括：感染，残留畸形，钢板突起、松动或断裂，以及骨折不愈合。Chiodo 等采用斜行截骨闭合嵌入术对 6 例股骨干骨折畸形愈合的患者在冠状面、横断面和矢状面进行矫正。6 例均存在内翻畸形（平均为 22°）和轻度的前屈畸形（平均为 23°），2 例存在

内旋畸形（10°～15°）。内翻畸形超过10°的患者均合并有内侧膝关节疼痛。双侧肢体的长度差距平均为1.8cm。有5例患者采用4.5mm的螺钉和4.5mm钢板行内固定术，1例患者用95°接骨板钢板固定。所有患者的临床症状均得到改善，截骨部位也得到了充分的愈合。术后双下肢长度差距不超过0.5cm，力线角度偏差<10°。作者认为，对于股骨干远侧部骨折后畸形愈合的患者和畸形愈合后出现股管畸形的患者，应优先考虑行截骨矫形钢板螺钉内固定术。

在骨折复位床上进行成年人股骨干畸形愈合的矫正手术比较容易。患肢经消毒和铺无菌手术巾后置于无菌区内，足托也应覆盖无菌敷料。尽管陈旧性骨折在X线片上清晰可见，但骨折断端可能覆盖着大量的骨痂组织，因而术中即使行广泛的软组织剥离，也可能难以找到确切的骨折平面。为了便于找到骨折平面并选取合适的截骨平面，可在貌似骨折处钻入1根克氏针或细针，然后拍摄X线片或透视确认骨折与克氏针的相对位置。还可在较粗的部位行长斜行截骨，这样可以在矫正对线和延长肢体后使截骨断端有较大的接触面。

偶尔，一次新的损伤可引起内固定物变形或断裂。必须先取出变形或断裂的内固定物后才能确切固定新的骨折。因此，这种情况常难以处理；如果处理不及时，对线异常可引起疼痛和关节畸形。

股骨骨折畸形愈合截骨术治疗

手术技术 58-16

- 术前预定截骨部位后，通过前外侧或外侧切口显露骨折畸形愈合处（见第1章）。
- 如果采用交锁髓内钉固定，在畸形最显著的部位纵行切开骨膜6～8cm。
- 然后，用往复式动力锯横行截断股骨，或者在截骨平面横行钻一排孔，然后用骨凿凿成宽大平整的截骨面，以便最大限度地扩大骨端对合。因为股骨通常很坚硬，所以钻孔不仅能保证截骨为横行，而且节省时间，减少医师的操作强度。
- 最后手法矫正畸形。
- 扩通骨折断端的髓腔。

- 在成年人，骨折复位后是不稳定的，尤其是在股骨近1/2，且截骨后骨折端的端-端对位和正确对线只能通过内固定来维持。交锁髓内钉固定的指征与新鲜股骨干骨折交锁髓内钉固定的指征相同（见第54章）。
- 截骨断端也可以采用加压钢板固定。无论选取何种内固定，截骨部位必须植入骨松质。

对于长期的严重畸形患者，可能需要两期手术：一期手术时，斜行截断股骨畸形愈合部位，术后通过骨牵引或外固定架牵伸恢复肢体长度。二期手术时，达到满意的对位和对线，采用髓内钉或大型加压钢板内固定断端，在截骨部位的后内侧植骨。

如果骨折断端对线满意但重叠过多，需要凭经验和成熟的判断来决定哪些畸形需要手术治疗。下述的基本原则可供参考。在较小的儿童，对于估计最终的短缩会超过3.8cm的重叠畸形，常需手术矫正。在年轻人，如果骨折断端重叠>3.8cm，通常有手术矫正的指征，但有极大的风险，手术后可能会出现延期愈合、膝关节功能损害以及肢体血供和神经功能障碍等。如果有明显的骨质疏松，术前应让患者进行负重锻炼，直到骨质疏松至少已部分恢复以及疼痛和肿胀已消退时方可考虑手术。

儿童股骨骨折畸形愈合

据报道，多达40%的儿童股骨干骨折发生成角畸形，随着生长发育，畸形通常可重塑矫正。年龄<13岁的儿童能够自行矫正任何平面的高达25°的畸形，而使关节面保持正常对线。如果骨折愈合后存在明显的成角畸形，除非畸形影响关节功能，矫正性截骨术应推迟至少1年。矫正畸形的理想截骨应在骨折部位。然而，在少年患者，股骨远侧或近侧干骺端截骨可能更为可取；在股骨中段有畸形的年轻患者，宜采用股骨干截骨和交锁髓内钉固定。尽管股骨的旋转畸形不能明显地自行重塑矫正，但患者通常能够很好地耐受，极少需要处理。

儿童股骨干骨折的并发症包括骨折畸形愈合，已在第36章讨论。截骨矫正内、外翻畸形和肢体不等长详见第29章和第36章。

儿童股骨骨折畸形愈合截骨术治疗

手术技术 58-17

- 采用合适的外侧或前外侧切口，显露骨折畸形愈合处（见第 1 章）。
- 仔细检查陈旧性骨折处，并与 X 线片比较，尽可能使截骨靠近骨折处。通常，骨折近端位于骨折远端的前外侧，如果畸形愈合仅 6～12 个月，很容易辨认骨折端。
- 切开骨膜，将其自近侧骨折段的前、后、外侧面剥离。
- 用动力往复锯截断骨折畸形愈合处，或在畸形愈合处用动力钻钻出一排孔，标记出畸形愈合平面，再用窄骨刀把孔连起来将骨截开。无论采用何种方法截断股骨，均应注意避免损伤股骨内侧的重要血管和神经。如果畸形愈合时间很长，可不必考虑骨折平面，做一斜行截骨即可。
- 用锯将骨折的远、近端各截去 0.6～1.3 cm，这样做的理由：①骨折断端常有硬化，因此必须切除到比较正常的骨质；②如此形成的断面能更稳定更准确地对合；③当骨折畸形愈合时间长和软组织张力较大时，骨折断端较容易对合，畸形复发发生较少。
- 如此有可能对合并牢固锁定骨折断端，锁定后即可用钢板固定。如果畸形严重，不广泛剥离软组织，不过多切除骨折断端的骨质就无法对合骨折断端。在这种情况下，采用外固定架较好。大龄儿童和青春期患者通常适于采用髓内钉固定。

如果没有行交锁髓内钉或内固定需要的合适的 X 线检查或手术设备，或者无法应用，老方法也能获得好的效果（图 58-26）。股骨干畸形愈合有成角但没有或只有极小的旋转畸形时，可以应用截骨术和折骨术矫正。Ferguson 等介绍了一种二期截骨术来治疗股骨、胫骨（图 58-27）或其他长骨的骨折畸形愈合。在畸形愈合的凹侧切除一个矩形骨块，其宽度为骨干直径的 50%；将切下的矩形骨块切成碎片，再充填于骨缺损处。3 周后，在骨干畸形愈合的凸侧，于第一期手术骨缺损中部的对侧切除一个楔形骨块，完成截骨术。只有在一期骨缺损处形成足够的骨痂后方可进行二期截骨；如果有必要，可在二期截骨手术完成前，在一期凿骨缺损处附加植骨。

Moore 介绍了一种长骨畸形（包括骨折畸形愈合）的矫正方法，在畸形最大的水平，用骨刀将骨周径的 3/4 凿开，余下的部分用手法折断（图 58-28）。Irwin 用类似的方法做转子截骨，该方法也可

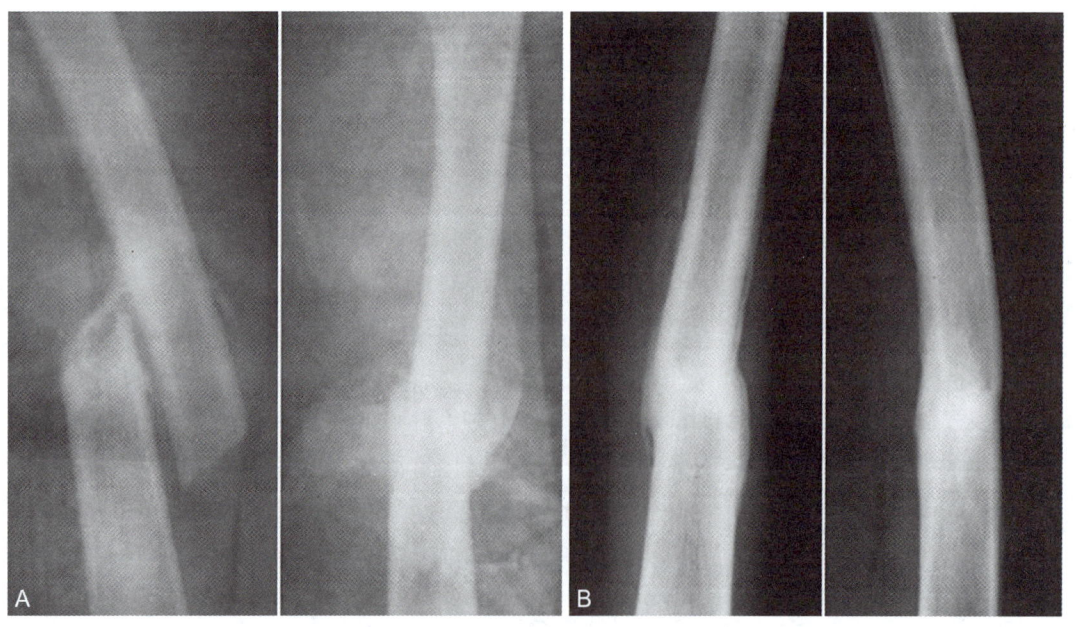

图 58-26　A. 11 岁男孩，股骨骨折畸形愈合，骨折端明显重叠；B. 切开复位，股骨远端穿克氏针，结合髋人字石膏固定。5 个月后肢体长度和膝关节功能恢复

用于治疗关节强直畸形，膝内、外翻畸形，髋内翻畸形，肘内翻畸形，以及其他畸形。

骨纤维结构不良患者发生畸形愈合时，由于钢板及螺钉在病理骨上固定较差，病情会更加复杂。我们发现，在这种情况下采用重建髓内钉会有帮助，因为髓内钉对整个股骨都可起到夹板作用，可以避免后期发生成角畸形和钢板末端应力性骨折。

四、股骨粗隆区

内翻畸形是粗隆间骨折后最常出现的畸形，后者可导致肢体短缩、内收肌不平衡、跛行、髋膝关节、背部疼痛。粗隆间骨折后的骨不连可分为两种类型：①内旋或外旋伴髋内翻且短缩约 2.5cm 的畸形；②内旋或外旋伴严重的髋内翻且短缩 5cm 以上的畸形。对于第 1 种类型的畸形，可做粗隆下截骨术，以矫正旋转和髋内翻畸形，除在截骨处调整骨的角度以外，不应尝试用其他方法减少短缩。对于第 2 种类型畸形，治疗与对有严重重叠的股骨颈粗隆部畸形愈合的治疗相同。

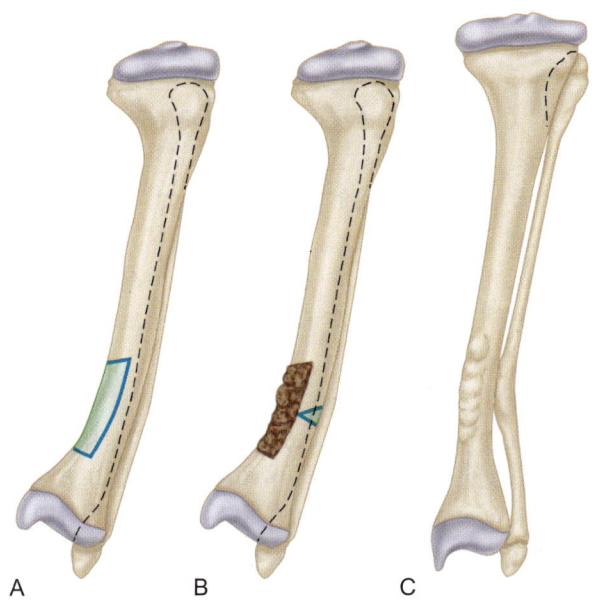

图 58-27 Ferguson、Thompson 和 King 二期截骨术

A．从胫骨内侧切取骨块（如虚线所示），并将骨块切成碎骨片植骨用。B．在骨缺损处植入碎骨片完成一期手术。二期手术要等到骨缺损处有足够的骨痂时再进行。在胫骨外侧行楔形截骨矫正内翻畸形（如虚线所示）。C．畸形已矫正，愈合坚固

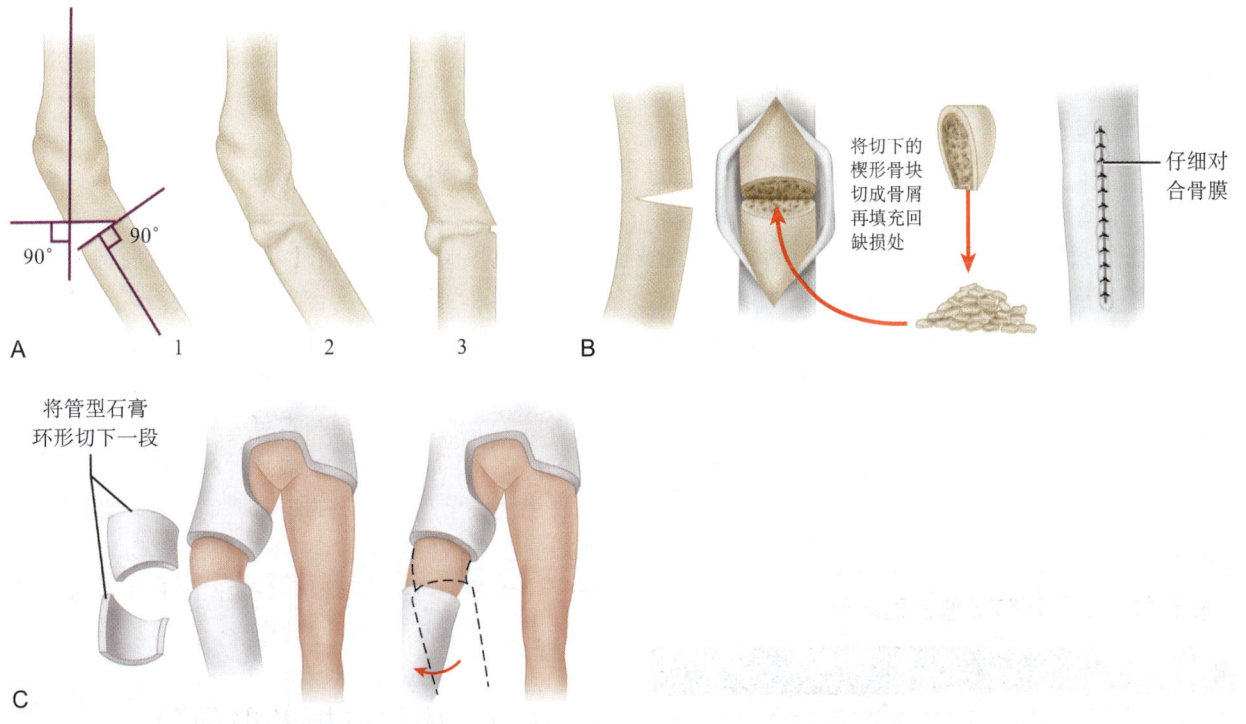

图 58-28 Moore 截骨 - 折骨术

A．1．在骨折畸形愈合部位的远侧正常骨处做楔形切骨，畸形凹侧的部分仍保持骨皮质的连续。近侧截骨面与近侧骨干的长轴垂直，远侧截骨面与远侧骨干的长轴垂直。2．植骨块牢固，已有早期骨痂。3．手法折骨，矫正畸形。B．详细的手术方法：切除楔形骨块，切成碎片，重新植入骨缺损处，仔细缝好骨膜。C．手术后 3～4 周，切除一段管型石膏，手法矫正畸形后再用石膏修补管型

Bartonicek 等报道了外翻转子间截骨术的疗效，手术时截除外侧楔形骨块，将股骨干向外侧移位，然后用 120°的接骨板固定。术后平均随访 5.5 年，15 例患者中有 14 例截骨后得到了骨性愈合，所有患者没有出现感染、骨坏死和骨关节炎等并发症。所有患者对治疗效果都比较满意，Harris 髋部评分从术前的 73 分提高到了术后的 92 分。该手术的最佳适应证是骨折畸形愈合后合并肢体短缩超过 2 cm、跛行、臀肌失平衡和腰背部疼痛。

髋内翻和旋转畸形粗隆下截骨术

该手术的常规操作方法可用于治疗多种病变，具体详见第 30 章。操作方法的改变或改良已分别在有关粗隆部代偿截骨术治疗股骨近端骨骺滑脱畸形愈合（见第 36 章）和先天性髋内翻畸形（见第 9 章）的章节中讨论。

五、股骨颈－粗隆区

股骨颈－粗隆区骨折发生于股骨颈与股骨粗隆的交界处。由于股骨颈后面远侧 1/3 无关节囊覆盖，骨折的后面通常在关节囊外；骨折的前面可恰在关节囊内或在关节囊内延伸一小段距离。该部骨折后，除非得到正确的治疗，否则畸形愈合不可避免，常形成髋内翻至 90°，骨折远侧段外旋且肢体短缩约 5 cm 的畸形。在儿童，即使骺板没受影响，骨折愈合时短缩畸形很轻微，随着生长发育，短缩畸形也可逐渐加重，最长可达 7.5 cm；短缩畸形的加重可能是由于肢体部分功能障碍所致，后者使骨骺无法得到正常活动的有效刺激。在儿童，畸形矫正后要维持位置尤其困难；而在年轻人更容易保持满意的对线和获得正常的功能。在老年人，仅用粗隆下截骨术来矫正畸形（见第 22 章）。即使肢体的长度仅部分恢复，功能也会有所改善。

股骨颈－粗隆区畸形愈合的矫形

手术技术 58-18

- 在阔筋膜张肌和臀中肌之间做一个外侧弧形切口，显露出畸形愈合处、粗隆部和股骨干近端 5 cm（见第 1 章）。
- 由于肢体外旋，大粗隆骨折断面朝向前内侧。这样在骨折断端之间形成一个基底向前的楔形间隙，其间充满纤维组织。切除这些纤维组织直到正常骨质，用骨凿凿开骨折断端后部的骨性连接部分。
- 用力牵引患肢，外展内旋骨折远端使骨折断面对合并矫正畸形。
- 为了使患肢获得足够的外展，必要时可切断内收肌腱（见第 33 章）。
- 然后用骨折牵引床或股骨牵开器进行牵引，通过 X 线透视或拍摄髋关节正位 X 线片确认颈干角的复位情况。
- 如果颈干角已恢复正常，用加压螺钉或其他类型的髓内钉固定骨折端，方法与治疗粗隆部骨折相同（见第 55 章）。在儿童，宜采用儿童加压髋螺钉（见第 36 章），该钉很容易拧入坚硬的股骨头和颈中。如果可能，应避免损伤股骨头的骨骺。

术后处理 在儿童，如果畸形得到完全矫正，骨折已做内固定，应该用髋人字形石膏固定至少 8 周。手术后处理即使慎之又慎，且在愈合看似牢固后，颈干角减少也相当常见。在儿童，这一手术可能使位置仅仅有所改善，其结果常令人失望。所以，对新鲜的颈－粗隆部骨折的治疗非常重要。在年轻人，手术后功能可有明显的改善，但颈干角和肢体长度极少能完全恢复。

股骨头骨折比较罕见，也很少有骨折后畸形愈合的报道。Yoon 等报道了 3 例，均为髋关节后脱位合并的股骨头 Pipkin Ⅰ型骨折、术后行闭合复位和持续牵引的畸形愈合患者。主要表现为跛行和髋关节活动受限。手术时切除凸起的骨突，修整关节面。术后即刻下床负重，行髋关节功能锻炼。术后患髋关节的活动范围基本可达到正常范围，髋关节的疼痛也可消失，疗效很好。对于股骨头骨折后出现患髋关节功能受限的患者，笔者强调要高度怀疑股骨头骨折后畸形愈合。Sontich 和 Cannada 报道了 1 例股骨头撕脱骨折（Pipkin Ⅰ型）后的骨不连，进行手术治疗后疗效满意。

第六节　骨盆骨折畸形愈合

通常需要矫正的骨盆骨折畸形愈合是影响到髋臼的畸形愈合。另外，还包括骨盆倾斜骨折，这种耻骨上支的严重短缩、内旋移位的骨折畸形愈合会导致阴部摩擦的不适症状。

不幸的是，即使采用现代治疗方法，仍可能发生髋臼骨折畸形愈合伴股骨头中心性脱位；而且髋臼粉碎性骨折通常合并创伤性关节炎。对上述情况的治疗应根据伤情、畸形和功能障碍的严重程度以及患者的年龄而定。如果患者髋关节活动受限、疼痛而患者的职业又需要长时间站立或行走，应优先采用关节融合术（详见第5章）；如果患者为伏案工作者，应行全髋关节置换术（详见第3章）。髋臼缘骨折合并髋关节脱位的治疗与第56章所述方法相同。

在试行髋臼重建时，必须考虑下列几个因素：①各段髋臼关节面及其骨性支柱的骨折线部位和状况；②股骨头的磨损情况；③骨关节炎的程度；④股骨头缺血性坏死与否。但这种手术应该由擅长治疗急性髋臼和骨盆骨折的外科医师来施行。

骨盆骨折不愈合并不一定引起疼痛，而疼痛经常发生于严重的畸形愈合，最常见于骶髂关节的畸形愈合；症状也可以由内旋畸形或肢体不等长引起；移位的耻骨上支侵犯膀胱可引起尿频。

除骨盆截骨和内固定外，还有其他几种肢体均衡手术。对于严重的短缩和内旋畸形，建议矫正手术分两期进行，截骨后进行一段时间的骨牵引，以减少神经损伤并发症。对于慢性骶髂关节疼痛经非手术治疗不能缓解的患者，应行关节融合术。

与处理新鲜骨盆骨折相比，骨盆畸形的晚期矫正更加困难，成功率较低，并发症的发生率较高。骨盆骨折的初期恰当复位和固定至关重要，有助于预防畸形愈合和不愈合。

骨盆畸形愈合的手术适应证包括疼痛、骨盆不稳定、坐姿不正、肢体短缩和阴道壁受到侵犯。由于肢体短缩和异常旋转造成的外观畸形也可能存在，半侧骨盆向头侧移位1cm或更多可引起下肢不等长、坐姿不正、明显的外观畸形和可引起坐位与卧位疼痛的骶骨突出。如果患者肢体不等长，但无其他骨盆相关症状，可用标准的肢体长度均衡方法治疗（见第29章）。

病例选择很重要。患者必须有切实的期望，接受众所皆知的手术风险（复位丢失、神经或血管损伤、长期不愈合和大量失血），服从3~5个月的限制负重。骨盆畸形的解剖复位常行不通。后骨盆疼痛通常源于骨折不愈合、骨盆不稳定或复位异常，纠正这些问题可缓解多数患者的疼痛。对于病因不确定的后骨盆疼痛或由陈旧性神经损伤引起的疼痛，通过手术改善的可能性不大。骨盆后方疼痛也可能由伴发的腰椎损伤引起，应检查是否存在腰椎损伤。Kanakaris等对437例骨盆畸形患者行手术治疗取得了较好的疗效，愈合率达86%，疼痛缓解达93%，患者满意率在79%。然而，能恢复到损伤前活动水平的仅有50%。

骨盆骨折畸形愈合的X线检查应包括正位、髂骨斜位与闭孔斜位以及出入口位。也应行骨盆CT扫描，如果能够三维CT重建，则很有帮助。单侧右下肢和左下肢站立骨盆正位像有助于发现骨盆不稳定。在骨盆正位像上，与健侧比较髋臼顶向头侧移位的程度可评估肢体短缩的程度。利用垂直于骶骨中线的直线可进行比较测量。X线检查可提供有关骨折愈合范围和畸形性质的信息。畸形常是复杂的，累及多个平面。

手术矫正骨盆畸形难度大，应该由擅长骨盆手术的医师完成。每个骨盆畸形愈合都有其特点，需要制订各自的手术复位和固定的计划。

对于不伴有明显畸形的骨折不愈合，可采用一期或二期手术治疗，其手术风险类似于新鲜骨折手术。建议对畸形愈合或对线异常的骨折进行三期手术，以最大限度地矫正畸形。显露前方结构时患者取仰卧位，而矫正后方畸形时患者取俯卧位。

骨盆骨折畸形愈合的三期重建术

将患者置于可透视X线的手术台上，在透视下进行截骨、复位和固定，有些病例可使用Judet牵引手术台。

第一步，对前方骨盆畸形结构进行截骨，使之能够活动。然后将患者置于俯卧位进行第二步手术，对后骨盆畸形进行截骨或使之活动，将骨盆复位，对后方结构进行内固定。在两步手术之间关闭伤口。第三步，将患者再次置于仰卧位，重新打开伤口，完成前方骨盆的复位和内固定。也可采用相反的顺序进行手术：①先进行后方骨盆截骨；②再进行前方骨盆截骨、复位和内固定；③最后进行后方骨盆复位和内固定。如果可能，应在陈旧性骨折部位截骨。切断骶棘韧带和骶结节韧带的骶骨附着点，可较容易地矫正骨盆向头侧的移位。术中可应用外固定架协助复位，使用接骨板固定前方结构，使用接骨板或粗大的骶髂螺钉或两者联合固定后方结构。

陈旧畸形常常难以矫正，可能需要比新鲜骨折常用的固定更坚强的固定，以防止复位的丢失。

在一项研究中，37例患者中有36例获得了骨盆环的稳定愈合。总的并发症发生率为19%（长期不愈合、复位丢失、神经损伤、血管损伤以及持续性疼痛），并且没有感染报道。Rousseau等报道了对8例患者（进行了为期10个月的随访）进行的一种包含俯卧仰卧两个步骤的术式。该手术包括先从后侧入路切开骶髂关节并切断骶结节和骶棘韧带，再从髂腹股沟入路松解耻骨联合及骶髂关节前方以复位，然后再在耻骨联合和骶髂关节复位、植骨、固定，包括骨移植。8例患者中有6例能够达到解剖复位。在未实现解剖复位的2例患者中，源于下肢长度不等的机械性问题持续存在。并发症包括1例膀胱损伤，1例术后院内感染，3例伴有足下垂的运动障碍及1例可能的骨不连。

第七节　肩胛骨骨折畸形愈合

除了极少数情况外，肩胛骨体部和颈部的骨折仍然以非手术治疗为主。Zlowodzki等在对520例肩胛骨骨折患者进行的回顾中发现，82%的病例获得了优良或优秀的功能结果。虽然大多数患者能够获得良好的功能，研究人员对明确何种肩胛骨骨折可能发生有临床症状的畸形愈合的兴趣仍逐年增长。评估指标包括正位X线上肩关节盂向内侧或外侧移位的程度、肩关节Y位片上测量的肩胛骨体部成角以及肩胛骨正位上测量的盂极角（正常为30°～45°）。导致功能受损的成角畸形和移位程度并未得到准确定义。

在一项包含113例肩胛骨骨折的分析研究中，Ada和Miller注意到了肩胛颈骨折患者存在肩峰下疼痛、活动度丧失以及过顶运动无力。他们推荐对肩关节盂内移超过9 mm或成角超过40°的肩胛骨骨折采取手术固定。Romero等对肩胛颈发生明显旋转畸形（盂极角低于20°）导致患者功能严重受损进行了报道。Cole等提出了手术治疗的标准，包括内侧和外侧移位超过2 cm、肩胛骨体部成角超过45°以及盂极角低于22°。除了这些建议以外，当前没有研究证实手术治疗此类肩胛骨骨折的优越性。

少数报道对存在临床症状的肩胛骨骨折畸形愈合的手术治疗进行了描述。另外，这些研究均获得了不错的结果。治疗是否成功取决于合理的患者选择和手术医师对解剖和手术技术的熟悉程度。Cole等对5例采用后方Judet入路行截骨、复位、钢板内固定和植骨治疗的肩胛颈或体部畸形愈合进行治疗的功能结果进行了评估。其中1例同时修复了锁骨的畸形愈合。术前，所有患者均主诉患侧肩关节长期疼痛、活动受限、无力和外观畸形。所有患者X线片均发现有明显的肩胛骨畸形。患者无法从事原有职业。影像学畸形为平均3.0 cm（1.7～4.2 cm）的内侧或外侧移位、肩胛骨Y位上25°（10°～40°）的成角畸形和25°（19°～29°）的盂极角。术前评估包括肩胛骨正位、Y位和腋侧位X线片，健侧正位片，以及三维重建CT扫描。受伤至手术的平均时间为15个月（8～41个月）。没有发生术中并发症。估计平均手术失血量为569 ml（350～1 125 ml）。平均随访时间为39个月（18～101个月）。所有的截骨断端均获得愈合。所有患者均获得了疼痛缓解，对手术效果高度满意。5名患者中有4名重新回到了受伤前的工作岗位和活动状态。患者的肩关节前屈和外展活动度有统计学显著增加，上肢、肩关节和手部功能障碍评分（DASH）和短表（short form，SF）-36评分均获得改善。1名患者发生了无症状的异位骨化。

肩胛颈截骨和复位

手术技术58-19

(Cole等)

- 患者取侧卧位，使用沙包固定，轻度俯卧。使用支臂板将上肢固定于外展并前屈90°。消毒肩部、颈部和后半胸廓的术区，为手术和手法活动做准备。

- 经后方Judet入路，自椎体-肩胛骨边缘掀起冈下肌和小圆肌，牵开经过肩胛冈切迹的神经血管束。注意保护这些结构。使用大的Deaver和Hohmann拉钩，显露肩胛颈和体部，注意避免损伤神经及血管（图58-29A）。

- 在原骨折的位置，使用往复锯或骨刀经多处钻孔进行截骨。去除异位骨并保存在盐水中，以备后续植骨用。使用椎板撑开器完成截骨。

- 一旦重现了原骨折断端，对截骨处进行进一步清理，以对真实骨折线进行更好的观察，从而完成骨折块的解剖复位。通过在肩胛颈和远离截骨端的边缘分别留置4 cm的Schanz钉完成复位。可能需要小型外固定架和多个复位钳维持骨折端的解剖复位和加压（图 58-29B）。

- 将 3.5mm 动力加压钢板跨越截骨端放置于肩胛颈后方或外侧缘，使用传统或锁定螺钉进行固定。使用一块 2.7mm 重建钢板，按照肩峰嵴延长线与肩胛骨内侧缘成角的角度进行折弯后，使用传统或锁定螺钉进行固定，对外侧固定进行补强。如果骨折线向下延伸至肩胛骨体部下角，可能需要另一块重建钢板进行固定。
- 将自畸形愈合处取出的异位骨和自体骨以及 20～30ml 富血小板血浆进行混合。将混合物填充至肩胛骨大块缺损处。
- 留置负压引流，闭合伤口。手法活动肩关节，松解长期粘连和瘢痕组织。

术后处理 患者使用吊带悬吊以维持术后舒适性。在术后第一次随访时开始进行早期的物理治疗，包括被动和主动辅助下的活动度训练，疗程为 1 个月，接下来进行 1 个月的主动活动度训练和重复性训练。抗阻力和力量训练在术后 2 个月，重量为 1.4～2.5kg，在术后 3 个月可以去除所有限制（图 58-29D）。

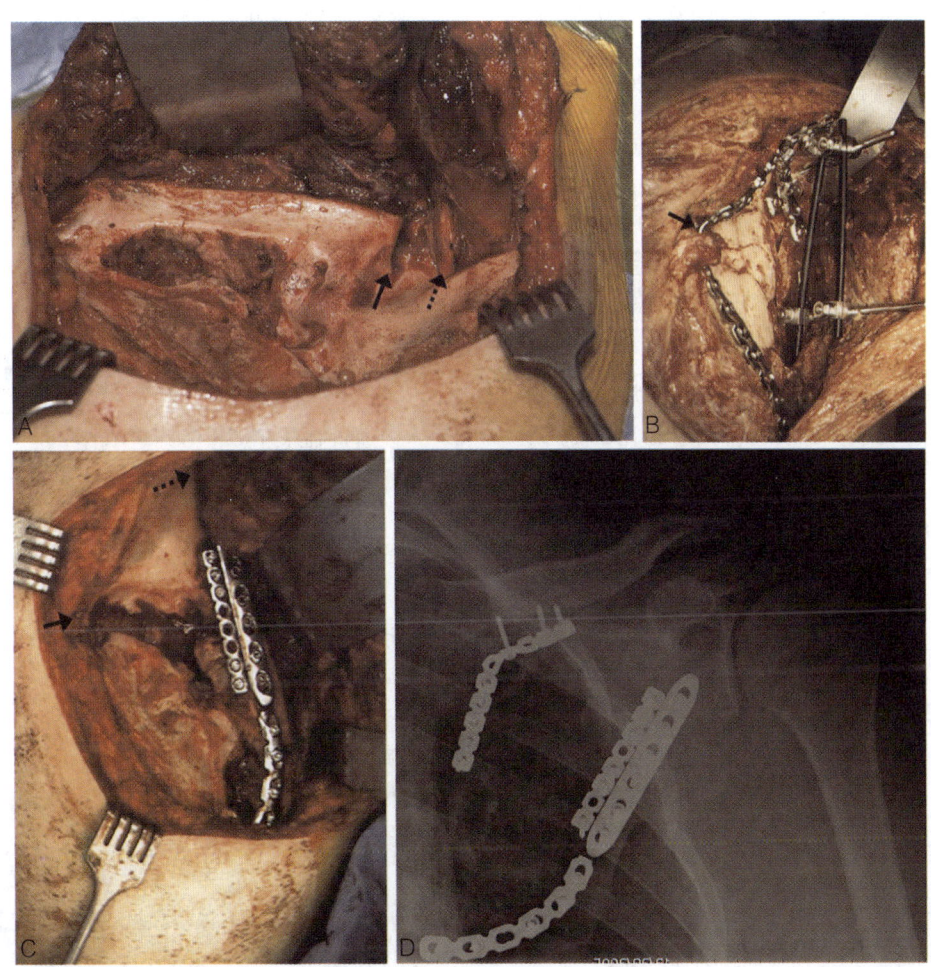

图 58-29 Cole 提出的肩胛颈截骨和复位手术

A. 使用后方 Judet 入路对肩胛骨骨不连进行手术显露。注意肩胛骨的畸形（实心箭头）。虚线箭头显示肩胛冈切迹内的神经血管束。B. 在肩胛骨外侧缘使用小型外固定架维持需要的复位。实心箭头指示为内上角。C. 在截骨矫形和解剖复位后，使用 3.5mm 动力加压钢板和 2.7mm 重建钢板、传统或锁定螺钉进行固定。实心箭头指示肩胛骨内上角，虚线箭头指向肩胛冈切迹。D. 术后 32 个月正位片显示肩胛骨在解剖力线下获得完全愈合，没有发生内固定松动的迹象（见手术技术 58-18）

（引自：Cole PA, Talbot M, Schroder LK, Anavian J: Extra-articular malunions of the scapula: a comparison of functional outcome before and after reconstruction, J Orthop Trauma 25:649, 2011.）

第八节 锁骨骨折畸形愈合

大部分锁骨骨折都采用非手术治疗，常存在各种各样的畸形愈合。锁骨骨折畸形愈合后没有明显功能受限时，大多数患者是可以接受的。然而，有些患者可能出现疼痛和功能障碍等并发症。15 mm及以上的短缩已被证实可引起不适和肩胛带功能异常，锁骨中1/3移位骨折闭合治疗后短缩20 mm可导致疗效差。一项尸体研究表明，在肩关节外展时特别是在过顶运动中，短缩合并向下移位可导致功能障碍。一种矢量模型被设计用于计算与锁骨位置相关的肱盂关节的位置，该模型可用于制订切开复位和固定计划。症状包括容易疲劳、胸廓出口综合征、穿衣困难、乏力、疼痛、肩胛带畸形和垂肩等。能引起功能障碍的骨折畸形愈合通常位于锁骨内侧或外侧1/3。成角和短缩畸形常引起肱盂关节位置的改变，以至影响肱盂关节的活动度和肩胛骨的旋转。

对于一些锁骨骨折畸形愈合后合并胸廓出口综合征的患者，切除压迫臂丛神经的骨性突起便可缓解症状。

少数学者建议锁骨骨折畸形愈合合并症状时，采用截骨和钢板内固定技术进行治疗。McKee等报道了15例锁骨骨折患者非手术治疗后出现畸形愈合并合并症状，积极要求再次治疗。合并慢性疼痛、无力和胸廓出口综合征，经过系统非手术治疗超过1年、症状仍未见明显减轻作为入选标准。若仅仅为了美观，不需要行截骨治疗。在所有术前锁骨平均短缩约2.9 cm（1.6～4.0 cm）的患者，术后的功能评分均有所提高，在术前合并疼痛和无力的12例患者中，术后8例症状完全缓解，4例有所改善。在术前合并神经功能障碍11例患者中，术后7例症状完全缓解，3例有所改善，1例改善不明显。在为改善术前比较难以接受的畸形外观而接受手术的13例患者中，术后有12例对其外形比较满意，另1例患有肥厚性瘢痕。术后钢板松动发生骨不连1例。没有感染、神经损伤和切口崩开的病例。术后有2例行二次钢板取出术。总之，在15例患者中，14例对手术效果满意。本组患者术中截骨平面未行植骨。作者认为，对于X线显示锁骨短缩（1cm，通常为2～3cm）、成角畸形＞30°、断端移位＞1cm并合并有相关症状的患者，需行截骨矫形钢板内固定术。而软组织覆盖不足、有活动性感染、无症状的畸形愈合、患者不能配合治疗、骨量严重丢失和骨肿瘤则是手术治疗的禁忌证。锁骨骨折后的骨不连需要植骨。其他学者报道了通过截骨矫形和钢板内固定治疗锁骨骨折后的骨不连，均获得了良好的功能和外观。截骨应该重点矫正肩关节的前内侧移位，其次再考虑肩胛翼的矫形。Rosenberg等指出，虽然复位及使用带有植骨的钢板固定以后可以获得坚实的连接，但患者仍会残留有功能减弱。13例此类患者中仅有6例能够重返其以前的专业和娱乐活动。Smekal等描述了在5例有锁骨畸形愈合症状的患者中使用具有良好外观和功能效果的弹性固定髓内钉矫形截骨。如果锁骨外侧1/3骨折合并喙锁韧带断裂，则手术方法与肩锁关节脱位的治疗相同（见第60章）。

锁骨干骨折畸形愈合

截骨矫形和钢板内固定术
手术技术 58-20

- 术前通过临床和影像学确定锁骨短缩的长度。如果临床实际测得的锁骨短缩长度远大于影像学测得的，则术中需要通过大量的植骨来弥补骨缺损。
- 患者取"沙滩椅位"，患肩后方垫高，患侧上肢固定在身体的侧方。如果需要，对侧髂骨铺单。
- 采用全身麻醉。
- 做锁骨上方斜切口（图58-30A）。
- 切开皮肤及皮下组织，到达深筋膜层，将皮肤和皮下组织全层拉开，再切开深筋膜层，两层皮瓣均加以保护。放置钢板后，逐层缝合，使其能够充分覆盖钢板（图58-30B和C）。
- 明确骨不连的位置，制订截骨矫形的计划（图58-30D）。大多数患者的远端和近端的骨不连位置是有可能发现的。在有些患者，必须通过斜行截骨矫正大范围的畸形。
- 使用组合骨凿和微型摆锯找到最初的骨折线，在使用微型摆锯过程中需要持续滴水降温（图58-30E和F）。
- 用复位钳夹持骨折的远近端，重新对位（图58-30G和H）。要尽可能地保留软组织，以便矫形后

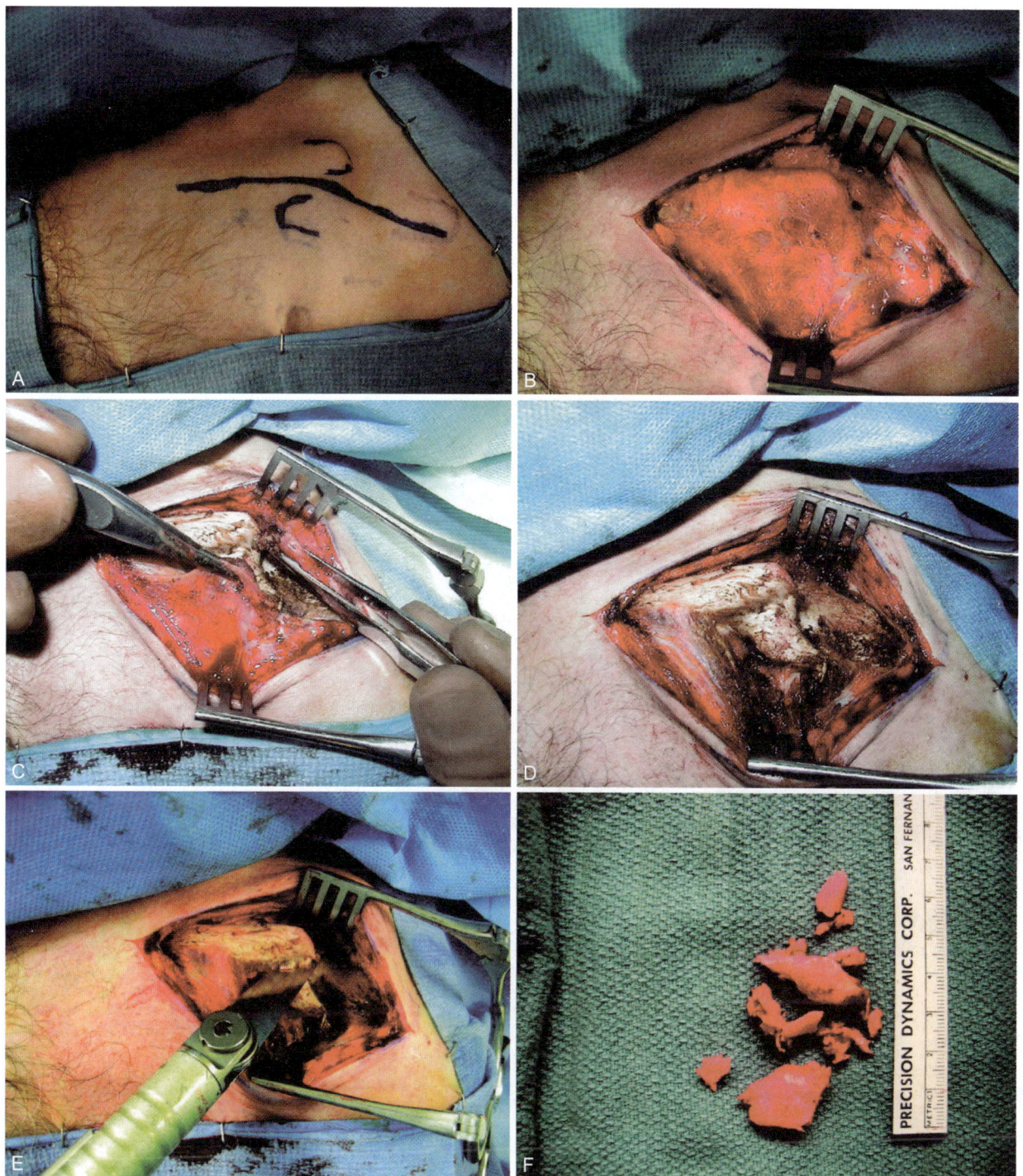

图 58-30　A 至 M. 截骨后采用钢板内固定矫正锁骨骨折畸形愈合（见正文）（见手术技术 58-20）（待续）
（引自：McKee MD, Wild LM, Schemitsch EH: Midshaft malunions of the clavicle: surgical technique, *J Bone Joint Surg* 86A:37,2005.）

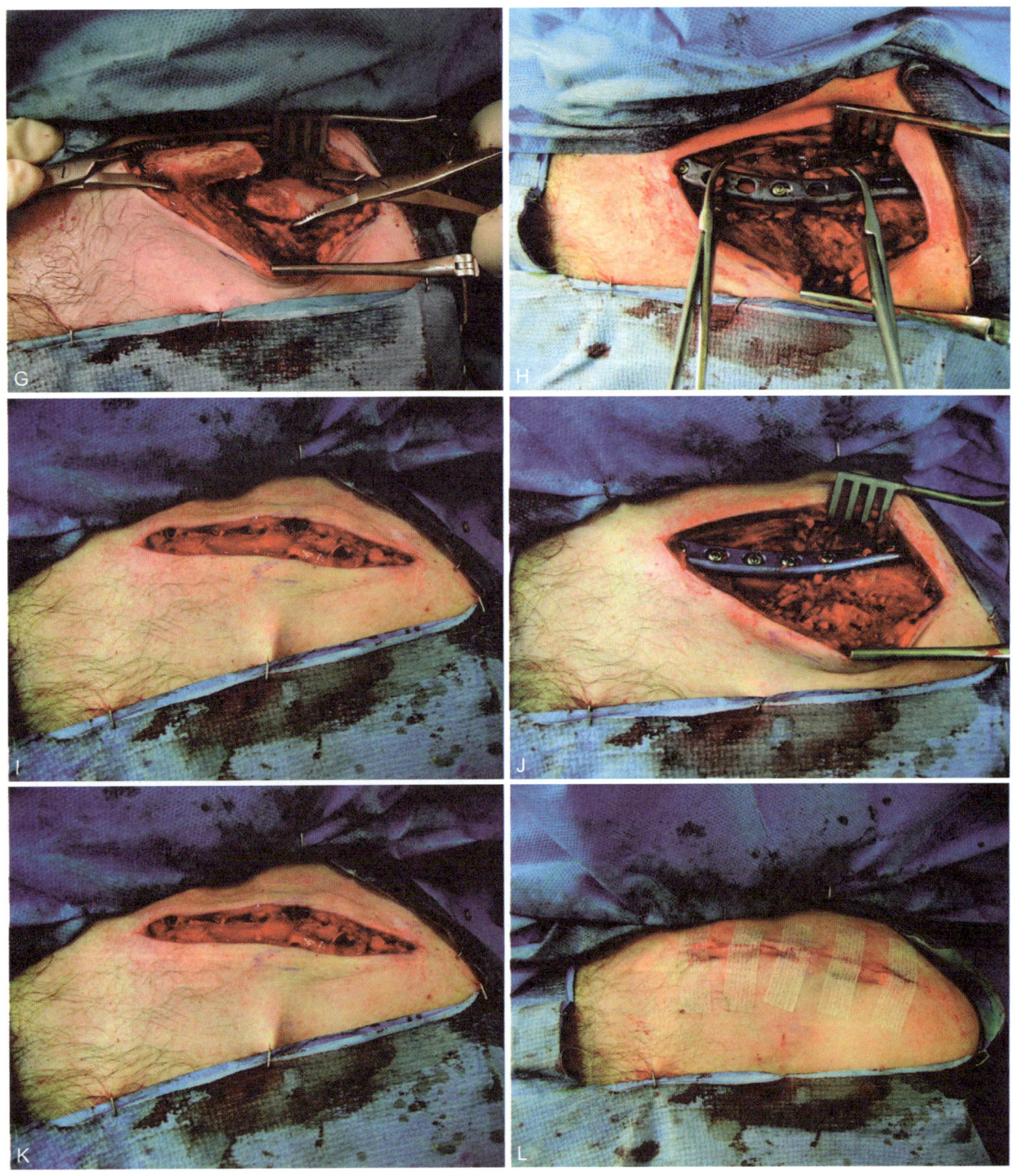

图 58-30（续）

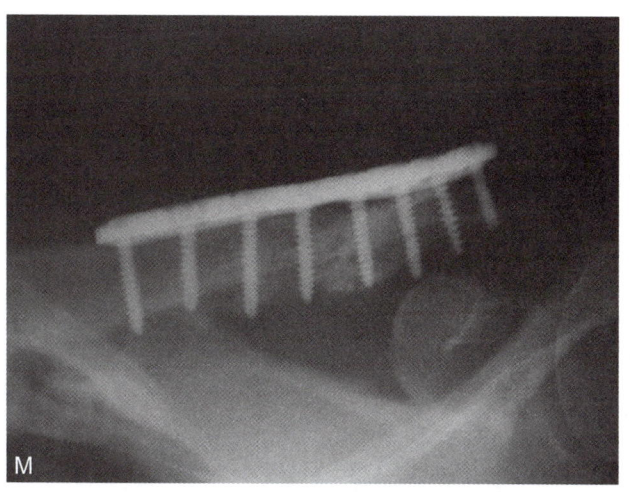

图 58-30（续）

覆盖骨折端。
- 用 3.5mm 的钻头打通骨折两端的髓腔，骨质缺损较多时需要植骨。
- 截骨前用电锯在两个骨折端刻一个切迹，以便于测量需要植骨的长度。
- 使远骨折端旋前，使锁骨的上平面朝前而不是朝上。
- 通过改变锁骨远骨折端的上平面进行矫正旋转畸形，截骨时使锁骨的两骨折端的上平面一致，以便于对位。避免损伤锁骨下方的神经和血管组织，更不要试图显露和减压臂丛。
- 两骨折端修整完毕后，可用 2mm 的克氏针做临时固定。
- 采用 3.5mm 有限接触加压钢板，最少为 6 孔（平均 6～10 孔）（图 58-30H 和 I）。
- 将钢板塑形成锁骨的 S 形，当然使用锁骨解剖钢板可以大大减少手术时间，这种解剖外形可避免钢板在皮下的凸出，尤其是在锁骨中段，使用普通钢板则相反。由于截骨后骨折端是横行的，适用于标准的最大加压钢板。
- 用咬骨钳修整骨折端，并在截骨部位行打压植骨（图 58-30J）。
- 用 1 号可吸收缝线缝合肌筋膜，用 2 号可吸收缝线缝合皮下组织，皮内缝合皮肤（图 58-30K 至 L）。术后常规用三角巾悬吊患肢。

术后处理 患者术后即刻即可行钟摆运动锻炼，术后 2 周开始积极地辅助活动。术后第 4 周时，若 X 线显示复位角度没有丢失（图 58-30M），则停止钟摆运动，积极开始全面的主动和被动活动。术后第 6～8 周，若 X 线片显示骨性连接，则开始抗阻力的强化功能锻炼（图 58-31）。

锁骨干骨折的截骨和弹性髓内钉内固定术

手术技术 58-21

（Smekal 等）

- 患者取轻度直立的"沙滩椅位"，使用全身麻醉。
- 将患者患肢自然放置，触诊畸形愈合部位的瘢痕，沿 Langer 皮肤线做一个 5cm 长的斜行切口。
- 大幅切开骨膜，在骨膜下完整分离三角肌附着处，显露畸形处长度 5cm 以上。
- X 线透视监控下确定截骨平面（图 58-32A）。使用细齿锯实施截骨，分离两个主要的原骨折碎片。
- 用复位钳固定骨折碎片的近端和远端，在透视引导下用 2.7mm 的钻重新打开髓腔。在锁骨的胸骨端做一个小的皮肤切口（1～2cm）。用一个 2.7mm 的钻头打开前皮质，插入 1 枚 2.5mm 的钉（TEN Synthes West Chester，PA）。
- 远端的碎片总是偏向尾侧并与朝向前方的上表面畸形愈合；通过提拉和整复调整锁骨的位置；清理骨折表面，然后在 X 线透视监控下将钉子插入远端骨折块（图 58-32B）；防止穿透远端骨折块。
- 在靠近内侧进钉点尽可能短的位置切断插入的钉子，防止内侧皮肤受到刺激。用咬骨钳修平骨折端，缝合骨膜层。

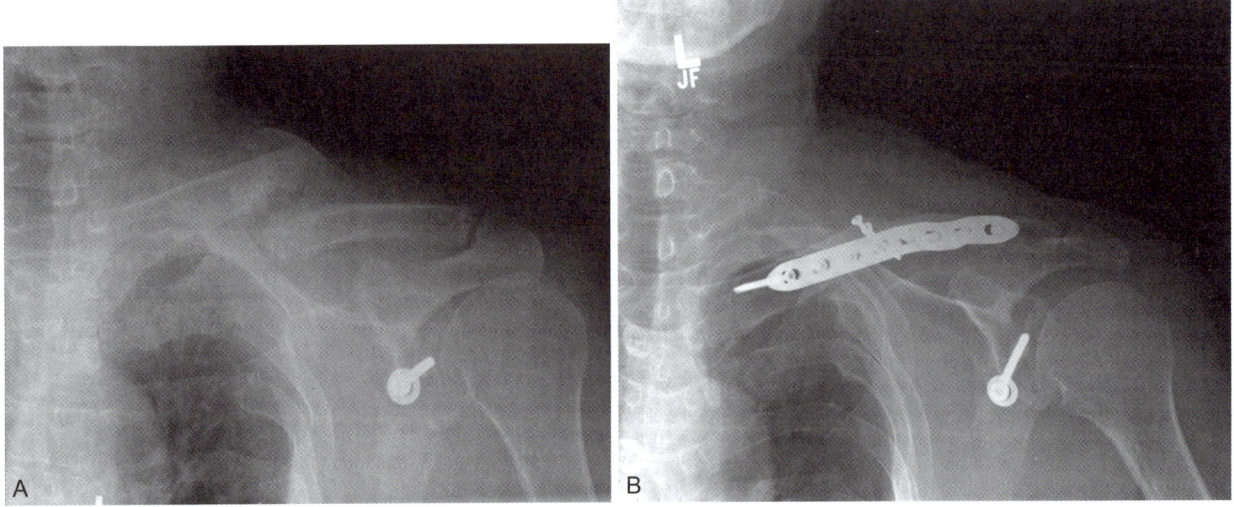

图 58-31　A. 锁骨中段骨折畸形愈合合并明显的短缩畸形；B. 通过截骨矫形、钢板螺丝钉内固定和植骨后，锁骨的长度和力线得到了恢复（见手术技术 58-20）

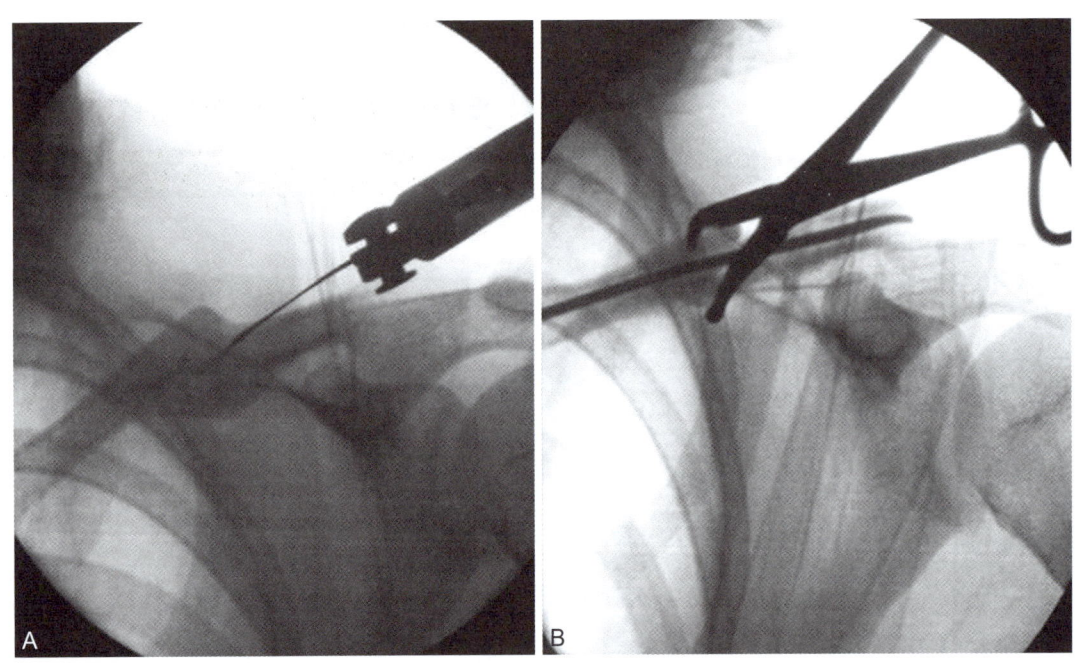

图 58-32　A. 使用 X 线透视确定截骨平面；B. 透视监控下置入钉（见手术技术 58-21）
（引自：Smekal V, Deml C, Kamelger F, et al: Corrective osteotomy in symptomatic midshaft cilavicular malunion using elastic stable intrame dullary nails, nails, *Arch Orthop Trauma Surg* 130:681, 2010.）

第九节　肱骨骨折畸形愈合

肱骨近端骨折畸形愈合可能是由于手术复位不当、手术复位丢失或非手术治疗移位性骨折所致。肱骨结节、肱骨头和肱骨干间正常解剖关系的破坏可限制肩关节活动范围，降低肩部力量。骨性异常可能是结节移位、关节面不匹配和关节骨块对线不良，这些异常一般联合出现。软组织病理结果包括关节囊挛缩、肩袖撕裂和神经损伤。

肱骨近端骨折可能累及的各个结构——肱骨头和关节骨折块、大小结节和肱骨干——均有各自的腱性止点，沿着肌肉方向牵拉游离骨折块，可导致特征性畸形。外科颈的 2 部分骨折可呈内翻和向前成角畸形愈合。肱骨干可受胸大肌牵拉而向前内侧移位，近端骨折块可因肩袖牵拉而外展。如果畸形明显，前屈和外展可能显著受限。累及大结节的2部分骨折受到冈上肌、小圆肌和冈下肌的牵拉，可能向后和向上移位。这类骨折畸形愈合可引起外展和外旋受限，可能导致肩峰下撞击征。小结节的2部分骨折受到肩胛下肌的牵拉，可向内侧移位，功能通常无明显的损害；但在一些患者，骨折块可撞击喙突，使内旋或上抬受限。大结节和外科颈的3部分移位骨折，由于肩胛下肌附着于完整的肱骨小结节，肱骨头骨块可内旋，肱骨干可向前内侧移位，大结节可向后上移位。由于旋转和外展受限，这类骨折畸形愈合可引起严重的功能损害。累及小结节和外科颈的3部分骨折由于受到附着于完整大结节的肩袖肌肉的牵拉，关节骨折块可出现外旋和外展。此位置骨折的畸形愈合可引起疼痛和严重的活动受限，尤其是内旋受限。由于致畸肌肉的挛缩、关节半脱位、创伤后关节炎或缺血性坏死，3部分骨折的畸形愈合很难处理。4部分骨折和骨折脱位的畸形愈合极难处理，因为常常存在关节不匹配、肌肉挛缩、粘连、骨坏死以及有时出现的神经损伤。

目前，对肱骨近端畸形愈合没有普遍认可的分类方法。Beredjiklian等介绍了一种根据骨和软组织畸形进行分类的分类系统：Ⅰ型，大结节或小结节移位>1cm；Ⅱ型，关节内不匹配或关节面错位>5mm；Ⅲ型，关节骨折块在冠状面、矢状面或横断面旋转>45°。软组织异常分为软组织挛缩、肩袖撕裂和撞击。在他们报道的39例患者中，仅有8例（21%）的畸形愈合不伴有软组织异常。

一、检查

详细询问病史和仔细查体对于评估肱骨近端畸形愈合尤为必要。明确损伤机制、伴有的损伤和原有骨折的治疗至关重要，尤其是所用的内固定物类型，以便准备取出内固定物所用的相应器械。检查活动范围，尤其是被动活动范围，可提示是否存在软组织挛缩及其严重程度。测量各个方向的主动和被动活动范围，活动范围减少的可能原因有关节囊挛缩、关节囊外挛缩、撞击、疼痛和肩袖撕裂。被动活动受限常提示软组织挛缩，检查外旋时应把上臂放于身体一侧并外展90°，大结节畸形愈合的一个典型体征是上臂最大外展时不能外旋，但这并非其特有体征。通过评估外旋肌力、Gerber上举（lift-off）试验和90°抗阻力外展试验来确定冈下肌、小圆肌和冈上肌的完整性。通过诱发性检查，如抽屉或移动试验、负荷试验、前恐惧试验、后应力试验和陷窝试验来评估不稳定（稳定性检查详见第46章）。通过这些诱发性试验可引出不稳定，然而，在多数患者，关节僵硬将降低这些试验的有效性。

临床上确定一种软组织病理过程的真正性质存在困难；因此，如果选择手术治疗，必须在术中检查软组织。由于许多肱骨近端畸形愈合患者有神经损伤，术前应记录腋神经、肩胛上神经和肌皮神经的功能，肌电图和神经传导检查可能有助于确定神经损伤的类型和神经功能恢复的可能性。

X线检查包括肱骨正侧位、腋位和Y形肩胛骨位；辅助的内外旋正位可提供额外的信息。CT扫描有助于确定畸形愈合的结节、肱骨头和骨干骨折块之间的三维空间关系，因为CT能够提供盂肱关节面的清晰图像，可能有助于评估关节的匹配性。MRI扫描可提供有关肩袖完整性和肱骨头早期骨坏死的信息。

二、治疗

肱骨近端畸形愈合的非手术治疗可能适合于活动水平低且疼痛轻微的患者，这些患者有限使用单侧上肢仍能独立地生活；还可能适于患有严重内科疾病的患者，这些内科疾病使手术的风险过大或妨碍术后的康复训练。

肱骨近端骨折畸形愈合的手术矫正指征包括：严重疼痛、功能丧失以及物理治疗、非甾体类抗炎药和皮质类固醇注射等非手术治疗无效的患者。同时必须根据患者的全身健康状况和功能要求来决定患者是否适于手术治疗。

肱骨近端骨折畸形愈合的手术方法包括：①如果肱骨头的血运与关节面仍较好，可以行肩峰成形术、结节或外科颈截骨矫形术以及软组织重建手术；②如果关节面广泛损伤或肱骨头骨坏死，行半关节置换或全肩关节置换；③偶尔，如果存在严重的神经缺失或术前感染，可行关节融合术。如果疼痛和撞击为患者的主要主诉，而运动损害轻微，Siegel和Dines建议行骨性隆起切除术和粘连松解术。Beredjiklian等发现，推迟手术治疗肱骨近端畸形愈合对疗效有不利影响。在其研究中，他们对19例患者在伤后1年内进行手术治疗，有16例（84%）对手术效果满意；而在伤后1年以上进行手术治疗的20例患者中，只有11例（55%）对手术效果满意。他们还强调了适当治疗所有骨和软组织畸形的必要性。

Beredjiklian等认为，大结节骨折移位1～1.5cm适于行肩峰成形术；在他们的病例研究中，2例大结节骨折畸形愈合的此类患者接受了关节镜下肩峰成形术。Martinez等报道了8例分别行关节镜下肩峰成形术、肩袖撕裂、大结节成形术的伴有大结节畸形愈合的患者。2例患者达到了充分的活动水平，5例患者仅有轻微的功能受限，1例患者日常生活活动稍受限制。关节镜在评估关节内和软组织的异常及治疗关节囊挛缩和肩峰或喙突下撞击方面也有帮助。曾有关于使用关节镜清理治疗由骨块旋转引起的小结节畸形愈合的报道。

Beredjiklian等建议，对于大结节骨折移位>1.5cm的患者，应进行截骨和复位结节。对大结节的2部分骨折畸形愈合的治疗与急性骨折类似。患者取改良的"沙滩椅位"，经前上方入路的切开复位内固定曾有过报道。

对于一些3部分骨折、大多数4部分骨折以及肱骨头分裂畸形愈合，最好采用关节成形术治疗，同伴有严重的软骨损伤、肱骨头缺血性坏死或者关节炎改变的畸形愈合一样。根据肩袖的完整性和肩胛盂关节面的状况来决定选用半关节成形术或全肩关节成形术（见第12章）。与急性骨折或盂肱关节炎相比，对肱骨近端畸形愈合进行假体置换效果较差，因为畸形的骨骼和挛缩的软组织使在该部位行关节成形术的困难大大增加。据报道，在75%～85%的晚期重建患者可缓解疼痛，但由于长期僵硬，功能效果一般欠佳。肱骨近端畸形愈合选择反肩置换的效果尚不明确。对于感染或有严重神经功能缺损的患者，推荐进行关节融合术治疗。

Antuna等报道了对50例可导致中重度疼痛和功能障碍的肱骨骨折畸形愈合行肩关节成形术后（全肩或半肩置换术）的长期随访疗效。关节置换术的适应证包括关节面塌陷、肱骨头坏死及继发性退行性关节炎。50例患者中，有35例在早期骨折时未行手术治疗。附加的手术包括肩峰成形术、肱骨大结节修整、锁骨远端切除、肱二头肌腱固定、胸大肌Z字形延长、胸小肌止点转位至肱骨小结节以及结节截骨以显露和植入内植物。

术后大多数患者的疼痛症状明显缓解，尽管术后有11例患者仍有中重度疼痛。术前做过手术的患者、骨坏死患者以及损伤后2年内行关节成形术的患者，术后疼痛缓解均不完全。术后患者的主动抬高肢体以及内外旋功能得到了明显改善。术中行结节截骨的患者和初期骨折时行手术治疗的患者术后运动功能恢复不佳。在行结节截骨的患者中，骨不连、畸形愈合以及骨吸收的发生率为41%。所有骨不连和骨吸收的患者术后肩关节功能恢复均差。总之，根据Neer的评分标准，50%的患者获得了优良或满意的结果。并发症包括肩关节前方不稳、臂丛部分麻痹及术中肱骨骨折并发深部感染。

Antuna等强调，对并发的软组织畸形应同时予以处理。关节囊等周围软组织挛缩可限制肱骨头和关节盂的活动，需行松解术；对于肩袖损伤的患者，根据需要行修补术。对于因大结节向上移位导致的肩关节撞击征，应行肩峰成形术。他们同意Neer原则中肱骨近端畸形愈合后有时不需要截骨。Neer等报道，肱骨近端畸形愈合伴有轻度的内外翻时，肩关节并没有增加松弛的风险。如果大结节移位>1.5cm，常是需要复位的。移位的骨块较大时，建议采用不可吸收缝线帮助固定复位，进而促进骨性愈合。其疗效明显优于未行切开复位的患者。

Mansat等报道了在肱骨近端骨折后遗症的治疗中应用关节成形术有类似的结论。在Mansat等对28例患者进行的病例研究中，85%的患者有轻微的疼痛或无疼痛；依据Neer的评分标准，65%的患者有满意的效果。行大结节截骨的所有3例患者均没有满意的结果。肩袖完好以及肩峰肱骨距离>8mm的患者均有较好的效果。在Boileau等进行的研究中，在71例患者中，42%的患者有良好的和优异的结果；27%的患者有并发症（4例骨干骨折，1例干骺端骨折，2例深部感染，1例肩峰再次手术，1例大结节内固定失败）。所有行大结节截骨的患者均不能抬高超过90°。笔者确信，是大结节的血供障碍导致了骨不连、移位和骨吸收，从而导致了后续的不良结果。

文献中涉及肱骨近端外科颈2部分骨折内翻畸形愈合治疗的内容很少。内翻畸形时，由于大结节变得接近喙肩弓，肩峰下间隙减小。冈上肌腱的杠杆臂、肱骨头的滑动面和关节盂也同样减小。这些解剖上的改变可导致前屈活动受限、交锁和撞击疼痛。年轻患者或活动较多的老年患者可能无法接受此类的功能受限。一些研究者建议，对于不太严重的畸形，可以松解软组织挛缩以及去除骨性突起。Benegas 等和其他人描述了一种闭合的楔形外翻截骨术来治疗肱骨近端骨折内翻畸形愈合。在 Benegas 等进行的病例研究中，肱骨近端角度为 98°～107°（正常的为 130°～140°）。该截骨术通过胸大肌三角肌间沟入路实施，靠 T 型钢板和 4.5 mm 螺钉来稳定。该操作的禁忌证是巨大的肩袖撕裂、明确的关节炎性改变，包括缺血性坏死、复杂的成角畸形、感染以及涉及肩胛带的神经损伤。Benegas 等报道了其研究结果：5 例患者，平均年龄为 53 岁（范围为 25～73 岁）。所有人均进行了截骨术，所有患者的活动范围、屈曲力量和功能均有改善，并且所有患者均对结果满意。无神经损伤发生。2 例患者有轻微疼痛，1 例体力劳动者无法重返以前的工作。1 例患者手术部位术后出血，需再次探查。2 例患者由于撞击相关性疼痛，随后做了病变切除。

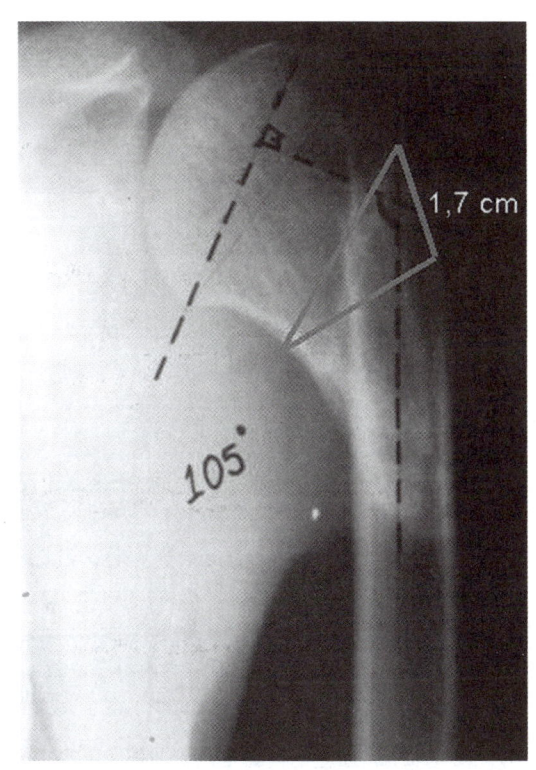

图 58-33　楔形截骨测量（见手术技术 58-22）

（引自：Benegas E, Filho AZ, Filho AAF, et al: Surgical treatment of varus malunion of the proximal humerus with valgus osteotomy: *J Shoulder Elbow Surg* 16:55, 2007.）

闭合楔形外翻截骨术治疗肱骨近端骨折内翻畸形愈合

手术技术 58-22

（Benegas 等改良）

- 术前需要拍摄双肩关节前后位的 X 线片，以决定要移除的楔形骨块的基底的长度（图 58-33）。
- 在肩胛骨和脊柱之间放置沙袋，将患者置于"沙滩椅位"。
- 在肩部前外侧做一个切口，始于锁骨的外 1/3，向远端延长 10 cm，与三角肌前缘相交。
- 分离三角肌和胸大肌，保护头静脉。
- 若显露不够，分离三角肌的锁骨附着点，横向翻转肌肉。
- 从骨上去除多余的骨痂。
- 即刻显露大结节下方的区域，该区域为闭合楔形截骨的外侧边；用骨刀截骨，根据先前计算的大小移除一个顶点位于肱骨外科颈内侧的楔形骨块；用骨撬撬拨骨折端至正常位置。
- 用 T 型钢板和 4.5 mm 螺钉来稳定截骨；Benegas 等推荐使用锁定加压钢板系统。如第 57 章所描述的，肱骨近端锁定钢板能提供更优化的固定。
- 若必要，可行肩峰成形术来治疗持续的撞击。

术后处理　如果需要抵消肌肉痉挛，可以使用肩关节外展支具。如果稳定性满意，可使用吊带和绷带替代。Codman 运动范围练习可以自 2～8 d 开始。骨折出现愈合迹象时允许开始主动活动，通常在术后 6 周。练习期间使用外展支具或吊带需要再多持续 2 周。

三、肱骨解剖颈

肱骨解剖颈畸形愈合如果伴有严重的疼痛性创伤性关节炎，应行肩关节融合术（见第 13 章）、肱骨头假体置换术或全肩关节成形术（见第 12 章）或肩峰成形术（见第 46 章）。肩部严重骨折常导致肩关节活动受限，尤其是在高龄患者，但单纯这一点并不是外科手术的充分理由。

四、肱骨外科颈

外科颈部位即使有明显的畸形愈合，仍可有满意的功能；如果远折端向前明显移位，可引起功能障碍，则需要手术治疗。

五、肱骨近 1/3

肱骨干近 1/3 的畸形愈合常向内成角，同时伴有向前或向后成角畸形。由于向内成角，肘关节不能碰到胸壁。通常肩关节的外展和外旋受限。

肱骨近端 1/3 骨折畸形愈合的矫正

手术技术 58-23

- 采用前外侧切口，以畸形的顶点为中心，做一个长约 7.5 cm 的切口以显露骨折部位。
- 不必广泛剥离骨膜。
- 在成角畸形愈合的顶点，用骨刀或摆锯截断肱骨，矫正畸形。
- 用一块 4.5 mm 加压钢板固定截骨断端，在肱骨近端锁定钢板能提供更优化的固定。
- 截骨周围行骨松质植骨。

术后处理 用肱骨外展支具、吊带或绷带制动患肢。肩关节和肘关节在术后第 1 周开始运动。

六、肱骨中 1/3

除非有严重的成角畸形，肱骨干中 1/3 的畸形愈合很少需要矫正。因为该部位的短缩、旋转以及成角畸形所造成的功能障碍要小于由股骨相应部位畸形愈合所致的功能障碍。治疗原则与其他长骨相同。截骨矫正畸形并用加压钢板固定。应在截骨周围行骨松质植骨（必要时进行覆盖植骨），否则截骨处常发生不愈合。

七、肱骨远端

肱骨远端的畸形愈合可以发生在下列骨折之后：①肱骨髁上骨折，多见于儿童；②髁间"T"形骨折；③髁远端关节面骨折；④髁部骨折。虽然长期以来只将肘内翻畸形视为一个外观畸形，但最近的报道认为，此畸形与尺神经脱位、尺神经病变、肱三头肌内侧头弹响、继发性肱骨远端或外侧髁骨折、肱骨远端骨骺缺血性坏死、关节腱鞘囊肿甚至骨关节炎有关。

儿童期肘部骨折后出现的肘内翻畸形与成年时（在一项研究中甚至发生在 51 年以后）肘关节不稳定有联系。O'Driscoll 等认为，在不稳定发生前通常出现肘外侧疼痛。检查可发现明显的肘内翻、外侧副韧带复合体和伸肌总腱表面压痛以及肱三头肌内侧头的腱性隆起。后外侧旋转不稳定的体征包括：后外侧旋转恐惧试验阳性，侧方轴移试验阳性，以及后外侧旋转抽屉试验阳性。一些患者还有肱三头肌内侧头脱位（弹响）和尺神经脱位以及尺神经病变。肘内翻患者的力线、鹰嘴和肱三头肌的拉力线均向内侧移位，作用于尺骨的反复外旋扭矩可拉长外侧副韧带复合体，导致后外侧旋转不稳。异常的肘关节力线还可使肘部在摔倒时易于受伤。

手术治疗可能包括外侧副韧带重建和截骨术、单纯韧带重建术、单纯截骨术或肘关节置换术。对于严重畸形（＞15°）和功能要求较高的患者，O'Driscoll 等建议行截骨术和重建韧带。

第十节 前臂骨折畸形愈合

一、桡骨和尺骨近 1/3

尺骨和桡骨近 1/3 的畸形愈合可以分为以下类型：①桡骨头畸形愈合；②桡骨颈畸形愈合；③尺骨鹰嘴畸形愈合；④尺骨近侧 1/3 骨折合并桡骨头前脱位（Monteggia 骨折）；⑤尺骨和桡骨头的骨性连结。

（一）桡骨头

轻度的桡骨头畸形愈合并不一定引起功能障碍。如果症状由小的异常骨性突起所致，切除骨性突起就可缓解症状。严重的畸形可以引起疼痛和前臂的旋前旋后功能障碍，偶尔也可出现肘关节的伸屈功能受限。此时应做桡骨头切除术，具体方法见新鲜桡骨头骨折（见第 57 章）。所有的松动骨片、多余的骨质、瘢痕组织、骨膜以及残存的环状韧带等都应小心切除，这样有助于防止局部新骨形成。伤口愈合后立即开始逐步使用患肢。

在少数患者，桡骨头切除后可以使功能完全恢复；然而，多数患者的功能结果往往令人失望，应事前告知患者这种可能性。已报道的桡骨切除的并发症包括：握力减弱、腕部疼痛、桡尺远侧关节不稳和肘部外翻性不稳。Rosenblatt等报道了5例桡骨头关节内截骨的患者，这些患者有关节骨折症状性的愈合。Mayo肘关节平均绩效指数分数显著改善，从截骨之前的74升至截骨后的88，其中有4例患者有良好或优异的成绩。对于桡骨头畸形愈合伴桡尺远侧关节疼痛或不稳，或伴肘内侧副韧带复合体松弛的患者，应考虑桡骨头假体置换术（见第12章）。

（二）桡骨颈

大多数桡骨颈骨折可经非手术方法成功治疗，然而，偶尔可发生有症状的畸形愈合。桡骨颈骨折畸形愈合可引起疼痛、捻发音、肘关节松弛、肘关节屈伸受限和前臂旋前、旋后受限。由于桡骨头切除后可能出现不良后果，如果关节软骨保持完好，应该维持桡骨长度和恢复肱桡关节的匹配性。对于有症状的畸形愈合，应考虑行桡骨颈矫正性截骨术。

桡骨颈骨折畸形愈合的矫正

手术技术 58-24

(Inhofe 和 Moneim，改良的)

- 经后外侧入路显露桡骨近端和肱桡关节（见第1章）。
- 清理关节内的炎性滑膜，检查桡骨近端和肱骨小头的关节软骨。
- 如果关节炎性病变程度尚不排除良好效果，在保护软组织的同时，可用一个小型动力摆锯，在距关节面约1.5cm的桡骨近端进行截骨。
- 也可用骨刀截断。
- 对近端桡骨进行重新对线，恢复肱桡关节的匹配性，沿从近到远方向用2枚Herbert螺钉固定。也可用克氏针或微型拉力螺钉（2mm或2.7mm）固定。如果内固定物是经桡骨近端的关节面置入，注意把螺钉头部埋在关节软骨面以下。
- 在截骨部位植骨，所植骨质可取自肱骨外上髁。
- 闭合切口时，修复环状韧带和外侧副韧带。

术后处理 将肘关节在半屈位和半旋后位制动2周，之后使用可拆式夹板或功能性支具，开始渐进性主动活动范围锻炼。一旦截骨处牢固愈合，即可停用外部支具。

（三）尺骨鹰嘴

在治疗尺骨鹰嘴骨折畸形愈合时，不应尝试行截骨和骨折段对线手术，因为这类手术几乎总是加重功能障碍；但切除畸形骨可以显著改善肘关节功能。经验已反复表明，即使从尺骨鹰嘴切除较大骨块，也不会导致严重的肘关节功能障碍。根据下列情况来决定可以切除哪部分骨质：屈肘90°，拍摄肘关节侧位X线片，沿肱骨纵轴画一条直线通过肘关节，至少要有0.3cm的尺骨鹰嘴突出在这条线的后面，这样就足以防止尺骨近端向前半脱位，可以切除尺骨鹰嘴的其余部分，准确而牢靠地将肱三头肌重新固定在尺骨近端。

（四）尺骨近侧1/3骨折合并桡骨头前脱位（Monteggia骨折）

这种骨折在较差的位置愈合时，畸形常造成严重的功能障碍，则任何重建手术都值得尝试。不幸的是，如果手术在伤后1年或1年以上时间进行，因为肱尺关节已受到严重破坏，肘关节的功能已不可能恢复到接近正常的水平了。

Monteggia骨折畸形愈合的截骨和固定

手术技术 58-25

- 经单一切口同时显露桡骨头和尺骨畸形愈合处（见第1章）。也可采用下述方法经两个切口进行手术。
- 先做一个后外侧切口（见第1章），长5cm，剥离脱位的桡骨头上附着的所有组织后将其游离。
- 在肱二头肌结节的近侧截断桡骨颈。
- 先在预定截骨平面横行钻数个孔，然后边旋转桡骨干边用双关节咬骨钳完全截断桡骨颈，用小咬骨钳将截骨端修整光滑。
- 然后，在尺骨后侧做第2个切口，长约7.5cm，尽可能在陈旧骨折部位将骨截断。
- 正确对位后用加压钢板固定（图58-34）；在截骨周围行自体骨松质植骨。
- 屈肘90°，用长臂管型石膏把前臂固定于旋转中立位。

术后处理 术后石膏管型固定至坚固愈合，通常约为12周。然后去除石膏开始主动功能锻炼。我们治

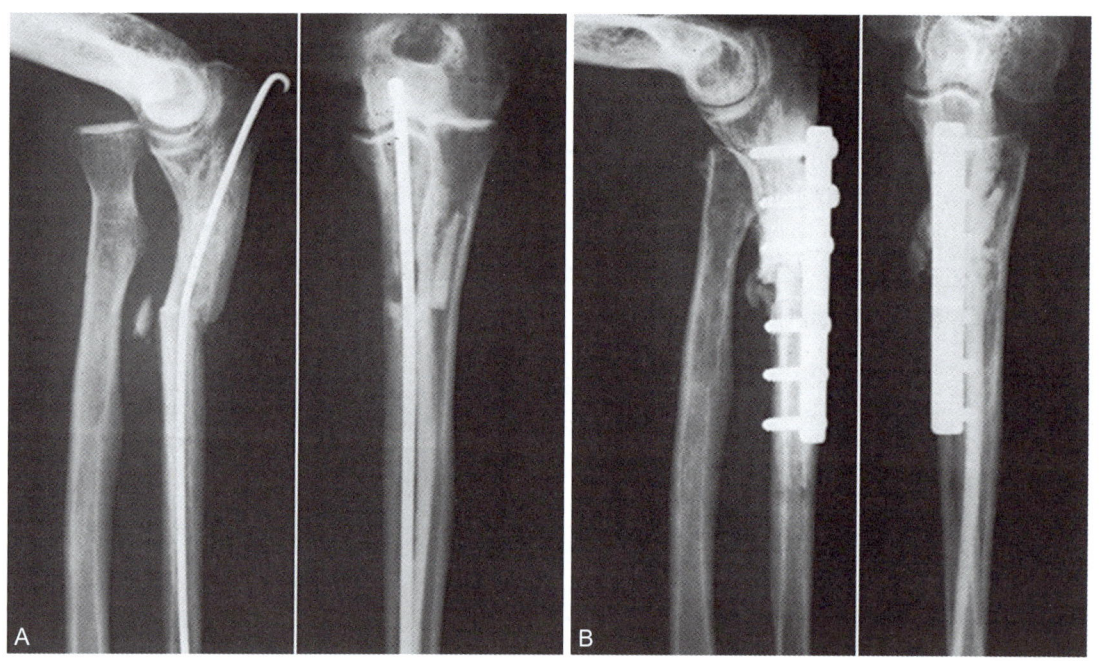

图 58-34　A. 尺骨干骨折畸形愈合合并桡骨头脱位（Monteggia 骨折）。B. 去除髓内针、尺骨截骨、加压钢板固定，桡骨头切除后剪成碎片植于尺骨截骨处周围。术后 4 个月，肘关节和前臂功能良好（见手术技术 58-24）

疗儿童 Monteggia 骨折畸形愈合，采用了尺骨截骨、桡骨头复位和克氏针固定至骨和软组织愈合的方法，获得了满意的效果。

（五）桡尺骨间的骨性连接

尺骨和桡骨间的骨性连接可以发生在桡尺近侧关节区严重的粉碎性骨折之后。Jupiter 和 Ring 将桡尺骨近侧的骨性连接分为三种类型：A 型，在二头肌结节或以远的骨性连接；B 型，累及桡骨头和桡尺近侧关节的骨性连接；C 型，经肘关节到肱骨远端的骨性连接。他们对 17 例患者（18 例骨性连接）的骨性连接进行手术切除，16 例患者（17 个肢体）效果良好。仅有 1 例伴有闭合性头部损伤的患者出现骨性连接复发。他们发现，最大活动范围并不受一般认为的诱发因素的各种参数的影响，包括骨性连接的部位和大小，原发损伤的严重程度，是否使用无血管的游离脂肪移植，尤其是损伤距离切除术的时间。原发损伤后 6～12 个月进行手术切除并不增加复发的风险，虽然统计学上无显著差异，但较早手术切除的患者比晚期手术切除的运动功能好。

虽然历史上建议把手术治疗推迟到伤后 6～12 个月，但 Jupiter 和 Ring 认为，早期切除手术更可取，因为可减少软组织挛缩的程度及严重功能障碍的总时间。他们没有使用辅助性放射治疗或非甾体类抗炎药物治疗，他们质疑这些预防性措施的必要性，并对使用间置脂肪防止复发的必要性感到怀疑。其他学者也观察到，无论是否使用内置物，早期切除骨性连接骨块后并发症较少，效果更好。

虽然治疗近端桡尺骨性连接最常见和最直接的方法是切除骨性连接，但已有作者在骨性连接以远的桡骨造出假关节以恢复前臂的旋转功能。Kamineni 等在 7 例患者的桡骨干近侧切除了 1cm 厚的骨块，有 6 例患者的前臂旋转功能得到改善，该方法安全、可靠。在近 7 年的随访中，前臂旋转从固定性旋前平均 5°到活动弧度平均 98°，仅 1 例患者发生了再次强直，该患者是唯一一例在肱二头肌结节近侧切除骨段的患者。Kamineni 等指出，在骨块切除部位使用骨蜡似乎是对疗效有积极影响的唯一技术因素。如果患者的近端桡尺骨性连接：①过于广泛而不能安全地分块切除；②累及关节面；③伴有解剖畸形。他们建议使用这种简单、安全的术式来替代骨性连接切除术。他们还强调，当技术上分块切除骨桥可能时，不应考虑使用这种手术方法作为骨性连接切除的替代方法。

桡骨干近端切除术

手术技术 58-26

（Kamineni 等）

- 患者取仰卧位，全身麻醉下手术，使用止血带。
- 将患者患肢放在患者胸前，由助手控制患者患肢。
- 用 Kocher 入路显露桡骨近端（见第 1 章）。
- 一旦进入肘肌与尺侧腕伸肌的间隙，直接切开至尺骨骨面，显露骨性连接部位，牵开旋后肌，延骨性连接显露至远端。
- 根据骨性连接的范围，用动力锯在肱二头肌结节的近侧或远侧截除 1 cm 的桡骨干。
- 检查前臂的活动范围，如果有必要，轻轻推拿前臂。
- 用骨蜡封闭横断的骨端，将明胶海绵放入骨断端间（Gelfoam，Upjohn，Kalamazoo，Mich）。
- 松止血带，止血，放置 1 根引流管，逐层关闭切口。

术后处理 如果愿意，术后使用持续被动活动治疗 48 h。Kamineni 等所用的术后康复训练项目包括使用一个两部分夹板，对前臂的旋前-旋后起静态的夹板固定作用。夹板的第 1 部分从上臂跨到前臂，夹板的第 2 部分由包绕前臂远端和腕的内壳组成，像一个防护手套。也可用 Velcro 条带控制前臂和腕的旋转，以获得最大限度的旋前和旋后。该项目头 3 周的训练程序如下：夜间完全旋后；晨起后主动和被动活动 1 h，中午前完全旋前；午餐时去除夹板 1 h，晚餐前完全旋前；晚餐时去除夹板 1 h，晚间完全旋前，上床睡觉前去除夹板 1 h。3 周后，不戴夹板时间逐渐增加。每 3 周评估者 1 次，根据需要调整训练计划。如果在 3 个月时未达到最大活动，夜间把夹板置于最需要的位置，直到不能取得进一步改善，具体的康复方案因人而异。

二、成人桡骨干和尺骨干

前臂双骨折畸形愈合有时可造成严重的功能障碍，需要手术矫正。旋转畸形、累及桡骨和尺骨间隙的成角畸形和桡骨弓丢失都与活动丧失和功能损害有关。畸形愈合的前臂骨折可能导致桡尺远侧关节紊乱；据报道，长期（> 20 年）的畸形愈合后可发生桡尺近侧关节的关节炎。

尸体研究显示，10°成角畸形时，前臂旋转功能没有明显的减少；20°成角畸形可导致旋前、旋后功能丢失。总计 15°的畸形可使前臂活动减少 27% 以上，但远 1/3 的骨折例外。不能恢复桡骨弓的固有弧度及位置与前臂的旋转受限、握力减小相关。

应根据每位患者的功能受限程度和身体要求来决定是否手术治疗前臂畸形愈合，而不是依据 X 线显示的畸形程度。手术指征为：活动丧失、桡尺远侧关节不稳和不可接受的外观畸形。恢复前臂固有的骨性对线可能不会改善由软组织损伤或长期制动所致的功能缺陷；因此，还必须同时考虑这些因素。也应向患者交代清楚可能出现的并发症，如延迟愈合或不愈合、感染、活动丢失、桡神经感觉异常、腕痛和桡尺远侧关节不稳。可通过前臂单骨或双骨的截骨、各个平面的畸形的矫正、加压钢板固定和植骨来纠正畸形愈合（图 58-35）。如果伤后 1 年内进行前臂畸形愈合的手术治疗，明显改善前臂活动功能的可能性较大。如果伤后 1 年后进行，则软组织挛缩和瘢痕形成可能限制活动改善的程度。

Trousdale 和 Linscheid 回顾性研究了 Mayo 医院 15 年间用截骨和钢板固定治疗的 27 例前臂畸形愈合的结果。大多数原有损伤是儿童和青少年时期的坠落伤，最初均采用闭合方法治疗。畸形矫正时的平均年龄为 19 岁。在 27 例患者中，有 19 例为前臂双骨骨折，8 例为单纯桡骨骨折。对 20 例患者进行了桡骨矫正性截骨术，2 例进行了尺骨矫正性截骨术，5 例进行了尺骨和桡骨的双骨矫正性截骨术。手术指征包括活动丧失、远侧尺桡关节不稳以及外观原因。没有报道畸形的程度。

在因活动丧失而治疗的患者中，在原发损伤后 12 个月内得到治疗的患者治疗后获得的旋转度数平均为 79°（20°～160°）；那些在伤后超过 12 个月得到治疗的患者治疗前旋转度数平均丧失 107°，治疗后只获得平均 30°（25°～95°）的旋转度数；桡尺远侧关节不稳的治疗结果在本节下文进行讨论。伤后 1 年以上治疗的患者有 48% 发生了并发症，包括活动丧失（3 例）、沿骨间膜出现异位骨化（1 例）、延迟愈合（1 例）、尺骨头半脱位（1 例）和钢板取出后发生再骨折（1 例）。早期治疗的患者出现的并发症包括轻度腕部疼痛（2 例）、术后感染（1 例）和持续渗出（1 例）。Nagy 等报道了 17 例因症状性畸形愈合而接受手术的患者。他们发现，所有的患者在运动范围方面均有改善，但在旋前功能受损的患者，总体的改善程度比旋后功能受损的患者要好得多。

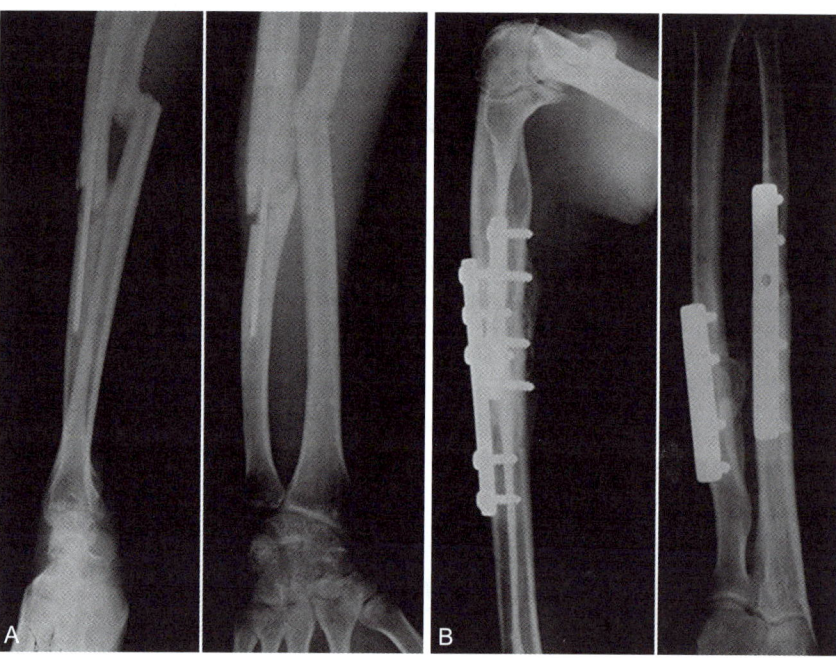

图 58-35　A. 桡骨干骨折畸形愈合及尺骨干骨折不愈合；B. 桡骨截骨、加压钢板固定尺骨和桡骨、髂骨植骨后 6 个月，愈合坚固，对线正常

前臂骨折畸形愈合的截骨和内固定术治疗

手术技术 58-27

（Trousdale 和 Linscheid，改良的）

- 术前应记录前臂旋前、旋后度数以及肘关节的屈、伸角度。
- 用手法向掌侧和背侧加压，评估远侧和近侧桡尺关节的稳定性。
- 拍摄患者患侧前臂和健侧前臂的全长前后位、侧位、旋前/旋后位 X 线片，并进行比较。
- 检查桡骨和尺骨的相对长度，确定畸形的部位和程度。
- 在双侧前臂最大限度的旋前和旋后位进行 CT 扫描对评估旋转畸形有用。将骨折近侧和远侧的横断面与健侧进行比较。由于骨折近段有旋后肌和肱二头肌附着，而骨折远段有旋前圆肌和旋前方肌附着，相对于骨折远段，骨折近段通常旋后。
- 确定前臂的单骨或双骨明显对线异常。如果仅单骨畸形愈合，仅需对畸形骨进行截骨。
- 如果双骨对线不良，先对畸形较严重的骨进行截骨、重新对线和固定；如果桡骨的对线不良比尺骨严重，在对桡骨进行重新对线后，如果用手被动旋转前臂流畅，就不需要进行尺骨截骨；如果双骨对线不良的严重程度相同，宜先对尺骨进行截骨和矫正，建立正常的前臂对线，然后，对桡骨进行截骨，使之与尺骨相匹配。在一些患者，可能需要双骨截骨，以恢复前臂的正常对线。
- 以畸形愈合部位为中心，采取纵行的 Henry 前方入路（见第 1 章），做一切口，长 10～15 cm，显露桡骨。
- 如果需要显露尺骨，可在尺侧腕伸肌和尺侧腕屈肌之间做一个 10～15 cm 的纵向切口进入，最小限度剥离桡骨和尺骨间的骨间隙，以减少发生异位骨化和骨性连接的风险。
- 确定所需要的截骨类型，恢复所有三个平面的对线。如果畸形发生在一个平面，单平面截骨即已足够；如果术前 X 线片显示畸形复杂，需行多平面截骨。
- 按照术前计划，在畸形顶点进行截骨，用小型电动摆锯把骨截断。
- 也可在截骨平面钻出多个骨孔，然后用骨刀截断。用钻头或手动扩髓器打通骨折两端的髓腔，如果可以打通髓腔，就不必过多地剥离软组织。
- 截骨后，矫正旋转和成角畸形，将钢板用钳夹于两个骨段。
- 进行复位情况的临床和 X 线检查评估，根据需要进行调整。
- 常常需要对钢板进行塑形，尤其在恢复桡骨弓时。宜用足够长的 3.5 mm 动力加压钢板，在截骨的远、近端各进行 6 个双皮质钉固定。如果近端桡骨骨段较短，进行用 2 个双皮质螺钉固定而又不损伤桡神经的可能性不大。
- 骨的对线和钢板塑形满意后，在截骨两端用螺钉暂时固定钢板。
- 用 X 线检查再次评估复位情况，并检查肘关节的屈、伸和前臂的旋前、旋后，以确保畸形愈合矫正后确实改善了被动活动。
- 如果对线满意，活动明显改善，经钢板拧入剩余的螺钉。理想情况下，至少使用 3 个皮质钉固定截骨的近、远端。
- 如果先对尺骨进行截骨和重新对线，但桡骨仍有明显的畸形，并且限制活动，用类似于上述尺骨手术的方法矫正桡骨对线。有时，在任何一根骨重新正常对线前，需要进行双骨截骨。
- 重新对线后，截骨处骨端并非总能严密对合，在骨间隙植入自体骨松质，对于存在延迟愈合或不愈合风险的患者，也要进行自体骨松质植骨。

术后处理 术后使用后侧夹板，如果内固定牢固，通常在 3～4d 去除夹板，开始进行主动或主动辅助性活动范围锻炼，包括手、腕、肘和肩关节，根据患者耐受情况而定。有些患者需要临时应用可拆卸式支具。截骨牢固愈合（通常 4 个月）后恢复正常活动；在成年人，钢板并不常规取出。

（一）前臂骨折畸形愈合伴桡尺远侧关节不稳

前臂桡骨干或双骨骨折畸形愈合可引起桡尺远侧关节不稳。此情况常见于前臂远侧 1/3 的骨折。有时，对畸形骨进行矫正性截骨即可恢复桡尺远侧关节的稳定，而在一些病例，可能需要紧缩关节囊并临时固定桡尺远侧关节。

Trousdale 和 Linscheid 治疗了 6 例前臂骨折畸形愈合伴桡尺远侧关节不稳的患者。在 3 例患者，通过截骨和单纯钢板固定畸形骨获得了桡尺远侧关节的稳定，在另 3 例患者需额外重建桡尺远侧关节。6 例患者中有 5 例获得了腕部稳定，但有 4 例患者丢失了一定的前臂活动（丢失 25°到增加 25°）。3 例患者出现了并发症：尺骨轻度不稳 1 例，轻度腕痛 1 例，桡神经分布区疼痛 1 例。

前臂骨折畸形愈合合并下尺桡关节不稳的矫正

手术技术 58-28

(Trousdale 和 Linscheid，改良的)

- 与前述的手术技术 58-27 一样，进行术前计划、截骨、重新对线和固定对线不良的尺桡骨。
- 放置钢板后，对尺骨施加掌侧和背侧应力，评估桡尺远侧关节稳定性。如果存在不稳定，用 3-0 号或 4-0 号不可吸收线水平褥式缝合，紧缩桡尺远侧关节的掌侧关节囊，以紧缩和加固此结构。
- 将前臂旋后，用 1 根或 2 根 0.062 英寸（约 0.16cm）克氏针紧贴桡尺远侧关节的近侧插入桡骨和尺骨，固定桡尺远侧关节。

术后处理 关闭切口后，使用肘上夹板，维持前臂旋后位。约 2 周拆线，更换肘上管型石膏或夹板，仍维持前臂旋后位。术后 6 周，拆除石膏或夹板，如果使用克氏针，也拔除之，开始进行活动范围锻炼。

钻断骨术

Blackburn 等对 12 例患者进行钻孔、折骨后，有 10 例效果良好。他们建议将该术式作为儿童开放截骨术的替代手术。他们认为其优点是：不需二次手术取出钢板和螺钉，排除了经螺钉孔再骨折的可能性。

手术技术 58-29

(Blackburn 等)

- 全身麻醉后，患肢消毒、铺单。
- 在骨折畸形愈合部位做一个 0.5cm 的穿刺切口。
- 将 3.2mm 钻头导向器插至桡骨骨质，在桡骨钻出几个骨孔；然后，在尺骨上重复上述操作。
- 用手折断。
- 用肘上长臂管型石膏固定。

术后处理 石膏固定 3～6 周，每周拍摄 X 线片观察骨折愈合进程直至见到骨痂。临床和 X 线检查均显示骨折明显愈合时，去除石膏。

(二) 尺骨干

单纯尺骨干畸形愈合极少需要手术治疗；如果需要，可遵循前述的桡骨干骨折畸形愈合的治疗原则进行处理。

第十一节　桡骨远端畸形愈合

20世纪80年代初期以来，尽管桡骨远端骨折的治疗取得了进步，但桡骨远端畸形愈合仍是桡骨骨折后残留不稳的常见原因。今天的学者依然没有证实 Abraham Colles 在1814年的论断：虽然桡骨畸形持续存在，但腕部将最终"活动自如，完全免除疼痛"。确实，并非所有的桡骨远端畸形愈合都有症状，尤其是在功能要求较低的老年患者。这些患者不需进一步治疗。然而，在活动量大的年轻患者，创伤后腕部畸形可能引起严重的功能障碍而需要手术矫正。一项研究发现，畸形愈合与较高的前臂相关的残疾有关，无论年龄大小。

骨折的特性和最初的处理都与畸形愈合有关。不能达到或维持准确复位可导致畸形愈合，制动时间或类型不当也可导致畸形愈合。严重粉碎性骨折（尤其是累及关节面的骨折）、伴有严重骨质疏松或桡尺远侧关节韧带破裂的骨折，很难达到或维持解剖复位。在畸形愈合的发展过程中，年龄可能也是一种影响因素。在一项包含200例患者、对不同年龄患者的桡骨远端骨折进行的比较研究中，Hollevoet 发现，老年患者有更多的畸形愈合。出现畸形愈合的患者的平均年龄为60岁，而没有畸形愈合的患者的平均年龄为51岁。通过优化桡骨远端急性骨折手术治疗的指征和方法（见第57章），为了降低畸形愈合的发生率，已经做出多种努力。

桡骨远端畸形愈合可能与关节外畸形、关节内对线不良、桡尺远侧关节不匹配或不稳定甚至是这些因素的联合存在有关。关节外畸形包括桡骨短缩和桡骨远端关节面过度掌倾或背倾。对完整的远端桡骨对线进行X线测量显示，桡偏为22°～23°，桡骨高度为11～12mm，掌倾11°～12°，尺骨变异±2mm。

没有绝对的X线标准来界定明显的桡骨远端畸形愈合；然而，一些学者确定了可能与功能结果很差有关的几项参数，包括：桡腕关节的关节内错位＞2mm，桡尺远侧关节错位1～2mm，背侧成角＞20°和桡偏＜10°，以及矢状位倾斜丢失20°～30°。背侧倾斜＞10°可引起腕关节屈曲减少，桡骨短缩6mm可引起桡尺远侧关节功能障碍。Fernandez 观察到额状面或矢状面成角25°～30°的骨折，或桡骨短缩6mm或以上的骨折可能出现症状。他还指出，有全身性关节松弛的患者即使背倾只有10°～15°也可出现腕中关节不稳。一项研究报道了下桡尺关节功能显著改变以及桡骨远端骨折畸形愈合引起的韧带变长，可能导致与这些损伤相关的功能障碍。

实验室研究显示，背倾20°～30°改变了桡腕关节的力学分布；这个角度的畸形可以被视为关节炎前病变。Graham 根据临床和实验室研究，制定了可接受的桡骨远端骨折愈合的X线标准（表58-2）。由于伤前解剖的个体差异和一些患者耐受较大度数畸形的能力强于其他人，这些指标仅用作指导性标准。明显的关节不匹配和桡骨短缩比其他测量参数与症状出现的相关性更高。

一、临床评估

疼痛、僵硬、无力和外观畸形是桡骨远端畸形愈合患者的常见主诉。疼痛可能位于桡腕关节或桡尺远侧关节，或者两个关节都有疼痛。引起中腕疼痛的腕关节不稳可发生在桡骨远端背侧倾斜畸形愈合（图58-36）[背侧嵌插骨块性不稳（DISI）型]之后或月状关节面的冲击-压缩（die-punch）骨折（图58-37）[掌侧嵌插骨块性不稳（VISI）型]之后。腕屈曲减少是桡骨远端背侧倾斜畸形愈合的典型体征，伸直受限是掌侧倾斜畸形愈合的典型体征。桡偏丢失可造成尺偏功能障碍。畸形愈合的

表58-2　可接受的桡骨远端骨折愈合的X线标准

X线标准	可接受的测量参数
桡尺骨长度	与对侧腕部比较，桡尺远侧关节的桡骨短缩＜5mm
桡偏	后前位X线片桡偏≥15°
桡倾	侧位片上矢状面倾斜度数为背倾15°和掌倾20°
关节不匹配	桡腕关节的关节内骨折错位≤2mm

（修订自：Graham TJ: Surgical correction of malunited fractures of the distal radius, *J Am Acad Orthop Surg* 5:270, 1997.）

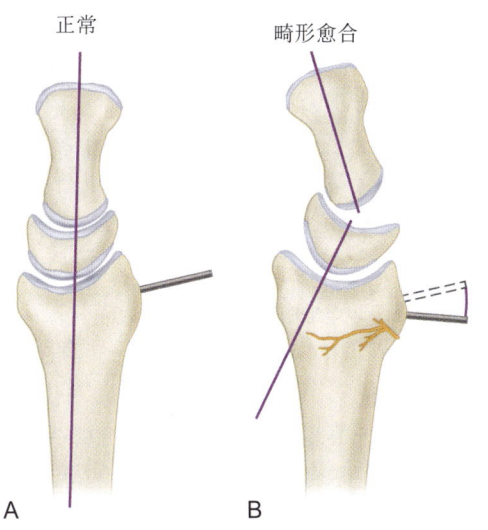

图 58-36　A. 矢状面上正常的桡腕关节和腕骨间对线；B. 背侧倾斜可能导致腕部塌陷，类似于背侧嵌插骨块性不稳（DISI），但不伴骨间韧带的破裂或继发性中腕关节不稳

（引自：Graham TJ:Surgical correction of malunited fractures of the distal radius, *J Am Acad Orthop Surg* 5:270,1997.）

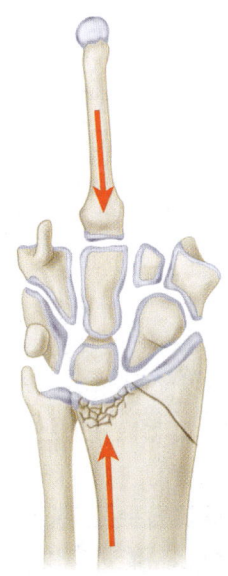

图 58-37　月状关节面的冲击 - 压缩骨折 die-punch 可产生掌侧倾斜的畸形愈合，类似于掌侧嵌插骨块性不稳（VISI）型

Smith 骨折和桡尺远侧关节不匹配可导致旋前、旋后减小，以旋后功能受到的影响最大。由于疼痛和腕部力学改变的联合作用，握力受到削弱。背倾畸形愈合可增大腕管内的压力，可能引起正中神经受压症状。伸肌腱的磨损性断裂（最常见于拇长伸肌）已有报道，屈肌腱的磨损性断裂也有报道，但不多见。

桡骨远端畸形愈合的评估包括详细的病史和体格检查。疼痛的部位（桡腕关节、桡尺远侧关节、中腕关节）、疼痛的强度以及诱发因素都应记录。应把机械症状与营养不良性疼痛区别开来。应测量屈曲、伸直、桡偏、尺偏和旋前、旋后的活动范围。评估桡尺远侧关节的稳定性，测量伤侧腕部和健侧腕部的握力有助于确定无力的程度，并可用于评估术后功能的恢复状况。也应记录软组织的完整性和瘢痕形成的程度。

二、X 线检查

拍摄双腕关节的旋转中立位的前后位和侧位 X 线片，确定畸形的性质和程度，检查有无腕关节半脱位和不稳定类型，评估骨的质量。如果选择截骨，可将健侧腕关节作为手术重建的模板，需要获得矢状面、冠状面、横断面需要矫正的度数以及获得满意矫正所需骨移植的大小和形状。

CT 扫描有助于评估桡尺远侧关节（轴位像）匹配的可能性和关节面状况。尺骨茎突畸形愈合也可通过 CT 扫描显示出来。MRI 或关节造影可用于评估三角纤维软骨复合体和腕骨间韧带的完整性。

三、手术治疗

桡骨远端骨折畸形愈合的手术指征包括影响日常活动的疼痛和严重功能缺陷。在阅读 X 线片时也应确认桡骨远端畸形、桡尺远侧关节畸形或两者的畸形，以及桡腕关节或桡尺远侧关节的关节病。尽管 X 线片或外观可见畸形，但症状轻微者极少需要手术治疗。一个可能的例外是活动量大的年轻患者（＜40 岁），其畸形可能随着年龄的增长而出现症状（关节错位＞2mm、腕关节不稳、背侧成角 20°～30°、桡尺远侧关节不匹配）。自主反射性交感神经营养不良综合征（reflex sympathetic dystrophy syndrome, RSDS）患者禁忌手术治疗。

RSDS 也被称为复杂性局部疼痛综合征（CRPS），是一种令人痛苦的并发症，常发生于腕部骨折之后。该病的早期特征为软组织严重肿胀、压痛过敏和活动时疼痛。在较晚期，患者软组织和骨发生一定的循环改变；皮肤逐渐变为紫红色、变凉和过度出汗。在更晚期，患者手指和腕关节逐渐僵硬，甚至肩和肘关节也可因肢体制动在某个位置而继发受累。晚期X线片可能显示骨呈斑点状脱钙或骨质疏松，但高达30%的患者X线检查无异常表现。据报道，三相延迟骨扫描有助于RSDS的诊断。Kozin等认为，三相中的任何一相骨扫描异常都与RSDS有关；而Mackinnon和Holder指出，只有第三相骨扫描异常（常规骨扫描）与RSDS有关。在手术治疗畸形愈合前，必须先治疗RSDS。没有一种治疗方法完全令人满意；由轻微制动、主动和被动锻炼、交感神经阻滞以及职业疗法和物理治疗组成的治疗方法似乎与其他方法一样有效。通常应延迟手术，直到患者症状和体征相对稳定或明显改善。

治疗桡骨远端畸形愈合的手术分为三大类：①矫正桡骨远端畸形（关节内和关节外截骨）的术式；②治疗桡尺远侧关节病理过程（尺骨短缩、半切除关节成形术、Sauvé-Kapandji手术、Darrach尺骨远端切除术）的术式；③补救性手术（有限腕关节融合术或全腕关节融合术、关节成形术、近排腕骨切除术）。这些术式可以单独应用，也可以联合应用，取决于特定患者的具体畸形、功能要求和关节炎改变程度（表58-3）。

桡骨远端截骨和骨移植最常用于有明显桡骨畸形、骨的质量良好、软组织良好、关节炎改变轻微的年轻、活动量大的患者。单纯桡骨远端截骨常可矫正桡尺远侧关节的不匹配。对于有残留关节不匹配的患者，也适于行尺骨短缩截骨术。通常单纯行桡骨截骨术不可能使桡骨远端高度增加>6 mm，同样，对应的尺骨短缩截骨术矫正桡骨远端畸形愈合，也是在患者桡骨远端短缩6 mm以上的基础上进行的。如果桡尺远侧关节存在关节炎或不可复位，应行Bowers半侧切除关节成形术或Sauvé-Kapandji桡尺远侧关节融合术和假关节形成术。截骨术的远期效果显示腕关节的韧带可以维持；然而，一些残疾或症状性腕关节炎可能发生。

如果桡骨畸形较小，单纯尺骨短缩截骨术可用于矫正桡尺远侧关节不匹配。尺骨远端切除是另一种相对简单的手术方法，用于许多桡骨远端骨折畸形愈合的患者，它能够缓解疼痛、改善活动。该手术技术上比桡骨截骨术加植骨更容易，而且没有不愈合或畸形复发的风险。但桡骨远端畸形得不到矫正，桡腕关节的症状可能持续存在。其他可能的并发症包括尺骨远端不稳和握力丢失。

尺骨远端切除术的主要适应证是伴有明显尺骨异常、桡尺远侧关节炎的畸形愈合的老年患者，或作为桡尺远侧关节重建失败后的一种补救手术。补救手术（腕关节融合）适用于有症状的严重关节内粉碎性骨折，或严重的桡腕关节或腕骨间关节退变且非手术治疗失败的患者。

腕管松解术有时适于单独使用或联合其他术式一起使用。背侧移位的畸形愈合会减少腕管的容积，可损害屈指肌腱的滑移或压迫正中神经，在这种情况下，切开腕横韧带深部可改善手和腕的功能。

文献中对几种类型的内固定方法进行了评价。伴有植骨的固定角度内置物可为矫形截骨提供稳定的固定并允许早期的运动。Tarng等使用了一种无自体骨移植的2.4mm前臂锁定钢板，并注意到有足够的稳定性，无须石膏托固定。手腕的活动范围可早期恢复。髓内钉被认为能够可靠地矫正畸形，并能产生良好的功能结果。使用髓内钉的一个好处是：它是经皮插入，可最大限度地减少软组织刺激。使用外固定牵张成骨是对钢板的一种替代，其优势是不需要钢板取出和二次手术。Lubahn等报道，通过使用这种方法，20例患者中有17例愈合良好。并发症包括钉道感染和拇长伸肌断裂。Sammer等在一项包含5例患者的前瞻性研究中发现，虽然牵张成骨对于改善需要多平面矫形的桡骨远端骨折畸形愈合的解剖对位和功能是有用的，但是，在密歇

桡骨参数	桡尺长度	经桡骨截骨术恢复DRUJ	DRUJ匹配的可能性	适合的重建术
不可接受	不可接受	可以	可以	DRO
可接受	不可接受	可以	可以	US
不可接受	不可接受	不能	可以	DRO+US 或二期重建
不可接受	不可接受	不能	不能	DRO+DRUJ 切除

表58-3 桡骨畸形愈合中桡尺远侧关节（DRUJ）的治疗指南

DRO. 桡骨远端截骨术；US. 尺骨短缩术

（修订自：Graham TJ: Surgical correction of malunited fractures of the distal radius, *J Am Acad Orthop Surg* 5:273,1997.）

根手功能结果问卷涉及的所有方面均有大量的残余功能减损，其中包括日常活动，功能无法恢复到基线水平。

在文献中，骨移植物的使用也一直是一个研究领域。Ozer 发现，在使用锁定掌钢板但无骨移植的患者和使用锁定掌钢板并植入异体骨的患者之间，临床或统计学结果无显著性差异。Abramo 等使用支撑钉板系统替代植骨术，结果显示矫形的丢失很小。他们认为，对于此种类型的骨移植替代，一个更严格的固定系统是必需的。其他学者对骨皮质、骨松质移植物的大小和形状术前进行精确的设计在恢复矫形方面是否优于其他植骨技术进行了调查结果显示没有差异。Viegas 描述了一种可以减少或消除植骨需要的改良技术，该技术使用掌侧背侧入路进行成角逐步切截骨，松解伸肌并放置掌侧接骨板。背侧拉伸的骨折端可以用来作为背侧的支撑植骨跨越开放的楔形截骨。Ober 等使用从第 8 肋获得的肋软骨移植物来修复骨骺干骺端缺陷。肋软骨移植物已被用于颌面外科，但此例为将其用于关节内骨折畸形愈合的首次报道。他们还报道了与其他移植方法比较的结果。

四、关节外骨折畸形愈合伴背侧成角

桡骨截骨和植骨术

桡骨截骨和植骨术最常用于 45 岁以下的 Colles 骨折畸形愈合患者。但不应将年龄作为绝对的标准；对于骨质良好、功能要求高的老年患者，也可考虑截骨术。Fernandez 在桡腕关节或腕骨间关节没有退变且术前腕关节有适当的活动度的患者中施行了干骺端撑开楔形截骨术及重新植骨和钢板螺钉内固定，获得了满意的结果。一些患者施行桡骨截骨术加 Bowers 关节成形术有益。桡尺远侧关节不匹配的诊断和治疗详见本章下文内容。Watson 和 Castle 在桡骨截骨后，把取自桡骨背侧的梯形骨块植入截骨处获得了成功(图 58-38)。桡骨截骨的禁忌证包括：自主反射性交感神经营养不良（RSDS）、尽管存在畸形但功能仍可接受、软组织条件差、严重的骨量减少和严重的桡腕关节炎或腕骨间关节炎。

近来，桡骨远端畸形愈合截骨的手术时机受到关注。已经清楚地认识到，有些患者尽管遗留畸形，但仍可恢复充分的功能。传统上，在骨折愈合和康复后，除非患者仍存在持续疼痛和功能受限，一般不施行截骨术。待患者出现症状时再施行矫正手术可能会对总体疗效产生不利影响。长期的成角畸形和短缩可改变关节面的载荷，出现软组织（关节囊、韧带）的异常代偿和桡尺远侧关节的功能障碍。一项比较研究显示，早期治疗组和晚期治疗组的结果无差异，然而，在早期治疗组，残疾的总体时间显著更短，手术技术更容易，更易于确定骨折线，更易于恢复桡尺远侧关节的匹配，更易于矫正软组织的挛缩。尽管早期手术可能使一些患者接受并非必要的手术，但对于功能要求高且 X 线参数不佳的年轻患者，应考虑早期矫正桡骨远端畸形愈合。

Wada 等回顾了对 42 例桡骨远端关节外骨折畸形愈合患者施行的楔形截骨技术，他们发现，在恢复尺骨变异、腕关节屈伸弧和 Mayo 腕关节评分方面，桡骨闭合楔形截骨和未行骨移植的尺骨短缩效果更好，虽然观察到的并发症与开放性楔形截骨类似。

Flinkkilä 等不建议对桡骨远端畸形愈合伴有中度疼痛症状的患者行截骨矫形术。作者对 45 例患者 5.7 年的随访发现，完全的解剖复位并不等同于完全的功能恢复。大多数患者乐意接受背侧开放楔形截骨、自体髂骨植骨钢板螺丝钉固定术。术后 33 例患者对疗效满意。总之，有 12 例患者需要另外 19 种附加的手术，6 例因为下尺桡关节不稳，4 例因为骨关节炎；旋后受限和尺桡骨有偏差是导致令人不满意的原因。

带有骨移植和钢板螺钉内固定的开放性骺端楔形截骨

手术技术 58-30

(Fernandez)

- 对于畸形愈合的 Colles 骨折，做桡骨远端直切口，平行于桡骨长轴，始于 Lister 结节远侧 2 cm，向前臂近侧延长 8 cm。
- 在游离并保护拇长伸肌腱后，在桡侧腕短伸肌和指总伸肌之间显露桡骨。骨膜下显露桡骨，以便恰当放置支撑钢板。
- 在腕关节近侧约 2.5 cm 处，用骨刀标记出截骨部位（图 58-39A 和 B）。
- 在截骨部位近侧 4 cm，垂直桡骨长轴插入 1 根克氏针。

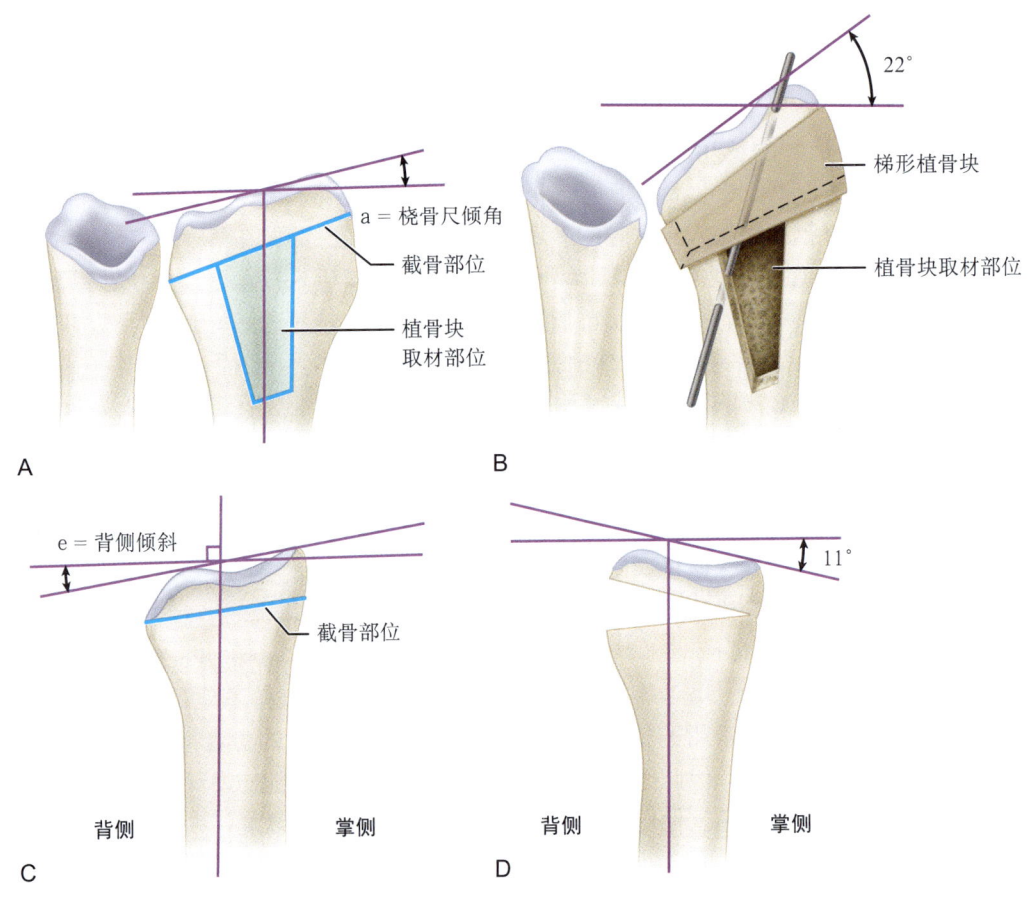

图 58-38 桡骨远端梯形截骨术
A. 术前后前位像，伴有桡骨倾斜角减小，已画出截骨和梯形骨块的位置；B. 术后后前位像，桡骨倾斜角恢复正常，用单针穿针固定；C. 桡骨远端关节面的异常背倾，反转了通过腕骨的所有载荷，活动量大的患者无法承受载荷；D. 术后侧位像显示，植骨之前恢复11°的掌倾角

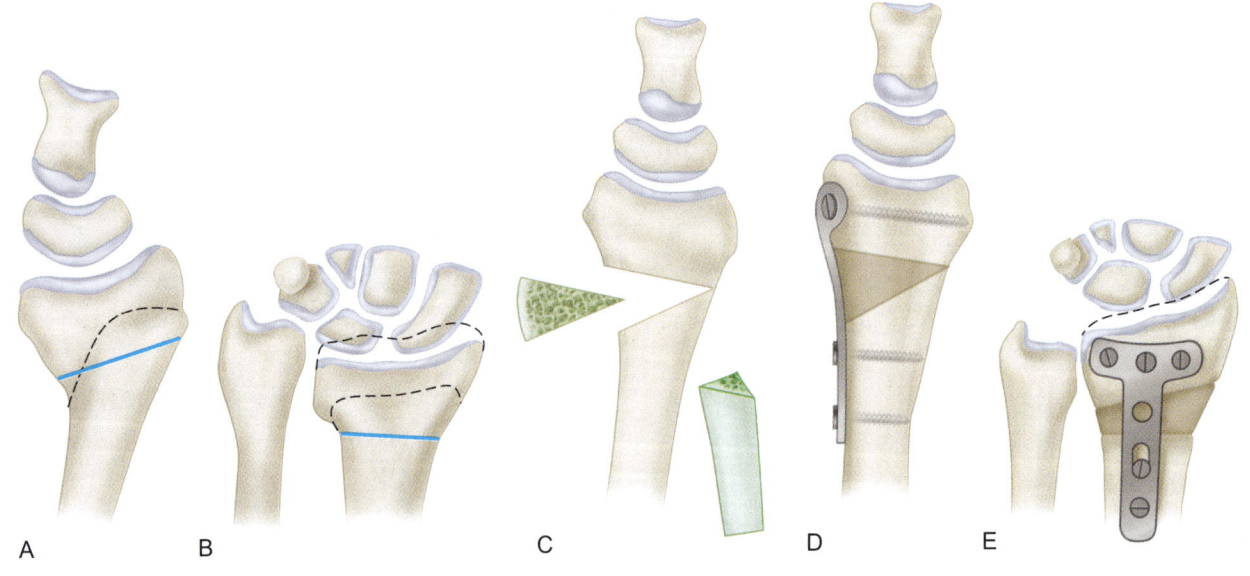

图 58-39 桡骨远端截骨和植骨的 Fernandez 方法
A 和 B. 标记截骨部位；C. 截骨处背侧张开，植骨块已制备；D 和 E. 植入骨块，钢板固定（见手术技术58-29）

- 然后在桡骨远侧部分插入第2根克氏针，2根克氏针的夹角等于矢状面的畸形角度。
- 确认矢状面的截骨线与关节面平行。
- 截骨，向背侧撑开，直到2枚克氏针平行，以恢复桡骨远端关节面的正常掌倾5°～10°。在桡侧撑开截骨，直到间隙与术前描样所测量的距离相等，恢复桡骨的长度（图58-39B至D）。
- 斜穿1根克氏针固定截骨块。
- 从髂骨切取骨块，修整使之适合桡骨背侧缺损。植入骨块并夯到位置。在植入骨块前，沿桡骨长轴旋转桡骨，纠正远侧骨段的旋前或旋后。
- 将一块小T型钢板进行塑形，使之与桡骨完美匹配，每侧骨段各用2枚螺钉固定（图58-39D和E），这样应该能为术后的早期活动提供足够的固定。
- 如果固定不牢固，增加每侧截骨端的螺钉数量，或者从桡骨茎突斜行拧入1枚拉力螺钉经截骨处进入桡骨近侧骨段的骨皮质。
- 如果存在桡尺远侧关节的关节炎，可以用尺侧腕伸肌移植物施行Bowers关节成形术（图58-40）；如果没有桡尺远侧关节的关节炎，但存在桡尺远侧关节不匹配，可行尺骨短缩截骨（手术技术58-36）。
- 逐层关闭切口，用糖钳夹板固定。

术后处理 用掌侧石膏夹板制动腕部，直到软组织愈合。2周后，在理疗师的指导下开始活动范围锻炼。在X线片显示骨折愈合前，不允许做上提或抬起工作。

五、关节外骨折畸形愈合伴掌侧成角

过度掌倾愈合的桡骨远端骨折（Smith骨折）比背侧移位的畸形愈合少见。畸形愈合的常见后遗症包括：握力减弱，伸腕减少，以及由于掌倾增加、桡尺倾斜减少和继发的腕部尺偏等造成的外观畸形。此外，桡骨短缩和远侧骨块旋前可引起桡尺远侧关节不匹配和不稳定。因此，前臂旋转（尤其是旋后）受限，尺骨远端可撞击腕骨的尺侧部分。这些畸形可引起疼痛，最终引发桡腕关节特别是桡尺远侧关节的病变。多数学者报道，早期出现症状的掌侧成角畸形可经非手术处理或内固定处理。

对于有症状的Smith骨折畸形愈合，可施行桡骨远端掌侧张开楔形截骨、植骨和钢板内固定术。该术式类似于Fernandez介绍的治疗背侧成角骨折的背侧截骨术。有时需要辅加腕部尺侧手术以矫正桡尺远侧关节功能障碍。截骨术的指征是疼痛或功能障碍而不是畸形的程度。手术的目的是减轻疼痛、改善活动和矫正畸形。手术的禁忌证与背侧截骨术相同。Shea等报道，在短期随访中，在影像学指标、腕关节伸直、前臂旋后和握力等改善方面，有72%的满意结果；下尺桡关节的持续疼痛和运动受限有6%。

掌侧截骨

手术技术58-31

(Shea等)

- 拍摄对侧腕部前后位、侧位X线片，确定桡尺关节和掌倾的正常角度。目的是把桡骨远端在额状面和矢状面的关节对线恢复到对侧角度的5°以内，并且恢复桡尺远侧关节的匹配性。
- 设计截骨，使其在额状面呈横向走行，在矢状位呈斜向走行。截骨位置尽可能接近畸形的顶点，皮髓质移植物在额状面呈梯形，桡侧较宽，恢复桡尺的倾斜（图58-41A）。计划切取的骨块在矢状面呈三角形，顶点位于背侧。
- 患者取仰卧位。

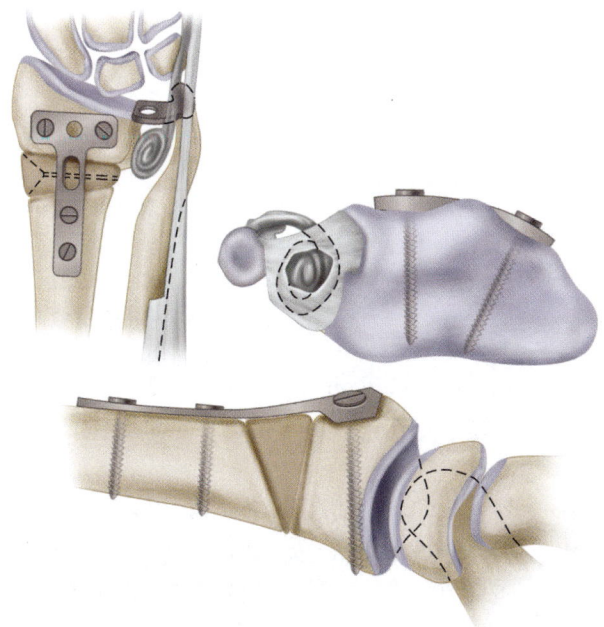

图58-40　Bowers关节成形术
将尺侧腕伸肌腱卷成"鲼鱼"状并将其间置于关节处（见手术技术58-30）

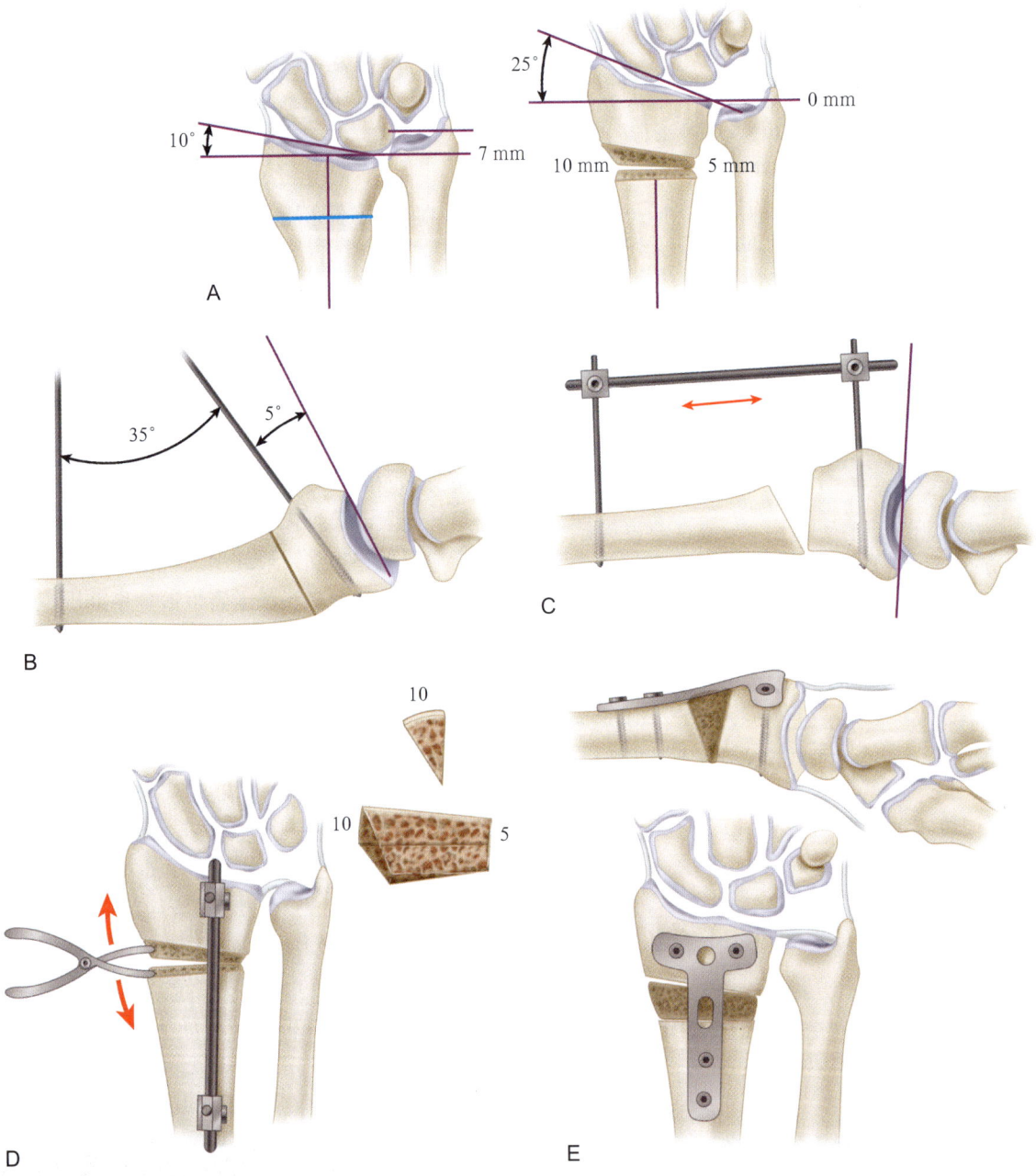

图 58-41　桡骨远端骨折畸形愈合的掌侧截骨术（见正文）

A．术前设计；B．钻入截骨部位近侧桡骨干的克氏针；C．用小型外固定架维持矫正后的位置；D．用板状撑开器楔形撑开截骨；E．植入髂骨块，用 T 型钢板固定截骨（见手术技术 58-30）

（引自：Fernandez DL: Malunion of the distal radius: current approach to management, Instr Course Lect 42:99,1993.）

- 气管全身麻醉后，患侧臂部和对侧髂嵴消毒铺单。
- 经桡侧腕屈肌腱和桡动脉之间取掌侧入路，用 Henry 入路的远端部分（见第 1 章）。
- 使用气囊止血带以减少出血。
- 从桡骨远端的桡侧分离旋前方肌，用小 Hohmann 拉钩保护周围软组织。

- 在截骨部位的近侧，垂直于桡骨长轴，将 1 根 0.062 英寸（英寸 =2.54cm）或 0.045 英寸的克氏针钻入桡骨干（图 58-41B）。按预先确定的畸形角度将 1 根 0.062 英寸的克氏针钻入远端骨段，在状面控制设计的矫正角度。使用这些克氏针有助于评估截骨后畸形的矫正程度。

- 在植入骨块、放置钢板螺钉前，将小型外固定架用单针固定在桡骨干上，维持矫正后的对线（图58-41C）。
- 用矢状锯截骨，最好在原始骨折部位。
- 用小板状撑开钳楔形撑开截骨处（图58-41D）。保留背侧骨膜，该型截骨可矫正10mm的桡骨短缩。
- 如果需要延长10mm以上，应行肱桡肌腱Z形延长术，横断背侧骨膜。此时，所需的植骨块在额状面和矢状面均呈梯形。与保留背侧骨膜相比，这种构造的稳定性较差。
- 根据术前计划，切取并修整髂嵴皮髓质移植物。
- 植入骨块，用3.5mm成角的T型钢板固定截骨（图58-41E）。
- 如果把固定截骨的钢板的平整面放置在桡骨掌侧，可矫正桡骨远端的旋前畸形。
- 评估桡尺远侧关节的复位。
- 如果桡骨远端截骨和插入皮髓质髂骨移植物后仍不能恢复正常的尺骨水平，可行尺骨短缩截骨术。
- 如果桡骨远端骨块的对线和长度较正常而仍残留桡尺远侧关节的不匹配，抑或是牢固固定截骨后，术中发现前臂的被动旋转仍有丢失，可行桡尺远侧关节成形术。

术后处理 用掌侧夹板制动腕部2周，如果需要延长10mm或更多，则用肘下管型石膏固定6周。去除外固定后开始练习和日常活动。在X线证实骨折愈合前，不允许抗阻力活动和动手劳动，多需要8周以上的时间。只有在患者要求时方可取出钢板和螺钉。

髓内固定

Ilyas等报道了一种髓内固定的新技术，用于治疗桡骨远端关节外畸形愈合矫形截骨后。置入物（MICRONAIL；Wright Medical，Memphis，TN）（图58-42）的剖面较低，完全置于桡骨远端髓腔内。不同于锁定板被用来复位，插入髓内钉之前桡骨远端需要复位。将3枚内锁钉在远端置入物上呈发散分布。将2枚2.7mm的双皮质内锁螺钉置于一个由背侧至掌侧的方向，用于锁定长度和旋转。此操作的指征包括：桡骨远端径向倾斜畸形超过15°，径向长度4mm的丢失，4mm尺骨变异，以及背侧15°或掌侧20°外侧倾斜。在关节内的骨折或活动性感染的患者，不应该使用髓内钉。Ilyas等在10例以上没有任何软组织或全身并发症的患者中使用了这一固定方法。我们没有使用过这种新技术。

手术技术 58-32

- 用标准方法准备手臂，使用一个支臂桌、止血带和图像增强器。
- 从Lister结节近端背侧做一个3cm的长纵切口，延伸至桡骨干。仅通过皮肤进行锐性剥离。钝性

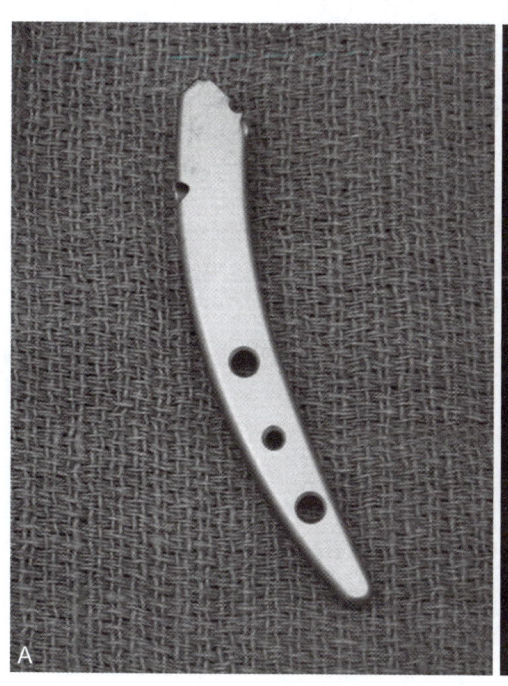
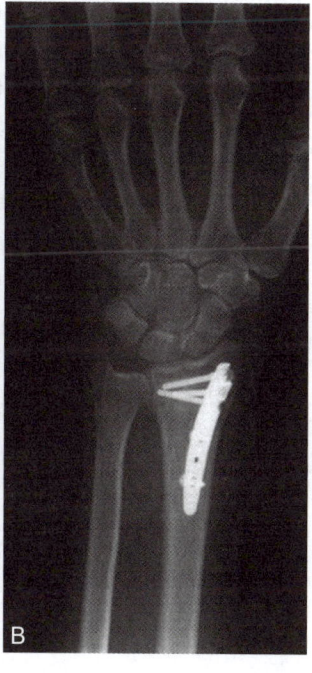

图58-42 A. 需要置入的髓内钉；B. 实际效果

（引自：Ilyas AM, Reish MW, Beg TM, Thoder JJ: Treatment of distal radius malunions with an intramedullary nail, *Tech Hand Up Extr Surg* 13:30, 2009.）

分离伸肌。识别和松解拇长伸肌腱并将其横向牵开。清理拇长肌腱和伸指总肌之间的间隔，显露畸形愈合部位。清除覆盖的增生肥厚组织。

- 使用摆锯或骨凿在畸形愈合部位截骨。对于背侧畸形愈合的骨折，使用骨凿，以离断桡骨远端，并用层压播散器铰链有完整的掌侧皮质层的背侧畸形愈合骨折。如果皮质是不完整的，或如果掌侧皮质重叠的远端桡骨有缩短，则环向通过背侧和掌侧皮质截骨。最大限度地游离桡骨远端片段，并松解周围的软组织，特别是肱桡肌。
- 桡骨远端片段游离后，恢复径向长度，径向倾斜，横向偏斜。用 0.062 英寸（1 英寸=2.54cm）克氏针沿尺侧置于背侧来固定临时的减少，然后评估减少。用髓内钉无法进一步修正掌倾角，因此，必须予以纠正并在插入髓内钉之前暂时固定。插入髓内钉后，可以获得进一步的高度和倾斜。
- 对于钉插入，经桡骨茎突做一个长 3cm 的切口，钝性剥离清理第一和第二背侧间室的间隔。识别和保护桡侧感觉神经的分支。将额外的 1 根 0.062 英寸克氏针置入第一背侧间室和第 2 背侧间室之间的桡骨茎突裸露的点。将一个管状扩孔器置于克氏针上。不要侵及桡腕关节或远端桡尺关节的关节面。用尖锥和钻孔器进入远端桡骨，并顺序扩孔完成截骨。
- 选择实际置入物时，直接减号的髓内钉有利于进一步的操作和桡骨的减少。将置入物与瞄准器连接，并将其经过桡骨茎突置入钻孔路径。通过瞄准器置入 3 枚分散的锁定螺丝直达远端桡骨的软骨下骨。保持软骨下骨完好，并避免穿透关节面或桡感觉神经损伤。
- 如果有必要，最后的位置可以通过操纵仍连接在桡骨远端片段内的髓内钉瞄准器上的手柄进行优化。
- 将骨移植物植入背侧缺损区。
- 将近端锁定螺丝锁定瞄准器通过第一切口固定在手背桡骨远端截骨的位置。
- 以标准方式关闭伤口，应用不涉及掌指关节和手指的石膏夹板固定。

术后处理 夹板保留 10~14d。拆除缝合线，并更换一个可拆卸的夹板。开始小范围的运动。

外固定

桡骨远端骨折畸形愈合的钢板螺钉固定可有内固定物隆起、晚期伸肌腱断裂和需要以后取出内固定物等并发症。为避免这些可能的并发症，Melendez 提倡对有症状的桡骨远端关节外骨折畸形愈合施行撑开楔形截骨、骨移植和外固定术。使用的外固定不跨越腕关节，允许早期活动。他报道了 7 例患者的结果，均存在明显的 X 线畸形、抬物或腕关节轴向负荷和前臂旋转时疼痛。2 例患者还施行了 Darrach 手术，把桡骨短缩 8mm。所有截骨平均 7.5 周愈合，所有患者疼痛减轻、活动增加和 X 线表现明显改善。术后腕关节活动度平均达到了对侧的 88%。3 例患者出现 5 个并发症：2 例发生针孔感染，经局部引流和使用头孢菌素治愈；1 例患者远侧穿针部位出现伤口裂开，需要在 5 周时取出外固定，改用石膏固定；1 例需重新整复截骨；1 例出现短暂性桡神经感觉异常。此手术的禁忌证包括骨质疏松、桡骨短缩>8mm、关节内畸形愈合及伴有桡腕或中腕关节炎的畸形愈合。

手术技术 58-33

(Melendez)

- 经桡侧纵切口进入腕部。
- 切开第一背侧间室表面支持带，向背侧牵开肌腱。
- 把细导针插入皮下组织有助于观察穿针方向。在透视下穿针。在第一背侧间室沟开始，将第 1 根针沿桡骨到尺骨方向并平行于关节面钻入桡骨远端；在第一背侧间室肌腱的背侧，平行于关节面从桡侧向尺侧穿入第 2 根针。第一背侧间室的伸肌腱和桡神经的感觉支位于两针之间。
- 牵开或板状撑开器撑开截骨部位。
- 用 Orthofix (Orthofix SRL, Verona, Italy) 微型固定器作为模板，在桡骨近侧穿入近侧的 2 根针。
- 用球形关节和牵开装置调整截骨位置。
- 使用影像增强器确保位置正确。
- 切取髂嵴皮髓质移植物，修整使之适合截骨间隙，然后放入截骨部位。
- 关闭切口。在外固定针周围做减张切开。
- 使用可拆式腕部夹板。

术后处理 鼓励患者主动活动手指，指导穿针部位的护理。前 2 周，每周随诊。拆线后，鼓励患者主动活动腕部，在练习的间歇，使用可拆卸的腕夹板。2 周后到截骨愈合前，定期进行临床检查和 X 线检查。外固定架可在诊室取出。

Shin 和 Jones 报道，使用 Agee-Wristjack 外固定器（Hand Biomechanics Laboratory，Sacramento，CA）以方便使用钢板且远端螺钉干扰最小。他们列举了几个超过其他小的外部固定装置的优点，其齿轮机构可赋予桡骨远端稳定的撑开牵引，并有利于远端片段的定位。可以修整骨移植物的形状，以精确填补缺损。术后固定器也可以保留，以补充内固定。

六、关节内骨折畸形愈合

桡骨远端关节内畸形愈合常引起功能障碍。关节内不匹配达 2mm 或以上可能与疗效差有关，可能出现创伤性关节炎。对桡骨远端关节内骨折进行积极的早期处理以防止畸形愈合是可取的。桡骨远端关节内畸形愈合的手术治疗大致可分为两类：旨在防止创伤后关节炎的术式（关节内截骨术）和补救性术式（腕关节有限融合术、全腕关节融合术、近排腕骨切除术、腕部去神经支配术和腕关节成形术）。

关节内截骨适于年轻、活动量大、功能要求高、关节错位 > 2mm、无创伤后关节炎表现的患者。由于这些术式技术要求高，Fernandez 建议这些手术仅用于简单的关节内骨折畸形愈合，如桡骨茎突骨折、Barton 骨折和背侧冲击 - 压缩（die-punch）骨折。关节内截骨的禁忌证包括骨关节炎、广泛的关节粉碎性骨折、骨质差、功能要求低、软组织覆盖差和反射性交感神经营养不良。

术前检查应包括断层摄影或 1mm 间距的 CT 扫描，以更精确地显示畸形愈合。如果可行，三维重建也很有用。如果不能确定关节软骨的病变，可行腕关节镜检查。在伤后 6 周内进行关节内截骨最佳，此时较易确认骨折线。关节内骨折畸形愈合常伴有其他病变（关节外畸形愈合、桡尺远侧关节功能障碍、舟月韧带损伤），手术时也应处理。

研究关节内截骨治疗桡骨远端关节内骨折畸形愈合效果的文献很少，长期结果尚不可知。2 ~ 3 年的小型病例研究报道，大部分患者可获得好的或优良的结果。Ruch 等指出，早期的关节内截骨能显著改善强度和腕关节的活动范围。Marx 和 Axelrod 报道，1 例结果为优，3 例为良，所有患者均对结果满意。

Ring 等通过截骨矫形治疗了 23 例桡骨远端关节内骨折畸形愈合病例，平均随访 38 个月，其中桡腕关节掌侧或背侧半脱位 14 例，17 例关节面不平整 ≥ 2mm，关节内合并关节外骨折 6 例。骨不连患者平均在骨折后 6 个月行手术治疗。单纯螺丝钉固定 7 例，单纯克氏针固定 2 例，钢板螺钉固定 14 例。需要自体骨植骨 17 例，所有患者截骨后关节面差别平均为 0.4mm，没有出现骨坏死。6 例患者术前有骨关节炎 I 期，10 例患者术后有骨关节炎（8 例 I 期、2 例 II 期），背侧内置物取出 7 例，无掌侧内置物取出病例。5 例患者需术后进行其他处理（腕关节僵硬、远侧桡尺关节功能障碍、拇长伸肌腱断裂后的肌腱转位术）。根据 Fernandez、Gartland、Werley 原则，83% 的患者术后疗效优良，握力平均为健侧的 83%，掌屈平均 56°，背伸平均 56°。作者认为，手术虽不能使腕关节的功能恢复至完全正常，但能改善其功能，延迟健康正常活动患者腕关节骨关节炎的发生。

关节内骨折畸形愈合的截骨术

手术技术 58-34

（Marx 和 Axelrod）

- 如果关节畸形愈合位于背侧，在第三伸肌和第四伸肌间室之间做纵向切口，显露桡骨远端。经第三间室继续分离，向尺侧牵开伸肌腱，不要损伤第四间室。继续向远侧显露直到腕背侧关节囊。
- T 形切开关节囊，显露桡骨远端关节面。如果关节内畸形愈合位于掌侧（掌侧 Barton 骨折畸形愈合），在桡侧腕屈肌和桡动脉间隙经掌侧切口显露桡骨远端。从骨折部位可以看到关节表面，保留掌腕韧带。
- 用钝性器械区分透明软骨和纤维软骨；纤维软骨触之较软。
- 小心去除纤维软骨，评估关节错位程度。
- 确认干骺端瘢痕，确定关节外截骨线平面位置。
- 沿骨折面穿入 2 ~ 3 根细克氏针（约 0.16cm），从关节外进入，在关节内穿出，确认已经找到骨折面。

- X 线检查确定克氏针的位置。
- 用 3 mm 或 4 mm 宽的骨刀经陈旧性骨折部位进入关节，进行截骨。直视或 X 线监视复位。
- 用克氏针暂时固定截骨。
- 用拉力螺钉或背侧支撑钢板做最终固定。2 mm 和 2.7 mm 小型钢板可能有用。
- 如果截骨造成较大的干骺端缺损，取自体髂嵴骨填充缺损。
- 如果有关节外骨折畸形愈合，应在最终固定前矫正。如果有舟月关节不稳，近期损伤可行韧带修复术，陈旧性损伤可行重建手术（见第 69 章）。单纯桡骨截骨术不能矫正的桡尺远侧关节的任何病变，需要进行进一步治疗。

术后处理　轻度掌屈石膏夹板固定，直至术后拆线。换为可拆卸的塑料掌侧夹板固定 6 周。术后即刻鼓励患者进行手和腕关节活动。在未达到骨性愈合之前，腕关节避免负重活动，通常需要 3 个月的时间。

补救手术

对于有症状的关节内粉碎性骨折和已引发创伤后关节炎的桡骨远端畸形愈合，应采用补救手术。手术选择依据疼痛和功能受限的严重程度以及患者的功能要求而定。对于功能要求低的患者，经非手术治疗（夹板固定、应用抗生素）仍有持续疼痛时，有作者建议可将腕部去神经支配术作为一种姑息手术。

对于年轻的重体力劳动者，如果其优势手的桡腕关节和中腕关节出现重度关节炎改变，首选的治疗方法是全腕关节融合术。全腕关节融合术后可获得腕部稳定、无痛，但会牺牲关节的活动。由于桡骨和尺骨不等长，或由于桡尺远侧关节创伤性关节炎，融合时通常应切除尺骨远端。在其他手术治疗失败时，全腕关节融合可作为一种补救性手术。该手术方法见第 69 章。

如果创伤性关节炎仅局限于桡腕关节，并且中腕关节未受累，那么部分腕关节融合术可能有效。通过中腕关节，疼痛可以减轻，稳定性可以改善，有些腕关节的活动可以保留。如果涉及整个腕关节，桡关节融合是首选的。如果关节炎由 die-punch 损伤造成，仅局限于月骨窝周围关节，桡关节融合术是可行的。这种更有限的关节融合术与全腕关节或桡关节融合术相比可保留更多的活动，但适应证少。Saffar 报道了 11 例有高功能要求行桡关节融合术的结果。这些患者的关节炎仅限于弧面，并且没有中腕关节退行性改变。术后所有患者疼痛减轻，握力由术前达未受伤腕关节的 45% 提高到术后的 57%。术后运动有所改善，患者平均达到屈曲 33°，伸展 39°，桡偏 17°，尺偏 29°。有 1 例患者骨不连，8 例重返以前的职业，2 例能从事较轻的工作。长期随访结果尚未可知，但在平均 28.5 个月的随访中，退行性骨关节炎没有进展。

桡月关节融合术

手术技术 58-35

(Saffar)

- 经背侧切口进入腕关节。评估软骨状态，尤其是头状骨头部表面的软骨。
- 切除月骨窝和月骨近侧残留的关节软骨。
- 手法牵开，恢复正常的腕骨高度，使舟骨恢复到正常位置。
- 从髂嵴切取骨皮质松质块。
- 在桡骨远端的背内侧面和月骨背面凿出一个骨槽。
- 嵌入骨块，恢复腕的正常高度，解除桡骨对腕骨的撞击。骨块的背面必须与桡骨背面平齐，避免妨碍伸肌腱的滑移。在桡骨与月骨间填塞多余的骨松质。也可从桡骨远端切取骨块，向远侧滑移覆盖月骨。
- 用 2 枚螺钉固定植骨块，1 枚穿经置骨块和桡骨掌面，1 枚穿经置骨块和月骨掌面。也可用钢板和 U 形钉固定。不建议单独使用克氏针固定。
- 根据需要，采用其他手术治疗桡尺远侧关节的病变。

术后处理　使用掌侧夹板，4d 后更换为管型石膏。维持石膏固定直到骨愈合。每日进行渐进性活动范围锻炼和肌力训练，共 2 个月。

近排腕骨切除术是保留活动的术式，作为桡骨远端畸形愈合的补救手术，其指征有限。其禁忌证包括腕舟骨和月骨窝之间存在错位以及月骨关节面软骨毁损。在头状骨近侧和月骨关节面软骨完整而退行性关节炎局限于腕部桡侧的少见病例，可选用近排腕骨切除术。手术方法见第 69 章。全腕关节成形术也用于有症状的桡骨远端畸形愈合的补救，但最好限于功能要求低的患者。手术方法见第69章。

七、桡尺远端关节不匹配和关节病

尺骨正变异或尺骨突出于桡骨的尺骨切迹正常关节关系的远端继而撞击腕骨可由多种疾病引起；最常见的三种疾病是：Colles骨折畸形愈合、桡骨骨折畸形愈合或不愈合和桡骨远端骨骺生长停滞或异常。这种不等长可用下述三种方法治疗：①恢复桡骨的长度；②短缩尺骨；③切除尺骨远端，可部分切除（半切除关节成形术），也可全部切除（Darrach手术）。

桡尺远侧关节功能障碍是桡骨远端畸形愈合后持续不适的一个常见原因。特征性的症状包括疼痛、前臂旋转受限、握力减弱和关节不稳定。这些症状可由累及乙状切迹的骨折畸形愈合、三角纤维软骨复合体损伤和尺骨茎突骨折掌侧移位畸形愈合引起。此外，研究显示，桡骨远端明显的关节外畸形对桡尺远侧关节功能有不利影响。

桡尺关节病比桡腕关节病多见；约70%的桡尺关节炎患者需要手术治疗。桡尺远侧关节的退变被确信是由桡骨远端的短缩和成角畸形所致。在一项对尸体进行的研究中，在关节运动学方面，桡骨短缩影响最重，桡偏和背倾角的减小引起中度改变，背侧移位对关节运动学的影响最小。桡骨短缩仅仅6mm显示可造成桡尺远侧关节功能异常。一项生物力学分析证实，尺骨长度增加2.5mm会明显增加尺骨远端的负荷。手术矫正的适应证和术前检查见Colles骨折畸形愈合部分的讨论。

矫正桡尺远侧关节功能异常的手术方法可分为两大类：保留桡尺远侧关节的术式和切除桡尺远侧关节的术式。保留关节的手术能更好地进行解剖重建和保留关节的运动。许多研究者建议，如果关节的匹配性可以恢复且关节炎改变轻微，应保留桡尺远侧关节。保留关节的手术包括桡骨和尺骨截骨术，可单独或联合使用。如果桡骨畸形不严重（冠状位和矢状位异常成角＜10°），存在不能接受的尺骨差异阳性且桡尺远侧关节可以复位，可行单独尺骨短缩术。除恢复关节的匹配性和解除腕部尺侧载荷外，尺骨短缩还可紧缩三角纤维软骨复合体，稳定尺骨远端。

如果桡骨畸形不能接受，单纯桡骨远端截骨术常可使桡尺远侧关节重新对线，尤其是在桡骨短缩＜6mm时。如果桡骨远端截骨后，尺骨差异阳性仍然存在，还可行尺骨短缩术。在施行保留关节的手术后，如果患者仍有持续性桡尺远侧关节疼痛，以后可行关节切除手术。

尺骨短缩也可用于桡骨远端生长停止后的患者。如果桡骨远端骨骺生长异常或停止造成桡尺骨长度不等，则尺骨相对延长，可能撞击腕骨（图58-43）。应保留尺骨远端所起的稳定作用，尤其是在生长期的儿童。不切除包括骨骺在内的尺骨远端，而是切除一段尺骨干，将尺骨缩短足够的长度，使尺骨头和桡骨的尺骨切迹之间维持正常的关节关系。如果需要阻止尺骨远端进一步生长，可将尺骨远侧骨骺一并切除。通常在尺骨头近侧2.5cm处切除骨段，其长度要足以矫正尺桡两骨的长度差异。

尺骨短缩截骨术

手术技术 58-36

(Milch)

- 采用内侧切口，长6.3～7.5cm，显露尺骨远端。
- 用线锯（Gigli锯）截除一段尺骨，长度足够矫正尺桡骨的长度差异（图58-44）。
- 然后对合截骨断端，使骨段对线正常后，用钢丝襻状固定（尤其是在成年人，如果将截骨断端做成阶梯状并用螺钉固定则更为牢固）。

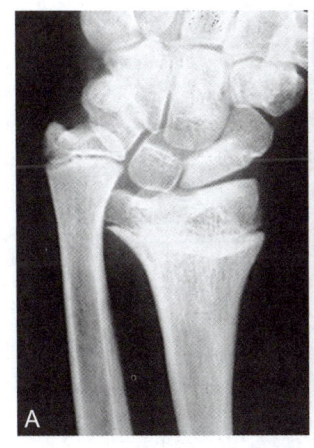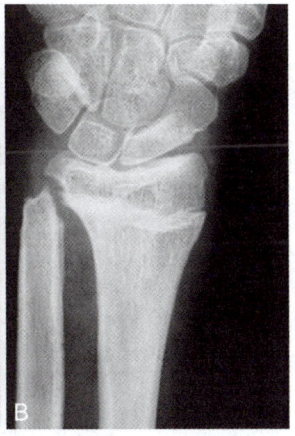

图58-43 A. 继发于桡骨远端骨骺损伤的尺桡骨不等长；B. 尺骨远端切除术后。除非儿童接近生长期末，否则宜行Milch袖状切除术

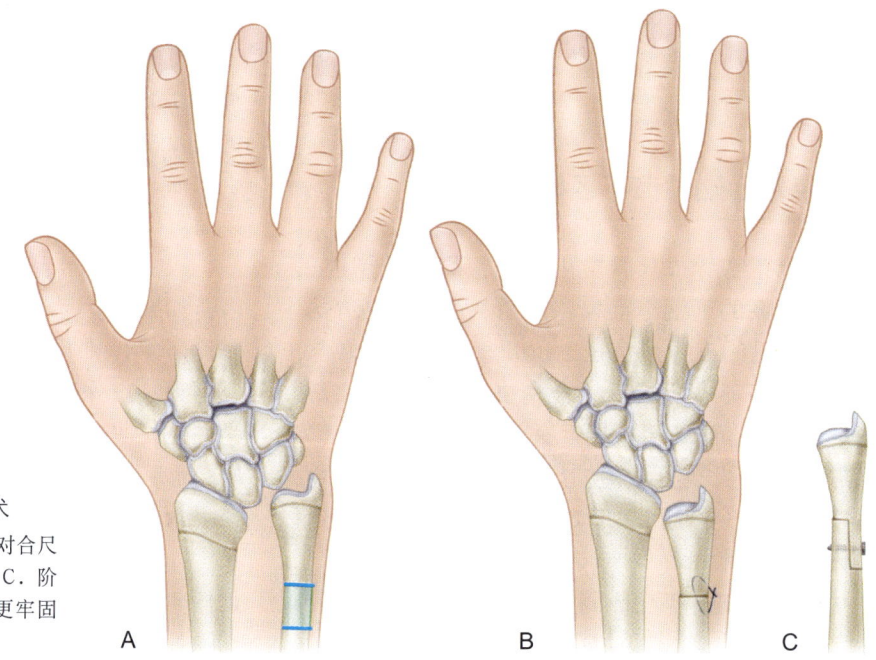

图 58-44　Milch 尺骨袖状切除术
A．阴影区为骨截除部分；B．对合尺骨截骨断端，矫正尺桡骨长度失衡；C．阶梯状截骨加 1 枚螺钉固定，使固定更牢固（见手术技术 58-35）

术后处理　术后用长臂管型石膏固定 6～8 周。届时截骨端通常愈合牢固，可开始主动的功能锻炼。

如果桡尺远侧关节的关节炎严重，或者是桡骨远端或尺骨远端截骨术不能将其复位，可行切除手术。切除手术可单独使用，或与桡骨远端截骨术联合使用。切除手术分为三种类型：尺骨远端完全切除术（Darrach 手术）、尺骨远端部分切除术（Bowers 和 Watson 关节成形术）和桡尺远侧关节融合伴近侧尺骨假关节成形术（Sauvé-Kapandji 手术）。

尺骨远端切除术

过去曾建议采用尺骨远端切除术治疗大多累及桡尺远侧关节的疼痛性疾病。1910 年，在 Dwight 的建议下，Darrach 首先施行了尺骨远端切除术。最初，该术式是治疗陈旧性尺骨远端脱位伴桡骨远端骨折的术式。此后，该术式被单独使用或联合其他术式治疗多种疾病。Darrach 发现，尺骨远端切除后，在缝合的骨膜套内通常形成一些新骨，少者在尺骨远端形成少许骨赘，多者到几乎与尺骨茎突达到完全骨性愈合，但从未再生尺骨头。通常可恢复前臂的旋转活动，术后数周内可缓解疼痛。

Darrach 术式也可用于一些桡骨干骨折畸形愈合或不愈合伴桡尺远侧关节不匹配的病例。在桡骨骨折不愈合或畸形愈合伴骨折端重叠而没有尺骨骨折的病例，桡骨短缩可使桡尺远侧关节的关节面紊乱。如果短缩明显，可能继发关节脱位。如果骨折畸形愈合或不愈合时间长，软组织可出现挛缩，手术时即使完全游离了骨折块，仍不能恢复桡骨的长度。不要试图桥接缺损和恢复桡骨的长度，要切除尺骨远端（见前述），把两个对合的骨块移植于短缩的桡骨可能是最好的选择。

Darrach 术式也有其缺点。切除尺骨远端将失去腕部的尺侧支撑，改变腕部轴向负荷的特性。Petersen 和 Adams 及其他学者指出，握力减弱、疼痛和尺骨残端不稳（通常因切除过多引起）都是潜在的并发症。Coulet 等发现，桡骨远端截骨之后尺骨切除对于畸形的矫正和活动性以及握力的增加均有限。切除后，会出现由尺骨远端残端不稳定引发的腕关节尺侧倾斜所导致的疼痛，也会出现软骨损伤和尺偏（5 mm 以上）。

如果在旋前方肌近侧切除尺骨，尺骨远端在旋前时可能出现背侧半脱位，引起疼痛和不稳；如果需要手术治疗尺骨不稳，可将移植肌腱绕尺骨和尺侧腕屈肌肌腱做成肌腱襻（Bunnell）。然后用不锈钢钢丝将移植肌腱以可拔除的连续缝合方式进行自身缝合（图 58-45）。尺侧腕屈肌是从前方稳定尺骨。

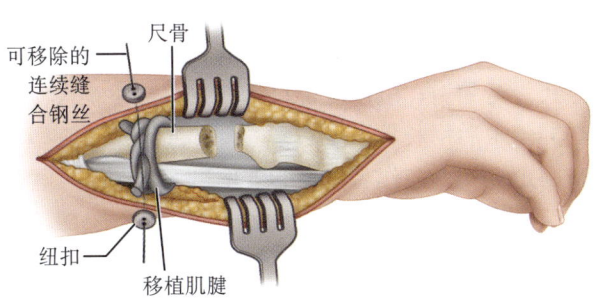

图 58-45　切除过多骨质后，用 Bunnell 手术恢复尺骨远端的稳定性（见正文）

最常见的建议是：用 Darrach 手术治疗年老、体弱或功能要求低的患者所罹患的有症状的远侧尺桡关节病变，或补救业已失败的其他桡尺远侧关节手术。

手术技术 58-37

（Darrach）

- 经内侧纵向切口显露尺骨远端（见第 1 章）。
- 纵行切开骨膜，小心从尺骨远端剥离，避免穿破。
- 在尺骨远端的近侧约 2.5 cm 处，经尺骨横行钻孔，用咬骨钳截断尺骨（图 58-46）。将远端骨段提出切口。
- 靠近关节软骨切开关节囊；在基底部截断茎突，使其与尺侧副韧带相连。
- 然后紧缩缝合骨膜套和韧带稳定骨端。

术后处理　不必制动，术后次日即可主动锻炼。

对于有桡尺远侧关节炎并伴有桡骨远端畸形愈合的患者，可选用尺骨远端部分切除关节成形术，常常与桡骨远端截骨术同时施行。部分切除关节成形术具有保留腕尺韧带和三角纤维软骨复合体的优点。然而，如果存在尺骨正变异，必须附加尺骨茎突或尺骨干的短缩手术，以避免腕-尺撞击。不要在三角纤维软骨复合体功能不全或全前臂轴性不稳定（Essex-Lopresti 损伤）的患者使用半切除手术。Bowers 关节成形术详见第 69 章。

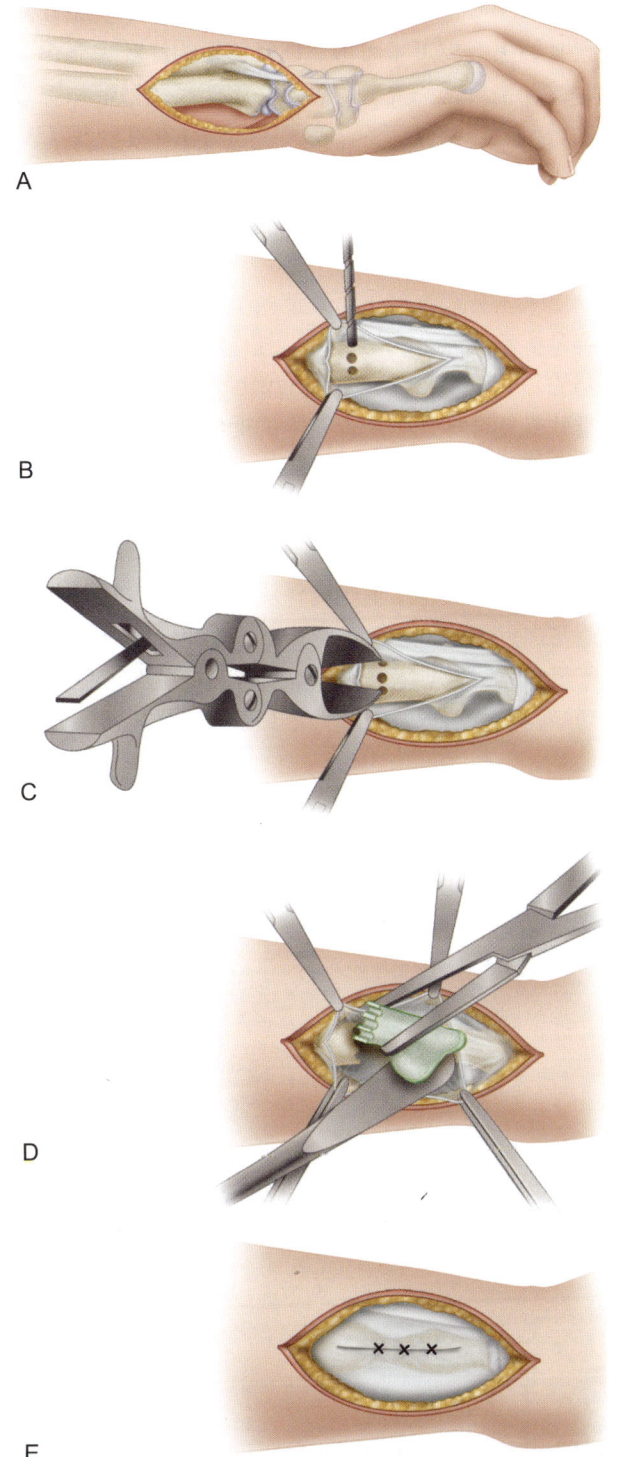

图 58-46　A 至 E. Darrach 尺骨远端切除术
若没有充分理由，尺骨切除不应 > 2.5 cm（见手术技术 58-36）

Sauvé-Kapandji 桡尺远侧关节融合术加近侧尺骨假关节成形术可用于恢复前臂的旋转功能，同时减轻桡尺远侧关节的疼痛。腕部尺侧韧带和腕骨的尺侧支撑得以保留。这种手术方法被建议用于治疗固定性桡尺关节半脱位合并桡骨远端关节内骨折引起的关节破坏病例。Sauvé-Kapandji 手术在第69章介绍。

一些桡尺远侧关节背侧脱位患者常伴有尺骨茎突骨折畸形愈合。据报道，这种畸形愈合与桡骨远端的 Galeazzi、Colles 和 Smith 骨折有关。三角纤维软骨复合体止于尺骨茎突的近侧半，是桡尺远侧关节的主要稳定装置。因此，尺骨茎突基底的移位骨折可能引起关节脱位。患者表现为腕部尺侧疼痛、前臂旋转受限和握力减弱。CT 扫描显示桡尺远侧关节背侧脱位和尺骨茎突骨块掌侧移位，尺骨茎突通常向近侧移位。在这类病例，Nakamura 等建议行尺骨茎突截骨术，以恢复桡尺远侧关节。做尺侧切口，在畸形愈合的尺骨茎突基底截骨，将尺骨茎突的骨块向尺侧横移，用张力带和 2 根 0.062 英寸（1 英寸 =2.54 cm）克氏针固定。如果需要，也应行尺骨短缩术，以恢复桡尺远侧关节或矫正尺侧正变异。术后用长臂管型石膏固定 2 周，短臂管型石膏固定 6 周。在作者报道的 4 例患者中，桡尺远侧关节复位者 3 例，继续半脱位 1 例；4 例腕部功能均有改善。

第十二节　腕骨骨折畸形愈合

对于腕骨骨折畸形愈合，如果仅仅为了恢复对线，不应采用手术治疗。伴有腕骨不愈合或脱位时通常采用手术治疗。某些病例可能适于腕关节融合术（见第69章）或切除一块或数块腕骨（见第69章）。

第十三节　手部骨折畸形愈合

手部骨折畸形愈合在第 67 章讨论。

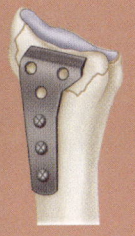

第 59 章

骨折延迟愈合和骨不连

著者：Kevin B. Cleveland
译者：张　卓　齐红哲　朱正国　康晓琪　王军松　刘贵奇　付振书　张宜远　姚　琦　张立海　赵晶鑫
审校：吴新宝　唐佩福　公茂琪　肖鸿鹄

美国每年大约治疗 200 万例长骨骨折，其中约有 10 万例会发生骨不连。骨不连对患者和社会都是一个严重的问题。骨不连患者有明显残疾，而且相关的治疗费用对于社会和患者本人都是一份沉重的负担。Brinker 报道了一组胫骨骨不连引起的严重躯体（图 59-1）和心理残疾的病例。虽然，患者接受成功的骨不连治疗之后功能可以有明显的改善，但是他们的功能评分通常低于正常人的标准。Antonova 等发现胫骨骨不连的平均费用比胫骨骨折正常愈合相关费用的 2 倍还要多。而且，骨不连患者的阿片类药物使用持续时间是非骨不连患者的 2 倍（5.4 个月 vs.2.8 个月）。

尽管骨科医生在骨不连的治疗中可能处于主导地位，但多科室之间的协作也很必要，包括感染科医生、整形科医生、内分泌医生、内科医生、物理和职业治疗医生、精神病医生以及其他精神卫生专业人士。虽然骨不连的治疗很复杂，但系统治疗往往能给这些长期残疾的骨不连患者带来巨大收益。

John Charnley 爵士有句名言："骨不连治疗的最好方式是预防。"

第一节　定义

一、延迟愈合

骨折延迟愈合的定义是存在争议的。延迟愈合指骨折在预期的时间内仍未愈合。愈合的时间在全身不同的部位是不同的，并且依据相关软组织的损伤程度不同也会产生变化。例如，闭合胫骨干骨折延迟愈合需要的时间和Ⅲ B 型开放胫骨干骨折延迟愈合的时间不同。通常来讲，延迟愈合的时间是 3 ~ 6 个月。骨折延迟愈合可以认为是骨不连的先兆。在适当的情况下，干预延迟愈合可以预防骨不连。这些干预包括纠正代谢和内分泌异常，石膏或支具固定，通过脉冲超声或电（或电磁）刺激或体外冲击波疗法促进骨愈合，手术干预。在治疗骨折延迟愈合和骨不连时，一定要考虑患者漫长的治疗过程。

大多数骨折延迟愈合手术在于纠正初次手术中发生的技术问题。切开手术对于复位明显移位的骨折块和清除嵌入的组织非常必要。如果手术在不易发生骨不连的部位进行，并且患者的状况良好，那么，外科医生可以开展标准的骨折内固定手术，骨移植术可能不必要进行。如果手术在容易发生骨不连的部位，并且患者状况不好，至少应该考虑骨移植术。骨折固定方式也影响外科医生对于骨移植的决定。相对于髓内钉和外固定技术而言，植骨更多应用于钢板内固定技术中。

二、骨不连

同骨折延迟愈合相似，骨不连的诊断也不确

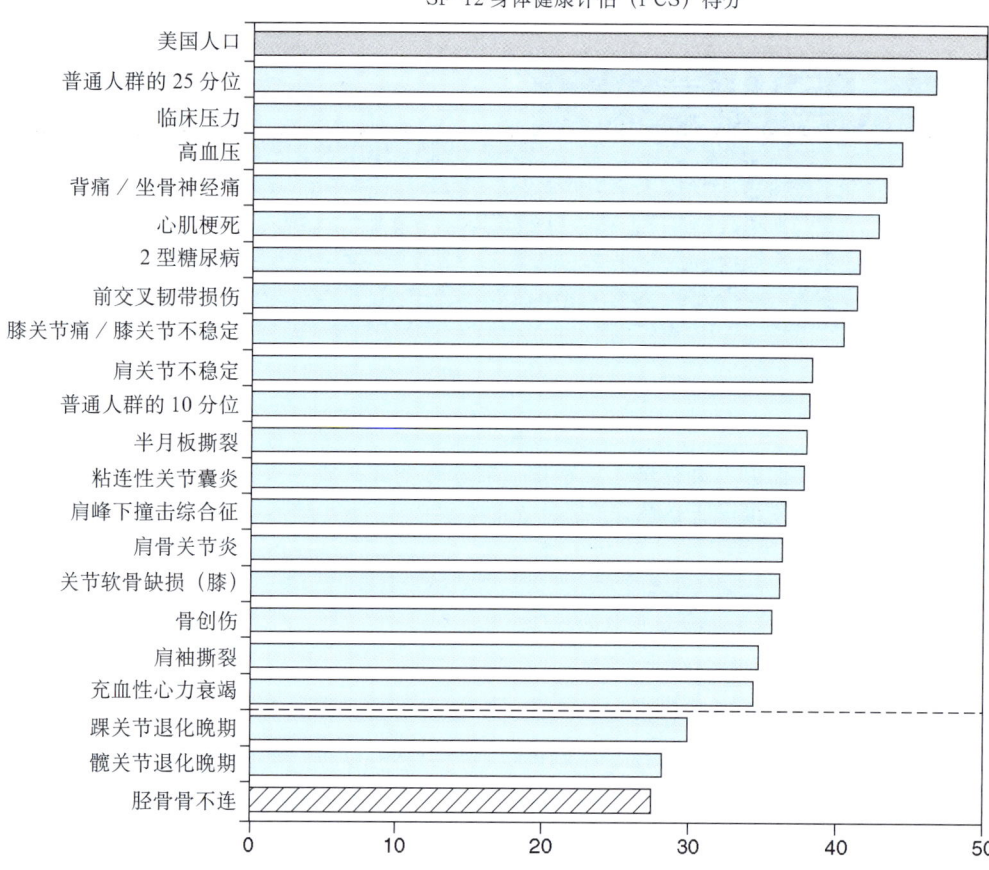

图 59-1　胫骨骨不连引起的严重残疾

根据诊断得到的 SF-12 身体健康评估表得分。斜形条纹，胫骨骨不连；白色条纹，美国人口数据平均值；虚线之上患者的医疗条件和身体状况明显优于胫骨骨不连患者（$P<0.05$）。

（引自：Brinker MR, Hanus BD, Sen M, O'Connor DP: The devastating effects of tibial nonunion on health-related quality of life, J Bone Joint Surg 95A:2170, 2013.）

定。美国 FDA 将骨不连定义为"损伤和骨折至少 9 个月，并且已经有 3 个月没有进一步愈合倾向"。这个定义没有包含很多不能继续愈合的骨折。Brinker 对骨不连下的定义可能更合适："根据医生的意见，不进一步干预治疗就不可能发生愈合的骨折。"通常来讲，经临床或 X 线片证实骨折已经停止愈合且估计不会再愈合时才能诊断为骨不连。骨不连的时间根据骨折部位和相应的软组织损伤程度而不同。股骨颈骨折未愈合和在 3 个月时出现内置物失败可能被认为是骨不连；然而，那些已经接受了外科治疗的 Gustilo 和 Anderson ⅢB 型开放性胫骨骨折超过 3 个月的时间不能被认为是骨不连。然而，到 9 个月才干预一些没有愈合的骨折，可能导致长期的残疾、无法工作、镇痛药物依赖和情绪变差。

第二节　病因学和病理生理学

只有很好地理解骨折愈合过程，才能成功治疗骨不连。骨折的保守治疗、髓内钉固定、桥接钢板固定和其他一些外固定技术主要依靠二期愈合。这些内固定可以提供相对稳定的固定获得二期愈合。这些骨折愈合的过程依靠骨痂形成和改造，经历以下阶段：①炎症阶段；②软骨痂阶段；③硬骨痂阶段；④重塑阶段。骨折碎片相互移位通常在 0.2～1mm。用钢板进行牢固的骨折固定依赖一期愈合。绝对稳定的固定是必要的；骨折碎片相互移位少于 0.15mm，应力少于 2%，并且骨折间隙少于 0.1mm。

骨折一期愈合和二期愈合的骨重塑阶段相似，通过破骨细胞使编织骨转化为板层骨。在一些钢板固定的病例中，骨折间隙大于 0.1mm，未出现一期愈合。在这种情况下，第三种愈合方式发生——间隙愈合。在间隙愈合过程中，应力仍然小于 2%；然而，间隙达到 1mm 是可以接受的。

骨不连有很多可能的病因，并且大多数骨不连存在多个病因。这些病因都与生物和力学因素相关。生物因素可以分为局部和全身生物因素。局部生物因素包括损伤因子，如过多的软组织剥离、骨缺损、血管损伤、辐射和感染。过多的软组织剥离也可能是手术造成的后果。全身性生物因素包括年龄、慢性病（糖尿病、慢性贫血）、代谢或内分泌紊乱、营养不良、药物作用（类固醇、抗炎药、抗癫痫药）和吸烟（表 59-1）。骨不连的力学因素（表 59-2）包括复位不良（对位不良、对线不良、分离移位）和不适当的固定（"太少"或固定不充分；"太多"或"太僵硬"固定）、内植物的选择不合适、内植物位置不合理，或技术失误。

Brinker 等报道了一些不伴有力学因素但合并代谢和内分泌紊乱疾病的骨不连患者。5% 的患者（37/883）由内分泌专家确诊。其中 84%（31/37）被诊断患有代谢和内分泌紊乱。68%（25/37）的患者被发现维生素 D 缺乏。其他的疾病包括钙失衡、性腺功能低下和甲状腺或甲状旁腺功能紊乱。

表 59-1 骨不连的生物学病因

局部	过多的软组织剥离（创伤或手术引起）
	骨缺失
	血管损伤
	辐射
	感染
全身	年龄
	慢性病
	糖尿病
	慢性贫血
	代谢或内分泌紊乱（维生素 D 缺乏）
	营养不良
	药物（类固醇、NSAIDs、抗癫痫药）
	吸烟

表 59-2 骨不连的力学病因

复位不良	对位不良
	对线不良
	复位紊乱
固定不合理	固定太少或不足
	固定太多或太牢固
	移植物选择不合理
	移植物放置位置不合理
	技术选择错误

最近有报道吸烟与骨不连有关。吸烟患者皮肤和皮下组织的血氧水平较低，从而导致伤口愈合不良。烟碱（尼古丁）的使用增加了骨延迟愈合及不愈合的机会。另外，尼古丁降低了骨折周围血管化。约有 50% 吸烟患者重拾吸烟旧习，如果患者在治疗过程中戒烟，将对骨与软组织的愈合十分有利。另外，大量的动物实验证明 NSAID 降低了骨折愈合率，其他研究表明服用 NSAID 使骨折愈合延迟，而一些研究持反对意见，关于这一点仍处于争议阶段。目前我们建议骨折延迟愈合和骨不连的患者在治疗过程中尽可能避免应用 NSAID 和激素。

第三节　骨不连的一般治疗

一、术前检查

骨不连的检查包括病史、体格检查、影像学检查和实验室检查。病史应该包括既往治疗及时间、明确的感染状况、目前和既往感染的症状和体征、是否存在疼痛。体格检查应该包括详细的神经血管检查和评估，在骨折部位是否存在触痛、畸形、旋转、腿的长度差异、关节区的活动度、屈曲挛缩、红肿和流脓。影像学检查先进行 X 线片检查，斜位平片可以有效评估长骨愈合的趋势，尤其是胫骨远端。CT 扫描同样在特定情况下发挥作用。CT 扫描对骨不连高度敏感，但是缺乏特异性。MRI 和核素显像在特定情况下可以发挥作用。然而，核素显像在手术前诊断感染的作用目前被质疑。影像学检查的目的包括评估骨不连、监测骨不连的进展、明确骨不连和延迟愈合的病因、评估内植物的完整性和检查感染迹象。

实验室检查包含全血细胞计数（CBC）、红细胞沉降率（ESR）、C反应蛋白和25-羟维生素D。其他实验室检查指标在某些特定情况下有用。当使用CBC［白细胞（WBC）］、ESR和CPR来评估感染时，三项指标全阳性时，阳性预测价值可达100%（表59-3）。当三项指标全阴性时，阴性预测价值是81.6%（表59-4）。Brinker建议，在治疗骨不连之前，建立一个骨不连评分表可能对整理所有重要和必需数据有所帮助（图59-2）。

二、手术前的考虑

代谢和营养状况需要被充分改善。在进行骨不连手术前，需要尝试改善25-羟维生素D水平。应当鼓励患者终止吸烟和NSAID的使用。

（一）软组织与血管、神经结构状况

在制订治疗计划时必须考虑骨不连周围软组织的状况：不能伸展的瘢痕组织，特别是位于畸形凹侧瘢痕，常可导致皮肤坏死而需修复。瘢痕会限制某些治疗方案的选择，也使得某些骨不连需要伴随的游离组织进行治疗。如果治疗骨不连时需要肢体延长，还必须考虑到软组织的挛缩情况。

有血管外伤史或者周围动脉搏动减弱甚至消失的患者，可用动脉造影来评估血管状况。明显的血管异常会限制骨折的治疗措施和愈合，因此血管异常应该首先纠正。

任何神经损伤都必须认真检查并尽可能修复。长期畸形的患者，采用Ilizarov和Taylor外固定架对骨不连畸形进行逐步矫正是最合适的选择。当神经损伤导致下肢感觉、运动永久性丧失时，截肢是最切合实际的选择。

（二）骨的状况

骨的状况，特别在骨不连时，需依赖于骨折的种类、时间和既往的治疗方法作出评估。根据部位、是否存在感染和病因学对骨不连进行分类：

- 骨骺、干骺端、长骨干的骨不连
- 感染型和非感染型骨不连
- 肥厚型、营养不良型、萎缩型骨不连（图59-3）
- 假关节型骨不连

感染性骨不连远比非感染性骨不连难治疗。肥厚性骨不连（图59-4）有充足的血管供应，形成大量的骨痂，缺乏稳定性。营养不良性骨不连通常有充足的血管供应，形成少量的或不形成骨痂，并且通常和复位不良相关。萎缩性骨不连（图59-5）缺乏充足的血管供应，无骨痂形成。滑膜假关节性骨不连（图59-6）的髓腔被滑膜样组织封闭，形成假关节囊，内有滑液；影像学表现不同；放射性骨扫描在增加活动的区域显示出一个"冷区"。骨不连的分类指导治疗，因此理解骨不连的分类很重要。

骨不连的治疗有很多方式可选，包括非创伤性和创伤性治疗。非创伤性干预包括石膏和支具、低强度脉冲超声、电刺激、电磁刺激和体外冲击波治疗。创伤性干预包括骨移植（或替代性骨移植）和固定。固定可采用很多的方式，但是主要涉及钢板、髓内钉或外固定。为了更有效地治疗骨不连，医师需要丰富的临床经验，熟悉所有的外科固定方式。

表59-3	白细胞计数，红细胞沉降率和C反应蛋白确诊感染的概率
研究的阳性指标数	感染的概率（%）
0	19.6
1	18.8
2	56.0
3	100.0

（引自：Stucken C, Olszewski DC, Creevy WR, et al: Preoperative diagnosis of infection in patients with nonunion, J Bone Joint Surg 95A:1409, 2013.）

表59-4	白细胞计数，红细胞沉降率和C反应蛋白排除感染的概率
研究的阳性指标数	感染的概率（%）
0	0
1	48.0
2	76.4
3	81.6

（引自：Stucken C, Olszewski DC, Creevy WR, et al: Preoperative diagnosis of infection in patients with nonunion, J Bone Joint Surg 95A:1409, 2013.）

一般信息

姓名：_____ 年龄：_____ 性别：_____
咨询医生：_____ 身高：_____ 体重：_____
损伤（描述）：_____
受伤日期：_____ 疼痛分级（0～10VAS）：_____
职业：_____ 损伤是否与工作相关？ 是　否

既往史

首次骨折治疗（日期）：_____
骨不连治疗的次数总计：_____
　　第一次手术（日期）：_____
　　第二次手术（日期）：_____
　　第三次手术（日期）：_____
　　第四次手术（日期）：_____
　　第五次手术（日期）：_____
　　第六次手术（日期）：_____
　　（既往所做其他手术记录在这张表格的背面）
是否使用电磁或超声刺激？
吸烟　每天吸烟量：_____ 吸烟年限：_____
感染史？（包括培养结果）：_____
软组织损伤史？_____
医疗状况：_____
用药情况：_____
NSAID 使用：_____
镇痛药使用：_____
过敏史：_____

体格检查

一般状况：_____
肢体：
　　骨不连：_____　僵硬_____　萎缩_____
　　相邻关节（RCM，代偿性畸形）：_____
　　软组织（缺损，引流）：_____
　　神经血管检查：_____

放射学检查

评价：_____

其他相关信息
_____
_____

骨不连类型

_____ 肥厚型
_____ 营养不良型
_____ 萎缩型
_____ 感染型
_____ 滑膜假关节型

图 59-2　骨不连工作表

（引自：Brinker MR: Nonunions: evaluation and treatment. In Browner BD, Jupiter JB, Levine AM, et al, editors: Skeletal trauma: basic science, management, and reconstruction, ed 4, Philadelphia, 2009, Saunders.）

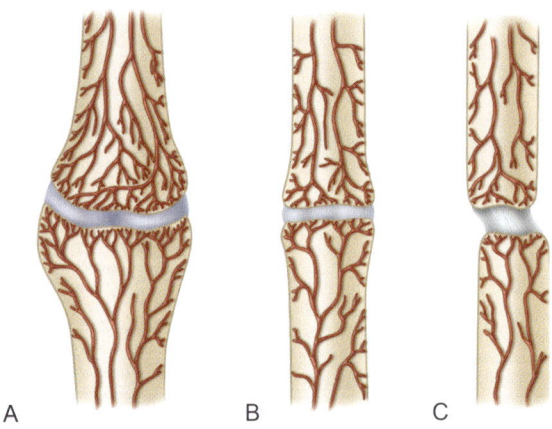

图 59-3　骨不连的分类
A. 肥厚型；B. 营养不良型；C. 萎缩型

通常，一个骨不连患者需要采用几种不同的干预方式进行治疗。因为治疗的潜在风险和获益各不相同，患者也应该参与讨论。在选择治疗方式时，需要考虑到如果骨折没能愈合，未来可能需要采用的干预措施。骨不连手术为有创操作，因此，应该在临床和X线证实骨不连确已发生或愈合可能性极低或不改变当前治疗不可能愈合时再进行手术。

成功治疗骨不连的要求是生物力学稳定和骨具有生物活性。

通过复位骨折块、骨移植和骨折断端固定可以达到这些要求。很多技术或技术的联合使用可以达到这些要求，并且，一些外科原则适用于所有的技术。

三、减少和预防骨不连

骨折块复位不良（对位不良、对线不良、骨折端分离）（图 59-7）是骨不连的病因。复位不良的骨折在牢固固定时引起一些问题。同样的复位，如果通过髓内钉和环形外固定器固定被认为满意，然而用钢板牢固固定可能会不理想。考虑复位不良是骨不连的部分病因时，必须采用外科干预方式进行改善。依据骨不连的活动度、固定的方法和有关骨移植的情况，复位方法可采取开放式和闭合式。当选择开放手术用于复位和固定骨折块时，必须清理嵌入的纤维组织。相反，当骨折块对线良好，并且无间隙，不需要彻底地清理嵌入的纤维结缔组织。减少对主要骨折块周围的骨膜、骨痂和纤维结缔组织的损伤可保护血管和稳定性。骨折块的近端和远端被仔细清理后（去皮质、瓣状剥离、鱼鳞化、钻孔），植入桥接的骨松质移植物可以促进骨折愈合。当必须复位改善对线时，移动骨折块要尽可能保护软组织；骨髓腔需要清理软组织并重建，这有助于新骨生成；切除骨折断端使骨断端接触最大化。

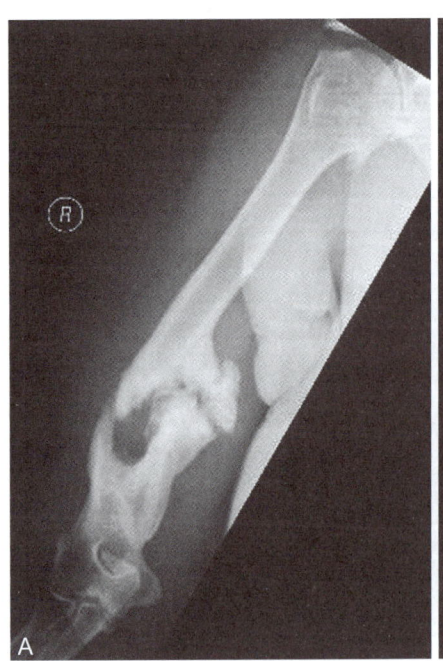

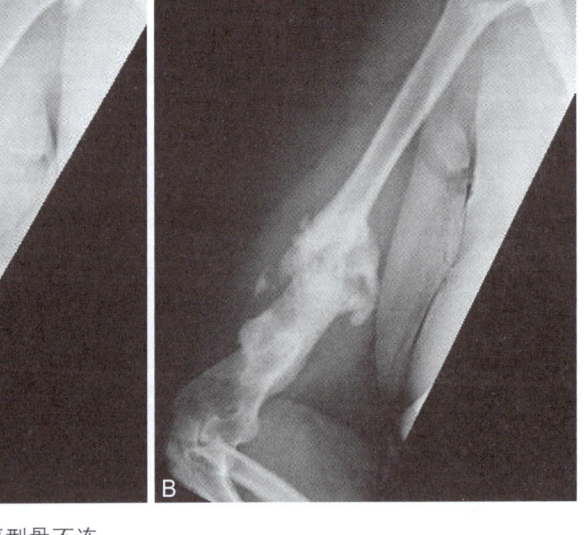

图 59-4　A 和 B. 肱骨肥厚型骨不连

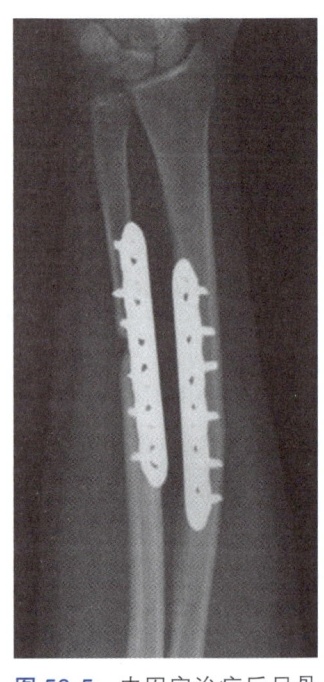

图 59-5　内固定治疗后尺骨萎缩型骨不连

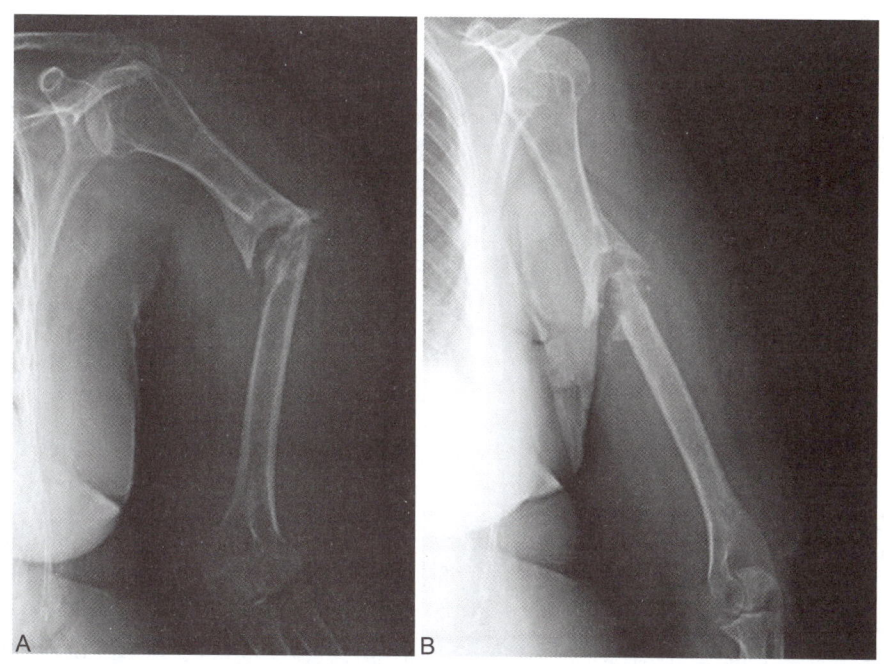

图 59-6　A 和 B. 肱骨的滑膜假关节型骨不连

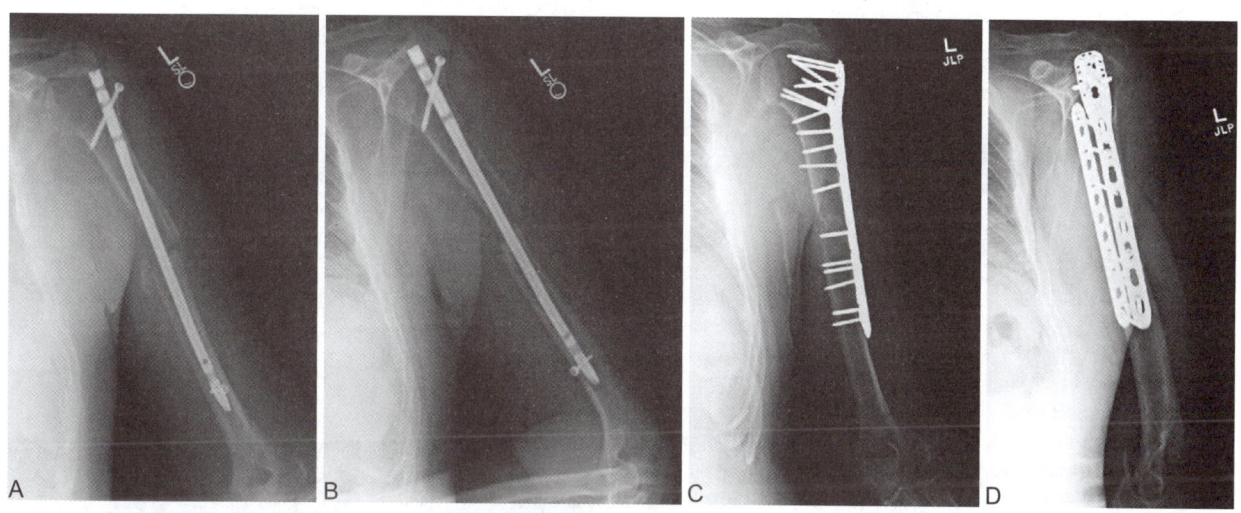

图 59-7　肱骨骨不连的钢板治疗

A 和 B. 髓内钉固定后肱骨骨不连的 X 线片；C 和 D. 髓内钉取出后经钢板、骨移植治疗

骨皮质切除

手术技术 59-1

- 在骨不连的近端和远端纵向地切开骨膜大约 4cm。
- 使用锋利的骨刀，仔细标记去皮质的范围并使其和覆盖的骨膜相接触（图 59-8A）。在去皮质过程中，需要使用 Homan 拉钩牵引开骨膜。
- 骨皮质切除大约需要超过骨周长的 2/3，但要避免直接在准备放置钢板的区域之下进行骨皮质切除。

自体骨松质植骨术仍然是骨不连治疗的主要方式。然而，自体骨松质骨量有限且供区的发病率限制了自体骨松质植骨术的选择。自体骨松质的骨传导、骨诱导和成骨属性使其成为一种理想的非结构性植骨材料；相比于别的备选材料，它仍然是植骨材料的标准选择。自体骨松质最常用的获取部位是髂骨（前、后髂骨嵴）、胫骨近端或股骨远端。在新鲜自体骨不足或无法获取时，可采用同种异体骨，但常作为植骨的混合物。临床和实验数据都证实异体骨的成骨活性次于新鲜的自体骨。当同种异体骨混合自体骨或甚至可能是自体的骨髓抽出物应用于非结构性植骨时取得了较好的疗效。自体骨松质取骨的方法在第 1 章做了介绍。

从长骨（股骨和胫骨）的骨髓腔获取自体骨是最近的一项技术。扩髓抽吸器（RIA, Synthes, Paoli, PA）已被用于获取大量的植骨材料，且植骨材料相比于髂骨嵴的自体骨移植物质量更好。RIA 技术的利弊在第 53 章做了描述。

对于结构性植骨，除腓骨外，其他自体骨皮质移植都因为供区的问题而很少应用。自体三面髂嵴移植物可以被用来填充前臂和锁骨的骨缺损。自体带血管和不带血管（图 59-9；手术技术 59-2）的腓骨移植物可以作为填充上肢骨缺损的选择，尤其是桡骨和尺骨的骨缺损。获取自体腓骨移植物需要考虑供区发病率。在成人中，不带血管的腓骨移植物不够肥厚，带血管的腓骨移植物也不能满足应用

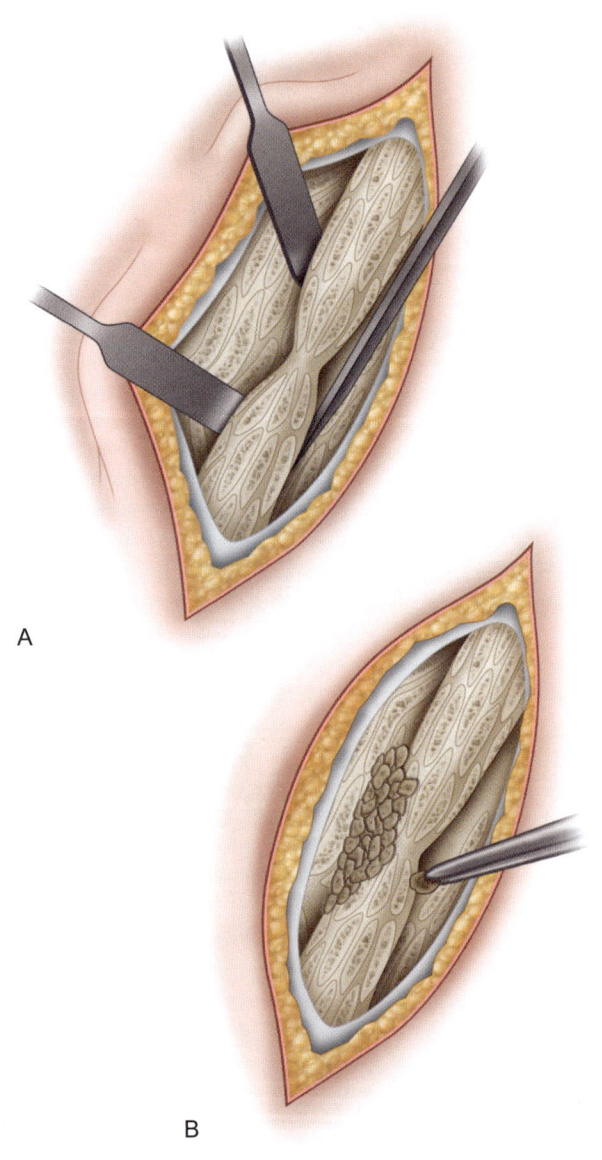

图 59-8　骨皮质切除和植骨
A. 骨皮质切除的方法；B. 自体骨松质插入（见正文）（见手术技术 59-1）

四、植骨

许多年以来，治疗骨不连最常用的方法就是植骨，并且在大部分萎缩性骨不连和部分营养不良性骨不连中仍然广泛应用。由于肥厚性骨不连通常不需要生物学刺激，植骨在这类骨不连中使用较少。近年，许多植骨技术被阐述。许多以前的技术，如 Boyd 的双侧加盖植骨术、Nicoll 的骨松质嵌入植骨术和 Gill 的大块滑移植骨术，在本书之前的版本中已经阐述。

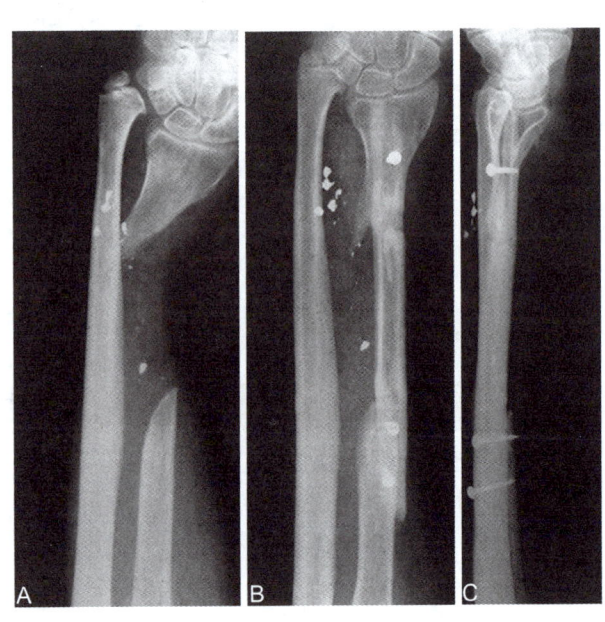

图 59-9　无血管腓骨自体移植（见手术技术 59-2）

于下肢末端的骨缺损的需要。因此，牵张成骨成为一个治疗下肢末端骨缺损的较好选择。冷冻干燥的异体骨皮质可以提供结构支撑，但是成骨活性有限。一些更新的技术比如未经辐照灭菌和基因筛选技术的出现让同种异体骨更加实用并且安全。

腓骨自体移植

手术技术 59-2

- 切开并充分显露远端和近端骨折块的末端，清除硬化骨和无活力骨质，并且用咬骨钳将断端修成方形。
- 用钻或刮匙打通所有骨块的髓腔。
- 极度牵引肢体尽可能恢复其长度。
- 取足够长度的腓骨，桥接缺损及覆盖骨折端使之可牢固固定。
- 逐步修整植骨块两端，其中段应与桥接的缺损大小一致，保留两端切下的碎骨。
- 用骨凿修整两骨折端以适合移植块的两端。
- 安放移植骨于缺损处，并用螺钉固定在骨折端。
- 将保留的碎骨切成细片，植入移植骨与骨折端的连接处周围；或者，可以收集骨松质移植骨并放置在连接处（图59-8B）。
- 有可能骨折端一侧太短，不能完成覆盖植骨，可将植骨块一端插入较短骨折端的髓腔内，另一端按加盖植骨固定。
- 增加一小块钢板来保护移植骨，消除移植骨融合时的结构变化。

术后处理 同常规植骨后一样，植骨块的血运重建需要更长时间，虽然骨折端和植骨块已经连接，由于没有完成血运重建，植骨块的强度没有恢复。因此，为防止腓骨骨折应固定较长时间，最好应用可拆卸的支具或能够完成主动或被动活动的支具加以保护。

髓内腓骨支撑异体移植（肱骨）

髓内腓骨支撑异体移植应用于肱骨已经取得很大成功（图59-10）。髓内支撑异体移植优点是相比于髓外支撑异体移植，有更少的软组织损伤。

手术技术 59-3

（Willis 等）

- 根据骨折部位或先前干预，选择适合入路的肱骨。
- 暴露并活动骨不连位置。
- 清除失活骨，修整骨断端并使断端短缩，增加接触面。
- 用咬骨钳、刮匙和增加直径钻头打开骨折断端近端和远端髓腔。
- 高速钻修整腓骨植骨形状。
- 移植骨直径至少为骨不连部位肱骨直径的2～4倍。
- 将植骨放于肱骨的一端。植骨可以自由移动并且能够全部放在其中一个骨折块之中。
- 暂时的复位肱骨。移动移植骨通过骨不连处进入另一骨折块。
- 用一块大的钢板从一端开始稳定骨不连：动力加压钢板（DCP）、有限接触动力加压钢板（LC-DCP）或锁定钢板。
- 若空间允许，用灵活的张力调整器或Verbrugge钳夹住骨不连处。
- 用最少的螺钉在骨不连两段固定移植骨。
- 放置其余螺钉，完成植骨术。

五、陶瓷骨

陶瓷骨（羟基磷灰石、磷酸钙、硫酸钙或者混合应用）具有骨传导特性，并可避免供区的并发症问题。其在骨不连治疗中的疗效并不完全确定，但它可能适用于骨传导（抗生素）或作为植骨填充剂。

六、稳定骨折端

成功治疗骨不连必须进行良好的骨折固定。医师必须全面分析与骨不连相关的可能的力学因素并确保之前的错误不再发生。使用钢板、髓内钉和外固定架均可达到足够稳定的固定。

（一）钢板

同急性骨折治疗一样，治疗骨不连的钢板（图59-11）应提供足够稳定的固定。钢板固定的方法和钢板的选择应根据骨不连的种类、软组织和骨的情况、骨折块的大小和位置以及骨缺损的大小而决定。对肥大型骨不连，如果骨折端较大可供安放螺

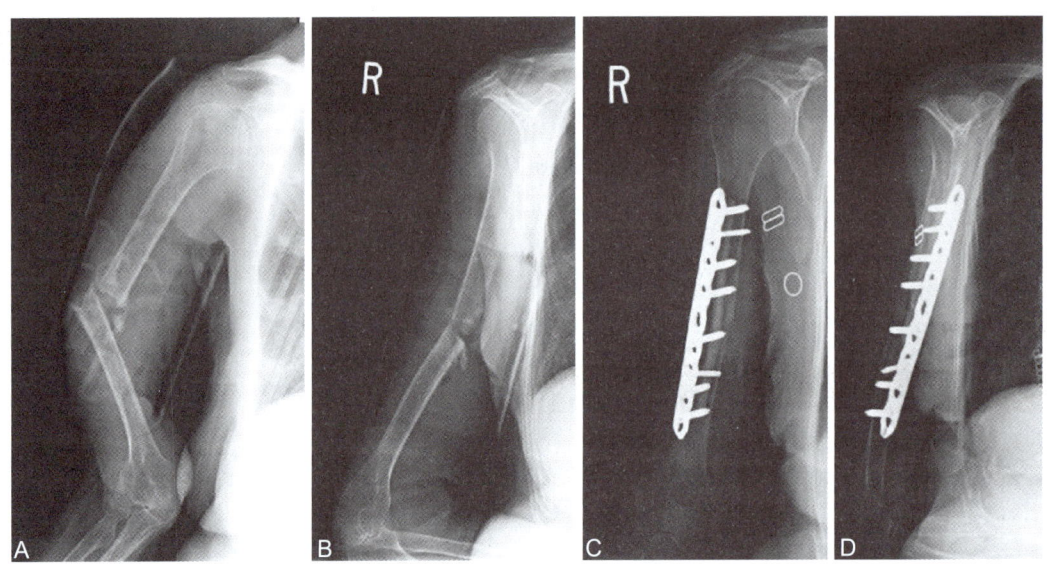

图 59-10 髓内腓骨支撑异体移植
A 和 B. 非手术治疗后肱骨骨不连 X 线片；C 和 D. 腓骨支撑异体移植，钢板固定后（见手术技术 59-3）

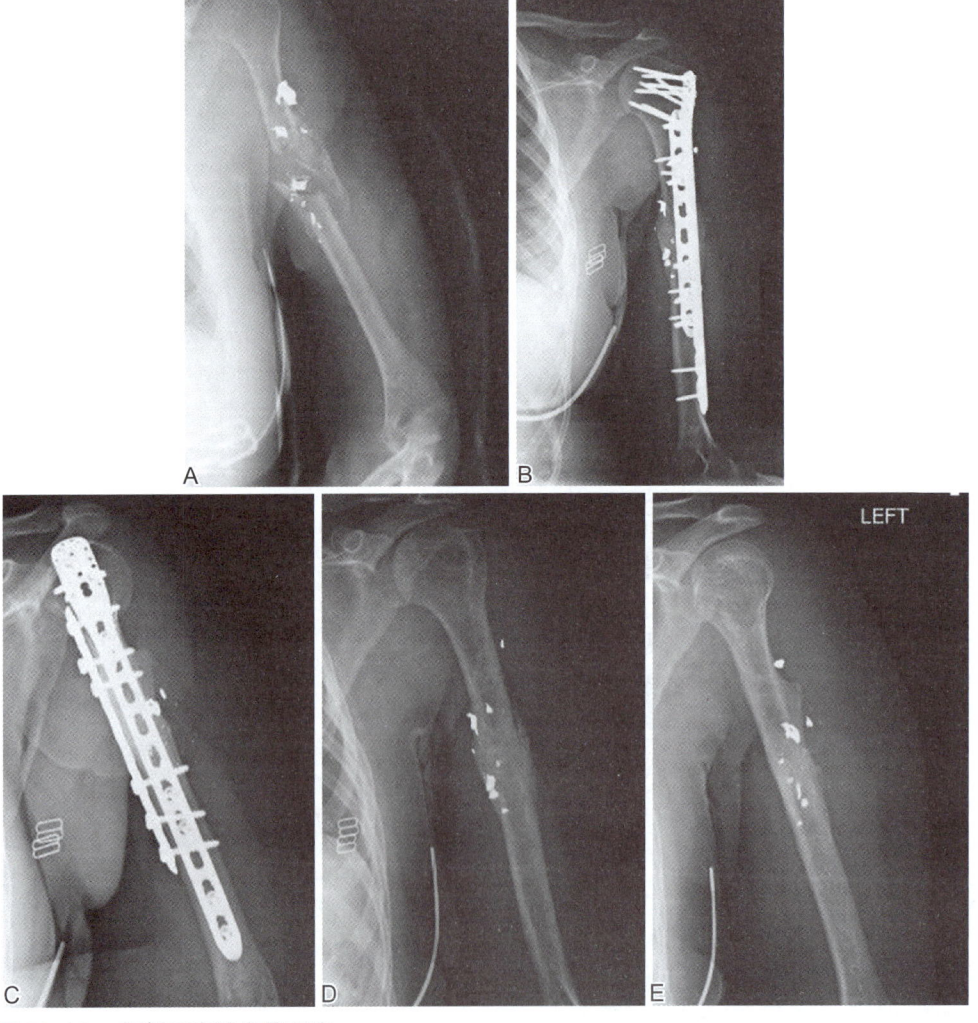

图 59-11 钢板固定治疗骨不连
A. 非手术治疗后肱骨骨不连；B 和 C. 钢板固定和骨移植后的 X 线片证明肱骨愈合；D 和 E. 移植物取出后

钉且无骨质疏松时，可用钢板固定，无须植骨。钢板固定一般需要应用加压技术，如果拉力螺钉可以成功地放置在骨不连处，也可以应用中和技术。也可以使用桥接钢板或波型钢板。

（二）髓内钉

髓内钉适于长骨骨不连，如胫骨、股骨（图59-12）。但是，髓内钉，特别是更换髓内钉时，对于肱骨骨不连并不是最好的选择。如果对线复位尚可或可闭合复位，则不必切开骨折部位，一般也不需植骨。即使需要植骨，长骨髓内钉扩髓能够获得大量的骨皮质松质碎屑，这些碎屑能够通过扩髓灌注系统获得并且有很少的供区并发症。当需要切开时，一般也仅需局部的显露和解剖。若可早期负重，长期失重效应可能被最小化。活动性感染是应用髓内钉固定的主要禁忌证；然而，如果感染得到控制，髓内钉固定可以成功地应用于感染性骨不连。

（三）外固定

环形细钢丝固定，比如使用 Ilizarov 外固定架，是治疗骨不连的一种麻烦但非常有效的方法。特别是在伴有感染、骨缺损或畸形时，Ilizarov 外固定架非常实用。Taylor 架（TSF）是一个更先进的环形细钢丝固定器，在骨畸形矫正时依靠电脑软件辅助使用（图 59-13）。外固定的优点是创伤相对较小，不干扰骨不连处周围的软组织。其他优点是它能纠正畸形并提供稳定的外固定。和髓内钉固定相似，若可以早期负重，长期失重效应可能被最小化。

七、关节成形术

关节成形术在治疗退行性疾病上的发展使得这些技术可以用于部分骨不连患者。关节成形术比较适宜肱骨（图 59-14）、股骨的近端和远端骨不连治疗，不适合使用钢板固定、髓内钉固定、外固定架固定。这些部位的固定可能会受到骨质疏松或短骨折节段的限制。显然，在尝试使用关节成形术之前需要彻底清除感染。关节成形术可以使患者早期负重，有助于患者功能恢复。

八、截肢术

截肢术后安装合适的假肢所发挥肢体的功能通常优于因剧烈疼痛而功能受限的肢体。截肢术不应该被视为治疗的失败，截肢术应该被认为是重建的过程（图 59-15）。一般来讲，截肢术是治疗骨不连最可靠的手术方式。截肢术或为了获得骨折愈合而进一步的干预都是和患者的决定有关。应该鼓励

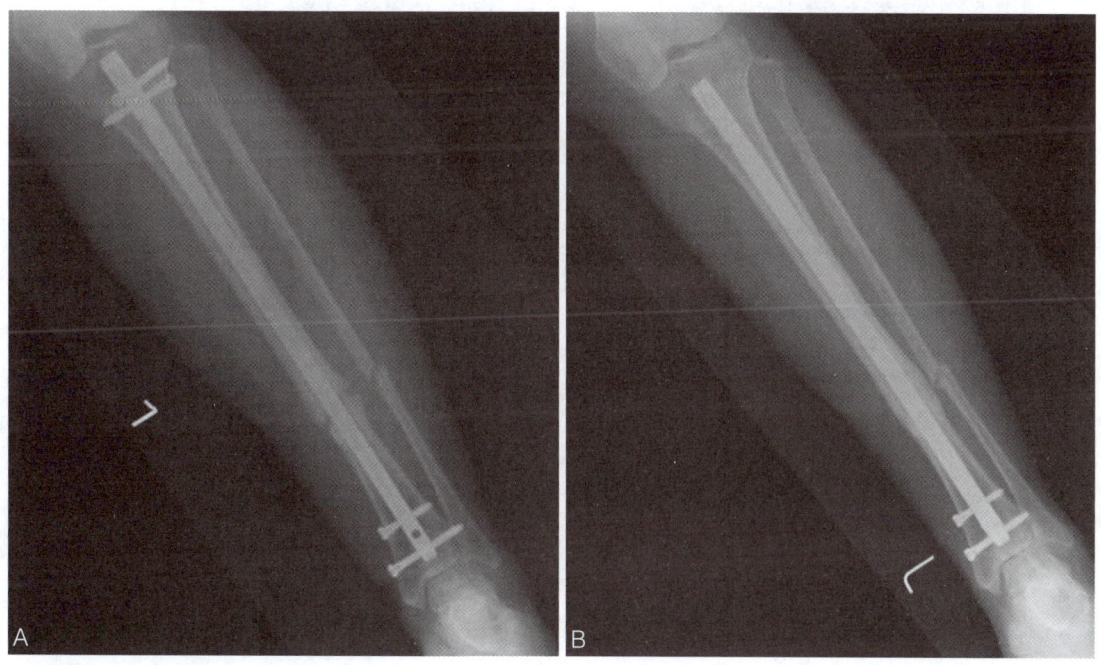

图 59-12 髓内钉治疗骨不连
A. 髓内钉治疗后胫骨骨不连 X 线片；B. 更换髓内钉后胫骨愈合

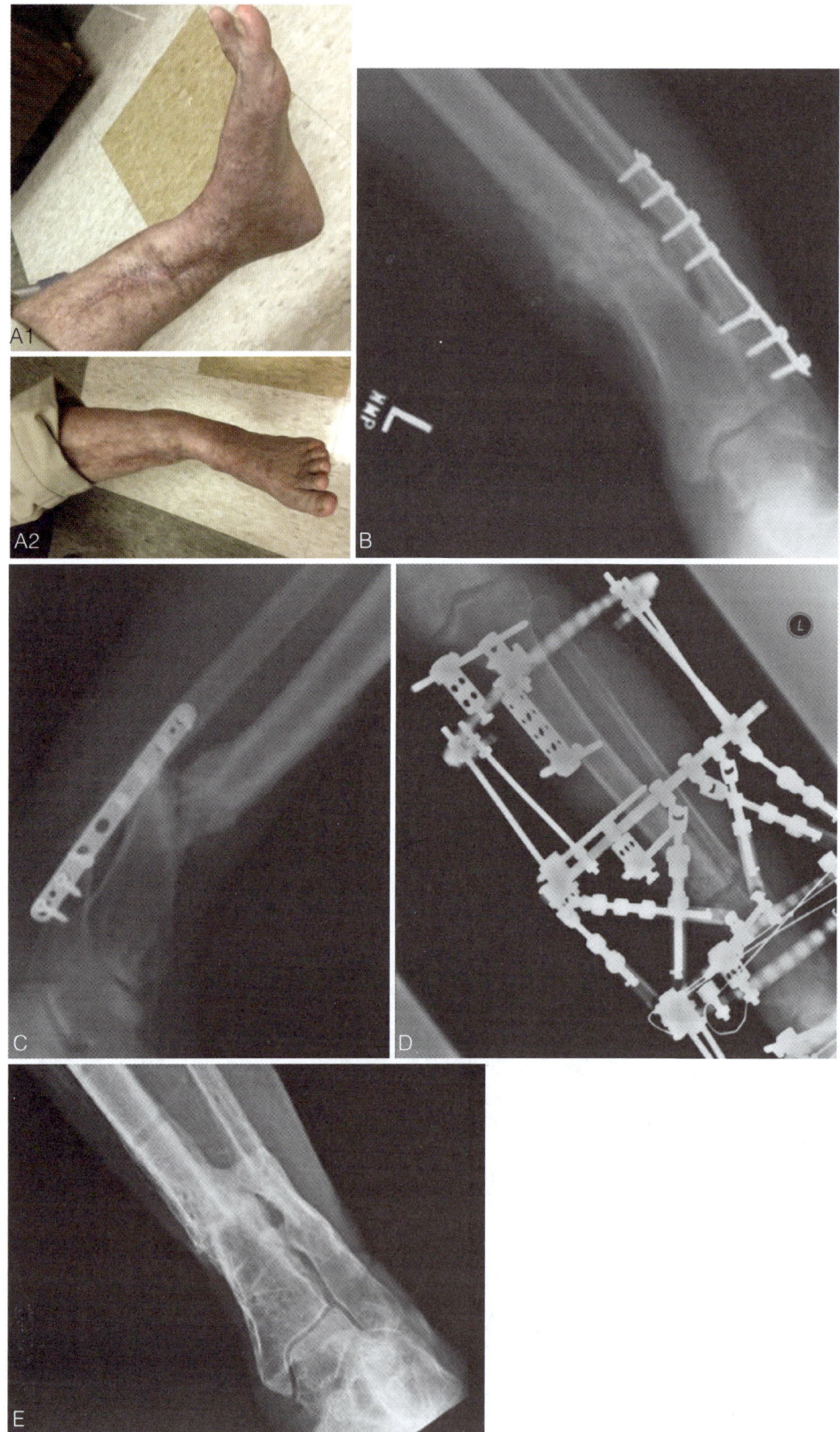

图 59-13 骨不连应用外固定治疗

A．胫骨骨不连产生的畸形和软组织受累；B 和 C．初次固定后发生胫骨骨不连，胫骨内植物取出后的影像学检查；D．取出剩余内固定并改用环形外固定架固定；E．环形外固定架治疗后获得骨愈合

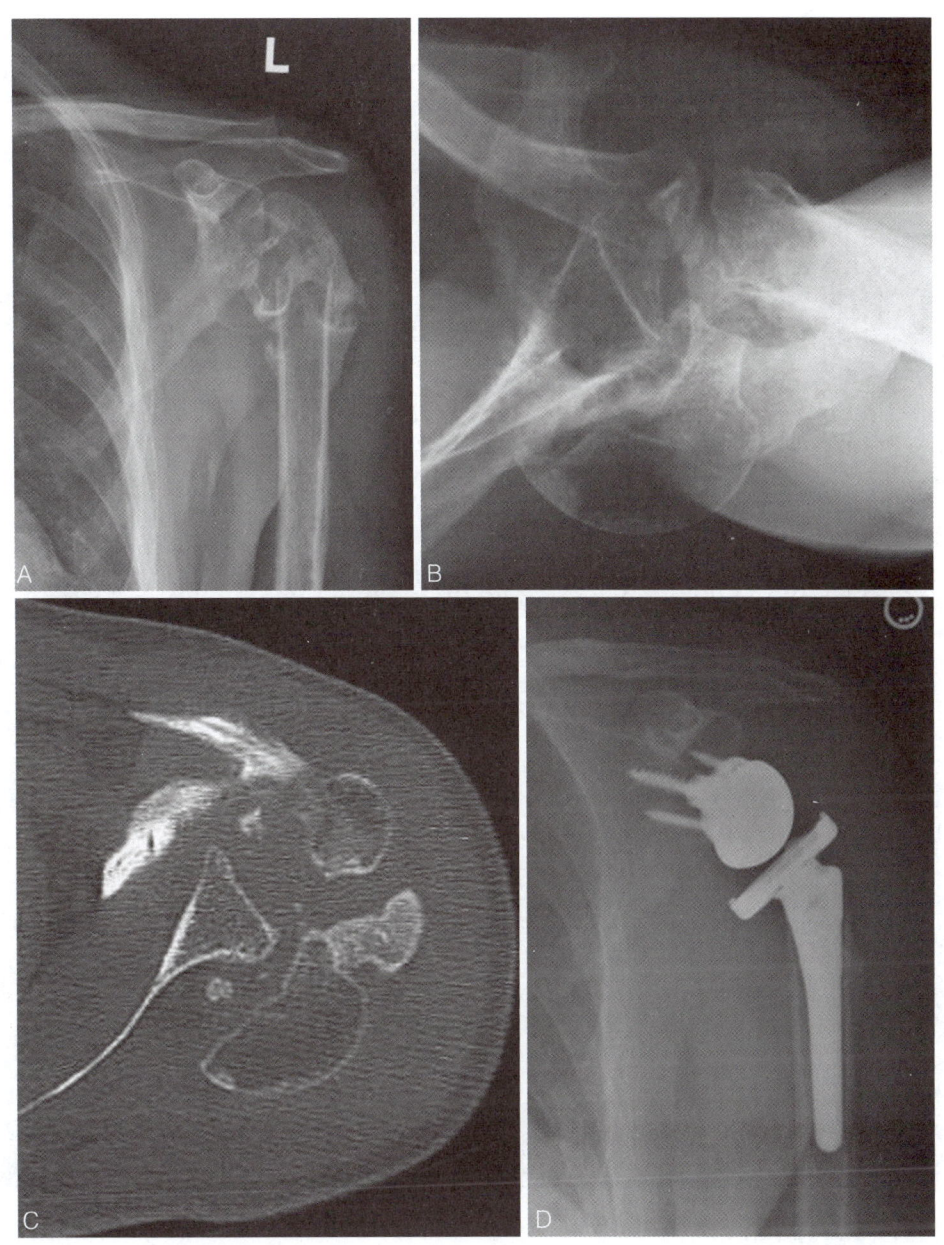

图 59-14 关节置换治疗骨不连

A 和 B. 肱骨近端骨折不愈合的 X 线片；C. 计算机断层扫描肱骨近端骨不连；D. 反向全肩关节置换术后

患者和尽可能多的有创伤重建经验的个体交流。每一个可选择的方案都应该探讨并向患者解释，以得到患者的最终决定。外科医师在出现下列情况时会考虑截肢：

1. 重建失败时。
2. 重建后功能可能差于截肢后安装假肢。
3. 当手术风险大于预期效益时。
4. 损伤部分，例如手指，不能很好地恢复，避免其干扰整体的功能时。
5. 当重建不可能时。

九、低强度超声

1983 年，巴西的 Xavier 和 Duarte 首次报道在治疗肱骨骨折不愈合过程中，使用低强度超声（30mW/cm^2）获得成功。在此研究前，有几项研究提示：动物实验中用超声对骨端刺激可加速或促进骨的愈合。还有研究显示：超声在截骨部位增加了细胞的活动和骨内矿物质的沉积，并促进了代谢。其理论基础是超声刺激促进骨折愈合，可刺激炎症基

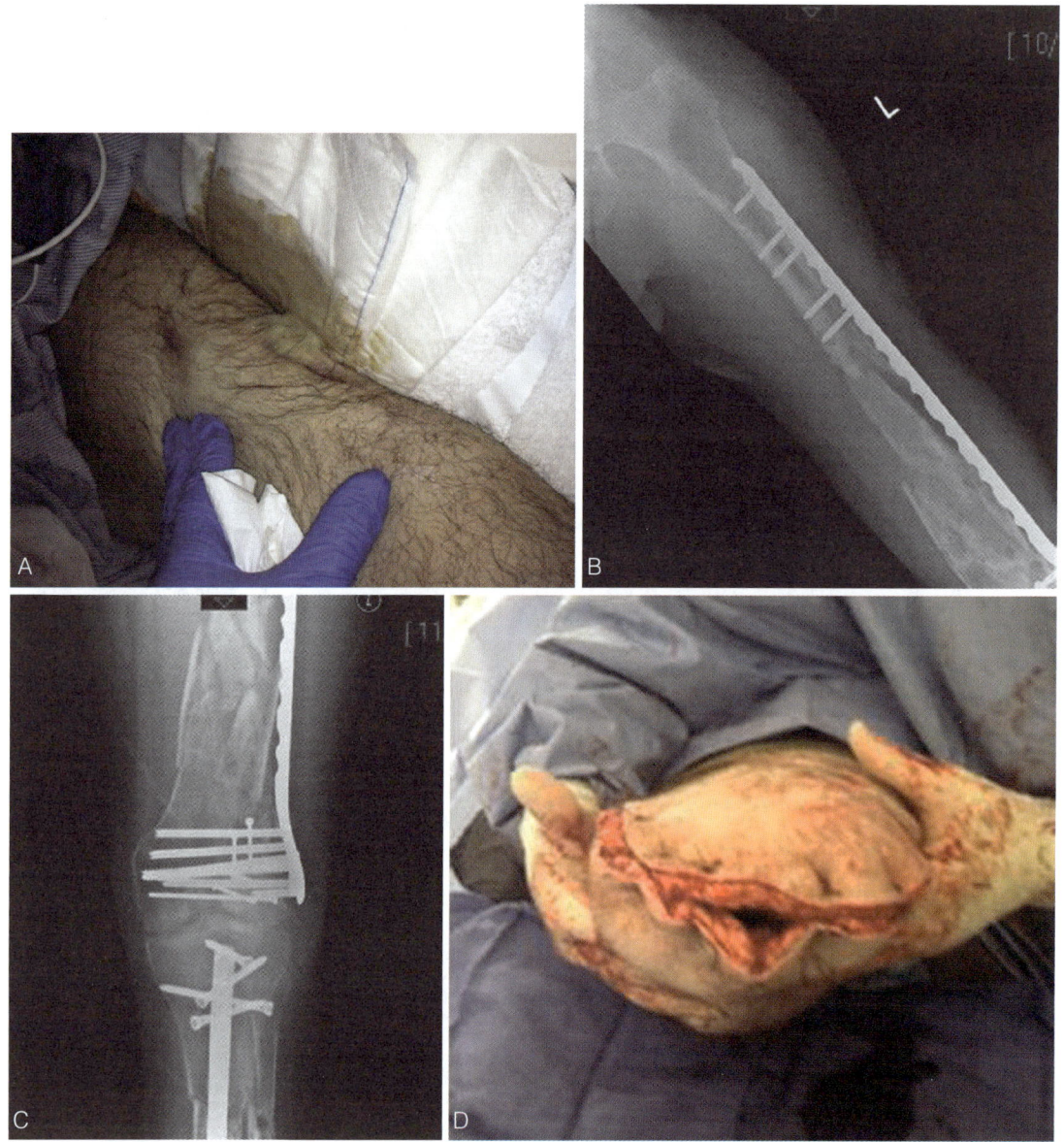

图 59-15 截肢治疗骨不连

A. 显示与感染远端相关的脓性股骨骨不连临床照片；B 和 C. 股骨远端骨折不愈合的 X 线片；D. 膝关节截肢期间的临床照片

质和骨的再生。另一种理论支持是超声通过使毛细血管扩张增加了血流和血运重建，因此增加了骨折部位的营养。有些研究报道超声增加了对软骨细胞的刺激，从而增加了软骨内成骨。据美国报道，对于骨不连及延迟愈合超声治疗的总成功率为 70%～93%。超声也不会给患者很大的负担，一般每天应用超声仪器 20 min。超声是对骨折延迟愈合或不愈合的非侵入性治疗。

十、电和电磁刺激

电和电磁刺激骨生长技术正不断发展进步。外部电刺激在治疗感染性骨不连或手术禁忌时格外有用。至少有 3 种电和电磁的方法可供选择：这些方法有侵入性的，需要埋入电极；有的则是半侵入性，要求经皮下埋入多个电极。应用电感偶联的装置构型多种多样，有人用 Helmholtz 构型，有人用 U 形线圈。U 形线圈治疗骨不连每天应用时间 ≥ 3h，在治疗长骨及短骨的骨不连、闭合或开放的骨折、长期的骨不连、感染性骨不连以及骨折间隙 > 1cm 的骨折中都能够取得成功。一些电波和电磁波，包括一些直接应用、方形波产生器的应用和一些其他形式的波也被证实对骨不连的治疗有一定效果。在治疗胫骨延迟愈合及骨不连时，方形波信号表现出较好的治疗效果。然而延长制动时间意味着功能康复面对更多的问题。De Haas 等推荐胫骨骨不连其骨折断端间隙 > 1cm 时，在电刺激前应使用内固定并且植骨。同时他们推荐感染性骨折在应用电刺激前应当清创。

十一、体外的冲击波治疗

尽管这种骨折增大方法与超声、电和电磁刺激相比，似乎有更多的禁忌证，但体外的冲击波治疗在欧洲和美国仍然比较流行。据报道，治疗骨不连的有效率高于 75%。

第四节 骨不连并发症

骨不连常伴发感染、畸形、缩短、节段性骨缺损。

一、感染

对感染性骨不连的治疗要求做周密的计划。对此难题通常有两种完全不同的治疗方案。第 1 种是已被应用数十年的"常规方法"，又称"经典疗法"；第 2 种是"积极疗法"。根据患者的状况和医师的经验，来决定是全部应用还是部分应用；这两种方法在这里分别描述，外科医师可以选择应用其中一种的一部分。最近应用 Ilizarov 方法治疗感染性骨不连，兼具经典疗法和积极疗法的特点。骨的状态（骨髓质、骨皮质、感染的局限和扩散程度）作为一个主要的评定标准来帮助医师判断感染性骨不连的预后。骨折断端（不是皮肤表面也不是引流液）的多点取活检培养是诊断感染的金标准。然而，最近的一份报道质疑在骨不连治疗中细菌培养诊断的敏感性。感染的诊断将在第 20 章详细探讨。

（一）经典疗法

经典疗法的目的是将一个流脓的感染性骨不连转变为数月不排脓的非感染性骨不连，而后骨移植以促进骨不连愈合。这种治疗方法常延续较长时间甚至进一步手术。清创术清除所有外异物、感染的或坏死组织以提供血管丰富的血管床。整形手术应考虑提供一些稳定的材料和恰当的覆盖。用血供丰富的新鲜软组织覆盖骨折后易于控制感染，特别是胫骨远端的感染性骨不连。最初外部固定可能是最合适的。术中细菌培养，抗生素肠胃外使用。在移植皮肤完全愈合后进行植骨。在一些病例中，骨折此时已经连接，没有必要再进行植骨。

感染的临床特征消失、骨折处的皮肤完好、骨不连仍然存在时，就必须考虑植骨。所谓植骨的安全时限是不存在的，因为很难确定感染是完全消退或仅是暂时静止。但必须选择时机，否则必须放弃手术。感染的特点、持续的时间、最后一次排脓时间、肢体的一般状况均应充分考虑。

主要发生在软组织内或者死骨周围的感染被手术激活的危险性远远小于位于骨折端的骨皮质和髓腔内的感染。当感染迁延不愈且具有严重破坏力时，它会深深地穿透周围软组织，很可能成为潜伏的感染。细菌可潜伏数年，再次手术或受伤时可被激活。治疗未愈合的开放性骨折时就有此危险，对这一点必须充分认识。手术前和手术后应用抗生素能控制有血供部分的感染，但不可能完全灭菌或穿透死骨。重建手术必须在所有感染症状消失 6 个月后才能实施。

骨不连进行植骨前应当控制感染，这是经典疗法一直奉行的临床准则，但也有例外，特别是在胫骨。已有人报道在胫骨窦道排脓时植骨成功。对于死骨和感染，他们从前方入路清除死骨和感染组织，骨面凿成碟形，然后关闭伤口，局部给予抗生素控制感染。

因为流脓窦道位于前方，皮肤情况较差，所以治疗骨不连应避免胫骨前方入路。可通过后内侧或后外侧入路到达胫骨（或胫骨和腓骨），然后在胫骨后方将骨不连上下表面凿成粗糙面，并在整个区域植自体髂骨条。骨不连处并不被显露，故植骨区和感染区没有直接连通。

（二）积极疗法

这种方法的目的在于促使骨折早期愈合，缩短康复期，保留附近关节的活动功能。下面的方法大部分来自 Judet 和 Patel、Weber 和 Eech 的报道。

第一步是恢复骨的连续性，这比治疗感染还重要。首先通过原来窦道和瘢痕显露骨折不愈合，在骨端骨膜下削切骨皮质形成许多小的骨-骨膜植骨片，去除任何游离的植骨片。然后清除所有坏死和感染的骨和软组织，骨折复位后常用外固定架固定，如有可能应通过骨不连处进行加压。骨折端植入自体骨松质。只有在停止排脓或感染较轻且无其他固定方法时才能用钢板内固定，切口应避开原排脓窦道。当骨折已用钢板或髓内针固定，则不应破坏固定，按前述进行手术，但如果是采用髓内钉固定，则只进行骨皮质削切形成骨-骨膜植骨片。闭合切口，依据术中细菌培养，系统性使用抗生素。

如有必要可二次行骨皮质削切术，可再植入或不植入自体骨松质。在骨不连愈合后，清除静止的死骨，如有皮肤缺损，可植皮。相关报道显示无论是否植骨，积极治疗具有满意的疗效，成功率为83%~98%。

（三）聚甲基丙烯酸甲酯（PMMA）抗生素珠链

混有抗生素的 PMMA 珠链也可用于治疗感染性骨不连。Thonse 和 Conway 发现混合的骨水泥（Zimmer, Warsaw, IN）的浸润作用比单一的骨水泥（Stryker, Mahwah, NJ）更加有效。具有热稳定性的抗生素如妥布霉素、庆大霉素可以与 PMMA 混合并局部应用，使抗生素浓度达到静脉给药的 200 倍。应用抗生素 PMMA 珠链结合清创进行骨不连的治疗比单纯应用抗生素 PMMA 珠链更有效。也可以选择放置 PMMA 占位器，可以为骨质缺损提供稳定的材料，PMMA 或间隔膜形成生物活性膜或者 Masquelet 膜（图 59-16）。有报道指出，应用骨松质复合抗生素治疗感染性骨不连虽患者有限但有着满意的疗效。然而，万古霉素与骨松质的合适比例并没有确定。

二、畸形、短缩和节段性骨缺失

（一）Ilizarov 方法

按照 Ilizarov 的观点，只有增加血供才能减少感染和获得愈合。Ilizarov 外固定架有 3 种基

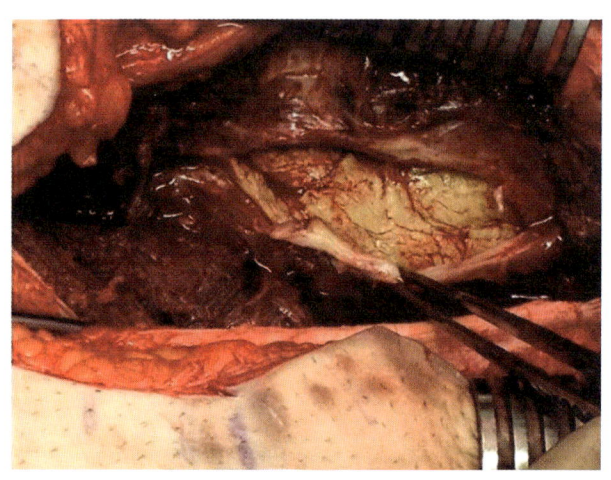

图 59-16 Masquelet 技术
临床照片显示 PMMA 间隔器周围膜形成

本的形式：①单边式；②双边式；③三边式（框 59-1）。Ilizarov 外固定架可允许多种方式的操作，包括加压、牵引分离、逐步延长和骨搬移。Ilizarov 理论认为，通过骨皮质截骨和应用环形外固定架可增加血供。尽管感染性骨不连通常可以不清创也可成功治愈，一些学者推荐切开清创去除死骨及已经感染的骨，然后用骨搬移来进行软组织的覆盖。有研究提倡断端清理以后使用牵长成骨技术。Catagni 认为对低度感染的肥大性骨不连采取断端加压，能够增加骨痂和促进血管再生从而帮助骨愈合。单向加压在感染性肥大性骨不连的矫形中经常应用。对伴有广泛性感染或死骨的萎缩型骨不连，应切除感染节段和采用双向加压。如果皮肤质量较差，可清除死骨和应用外固定架固定，当皮肤状况改善和感染消退后，做皮质骨截骨和双向加压（图 59-17）。

框 59-1　Ilizarov 治疗形式
单边式
■ 加压
■ 持续牵张-加压
■ 牵张
■ 持续加压-牵张
双边式
■ 加压-牵张延长术
■ 牵张-加压搬移（骨搬移）
三边式
■ 多种组合

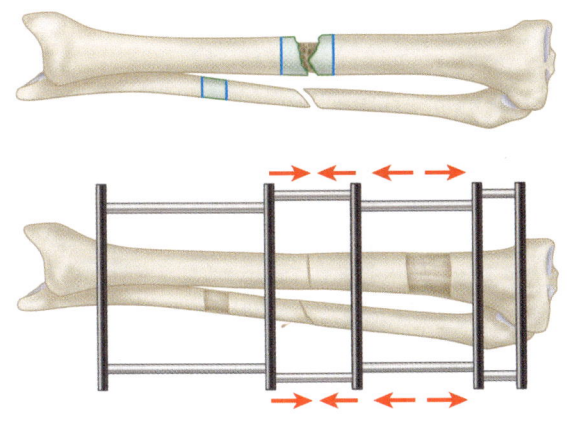

图 59-17　清创坏死骨和皮质切开术术后使用 Ilizarov 固定器进行双向治疗

将上述几种治疗感染性骨不连的方法联合应用可以治疗复杂性骨不连中各种并发症，而 Ilizarov 可同时治疗所有的并发症，包括成角、旋转、移位、短缩畸形或节段性骨缺失。虽然可以获得奇效，但是这种方法技术要求高，需要充分的训练和经验，医师应具有扎实的生物学基础和熟练的技术以保证安全有效地使用这种方法。

对 10°～15°的成角畸形可通过外固定架即刻矫正，而对比较严重的畸形则需逐步矫正。肥大型骨不连可逐步矫正后再加压，而对伴有短缩的萎缩型骨不连，可在骨不连处加压，并在同一骨的干骺端骨皮质截骨或截骨进行逐渐延伸。Ilizarov 已经证明在骨皮质截骨和逐步牵引延伸的过程中，骨和肢体的血管增生明显。可以相信骨皮质截骨可以起到与植骨同样的生物学效益。骨不连合并节段性骨缺损可通过骨皮质截骨和骨搬移治疗。骨搬移的两边在断端接触时通常需要新鲜的骨或植骨。根据缺损大小和预期生长停滞时间，骨移植可在应用固定架时使用或者生长停滞前使用。

复杂的畸形包括以下一种或几种，短缩、旋转、成角和移位。矫正这些畸形的次序可以不同，但一般应当优先恢复肢体的长度。当同时存在严重的成角和移位畸形时，很难评估旋转畸形，最好留在最后矫正。如最后矫正旋转，必须小心地调整外固定架，骨干应在固定架的中央，否则在最后矫正旋转时又会产生骨折端的移位，则需要重新对位。有意思的是，一些复杂的畸形可通过一个简单的铰链矫正，而某些简单的畸形则需较复杂的外固定架才能矫正。骨和软组织被延长的最大速度是每 24 小时 1mm。在矫正复杂畸形时，延长限度最大的组织在治疗过程中产生变化。在治疗的任何阶段，对最容易出问题的组织必须认真加以评估和监测。

Ilizarov 架可进行加压、延伸或两者同时进行，一处加压另一处延伸，认真评价畸形以便术前调试外固定架。确切的肢体前后位及侧位 X 线片图像是必需的。必须强调这些正交图像的重要性，因为这些片子常用于完全地显示平面上的特点及成角和移位畸形的程度。也可术前测定肢体尺寸，决定外固定架环的直径，以备手术前组装固定架。首先应判断该平面畸形移位程度，再决定外固定架的铰链和连接类型，最后决定铰链式连接点的确切位置。

（二）三维空间外架方法

较新的空间型外固定架 (spatial frame)(Smith and Nephew Richards, Memphis, TN) 目前带有计算机程序（图 59-18），简化了复杂畸形的矫正，帮助确定针、连接装置的确切位置。患者可以每天控制支架直到畸形被纠正。这些对于治疗肥大型骨不连、感染、软组织缺损、骨缺损、肢体延长都非常有效。很多学者报道了在感染和非感染性骨不连的成功应用。空间外架的应用已在第 53 章详细描述。

（三）骨皮质截骨

为延长肢体，有时需要做一种特殊的经皮骨皮质截骨术（图 59-18）。Paley 等采用的方法非常有效，他们用 5 mm 骨刀在骨皮质的内侧和外侧切开，由骨膜下延伸至后内侧和后外侧角。然后将骨刀旋转 90°楔形撬开骨皮质不完全截骨处，折断其余的后侧骨皮质。在后内及后外侧骨皮质用骨刀重复撬折，旋转上下外固定环使骨皮质完全骨折。这种骨皮质切开方法保留了骨内侧和骨外侧的软组织（骨膜和内骨膜血液循环）。在 X 线片，骨皮质截骨术看起来像是无移位的截骨术。

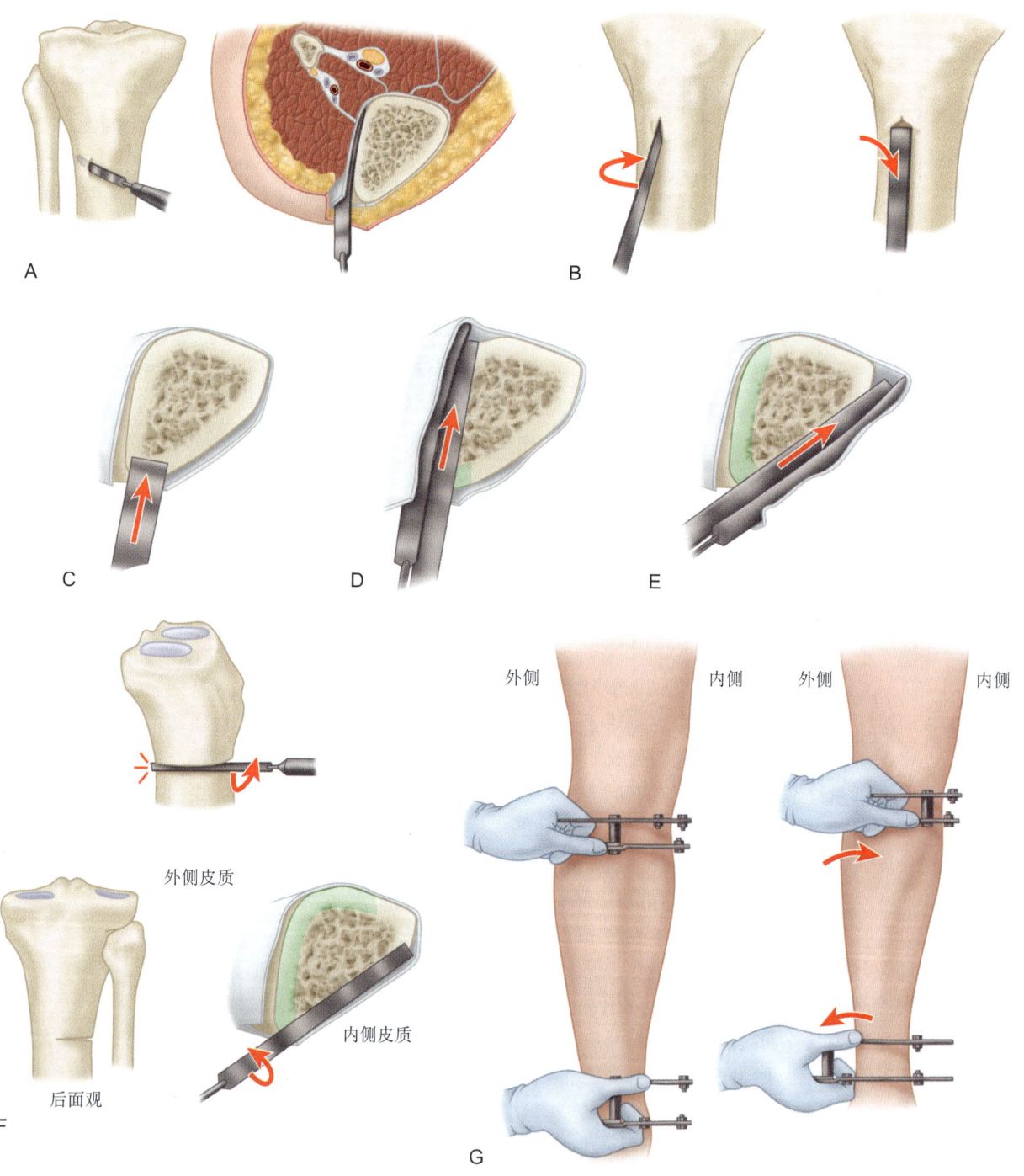

图 59-18 骨皮质截骨方法

A．做 1.5 cm 皮肤切口剥离骨膜；B．骨刀横向移动在前方骨皮质切出一骨槽；C．骨槽不要穿透髓腔；D．向内侧掀起骨膜以 5 mm 骨刀切开前外侧骨皮质至后外角；E．掀起前内骨膜切开前内侧骨皮质；F．将骨刀扭转 90°，使后内侧骨皮质裂开，再向后插入后外侧骨皮质并扭转；G．通过轻轻旋转外固定环形成骨折

第五节 各个部位骨不连

一、胫骨骨不连

骨不连最常见于胫骨。胫骨骨不连的发生率占所有胫骨骨折术后的 2%～15%，与损伤的严重程度和骨折分型密切有关。其他因素如骨折粉碎的程度、是否为开放骨折、软组织损伤程度、患者的生活条件（吸烟、营养状况、药物使用情况）等均有一定的影响。骨折的并发症，例如感染、骨筋膜隔室综合征也影响骨折的愈合。胫骨开放骨折的感染率高达 24%。

（一）内踝骨不连

内踝骨折偶尔会不愈合，特别是在闭合复位时。这些少见的骨不连手术治疗指征包括：① X 线片上未见到其他严重并发症，如创伤性关节炎；②损伤在 2 年以内。治疗方法一般包括骨不连切除、自体植骨和骨折块内固定。内踝骨不连疼痛时，可采用下述方法治疗：当骨不连近处硬化或已吸收，踝部近端较大足以保留踝穴，可切除远端骨折块，不必植骨（图 59-19）。当骨折块更大时，往往需要植骨和固定。建议使用双皮质螺钉，其更稳定且不易发生骨不连。

内踝远端骨块切除

手术技术 59-4

- 在内踝做一纵行切口，长 5cm，在切口同一条线上分开骨膜和三角韧带。
- 做骨膜下锐性和钝性分离，但不要横行切开骨膜以防切断胫后肌腱，去除远端骨折块。
- 关闭伤口。

术后处理 术后 3 周戴护踝开始负重。

滑移植骨术

手术技术 59-5

- 做前内侧弧形切口，长 10cm，显露骨不连。
- 向前及后侧转折骨膜，清除骨不连处的纤维组织，使骨折端新鲜，但不要去除深处边缘的骨组织。用刮匙小心掏空远端骨折块。
- 用电锯在近侧骨折端取长 4 cm、宽 1cm 的植骨片。
- 通过骨不连处将植骨片嵌入远侧骨折块内，在正常位置用螺钉固定远侧骨折块和植骨片（图 59-20）。
- X 线检查植骨片、螺钉和骨折块位置。
- 植骨处覆盖骨松质碎片，关闭伤口。

术后处理 自足趾至膝关节下的石膏固定。2 周后拆线换用行走石膏固定。此后 2 周允许部分负重，而后可完全负重。通常需 8～10 周，X 线片显示骨不连完全愈合后方可拆除石膏。

内踝骨不连植骨术

手术技术 59-6

(Banks)

- 做内侧纵行切口，显露骨不连，切口应该足够长（图 59-21）。准备为骨不连位置放置移植物。
- 去除部分骨质形成新的骨折面，造成一尖端指向踝关节面的楔形缺损，避免骨表面的损伤。

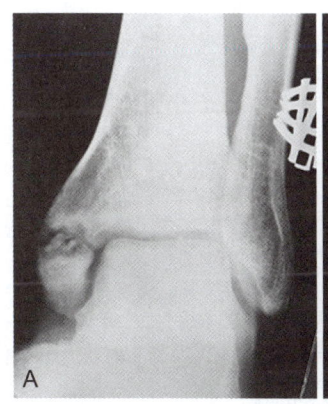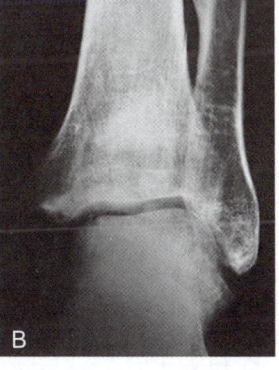

图 59-19 内侧踝关节切除术
A．内侧踝骨持续性骨不连；B．内踝切除后 7 年，踝关节稳定，但有轻微关节炎改变。如果踝关节稳定，这是内踝能够切除的最大骨量

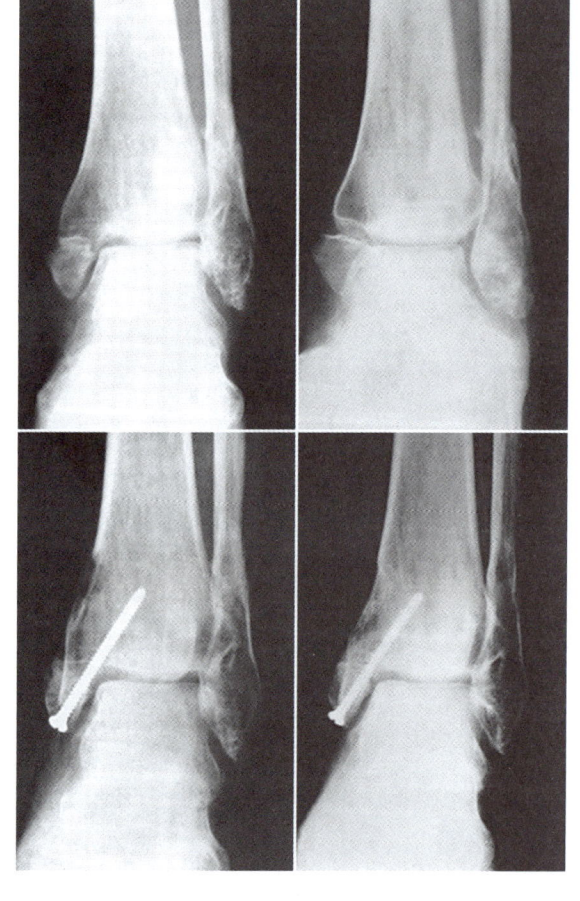

- 将骨折块复位后，用巾钳固定维持位置。
- 在伤口近侧胫骨干骺端开窗，取骨松质植入骨不连处。或者，可以使用圆形环钻来固定胫骨干骺端。
- 通过方形或圆形窗口取骨松质，填塞于骨不连的缺损处。
- 用 3.5 mm 皮层螺丝稳定内踝。螺钉应为双皮质，并可放置。如果它们不用作位置螺丝，则会延迟时间，如果缺陷不大，加压没有问题。
- 开窗处仍用原骨皮质覆盖，关闭伤口。

术后处理　同内踝骨滑移植骨术。

（二）胫骨干骨不连

许多方法对胫骨骨不连都有很高的治愈率。然而，由于胫骨是负重的骨干，其长度和对线对于膝关节和踝关节功能很重要，单纯的愈合或许不能使下肢功能得到满意恢复。适当情况下可采用钢板、髓内钉和外固定。

治疗方法的选择应当根据骨不连处血供是否丰富来确定，同时要考虑骨折端的对线是否满意。而对伴有骨缺损、感染或畸形的骨不连，应选用更复杂的手术。血管丰富型骨不连骨折端具有较强的愈合能力，通常不需要植骨，使用坚强固定例如加压

图 59-20　滑移植骨治疗内踝骨不连（见手术技术 59-5）

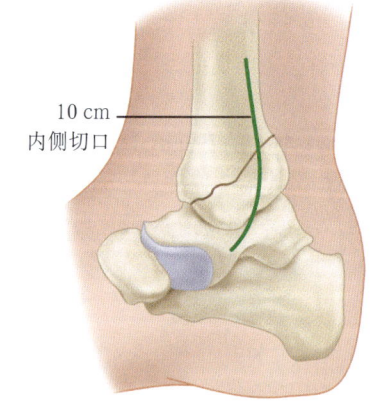
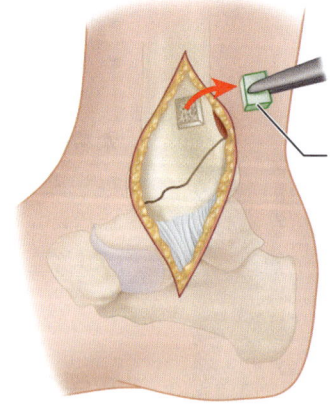

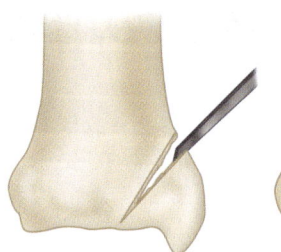
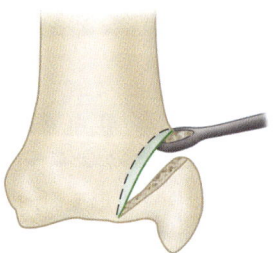
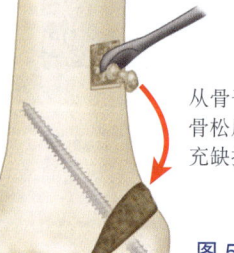

图 59-21　内踝骨不连植骨方法（详见手术技术 59-8）

钢板、髓内针或外固定一般就足够了。当肥大型骨不连出现以下情况时可考虑植骨：切开复位或固定时，存在缺损，或者患者本身有多种骨不连危险因素。对于缺血性骨不连，坚强固定是对于骨折断端去皮质化和植骨的补充手段。对于一些依从性不好的胫骨骨不连的患者，其合适的治疗方案仍然存在争议。

胫骨在治疗腓骨骨不连中的作用

在所有的胫骨骨折中，都应当考虑到腓骨的问题。当胫腓骨双骨折时，几乎总是腓骨首先愈合并成为应力遮挡结构，从而使胫骨的负重减少，腓骨未骨折也会阻碍胫骨的复位和负重。部分腓骨切除，可使胫骨紧密对合和负重，促进愈合。我们不会采用单独的腓骨切除术，但对腓骨做出评价非常重要，尤其是考虑到动力化或者更换螺钉的胫骨骨不连患者。

这种手术技术简便，并发症很少，截除的腓骨段长约 2.5cm，如截除的腓骨很小，它会在胫骨连接以前愈合。

后外侧植骨术（图 59-22）

在胫骨骨折感染或有广泛的骨丢失时，建议应用这种方法，平均术后 5～7 个月的愈合率为 80%～97%。后外侧植骨的优点是简便、非破坏性操作和成功率高。

手术技术 59-7

- 患者俯卧位，上止血带，在腓骨后方 1～2 cm 做纵行切口，平行于腓骨，显露所需长度，使在骨不连处上下各显露 4～5cm。
- 分开皮下组织，找出比目鱼肌群与腓骨肌群之间的深筋膜。
- 掀起长屈肌及比目鱼肌的腓骨起点，并由骨间膜掀起胫后肌的起点。
- 切断其余的胫后肌起点以及由腓骨切断长屈肌。
- 向内侧牵开肌肉内的胫后动脉和静脉，但不必显露。注意不要破坏纤维连接和穿通骨间膜。
- 使用骨凿，去除胫腓骨不连处近端和远端的骨（薄片）。
- 用骨凿取腓骨中段。
- 准备腓骨内侧植骨面。从髂嵴取多条骨松质，植于骨间膜及骨面上。
- 30°内旋位 X 线确定植骨位置满意。
- 放置引流条，松弛间断缝合深筋膜固定植骨块，常规缝合皮肤，加压包扎。

术后处理 一般 3 d 内，当肿胀消退后去除敷料。负重取决于骨不连处的稳定性和固定物的位置。绝大多数患者最初是限制其负重，有愈合表现时逐渐负重。

前侧中央间室植骨（图 59-23）

Ryzeweicz 等报道了 24 例经过中央植骨的患者，在小腿前后间室之间植骨，可以使腓骨和胫骨之间产生骨连接，研究表明这个方法相比较于后外侧植骨愈合较快并且需要更少的手术次数。当后外侧软组织条件差时，前侧中央植骨可能是一个好的优先选择。

手术技术 59-8

- 患者仰卧。患侧肢体和同侧髂嵴消毒，应用止血带。
- 在腓骨前侧，伸肌腱与腓骨长短肌之间做一切口。避免损伤体表的腓浅神经。
- 钝性剥离至前骨筋膜隔室。
- 剥离胫骨前侧骨不连远、近端骨膜。
- 继续剥离，分离骨间膜，至胫骨骨膜一层。
- 显露腓骨内侧。
- 除非存在滑膜假关节或需要调整力线，不干扰骨不连部位。
- 将自体骨松质移植到这个"中央空间"中。

术后处理 术后处理同后外侧植骨。

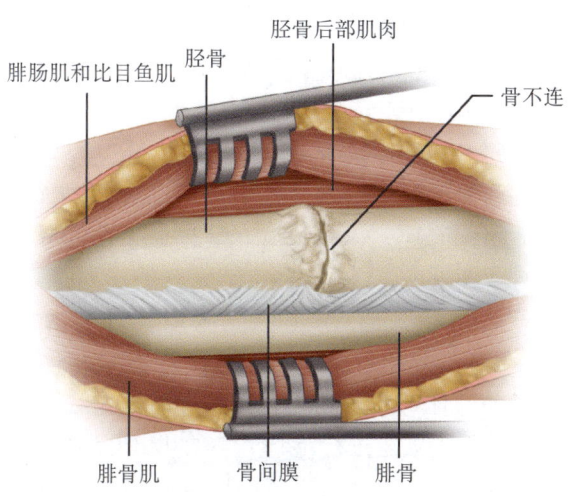

图 59-22　后外侧骨移植
胫骨和筋膜已经拉向后外方。胫骨（或胫骨和筋膜）的后方被剥离并用自体髂骨移植（未显示）

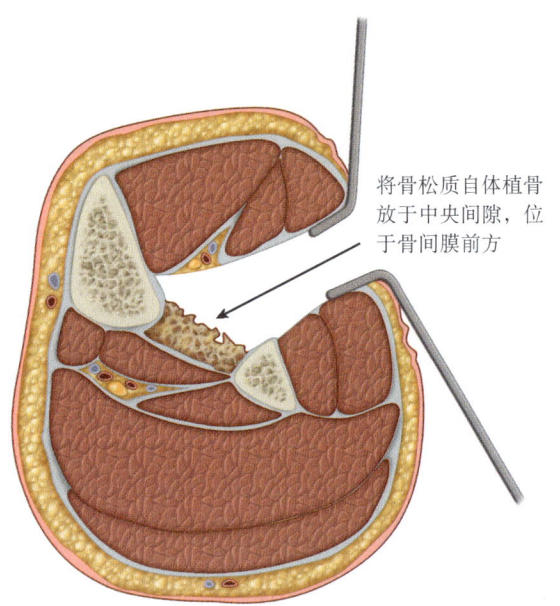

图 59-23 中央植骨。横截面通过胫骨中部，显示出接近和消退的间隔。骨膜瓣向胫骨方向，向后抬起，并且骨间膜被从活体分离，创建移植物放置的中心空间

（重绘自：Ryzewicz M, Morgan SJ, Lindford E, et al: Central bonegraft for nonunion offractures of the tibia. A retrospective series. J BoneJoint Surg 91B:522, 2009.）版权属于骨与关节外科编辑委员会（British Editorial Society of Bone and Joint Surgery）

将骨松质自体植骨放于中央间隙，位于骨间膜前方

经皮骨髓注射

骨髓治疗骨不连的想法基于应用骨髓进行其他疾病的治疗。相对于一般的自体植骨方法，经皮骨髓注射操作简单，并发症少。但是并不能替代骨折固定。需要时，石膏、支具、钢板、外固定或闭合髓内针固定仍要使用。使用骨髓注射，愈合率为80%。骨髓注射的最佳应用是防止延迟愈合发展成骨不连。Kettunen 等发现经皮骨髓注射与切开复位一样有效，甚至优于植骨手术，降低了植骨部位的发病率并减少了费用。

Hernigou 等报道造血干细胞的多向性和分化性，但是在吸烟、饮酒及使用类固醇药物的患者，其细胞多向性减退了。旋转提取供区能够增加细胞的多向性细胞。他们指出骨不连愈合与可注入的造血干细胞数量（浓度）有关联。

Brinker 等报道了一系列胫骨远端干骺端骨不连或者钢板固定骨不连的患者。在 11 例骨髓移植的骨折中有 9 例愈合，由于会增加费用，骨髓移植的作用还不完全清楚。

手术技术 59-9

（Connolly 等，Brinker 等）

- 在全麻下吸取和注射骨髓。
- 患者俯卧于手术台上，仰卧暴露髂嵴。
- 在髂骨翼部做一个（2～3mm）的切口，在髂骨后翼插入骨髓抽针（11～16 号）
- 至少 40～150ml 骨髓，骨髓应分为若干等分（<5ml）。
- 为避免凝血使用肝素化注射器。
- 在 X 线监视下，使用 18 号针定位，首先在骨不连处做一微小伤口。将穿刺针插入延迟愈合和骨不连处注射骨髓，注射点选在血供丰富的骨髓和肌腱的结合处。

（三）内固定

内固定的优点在于能够矫正畸形和促进骨不连愈合。根据将要矫正的畸形程度、骨折间隙的大小、是否存在感染和骨折端的血供而选择不同的内固定方法。

许多医师选择闭合扩髓带锁髓内钉治疗胫骨骨不连。锁定、静力锁定还是动力锁定，还存在争议，其作用与腓骨截骨相关。如果是闭合操作，骨膜血供增加，铰刀可增加骨膜下的骨质，有助于愈合。如已用了相当长时间的外固定时特别要加以注意。有报道外固定针使用超过 2 周后再用髓内针固定会增加感染的机会。在置入髓内钉前应根除感染，使用抗生素杆。闭合插入带锁髓内钉固定最好用于经石膏固定的闭合性骨折，其两端的髓腔仍然很近，而在"刺刀型"移位时，则需要切开复位。大部分骨干的骨不连都可用扩髓髓内针固定，其愈合率高。闭合扩髓带锁髓内钉技术在第 53 章中详述，髓内钉治疗骨不连可以合并使用假肢。

胫骨骨折髓内钉内固定术后不愈合可以采取更换髓内钉治疗。Swanson 等报道无菌性胫骨骨不连 98% 的愈合率，至少有 50% 的皮质接触。所有无菌性骨不连类型包括：萎缩（4）和营养不良（25）。由于考虑腓骨阻挡胫骨轴向加压，4 名患者进行腓骨截骨动力化预防胫骨不愈合（图 59-24）。4 名患者进行随访，整个队列愈合平均时间为 4.8 个月。高年资医师进行内分泌或代谢异常疾病治疗。

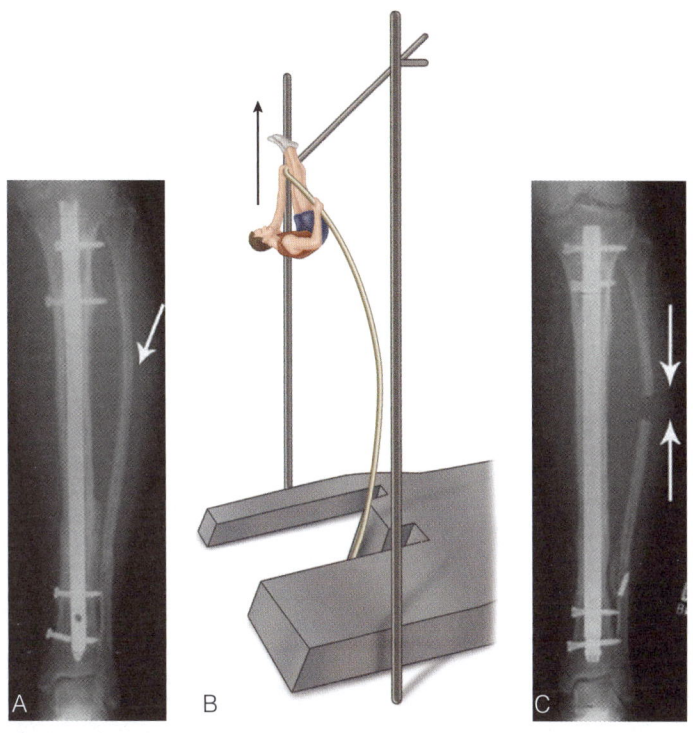

图 59-24　腓骨截断术和更换髓内钉

A．胫骨骨折术后 64 个月骨不连，术后 26 个月更换髓内钉的正位 X 线片。远端锁定断裂，腓骨明显呈弓形（箭头处）。B．轴向负荷足以损坏螺钉。弓形的腓骨可能提供一个分离的力量，类似于撑竿跳的反弹力，这可能是导致骨折愈合失败的原因。C．更换髓内钉和腓骨截骨术后 6 个月，患者有骨性愈合。箭头指示，腓骨截骨后分离力消失，断段实现加压

（引自：Swanson EA, Garrard EC, O'Connor DP, Brinker MR：Results of a systematic approach to exchange nailing for the treatment of aseptic tibial nonunions, J Orthop Trauma 29：28, 2015.）

胫骨更换髓内钉技术

手术技术 59-10

- 患者取仰卧位。
- 取出髓内钉。
- 腓骨截骨（如果术前发现腓骨承受轴向压力，X 线片显示腓骨"弯曲"）；去除大约 2cm 的腓骨。
- 矫正胫骨畸形。
- 胫骨逐渐扩髓，使更换的髓内钉较之前髓内钉至少粗 2mm。
- 扩髓的直径要大于髓内钉直径 1mm（这是考虑到不同厂家的髓内钉的新式锁定方式）。
- 首先锁定远端螺钉。
- 通过反向敲击髓内钉或使用髓内钉内部加压装置对骨不连区域加压。
- 在骨折近端或远端，增加锁定螺钉。还要考虑在髓内钉周围放置阻挡螺钉来增加骨折稳定性。

术后处理　术后可立即开始踝膝关节运动，可步行，并鼓励负重。

钢板固定

钢板固定在张力侧，通过加压胫骨骨不连区域达到愈合。令人满意的切开复位，充分暴露，并加入骨移植物促进骨折愈合。但是应该注意，不要过多破坏胫骨血供。尽可能使用拉力螺钉技术。钢板应该预弯从而更好贴服骨面，而不要过度清除骨痂。此项技术最大的风险仍然是感染和植入失败，有感染的患者不能进行手术。当骨折远端非常小或骨质疏松可以使用锁定钢板或角钢板。

（四）外固定

胫骨骨不连容易发生感染，外固定架是非常理想的选择。经皮外固定不干扰骨折部位，并可矫正多种畸形，通过骨搬移技术桥接较大的缺损。采用动力轴型外固定架治愈率达 94%。据报道，Ilizarov 外固定架对复杂骨不连也有很高的治愈率。Taylor Spatial Frame (Smith & Nephew, Memphis, TN) 和必要的植骨治疗患者同样获得满意的疗效。

目前，CT 检查有利于判断胫骨骨不连。CT

检查可以明确哪些骨折为延迟愈合,可以不通过外科干预达到愈合;对于那些CT检查为不愈合的骨折可需要通过外科干预使之达到愈合。即使存在内植物情况下,CT查对于评估骨折的愈合也十分有用,然其特异性较低(62%)。骨科医师必须注意:即使CT检查显示不愈合,骨折也许已经愈合了,只有通过外科手术才能确定骨折是否愈合。来自SPRINT的数据表明,一定时间内没有采取干预,很多胫骨骨折可以愈合。研究发现预测一些骨不连的因素及早期治疗的指征。

二、腓骨骨不连

(一) 外踝骨不连

外踝骨不连一般不需要处理。外踝骨不连未出现骨折块移位者无临床症状,有些最终自然愈合。外踝骨不连本身不会引起创伤性关节炎或其他异常,因此也不会影响踝关节的最终治疗结果。

(二) 腓骨干骨不连

成人腓骨骨不连较少见。无症状及要求较低的患者可以采取非手术治疗。有明显症状的患者可以考虑用内固定加植骨术或者在骨不连处以上(2~5 cm)行部分腓骨切除术。在透视引导下的诊断性注射布比卡因(丁哌卡因)有助于决定患者是否能从下一步治疗骨不连过程中获得益处。

三、髌骨骨不连

髌骨骨不连较少见。新鲜的粉碎性骨折可切除小骨折块以消除骨不连发生的可能性,若非粉碎性骨折,内固定后通常可以愈合。

如骨不连中骨折片位置较好,通过纤维连接也能获得满意的功能。晚期关节炎的严重程度与髌骨关节面不平整相关,分离的骨折片是髌骨部分或全部切除的指征,同新鲜髌骨骨折一样。

四、股骨骨不连

过去,股骨的骨不连相对少见。自从应用现代的髓内钉技术后,闭合骨折的愈合率接近99%。由于急性股骨骨折的治疗方式几乎只有手术一种,因此,股骨骨不连可见某种内固定在位。

(一) 股骨髁上

尽管髓内钉治疗闭合的股骨干骨折愈合率为99%,骨不连仍是股骨髁上骨折的问题。当在髁上区域发生不愈合时,就很难再获得愈合。小的髁上骨折可以通过以下方法治疗。

1. **钢板(股骨远端锁定板或钢板)** 如果存在明显的粉碎性骨折可以通过股肌下入路加置一块内侧钢板。骨移植可用于萎缩或营养不良骨不连的治疗。

2. **髓内钉技术** 该技术增加了我们获得稳定的远端固定的能力。髓内钉也可以和钢板联合使用。骨移植用于萎缩或营养不良型骨不连。

3. **成形术** 或者考虑肿瘤假体的全膝关节置换术(图59-25)。关节置换术的潜在优势是承重。

外固定在髁上骨不连治疗中的作用有限。

(二) 股骨干骨不连

开放性骨折髓内钉治疗后骨不连的高危因素有延迟负重和吸烟。治疗骨不连合并髓内钉采用原位骨移植,去除锁钉动力化或更换。Swanson等最近报道了无菌性骨不连一个100%的愈合率(图59-26)。50例骨折中有7例萎缩。所有更换髓内钉的直径至少比之前钉子大2mm,6例更换髓内钉的病例选择了与初次手术相反的置钉方向(顺行或逆行),以增加较小的近端或远端的稳定性。50例患者中有14例有动力学和内分泌或代谢异常,需要寻求资深医师治疗。平均愈合时间是7个月。用于股骨髓内钉的技术见第54章。据有些学者报道,更换髓内钉技术在股骨干端区域不一定有效。另一种技术在股骨远端干骺端有效或者钢板优于髓内钉(图59-27)。该技术可以与骨移植联合使用。

历史上,Judet和Patel等报道,195例股骨骨不连的患者,接受去硬化皮质术和钢板螺钉内固定或髓内固定,治疗效果优异。如果可能,应实现骨不连的加压。在一少部分去皮质术不满意的患者,植入髂骨松质骨或胫骨皮质骨。一次手术后,不愈合的只有9例(4.6%)。

股骨缺损可使用髓内钉联合自体骨移植治疗。部分负重直至移植骨有愈合表现。Johnson和Urist报道,使用人骨形成蛋白和同种异体骨移植

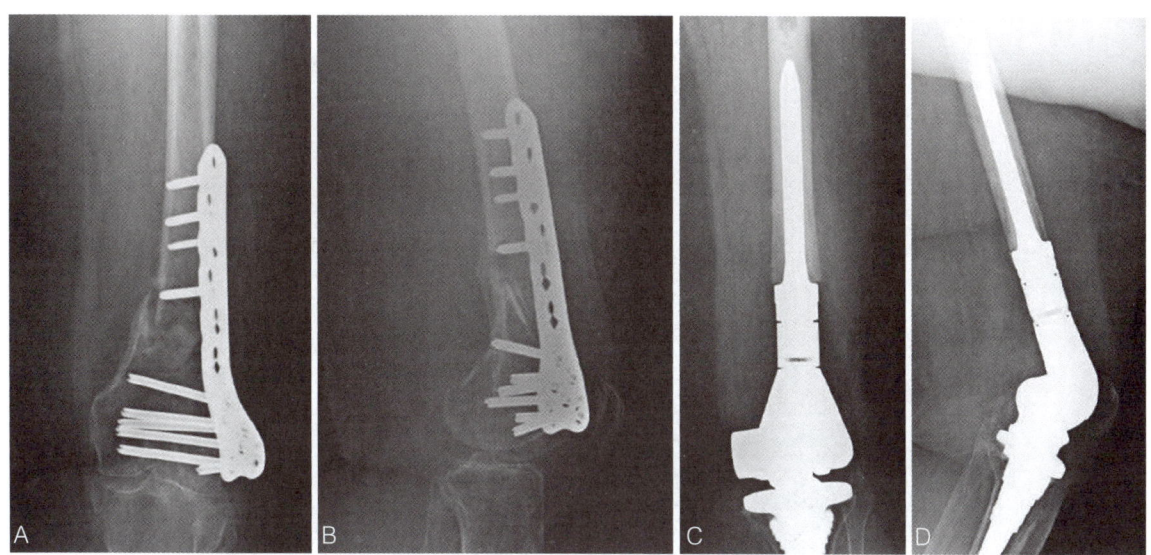

图 59-25 关节置换术治疗股骨远端骨不连
A 和 B. 股骨远端骨不连的 X 射线照片；C 和 D. 用关节成形术治疗后使用肿瘤假体

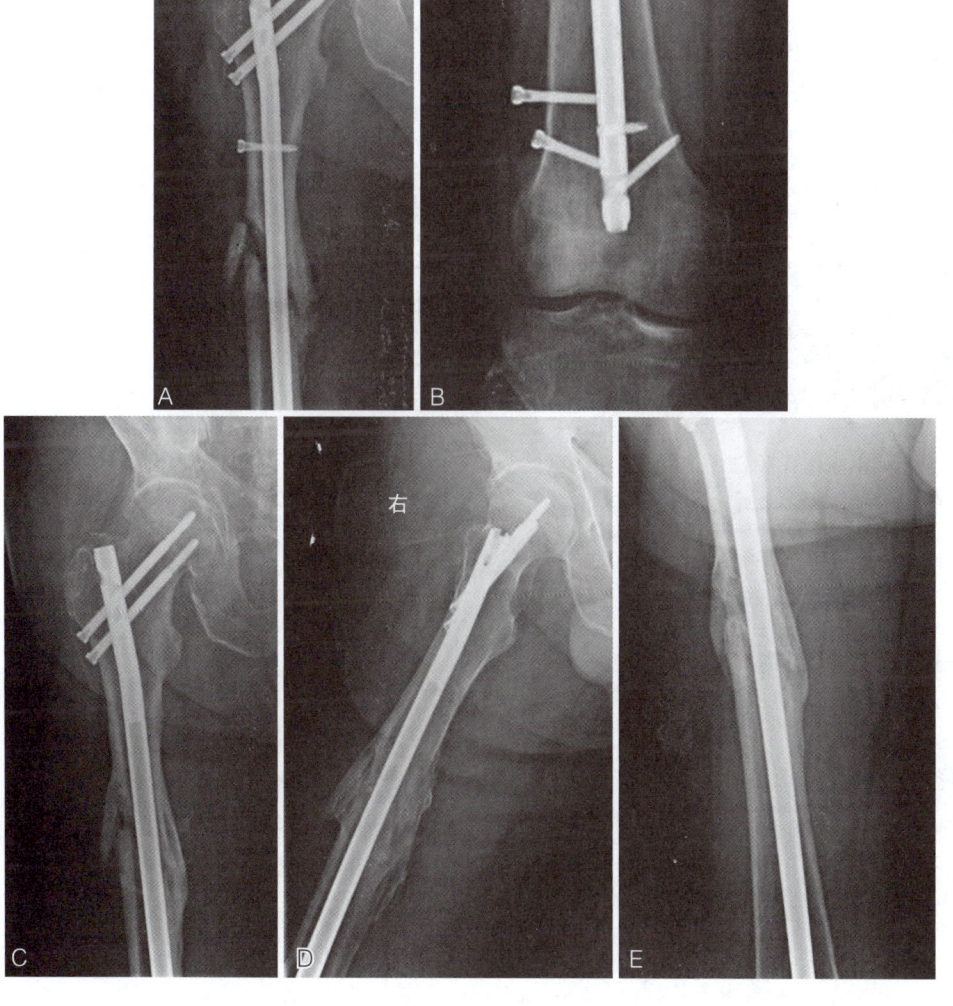

图 59-26 更换股骨髓内钉

A. 股骨不连 X 线片；B. 远端螺钉断裂；C～E. 更换髓内钉治疗

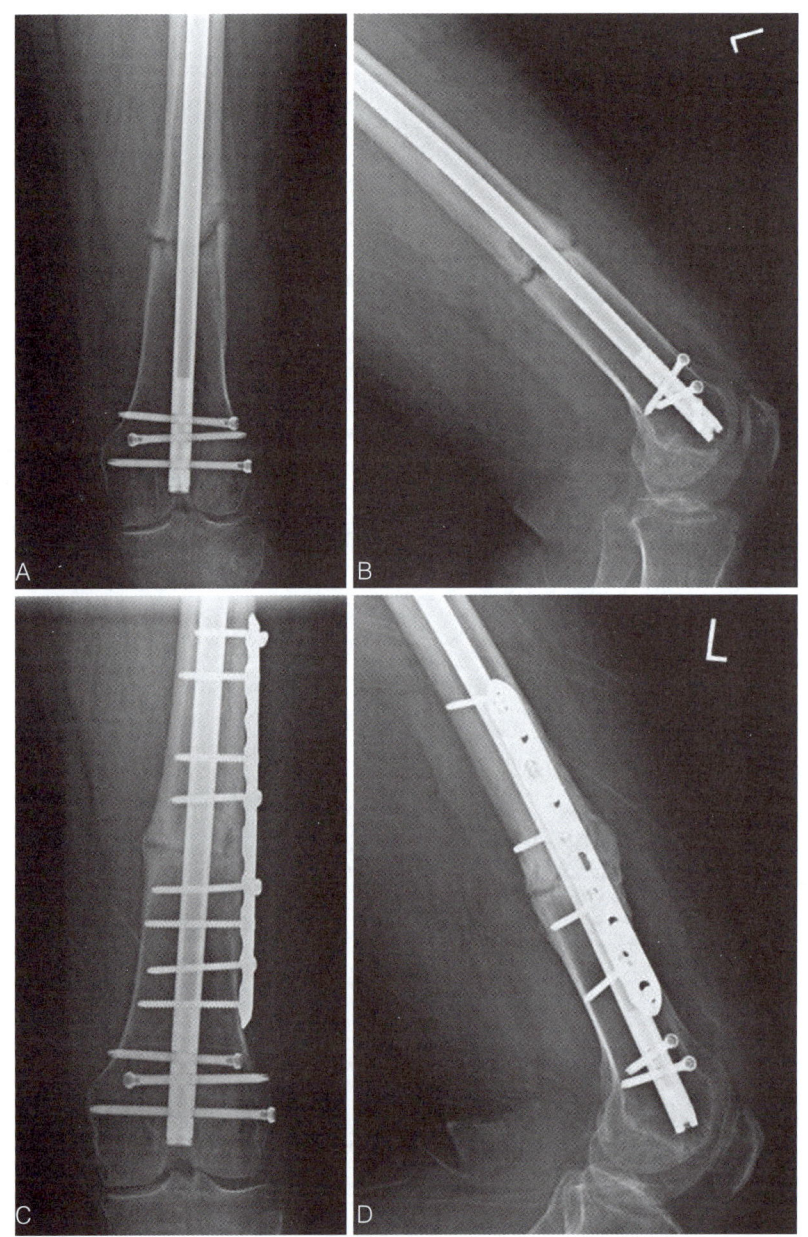

图 59-27　联合髓内钉和钢板治疗股骨远端骨折骨不连
A 和 B. 逆行髓内钉治疗股骨远端骨折骨不连的 X 线照片；C 和 D. 经髓内钉、钢板和骨移植治疗

治疗股骨骨不连效果良好。大段的缺损也可以使用 Ilizarov 外固定架行骨搬移治疗。此技术尤其适用于感染性骨不连清除术引流后。

（三）粗隆间和粗隆下骨不连

粗隆下骨不连常用髓内钉或者钢板固定，粗隆下骨不连治疗技术详见 54 章，必要时需要矫正。根据骨不连的性质行骨移植，钢板也可用于此区域的骨不连（图 59-28）。

（四）股骨颈骨不连

股骨颈骨不连的发生率仍高达 10%～30%，促使骨不连发生的因素有血供不足、复位不良和固定不牢固。CT 重建有助于骨不连的诊断。

正确的治疗取决于患者的年龄和体质状况、股骨血供、股骨颈吸收程度和骨不连的时间。大多数患者 60 岁以上，可能不适合手术治疗，严重的骨质疏松降低了内固定效果，长期骨不连可使

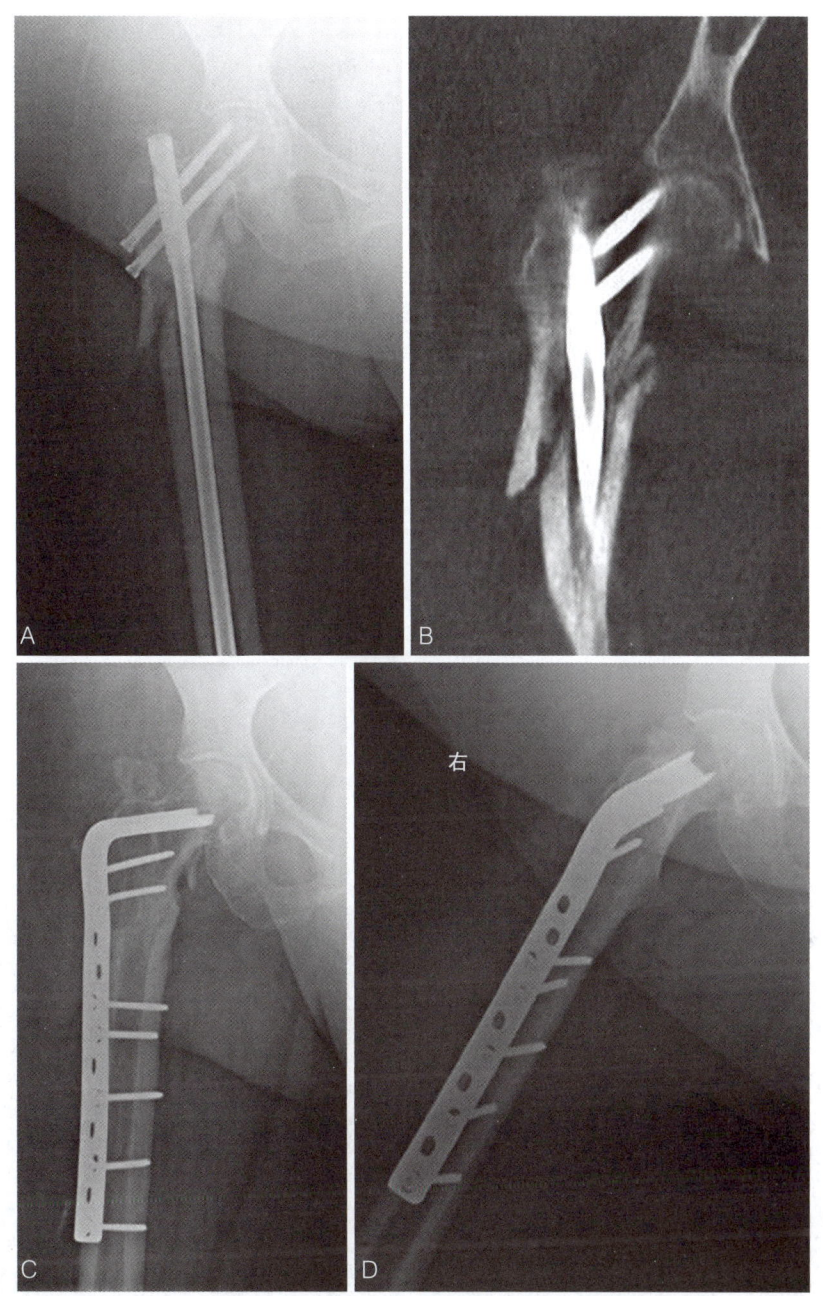

图 59-28　用角钢板治疗反粗隆间骨折

A. 股骨近端 X 线片；B. 近端股骨不愈合的计算机断层扫描；C 和 D. 外翻股骨截骨术和接骨板固定的 X 线片

肌肉挛缩、阻碍适当的延长，髋臼软骨也可能严重破坏。

有应用游离带血管腓骨移植年龄小于 50 岁成功的报道。这项手术要求高，只在全美几个大的医疗中心才能进行。

股骨颈骨不连手术治疗分类可以分为 3 大类：①外翻转子间截骨术；②假体置换（半关节成形术或者全关节置换）；③关节融合术。

一般治疗原则如下：

1. <60 岁成人骨不连股骨头有血供时可行外翻转子间截骨术（图 59-29），此手术将骨折剪切力转变为压力。

2. 儿童或者 21 岁以下成人骨不连，股骨头已失去血供，可行关节融合术。特殊情况下可用股骨头或者全髋关节置换。

3. 21～60 岁的成人，股骨头已无血供，可根据患者情况和医师经验，选择全髋成形术或关节融合术。50岁以上或者坐位工作者极少用关节融合术。

4. 对60岁以上患者，不管股骨头是否有血供，通常行半关节形术或全髋关节置换术。

截骨术

股骨外翻转子间截骨术为经过小粗隆或在小粗隆下方成角截骨，此截骨术的力学优势在于将骨折处的剪切力转化为压力，以期望提高骨折愈合的微环境，本术式的一个严重缺点是不能将股骨头、颈置于极度外翻位。因在大粗隆受外展肌牵拉而股骨头作为支点时，股骨头、颈置于极度外翻位将缩短粗隆与股骨头之间的力臂。在1935年Pauwels就提醒医师注意这个力学问题。有时必须用外展位来治疗股骨颈骨不连或加速粗隆间粉碎性骨折的愈合，但是这容易导致正常的股骨头退变或已经骨折的股骨头发生缺血性坏死。另外，有报道发现，因外翻截骨使患者持续地跛行，最终导致功能不佳。

股骨外翻转子间截骨术适用于股骨颈骨折骨不连但还有血供，股骨颈完好的儿童和60岁以下的成人，截骨的效果与术前骨不连的力学生理状况有关：有血供能够愈合时，术后功能接近正常；而骨结构越不正常时，效果也越不理想。一些截骨术后1年功能优或良者，在3~5年后因关节炎改变而引起功能降低。股骨外翻转子间截骨术通过角钢板牢固固定，文献报道愈合率在86%~88%。

假体置换

目前还没有明确规定假体置换的指征。通常用于老年人，除非有特殊情况，50岁以下者很少使用。通常用于急性骨折（第55章）而非治疗其并发症，偶尔也用于50~60岁的患者，股骨颈骨折可愈合或尚未愈合，但股骨头血供丧失且不愿接受关节融

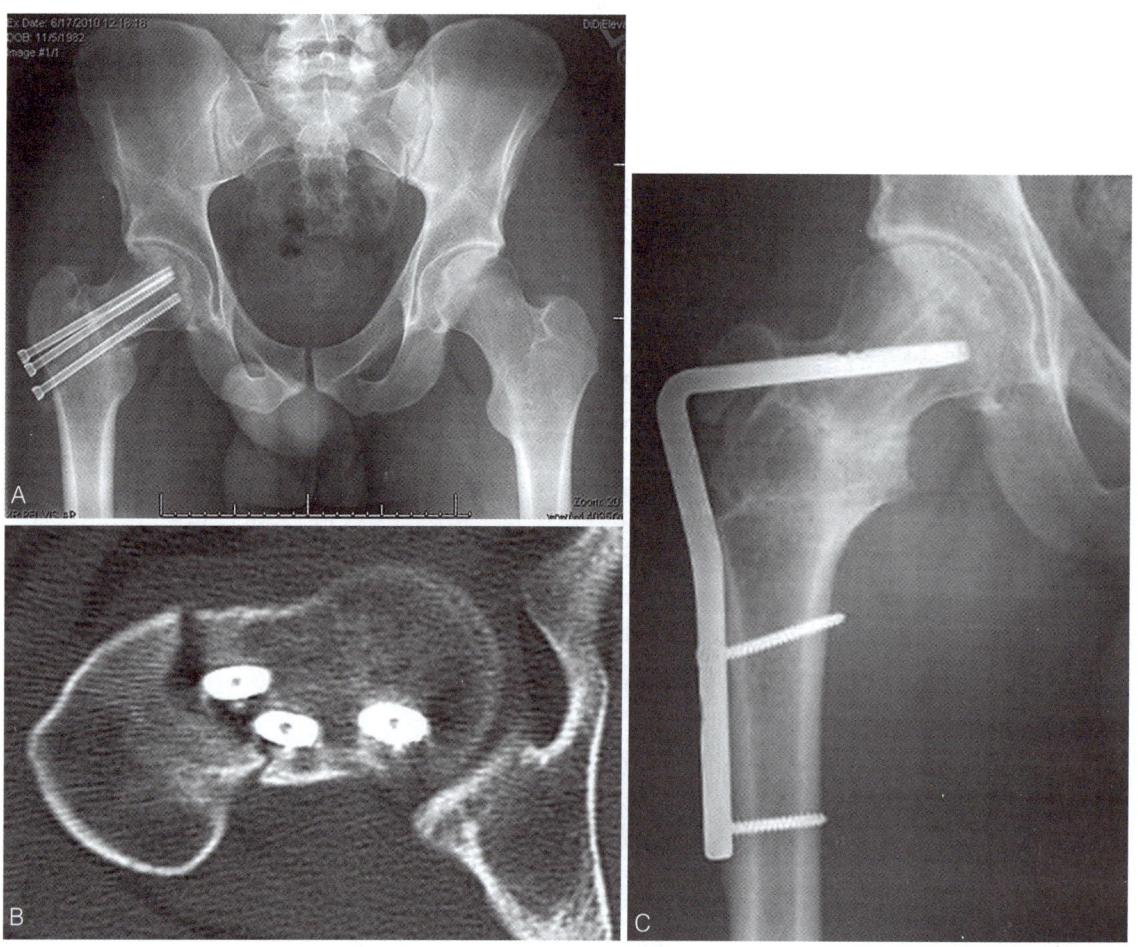

图59-29　股骨颈骨不连

前后位X线片（A）和计算机断层扫描（B）；C.愈合后用角钢板固定（由David Templeman, MD, Minneapolis, MN提供）

合者。原发或创伤性髋关节炎不是股骨头假体置换的应用指征，最好用全髋置换（第3章）或关节融合术（第5章）。

急性股骨颈骨折行关节置换术的并发症发生率增高，股骨颈和粗隆间骨折半髋和全髋关节置换术后并发症的处理参见第3章。

关节融合

Gill认为股骨颈骨不连关节融合的优点在于解除患肢疼痛、负重时稳定，成为有用的下肢。对50岁以下从事体力劳动的成人，作者有时推荐用关节融合，手术方法参见第5章。

五、骨盆和髋臼

确实存在骨盆骨折的延迟愈合和骨不连的病例，且需要治疗。Pennal 和 Massish 按所受暴力方向将骨折分为3类：前后挤压、侧方挤压和垂直剪切。症状和体征多为疼痛、跛行、不稳定和畸形中的一种或数种。可以根据骨盆的前后位、出口位和入口位来评估畸形。

CT 有助于明确骨盆骨不连诊断及术前详细计划，Pennal 和 Massiah 研究表明在骶髂部骨折多为缺血型，而骨盆其他部位血管丰富型骨折更为常见（图59-30）。骨不连的原因多是由于骨折块不能很好地复位和稳定，固定不牢。42例骨盆骨不连中24例采用非手术治疗，仅5例能从事受伤前的工作。其中16位患者接受了骨移植术并固定了不稳定的骨盆。只有一例患者在骨性愈合后恢复工作的能力，其他患者重返伤前的工作岗位。

Mears 和 Velyvis 报道，使用骨移植术和重建治疗骨不连，79% 效果优异，21% 效果满意。骨不连的患者，力线不稳定和异位骨化的效果最差。我们推荐切开复位内固定和骨移植治疗绝大多数的骨盆骨不连。

髋臼骨不连很少见，常见的原因是移位大和未复位的髋臼骨折。Letournel 和 Judet 报道，在 569 例固定髋臼骨折的患者中，只有 4 例发生骨不连。一例骨不连是横行移位（横行、后壁横行、T 行）其下一步的重建术（全髋关节置换术）非常难。

六、锁骨骨不连

锁骨骨不连的发生率比以前有所增加。锁骨远端骨折虽然易发骨不连，但锁骨中段骨折发生率更高，所以锁骨中段骨不连更常见。现在波形钢板和低切迹的锁骨钢板可以用于治疗锁骨骨折。

只在患者具有明显症状时才考虑手术治疗。锁骨中1/3骨不连且有症状时，可钢板固定髂骨植骨（图59-31）。如果手术部位骨量足够，则不需要自体骨移植。

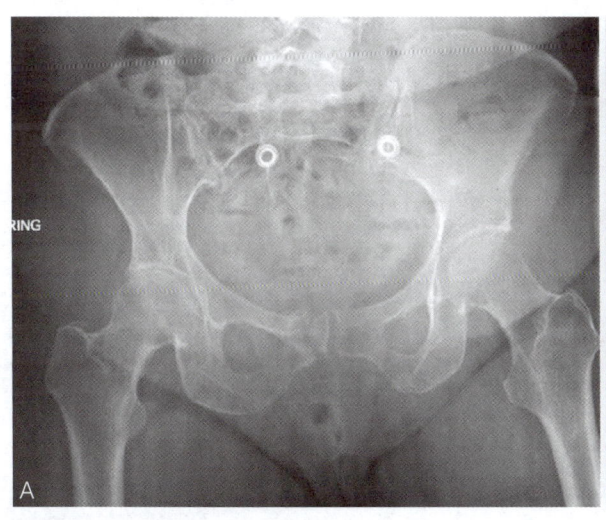
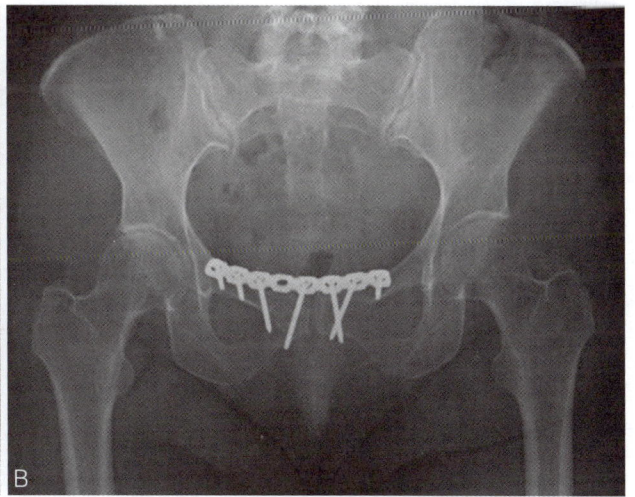

图 59-30　用钢板治疗骨盆骨不连（耻骨联合肥大型骨不连）
A. 骨盆（耻骨联合）骨不连的 X 线片；B. 钢板内固定治疗

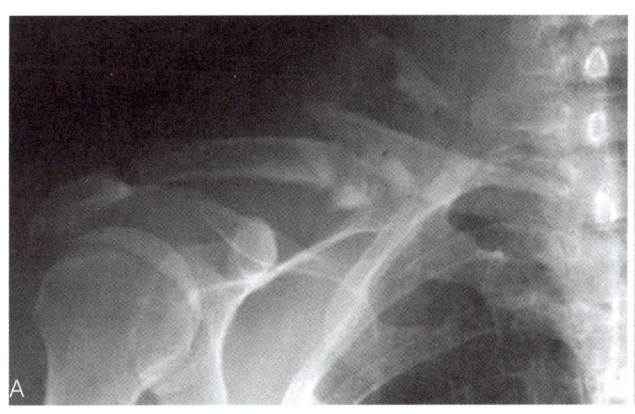
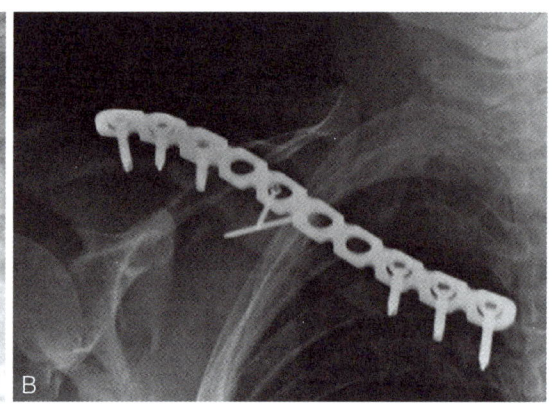

图 59-31 用钢板固定和骨移植治疗锁骨（不愈合）
A. 锁骨骨不连的 X 线片；B. 钢板固定和骨移植治疗后

锁骨钢板固定和植骨

手术技术 59-11

- 取平行于锁骨略远侧的切口，切开骨膜，并将不规则部位的内侧和外侧的锁骨剥离。
- 钢板固定可能更先进，但这两种方法各有优缺点，使用预处理的钢板，允许在骨折的每一侧皮质至少有 6 个固定点。或者，可以使用 3.5mm 的动态压缩，将局部骨质或自体松质骨移植到骨不连周围并缝合伤口。

术后处理 用肩关节支具固定 1~2 周，开始轻微活动和钟摆锻炼，保持肩关节的活动度。随着骨折愈合，增加活动量。

七、肱骨骨不连

（一）肱骨近端骨不连

大部分肱骨近端骨不连是外科颈 2 部分骨折。锁定钢板结合髓内同种异体植骨（肥大型骨不连和营养不良型骨不连）和自体骨移植（萎缩性骨不连）治疗肱骨近端骨不连取得了极好的疗效，尤其对于骨质疏松患者。肱骨近端锁定钢板优于传统钢板的地方在于，它是低切迹，有更强的抗扭转力和刚度，并且允许近端多平面置入锁钉，可给予疏松骨折更牢固的固定。肩关节置换能明显地缓解疼痛和提高活动度，但当有原发性骨关节炎的时候疼痛又开始出现。反肩置换术作为对三角肌要求较低的老年患者肱骨近端骨折骨不连的一种补救性治疗，同样在临床得到成功应用。

（二）肱骨干骨不连

肱骨干骨不连经常发生，约占肱骨骨折的 10%。骨不连常见于近端中部的骨干，特别是螺旋形或斜行骨折。牵引、重叠、软组织嵌入或者骨缺失造成骨折端分离。粉碎性骨折造成血供受损。在治疗时必须考虑骨不连的种类和患者的年龄、一般状况。大多数患者适应手术矫正畸形和恢复功能，但老年人有骨质疏松者，宁可接受假关节所致的功能减少，也不必冒险切开复位内固定。轻量级的矫形支具足以使肱骨恢复最大功能，避免进一步的治疗。

大多数肱骨骨不连可用切开复位和加压钢板固定治疗，这种方法的愈合率达 90%。应用异体腓骨植入髓腔内可提高稳定性和愈合率。用髓内钉固定治疗骨不愈合也是有效的。但更换髓内钉则并不像其他部位那样有效。如切开不连断端则应取髂骨植骨。最近的研究表明，自体骨松质移植在治疗肱骨骨不连中可能不是常规的必要条件。Lin 等报道了用钢板固定和移植同种异体骨治疗的 31 例萎缩性骨不连中愈合率达 100%。Hierholzer 等报道钢板固定和脱钙骨移植治疗 32 例萎缩性骨不连治愈合率达到了 97%。Willes 等报道了 20 例萎缩性骨不连患者用髓内支架同种异体移植物治疗的愈合率达 95%。

治疗肱骨干的骨缺损比治疗远端骨缺损更容易。肱骨干对缺损导致的缩短的耐受性大，即使缩短 3cm，骨移植和适当固定就可以达到很好的治疗效果。

大段骨缺损可用腓骨移植桥接，植骨块的远

端固定在肱骨髁具有更长骨骺端的部分,一般放在外侧(此远侧骨折端至少能够旋入 2 枚螺钉固定)。正常干骺端的扩展部可植骼骨(图 59-32)。Ilizarov 骨搬移方法也可用于伴有骨缺失的肱骨骨不连及感染。

(三)肱骨远端骨不连

肱骨髁上骨不连的原因是骨折初始固定不稳定。许多患者治疗肱骨远端骨不连都期望能够愈合;然而,大多数人都存在后遗症。一些骨不连延伸到肱骨滑车预后较其他类型的后果要差很多,尽管最终骨折可愈合。在大多数肱骨髁上骨不连,都需要行内固定、植骨、关节挛缩的松解、如果之前的移位有症状的话行尺神经前置或松解术。骨不连的愈合要优先于关节的活动度。关节的活动度在骨不连愈合后可以通过理疗、动力化支具或者关节囊松解进行治疗。Mitsunagase、Bryan 和 Linscheid 报道 32 例肱骨远端髁上或髁间骨不连,25 例切开复位、内固定和植骨,但 6 例需再次植骨或内固定,7 例全肘关节置换术,其中 2 例假体松动而再次手术。骨折愈合后疼痛减轻,肘关节功能良好,而全肘关节置换仅能作为一种补救措施。Sanders 和 Sacketta 推荐用钢板螺钉内固定和植骨治疗肱骨远端骨不连。Beredjiklian 等报道应用游离带血供移植骨治疗节段性骨缺损的肱骨远端骨不连,他们认为对于全肘置换后功能影响较大的年轻患者可以选择这种术式。对于伴有节段性骨缺损的患者,因传统的内固定和移植骨效果不确切,也可采用这种方法。对于感染性的骨不连,最好的治疗是移除植入物、彻底清除失活组织、关节囊切除术、尺神经前移或松解,在合适的时候植骨并应用环形针固定。全肘关节置换术对于 65 岁以上、以往有关节炎表现、有难以修复的骨性问题、对手臂的要求不高、没有感染且以前只有一次手术史的老年人有很好的预后。关节置换术后应注意终身不能反复提举 > 0.9kg 或 1 次不能举起 > 4.5kg 的物体。

八、尺骨上 1/3 骨不连伴桡骨头脱位

尺骨上 1/3 骨不连常伴有桡骨头脱位(Monteggia 骨折),这种情况下不要试图复位,而应根据需要将桡骨头甚至桡骨颈切除(见第 58 章),骨不连使用加压钢板或波形钢板进行固定,通常需要进行植骨。

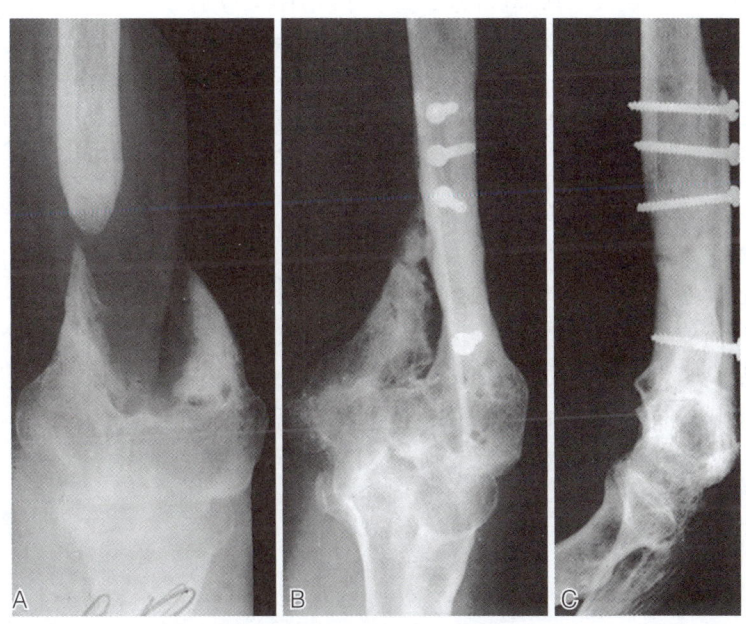

图 59-32 无血管蒂自体植骨治疗肱骨骨不连
A. 开放性骨折引起肱骨远侧干骺端大块缺损;B. 腓骨桥接缺损,骨松质桥接干骺端术后 20 个月

九、前臂骨不连

（一）桡骨和尺骨骨不连

治疗前臂骨不连应去除所有硬化的、失活的组织，用钻头重新打通髓腔，如果植骨的话，可以在骨间膜的背侧采用"鱼鳞样"皮质化。通过加压钢板、波形钢板和植骨松质来治疗骨不连，同时必须考虑保留骨间膜。骨折端必须对线、对位准确（成角< 15°），以矫正旋转关系，否则旋前和旋后将受到限制。桡骨弓的重建能使后期功能恢复良好。两骨长度差别到一定程度，也会引起前臂旋转功能受限和远侧尺桡骨关节疼痛。

对桡骨头或颈缺损或尺骨远侧5cm的缺损，可将小骨折段切除，因为这些骨折段并非必要，切除比植骨更简单。在一些患者中，行桡骨小头置换可以恢复桡骨小头的功能，切除骨不连并且防止桡骨向近端移位。

当尺、桡骨都存在缺损时，通常去除硬化骨，并切除骨折端使两骨长度一致，但不使前臂短缩太多，然后钢板固定和植骨。当这种方法会使前臂缩短太多时，尺、桡骨应分别处理。有时一个骨修整对位后不做太多短缩，另一个缺损较大的则需植骨桥接；有时尺、桡两骨缺损均较大，都须桥接，可以用皮质骨移植。Ring等报道使用骨松质移植和钢板固定长达6cm（平均值为2.2cm）的缺损取得良好的效果。当使用植骨技术时，要将所植骨头远离另一骨干以避免医源性的骨融合。有报道桡骨和尺骨骨不连伴有节段性骨缺损的患者应用游离血管蒂腓骨移植效果满意。

前臂感染性骨不连，特别是伴有骨缺损更难治疗，需要通过清创去除所有失活的组织，放置抗生素链珠和占位器，随后分期钢板固定和骨移植，或者考虑骨搬运。Zhang等报道了16例前臂骨不连，平均骨缺损为3.81cm，平均愈合时间为6.19个月，愈合率为100%。

单独桡骨或尺骨骨不连

前臂双骨折后一个骨不连、另一个愈合位置不良时，可切断后者，使两骨长度一致，再按上述方法植骨处理。

当一个对线良好没有短缩愈合或者未骨折时，其支撑作用使另一骨的任何缺损都难以愈合。在这种情况下，桥接骨缺损要比短缩正常骨好，同时后者也有发生第2个骨不连的风险。短的缺损可用加压钢板桥接缺损后植入髂骨。

（二）Colles骨折骨不连

当Colles骨折的远端骨折块有利用价值时，可用治疗Colles骨折畸形愈合的方法治疗（第58章）。然而远侧骨折段一般较短并伴有骨质疏松，可用骨针或钢板螺钉内固定和植骨。关节融合术可以作为补救性治疗方法。

（三）尺骨近端骨不连

滑车切迹中部近侧鹰嘴的骨不连容易处理，强的纤维连接使功能丧失甚少，中、老年人不必手术。如骨不连骨片不超过鹰嘴横截面的50%，可切除不愈合的骨折块，将肱三头肌腱的远端前移重新固定在尺骨上（第57章）。钢板塑形后进行固定，并骨移植提供静力加压和肘关节早期活动。Ring、Jupiter和Gulotta等报道应用自体骨和钢板治疗10例萎缩型骨不连患者，其中9例患者获得优良效果。其中1例患者效果一般，近端尺桡骨融合合并严重肱尺关节融合。

（四）尺骨远端骨不连

尺骨远端3.5cm的骨不连可将骨折块切除或者用2.7mm或3.5mm加压钢板固定并进行骨松质植骨。偶尔尺骨下1/3的骨不连会引起功能障碍，但不是手术的充分理由。

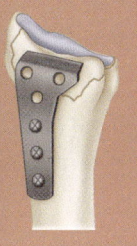

第 60 章

急性脱位

著者：Anthony A.Mascioli
译者：吴克俭　张　建　赵燕鹏
审校：刘　璠　梁向党　张亚峰

急性脱位大多不需要手术治疗。急性脱位无并发症的治疗，应先静脉镇静、镇痛或全身麻醉下，试行闭合复位。如需全麻下闭合复位，术者应有闭合复位不成功，及时行开放复位的准备。闭合复位时，应避免过度用力，常有软组织或骨片嵌入关节间隙导致无法闭合复位。在此情况下强行复位会造成骨折与关节额外损伤。影像增强透视有助于闭合复位及避免此类并发症发生。

急性脱位，应尽量早期复位。如未早期复位，关节会有病理改变，特别是急性髋关节脱位。关节急性脱位即使立即复位，也并不能保证获得满意的效果，诊断明确和开始治疗时即应告知患者可能的预后。关节软骨、关节囊、韧带和骨血供的损害均可导致创伤性关节炎。还应告知患者，关节开放复位或闭合复位后，有发生异位骨化、创伤性关节炎和缺血性坏死的可能。

并发症常由造成脱位的巨大外力所致。有时关节脱位会造成神经血管损伤，从而导致神经麻痹或持续性神经炎。在实施闭合或手术复位前，应仔细检查神经功能并详细记录。神经在外力作用下可能被牵拉、挫伤或完全断裂。神经牵拉伤最常见，大多可自行恢复。因此，位于手术区内受损神经可顺便探查，否则不应常规探查受损神经。受损神经功能正常时间内仍无恢复迹象，则应考虑探查，详述见第 68 章。肢体脉搏明显减弱或消失，需要行动脉血管造影。

第一节　切开复位指征

关节急性脱位以下情况常需切开复位：

1. 全身麻醉下，轻柔闭合手法复位技术无法达到解剖性复位，关节无法复位的原因是关节间可能有软组织或骨软骨碎片嵌入。

2. 复位后，关节仍不能维持稳定性，常因关节的不稳定骨折所致，必须复位并固定，以保证复位后稳定性。

3. 闭合复位前，仔细检查确定神经功能正常，但复位后，出现神经完全性运动和感觉功能障碍者。

4. 闭合复位前，检查证实损伤关节的远端有血管损伤的表现，复位后血管受压等表现仍未解除，此时，必须做进一步相关检查，如：动脉造影。

5. 肢端缺血持续存在，手术探查证实血管损伤，处理血管同时可切开复位关节。

第二节　踝关节脱位

踝关节脱位常伴有内外踝、胫骨远端关节面前唇或后唇骨折，不伴骨折的单纯脱位极为罕见。这类伴有骨折的脱位很容易闭合方法复位。但腓骨脱位至胫骨后方时，闭合复位有一定困难，有时需要切开复位。三角韧带、胫距前韧带和距腓前后韧带可发生单一或复合的断裂。不伴骨折的脱位，是否急诊修复韧带存有争议。即便急诊不行韧带修复,也能获得优良疗效。然而,如果下胫腓联合和踝穴增宽,应手术修复(踝关节急性骨折讨论见第 54 章;踝关节骨折畸形愈合讨论见第 58 章;踝关节韧带损伤的讨论见第 89 章)。

第三节 髌骨脱位

一、急性髌骨脱位

急性髌骨脱位常采用闭合复位(图 60-1)。髌骨脱位几乎均为外侧脱位。膝关节屈曲伸直过程中,挤压髌骨外侧缘即可复位。复位后使用膝关节支具固定下肢 3～6 周,然后开始功能锻炼以防止关节纤维化,锻炼可促进应力线方向的胶原更加坚韧。应仔细阅读 X 线片,确定关节内有无骨软骨碎片。对有积血的膝关节,MRI 可确定关节内有无骨软骨碎块。一项研究表明,有 94% 的患者存在关节软骨损伤;72% 的患者存在骨软骨或者软骨骨折,23% 有髌骨微骨折。

Balcarek 等关于髌骨脱位 MRI 研究证明:急性外侧髌骨脱位时,大多数患者(98%)伴随有完全或者部分内侧髌股韧带的撕裂,股骨起点最常受累(50%),其次是附着点(10%),髌骨起点(10%),超过一个部位损伤为 22%。在亚组里,与年龄相仿的对照组相比,髌骨或者股骨起点损伤的患者,其髌骨高度及滑车面不对称在 MRI 上存在显著差异。但在仅有附着点损伤的患者没有显著差异。此外,胫骨结节滑车沟距离在髌骨起点损伤的亚组中要明显大于其他亚组(股骨起点、髌骨和股骨起点以及对照)。

由于内侧髌股韧带损伤部位不同,治疗的关键应区别对待。一般直接修复股骨或髌骨起点的损伤足够,但不适用伴撕裂的情况。如果韧带完好,直接修复可获满意效果,如果韧带质量很差,或伴有韧带撕裂,重建或许更合适。

没有足够证据支持初次髌骨脱位就该手术干预。髌骨再次脱位后,反复脱位概率更高(49%),此时应考虑手术干预。

文献报道 75% 非手术治疗与 66% 手术治疗效果良好。非手术治疗患者再次脱位 71%,手术治疗患者再次脱位 67%。治疗后,2 年内再脱位 52%。应及时告知患者再次半脱位或脱位的可能性。

大多数急性髌骨脱位患者,远期主观感受及功能令人满意。虽然再次发生不稳的概率很高,但早期修复内侧结构,联合外侧结构松解,并未证明有较高的长期疗效。无论是青少年或儿童髌骨脱位患者,不推荐常规修复撕裂的内侧稳定结构。另一项研究表明,髌骨滑车发育不良患者髌骨脱位,仅 31% 效果良好。因此,髌骨脱位手术治疗只适用于特定人群。

有利用关节镜技术修复髌骨内侧支持带,如果有修复指征,我们推荐切开手术(图 60-2)。

髌骨脱位切开复位与修复

手术技术 60-1

- 经髌旁内侧切口探查髌骨内侧支持带撕裂情况。
- 冲洗、探查膝关节。去除所有游离骨软骨碎片,再次探查是否遗留有游离骨片或关节内的损伤。

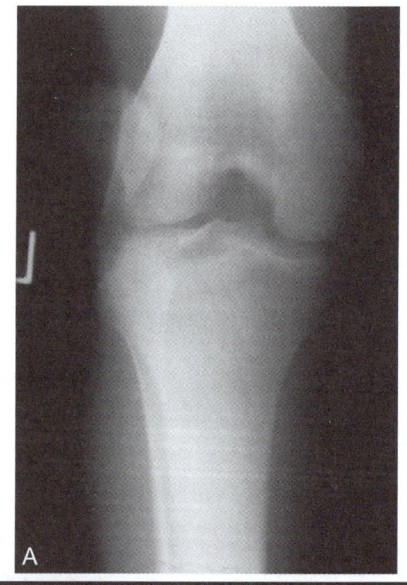

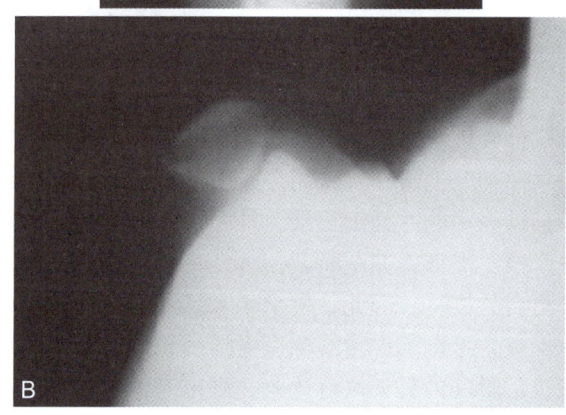

图 60-1 髌骨脱位
A. 前后位图像;B. 轴位图像

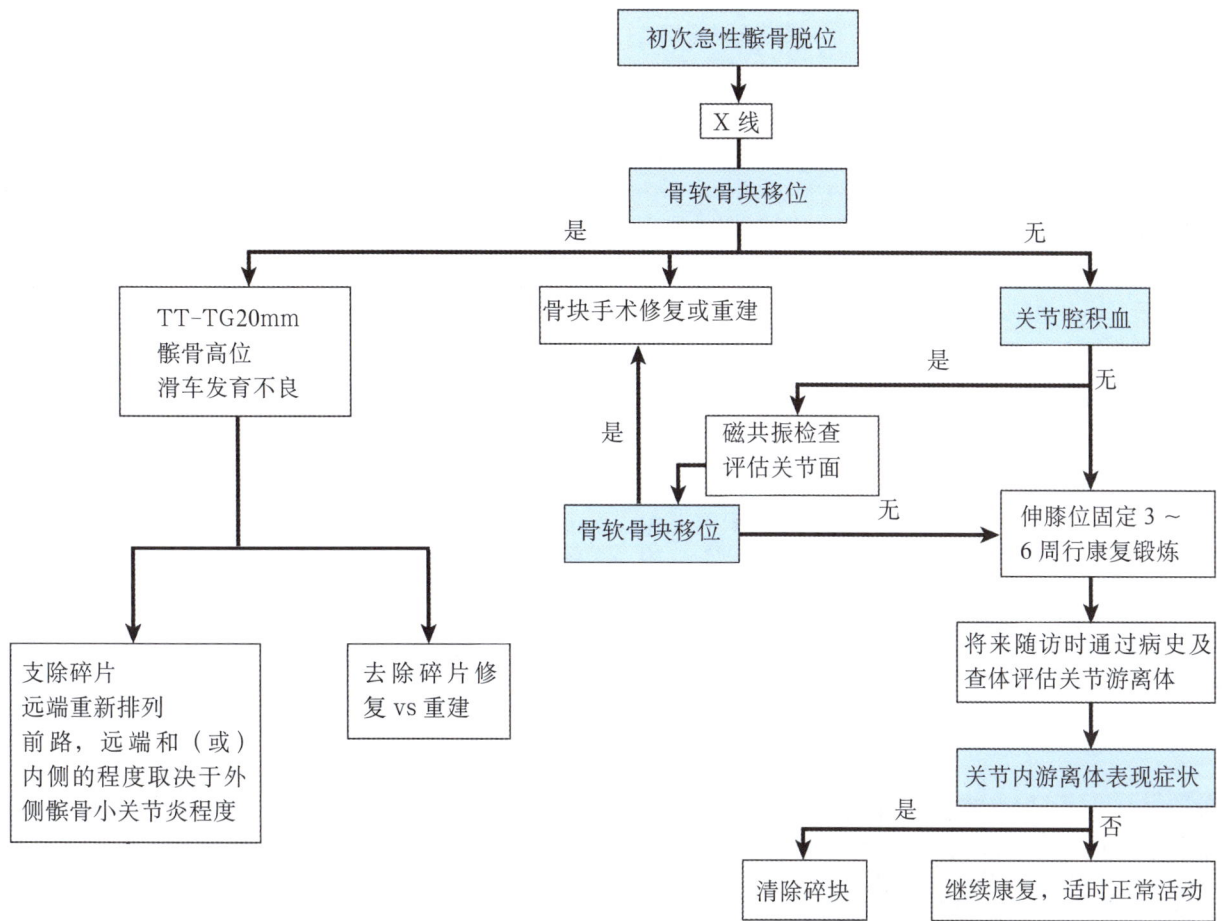

图 60-2 初次急性髌骨脱位的评估和处理原则

- 修复股内侧肌肌腹或髌骨内侧支持带撕裂部分。
- 应特别注意股内侧肌始于股骨内收肌结节部位的损伤。如此部分被撕裂并牵向近侧，内收肌纤维附着于髌骨的角度将发生明显改变。这部分肌纤维防止复发髌骨外侧脱位作用重要。
- 如果有指征可以采用外侧松解。
- 逐层关闭切口，并用膝关节支具外固定。

术后处理 膝关节支具固定患肢 10～14 d。早期功能锻炼有效防止关节纤维化及促进沿应力线方向胶原形成。在第 2 周时，加用 Palumbo 型支具。当肢体自控力恢复，并不再跛行时，可去除拐杖。股四头肌肌力训练应持续 3～4 个月，客观记录肌力变化。当患侧股四头肌肌力达到健侧的 90% 时，允许患者恢复所有膝关节的运动。术后 1 周内可扶腋拐进行可耐受负重行走，当肢体能耐受完全承重时，可去除双拐。正确的下肢肌肉康复锻炼非常重要。建议进行膝关节伸直位抗重力练习，随后进行小角度的膝关节屈伸锻炼。早期膝关节大范围的抗阻力锻炼，会使髌股关节承受过度的负荷，应该避免。

加强髌骨内侧支持

手术技术 60-2

- 准备自体或异体半腱肌。
- 选用髌骨内侧缘与内收肌结节之间切口。
- 辨别伸肌支持带。
- 髌骨内缘做小切口，远端至内收肌结节。
- 用止血钳将移植物从关节囊和支持带之间的通道穿过。
- 先用缝线、螺钉或者锚钉固定移植物一端至股骨。
- 内侧髌股韧带附着点可以在影像上发现，就在后股骨皮质线和 Blumensaat 线（X 线片侧面观）交叉的前面。

- 屈曲膝关节，确认合适髌骨高度，螺钉或锚定固定移植物至髌骨。
- 用"8"字缝合法修复支持带。
- 逐层关闭切口，膝关节支具固定。

术后处理 膝关节屈曲30°位2周，后逐渐增加活动度，支具完全伸直位行走宜在术后6周，康复原则同修复术后原则。

- 将髌骨复位至股四头肌肌腱或髌腱的髌骨床内，用线缝合。将缝线穿过髌骨孔洞，有助于加强修复。
- 探查膝关节，取出所有关节内游离的骨软骨或软骨碎片。
- 逐层关闭切口。

术后处理 同急性髌骨外侧脱位的术后处理。

二、髌骨关节内脱位

髌骨关节内脱位十分少见，有2种类型。最常见的类型是水平方向的关节内脱位，伴有股四头肌腱的撕脱，髌骨关节面直接朝向胫骨关节面（图60-3）。另一种类型，髌骨也是水平方向脱位，但其下极与髌韧带分离，髌骨关节面朝向近端。这类脱位闭合复位常很困难，需手术复位，且需同时修复伸膝装置。

第四节 膝关节脱位

膝关节脱位是少见的损伤，但近年来似乎有所增加。有报道称膝关节脱位的发病率可能比确诊的要高，这是由于许多膝关节脱位在受伤现场即已复位，而事后并未做进一步明确诊断（图60-4）。

按照胫骨相对于股骨的移位，膝关节脱位可分为前侧、后侧、内侧、外侧及旋转脱位。旋转脱位进一步分为：前内侧、前外侧、后内侧或后外侧脱位。膝关节脱位属于骨科急诊。系列报道都强调此类损伤常伴有广泛的韧带损伤和血管并发症的可能性。普遍认为应该及时诊断并早期修复受伤肢体血管损伤。

膝关节脱位中血管损伤发生率为0～40%。一些中心使用踝臂指数评估血管损伤。如果脱位需要复位，推荐动脉血管造影。当疑有腘动脉损伤时，早期必须进行包括动脉造影和手术探查在内的全面检查。消极持续观察常会导致灾难性后果。血管修复在6h内完成，截肢率为11%，如果修复延迟，超过了6h，则截肢率增至86%。

16%～43%的膝关节脱位伴有神经损伤。最

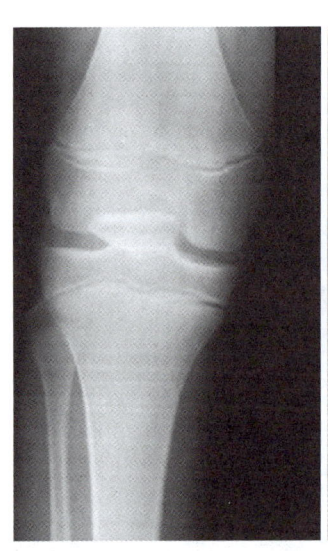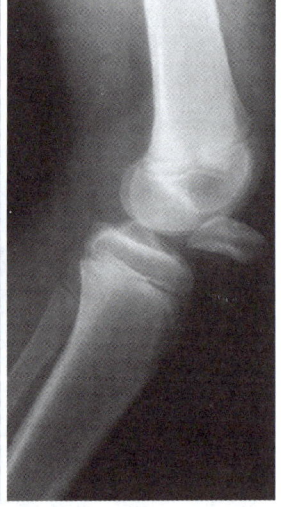

图60-3 髌骨关节内水平脱位，股四头肌结构一般仍然完整

（引自：Brady TA, Russell D：Interarticular horizontal dislocationof the patella：a case report, J Bone Joint Surg 47A：1393, 1965.）

伸膝装置切开复位及修复

手术技术 60-3

- 经髌旁内侧切口显露脱位的髌骨，常可在髁间窝内找到脱位的髌骨。

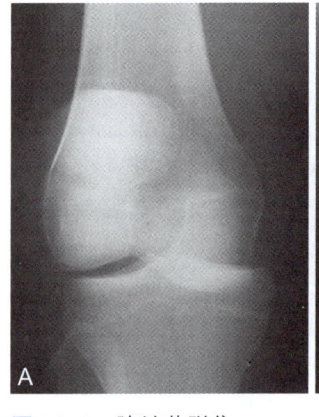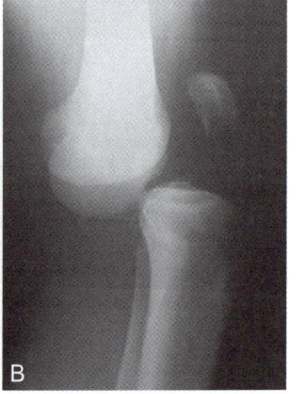

图60-4 膝关节脱位
A．外侧脱位；B．前脱位

常见的是腓神经损伤，对其功能恢复的预后应持谨慎的态度。经常是永久性损伤。

膝关节脱位常可通过闭合方法获得满意复位。在无并发症发生的情况下，复位后严格消毒吸除关节内积血并将膝关节制动于伸直位，疗效比较满意。伤后 5 ~ 7d 应经常查看神经及循环功能情况。对于夹板外固定后或血管修复后膝关节再脱位，可通过股骨髁间窝和胫骨髁间隆起穿入斯氏针经关节固定，膝关节可立即获得稳定（图 60-5）。但关节穿针可并发针道感染和断针，因此应用时要小心。临床实践发现，当后侧关节囊完全撕裂后，为防止在完全伸直状态下轴向移位，关节穿针十分有用。术后 4 ~ 6 周可拔出关节穿针并开始活动范围锻炼。伴有软组织广泛损伤的开放性膝关节脱位或血管修复后膝关节不稳定，可应用跨膝外固定架固定。一旦确定血管未受破坏，则可选择修复受伤韧带的治疗（如第 45 章所述）。然而有时闭合复位不能成功，特别是在膝关节后外侧脱位时，以及股骨髁向内侧呈"纽孔样"穿过关节囊的撕裂处，亦阻碍关节复位；撕裂的胫侧副韧带和鹅足腱也可阻碍复位。当脱位无法复位时，一般需经内侧入路行切开复位。但入路的选择通常取决于脱位类型。对嵌顿及撕裂的结构应进行松解和修复。术后处理与韧带损伤相同（第 45 章）。

在膝关节完全脱位时，前后十字韧带通常均被撕裂，此外，胫侧或腓侧副韧带也被完全撕断。是否手术修复韧带应根据是否有其他的骨骼损伤、血管损伤或开放伤口而定。如果可能，应及早修复或重建韧带。早期韧带手术修复比单纯石膏固定可获得更满意的远期效果。如果，损伤中需要进行血管

修复或合并大的开放伤口而韧带损伤不能修复时，非手术治疗可取得满意的效果。长腿支具固定 2 周后，戴支具开始进行一定活动范围功能锻炼。由于年龄、活动能力或其他病理等原因而未行手术治疗的患者，晚期的问题多是关节强直而非关节不稳定。

有些医师提倡对所有受损的结构均行早期修复以期获得满意效果。非手术治疗预后不佳。当选择手术治疗后，医师必须精心准备，按照手术指征修复内侧、外侧、前侧和后侧的结构。MRI 检查对制订术前计划十分必要。韧带修复和重建的方法见第 45 和第 51 章。

许多脱位导致侧副韧带或十字韧带附着点撕脱，而不是韧带体部撕裂，这对十字韧带撕裂选择修复方式尤为重要。因为修补断裂的韧带不如重建效果好，而将撕脱的骨块重新复位并固定，则可取得可较好效果。后外侧角损伤处理比较棘手，应及早治疗（2 ~ 3 周），避免后期被迫进行效果较差的重建手术。

关节复位固定后，应严格进行神经血管检查，根据损伤所累及的韧带，应在伤后 3 周内实施手术。无后外侧角损伤的膝关节，允许活动范围恢复到 0° ~ 90° 时再治疗。

近侧胫腓关节脱位

近侧胫腓关节急性脱位少见（图 60-6），通常由扭转暴力所致，并常合并有同一肢体的其他损伤。患者通常表现为疼痛与膝关节外侧凸起。近侧胫腓关节的损伤常被忽视。慢性脱位或者半脱位的患者常主诉关节不稳，常误以为是外侧半月板损伤。近侧胫腓骨关节表现为倾斜或水平（图 60-7），呈水平的关节活动度更大，倾斜的关节活动度相对较小，这可能是大多数损伤发生在倾斜关节的一个原因。

Ogden 将近侧胫腓关节的半脱位和脱位分为 4 种类型：半脱位、前外侧、后内侧及上方脱位（图 60-8）。Keogh 等通过尸体研究认为，如怀疑近侧胫腓关节脱位，最好通过轴向 CT 扫描确诊（图 60-9）。

近侧胫腓关节半脱位可以复发，并伴疼痛和关节不稳定，极少数情况下伴有腓神经损伤。如果管型石膏固定后症状无改善，建议行腓骨头切除术。而关节融合术可影响踝关节运动，并可能引起远期踝关节疼痛，所以不主张近侧胫腓关节融合。

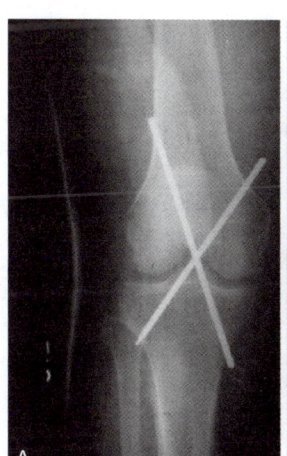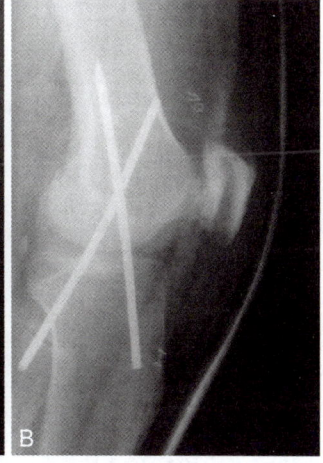

图 60-5　X 线片显示经关节的固定针
　　A. 前后位；B. 侧位

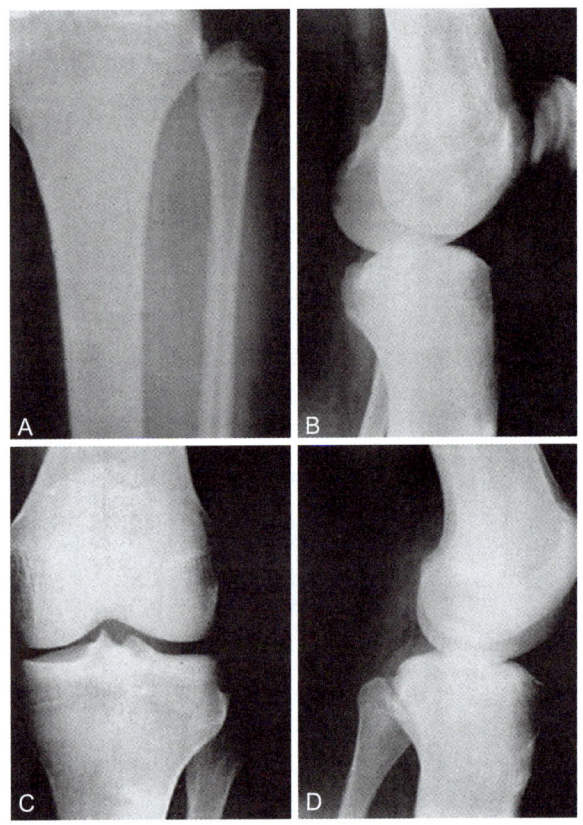

图 60-6

A 和 B. 近侧胫腓关节急性脱位；C 和 D. 闭合复位后，注意在前后位及侧位片上腓骨头位置变化

（引自：Stewart MJ：Unusual athletic injuries, Instr Course Lect 17：377，1960.）

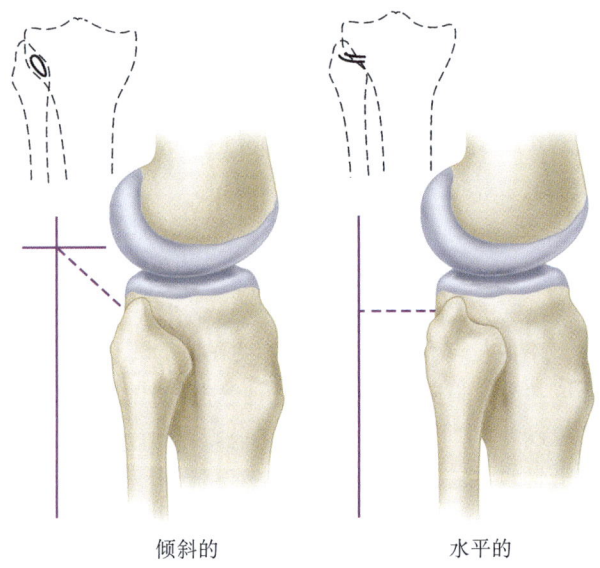

图 60-7　近侧胫腓关节 2 种基本类型

在 Ogden 的病例中，前外侧的脱位（见图 60-6）是最常见的近侧胫腓关节脱位类型，这种脱位常可成功闭合复位。

近侧胫腓关节后内侧脱位相对少见，但很难复位，通常伴有胫腓关节囊韧带及腓侧副韧带撕裂。如果是急性脱位，建议行手术复位，同时修复撕裂的韧带并用拉力螺钉固定。

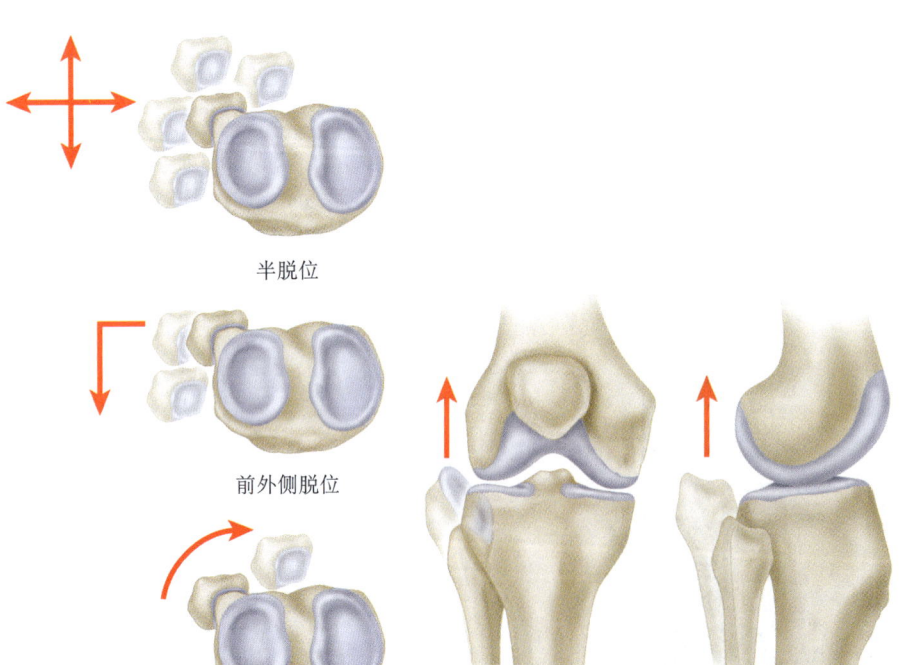

图 60-8　近侧胫腓关节脱位分类

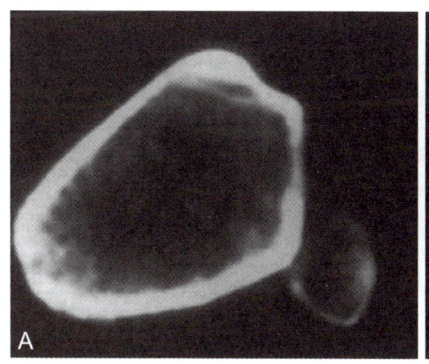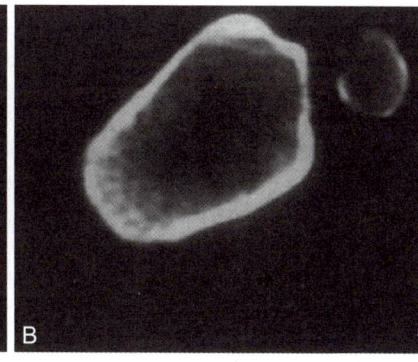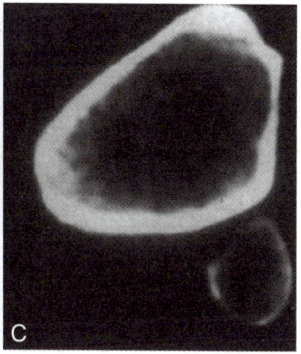

图60-9 膝关节标本轴向CT扫描

A. 正常解剖学关系；B. 前脱位；C. 后脱位

（引自：Keogh P, Masterson E, Murphy B, et al: The role of radiography and computed tomography in the diagnosis of acute dislocation of the proximal tibiofibular joint, Br J Radiol 66：108, 1993.）

近侧胫腓关节上方脱位也极少见，常伴有腓骨骨折或外踝近侧脱位，如果需要手术切开复位，术后下肢长腿石膏固定，阻止踝关节活动和伴随的近侧胫腓关节的连带活动。将膝关节固定于轻度屈曲位以减轻股二头肌对腓骨头的拉力。术后3周扶拐，直至去除长腿管型石膏，3周后改用短腿行走石膏固定。

第五节 髋关节脱位

髋关节解剖结构十分稳定。因此，髋关节脱位多是高能量创伤所致。常伴有不同脏器的多发性损伤。交通伤仍是最常见的髋关节脱位原因。其次是高处坠落、工伤事故，橄榄球或摔跤等体育运动比较少见。总的来看，后脱位较前脱位常见。当膝关节屈曲位时，髋关节也处于屈曲状态，此时，人腿向后的外力可导致髋关节后脱位。当髋关节屈曲角度较小，而髋关节处在外展位，同样的外力可导致髋臼骨折。当外展外旋的外力作用于受累的髋关节时，则导致髋关节前脱位。

单纯髋关节后脱位的表现为髋关节屈曲、内收、内旋和肢体短缩。髋关节前脱位表现为下肢弹性固定于外展和外旋位。虽然单纯髋关节脱位容易诊断，但伴有下肢其他损伤可能难于发现同侧髋关节脱位或髋关节脱位体征不典型。与所有骨科创伤一样，细致的物理检查至关重要，尤其要注意是否伴有坐骨神经或同侧膝关节损伤。

复位前，X线检查应包括骨盆前后位片和Judet骨盆45°斜位片，复位后要再次拍摄。建议复位后进行骨盆CT检查，层厚为3mm并且带有骨窗，以排除股骨头或髋臼骨折、关节内有无隐藏的骨折碎块，并评价关节匹配性。带有持续性的疼痛或存在X线或CT上的力学体征而不伴疼痛的患者很多会受益于进一步的体检，有报道指出盂唇撕裂发生率为93%。在一项研究中，MRI或者关节造影术的准确率达91%。然而，在那项特别的研究中有15%的患者存在游离体而在影像学上没有发现。当影像学上模棱两可时建议将关节镜作为诊断工具。

髋脱位分类依据股骨头相对于髋臼的位置和有无髋臼及股骨近端骨折。Thompson和Epstein将髋关节后脱位分为5个类型：Ⅰ型后脱位，伴有或不伴有微小骨折；Ⅱ型后脱位，伴有髋臼后缘的单个大块骨折；Ⅲ型后脱位，伴有髋臼边缘粉碎性骨折，同时伴有或不伴大的骨折块；Ⅳ型后脱位，伴有髋臼边缘和髋臼底骨折；Ⅴ型后脱位，伴有股骨头骨折。伴有明显髋臼骨折的Ⅱ～Ⅳ型见第56章，伴有股骨头骨折详见第55章。

Epstein将髋关节前脱位分类如下：

1. 耻骨方向（向上）

（1）不伴有骨折（单纯）。

（2）伴有股骨头骨折。

（3）伴有髋臼骨折。

2. 闭孔方向（向下）（图60-10）

（1）不伴有骨折（单纯）。

（2）伴有股骨头骨折。

（3）伴有髋臼骨折。

中心性脱位是指不同类型的髋臼内壁骨折，骨头向内移位。此分型介绍得并不十分清楚，准确讨论见髋臼骨折部分。

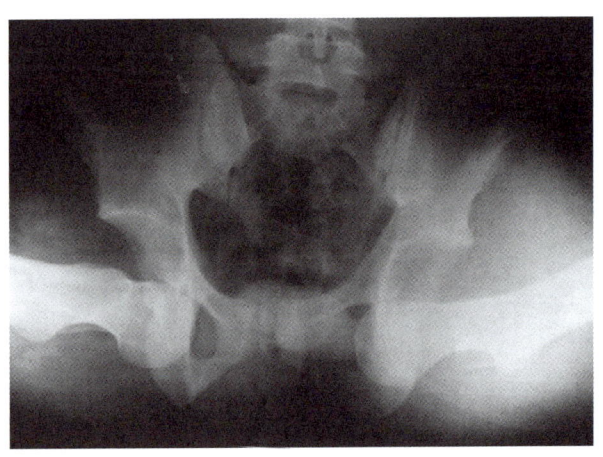

图 60-10　髋关节双侧闭孔方向脱位

髋关节脱位是骨科急症，延迟复位会增加股骨头缺血性坏死的危险。Hougaard 和 Thomsen 建议复位宜在损伤后的 6h，文献报道：复位在 6h 以内完成，股骨头缺血坏死率为 4.8%，伤后延迟到 6h 以上复位，股骨头缺血性坏死率为 53%。初期创伤检查完毕，威胁生命的损伤处理稳定后，优先处理髋关节脱位。条件允许，可在急诊室，静脉镇痛或全身麻醉下进行闭合复位。如果伴有其他损伤需要急诊手术，可在手术室进行早期的髋关节复位。

下列治疗原则是针对不伴有明显股骨头或髋臼骨折的髋关节脱位（Thompson 和 Epstein 分类的 I 型）。几种闭合复位成功的方法均可应用，所有这些方法一般是重新施加导致畸形的损伤作用力（如后脱位：屈曲、内收和内旋；前脱位：伸直状态下外展和外旋）。沿伤侧股骨方向进行牵引，轻轻旋转、外展和内收完成复位。如前述的髋后脱位，用 Allis 手法进行复位时，患者采取仰卧位，而用 Stimson 手法时，患者采取俯卧位（图 60-11）。其他的复位方法包括把伤侧下肢置于 1 个支点上，在踝部施加外力，通过杠杆作用提拉伤侧下肢（图 60-12 和图 60-13）。无论选择何种方法，闭合复位只能重复操作 2～3 次，反复多次复位，外力可能会导致医源性股骨头、股骨颈或股骨干骨折，以及损伤股骨头或髋臼软骨。

髋闭合复位失败可能原因：股骨头穿过关节囊形成的扣锁机制，髋臼盂唇嵌入或梨状肌卡入髋臼。来自股骨头或髋臼的骨折碎块嵌入，不能完全包容股骨头的不稳定的髋臼移位骨折，均可能导致髋关节不匹配。如果闭合复位失败，应该尽快摄骨盆正位和 Judet 位 X 线片和骨盆的 CT 扫描明确影响因素。如果髋关节复位后不匹配，在进行手术复位前，应用骨牵引，使股骨头稍牵开，避免进一步损伤软骨。如果采取闭合的方法不能使髋关节复位，应立即进行手术复位。伴有的股骨头或髋臼骨折可等数天再做终极治疗。

所使用的髋关节入路通常由脱位的方向决定。后脱位常采用后 Kocher-Langenbeck 入路治疗。前脱位可以通过 Smith-Petersen 的直接前入路方法或者由 Watson-Jones 和 Hardinge 的前外侧或

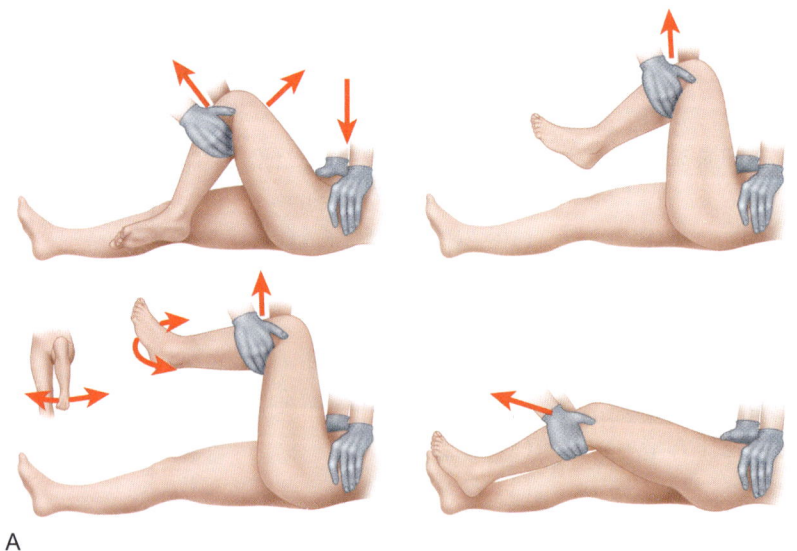
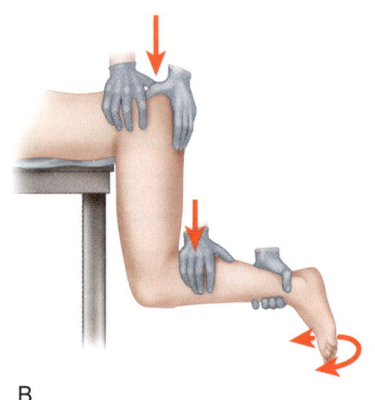

图 60-11　复位手法
　　A. Allis 手法；B. Stimson 手法

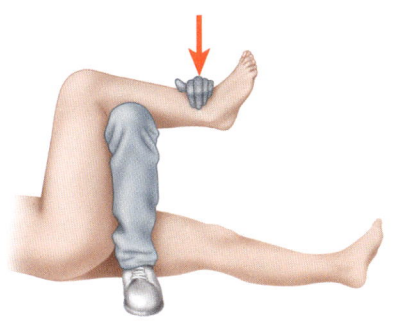

图 60-12　Lefkowitz 手法

复位者膝作为伤侧肢体的支点，左手下压同侧的踝部，发挥杠杆作用并控制旋转

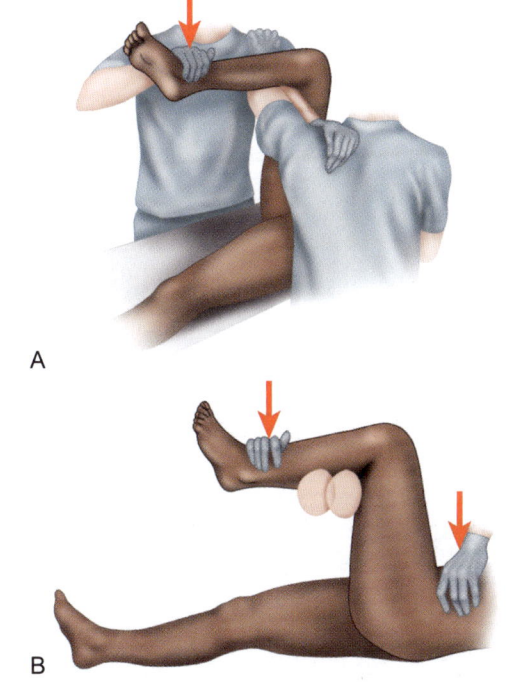

图 60-13　East Baltimore 上提法

A. 用医师和助手的臂作为支点，通过踝部发挥杠杆作用；B. 第 2 个助手稳定骨盆

- 如果股骨头是扣锁状态，沿着髋臼缘呈 T 形延长关节囊破裂口，尽可能要保护好髋臼盂唇。
- 检查关节，包括受损的关节囊、髋臼盂唇、梨状肌或骨块。
- 如有必要，可通过手法或骨折床做骨牵引，或股骨牵开器牵开或牵引关节，以便更好地评价关节。
- 关节清理完毕后，松开牵引复位。
- 修复关节囊和关节盂唇。
- 按不同入路处理原则，常规关闭切口。

术后处理　患者能够对患肢主动控制后即可开始步态训练。有提倡术后牵引和保护下负重以减少股骨头缺血性坏死。这些措施的益处未得到证实。建议患者应避免使髋关节处于脱位的位置，进行外展肌和屈肌肌力训练和小角度的活动。使用镇静药或不合作的后脱位患者术后使用外展枕。

并发症

文献报道，不伴有股骨头或髋臼骨折的髋脱位，股骨头缺血性坏死发生率为 4% ~ 22%（图 60-14）。许多研究证实复位时间与股骨头缺血性坏死的发生率直接相关，证据可靠。在短时间内，尽管对脱位的髋关节进行了快速复位，也有一定比例发生股骨头缺血性坏死。多发损伤患者髋后脱位发生股骨头缺血性坏死危险性高。多数股骨头坏死发生在伤后 2 年内，有伤后 5 年 X 线片表现为股骨头缺血性坏死的晚期病例报道。

髋脱位最常见的并发症是骨关节炎。虽然股骨头缺血性坏死引起的骨关节炎占有一定的比例，但

直接外侧入路来恢复。 如果有必要的话，前外侧和直接外侧入路可以更好地进入后关节囊，而前方入路方法可能更好地观察股骨头骨折。

髋关节脱位切开复位

手术技术 60-4

- 无论何方向脱位，一旦确定手术切口，首先评估关节囊损伤情况。

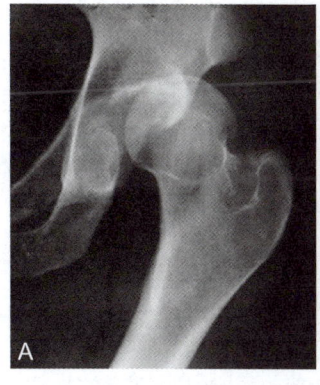 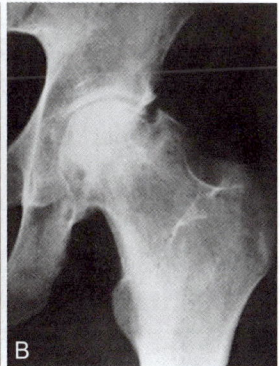

图 60-14　髋关节脱位并发症

A. 髋关节后脱位；B. 闭合复位后 8 个月，股骨头缺血性坏死；显示软骨下硬化，关节间隙变窄，股骨头塌陷

多数形成骨关节炎改变的患者，在X线并无缺血性坏死的表现。显然，骨关节炎与股骨头缺血性坏死在X线上区别有一定困难。股骨头压缩性骨折和经软骨骨折>4mm者，发生骨性关节炎的危险性增高。

单纯后脱位并发坐骨神经麻痹高达13%。而前脱位并无神经损伤的报道。坐骨神经腓侧部分损伤较胫侧支损伤更常见，坐骨神经腓侧部分与梨状肌的关系、坐骨神经在坐骨切迹和腓骨颈相对固定、坐骨神经腓侧部分的形态都是其损伤相对增高的可能原因。约2/3患者至少部分恢复神经功能。闭合复位成功，神经功能没有改善，手术探查髋脱位后的坐骨神经的价值和时机仍存在很大争议。Tornetta和Mostafavi建议：神经探查只限于在复位前坐骨神经功能是正常的，而闭合复位后出现神经功能受损的病例。

不伴有骨折的髋脱位复位后极少出现习惯性脱位，习惯性脱位或不稳定多是由关节囊或髋臼盂唇缺损或关节囊松弛所致。复位后髋不稳定手术治疗可采取关节囊修复、关节盂修复和骨块阻挡。处理完关节囊或盂唇损伤后，术中仍存在不稳定，除了骨性加强外，应确保软组织修复良好。

耻骨联合和骶髂关节脱位

耻骨联合和骶髂关节脱位仅限于高能量创伤。导致成人骨盆复杂韧带结构不稳定所需外力很大。相关的解剖和诊断及治疗步骤见第56章。

第六节　胸锁关节脱位

胸锁关节创伤性脱位通常是在上肢外展时肩前方受到间接暴力所致。最常见的类型是前脱位，即锁骨内端向前移位。后脱位或胸骨后脱位也会发生。胸锁关节脱位也可以是先天性的，也可在发育、退变及炎症过程中发生。

创伤性前脱位，会产生剧烈胀痛及脱位关节处明显突出畸形。向前移位的锁骨可以表现为高于胸骨的隆起，或者靠近第1肋骨凹陷处，主要取决于韧带损伤程度。急性前脱位通常可以用非手术方法治疗，但关节囊或韧带的嵌入可导致脱位无法复位。如果关节仍处于脱位状态，锁骨内端将形成一个明显外观突起，但对于轻体力患者几乎没有功能障碍。

如前所述，胸锁关节后脱位很少见。但与前脱位相比，后脱位有可能损伤更严重，因为锁骨内端向后移位，可导致气管、食管、胸导管或纵隔内大血管的损伤。后方移位的锁骨内侧端可导致呼吸困难、静脉充血或动脉狭窄、臂丛受压和心肌传导异常。上述结构受压有时会使脱位按急诊处理。胸锁关节是半脱位还是脱位，取决于关节囊韧带、关节软骨盘及锁骨间韧带和肋锁韧带（菱形体）的损伤程度。Rockwood强调指出，在25岁以下的患者，锁骨内端骨骺损伤比较常见，类似于胸锁关节脱位。Groh等指出10d以内早期发现胸锁关节后脱位，闭合复位的可能性很高，如果闭合复位失败则切开复位，在21例患者中有18例采用闭合复位和开放复位都产生了同样良好的治疗效果。

除体检和前后位X线摄片外，X线断层摄片和CT扫描对诊断有帮助，胸锁切线位X线片具有诊断意义，此投照位，阅片者可看到，锁骨内端位于对侧正常锁骨内端前方或后方。

对于急性胸锁关节前脱位，Heinig建议在行局部血肿内浸润麻醉下闭合复位。复位时，必须严格无菌操作。患者仰卧位，在肩胛骨间垫以较大衬垫，牵引伤肢，外展和伸展上肢的同时向下挤压脱位的锁骨端。脱位复位后，关节仍可能不稳定，应考虑接受半脱位还是实施手术复位内固定。前脱位畸形一般可以接受。以后因不稳定出现的疼痛，可能需要重建关节韧带（见第47章）或切除内侧锁骨（见第61章）。

胸锁关节后脱位，患者取仰卧位，肩胛骨间垫以较大衬垫。牵引伤肢，上肢外展和伸展，用手指皮下捏住或无菌巾钳夹住锁骨，用力向前牵拉以帮助复位。如果使用巾钳，应先消毒皮肤。Buckerfield和Castle描述了一种手法复位方法，其操作包括在肩内收位牵引患侧上肢，对肩部和锁骨远端施加向后的作用力。大多数后脱位复位后稳定。复位后，以8字绷带、制式锁骨固定带或8字石膏固定4周，限制活动6周。对即使在全身麻醉仍无法复位的后脱位，应行手术复位，因为后脱位状态危险。Kennedy推荐手术复位和韧带重建，因为脱位使关节囊、关节软骨盘和关节外韧带损伤严重。如需手术复位，应请胸外科医师会诊。

手术复位，不应使用经关节穿针的方法固定。已有数例由于斯氏钉或克氏针穿入心脏、肺动脉、无名动脉或主动脉而导致死亡的报道。完整的针或断裂后的针均会移动。研究报告指出胸锁关节手术复位后，严重并发症的发生率可以达到 25%。Waters 等主张对于复位不稳定时采用缝合并稳定肋锁和胸锁韧带的方法。基于此，手术适应证应是无法复位的胸锁关节后脱位、有明显症状陈旧性未复位的或复发的前脱位。如需切开复位，对已描述的治疗陈旧性脱位（第 47 章）和复发性（第 61 章）胸锁关节脱位入路可以略加改良。

第七节　肩锁关节脱位

一、病因和分类

肩锁关节损伤常由自上而下暴力作用于肩峰所致。最常见创伤机制是坠落物直接砸在肩顶处。锁骨紧压在第 1 肋骨上，肋骨阻止了锁骨的进一步下移，其结果是：如果锁骨未骨折，则肩锁、喙锁韧带断裂。此部位其他结构的损伤可包括：三角肌和斜方肌锁骨附着点的撕裂（图 60-15），肩峰、锁骨和喙突骨折，肩锁纤维软骨的撕裂和肩锁关节软骨骨折。

锁骨向上或向后移位程度取决于肩锁和喙锁韧带、肩锁关节囊以及斜方肌与三角肌损伤严重程度。Rosenørn 和 Pedersen 尸体解剖中发现：如果肩锁韧带、关节囊以及这些肌肉被切断，锁骨向近端移位的范围为 0.5～1cm。当肩锁韧带和关节囊被切断后，会出现明显的前后向不稳定；除这些结构以外，切断喙锁韧带，锁骨向上方移位的范围为 1.5～2.5cm。Horn 指出三角肌、斜方肌的撕裂或撕脱临床上常伴有肩锁和喙锁韧带撕裂。

许多医师仍沿用将分离严重程度分为 3 度，Rockwood 等将损伤分为 Ⅰ～Ⅵ 型（图 60-16）：Ⅰ 型肩锁韧带和关节囊轻度拉伤，肩锁关节稳定，疼痛轻微，最初的 X 线片可能正常，但以后，锁骨远端骨膜钙化会很明显。Ⅰ 型损伤等同于一度损伤。Ⅱ 型或二度损伤由更明显外力所致，且肩锁韧带和关节囊破裂，但喙锁韧带完好，在此类型肩锁关节不稳定。不稳定可造成畸形，在前后位平面上的不稳定尤其明显，在 X 线片上可见锁骨外侧端高于肩峰，但高出范围仍小于锁骨厚度，施加外力作用于此关节突出部分也无改变。肩锁关节有明显疼痛和触痛，需摄应力下 X 线片确定损伤关节不稳定程度。外力造成肩锁韧带和喙锁韧带同时断裂

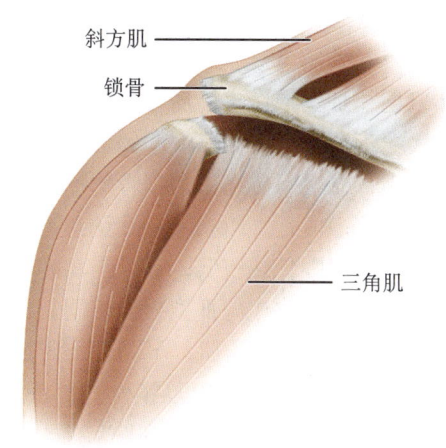

图 60-15　锁骨脱位经常导致三角肌和斜方肌在锁骨附着点撕裂伤

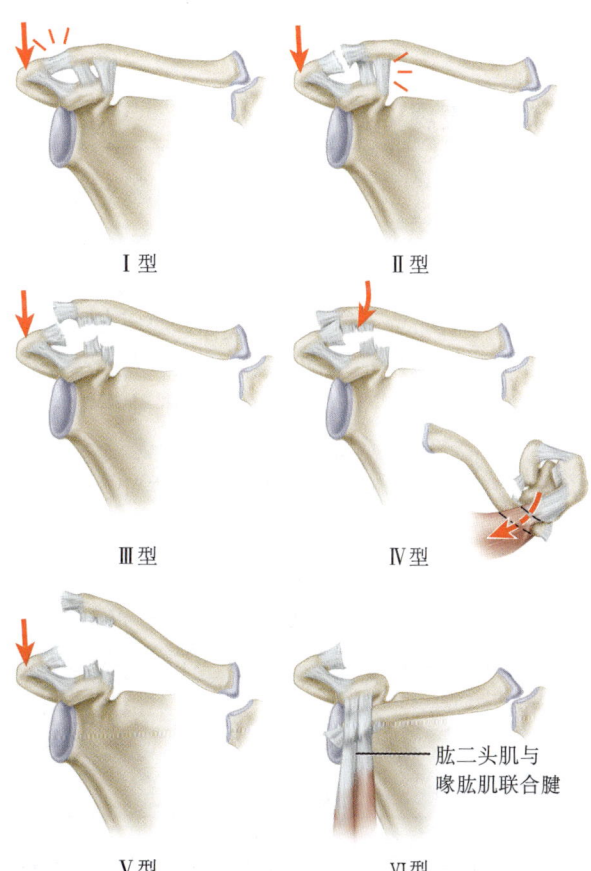

图 60-16　肩锁关节损伤的 Rockwood 分类

Ⅰ 型．肩锁和喙锁韧带均未撕裂；Ⅱ 型．肩锁韧带撕裂而喙锁韧带仍完好；Ⅲ 型．肩锁和喙锁韧带均断裂；Ⅳ 型．韧带全部断裂，且锁骨的远端向后移位进入或穿过斜方肌；Ⅴ 型．韧带和肌肉附着点全部断裂，肩峰与锁骨严重分离；Ⅵ 型．韧带全部断裂，远端锁骨脱位至喙突下方和肱二头肌及喙肱肌腱后面

的损伤是Ⅲ型或三度损伤。

Rockwood 将 3 度损伤又进一步分为Ⅲ、Ⅳ、Ⅴ型和Ⅵ型。Ⅲ型损伤包括肩锁韧带和喙锁韧带以及锁骨远端三角肌附着点撕裂。锁骨远端高于肩峰至少 1 个锁骨厚度。传统认为锁骨的抬高是由于斜方肌牵拉所致，但是，Rockwood 认为是由于包括盂肱关节在内肩胛骨被压低，锁骨与肩峰间产生裂缝。Ⅳ型损伤病理改变与Ⅲ型损伤相同，锁骨远端向后移位进入或穿过斜方肌。Ⅴ型损伤时三角肌与斜方肌在锁骨远端上的附着从锁骨外侧向上分离，肩锁关节的移位程度 100%～300%，同时在锁骨和肩峰之间出现明显分离。Ⅵ型损伤较少见，由过度外展使肩锁韧带和喙锁韧带撕裂所致，锁骨远端移位到喙突之下、联合腱之后。

MRI 在这种损伤的治疗下可能发挥作用。在一个系列报道中，30% 带有伴随损伤的患者需要在跟腱联合修复或重建时进行外科治疗。

二、临床表现

除查体所见，如疼痛、肿胀及肩锁关节不稳定伴锁骨远端移位外，X 线片可协助评估损伤程度。如果肩锁韧带被撕裂而喙锁韧带仍保持完好，通常表现为前后位不稳定。这些Ⅱ型损伤在前后位 X 线片上显示肩锁关节增宽。通过患者双腕部悬挂 4.5～6.8kg（10～15lb）的重物可以观察到肩锁关节不稳定改变。如果可能，重物应悬系在患者腕部而避免让患者握持，悬系可使上肢肌肉达到完全松弛。患者直立，摄双侧肩锁关节的前后位片，两侧比较。在明显半脱位状态下，锁骨外侧端向上移位或肩胛骨和上臂向下移位超过锁骨厚度 50%；在脱位状态下，锁骨远端移位的距离等于或大于锁骨厚度（图 60-17）。

三、治疗

Ⅰ型损伤非手术方法可获满意疗效，治疗包括冰敷、应用镇痛药物、吊带制动、早期可在耐受的条件下进行活动。除非观察到关节明显不稳定，大多数倾向Ⅱ型损伤治疗方法与Ⅰ型相似。如锁骨远端移位距离未超过锁骨厚度 50%，应绑扎、夹板或吊带制动 2～3 周，疗效比较满意，但必须 6 周后才允许举重物或参加对抗性运动。近年来Ⅲ型损伤

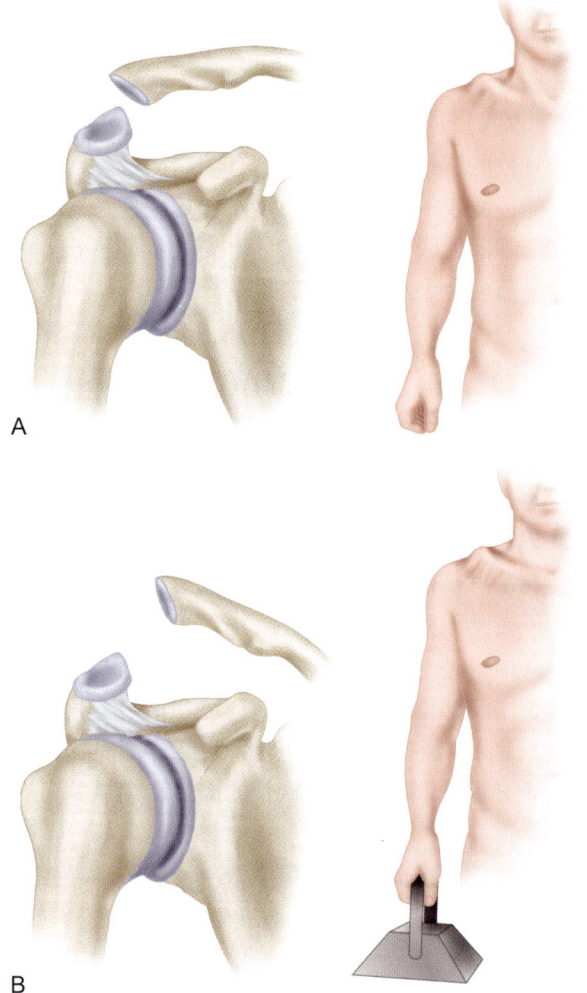

图 60-17　肩锁关节脱位应力像
A. 不提重物时表现；B. 提重物表现

治疗争议明显减少。等速肌力测试显示，患侧肌力和耐力可达健侧水平。大多数患者日常生活没有困难，但运动员偶尔会在对抗性和投掷运动中有疼痛感。本文作者通常在初期采用非手术方法治疗Ⅲ型肩锁关节脱位，如有必要择期进行重建。对Ⅳ、Ⅴ、Ⅵ型损伤，大多数学者认为不能接受肩锁关节过大移位，因此应行手术复位和内固定。

有学者认为非手术治疗失败主要是由关节软骨盘、破损的关节囊、韧带以及关节软骨碎片嵌入肩峰和锁骨之间所致。

1. 绑扎、支架或夹板等非手术疗法缺点　包括：①皮肤压迫性溃疡；②畸形复发；③必须佩戴支架或吊带 8 周；④患者依从性较差；⑤妨碍日常活动；⑥肩部、肘部活动的丧失（老年患者群）；⑦软组织钙化；⑧晚期肩锁关节炎；⑨晚期肌肉萎缩、无力和疲劳。

闭合复位的主要优点是避免手术，如果复位成功，闭合方法通常可以获得一个稳定且功能满意的肩关节。但为防止可能并发症，必须定期密切观察，关键是患者依从性。

2. 手术治疗有关难点和问题 包括：①感染；②麻醉风险；③血肿形成；④瘢痕形成；⑤畸形复发；⑥金属内固定物断裂、移位和松动；⑦缝合线的断裂和松动；⑧锁骨远端的侵蚀或骨折；⑨术后疼痛和活动受限；⑩需要二次手术以去除内固定物；⑪晚期肩锁关节炎；⑫软组织钙化（常不明显）。

但手术治疗能够观察到关节损伤情况，并能去除所有骨折碎片及其他阻碍复位的因素。手术治疗还可获得解剖复位和牢固固定，与闭合复位相比可以更早地恢复肩部活动。

3. 肩锁关节脱位的手术治疗方法 可分为5个主要类型：①肩锁关节复位和固定；②肩锁关节复位、喙锁韧带修复和喙锁关节固定；③前2种类型联合应用；④锁骨远端切除；⑤肌肉转位。

肩锁关节复位和经关节穿针固定方法，通常使用光滑或带螺纹的克氏针。肩锁关节复位同时修复或重建肩锁韧带及喙锁固定同时修复或重建喙锁韧带的方法已报道很多。Weinstein等主张用不可吸收线行喙锁固定，并把喙肩韧带转移至锁骨远端，其满意度为89%。早期修复的满意率优于晚期重建，统计学上差异显著。肩锁关节表浅韧带可直接修复，或通过喙肩韧带或游离腱移植来重建。如果喙锁韧带未过度破损，也可直接修复，也可使用阔筋膜、游离肌腱移植、喙肩韧带和二头肌长头肌腱转位重建。

如果用喙锁关节固定器械进行固定，必须有一个完整的喙突，固定器械包括单股和双股钢丝环、螺钉、不可吸收缝线、金属或生物可吸收骨锚及移植骨等。喙锁关节植骨是一种关节外的肩锁关节融合技术，据报道对肩部活动无明显影响，本文作者无此方面经验。

锁骨外侧末端切除术可用于治疗急性和陈旧性肩锁关节脱位。如果喙锁韧带断裂，则必须进行修复或重建，需行内固定，可以经过肩锁关节缺损的部位或在喙突和锁骨间进行固定。Dewar和Barrington描述了转移喙突至锁骨以使锁骨外侧末端维持在原位的方法，此方法可以与锁骨外侧末端切除术联合应用（第47章）。

本文作者治疗肩锁关节脱位的技术是由Mazzocca等提出的。这是对锥形韧带和斜方韧带解剖重建。手术无须关注内固定移位、有无足够的肩锁韧带用于修复，以及是否解剖复位。常通过锁骨远端切除来矫正肩锁关节生物力学改变。移植物最好选用自体半腱肌，增强重建与缝合相结合。Mazzocca等研究发现使用这种技术与用针固定或修复相比在生物力学方面显示良好稳定性。此技术还可用于在锁骨上钻孔来治疗不稳定的锁骨远端骨折。

任何肩锁关节脱位的手术方法应满足以下3个要求：①肩锁关节必须暴露和清创；②喙锁和肩锁韧带必须修复或重建；③肩锁关节必须获得稳定的复位。如果手术治疗能够满足以上目标，不管关节通过何种方法固定，都能取得满意结果。

大多数肩锁关节复位和固定的患者应在45岁以下。DePalma通过解剖研究指出肩峰关节早期的退行变在30岁左右发生，在40岁左右出现明显变化。尽管年轻患者切除锁骨远端疗效满意，但是有疼痛、功能障碍并伴退行性变的陈旧性肩锁关节脱位老年患者，才是锁骨远端切除术适应证。近来，Wolf等学者报道了借助关节镜采用不同方法进行肩锁关节固定，短期随访显示效果中等到良好。在一项研究中，40%的患者在术后X线上发现结果并不令人满意。这种技术必须由经验丰富的关节镜医师来完成。本文作者没有应用关节镜治疗肩锁关节损伤的经验，倡导采用开放手术治疗。陈旧性肩锁关节脱位治疗见第61章。

韧带与斜方韧带解剖重建手术

手术技术 60-5

（Mazzocca 等）

- 从锁骨远端到喙突尖端做一3.5 cm曲线形切口（图60-18A）。
- 在锁骨上向前或向后提起全层皮瓣来以获取锁骨。
- 切除锁骨远端10 mm，使骨的下端呈斜角。
- 解剖三角肌显露喙突。喙突显露后，用直角钳在喙突下创建一个以确保容易通过移植物的通道。
- 使用适当的钻在距离锁骨远端45 mm钻第1条通道（如果锁骨远端已经切除则35 mm）。它用于重建喙锁韧带的锥形部分（图60-18A）。
- 在锁骨近端距第1条通道15 mm钻第2条通道，用于重建喙锁韧带的梯形部分（图60-18A）。
- 将带有缝线的移植物一端穿过锁骨第1个通道，穿过后将移植物扭转成8字形。然后将移植物另一端穿过另一锁骨通道。不要将缝线交叉，而是将它直接通过，缝线将成为一个圆形（图60-18B）。

- 用空心界面螺钉固定2个通道内移植的，并将缝合线穿过空心螺钉。
- 因肩部关节移位的复杂，需将肩将关节过度复位。正确地评估螺钉位置后，将第2个螺钉拧入到位。
- C形臂X线透视确认位置后。将缝线打结（图60-19）。
- 将移植肌腱的一端缝合到肩峰，形成肩锁韧带重建（60-20）。
- 间隔缝合，可吸收单丝线缝合皮肤（图60-21）。

术后处理 术后制动6周，仅主动辅助活动和钟摆练习。在第12周开始加强锻炼，在6个月恢复运动。

锁骨远端切除术

手术技术 60-6

（Stewart法）

- 通过1个弧形前切口显露肩锁关节、锁骨的外侧端和喙突。
- 沿锁骨长轴切开关节囊和肩锁上韧带以便骨膜下剥离显露锁骨，然后修复关节囊和韧带。
- 用咬骨剪或摆动锯在骨膜下自下外方斜行截除1cm的外侧锁骨（图60-22）。
- 用骨锉锉平位于皮下的骨残端上缘。
- 然后对损伤的喙锁韧带进行褥式缝合，暂时不要打结。
- 穿入2枚型号相同的克氏针，2针进针点相距约2cm，穿过肩峰的外缘，进入肩峰关节面的中部，

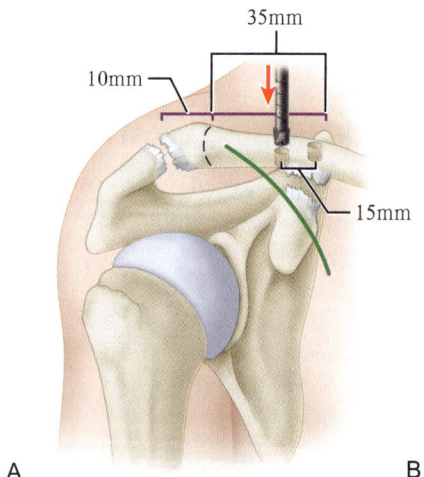
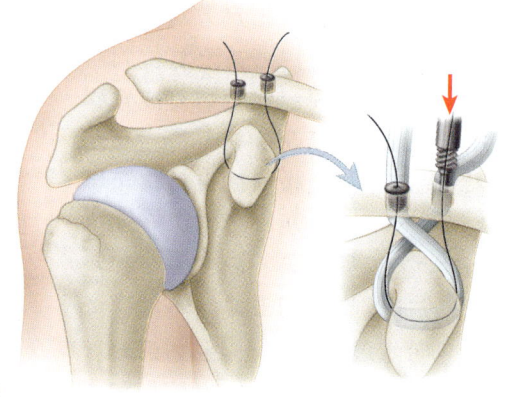

图60-18 Mazzocca法喙锁关节解剖重建
A.切口及通道位置；B.移植路径（见手术技术60-5）

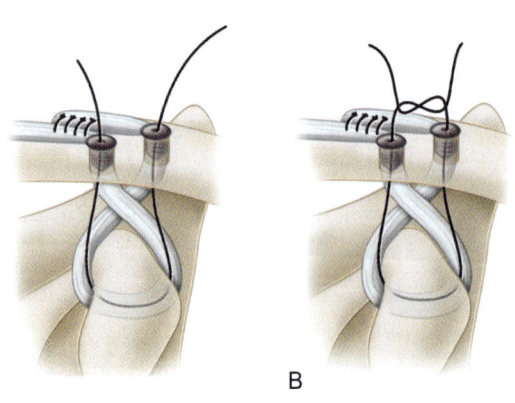

图60-19 Mazzocca法喙锁关节解剖重建，采用界面螺钉将移植物固定于锁骨上（见手术技术60-5）

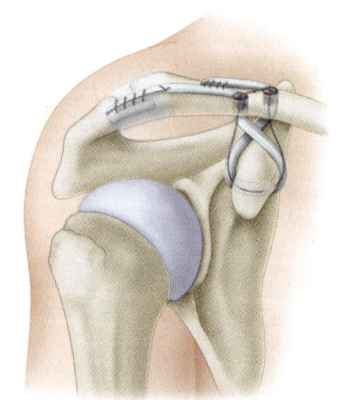

图60-20 Mazzocca法解剖重建喙锁韧带，移植物最终固定位置示意图（见手术技术60-5）

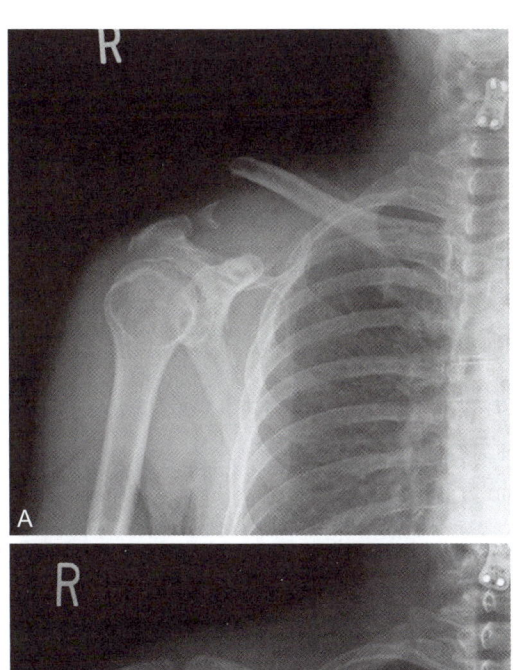
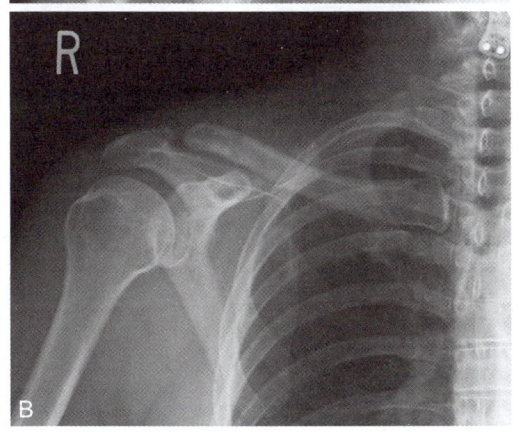

图 60-21　A.V 型肩锁关节脱位；B.Mumford 技术行 Mazzocca 法解剖重建术后

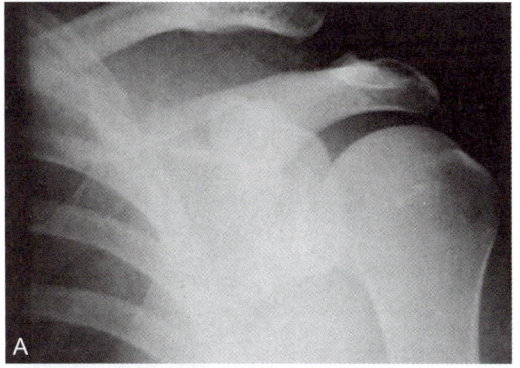
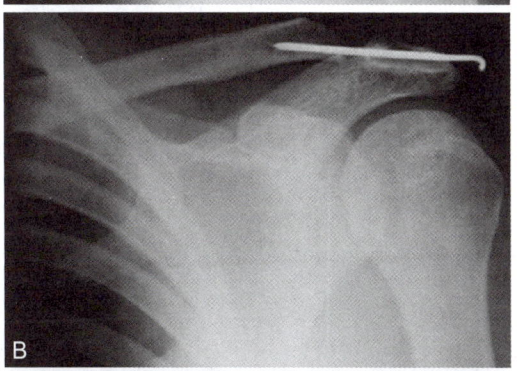
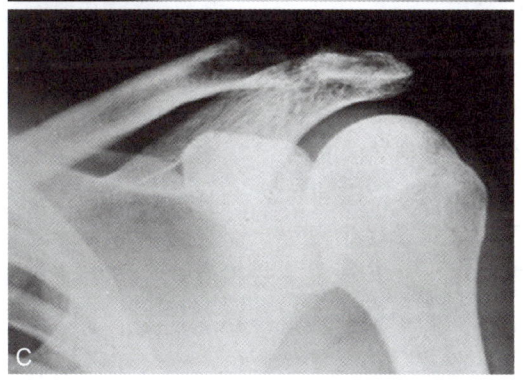

图 60-22　治疗急性肩锁关节脱位的 Stewart 方法
A. 伤后不久；B. 术后 6 周；C. 术后 3 个月（见手术技术 60-6）

- 为更容易穿克氏针，可先于肩峰关节面逆行向外将针穿出皮肤。
- 将锁骨外侧端维持在正常位置上，顺行将克氏针穿入锁骨内 2.5～4cm。参照改良 Phemister 法，X 线确定克氏针位置，末端折弯剪断，埋于皮下。
- 另一种方法，可用 Weaver 和 Dunn 所描述的喙突锁骨固定法（图 60-23）。
- 将锁骨维持在相对于肩峰及喙突正确的位置上。
- 牵拉喙肩韧带以确定维持复位所需的合适韧带长度。切除过长的韧带，并用 1 号不吸收缝线对韧带行褥式缝合，暂不打结。
- 在锁骨上部骨皮质钻 2 个小孔，分别将缝线的两端穿入小孔（图 60-23A）。
- 维持锁骨在复位的位置，用力拉紧缝线，使喙肩韧带进入锁骨髓腔（图 60-23B），保持复位状态下将缝线打结。
- 此时可修复肩锁关节的关节囊和韧带，并将先前缝在喙锁韧带上的缝线打结。

术后处理　悬吊带固定 1 周同时进行轻微主动的环绕运动锻炼。2 周拆线并增加活动量。至少 4 周内避免抬举重物，而后可恢复正常活动。但至少在 8 周内避免对抗性体育活动。

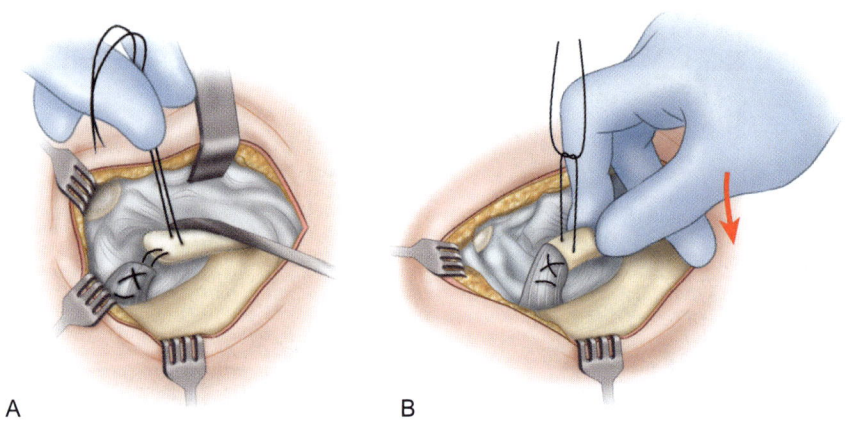

图 60-23 治疗肩锁关节分离的 Weaver 和 Dunn 方法（见手术技术 60-6）

第八节 肩关节脱位

无并发损伤肩关节脱位很少需要手术复位。部分急性肩关节前脱位，由于肱二头肌长头、大结节或关节盂骨折片而导致无法复位。肩关节骨折脱位见第 57 章讨论。有报道急性肩关节脱位需修复撕裂的肩袖（见第 46 章）。复发性肩关节脱位生物力学和病理解剖学详见第 47 章。

有报道，接受非手术治疗年轻患者，90% 发生了复发性肩关节不稳，而接受手术治疗的患者只有 12%。青壮年肩关节脱位无关节松弛或撞击综合征者，提倡关节镜下稳定手术，否则易于发生急性脱位后的习惯性脱位。本文作者提倡对首次脱位先采用非手术治疗，但对于一些特殊患者关节镜治疗也是合适的方法（参见第 52 章关节镜肩关节稳定技术）。

第九节 肘关节脱位

肘关节脱位占成人关节脱位第 2 位。近 20% 的脱位伴有骨折。急性肘关节脱位多能闭合复位，复位后多数稳定。如果在骨折-脱位中有骨折片阻碍闭合复位，需要行手术复位。单纯肘关节脱位，极少出现远期肘关节不稳定或僵硬。

单纯肘关节脱位治疗原则包括关节复位和早期活动。研究发现尽管在检查时所有患者肘关节都有不稳定，但非手术治疗组症状比行韧带修复治疗组少。有学者建议在脱位 2 周内开始进行无保护屈伸练习。Burra 和 Andrews 建议，对投掷项目运动员肘关节脱位，应采取手术治疗。

桡骨头脱位

如果桡骨头脱位时不合并肱尺关节脱位，桡骨头通常向前脱位，很容易手法复位。由于环状韧带已经破裂或移位，肱二头肌的牵拉常会引起脱位复发，如果桡骨头未复位，将限制关节屈曲。因此，手术复位和环状韧带修复或重建适用于以下情况：①闭合复位，肘关节固定超过 90°屈曲位后，发生再脱位；②脱位 2～4 周未接受治疗；③闭合复位失败，因软组织嵌入阻碍桡骨头复位。当成人脱位超过 4～5 周仍未接受治疗，应切除桡骨头（见第 57 章）。

桡骨头脱位切开复位

手术技术 60-7

- 经桡骨头后面做一切口，显露桡骨头并辨认环状韧带（图 60-24）。
- 如有可能，脱位复位后用细线间断缝合修复韧带和撕裂的关节囊。
- 如无法修复，可从股外侧（或前臂背侧深筋膜，详见第 57 章）取 1 片 1.3cm 宽、10cm 长的筋膜移植修复。
- 通过另一 5cm 长的切口显露尺骨背侧面，在桡骨头远端 1.3cm 平面尺骨上横向钻孔。
- 将条状阔筋膜穿过该孔绕过桡骨颈，在无张力下缝合筋膜末端，重建环状韧带。

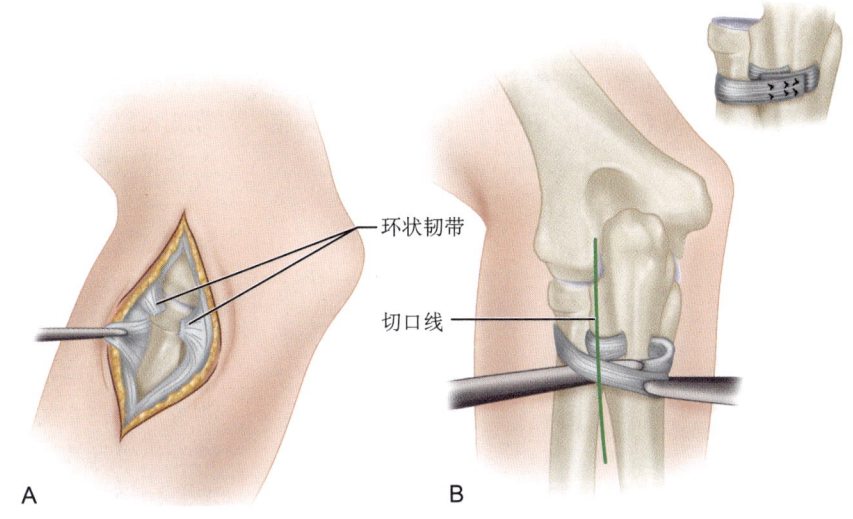

图 60-24　桡骨头脱位
A．环状韧带撕裂，此韧带常可满意缝合；B．如有必要，可用阔筋膜条重建环状韧带（插图显示，重建已完成；见手术技术 60-7）

术后处理　用支具或石膏管型固定肘关节于屈曲 90°、前臂旋转中立位 2～3 周。然后开始主动的轻微活动，特别是肌肉的功能康复锻炼。禁止对肘关节进行按摩及任何被动的屈伸活动以期恢复功能。当肘关节主动活动范围和力量恢复后，桡骨头可能有轻度移位但对肘关节功能影响不大。

（一）尺骨近端 1/3 骨折合并桡骨头脱位（Monteggia 骨折）

这类骨折－脱位治疗见第 36 章和第 57 章。

（二）伴有软组织结构严重损伤的肘关节骨折－脱位

伴有骨折的肘关节复杂脱位需要手术治疗以获得关节的稳定。通常包括韧带修复或骨折固定。对合并肘部软组织严重损伤的成人肘关节骨折－脱位，不要采取闭合复位，而应进行清创和修复。当桡骨头和尺骨冠状突均有骨折，同时伴有严重软组织损伤时偶尔也需手术。已证实对关节周围较大骨折块处理好坏，对关节功能有影响。冠状突骨折强烈提示肘关节在创伤时至少发生过脱位。手术时，可能会发现肱肌撕裂、肘关节囊的前部撕脱、一侧或两侧副韧带断裂。如果在修复骨损伤的同时将软组织损伤也一并修复，可加速功能恢复，终极关节活动范围将会改善，发生肘部骨化性肌炎概率也会减小。强调的是这种手术复位只适用于那些伴随有严重软组织损伤的肘部骨折－脱位（见第 57 章韧带修复手术方法）。对于严重的肘关节骨折脱位，评估桡尺远侧关节的完整性十分重要。

第十节　桡尺远侧关节脱位

桡尺远侧关节的损伤可为单纯性损伤，也可伴发于前臂的几乎任何部位骨折。此关节的脱位可为单纯性或复合性。漏诊伴有前臂骨折的简单的桡尺骨远侧关节脱位，在骨折固定后，可能导致关节制动不适当或不充分。最终损伤的三角纤维软骨复合体可能不愈合而产生术后复发性不稳定。误诊和误治复合性桡尺远侧关节脱位可能引起慢性持久的关节松弛或脱位，并产生有症状的骨关节炎。

桡尺远侧关节的主要功能是在旋前和旋后时维持前臂的稳定，此时桡骨绕尺骨远端旋转。尺骨远端完全被软骨覆盖。除尺骨的尺侧外，尺骨远端和桡骨的尺骨切迹形成关节。桡尺远侧关节通过以下结构保持稳定：尺侧副韧带，附着于尺骨茎突尖和豌豆骨及三角骨；关节软骨盘，附着于尺骨茎突基底部和桡骨的尺骨切迹边缘；桡尺前后韧带，是关节囊的一部分；旋前方肌，该肌跨过尺骨和桡骨远侧的掌侧面和骨间隙。因此，如果桡尺远侧关节出现脱位，这些结构必将部分或全部损伤。

桡尺远侧关节可以向掌侧也可以向背侧脱位（图 60-25）。如果是尺骨位于背侧的脱位，压迫尺骨远端同时后旋前臂就可完成复位。如果是尺骨位于掌侧的脱位，通常可通过前臂旋前来复位。如果能够及时复位，并经过 1 个月的石膏固定，通常效果很好。如脱位发生在 2 个月内，且不能闭合复位，建议手术复位同时显露并修复三角纤维软骨。如脱位已经超过2个月未行手术复位，可考虑切除尺骨远端并重建远端韧带。Milch 认为远侧桡尺韧带的撕裂通常会导致桡尺远侧关节的分离，他指出该分离可在 X 线片中看到，并且是韧带撕裂而且应手术修复的一个特有征象。在大多数不能手法复位而需要手术复位的尺桡远侧关节脱位的患者中，尺侧腕伸肌嵌入关节中，阻碍了闭合复位。需要通过背侧入路来游离开嵌入的尺侧腕伸肌，修复三角纤维软骨或用经骨穿针来稳定关节。

桡尺远侧关节周围的韧带撕裂在没有骨折时常被认为只是扭伤，因此，关节很少能够获得正确的固定。韧带可能愈合不佳，即便如此，这种损伤在伤后6～8周前也很少被发现。而此时关节面的退行性改变可能已非常严重，以至于不能恢复桡尺远侧关节的正常关系。因此，在这种情况下通常需要切除尺骨远端（见第58章），只在极少数情况下需要重建韧带。除非骨性结构尚未变形，否则重建损伤的桡尺远侧关节韧带的手术无法获得成功。

由于手术固定桡尺远侧关节的适应证极少，所以在此不介绍这些手术方法。图 60-26 和图 60-27

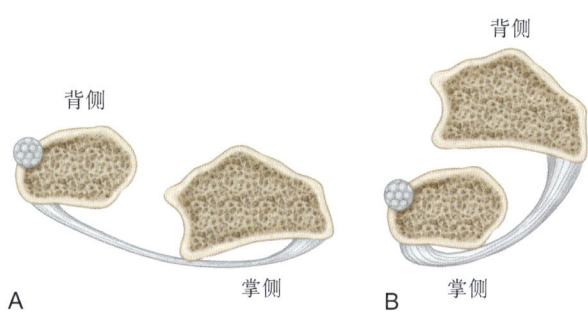

图 60-25 桡尺远侧关节脱位
A. 尺骨背侧脱位时由于受到旋前方肌的牵拉，因而阻止了尺桡骨的重叠；B. 尺骨掌侧脱位时，旋前方肌的牵拉导致尺桡骨远端互相重叠

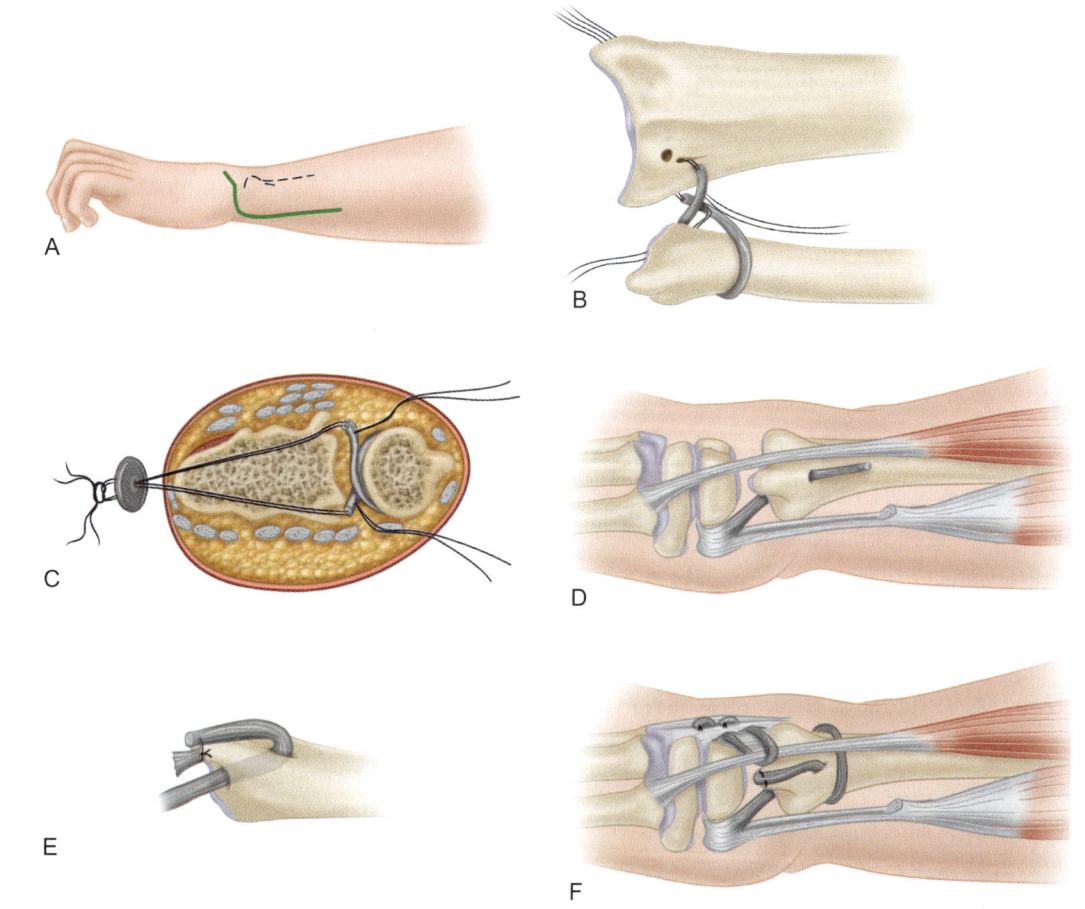

图 60-26 稳定尺桡远侧关节脱位的 Bunnell 方法
A. 皮肤切口；B. 取自尺骨颈周围的环形的小的肌腱移植物形成的环形韧带固定到桡骨；C. 腕的横断面显示将肌腱移植物固定到桡骨的方法；D. 运用劈开的部分尺侧腕屈肌腱行尺骨远端的肌腱固定法；E. 肌腱固定术方法；F. 通过肌腱环在背侧锚固尺侧腕伸肌，以防止腕关节屈曲旋前时肌腱半脱位

展示了 2 种手术方法，读者可以参考原著了解操作细节。腕关节、腕骨及手部关节的急性脱位见第 67 章和第 69 章。

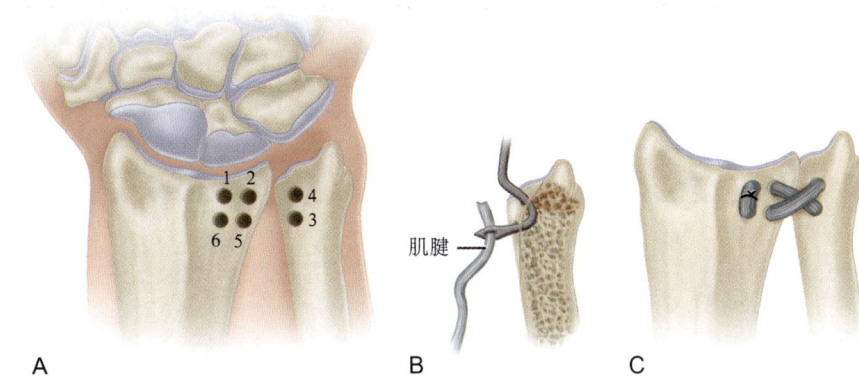

图 60-27　稳定尺桡远侧关节的 Liebolt 方法

A. 在尺桡骨上钻孔的位置；B. 穿肌腱的方法；C. 关节固定后的情况

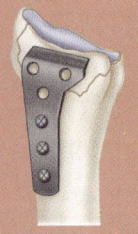

第 61 章

陈旧性未复位的关节脱位

著者：Andrew H. Crenshaw. Jr
译者：张　卓　齐红哲　朱正国　康晓琪　王军松　刘贵奇　付振书　张宜远　张立海　王国旗
审校：曾炳芳　梁向党

　　所有的脱位均应尽早予以复位。关节一旦脱位就扰乱了其透明软骨的代谢，滑膜滑液的功能也遭到了损害。不久之后透明软骨将发生退行性改变，并很快发生不可逆的改变。因此，即使是陈旧性未复位的关节脱位最终得到了复位，也仍然无法达到正常的和无痛性的关节运动功能。

　　当遇到陈旧性未复位的脱位时，尤其是肘关节、髋关节、膝关节或者踝关节，在复位的同时或复位以后仍可能需要行关节成形术或关节融合术。术式的选择要考虑每个人的具体情况，例如：受累的关节、关节软骨的情况、所有的合并伤及患者的年龄和职业。治疗选择包括单纯复位和复位后进行关节成形术或关节融合术。

　　单纯复位通常适用于儿童和青年人。针对老年患者，复位结合关节成形术或者关节融合术是一种较好的治疗方法。对于那些脱位不影响其日常活动且无过度疼痛的患者，尤其是老年患者，则复位治疗是不必要的。

　　大多数陈旧性未复位的脱位需要切开复位。复位没有绝对的时间限制。骨牵引有时可将已脱位数周的关节复位。如果伤后的脱位已有 2～3 周，手法整复时应小心轻柔，关节脱位之后，失用性的骨质疏松可迅速使骨骼变得很脆弱，手法复位可导致骨折。如果采用切开复位的方法，当使用撬拨器具时，同样应当心，因为操作可能进一步损伤关节软骨，因此，在切开复位和闭合复位时，都应当避免使用暴力。本章仅对最常见的陈旧性未复位的关节脱位进行讨论。

第一节　足

　　足部陈旧性未复位的脱位见第 88 章。

第二节　踝关节

　　没有骨折的踝关节陈旧性未复位的脱位极其罕见。脱位的类型和严重程度往往与伴发骨折的类型和严重程度相一致，前脱位常伴有胫骨远端关节面前缘的骨折；后脱位常伴有胫骨远端（包括后缘及部分干骺端）骨折或者三踝骨折；侧向脱位常伴有单踝或双踝骨折。这些损伤的治疗参见第 89 章。

第三节　近侧胫腓关节

　　共包括 2 种类型的近侧胫腓关节半脱位或脱位：特发性和创伤性。特发性主要发生在儿童或青少年，女孩比男孩多见，也可发生于全身韧带松弛的四五十岁的患者。特发性半脱位一般采用非手术方法治疗，如果有症状，初期治疗应使用管型石膏制动。年轻患者的特发性半脱位尽量不行手术治疗，因为这似乎是一种自限性疾病。老年患者当半脱位发展为慢性、出现疼痛以及制动无效时，则为手术治疗的指征。

近侧胫腓关节前后关节囊韧带和膝关节腓侧副韧带损伤之后，早期常无法充分认识到会出现慢性创伤性近侧腓骨半脱位。近侧胫腓关节的韧带和关节囊结构见图 61-1。

陈旧性近侧腓骨脱位症状常较轻，而不需要治疗。当出现症状时，可表现为膝关节侧方疼痛、不稳定、关节炎或者踝部疼痛。如果症状很轻，患者仍可正常活动，但会出现弹响或者无法进行一定的剧烈活动。腓总神经功能障碍，特别是足感觉功能减退，也会很麻烦。如果出现了上述症状，则需进行治疗。

多种治疗方法可供选择，由于这一病变相对比较少见，是否需要治疗常受缺乏大样本及长期随访研究的影响。单纯闭合复位常无法成功或者没有帮助。非手术治疗包括使用（膝关节）保护性支持带、制订锻炼计划及改变运动方式。然而，当非手术治疗不充分时，则需进行手术治疗。大多数学者认为腓骨近端切除术是最佳选择，虽然一些学者针对儿童、青少年及一些运动员采用这一术式持保留意见。

关节融合术可供选择，但存在不足。表现为在踝关节背屈过程中，腓骨近端沿其自身纵轴旋转，为了适应距骨和踝关节的外旋，腓骨必须向外侧旋转。

尝试使用股二头肌、深筋膜或股薄肌移植重建韧带，早期结果优良，而 3～6 个月的临时螺钉固定也被认为具有良好的早期效果。

> **韧带重建治疗陈旧性胫腓关节脱位**
>
> **手术技术 61-1**
>
> - 参见切取腓骨近端用于移植替代桡骨远端的手术方法（见手术技术 1-7）。
> - 使用该术式时重建膝关节外侧支持结构非常重要，这可通过保留腓骨近侧的茎突及其附着的韧带来实现，将附着的韧带固定于胫骨。
> - 腓骨的解剖应在骨膜下进行，以免损伤腓神经。
>
> **术后处理** 采用长腿屈膝管型石膏固定 6 周。以后的处理参见第 45 章中有关膝关节外侧副韧带急性损伤的处理。

第四节　膝关节

由于急性膝关节脱位可能损伤血管，所以通常是真正的急诊，因此，陈旧性未复位的膝关节脱位非常罕见。这样的脱位经切开复位后，膝关节的活动范围也难以恢复。即使手术中关节软骨看上去正常，关节表面之间也常会发生粘连（图 61-2）。文献报道长达 4 个月的脱位行切开复位后获得了满意的结果，同时报道了慢性脱位应用 Ilizarov 外固定架、泰勒空间式外固定架或类似的环形和铰链外固定装置获得了成功复位。一些学者在复位后进行关节融合，而其他人则在复位后进行关节镜下韧带重建作为开放手术的替代方案。在老年慢性脱位患者中，全膝关节置换术（TKA）可能是一种选择，但仅有少数患者报道。由于非限制性膝关节假体植入后脱位复发，CHEN 和 Chiu 建议在这种情况下使用限制型假体。

> **切开复位治疗陈旧性膝关节脱位**
>
> **手术技术 61-2**
>
> - 采用前内侧入路（见第 1 章）显露膝关节。如果髌骨已经向内侧或外侧脱位，也应该沿股四头肌腱、髌骨、髌腱正常解剖位置的内侧缘做皮肤切口。
> - 需要时可从股骨和胫骨的后侧骨膜下分离软组织，充分切除纤维组织以完全显露关节面。

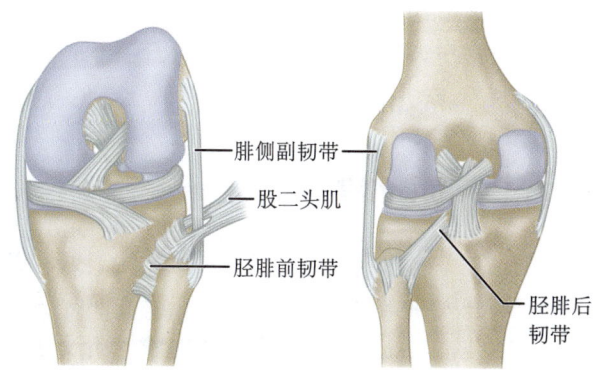

图 61-1　近侧胫腓韧带解剖

（重绘自：Halbrecht JL, Jackson DW: Recurrent dislocation of the proximal tibiofibular joint, *Orthop Rev* 20: 957,1991.）

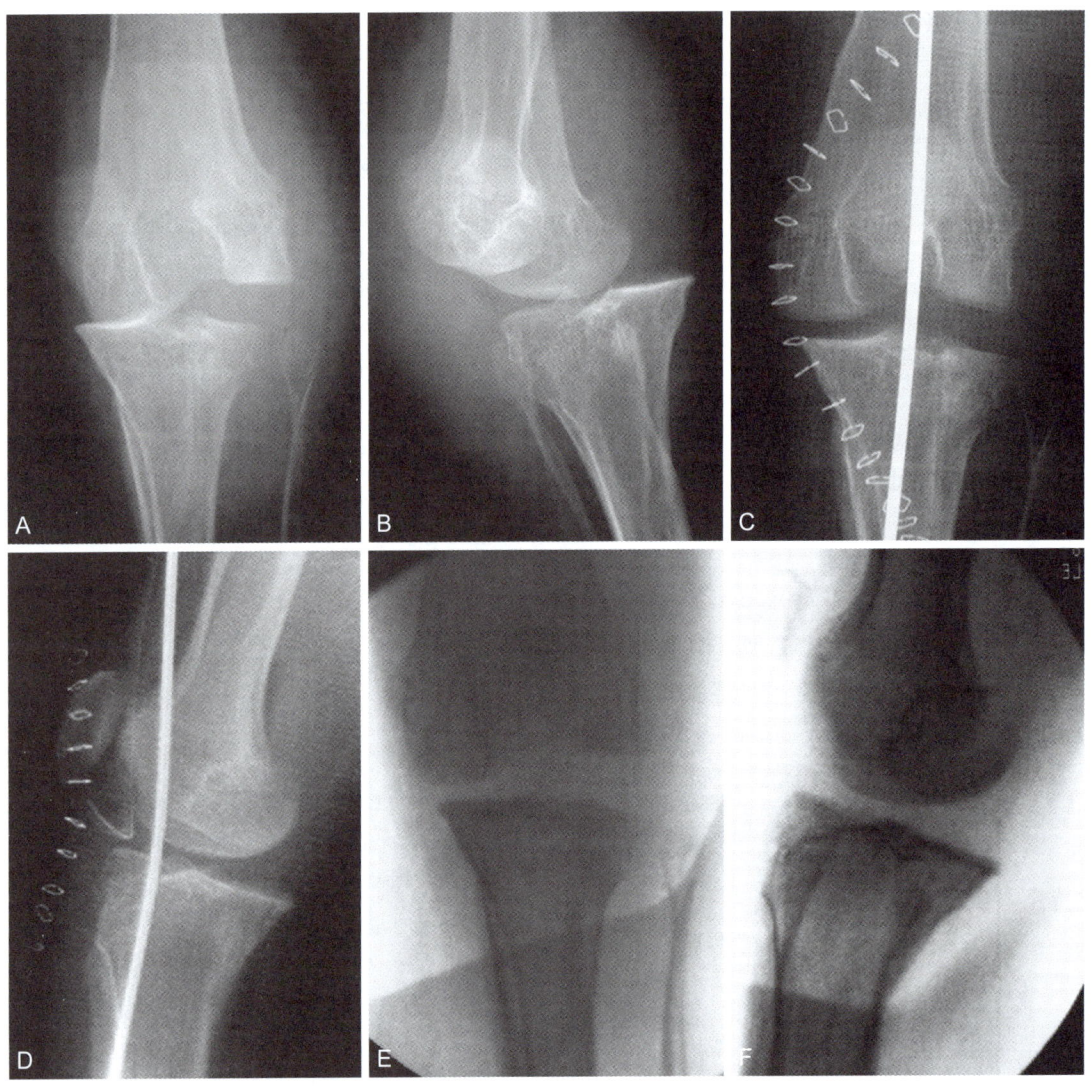

图 61-2 17岁有多发性神经纤维瘤病史的女性患者，急性膝关节脱位6周，不能行走

A 和 B．膝关节正位和侧位X线片，显示膝关节（胫骨）后内侧脱位，伴有髌骨内侧脱位；C 和 D．术中膝关节正位和侧位X线片，关节切开复位，光滑的斯氏针经股骨的股四头肌结构和胫骨做内固定；E 和 F．术后正位和侧位X线片显示膝关节和髌骨复位良好，但膝关节仍有轻度持续性的外侧半脱位

- 如果关节软骨看上去未受损伤，可行复位；如果关节软骨有不可逆的损伤，如果有融合术指征，就应进行关节融合术（见第8章）。
- 如果有关节成形术指征，较好的方法是在修复之前先行关节复位，然后进行下肢康复锻炼纠正挛缩，然后晚些时候行关节成形术，如果选择此方案，切开复位术后以长腿管型石膏或支具固定下肢直到膝关节开始活动。

术后处理 若计划后期行关节成形术，术后处理同急性膝关节脱位（见第45章）。若在切开复位时已行关节融合术，术后处理同关节融合术（见第8章）。

如果单纯切开复位所需的解剖分离太多，或者该手术会损伤重要结构，那么就应该行关节成形术（见第7章）或关节融合术（见第8章）。

第五节　髌　骨

创伤后陈旧性未复位的髌骨脱位非常罕见，临床上应与先天性髌骨脱位相鉴别。先天性髌骨脱位一开始往往不被注意，因为3岁之前髌骨还没有骨化。当伴发膝关节脱位时，创伤性髌骨脱位的高发生率（16%）常被忽略，因此，当存在膝关节内侧结构严重损伤时，要高度怀疑有髌骨脱位可能性。

创伤后髌骨脱位所见的解剖异常与先天性髌骨脱位不同。先天性的病变伴有膝关节的屈曲性挛缩及髌骨和滑车的不对称，这些变化是原发病理改变的一部分。在创伤后髌骨脱位时，髌骨适应性地变平，膝关节的挛缩是反应性改变。先天性髌骨脱位的治疗在第 29 章讨论。

陈旧性创伤性髌骨脱位可以通过观察、髌骨力线重建或者髌骨切除术进行治疗。有时尽管存在陈旧性未复位的髌骨脱位，但膝关节的功能满意，此时首选的治疗是观察。如果脱位的时间不长，髌骨的退行性改变很小或者没有，且胫股关节基本正常，那么切开复位是有益的。如果髌骨脱位时间较长，通常会出现创伤性关节炎，关节的活动受限，进而导致疼痛和残障。如果髌骨的退行性改变明显，则应行髌骨成形术或者髌骨切除术（见第 45 章）。我们没有此种情况下进行髌骨表面置换或者髌骨假体置换的经验。无论选择何种术式均应有利于其远期功能预后。

切开复位治疗陈旧性未复位的髌骨脱位

手术技术 61-3

- 做一个长 7.5 cm 的纵行正中切口。
- 在皮下组织深部向外侧分离。
- 在股四头肌腱外侧缘平行切开关节囊和滑膜。
- 游离股四头肌腱和髌骨的深面，并把它们恢复到正常的位置。
- 从膝关节内侧切除多余的关节囊，并闭合此侧的关节囊。
- 重要的是在手术结束时，伸膝装置的大体对线应在正常的位置上，以防止髌骨向外侧再脱位。应当使股内侧肌的肌纤维朝向髌骨，适当保持，这可能需要将部分股内侧肌重新固定在内收肌结节上。
- 必要时将胫骨结节向内侧移位，以重新排列伸膝装置的远侧部分（见第 47 章）。
- 如果髌骨的关节面已发生退变，就必须行髌骨切除术或者髌骨成形术。髌骨切除术后伸膝装置的重新排列与髌骨切开复位后所进行的再排列一样重要。

第六节 髋关节

成人陈旧性未复位的髋关节脱位相对少见。它们通常是由机动车车祸所造成，并常同时出现头部外伤、同侧股骨干骨折或对侧髋关节的脱位或骨折，常因为这些而忽视脱位。

在发展中国家，未复位的创伤性关节脱位很常见。可能的治疗方法包括闭合复位、切开复位、大重量牵引和外展、转子下截骨术、Girdlestone 手术、关节融合术、股骨假体置换术和全髋关节成形术。与急性脱位一样，未复位的髋关节脱位可分为前脱位和后脱位。

一、慢性未复位的（陈旧性）髋关节前脱位

有关陈旧性未复位的髋关节前脱位的论述较少。创伤性髋关节前脱位是相对少见的一种损伤，文献报道转子间截骨可以矫正畸形，改善身体的力学性能和平衡。虽然转子间截骨可以获得一个稳定的髋关节，但是长期随访结果还不明确。由于股骨近端的解剖发生改变，导致随之而来的补救性手术，例如全髋关节成形术将变得更加困难。

转子间截骨术治疗慢性髋关节前脱位

手术技术 61-4

(Aggarwal 和 Singh)

- 采用 Gibson 入路（见手术技术 1-68）。
- 沿大小转子连线截断股骨，然后内收、伸展和内旋下肢。

术后处理 患肢维持皮牵引 6 周，以防止旋转畸形的再发生。术后 6 周患者扶拐杖行走，术后 3～4 个月才可完全负重。Hamada 推荐术后使用单髋人字形管型石膏进行固定，健肢固定至膝关节平面以下。转子间截骨术的早期骨愈合通常需要 3～4 个月完成。

采用改良的 Girdlestone 关节成形术治疗未复位的髋关节前脱位。通过 Smith-Petersen 前侧入路

(见手术技术 1-60)或者 Watson-Jones 前外侧入路(见手术技术 1-63)显露股骨颈。然后进行股骨头下截骨,力求将尽可能多的股骨颈保留在截骨远段,然后切除股骨头。通过手法活动大腿,使截骨后的股骨颈上移进入髋臼。术后行 5 kg 骨牵引,维持 6 周。术后 10 d 开始轻柔地主动屈曲髋关节,6 周时开始扶拐杖不负重活动,3 个月后逐渐开始负重。保留股骨颈可使以后进行的全髋关节置换术更为容易。对于髋关节前脱位漏诊 6 个月或更久才行治疗的年轻患者,他们推荐将这种改良股骨头下截骨移位术作为全髋关节置换术之前的一种临时性的手术。

二、慢性未复位的(陈旧性)髋关节后脱位

未复位的髋关节后脱位比前脱位常见得多。文献报道后脱位患者疗效差的原因有 2 个:股骨头或者髋臼内侧壁骨折(Epstein Ⅳ型和Ⅴ型)和骨坏死,骨坏死是一个不可预料的事件,在 X 线平片上可以长达数月都没有明显改变。早期重建手术治疗获得了最佳的结果。虽然对陈旧性未复位的髋关节后脱位来说,股骨头的活力决定着治疗的手段,但是在开始治疗前进行骨扫描或 MRI 检查来判定股骨头的血供在文献中尚未见报道。对于年轻的患者,如果认为股骨头有存活可能,就应当尽力加以挽救。

对于Ⅰ型髋关节后脱位(没有骨折或仅髋臼缘轻微骨折且不满 12 周),因股骨头具有活力,建议在全身麻醉下行闭合复位。12 周后髋臼内将充满纤维组织,不能达到闭合性同心圆性复位。一旦闭合复位失败,应当考虑外展位大重量牵引。如果Ⅰ型髋关节后脱位已超过 12 周,股骨头也仍有活性,此时闭合复位或外展位大重量牵引已不可能使其达到同心圆性复位,应切开复位。

外展牵引治疗慢性髋关节后脱位

手术技术 61-5

(Gupta 和 Shravat)

- 于胫骨结节处置入胫骨牵引针,用 18 kg 重量进行骨牵引。患者在持续牵引时要保持镇痛及肌肉松弛。
- 隔天摄 X 线片,通常到第 5 天时,股骨头应被牵至髋臼水平或其下方。
- 逐渐地外展下肢,牵引重量每 4 天减少 3.6 kg。
- 一旦股骨头复位进入了髋臼,则用 7 kg 重量牵引维持 2 周。
- 去除牵引并进行为期 4 周的不负重锻炼,3 个月内禁止负重(图 61-3)。

大重量牵引是否成功取决于是否能达到同心圆性复位。如果复位达不到同心圆,必须切开复位以

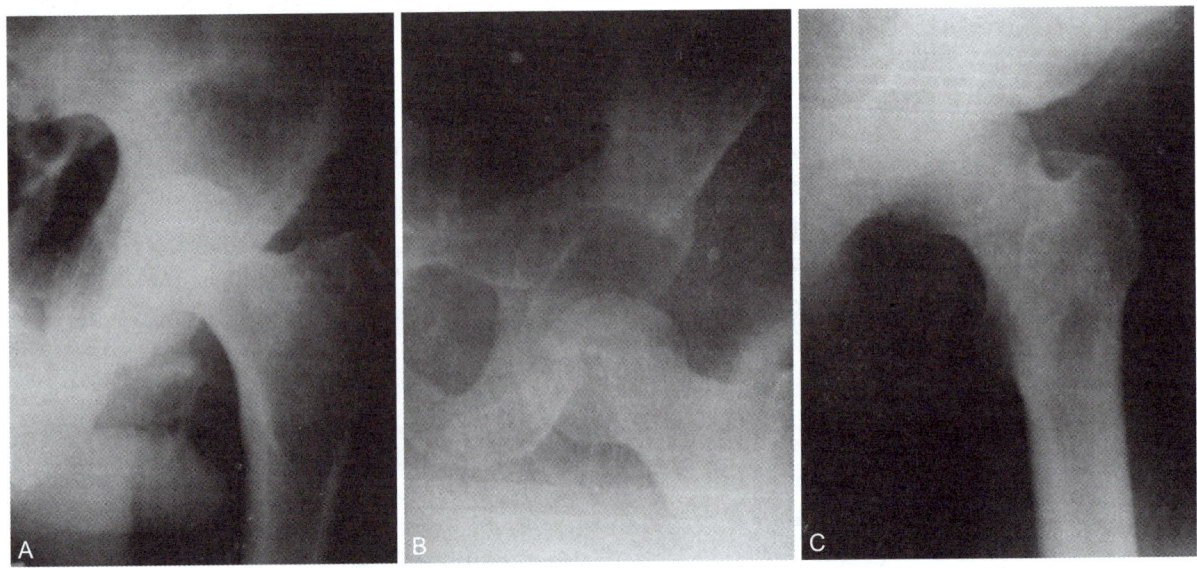

图 61-3 A. 27 岁男性患者,损伤后 37 d,X 线正位片显示左侧髋关节后脱位伴骨化性肌炎;B. 同侧髋关节牵引第 5 天,股骨头部分低于髋臼;C. 同侧髋关节牵引第 17 天并减少了牵引重量,患肢外展位

(引自:Gupta RC, Shravat BP: Reduction of neglected traumatic dislocation of the hip by heavy traction, *J Bone Joint Surg* 59A:249,1977.)

(见手术技术 61-5)

清理所有嵌夹的软组织或骨片。

对于Ⅱ型（非粉碎性髋臼后缘大块骨折）或Ⅲ型（粉碎性髋臼后缘的骨折）股骨头有活力的髋关节后脱位，若伤后不超过3个月，应考虑切开复位和内固定，如果股骨头向上移位，术前必须行骨牵引。复位完成后，固定骨折块以恢复稳定性则是必要的。

针对分类为Ⅳ型的髋关节后脱位（髋臼缘和髋臼底部骨折）或者Ⅴ型髋关节后脱位（伴有或不伴有其他骨折的股骨头骨折），如果脱位已超过3个月，则推荐行全髋关节置换术。因为骨坏死，有人注意到，这类骨折脱位患者即使以伤后24h内就给予复位的其结果均很差。如果MRI检查或骨扫描显示股骨头将会发生缺血性坏死，则应考虑早期进行重建手术，而不是切开复位或闭合复位。对于年轻患者，尽管在缺血性坏死时成功融合可能有困难，仍可以考虑行关节融合术。同所有髋关节融合术一样，必须考虑同侧膝关节、对侧髋关节以及腰椎的情况。在世界上那些目前不能开展髋关节成形术或股骨假体置换的地区，对晚期未复位的髋关节脱位，仍然在采用转子下截骨术治疗。对于相对无痛和有一定髋关节屈曲范围、但是伴有髋关节挛缩或者肢体不等长的患者，可行这种手术方法治疗。

有报道显示结果最佳的是行全髋关节置换术的患者。术中遇到的主要问题是当髋臼后唇骨折或移位时，如何使髋臼有足够骨量。这可通过骨折块的切开复位内固定或以股骨头做骨移植来实现（见第3章）。Ilyas和Rabbani报道了15例超过6个月的慢性后脱位患者采用一期全髋关节置换术进行治疗，其中13例患者用大块股骨头进行自体骨移植。尤其考虑到这些特殊关节置换术的复杂性，其短期和中期结果十分满意。所有患者均减轻了疼痛，并使髋关节的活动范围得到了增加。

第七节 胸锁关节

大多数学者认为陈旧性未复位的胸锁关节前脱位造成的功能障碍即使有也很小。虽然有一些关于这种疾病手术治疗的报道指出，未经治疗的患者主诉在用力或者在体育运动时上臂乏力和疲劳。如果有的话，那也是一小部分患者在极少数情况下需要手术治疗，对那些存在潜在关节松弛的患者，手术治疗偶尔会有帮助。

对可能需要手术治疗的患者已有几种基本的手术方法供选择。Speed提出在锁骨和第1肋骨周围包裹阔筋膜；其他人在锁骨和胸骨之间包裹阔筋膜；用锁骨下肌肌腱重建肋锁韧带，使用半腱肌、掌长肌腱和股薄肌腱进行重建已经取得了良好的临床效果。Bak和Fogh报道27例成功利用半腱肌、掌长肌和股薄肌腱自体移植重建胸锁关节的病例。Quayle等报道4例利用人造韧带的成功重建胸锁关节和肋锁韧带的病例，目前4位年轻患者均完全恢复活动，包括活跃的体育活动。一些学者用有螺纹的斯式针贯穿胸锁关节固定，但是如果金属内植物在纵隔腔内发生位移，将产生灾难性的并发症。有人介绍，在骨膜下分离胸锁乳突肌在胸骨上的起点，向下方延伸连带一个骨膜条，将这一肌腱骨膜条于骨膜下绕过第1肋骨内侧端下方，向上穿经肋骨的后方，再向上穿过在锁骨上从上向下钻的骨孔中，然后返折与自身进行缝合。

尽管有人推荐，切除锁骨内侧端，但术后会导致上肢力量减弱。如果因退行性变而将锁骨内侧端切除时，应注意不要损伤肋锁韧带。

尽管已有报道，锁骨内侧端切除后会导致上肢力量减弱。如果因退行性变而将锁骨内侧端切除时，应注意不要损伤肋锁韧带。

尽管Rockwood认为切除锁骨内侧端的胸锁关节成形术有时是需要的，尤其是那些曾试图并复位通过缝线、筋膜和肌腱条等方法稳定关节而失败的患者；但他主张"有技巧地忽视"（skillfull neglect）的非手术治疗，他将锁骨内侧端切除1英寸（1英寸=0.0254m），清除关节内的间盘韧带，并用3mm粗的棉质涤纶带或筋膜条将锁骨残端固定到第1肋骨上。他还主张剥离胸锁乳突肌的锁骨头，以暂时消除该肌肉对锁骨向上的牵拉力。我们同意，大体上很少有手术指征，但一旦做这个手术，我们也主张行胸锁关节成形术。

锁骨内侧端切除术治疗陈旧的胸锁关节脱位

手术技术 61-6

- 通过与锁骨平行的长约6cm的切口，行骨膜下显露锁骨的内侧端。
- 游离锁骨的内侧端，用锉抓住内侧端，向前向上提起，清理其后方附着的软组织。肋锁韧带往往已撕裂。

- 如果肋锁韧带虽被拉长，但还附着于锁骨上，只切除该韧带内侧的部分锁骨。
- 如果肋锁韧带已撕裂，则切除约2cm的锁骨（图61-4）。
- 从前上方切平骨残端以使外表美观。
- 如果不稳定则用3mm粗的棉涤纶带或筋膜条把锁骨固定在第1肋骨上（图61-5）。剥离胸锁乳突肌的锁骨头，重叠缝合骨膜。

术后处理 肩胛带用Velpeau型绷带包扎或用肩关节固定器固定3周。然后开始逐渐增加主动活动范围的锻炼。

胸锁关节后脱位

胸锁关节后脱位不常见，比胸锁关节前脱位少见。慢性发病者，后脱位常有症状，并导致累及气管、食管或大静脉的严重并发症，胸廓内损伤和胸廓出口综合征也有报道，大部分常见并发症包括吞咽困难、呼吸困难或者咳嗽。考虑到其潜在的并发症，特别是锁骨下动脉受压，建议对此类脱位行切开复位。术前检查包括：受累部位的CT扫描和可能的动脉造影，以便设计手术入路。应与胸科医师会诊。如果复位不稳定或不能复位，可行锁骨内侧切除。除了有碍美观外，此手术不影响功能活动。

第八节 肩锁关节

肩锁关节陈旧性未复位的脱位可以采用与急性脱位同样的分类方法。自1861年对肩锁关节脱位进行手术治疗以来，有超过100种不同的手术技术用于急性和慢性肩锁关节脱位的治疗。有症状的Ⅰ型或Ⅱ型未复位的脱位是锁骨远端切除术（Mumford手术）的指征，在这些病例中喙锁韧带是完整的。随着技术和手段的改进，关节镜远端锁骨切除术已被广泛应用，其结果等于或优于开放技术。报道的关节镜切除的优点包括改善美容效果，更容易应用，其结果等于或优于开放技术。并且由于保留肩锁关节韧带、关节囊和三角斜方肌筋膜而恢复更快。大多数学者推荐用关节镜技术切除0.5～1cm的远端锁骨。开放或关节镜远端锁骨切除术后仍有症状可能是由于切除不足，导致关节不稳定的过度切除，僵硬，异位骨化，肩关节病未经治疗和感染引起的。较少见的原因包括锁骨远端骨折，跨过肩锁关节的再骨化或融合，肩胛上神经病变和精神疾病。

Mumford手术不适用于急性Ⅰ度或Ⅱ度肩锁关节损伤，而更适合于因肩锁关节的退行性变而产生慢性症状的患者。如果对存在韧带撕裂的更严重损伤的患者施行该手术，锁骨将仍会有过度活动并不断影响肩部的软组织，因此，对于Ⅲ、Ⅳ、Ⅴ型的慢性肩锁关节脱位，要进行某种类型的喙锁韧带重建。

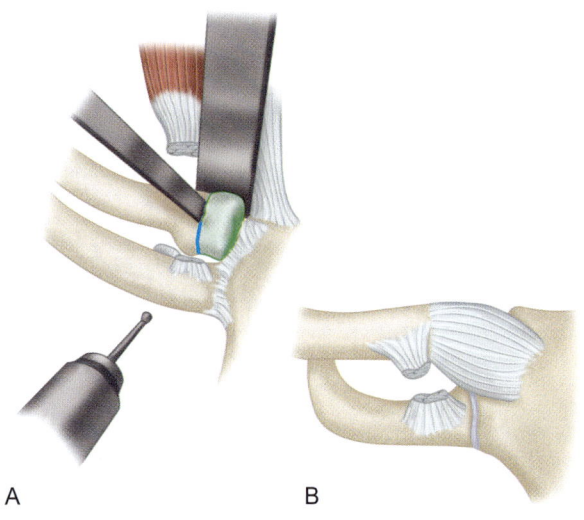

图61-4 切除锁骨内侧头的手术方法

A. 沿截骨线上钻孔，然后用骨凿截除2.5cm长的锁骨；B. 重叠骨膜并包绕锁骨内侧残端缝合

（重绘自Eskola A, Vainionpää S, Vastamäki M, et al: Operation for old sternoclavicular dislocation, *J Bone Joint Surg* 71B:63,1989.）（见手术技术61-6）

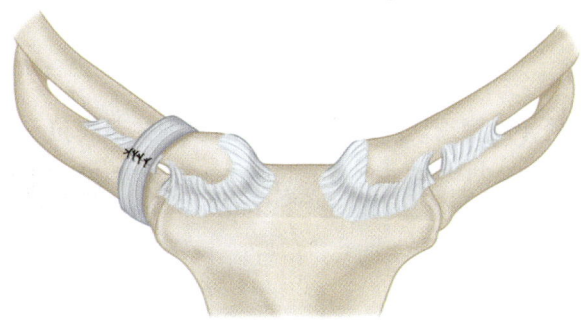

图61-5 用筋膜环将锁骨固定在第1肋骨上（见手术技术61-6）

锁骨外侧端切除术治疗陈旧性未复位的肩锁关节脱位

手术技术 61-7

(Mumford；Gurd)

- 经1个短弧形切口显露锁骨外侧端。
- 经骨膜下分离，剥离锁骨外侧端2.5 cm所有附着的软组织，并用咬骨钳切除约2.5 cm的外侧骨端。
- 用骨锉将锁骨外侧残端的上缘锉光滑，以消除任何皮下锐利的骨缘，不要破坏肩峰的软骨面。
- 于锁骨粗糙残端表面重叠缝合骨膜和软组织。

术后处理 用Velpeau型绷带包扎固定肩关节1周，然后鼓励主动活动。

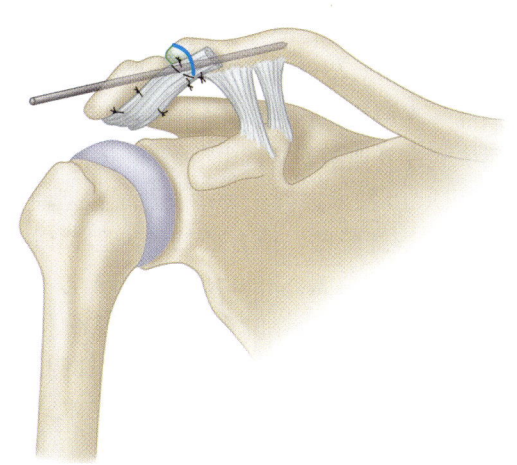

图61-6 修复肩锁关节脱位的Neviaser手术方法
（引自：Neviaser JS: Acromioclavicular dislocation treated by transference of the coraco-acromial ligament: a long-term follow-up in a series of 112 cases, Clin Orthop Relat Res 58:57,1968.）（见手术技术61-8）

对Ⅲ型、Ⅳ型或Ⅴ型的慢性未复位的肩锁关节脱位，应当重建喙锁韧带。Neviaser描述了一种手术，用喙肩韧带重建肩锁上韧带，然而该方法并没有重建喙锁韧带，因此可能发生再脱位。

Neviaser使用克氏针固定肩锁关节，但这些克氏针认为会引起骨关节炎，已有报道克氏针向远处移动进入肺、脊髓或颈部，导致严重并发症。随着更好的内植物广泛出现，克氏针现在已很少使用。

肩锁上韧带重建术治疗陈旧性未复位的肩锁关节脱位

手术技术 61-8

(Neviaser)

- 做一稍弧形的切口，切口内侧从锁骨外侧1/2处表面皮肤开始，外侧止于肩峰的外侧缘。
- 从锁骨的外侧1/3分离三角肌。
- 显露喙肩韧带和脱位的肩锁关节，不要破坏撕裂的肩锁韧带和喙锁韧带或者关节盘。
- 复位肩锁关节，经皮肤和肩峰向锁骨插入1枚直径1.6 mm的克氏针固定（图61-6）。逆行插入克氏针可使操作更简单，首先从肩峰的关节表面中心插针，然后穿出皮肤，为了防止克氏针松动，把克氏针内侧端打入靠近锁骨外侧弧弧顶附近的骨皮质之内。
- 连带止点处的小块骨质，将喙肩韧带自喙突外侧缘上的止点游离。
- 将喙肩韧带向上翻转至肩峰的上表面，并在此用可吸收线缝合3针，把韧带与周围软组织固定。然后把转移的韧带跨过肩锁关节上方至锁骨上表面，在锁骨的韧带附着处上做1个粗糙面以固定韧带。
- 在锁骨上垂直钻2个孔，用可吸收线穿过骨洞缝合固定韧带。
- 最后用1根缝线绕韧带和锁骨结扎，原位固定小骨片和新建韧带。
- 将三角肌缝回锁骨上并关闭伤口。
- 在皮下剪断克氏针，末端弯曲防止其移动。
- 采用改良Velpeau绷带包扎。

术后处理 每周更换伤口敷料并检查克氏针。每周包扎伤口时轻轻被动活动肩关节。5周时拔除克氏针，逐渐恢复正常活动，8周内避免竞技性体育活动。

另一种手术方法是通过将喙突末端连同附着其上的肌肉移位到锁骨上以维持锁骨外侧端的位置。如果患者的病情需要，还可以同时将锁骨外侧端切除。该手术对锁骨外侧端提供了一种动力性复位力量，而非静力性力量。

经典的Weaver和Dunn技术将喙肩韧带从肩峰剥离，再重新固定到锁骨远端的残端。通过结合某种复合内固定来稳定固定保护该修复,使这种方法成为重建和再复位远端锁骨慢性脱位的最有效方法。然而,在原始报告中,不完全复位率占27%,复位丢失也在其他系列文章中报道,促使对原始的Weaver-Dunn技术进行了一些改进,包括使用自体腘绳肌或半腱肌腱,或合成韧带增强,以及使用更新的腱固定装置。Tauber等对12名用改良Weaver-Dunn手术治疗的患者,与12例接受半腱肌腱移植治疗者进行了比较,发现肌腱移植的临床和影像学效果明显优越。其他重建术式包括(图61-7~图61-10)利用喙肩韧带和联合肌腱进行修复重建的解剖型双束韧带重建术(双纽扣缝合术);非解剖型"对接"修复重建术,即先于锁骨处钻孔,将喙肩韧带穿过锁骨髓腔,于钻孔处穿出并进行缝合固定。Fauci等对40例生物移植(半腱肌)和合成韧带治疗的慢性脱位前瞻性随机对照研究。结果用生物移植物重建者有明显更好的评分。

Rockwood提出将喙肩韧带从肩峰移位到锁骨上,同时用1枚Bosworth螺钉维持锁骨复位。

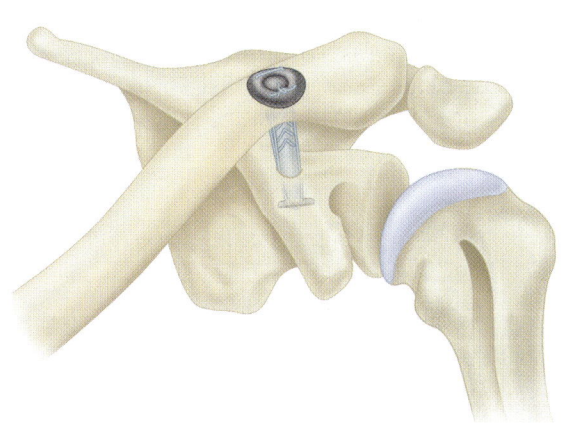

图 61-7 肩关节单束稳定

将喙突下椭圆形纽扣与锁骨上椭圆形纽扣相连。双折的肌腱则通过十字螺钉固定在锁骨内,并通过缝线环固定到喙突下纽扣

(引自:Tauber M, Valler D, Lichtenberg S, et al: Arthroscopic stabilization of chronic acromioclavicular joint dislocations: triple- versus single-bundle reconstruction, Am J Sports Med 44:482, 2015.)

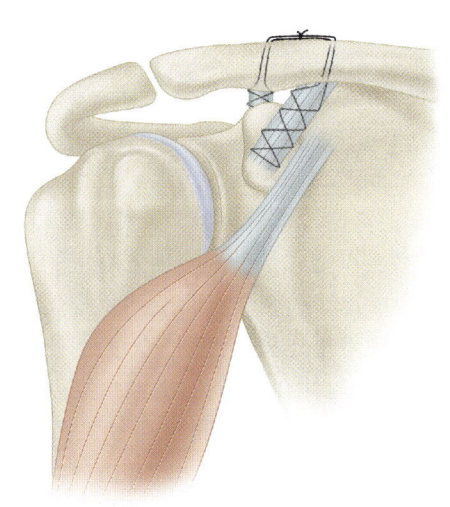

图 61-9 解剖双束喙锁重建

连接肌腱的外侧半部的缝合线末端穿过锥形结节

(引自:Lee SK, Song DG, Choy WS: Anatomic double-bundle coracoclavicular reconstruction in chronic acromioclavicular dislocation, Orthopedics 38:e655, 2015.)

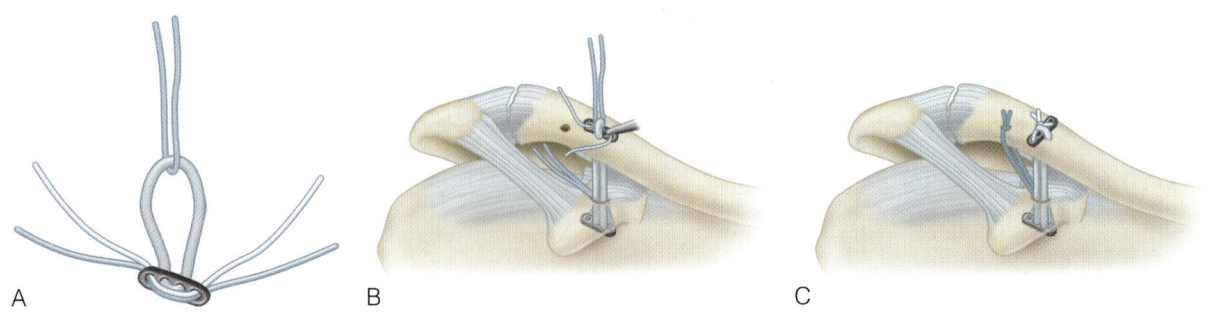

图 61-8 双EndoButton肩锁关节重建

A. 在展开前连续循环缝合支穿过EndoButton;B. EindoButton穿过连续的缝合线,通过喙突和锁肩孔关节部分被拉起。游离的缝合线将穿过纽扣周围的孔并将其固定;C. 最后连过一个辅助缝合并将其复制主梯形韧带

(引自:Struhl S, Wolfson TS: Continuous loop double EndoButton reconstruction for acromioclavicular joint dislocation, Am J Sports Med 43:2437, 2015.)

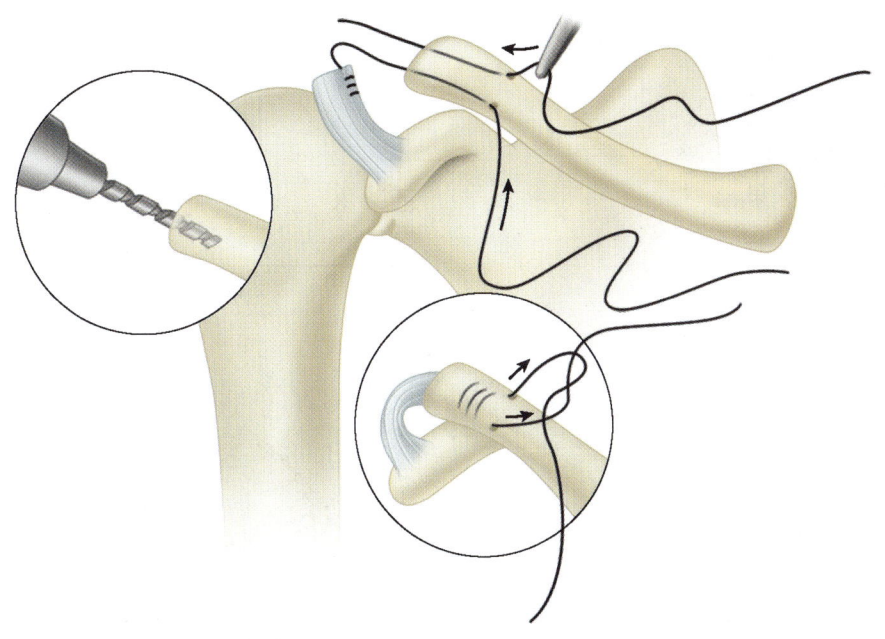

图61-10 肩关节重建与对接技术
（引自：Millett PJ, Braun S, Gobezie R, Pacheco IH: Acromioclavicular joint reconstruction with coracoacromial ligament transfer using the docking technique, BMC Musculoskelet Dis 10:6, 2009.）

喙肩韧带移位术治疗陈旧性未复位的肩锁关节脱位

手术技术 61-9

(Rockwood)

- 沿肩部 Langer 线在锁骨外端表面做切口（图61-11A）。
- 骨膜下分离显露锁骨外侧端，并切除约2.5 cm 长的锁骨（图61-11B）。
- 用骨钻和刮匙打通锁骨外侧的髓腔，以备植入转移的喙肩韧带。
- 用刀片从肩峰处切断喙肩韧带肩峰附着处，或者从肩峰表面下方连同喙肩韧带切取下一薄层骨片。这在锁骨外侧端提供了骨-骨固定，而不是韧带-骨固定，并且比单纯的喙肩韧带要长一些。如果必要，可从喙突腰部分离出韧带的前部筋膜，以进一步延长喙肩韧带。
- 用一粗的不可吸收线在韧带的肩峰端前后缝合，并将2个线头从韧带肩峰端穿出（图61-11C）。
- 在锁骨外端上方皮质上向髓腔钻2个小孔，接着在锁骨外侧端正对喙突基底部上方再钻一孔。将锁骨置于正确的位置，用钻头经过该孔并钻透两侧的喙突皮质。
- 拧拉力螺钉前，将喙肩韧带上的2根线头经髓腔从锁骨上方皮质的孔中穿出，然后用1枚拉力螺钉（Bosworth 螺钉）经锁骨拧入喙突，拧紧该钉使锁骨恰好固定在喙突的上方。
- 最后将喙肩韧带塞进锁骨的髓腔，收紧缝线打结（图61-11D）。

术后处理 术后患者可以使用上肢进行日常活动，但禁止提、拉和推重物。术后12周在局部麻醉下取出拉力螺钉。

最近，Boileau 等报道在关节镜下采用相似的重建方法获得了较好的短期结果。

关节镜下喙肩韧带移位术治疗陈旧性未复位的肩锁关节脱位

手术技术 61-10

(Boileau 等)

- 患者取沙滩椅位或侧卧位，确定标记点并依次按顺序建立关节镜入口（图61-12）。

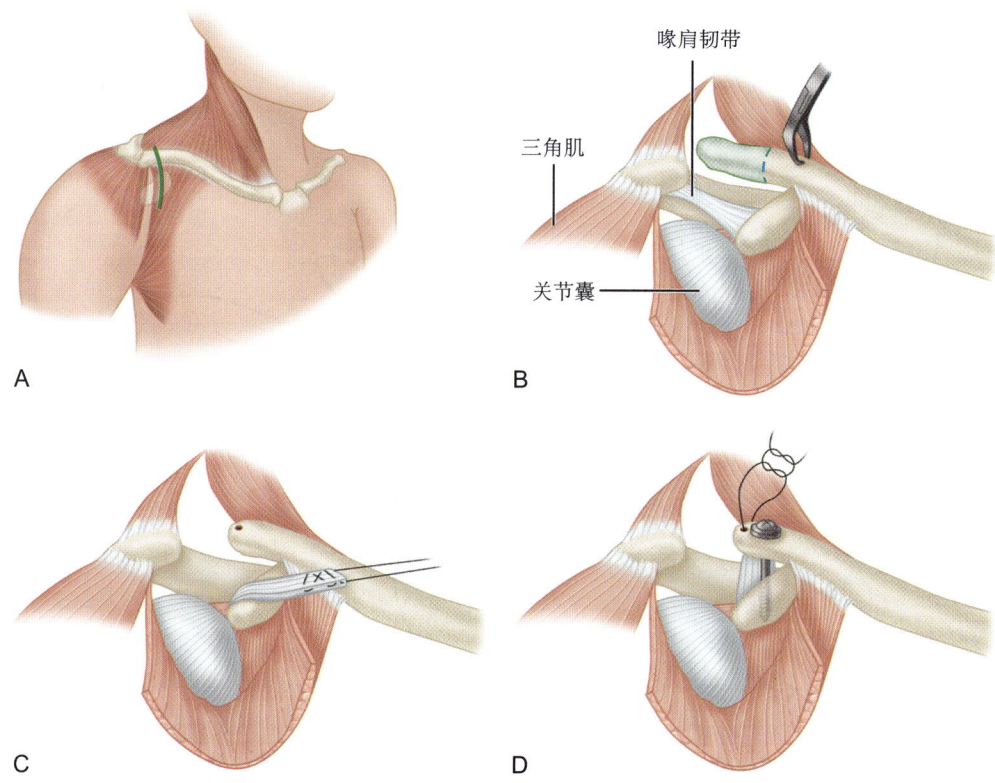

图61-11 Ⅲ型肩锁关节脱位时的Rockwood重建手术方法（见手术技术61-9）

- 分离喙肩韧带的远端止点，使用高速锯切取与韧带相连的薄骨片。
- 复位锁骨远端残留部分，使用EndoButton（Smith & Nephew, Andover, MA）进行固定。
- 转移喙肩韧带至锁骨远端，使用缝线与EndoButton进行固定（Smith & Nephew, Memphis, TN）（图61-13）。

术后处理 术后肩关节悬吊固定3～4周，这一时期，鼓励患者肘、腕和手进行正常活动，去除吊带以进行钟摆活动训练和洗澡，2个月开始有力的训练，术后3～6个月可进行对抗训练。

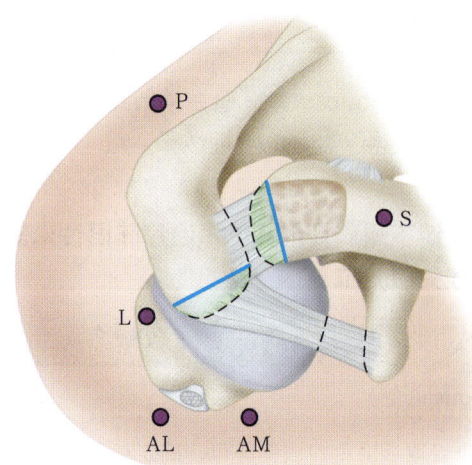

图61-12 肩锁关节重建术的5个入路

P. 后入路；L. 外侧入路；AL. 前外侧入路；AM. 前正中入路；S. 上方入路。

（引自：Boileau P, et al: All-arthroscopic Weaver-Dunn-Chuinard procedure with double-button fixation for chronic acromioclavicular joint dislocation, *Arthroscopy* 26:149, 2010.）（手术技术61-10）

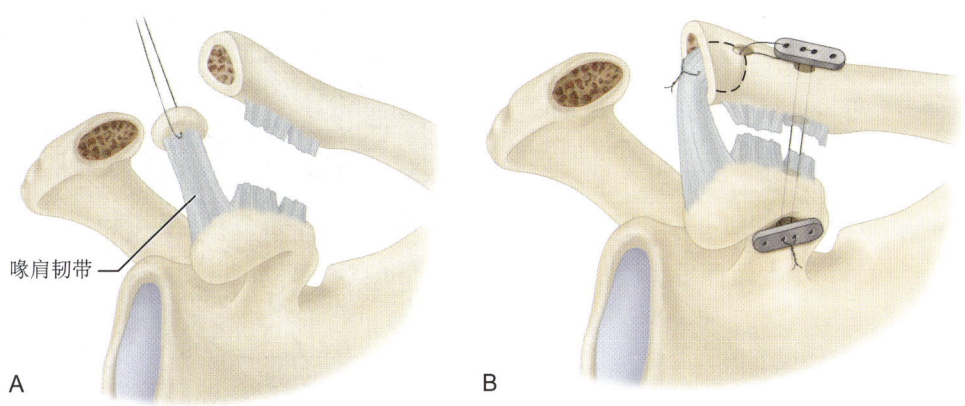

图 61-13　关节镜下采用双 button 固定的 Weaver-Dunn-Chuinard 手术

A．从肩峰顶端获取带骨片的喙肩韧带，并将其再固定于锁骨远端。切除锁骨的远端关节面，并于髓腔内钻凹槽；B．在双 button 辅助维持复位的条件下，可在骨愈合期内保护移植的骨韧带

（引自：Boileau P, et al: All-arthroscopic Weaver-Dunn-Chuinard procedure with double-button fixation for chronic acromioclavicular joint dislocation, *Arthroscopy* 26:149, 2010.）（见手术技术 61-10）

第九节　肩关节

陈旧性未复位的肩关节脱位常见于 50 岁以上的患者，主诉常为疼痛和活动受限，常在试图超出受限的肩关节活动范围时出现疼痛。这种陈旧性脱位大多数因创伤引起，但也常常因轻微的创伤引起，其原因是患者年龄的增加及盂肱关节周围软组织（如肩袖和肩胛下肌腱）的薄弱和退变。较年轻患者的未复位肩关节脱位常由于酗酒、癫痫发作或多发性创伤引起，此类关节脱位多数伴有关节盂、肱骨结节或肱骨其他部位的骨折，1/3 以上的患者可伴有神经损伤。主要的临床表现为运动障碍：陈旧性前脱位时外展和内旋受限，陈旧性后脱位时外展和外旋受限。

充分的影像学评估应包括肩关节正位片和腋位片。CT 以及三维 CT 成像有助于正确评价骨骼损伤和肱骨头关节面损伤的范围。而关节面受损的程度是决定治疗方法选择的主要因素（图 61-14）。

这些损伤使软组织和骨结构都产生了病理改变。数周后，关节盂基底部将出现纤维化和关节囊挛缩，肩袖肌群也发生挛缩。纤维变性也可包括其他的结构，如腋动脉和腋神经，因此，正常解剖关系常被严重扰乱。Neviaser 描述了一种关节囊的"弓弦"现象，关节囊本身粘连在关节盂窝内，从而阻止闭合复位（图 61-15）。

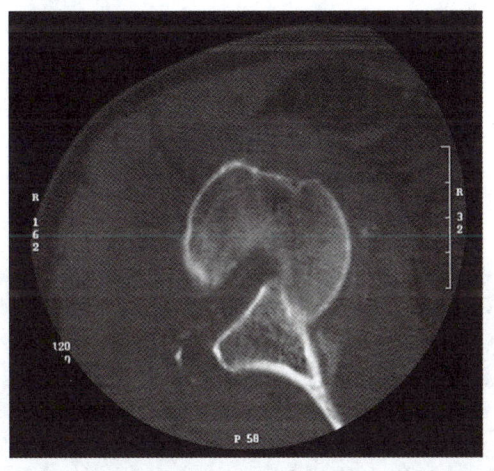

图 61-14　CT 扫描显示肩胛盂、肱骨头的损伤情况

图 61-15　未复位肩关节脱位的解剖关系

A．肱骨头和关节盂的正常关系；B．在陈旧性的前脱位，关节囊后壁与关节盂发生粘连；C．在陈旧性的后脱位，关节囊前壁与关节盂表面发生粘连

（引自：Neviaser JS: *Arthrography of the shoulder: the diagnosis and management of the lesions visualized*, Springfield, Ill, 1975, Charles C Thomas.）

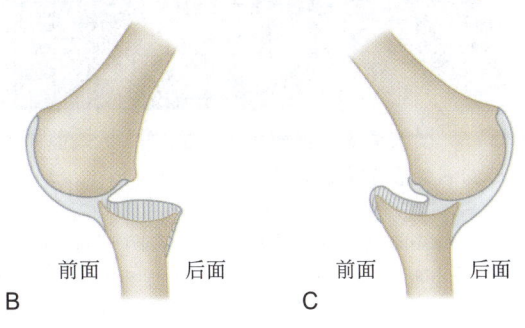

骨结构的病理改变同样明显。在慢性前脱位时，肱骨头后外侧面因撞击关节盂前缘可发生压缩性骨折（图61-16），由于患者反复努力要恢复盂肱关节的正常活动，因此这种损伤比常见的习惯性肩关节前脱位引起的Hill-Sachs损伤更严重。关节盂相对的边缘也会有压缩性骨折，或者有时会与肩胛骨形成假关节（图61-17）。在慢性后脱位时，骨质的损伤与习惯性前脱位引起的Hill-Sachs损伤相似，这是因肱骨头前内侧撞击关节盂后缘导致压缩性骨折（图61-18）。由于患者不断地试图增加受累关节的活动范围，所以这些损害一般也比较大。

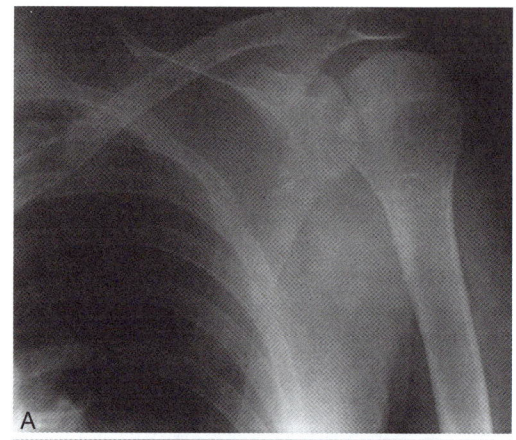
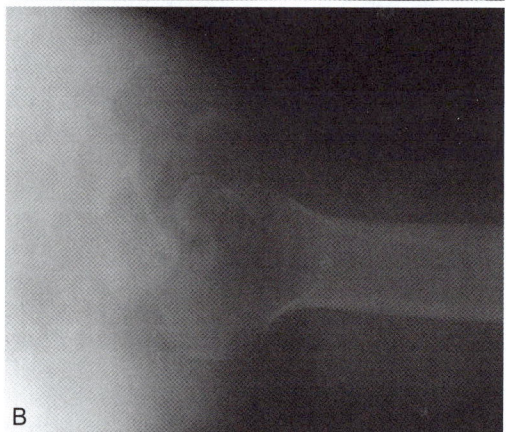

图61-18　肩关节后脱位
A. 前后位X线片上只有轻微的改变；B. 腋位片显示肱骨头后脱位及关节盂后缘"嵌"入肱骨头的缺损区

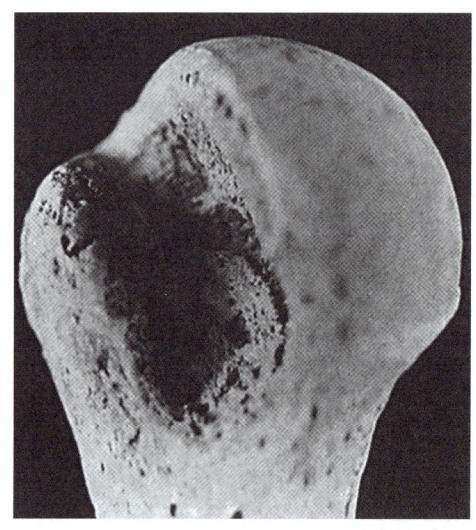

图61-16　慢性前脱位时，肱骨头后外侧面的大楔形缺损
（引自：Kirtland S, Resnick D, Sartoris D, et al: Chronic, unreduced dislocations of the glenohumeral joint: imaging strategy and pathologic correlation, *J Trauma* 28:1622,1988.）

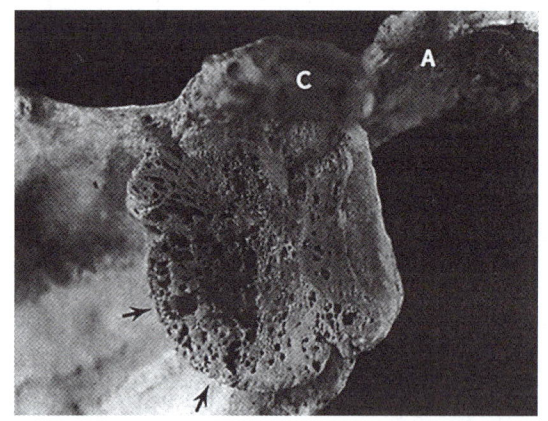

图61-17　慢性肩关节前脱位时，肱骨头与关节盂的前侧形成的假关节（箭头）
　　A. 肩峰；C. 喙突
（引自：Kirtland S, Resnick D, Sartoris D, et al: Chronic, unreduced dislocations of the glenohumeral joint: imaging strategy and pathologic correlation, *J Trauma* 28:1622,1988.）

一、治疗

陈旧性未复位的肩关节脱位治疗方法有不治疗、闭合复位（关节镜辅助）、切开复位、半关节成形术及全肩关节置换。不是所有的陈旧性未复位的肩关节脱位都需要治疗。有些患者，尽管有运动受限及轻度不适，但上肢功能仍存在。同样，如果患者活动少，手术风险也大，应考虑行非手术治疗。未治疗的后脱位患者评分高于未治疗的前脱位。未复位的后脱位患者，上肢内旋靠在身体侧方，患者伸手可触及面部、头部和背部；而未复位的前脱位患者，上肢离开身体处于外旋位，手难以到达面部，更难触及背部。

（一）闭合复位

许多学者强调，要仔细地全面考虑患者的年龄、肱骨骨质疏松的程度、血管的状况以及脱位的时间等，然后才进行手法复位。还要考虑肱骨头压缩性缺损的大小。有少量文献报道过 6～8 周以上的肩关节脱位采用闭合复位的实例，但大多数学者认为 4 周以上的陈旧性肩关节脱位采用闭合复位时应当慎重，因为这时软组织挛缩、关节盂内的纤维组织和收缩的肩袖肌肉通常使闭合复位不可能成功。

总的来说，对于肱骨头关节面压缩性缺损超过 20% 或者脱位时间超过 3～4 周的肩关节脱位，采用闭合复位是不明智的。如果尝试闭合复位，应当在全身麻醉后肌肉放松的情况下进行，不用杠杆力量，复位时要轻度牵引。对有动脉疾患的老年患者，有腋动脉撕裂的可能。一旦复位成功，肩关节要制动 3～4 周。对肩关节后脱位，我们认为上肢最好固定在身体轴线的后方；而对肩关节前脱位，上肢最好固定在身体轴线的前方，在固定期结束后，应开始主动或主动辅助的全关节活动及力量训练。

（二）切开复位

在切开复位时，通常会遇到 2 种障碍：一是肱骨头复位困难，其原因是纤维化、肌肉短缩、挛缩、关节囊跨越关节盂形成的弓弦征、肱骨头与关节盂撞击处形成的关节面缺损和关节盂瘢痕组织的增生；二是由于存在关节不稳，使复位难以维持。

当行切开复位时，常需预防因肱骨头缺损引起肩关节脱位复发，这种情况在陈旧性后脱位比前脱位中更多。修复肱骨头骨缺损的治疗方法包括，利用肩胛下肌对肱骨头前部缺损进行填补固定（图 61-20A 和图 61-20B），并将肩胛下肌肌腱转移到肱骨小结节处进行固定（图 61-20C）的术式。在肱骨头骨缺损处进行自体骨或同种异体骨的骨填充和骨移植也可以达到缺损修复的目的。总体来说，上述治疗方法可以对约为 40% 面积大小的肱骨头骨缺损进行修复。对于更大面积的肱骨头骨缺损则需要采用肩关节假体置换术进行治疗。

对于未复位的陈旧性肩关节后脱位，如果肱骨头前内侧缺损 < 15%，Rockwood 主张采用后侧手术入路；如果肱骨头缺损 > 15%，则应当采用

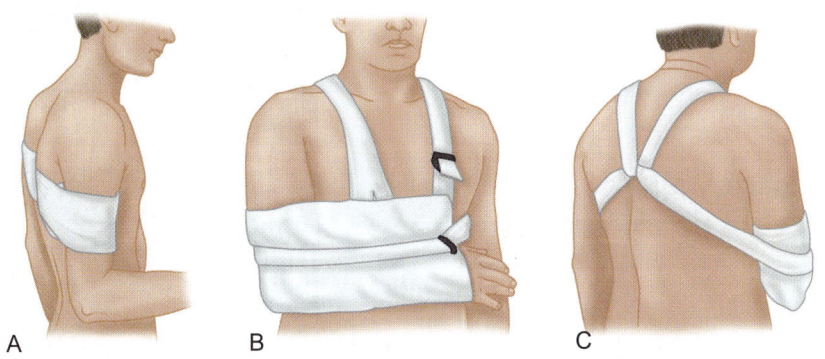

图 61-19　肩关节脱位后 Rowe 和 Zarins 的制动方法
A. 后脱位后，防止上臂移动到身体冠状面的前方；B 和 C. 前脱位后，防止上臂移动到身体冠状面的后方
（重绘自 Rowe CR, Zarins B: Chronic unreduced dislocations of the shoulder, *J Bone Joint Surg* 64A:494,1982.）

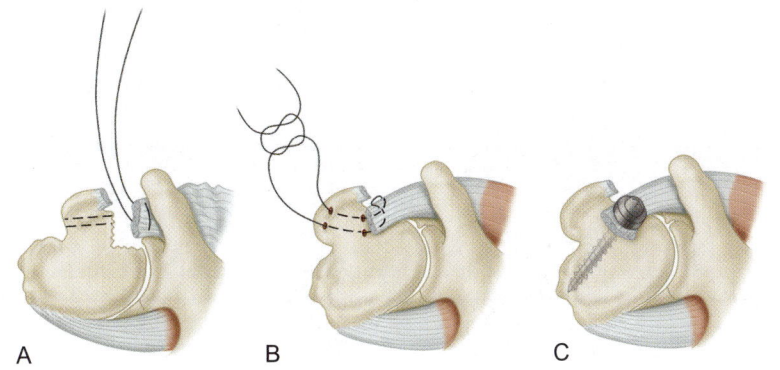

图 61-20　陈旧性未复位的肩关节后脱位的治疗方法
A. 横向通过前部缺损区钻两个孔；B. 将肩胛下肌肌腱上经过褥式缝合的线头穿过骨洞，扎紧，固定肌腱于缺损区；C. Neer 将小结节与肩胛下肌肌腱一起凿下来，用螺钉将小结节固定到前部缺损区。见手术技术 61-12 和手术技术 61-13

前侧入路进行前部重建。也推荐采用上方和前内侧入路对后脱位进行切开复位。

El Shewy 等采用切开复位治疗慢性肩关节后脱位(肱骨头缺损＜25%)，行后关节囊移位治疗(图61-21)，获得了很好的疼痛减轻和功能改善。

对交锁的肩关节后脱位的患者，符合下列标准时可行旋转截骨术：①关节软骨正常；②肱骨头关节面缺损＜40%；③患者能够积极参加康复训练。

切开复位后进行内固定是一个有帮助的或必要的辅助手段，文献报道可采用 Swiss 螺钉（图61-22）或从肩峰到肱骨头使用交叉克氏针进行固定（图61-23）。采用克氏针经喙突至关节盂固定治疗肩关节前脱位同样可行。Akinci 等报道了10例未复位的陈旧性肩关节前脱位患者采用切开复位、克氏针固定的效果，其中5例结果良好，4例一般，1例较差。部分学者认为根本不需要贯穿固定肩关节，他们主张在肩关节前脱位时，上肢制动在身体冠状面的前方；而在肩关节后脱位时，上肢制动在身体冠状面的后方即可（见图61-19）。

二、前脱位

切开复位治疗复发性肩关节前脱位

手术技术 61-11

(Rowe 和 Zarins)

- 经三角肌-胸大肌间隙的肩关节前侧入路通常较满意。切口从锁骨外侧 1/3 处向下延伸 10～12.5cm。
- 分离三角肌和胸大肌间隙，牵开肱二头肌短头和喙肱肌，在喙突的下方可以看到或用钝器触到肱骨头。
- 在开始复位之前，先切开关节囊、完全切断喙肱韧带及清除关节盂腔内纤维组织。
- 在进行这一步时有必要松解肩胛下肌。将肱骨头轻轻复位进入关节盂，使用器械时要避免用力过猛，以防止骨质疏松的肱骨头和关节盂发生骨折。
- 轻柔地牵拉软组织，推拿肩关节直至肩关节活动基本正常。
- 关节囊挛缩通常不能缝合。仔细修复肩胛下肌，注意腋神经恰恰位于该肌的下方（图61-24）。

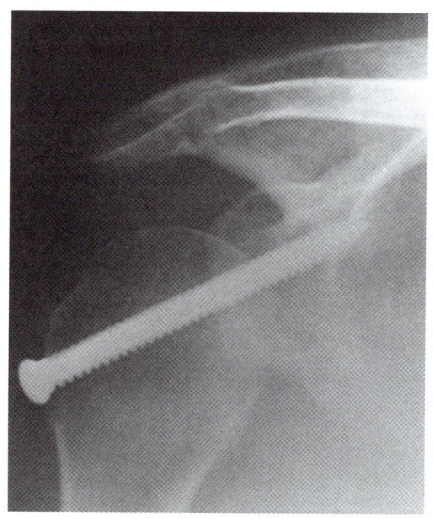

图61-22　陈旧性未复位的脱位用 Swiss 螺钉维持复位
（引自：Neviaser TJ: Old unreduced dislocations of the shoulder, Orthop Clin North Am 11:287, 1980.）

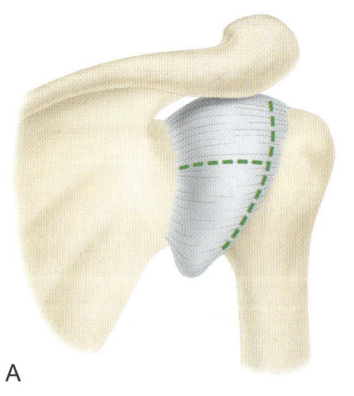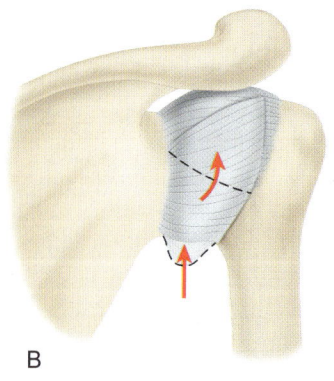

图61-21　陈旧性未复位的肩关节后脱位切开复位和后方关节囊移位术
A. 后方关节囊"T"形切开；B. 将下方关节囊上移覆盖上方关节囊获得增强修复
（引自：El Shewy MT et al: Open reduction and posterior capsular shift for cases of neglected unreduced posterior shoulder dislocation, Am J Sports Med 36:133, 2008.）

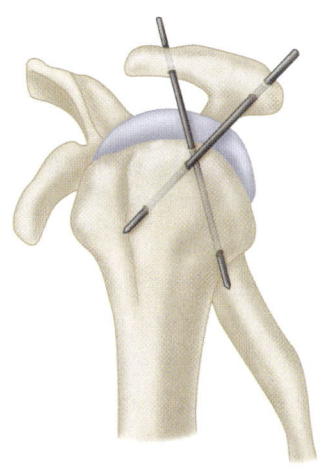

图 61-23 Wilson 和 McKeever 用 2 枚克氏针稳定后脱位肩关节复位后位置的方法

（引自：DePalma AF: *Surgery of the shoulder*, Philadelphia, 1950, JB Lippincott.）

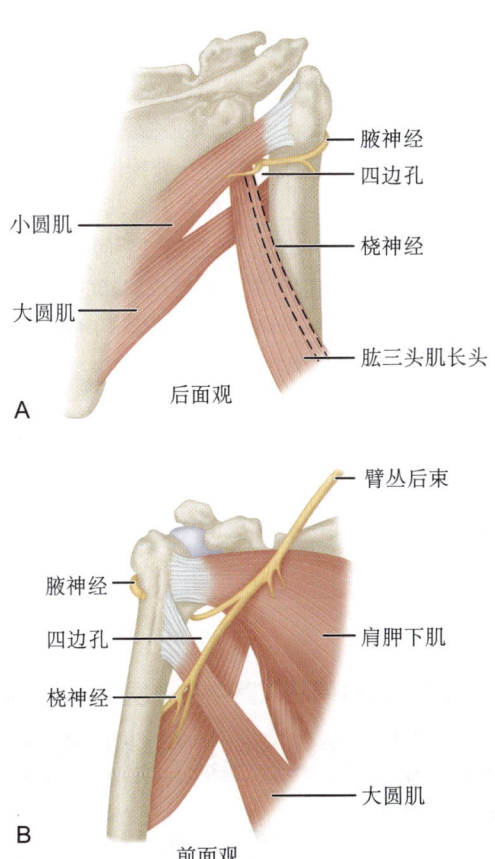

图 61-24 腋神经与肩胛下肌、四边孔和肱骨颈的关系

前脱位时，肩胛下肌被推向前方，造成腋神经的牵拉性损伤。腋神经上部因臂丛神经，下部因围绕肱骨颈后方而被限制、固定。（引自：Neer CS, Rickwood CA: Fractures and dislocations of the shoulder. In Rockwood CA, Green DP, editors: *Fractures in adults*, 2nd ed, Philadelphia, Lippincott, 1984.）（见手术技术 61-11）

术后处理 如果术中使用了内固定，则用外展夹板或人字形石膏固定肩关节于理想的位置，3～4 周取出内固定。如果采用 Rowe 和 Zarins 的方法（见图 61-19），则术后 3 周左右解除外固定。3～4 周时进行轻度的钟摆活动，肩关节主动和被动的活动不久即可进行，并在舒适的范围内持续进行。在主动有力的外展运动恢复之前数月，夜间需用夹板固定肩关节。

手术后，肩关节很少能完全恢复功能。活动常受限，特别是外展和外旋活动。患者因此也不能期望可以完全康复，但肩关节功能有望得到一定程度的改善。

三、后脱位

上方入路切开复位治疗复发性肩关节后脱位

手术技术 61-12

（Rowe 和 Zarins）

- 有学者发现肩关节"通用"入路很适合于慢性后脱位。患者侧卧于手术台上。
- 手术切口如图 61-25 所示。
- 将三角肌向下翻转连带其中 1/3 在肩峰止点处 5mm 宽的骨块。此肩峰骨缘在原位固定后，三角肌将在它的解剖位置愈合，不会向远侧移位。
- 从锁骨和肩胛冈上锐性分离三角肌的前后起点，分离的范围依显露的需要而定，然后向远端劈开三角肌达 5cm，从前、后和下面完全显露肩关节。注意避免损伤腋神经。解剖标志经常不清楚，最容易定位的标志是肱二头肌长头，其位于大小结节之间的结节间沟内。
- 切开并牵拉肩袖，切除关节盂内的纤维组织。也可以选择首先从关节盂表面剥离关节囊，然后松解肩袖与肱骨颈的粘连。
- 随着挛缩的松解，从关节盂后缘仔细分离肱骨头。如果脱位时间较长，肱骨头可能非常疏松，如果暴露不充分则很容易损伤。
- 将肱骨头复位进入关节盂。

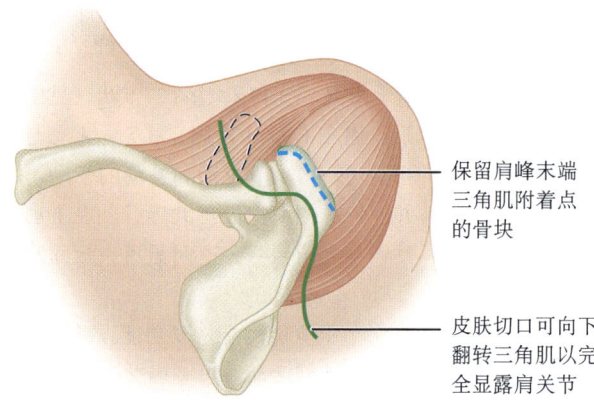

图 61-25　翻转三角肌显露肩关节前后面的联合入路

段虚线示皮肤切口；点虚线示三角肌附着处带有 5 mm 骨块的肩峰截骨的位置。（重绘自 Rowe CR, Zarins B: Chronic unreduced dislocations of the shoulder, *J Bone Joint Surg* 64A:494,1982.）（见手术技术 61-12）

- 尽可能靠近肩胛下肌腱的止点处将其横行切断，向内侧牵开。
- 试行手法复位，如果复位失败（常会如此），在肱骨头与关节盂缘之间插入钝的骨膜起子或骨撬，轻轻将两者分离，一旦关节盂缘与肱骨头前方的缺损区分离，一般即可复位。
- 全面检查关节，包括肱骨头和缺损。
- 用刮匙将肱骨头缺损区刮至出血，清除所有碎片和纤维化组织，从小结节至肱骨头的缺损区予以彻底显露（见图 61-20A）。
- 在缺损区横行钻 2 个孔，将在肩胛下肌腱的末端做褥式缝合后的线端穿过骨洞。
- 将肌腱拉入肱骨头缺损区，收紧缝合，牢固打结（见图 61-20B）。
- 另一种方法是将小结节连同其附着的肌腱一同凿下来，用螺钉将它固定到缺损区，这样就可形成骨－骨愈合，而不是肌腱－骨愈合。除非复位不稳定，否则不要扰乱关节的后侧部分。
- 关闭伤口，用上肢 Velpeau 型绷带包扎固定上肢。
- 将肩胛下肌腱固定于肱骨头缺损区之后，复位关节仍不够稳定时，采用在关节盂唇后缘和肩胛骨颈部进行植骨的方法。植骨通过后侧入路进行（见第 1 章），骨块取自髂骨后嵴或肩峰的后面，用螺钉或带螺纹的钢针将移植骨固定于肩胛颈后方的骨膜下。

- 如果肩关节不稳定或存在大的肱骨头前部缺损，可将肩胛下肌腱从它的止点锐性切断，移位填充缺损区，或将小结节连同肩胛下肌腱一同切取并移位（图 61-20C）。
- 如果术后能维持上肢在身体冠状面的后侧，肩关节一般不需要内固定（见图 61-19）。
- 将肩袖肌腱缝合到它们的止点上。
- 重新固定原先凿下来的肩峰骨缘，经肩峰上的 3 个骨洞进行缝合。

术后处理　应用外固定防止上臂移向身体冠状面的前方（见图 61-19），肘关节可自由屈伸，肩关节应置于向后的伸展位。如果上臂能维持在身体冠状面的后方，肱骨头就不会向后侧脱位。3 周时去除外固定，开始进行轻柔的钟摆活动，并在指导下进行肌肉等长收缩练习，在可耐受的范围内渐进使用上臂。

术后处理　使用 Velpeau 型绷带包扎一直到伤口愈合。2 周拆线，开始轻微、主动、钟摆样关节运动范围的练习。晚间使用肩关节固定器制动 6 周，4～6 周时增加内旋和上举过头锻炼。

三角肌胸大肌间隙入路治疗复发性肩关节后脱位

手术技术 61-14

（Keppler 等）

- 患者取仰卧位。
- 经前侧三角肌胸大肌间隙入路显露肩关节（见手术技术 1-79）。
- 沿两肌间沟做 10cm 长的切口。
- 从锁骨上少量游离三角肌，在肩胛下肌腱和关节囊上做 L 形切开。
- 脱位的关节复位困难时，应将关节盂与肱骨头的

前内侧入路切开复位治疗复发性肩关节后脱位

手术技术 61-13

（Mclaughlin）

- 经前内侧入路显露肩关节（见第 1 章）。

"锁扣"分离开。切除关节盂凹处的所有纤维和肉芽组织，以维持肱骨头的复位。
- 复位之后，要确定为防止再脱位所需的关节的正常对应关系及其活动范围。当肱骨头缺损与关节盂相关节时，肩关节常会在内旋位时脱位。如果肩关节内旋功能不充分，对日常活动无大的影响，可行截骨术。
- 在肱骨外科颈处做横行截骨将肱骨干内旋（图61-26）。
- 用角钢板固定截骨端。截骨稳定后可保证肱骨头的缺损区在正常运动时，始终位于关节盂缘的前面（图61-27）；截骨内固定之后，除了外旋活动外，肩关节其他所有活动都应正常。
- 如果肱骨头缺损超过40%，旋转截骨不可能恢复关节的完整性和稳定性，这时应考虑行半肩或全肩置换术。

术后处理 术后上臂用肩关节固定器制动。术后第2天在去除负压引流之后，开始肌肉等长收缩练习和轻度被动的钟摆式运动功能锻炼，患者晚间仍应佩戴肩关节固定器。术后1周在指导下行被动活动，屈曲外展最大可达90°，而外旋只能至中立位。当患者无不适感觉时，停用肩关节固定器。术后3周开始全面的主动功能锻炼，术后6周以内禁止外旋活动。术后6~8周如果运动范围好，肌力恢复，可以进行像游泳和投掷这样的活动。角钢板并不需要常规取出。

四、半肩关节置换术

脱位超过6个月或者肱骨头关节面缺损区超过45%~50%时，大多数学者建议直接行关节置换术。如果在关节盂正常的情况下，脱位超过6个月或者腋位X线片或CT扫描证实肱骨头关节面缺损区超过45%时，采用半关节置换术。减少肱骨人工假体正常的后倾角度，可以降低后脱位患者肱骨头向后半脱位的倾向。对于超过6个月的肩关节后脱位，肱骨假体置于近中立位；而对于肩关节后脱位不足6个月的患者，肱骨假体应放置在约后倾20°的位置。肩关节的半关节置换术的方法在第12章有详细阐述。

偶尔，关节置换术后仍存在严重不稳，这时需进一步行软组织重建。例如可采用肱二头肌腱移植重建后方关节囊。

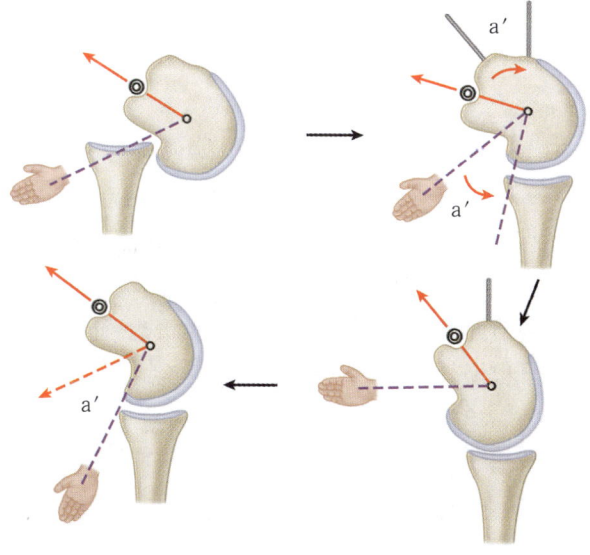

图61-26 锁定性肩关节后脱位，肩关节旋转截骨原理的示意图

（引自：Kepple P, Holz U, Thielemann FW, et al：Locked posterior dislocation of the shoulder: treatment using rotational osteotomy of the humerus, *J Orthop Trauma* 8: 286, 1994.）（见手术技术61-14）

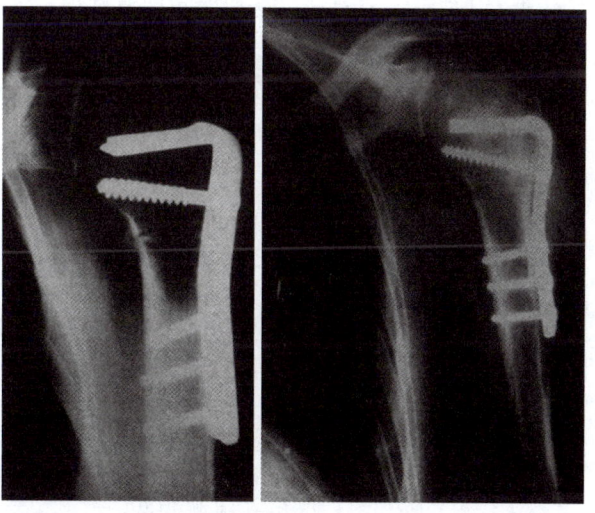

图61-27 肱骨横行截骨内固定，肱骨干置于内旋位

（引自：Kepple P, Holz U, Thielemann FW, et al：Locked posterior dislocation of the shoulder: treatment using rotational osteotomy of the humerus, *J Orthop Trauma* 8:286, 1994.）（见手术技术61-14）

五、全肩关节置换术

如果关节盂已破坏，脱位超过6个月或肱骨头关节面缺损区超过45%时，推荐行全肩关节置换术。如果关节盂凹后缘存在严重磨损，也可能需行骨移植，术前合适的X线片与CT扫描可明确是否存在这样的缺损。必须减少肱骨假体正常的后倾角度，以减轻肱骨头向后半脱位的倾向，脱位时间越久，减少的后倾角度就越多。Sahajpal和Zuckerman建议减少10°～15°的后倾角度以获得更好的稳定性。手术时正确的后倾角度可以通过安装假体试模并测试肩关节的稳定性来确定，并根据需要进行调整。另外，如有必要，可在肱骨头切除后，假体安装之前，经前路重叠缝合后侧关节囊。同样，关节囊后侧多余的部分，可以通过重叠缝合给予纠正。全肩关节成形术的方法在第12章中有介绍。

第十节 肘关节

陈旧性未复位的肘关节脱位非常罕见，常发生在发展中国家。关于未复位肘关节脱位的手术治疗，多见于中东和亚洲地区的手术病例报道。肘关节后脱位最为常见，因此只讨论它的治疗。脱位后，臂部一般固定于伸展位或轻度的屈曲位，活动范围很小，旋前和旋后受限。由于肱骨髁附近的成角使肱二头肌张力增加，这样肱二头肌牵拉前臂旋后，因此，旋前较旋后受限更为明显。

未复位的陈旧性肘关节脱位的病理所见，包括：关节周围广泛的骨化性肌炎，尤其是肱肌和肱三头肌；肱三头肌和关节内侧及外侧侧副韧带明显短缩；屈曲时尺神经紧张；关节囊骨化或者致密纤维样增厚；肱骨远端与尺桡骨近端之间及鹰嘴窝和喙突窝广泛性地被致密纤维组织充填。未复位的陈旧性肘关节脱位患者中都发现有"肱桡骨化角"（radial humeral horn）（图61-28），这是因为位于桡骨头附近的附着于关节囊上的骨膜与肱骨之间的血肿骨化的结果。

未复位的陈旧性肘关节后脱位的治疗方法包括：闭合复位、切开复位、切除性关节成形术、间置性关节成形术、关节置换成形术及关节融合术。

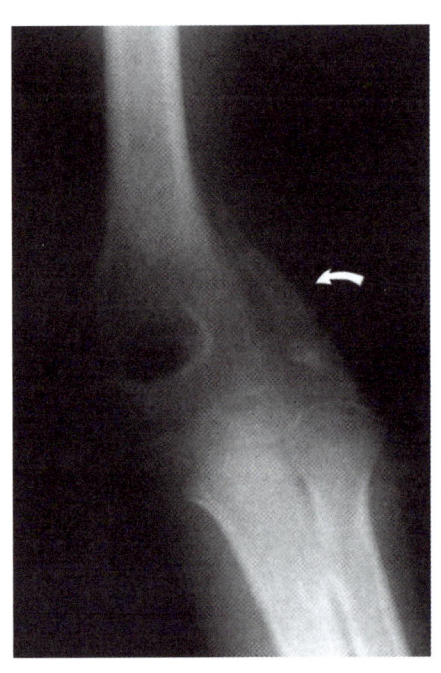

图 61-28　前后位X线片显示侧方移位和骨化角

（选自 Bruce C, Laing P, Dorgan J, et al: Unreduced dislocation of the elbow: case report and review of the literature. *J Trauma* 35:962,1993.）

如果在伤后3个月内治疗，尽管肘关节切开复位的结果可以接受，但其正常的功能无法恢复。在儿童，如果肘关节脱位不是先天性的，那么无论脱位后多长时间，切开复位均值得一试，因为患儿术后均可获得有效的肘关节屈伸范围。

一、闭合复位

许多学者赞同在脱位3周之后，肘关节闭合复位实际上已不可能，此时软组织挛缩及局部骨质疏松都使闭合复位变得非常危险，复位时可能发生骨折和关节面的损伤。即使早期复位骨折也可能发生，手法复位必须在全身麻醉后肌肉松弛的情况下，极为小心、轻柔地进行。

二、切开复位

虽然一些学者报道通过切开复位治疗陈旧性肘关节脱位，无论患者年龄和脱位时间，患者术后肘关节屈伸活动达到了可用的范围，但是许多学者认为，单纯通过切开复位来恢复肘关节功能的可能性与从脱位到手术之间的时间成反比。

在切开复位时，短缩的肱三头肌必须延长，必须松解短缩的内侧和外侧侧副韧带，肱骨远端与尺骨之间的纤维组织应予切除，如果有"肱桡骨化角"存在，必须给予分开。当需行肘关节切开复位时，对所有的患者都进行尺神经探查并给予减压是明智的。肘关节复位后常不稳定，为稳定肘关节，许多学者用克氏针或斯氏针贯穿固定尺骨鹰嘴和肱骨或贯穿固定肱骨小头和桡骨头。其他学者使用铰链式固定，尽管更加复杂，但是容许肘关节早期活动，理论上可获得较好的治疗结果。别的学者也使用韧带重建辅助或不辅助内固定的方法来稳定关节。肘关节关节成形术对长期慢性脱位或复杂疑难病例可能是最佳治疗方法。大多数患者采用关节囊和韧带（包括侧副韧带）的彻底松解及 Speed 的 V-Y 方法延长肱三头肌治疗后获得了良好的功能改善。

Jupiter 和 Ring 描述了一组 5 例肘关节脱位患者，平均创伤后 11 周，采用切开复位、铰链外固定架固定方法，获得了肘关节的稳定及活动。他们重新将 3 例患者的外侧韧带复合体附着在外上髁上，但是并没有尝试重建韧带、肌腱或者骨骼，未行肌腱延长或者转位，未加深尺神经沟。为了早期活动肘关节，将被动涡轮安装在铰链式外固定架上，这样可以逐步开始主动活动肘关节。手术 5 周以后可以去除外固定架。

由于单纯使用韧带重建修复后存在 30% 的再脱位率，因而建议使用铰链外固定来保护这种修复，维持关节复位，同时允许关节活动并拉伸肌肉肌腱。在行主动和被动锻炼的时期，铰链通常在原位保留 8 周（图 61-29 和图 61-30）。Ivo 等学者对 3 例慢性未复位的复杂肘关节患者采用尺神经原位松解，使用单边铰链外固定架牵引复位关节，同时修复骨性稳定结构，未进行侧副韧带重建，获得了良好疗效。然而，Ponti 等学者警告，应用这项技术，并发症可能很容易发生，在其 7 名患者中 4 名至少发生一项并发症，而其他 3 名患者则需要接受额外处理。有人介绍建立关节内交叉韧带以稳定关节允许关节早期屈伸锻炼（图 61-31）。大多数学者都发现肱三头肌延长对于复位至关重要，而且都使用了 Speed 所描述的 V-Y 技术来延长肱三头肌。

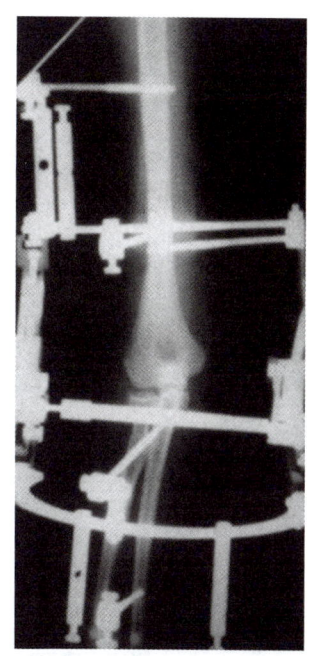

图 61-29　晚期（6 周）发现的肘关节内侧脱位切开复位后，行内侧入路完全显露关节，佩戴铰链式外固定架，没有进行韧带修复或重建

（引自：Hotchkiss RN: Fractures and dislocations of the elbow. In Rockwood CA, Bucholz RW, Green DP, Heckman JD, eds: *Rockwood and Green's fratures in adults*，Philadelphia, Lippincott-Raven, 1996.）

切开复位和肱三头肌 V-Y 延长术治疗陈旧性肘关节脱位

手术技术 61-15

（Speed）

- 于肘关节后外侧做 1 个切口，从离尺骨鹰嘴 10cm 的近侧中线处开始，向远侧延长至鹰嘴尖部近端，然后稍偏向外侧经过肱骨外髁和桡骨头，在前臂再继续向远侧延长 5cm。
- 逐层切开，牵开切口皮缘，显露肘后方肱三头肌的肌腱附着点和腱膜（图 61-32A）。
- 沿肱骨内髁的尺神经沟找出尺神经，将其解剖游离，并小心牵开。
- 从近端开始，采用锐性分离，向远侧反折肱三头肌腱膜以形成 1 个附着在尺骨鹰嘴上的组织瓣。
- 从肘关节近端 7.5cm 处开始，在上臂中线处顺肱三头肌肌纤维将其切开至鹰嘴，然后将这个深部切口绕过鹰嘴外侧缘弯向皮肤切口的远端。

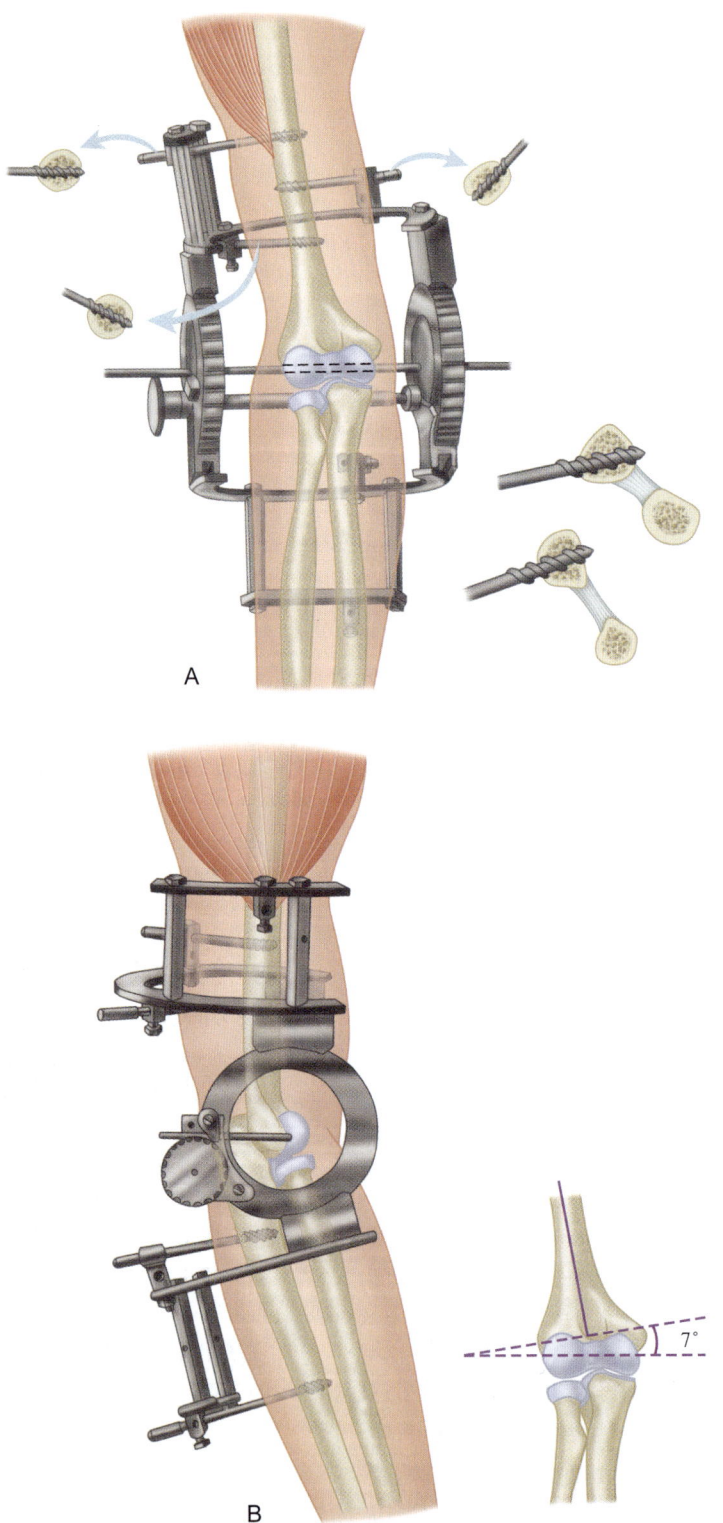

图 61-30 显示陈旧性肘关节脱位针放置的前（A）和侧（B）面观。位置可根据患者的要求进行调整
（重绘自 Hotchkiss RN: *Compass elbow hinge surgical technique*, Smith & Nephew, Memphis, TN.）

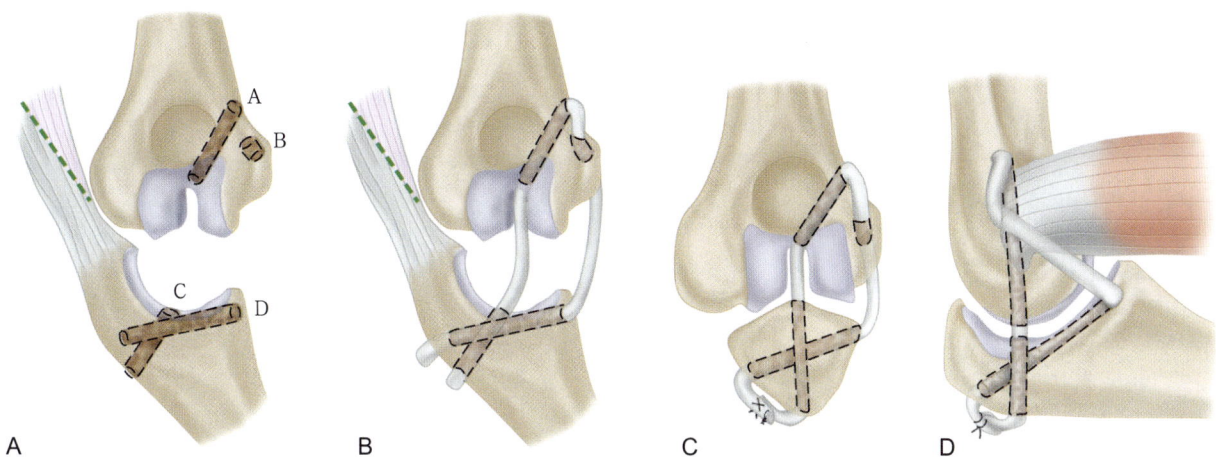

图 61-31　陈旧性肘关节后脱位重建
A 和 B. 滑车上的骨槽和 A 到 D 的骨洞线表示了肌腱移植的路径；C 和 D. 完成修复后的前后位和侧位图，注意前臂屈肌起点要保持完整。（引自：Arafiles RP: Neglected posterior dislocation of the elbow: a reconstruction operation, J Bone Joint Surg 69B:199,1987.）

- 从肱骨远端前方和后方做骨膜下分离，游离所有肌肉的附着（图 61-32B），再松解肱骨髁周围附着的关节囊和侧副韧带。在肱骨内髁周围及关节上方沿肱骨前面游离时，可能会遇到些困难，但将这些地方都进行松解，并使肱骨的远端能完全游离是非常重要的（图 61-32C）。
- 肱骨后方和鹰嘴窝内常有大量的骨痂，这是由于在受伤时，骨膜被掀起所引起的。切除这些骨痂和所有的瘢痕组织。
- 完全游离肱骨远端之后，显露桡骨小头并清理尺骨的滑车切迹。
- 旋转前臂，在肱骨小头前方轻轻按压，使桡骨头向前进入其正常位置。
- 如果桡骨头复位不容易，则要更广泛地剥离软组织，而不能过分用力以免损伤关节面。
- 在桡骨头复位之后，将冠状突牵至滑车远侧，再向前推挤，重复几次使关节复位。
- 在全部活动范围内活动肘关节，如果肘关节不稳定（通常如此），肘关节屈曲 90°，用 1～2 枚克氏针或斯氏针贯穿固定尺骨鹰嘴和肱骨。
- 截断针尾，并将其近端部分弯曲以防止滑移。
- 缝合肱骨后方的骨膜和肱三头肌以及桡骨头的筋膜，然后把肱三头肌舌状腱膜缝合在其正常位置上，在更多情况下是缝合于稍靠远侧（图 61-32D）。
- 放置负压引流管以对切口减压。

术后处理　后侧夹板固定上肢于屈曲 90° 位，24h 拔除引流管。术后约 14d 去除克氏针。1d 内要去除数次石膏托，以进行轻度、主动的功能锻炼。当达到中等强度的主动活动时，白天可以解除夹板固定，但夜间仍维持其固定 2～3 个月。如果脱位时间长，只有通过长时间持续的锻炼，才能达到最佳的效果，儿童通常比成人更容易恢复功能。

三、肘关节成形术

大多数学者认为超过 3～6 个月未复位的肘关节，将需要做某种类型的关节成形术或者可能是关节融合术。许多学者描述过牵开式间置关节成形术。如果慢性脱位有关节严重退变和不匹配，而患者太年轻不适合行全肘关节置换术治疗（因他不愿意做关节融合），那么使用阔筋膜或相似的置入物行间置关节成形术可能是最佳选择。筋膜关节成形术的方法已在第 12 章讨论，全肘关节置换的方法也已在第 12 章中讨论，肘关节融合术的方法已在第 13 章中讨论。

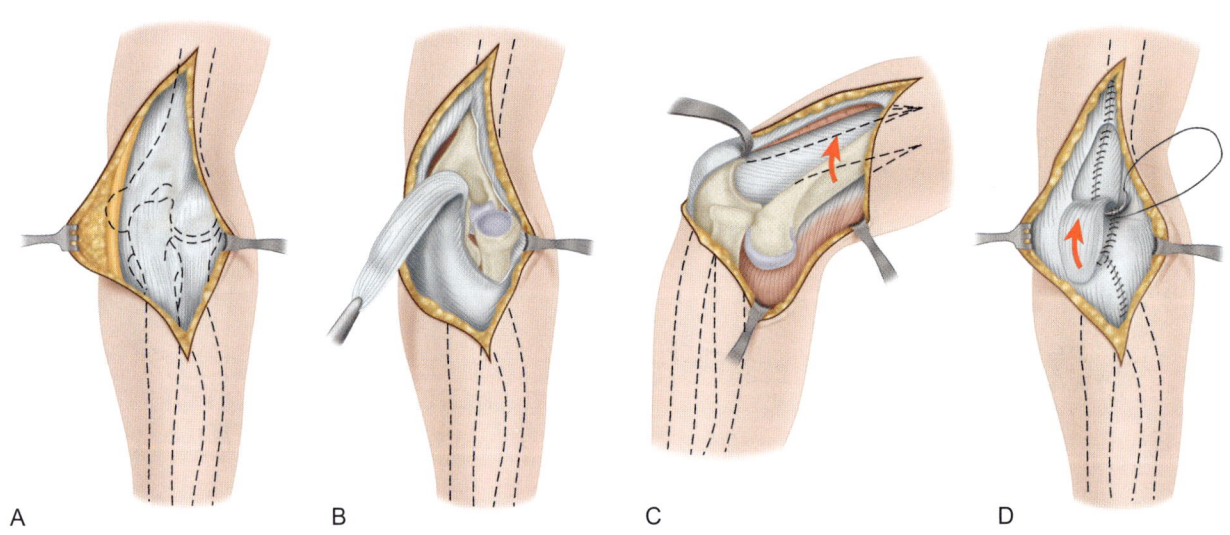

图 61-32 陈旧性未复位的肘关节脱位的 Speed 切开复位方法

A. 所做的切口以及已经分离的尺神经；B. 肱三头肌肌腱膜已切取游离并向远端翻转；肱三头肌已纵行切开并与其他肌肉一起从肱骨远端的骨膜下剥离；C. 肘关节侧位图示，为完成复位偶尔需要的活动范围；D. 关闭伤口（见正文）。（见手术技术 61-15）

四、桡骨头前脱位

成人陈旧性桡骨头前脱位有时尚不影响肘关节日常使用功能，但肘关节屈曲受限，且上肢通常无力。如果功能障碍确需手术时，应切除桡骨头（详见第 57 章）。儿童的桡骨头脱位可以作为一种独立的损伤发生，或者可能与尺骨干的骨折同时存在（Monteggia 骨折）。有时肘关节日常使用功能影响不大，但随着儿童的继续发育，提携角会逐渐增大，桡骨头出现畸形。如果患儿年幼，脱位不足 1 年，可以进行切开复位及桡骨头和颈的重建术，可以做或不做尺骨的截骨术（见第 36 章）。

一旦生长完全停止，如果功能障碍严重，则将桡骨头切除。

陈旧性未复位的腕关节和手指关节脱位将在第 67 章中讨论。

第十六部分
周围神经损伤

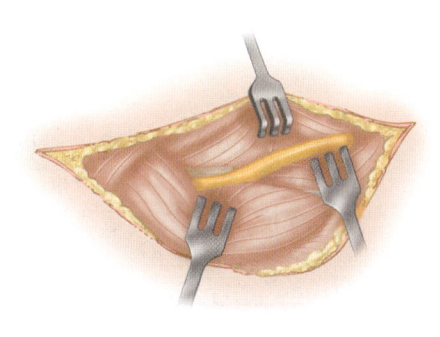

第 62 章

周围神经损伤

著者：Mark T. Jobe · Santos F. Martinez
译者：顾立强　方锦涛　李　亮　秦本刚
审校：曾炳芳　唐佩福

周围神经损伤很常见。尽管在显微外科技术和束间神经移植方面已经取得了较大进展，但是，Seddon 和 Woodhall 在第二次世界大战的实践经验总结出的原则至今仍在应用。目前研究的焦点是药物、免疫系统调节、促神经生长因子和套接管，虽然有前途，但至今仍没有明显的临床实用价值；而且令人失望的是，神经修复的效果仍然有限，只有 50% 的患者能恢复有用的功能。

本章介绍周围神经损伤的诊断与治疗、手术方法和术后处理的详细内容，将在神经各论中讨论。有关胚胎学、显微解剖学和生理学的详细内容，读者可以参考其他著作。适合的重建手术在本书其他章节描述，并提供相互参照。

第一节　脊神经的解剖

每一节段的脊神经都在椎间孔内或椎间孔附近由感觉根或后根与运动根或前根汇合而成。胸段的大多数混合性脊神经保持其自主性，支配各自肋间节段的皮节和肌节。事实上，在脊髓轴线上的所有其他节段，脊神经相互组合成丛，支配一个肢体或身体的某一特定节段，而不再保留原始的肌节分布。31 对混合性脊神经从脊柱两侧离开各自的椎间孔分布到同侧躯干和肢体：8 对颈神经、12 对胸神经、5 对腰神经、5 对骶神经和 1 对尾神经。

一、混合性脊神经的成分

1 条典型的混合性脊神经包括运动、感觉和交感 3 种不同的成分（图 62-1）。

（一）运动神经纤维

数个根丝由脊髓前外侧沟发出后形成 1 条运动根。由前角细胞发出的神经纤维经过这些根支配骨骼肌。

（二）感觉神经纤维

感觉纤维起于疼痛、温度、触觉及牵拉感受器。这些感觉纤维的细胞体位于后根的脊神经节内，其轴突经数条根丝进入脊髓的后外侧沟。传达关节位

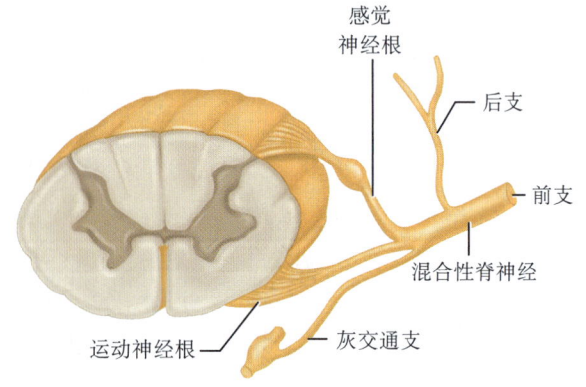

图 62-1　混合性脊神经的成分

置觉的纤维和一些触觉纤维在脊髓后角上行，在颈髓延髓接合处的薄束核与楔束核后形成突触。痛觉和温度觉纤维在胶状质中形成突触后，交叉到对侧在脊髓丘脑背侧束上行。触觉纤维进入后，形成突触并交叉到对侧在脊髓丘脑腹侧束上行。

（三）交感神经纤维

所有 31 对混合性脊神经中的交感成分仅通过 14 条运动根出脊髓。交感细胞位于纵贯全部胸髓和上腰段脊髓的中间外侧细胞柱。交感纤维沿着 12 对胸神经和上 2 对腰神经前根出脊髓，进入相应的混合性脊神经，然后立即分出白交通支。白交通支从前方到达相对应的交感神经节，可在相对应的交感神经节内形成突触，节后纤维则形成灰交通支回到混合性脊神经。但更常见的是经白交通支进入交感神经节的纤维沿椎旁交感链上行或下行一段距离后在高位或低位形成突触。节后纤维沿灰交通支分布到颈、下腰或骶尾部无白交通支的混合性脊神经。因此，汗腺、血管和竖毛肌的神经支配也呈节段性。

二、大体解剖

离开椎间孔的混合性脊神经接受其交感成分后，立即分为前支和后支。后支向后分布于椎旁肌肉以及躯干、颈和头部后面的皮肤。上 3 对颈神经的后支比其相对应的前支支配范围要大，分布于头颈交界处后侧头皮及肌肉的较大范围。除此之外，一般后支支配范围均较小。每条脊神经的主要部分沿前支继续向外形成丛或肋间神经。

所有的颈神经、第 1 胸神经及所有腰骶神经的前支结合成丛。体节分布的变化起于皮节和肌节的移入肢芽。上 4 对颈神经前支形成颈丛，下 4 对颈神经及第 1 胸神经前支形成臂丛。上 3 对腰神经前支和部分第 4 腰神经的前支形成腰丛。部分第 4 腰神经的前支和第 5 腰神经及骶神经前支形成腰骶丛。肢芽增大和延长明显改变肌节的分布，造成某些肌节融合和其他肌节的分离或部分移行延长。所以任何一条脊神经的纤维都可以沿数条周围神经分布出去。同样，任何一条周围神经也可以包含从数条脊神经来的纤维成分。

单个脊神经根所支配的皮肤区域称为 1 个皮节（dematcome）。节段性皮节分布（图 62-2）在胸部较好地保留下来，而肢体则不然。由于肢芽的移行使颈中部皮节沿上臂外侧和前臂的桡侧移行，下颈部和上胸部皮节沿上臂内侧及前臂尺侧移行。同样，腰骶部的皮节沿着下肢不同侧面排列。将头侧与尾侧节段性皮节分开的线称为中轴线（axial line），该线可能与脊柱中轴线相连。

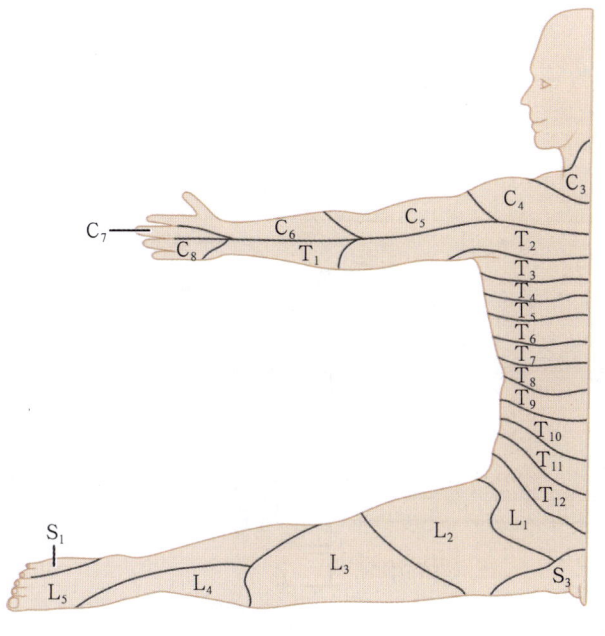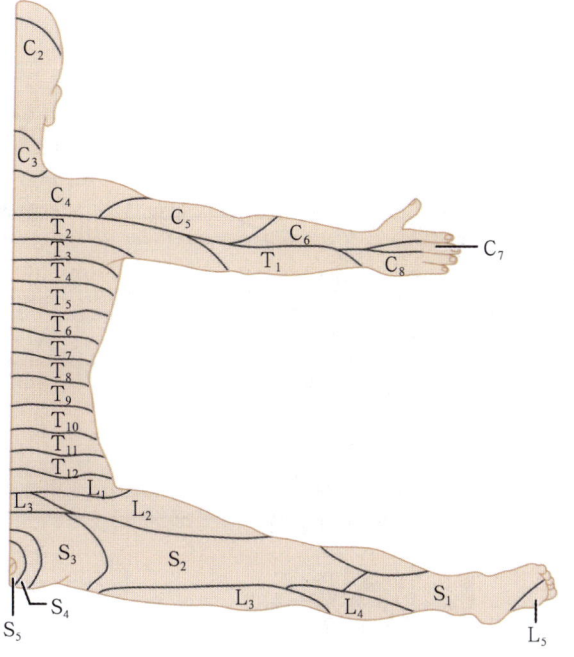

图 62-2　皮节分布

三、显微解剖

1条神经纤维或轴突是1个脊神经节细胞（感觉）、1个前角细胞（运动）或1个节后交感神经细胞的直接延伸。神经纤维分为有髓鞘和无髓鞘神经纤维，感觉及运动神经内无髓和有髓纤维的比例为4:1（图62-3）。无髓鞘的或仅有稀疏髓鞘的纤维，数个轴突被一个单独的施万细胞包绕。而髓鞘较厚的纤维，施万细胞旋转形成一个多层结构，包裹1条轴突的髓鞘。1个施万细胞包绕的一段有髓神经纤维称为1个间段（internide），长度为0.1～1.8mm，有髓纤维的髓鞘越厚，间段就越长。1个施万细胞的末端和下一个施万细胞的起点会合处髓鞘相对稀疏，称为结间隙（node cap）或郎飞结（node of Ranvier）（图62-4）。施万细胞和髓鞘包裹的轴突又被称为神经内膜（endoneurium）的稀薄纤维组织所包绕。纵向看，神经内膜形成1个管分别包绕一些施万细胞鞘，上述结构集合在一起形成1个神经束（fascicle，Sunderland将其命名为funicle）。每一束或独立的一组有鞘轴突被一层较致密的神经束膜围绕。全部神经束及其被覆的神经束膜被一层更致密的神经外膜包围，形成混合性脊神经或周围神经。周围神经的血供通过神经系膜，神经系膜是从神经外膜延伸到周围组织的疏松结缔组织。每一条神经既有外在的（节段性）血供，又有内在的（纵向）血供。神经外膜、束膜和内膜内有相当丰富的纵向血供，允许一定长度的手术游离，而不会完全阻断其血供。

第二节 周围神经内部结构

1945年，Sunderland将桡神经、正中神经和尺神经的内部结构或神经束的排列描述为纵贯神经全长的神经束不断分支与汇合的复杂网状结构（图62-5）。尽管周围神经的近端束的排列非常复杂，但远端在其合并之前可以分离出较长一段距离（图62-6）。在外科医师要准确缝合神经而行神经内分离时，这个特点显得尤为重要。

第三节 神经元的变性与再生

神经元的任何部分与细胞核分离都会出现退变并被吞噬细胞破坏。神经损伤远端的退变过程称为继发性或Wallerian变性（图62-7）。神经损伤近端的反应称为原发性、创伤性或逆行性退变。退变所需时间在感觉和运动神经略有差异，与神经纤维的粗细及髓鞘薄厚有关。

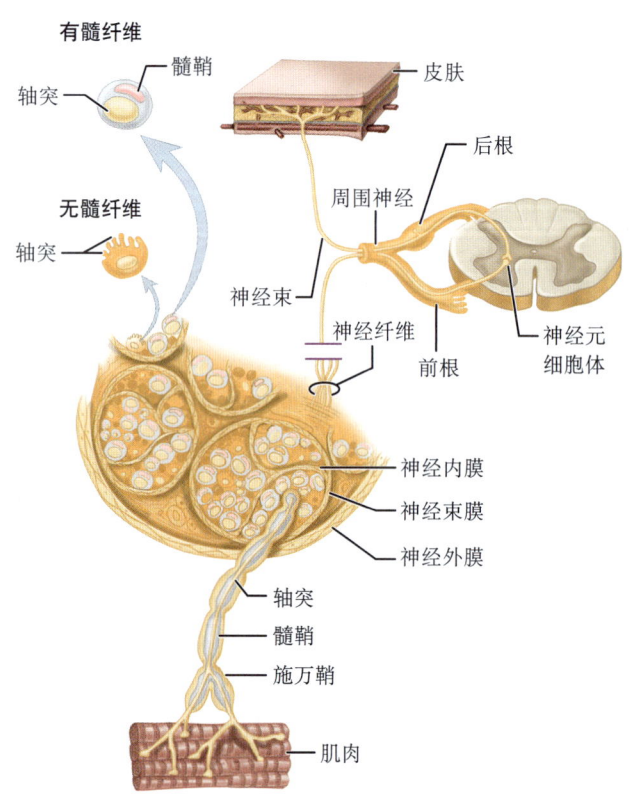

图62-3 周围神经的显微解剖

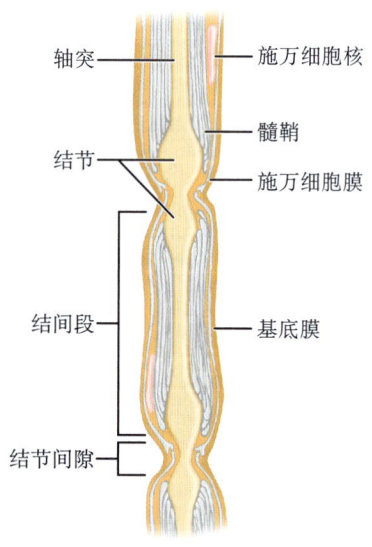

图62-4 有髓神经纤维的周围神经的内部结构

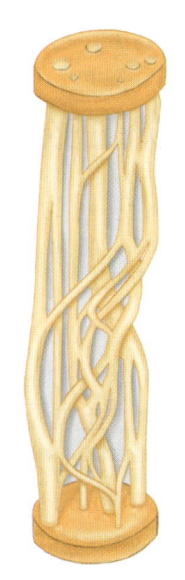

图 62-5　Sunderland 描绘的肌皮神经的内部结构

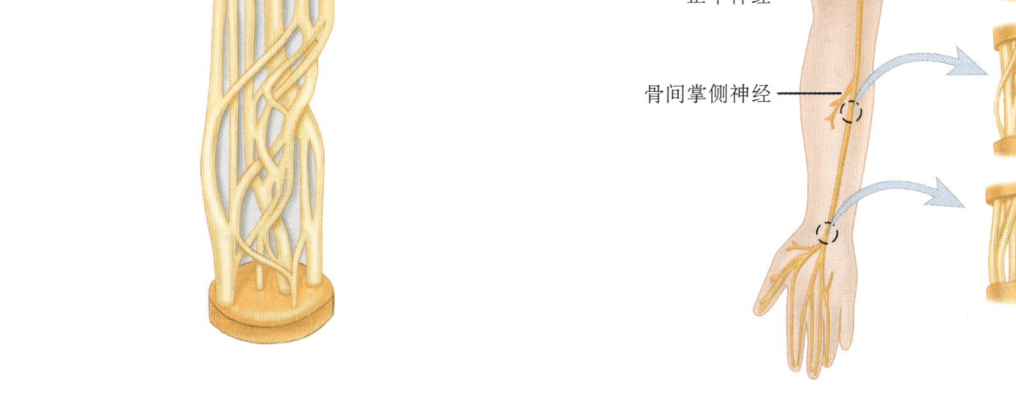

图 62-6　愈靠远端，神经的内部结构愈简单

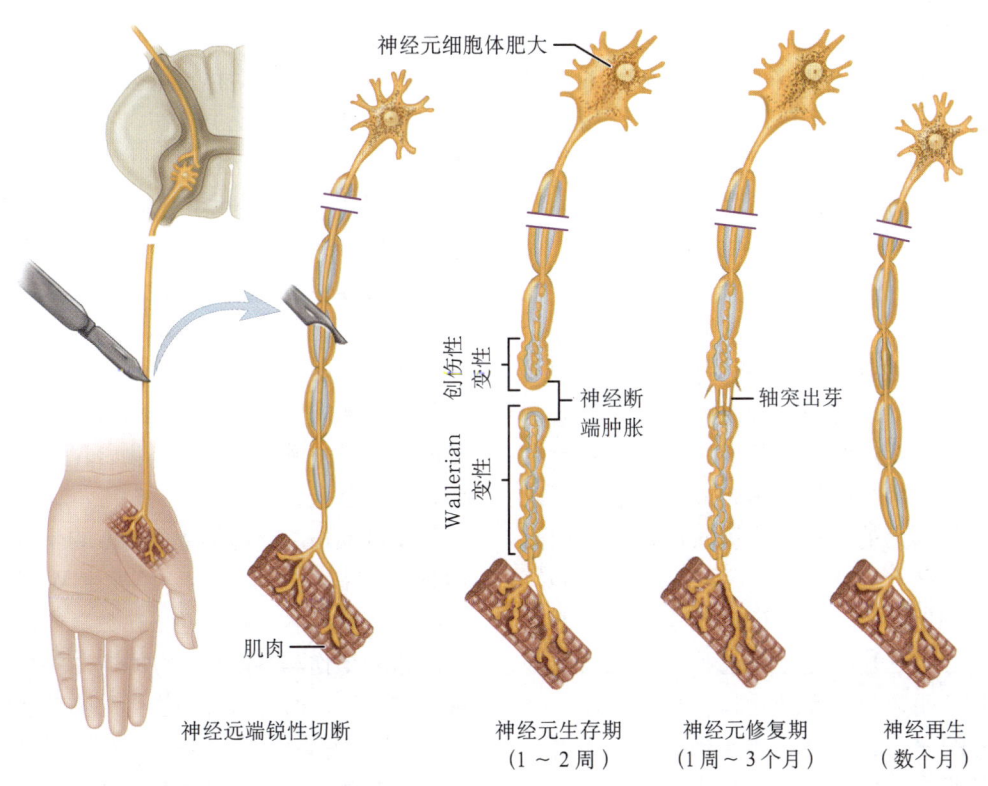

图 62-7　周围运动神经为锋利的物体切断后再生时的生理改变

神经损伤后最初 3 d 内，轴索的形态发生明显的改变。18～72 h 对感应电刺激发生反应。2～3 d 远段部分碎裂，随着液体丢失，碎片开始皱缩，呈卵圆形或球形。髓鞘的裂解和皱缩与轴索的退变同步。损伤后第 7 天大量吞噬细胞到达病变部位，在 15～30 d 基本完成轴索碎片清理。第 7 天时 Schwann 细胞出现明显的有丝分裂，Schwann 细胞大量增多填充以前由轴索和髓鞘所占据的区域。

原发性逆行性退变的范围取决于近侧损害的程度，至少包括 1 个或多个郎飞结，逆行性退变与 Wallerian 变性在组织学上完全相同。神经元胞体的改变与神经元类型和损伤与胞体的距离有关。损伤的部位距离越近，改变越明显。主要表现为染色质溶解、胞质肿胀及细胞核偏移。在第 7 天时胞体内这种反应很容易表现。4～6 周出现细胞死亡或开始恢复的迹象。随着恢复水肿开始消退，细胞核移回到细胞中央，Nissl 体开始再聚集。

损伤远端或近侧逆行性退变的范围内，神经内膜管充满了 Schwann 细胞以接受轴索残端再生的轴突肢芽。损伤后最初 24 h 即出现轴索的再生肢芽。最初，不论是从有髓纤维或是从无髓纤维再生的，全部轴突肢芽都是无髓的。如果神经内膜管及其 Schwann 细胞没有受到损伤，轴突肢芽可以容易地沿着原来的通道生长，依旧支配原来的终末器官。如果损伤严重，以至于中断神经内膜管及其所包含 Schwann 细胞，那么从每个轴索残端长入的上百个神经轴芽就漫无目的地通过损伤区，长入神经外膜、神经束膜或相邻区域形成残端神经瘤或连续性神经瘤。其他被瘢痕组织阻挡未能进入各自神经内膜管的轴突肢芽可以进入其他损伤轴索的空神经内膜管内，或者如同 Cabaud 等证明的，这些轴芽可通过新形成的神经内膜管到达其他的肌节或皮区。轴索的再生似乎受到某些包含于远端神经组织的神经营养物质的影响。实验表明，灵长类动物模型中，通过一个无生物活性的 Y 形硅胶管，再生轴索朝神经组织生长而不是肌肉或肌腱。在动物模型中有某种程度的终末器官特异性，并且在临界间隙（2 mm）以内无神经营养作用。

神经内膜管没有中断和 Schwann 细胞鞘的轻度损伤可有极好的或可接受的解剖结构再生。相反，伴有整条神经离断、神经断端严重分离和再生纤维被大量瘢痕组织阻断的严重神经损伤，则很少或根本没有功能恢复。

第四节　神经损伤的分类

Seddon（1943）提出的神经损伤分类曾被普遍接受却很少使用。他将神经损伤分为如下 3 类。

1．**神经失用**（neurapraxia）　指周围神经较轻的挫伤或受压，轴突保持完整，伴有髓鞘的局部节段性轻度水肿或碎裂。生理性的神经传导功能暂时中断，但数天或数周后完全恢复。

2．**轴突断裂**（axonotmesis）　指较为明显的损伤，轴突断裂，远端发生 Wallerian 变性，但 Schwann 细胞和神经内膜管保持完整。可预料有自发的神经再生和良好的功能恢复。

3．**神经断裂**（neurotmesis）　指更为严重的损伤，神经结构完全离断或为广泛的撕裂伤及挤压伤。轴突、Schwann 细胞及神经内膜管完全断裂，神经外膜和束膜也遭受不同程度的破坏。如果完全断裂看起来不明显，神经束膜和外膜的断端可以桥接这个间隙。对于此类损伤，不能期望有明显的自发恢复。

1951 年，Sunderland 提出了一个更加实用的神经损伤分类方法。这种分类更方便临床使用，每一度损伤都提示更严重的神经解剖学损害和相应的预后改变。这种分类方法中，周围神经损伤由轻至重分为 Ⅰ～Ⅴ 度。不同的损伤程度表现为神经解剖上的不同结构损伤：Ⅰ度为髓鞘损伤，Ⅱ度为轴突，Ⅲ度为神经内膜管及其内容物，Ⅳ度为束膜，Ⅴ度为整个神经干（表 62-1）。

Ⅰ度损伤：损伤部位沿轴索的生理性神经传导中断，但轴索并没有断裂。不发生 Wallerian 变性，神经功能可自然恢复，通常在数日或数周内完全恢复。这种损伤与 Seddon 的神经失用相符。功能丧失各有不同，通常运动功能受影响较感觉功能重一些。感觉功能障碍的发生率由高而低依次为本体觉、触觉、温度觉和痛觉，交感神经纤维对此类损伤抵抗力最强。如果感觉功能明显受阻，感觉异常可持续数天，如果感觉功能确实受损，交感神经功能常常恢复最快；痛觉和温度觉常可不受影响，即便影响恢复也很快，而本体感觉和运动功能通常恢复最慢。损伤远端的神经电刺激兴奋性保持正常。这

表 62-1 神经损伤分类

损伤程度		组织学改变					Tinel 征	
Sunderland	Seddon	髓鞘	轴突	内膜	束膜	外膜	存在	向远端进展
Ⅰ度	神经失用	±	−	−	−	−	−	−
Ⅱ度	轴突断裂	+	+	−	−	−	+	+
Ⅲ度		+	+	+	−	−	+	+
Ⅳ度		+	+	+	+	−	+	−
Ⅴ度	神经断裂	+	+	+	+	+	+	−

种损伤的特点是损伤近侧与远侧肌肉运动功能同时恢复。这样的情况在有 Wallerian 变性的损伤中绝不会出现。因为 Wallerian 变性时越靠近端的运动单位恢复神经支配越早，所以，运动恢复是一个缓慢的过程。Ⅰ度损伤既没有轴索损害也没有再生，也就不存在逐渐前移的 Tinel 征。在多数情况下，神经功能最终将完全恢复。

Ⅱ度损伤：轴索明显断裂，损伤远端发生 Wallerian 变性，近端 1 个或多个节间段发生变性；神经内膜管保持完整（Schwann 细胞基底膜），为轴突再生提供了完好的解剖通路。永久性损害与神经细胞体死亡数目有关，越近侧的损伤神经细胞死亡越多见。临床上，这种神经障碍造成运动、感觉和交感的完全丧失。运动的再支配按照神经的分支次序从近到远依次恢复。通常，Tinel 征沿着神经的走行以每个月 1 英寸（1 英寸 =0.0254 m）的速度向远端移动，显示神经再生进展的踪迹。一般可达到满意的功能恢复。

Ⅲ度损伤：轴索和内膜管断裂，但神经束膜完整，由于神经内膜管的破坏，导致结构破坏。神经内膜管内的瘢痕组织可能阻塞某些内膜道，使轴芽转到其他管道，而不是沿着自身的路径生长。临床上，大多数病例中这种神经功能丧失是完全的，由于再生轴索的顶端需要更多的时间穿过纤维屏障，因此功能丧失持续的时期比Ⅱ度损伤要长得多。从近端到远端的运动功能恢复明显，但仍然存在不同程度的永久性运动或感觉功能不全。如同Ⅱ度神经损伤一样，通常存在 Tinel 征远移；但神经功能不会完全恢复，这是和Ⅱ度损伤的区别。

Ⅳ度损伤：轴突和神经内膜均断裂，但可保留部分神经外膜和神经束膜，所以未发生整个神经干完全离断。此类损伤后逆行性退变更为严重，神经元胞体的死亡率更高，有时造成存活轴突的数量明显减少。神经的连续性基本上由瘢痕组织维持，从而妨碍近端的轴突长入远端神经内膜管。轴突肢芽穿过神经束膜和神经外膜的缺损，在周围组织中蔓延。没有逐渐远移的 Tinel 征。除非手术治疗，否则一律没有有用功能的明显恢复。

Ⅴ度损伤：神经干完全离断，造成断端间不同长度的缺损。这类损伤仅见于开放性损伤，一般在早期手术探查中即可确诊。轴芽束桥接损伤的可能性微乎其微；如果没有正确的手术治疗，任何明显的功能恢复的可能性同样也微乎其微。

Ⅵ度损伤（mackinnon）或称混合性神经损伤：在这种损伤，部分神经干离断，相连部分可以是Ⅳ度、Ⅲ度、Ⅱ度、抑或是罕见的Ⅰ度损伤。神经干上出现连续的神经瘤，恢复类型因神经每个部分的损伤程度不同而异。修复Ⅳ度和Ⅴ度损伤部分的手术可能牺牲损伤程度较轻的神经束功能。

第五节 周围神经损伤的表现

一、运动

当 1 条周围神经在某一平面断裂后，损伤平面以远神经的所有运动功能都丧失。损伤远端神经分支所支配的肌肉均麻痹，肌张力消失。伤后 8～14 d 没有明显的肌电图变化，此时插针可出现明显的一过性纤颤电位。2～4 周后可出现明显的自发性纤颤电位，与肌纤维内开始出现萎缩改变一致。约到 2 个月时，肌肉迅速萎缩到 50%～70%。此后，肌肉萎缩速度持续在较低水平，但肌肉的结缔组织成分增加。肌肉横纹和运动终板保留 12 个月以上，而空的神经内膜管萎缩到正常直径的 1/3。只有到 3 年后才可能发生肌纤维的完全断裂与替代。

周围神经损伤后评估运动功能恢复的方法有

几种。这些方法包括对抗重力及对抗不同阻力的肌力检查。捏力计、握力计的使用及对肌肉耐力、运动速度和各个肌肉功能的评估有助于记录肌肉运动功能的恢复情况。英国医学研究会制订了如下标准评定周围神经损伤后肌肉功能的恢复情况（表62-2）。

- M_0：无收缩。
- M_1：近端肌肉有可察觉到的收缩。
- M_2：近端和远端肌肉功能恢复可察觉到收缩。
- M_3：所有重要肌肉的力量恢复有效的抗阻力。
- M_4：肌肉可能实现协同和独立的运动。
- M_5：完全恢复。

二、感觉

尽管由于相邻神经的重叠分布，可能使经验缺乏者感到迷惑，但是感觉缺失一般遵循明确的解剖区域。周围神经损伤后仅发现一小片皮肤感觉完全丧失。唯一由损伤神经支配的区域称为这条神经的自主区或独立区。可以容易描画出较大范围的触觉和温度觉的减低区，这更接近于神经大体解剖的分布区（图62-8），这个较大的区域称之为中间区。当1条神经保持完整而邻近神经被阻滞或切断，就会出现一个超过大体解剖分布区的感觉敏感区，这个区域称为最大区。

人们发现，远在再生之前，神经损伤后数天或数周内，自主区范围就逐渐减小。Livingston认为此系相邻神经长入的结果，但是用邻近神经吻合支功能的恢复或增加来解释似乎更有道理。缺少经验的外科医师可能将感觉丧失区域的缩小解释为神经再生或神经不全损伤的证据，从而不必要延迟神经探查手术。

一项针对于正中神经和尺神经损伤的研究发现，针刺觉首先恢复，其次是每秒30次（CPS）的振动觉，然后是移动触觉。持续触觉和每秒256次（CPS）的振动觉最后恢复（表62-3）。研究者推测痛觉的早期恢复是由于细小的痛觉纤维再生较快，直径较大的触觉纤维再生较慢。快适应纤维与环层小体所介导的移动触觉的恢复早于慢适应纤维与Merkel小体所介导的持续触觉的恢复，这可以由相应感觉感受器的成熟程度不同而不只是由纤维直径的不同来解释。建议使用移动触觉、持续触觉、振动刺激、针刺觉和Weber两点辨别觉的系统检查筛选患者以确定重塑持续触觉的具体训练方法。周围神经损伤后，不论损伤部位如何，其感觉恢复的评估都很重要。在上肢则更是如此，因为手部的感觉极为重要。

临床上也可应用其他方法评定感觉恢复的状况，例如针刺和von Frey毛发试验。英国医学研究会将感觉恢复分为如下6级：S_0，自主区感觉消失；S_1，自主区内深部皮肤痛觉恢复；S_2，神经自主区内一些浅表皮肤痛觉和触觉恢复；S_3，整个自主区内浅表皮肤痛觉和触觉恢复，同时过敏反应消失；S_{3+}，自主区内有一定程度的两点辨别觉恢复；S_4，完全恢复（表62-4）。

两点辨别被认为与手的功能和目标识别恢复有直接关联。拾物试验（一个测试手的精确度和灵巧程度的限时试验）和茚三酮印迹试验也是有用的。

表62-2　周围神经损伤后肌肉功能评定

运动	恢复
M_0	无肌肉收缩
M_1	近端肌肉恢复可察觉的收缩
M_2	近端和远端肌肉均恢复可察觉到收缩
M_3	近端和远端肌肉均恢复有效的抗阻力
M_4	除达到M_3外，还可完成全部协同及独立的运动
M_5	完全恢复

在手部，近端肌肉指手的外在肌，远端肌肉为手的内在肌。（引自：Leffert RD: Brachial plexus. In Green DP: *Operative hand surgery*, ed 2, New York, 1988, Churchill Livingstone）

表62-3　感觉恢复顺序

Ⅰ．有髓鞘和无髓鞘纤维（恢复痛觉和温度觉）
　　假运动功能
Ⅱ．触觉
　　30 CPS振动刺激觉
　　移动触觉
　　持续触觉
　　256 CPS振动刺激觉

（引自：Dellon AL Curtis RM, Edgerton MT: *Johns Hopkins Med J* 130:235, 1972.）

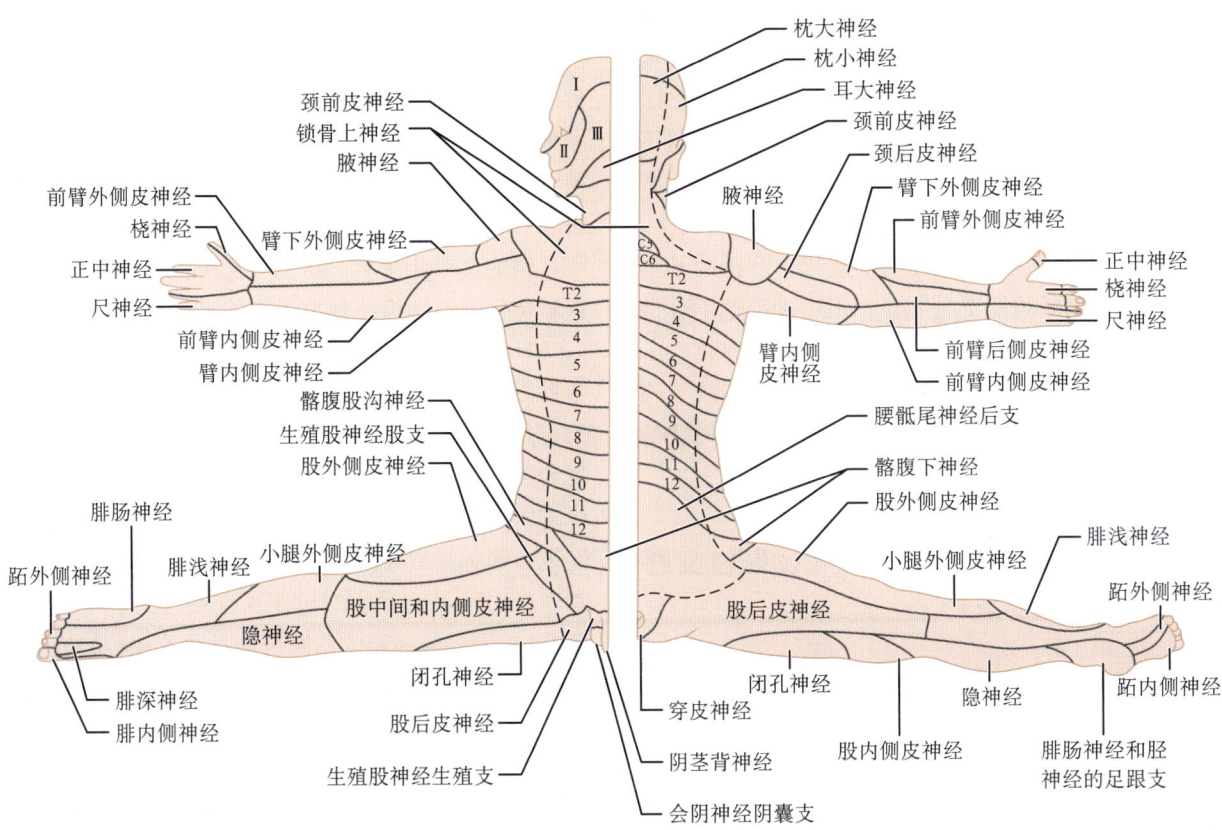

图 62-8　周围神经的皮肤分布

表 62-4	周围神经损伤后感觉评定
感觉	恢复
S_0	自主区感觉缺失
S_1	自主区内深部皮肤痛觉恢复
S_2	自主区内有一定程度的浅表皮肤痛觉和触觉恢复
S_3	整个自主区的浅表痛觉和触觉恢复,过敏反应消失
S_{3+}	在 S_3 的基础上,自主区内还有一些两点辨别觉的恢复
S_4	完全恢复

(引自:Leffert RD: Brachial plexus. In Green DP: *Operative hand Surgery*, ed 2, New York, 1988, Churchill Livingstone.)

三、反射

1 条周围神经完全断离后,经其传导的所有反射均消失。不论是反射弧的传出部分还是传入部分离断均会如此。但常见的现象是,在神经部分损伤时反射活动也消失,此时传入或传出部分并未完全切断,所以反射不是一项反映神经损伤严重程度的可靠指标。

四、自主神经功能

周围神经断裂后引起自主区内无汗、立毛反应消失及血管舒缩麻痹。无汗区通常与感觉缺失区一致或略大些。应用淀粉-碘试验、茚三酮(Ninhydrin)印迹试验(由 Aschan 和 Moberg 加以推广)或皮肤电阻的测定(Richter,皮肤电阻计)以方便地画出自主区病变范围。由 O'Riain 和 Leukens 描述的另一个客观试验是皮肤皱缩试验。正常皮肤浸入水中一段时间,皮肤出现皱缩,而失神经支配的皮肤在此环境中则不会出现皱缩。在出现神经再支配时,皮肤皱缩恢复。如果是神经不全损伤,特别是伴有灼性神经痛时,可有过度出汗,累及范围可超过神经分布的中间区。完全损伤时发生血管扩张,起初受累区局部皮肤较肢体其他部位皮肤更温暖而且呈粉红色；但2～3周后，受累区变得较邻近正常皮肤凉、苍白、青紫或有斑纹且常常超过损伤神经的最大区。常发生营养性改变，以手和足最为明显。皮肤变薄、发亮，当受到通常不引起损伤的创伤时，可发生皮肤破裂形成溃疡，愈合很慢。指甲变形、起嵴或变脆，甚至整个指甲脱落。

周围神经损伤后常发生骨质疏松，在神经不全损伤伴有疼痛时可能更为明显。正中神经的不全损伤似乎更容易并发骨质疏松，病变发生在拇指、示指和中指的远节指骨。还可以出现关节周围结构的纤维化，造成关节部分僵直。这些变化与失用性萎缩相似，但更加严重。

五、复杂性区域疼痛综合征（反射性交感神经营养不良）

复杂性区域疼痛综合征(complex regional pain syndrome, CRPS)表现出各种症状，包括伴有痛觉异常、感觉迟钝和痛觉过敏的外周敏化，以及当使用受累部位进行基本功能活动时疼痛耐受性下降。这种病变一般见于创伤性损伤或医源性损伤后。CRPS基于受损结构进行分类。国际疼痛研究协会描述了该综合征的两种主要类型，更换了传统术语，并通过其分类委员会（iasp-pain.org）的努力，将持续对其描述和术语进行更新。虽然将CRPS简化为Ⅰ型和Ⅱ型的尝试极具吸引力，但两者在病理学中却存在相当大的重叠。CRPSⅠ型（正式名称为反射交感神经营养不良症，RSD）理论上是指那些没有明确神经损伤的肌肉骨骼损伤的患者。CRPSⅡ型（灼性神经痛）包括符合相同标准但却有明确神经损伤的患者。此外，还需进一步界定交感神经介导和非交感神经介导的类型。

（一）临床表现

CRPS中最明显的表现是当患者试图使用受伤身体的部位时出现的回避行为和恢复模式的改变。CRPS可在骨折、挤压伤、常规外科手术或轻微损伤之后出现。化学或电烧伤、代谢性神经病（例如糖尿病）或感染，如带状疱疹后遗神经痛，都可能加重这种多形态介导的痛觉过敏。该病好发于女性，最常见部位的是上肢。CRPS的发病也与吸烟有关。

早期标志性症状包括受累区域（例如：肢体）的使用或刺激反应显著减少，有致敏和有时有自主性失调表现。这种情况可能是自限的，但如果没有早期发现和及时治疗，病情可能会随着使用减少和持久性损伤而进展。早期确诊的患者比延迟诊断的患者预后更好。然而，这个还有待验证，因为就这一主题的文献中提到一位易受影响的患者，草率的诊断实际上可继续使他觉得真的有病。

Harden等确立了布达佩斯CRPS标准，以帮助临床医师识别四种类型的体征和症状（表62-5）。虽然CRPS被定义为Ⅰ型和Ⅱ型，但其经常表现为肌肉骨骼和神经损伤。临床医师必须警惕不相称的术后或创伤后临床反应，如异常性疼痛、感觉迟钝、痛觉过敏和感觉减退。临床医师可能会将患者对相对常见的损伤的过度反应归结为心理问题。然而，由于神经通路的中断可能导致不相称的症状，这导致伤害性介质的异常放电以及脊髓的联系、上行和下行通路中神经调节的功能障碍。关于某些心理特征是否使患者倾向于CRPS或心理因素是否为损伤的后遗症，有不同的看法。此外，二次增益问题也必须予以考虑和处理，因为无论是否有意，它们不经意地可能影响恢复。

交感神经介导的病例可能导致自主神经系统的稳态失调，临床上表现为水肿、血管舒缩功能影

表62-5　布达佩斯CRPS诊断标准
1．持续疼痛，与任何刺激事件不相称
2．症状至少有以下三项（临床诊断标准）或四项（研究诊断标准）中的一个：
感觉：感觉异常或异常性疼痛
血管运动：体温不对称、肤色变化或肤色不对称
出汗或水肿：水肿、出汗改变或不对称
运动或营养：运动范围减小、活动障碍（无力、震颤或肌张力障碍）或营养变化（头发、指甲、皮肤）
3．诊断时有两个或多个类型的表现：
感觉：痛觉过敏（针刺）或异常性疼痛（轻触）、深层体压或关节运动。
血管运动：温度不对称、皮肤颜色变化或不对称
出汗或水肿：水肿、出汗改变或不对称
运动或营养：运动范围缩小或运动功能障碍（无力，震颤或肌张力障碍）或营养变化（头发、指甲或皮肤）
4．没有其他诊断可以更好地解释体征和症状

响、出汗功能障碍、皮温变化和颜色变化，常见于早期阶段。受影响的部位可能有红斑、肿胀和温暖触摸多汗症。可疑的代谢和炎症介质进一步加重了恶性循环，表现为进行性外周，有时是中枢敏化。视觉、情绪和触觉刺激可能引发令人印象深刻和不安的疼痛行为。即使病灶明确的神经损伤也可能导致出现非皮区和非骨骼（非适应性神经可塑性）的症状表现，促使我们考虑与之确切相关的更多中枢皮质重塑的可能性，这可进一步进展到后期阶段，表现为受累区域与自主活动丧失和营养改变进一步疏离。

肢体可表现为苍白和触诊冰凉、皮肤纹理和头发分布发生改变、指甲生长减缓、姿势异常、挛缩和骨量减少。虽然 Bonica 序列临床分期的描述基于以前的 RSD 分类法，但仍然是外科医师的良好参考（表 62-6）。

尽管可以量化 CRPS 的某些特征，但是实验室或生化检测都无法确诊。表现出交感神经失调的患者可能通过自主测试、定量运动轴索反射测试、温度测量和非对称温度测量来描述其变化。尽管实际测量更加敏感，临床医师的触温觉阈值差异可能需要上调 5°F。通过浸没测试可以对肢体大小进行比较；然而，这种测试通常不容易获得也不实用。标准放射片上出现骨密度降低和关节周围再吸收时，可怀疑骨密度减少。最敏感的影像学检查为三相骨扫描。MRI 的变化主要有肌肉水肿、间质性水肿和渗透性增加；然而，其敏感性和特异性仍然不强。

（二）治疗

尽管对成千上万的患者进行了治疗，仍然缺乏 CRPS 治疗方式的验证研究；不过一致认为，早期诊断和一项多学科的积极的功能导向计划，可获得最好的效果。确定患者症状与识别可能的二次获益一样重要。治疗策略包括药物、程序性功能锻炼和心理评估。治疗方案非常耗时，需要非常耐心和共同协调努力。药物支持治疗通常包括抗炎药物、镇痛药（口服或局部应用）、三环抗抑郁药、选择性 5-羟色胺再摄取抑制剂、抗惊厥药和其他抗抑郁药。

表 62-6 Bonica 反射性交感神经营养不良的阶段			
阶段	发病时间	症状	持续时间
第一阶段 功能障碍	1～3 个月	超出皮区的烧灼痛（follows thermatomes） 痉挛和有固定倾向	2～8 周
第二阶段 营养不良	3～7 个月	血管收缩 单侧冷肢 脱发 有无力、震颤和痉挛的倾向（屈肘、伸腿）	2～4 个月
第三阶段 萎缩	大于 7 个月	平整光滑肿胀 皮肤苍白或皮肤发紫 淋巴水肿 远端肌肉萎缩 痉挛、肌张力障碍、震颤	大于 4 个月
第四阶段	数月到数年	一些罕见的晚期严重病例丧失工作和配偶 不必要的手术 直立性低血压 高血压 心脏病 神经性皮炎 血管扩张 抑郁症、自杀	数年

介入治疗包括选择性外周神经阻滞、痛点注射、交感神经阻滞（单次或留置）、背侧柱刺激器和较少使用的交感神经切除术（化学或手术）。对于进行手术的患者行预防性麻醉方法的描述较少。有报道称儿科患者对单独使用高强度物理治疗方案反应良好。治疗不仅应针对涉及肢体的所有关节，而且还包括更广泛的运动模式。还可以整合镜子辅助运动模式。有一些问题存在，比如过度治疗加重病情；但是，运动是至关重要。对于怀疑患有交感神经痛的患者，交感神经阻滞可能有助于获得信息和治疗。Kleinert 等和 Lankford 报道，在累及上肢的 CRPS 患者，采用序贯星状神经节阻滞与物理治疗相结合效果良好。有报道称 80%～93% CRPS 患者在行序贯交感阻滞后有疼痛缓解和运动改善，但有一项研究报道，仅 19% 有临时反应，患者仍需行手术交感神经切除术。Poplawski、Wiley 和 Murray 报道了 27 名患者，他们行静脉注射利多卡因和皮质类固醇阻滞，随后进行标准物理治疗。他们发现预计有好结果的最重要因素是发病和治疗的间隔小于 6 个月。难治性病例可能需要长期放置镇痛泵进行疼痛控制。

第六节 周围神经损伤的病因

周围神经损伤可由代谢性疾病、胶原病、恶性肿瘤、内源或外源性毒素及热、化学或机械性创伤引起。本节仅论述机械性创伤引起的周围神经损伤。任何一个肢体或肢带损伤的患者均应检查是否存在肌肉骨骼、血管和周围神经损伤（表 62-7）。

枪击伤常合并周围神经损伤。预计 > 50% 的病例可以自然恢复。枪击伤后恢复的时间估计为 3～9 个月，高速伤较低速伤恢复的时间更长。在枪击伤中，神经失用和轴突断裂的发生频率相等。

周围神经损伤常合并骨与关节损伤。周围神经的原发性损伤源于导致骨关节损伤的同一创伤。但在某些病例，神经损伤是由移位的骨片、牵拉或手法整复引起，而不是最初的外伤暴力。继发性神经损伤则起因于感染、瘢痕、骨痂或血管并发症。这些并发症可能是血肿、动静脉瘘、缺血或动脉瘤。

桡神经是最常见的受损神经。据报道，14% 肱骨干骨折并发桡神经损伤。在桡神经损伤中，33% 伴有肱骨中 1/3 骨折，50% 伴有肱骨远 1/3 骨折，7% 伴有肱骨髁上骨折，7% 伴有桡骨头脱位。

表 62-7 Spurling 报道 300 例长骨骨折中特定神经损伤的发生率

肢体	骨折部位	损伤神经	百分率（%）
上肢，74%	肱骨	桡神经	70
		正中神经	8
		尺神经	22
	桡骨和（或）尺骨	桡神经	35
		正中神经	24
		尺神经	41
下肢，20%	股骨	全坐骨神经	60
		胫神经成分	20
		腓总神经成分	20
	胫骨和（或）腓骨	胫神经	7
		腓总神经	70
		胫、腓双神经	23

上肢骨骼和神经复合损伤的患者大约 30% 有尺神经损伤。最常见于肱骨内上髁骨折，且常继发于肘关节周围骨痂形成。

正中神经损伤见于 15% 的上肢骨骼和神经复合伤。最常见于肘关节脱位，其次见于腕及前臂损伤后腕管内的神经损伤。

腋神经牵拉伤见于约 5% 的肩关节脱位。腓总神经损伤绝大多数在腓骨颈处，继发于胫腓骨折或膝关节脱位。

腰骶丛分支的损伤不足骨盆骨折的 3%，据报道有 10%～13% 的髋关节后脱位引发腰骶丛分支的损伤。胫骨近端骨折和踝关节周围损伤可造成胫神经损伤。

每一个急性肢体损伤的患者都应仔细排除周围神经损伤。在手术、手法整复、石膏固定和骨骼损伤恢复之后，同样应小心谨慎地检查有无继发性神经损伤。

第七节 神经损伤的临床诊断

肢体严重损伤后，即刻诊断周围神经损伤有时并不容易。疼痛常常非常严重，使患者难以配合。首要的目标常是抢救生命，保存肢体。然而，如果条件许可，应做一些简便的检查以判断肢体主要神经是否损伤。例如，在上肢损伤时，小指尖的痛觉丧失提示尺神经损伤。示指尖的痛觉丧失提示正中神经损伤，而做搭便车的手势时不能伸展拇指常提示桡神经损伤，当然伸肌腱可能断裂，使该检查失去意义。同样，在下肢损伤时足底的痛觉丧失提示坐骨神经或胫神经损伤。而踇趾和足不能背屈提示腓总神经或坐骨神经损伤。与检查桡神经一样，肌腱或肌腹损伤可能使这些检查失去意义。这些检查快速省时，通常可作为有效的筛选方法。

检查周围神经损伤时，必须准确掌握神经的走行、肌支发出的位置及所支配的肌肉。了解神经支配的常见解剖变异非常有用。还要熟悉各神经支配的不同感觉区，以及哪些区域可能出汗减少或无汗和哪些区域皮肤电阻可能增加。运动丧失的检查非常重要。只有触到或看到所检查的肌腱或肌腹，才可能检查准确。若单凭对动作的分析作为判断神经供应是否完好无损的指标，就可能因为替代动作或假动作而出现错误。例如，即使支配拇对掌肌的神经完全离断，对掌肌已经麻痹，许多患者仍能完成拇指对小指的对掌运动。例如，即使桡神经支配的肌肉完全麻痹，仅靠单纯地屈曲手指即可部分伸直腕关节；即使肌皮神经完全离断，肱二头肌瘫痪，由于肱桡肌的替代作用，肘关节仍可有力地屈曲。检查时触及拇对掌肌、腕部伸肌腱、肱二头肌腱或肌腹即可避免此类误诊。有些肌肉不能用视诊或触诊检查，如蚓状肌、拇短收肌和除第1骨间背侧肌以外的骨间肌。每条神经都支配多块肌肉，在大多数情况下可以通过检查这些肌肉得到正确的诊断。可以准确、简便地进行检查的肌肉将在讨论每条神经时列出。临床检查肌力很有帮助。Highet推荐的肌力量表已被普遍接受。根据此量表，将肌力分为如下各级：0级，完全麻痹；1级，肌肉颤动；2级，肌肉收缩；3级，肌肉能对抗重力收缩；4级，肌肉能对抗重力和阻力收缩；5级，与对侧相比肌肉能正常收缩。

诊断性检查

（一）影像学检查

虽然经验丰富的临床医师进行良好体格检查通常可以提供足够的信息来准确诊断是否存在主要神经损伤，但进一步的诊断研究有时也是有帮助的，特别是在闭合损伤中神经完整性是否存在时。高分辨率超声和MRI可以在损伤后立即对神经的完整性进行精确评估，为手术决策提供有价值的信息。这两种技术也可以用于识别神经内和神经周围的损伤。

（二）电诊断检查

周围神经损伤的最佳和最易获得的相关电生理证据是神经传导和肌电图评估。外科医师在进行这些检查时，必须有特定的目标，以获得临床治疗最有用的信息。检查的先后顺序也很重要，因为损伤后的变化和恢复遵循被很好描述过的模式。可以从这些检查中确定神经损伤与否、其位置、严重性和预后，并且按时间先后进行这些检查时，可以获得有关恢复模式的信息。电生理学的另一个用处是，在考虑肌肉转位的最佳策略、肌腱切开之前，或在为中枢和周围神经病变患者注射肉毒杆菌毒素时应用动态肌电图进行评估。当考虑神经阻滞或消融时，用电刺激可获最佳神经定位。一般来说，神经传导速度检查和肌电图都可用于常规神经损伤评估，因为其获得的信息可以互补。尽管伤后2周或3周进行这些检查并未观察到完全神经性变化，但也存在必须行早期基线研究的情况。

1. 神经传导速度 标准的神经传导技术包括顺向运动和逆向/正向感觉的检查及逆行性检查（如F波检查）。F波检查相比其他技术更易获得，故其在研究更近端的周围神经损伤中显得更加实用。确定神经损伤的可疑位置，并且制订在近侧、远侧和损伤节段行电刺激的方案。根据是否进行顺向或逆向检查，用表面或针状电极在损伤近端和远端的某个限定点进行诱发电位记录（图62-9）。

经过严重创伤性神经损伤和Wallerian变性后，神经传导、诱发运动和感觉结构的改变表现出进行性结构退化和神经递质损害。周围神经损伤后即刻在损伤平面近侧和远侧施加刺激，仍引出一个正常的反应，但跨过损伤节段的刺激可因是否存在轴突或髓鞘损伤而变化。随着Wallerian变性的发生（5~10d），诱发电位出现波幅逐渐变小，波形随之改变（图62-9）。如果损伤仅引起临时性的生理阻滞（如神经失用），即使在受伤10d之后，损伤远侧的传导功能看来仍然正常，这样预示一个更加乐观的结果。对诱发感觉幅度的评估和比较可以描述进一步的异常状态。

在更严重的损伤中，不仅节段间存在传导阻滞，而且当刺激损伤远端时，观察诱发电位中振幅逐渐下降；有时完全没有反应（例如轴突断裂）。最终，肌电图继续变化。几个月后，可以根据情况重复检查以追踪神经恢复模式。

2. **肌电图** 手法肌力检查是任何肌肉骨骼的常规检查，但在应对更隐蔽的神经病理方面不敏感。通过针式采集电极（如单极针、同心针、单纤维）抽取的患肢肌肉采样可以提供大量关于神经损伤和病理的信息。基本的单极针电极采集 8 条肌纤维，通过检查不同部位，可以合理地代表肌群的活动。最初观察肌肉的休息状态（插入电位，约 200 ms），继之观察肌肉的随意收缩。在伤后初期，(图 62-10) 针采样本应该正常除非先前有损伤。此时，募集反应可能因损伤类型和用力不同而变化。神经损伤后 10～14 d，失神经支配肌节出现异常的自发静息电位（正相锐波）（图 62-11A）。在 14～18 d，出现纤颤电位（图 62-11B）。如果存在可以观察到的补充电位，由于轴突损伤，波幅通常变小。可以将异常的失神经支配类型与已确定的神经内部结构参考指南相比较，有助于勾画一个清晰的神经损伤解剖图像。失神经支配的肌纤维颤动将无期限地持续存在，直到肌肉恢复神经支配或发生纤维化。

在伤后 3 个月左右，出现一些周围神经轴芽，运动单位电位波幅逐渐增大；有时先出现多相波形的电位。在伤后 2～6 个月，出现并保持较大的电位，直到神经支配完全恢复，此时运动单位电位的波形恢复到更加正常的类型。有些外科医师根据损伤的

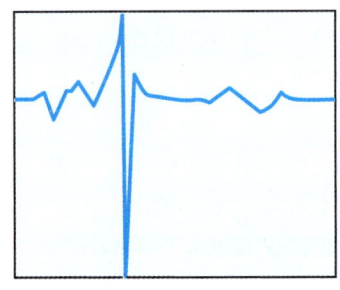

图 62-10　肌电图记录，显示正常插入电位，失神经支配后即刻也可出现同样波形

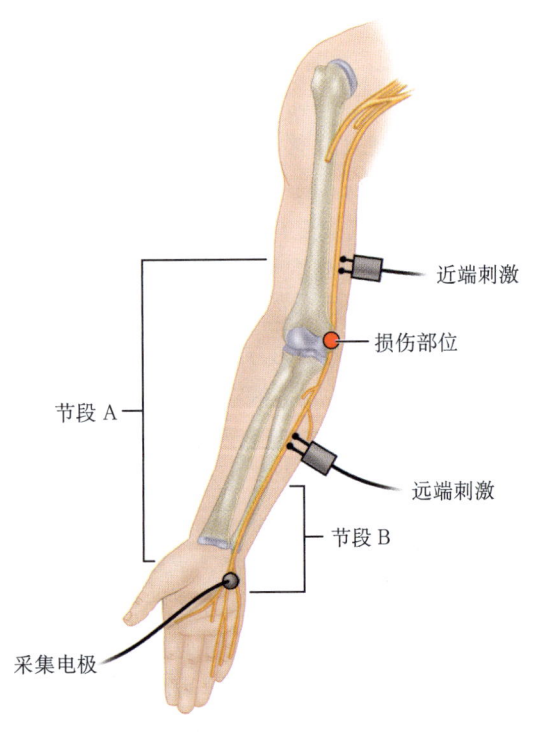

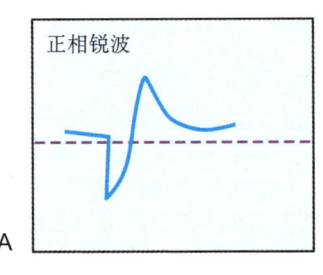

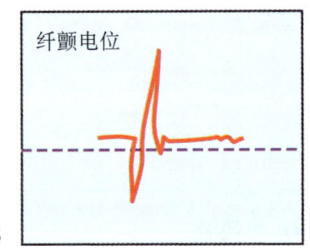

图 62-11　失神经支配肌节出现异常的自发静息电位

A. 肌电图记录，显示正相锐波，与损伤后 10～14 d 的失神经支配相符合。节律规则，波幅为 100～400 μV，持续时间为 5～150 ms，频率为 2～40 Hz。B. 肌电图记录，显示伤后 14～18 d 出现自发失神经纤颤电位。节律规则，波幅为 50～1 000 μV，持续时间为 0.5～2 ms，频率为 2～30 Hz

图 62-9　神经损伤类型

性质和临床表现，在探查前间隔数月（如 3 个月）检测失神经支配的肌节。

（三）Tinel 征

用手指或叩诊锤沿着损伤神经走行轻轻叩击可引出 Tinel 征。患者感觉在损伤神经的分布区，而不是叩击区有短暂的麻刺感，这种感觉应持续数秒。检查应从远端到近端延伸。Tinel 征阳性是一种假定的证据，表示没有获得完整髓鞘的再生轴芽正在沿着神经内膜管生长。随着再生的进展，近端的阳性反应消失，可能是因为越靠近侧的神经再生部分髓鞘包裹越好。可以测量 Tinel 征沿着检查的神经走行向远端进展的速度，已经有人用进展的速度推测预后或考虑是否需要手术探查。向远端前进的 Tinel 征发生在 Sunderland Ⅱ 度和 Ⅲ 度神经损伤。Sunderland Ⅰ 度损伤或神经失用不会出现前移的 Tinel 征，因为没有发生 Wallerian 变性和轴突再生。除非修复，Sunderland Ⅳ 度或 Ⅴ 度损伤也不发生前移的 Tinel 征。Tinel 征的单独出现并向远端移动的确令人鼓舞。在诊室和手术室，检查神经诱发电位和肌电图的电诊断技术为评估神经再生的进度和检查连续性神经瘤提供了高级的方法。推荐参考 Kline 等在检查整条神经方面的工作和在测定单一神经束方面 Terzis 的报道和 Williams 与 Terzis 的报道。必须牢记，少量感觉纤维再生也可引起 Tinel 征阳性；所以 Tinel 征的存在不能认为是运动纤维再生的绝对证据，也不能认为必将出现明显的感觉恢复。可以使用体感诱发检查作为辅助手段，包括某些手术的术中监测（例如应用外固定的肢体延长）。

（四）发汗试验

周围神经内的交感纤维最能耐受机械性创伤。受损周围神经自主区内有出汗现象在某种程度上打消了检查者的顾虑，提示该神经并未完全断裂。可以证明出汗的方法很简单，如 Kahn 所述，用 +20 透镜的检眼镜观察皮肤汗珠。历史悠久的出汗试验（碘淀粉试验）在肢体涂上醌茜粉。用多种方法发汗。在整个失神经区，醌茜粉保持干燥，呈浅灰色；而在正常出汗区则呈深紫色。Aschan 和 Moberg 推荐的茚三酮印迹试验是另一种检查手部出汗类型的方法。

（五）皮肤电阻测试

皮肤电阻测试是一种检查自主神经损伤的方法，检查时使用 Richter 皮肤电阻计。自主区无汗表现为电流通过时电阻增加。邻近有神经支配区域电阻正常，当外界温度升高时，正常区皮肤的电阻进一步降低，而失神经支配区不受影响。Richter 电阻计所标出的范围，大致接近所观察神经的自主区。

（六）电刺激

长期以来，许多研究者和临床医师使用多种方法通过完好的皮肤施加电刺激。感应电流刺激实用价值不大，因为神经支配正常的肌肉可能对此电流没有反应。另外，如果神经损伤后 3 周仍对感应电有反应，在大多数情况下肌肉能随意收缩，这一检查并不能提供其他的信息。直流电刺激对确定时值和强度 - 时间曲线有用。这些结果常能提供神经损伤后失神经支配的早期证据，有助于跟踪神经再支配的进展情况，后者很难用其他方法检测。

第八节　神经损伤治疗概述

与处理其他损伤一样，周围神经损伤的初期处理应当从认真检查生命体征开始。如果病情需要，应采取适当措施预防心、肺衰竭和休克，全身应用抗生素及破伤风抗毒素。一旦确定了主要内脏的损伤范围并且开始应用恰当的抢救措施，即应检查周围神经损伤情况，仔细判断具体神经的功能障碍。

对伴有周围神经损伤的开放性伤口，应当在局部麻醉、区域阻滞麻醉或全身麻醉下彻底清创，去除异物和坏死组织。如果伤口是清洁的锐器伤，患者的一般情况满意，且修复神经的环境安静不匆忙、人力及器械条件允许，最好立即进行一期神经修复。反之，如果患者的一般情况不允许适当的修复，或其他环境因素造成过多延迟，我们倾向于在伤后最初的 3～7d 再行神经缝合；此时，先缝合伤口，无菌敷料覆盖，观察是否发生化脓感染。

若开放性创伤为爆炸伤、碾挫伤或挤压伤，伤口被异物严重污染，应当彻底清创，用无菌敷料覆盖伤口。如果能找到神经断端，用缝线和不锈钢丝等缝线做标记，以便后期易于辨认。如果没有明显的神经缺损,将神经端对端松松对合固定,预防两断端回缩,以利后期修复;如果神经有缺损,把断端缝到周围软组织,预防回缩。根据损伤部位,用软组织覆盖伤口,通常在损伤后 3~6 周,软组织愈合后再修复神经。

闭合性周围神经损伤需要仔细检查残余功能并记录具体的神经功能障碍。初期疼痛减轻及创伤愈合后,应当开始受累肢体各关节的早期活动。如病情需要,在不影响神经、肌腱修复的前提下,开始轻度的被动活动。肢体所有关节要保持柔顺,防止软组织挛缩。锻炼有助于肢体软组织保持良好的生理状态,当神经再生时,康复更顺利。电刺激肌肉的特殊效果仍然不清楚。不论治疗方案的细节如何,患者都必须主动参与,防止挛缩和增强神经支配正常的肌肉肌力。同样,周围神经损伤的肢体不能长期固定。可间断使用静力性和动力性夹板支持关节,预防关节挛缩。

闭合性骨折合并周围神经伤时,通常不要早期手术探查,应等待神经再生。采用定期的肌电图检查和神经传导速度测定及经常的临床检查评定受伤肢体神经功能的恢复情况。相反,如果没有原发神经损伤的闭合骨折经手法整复或石膏固定后出现神经损伤症状,应早期探查神经。

第九节 神经缝合后影响神经再生的因素

值得一读的有关神经缝合术的效果及其影响因素的文献很少。首先是由于几乎无人能有足够多的病例作为统计学上有意义的分析;其次,现有的报道极少以神经再生的可靠标准为基础。对第二次世界大战及后来的武装冲突中出现的这类损伤进行的研究已经汇编成有价值的报道,由于这些研究成果,现在对影响神经缝合后神经再生的诸多因素有了更好的了解。

骨折很少影响神经的修复。在通常的情况下,如果骨折需要开放复位,则可以进行神经探查。在许多开放性损伤中,创伤的性质可能妨碍早期进行满意的神经修复。对无化脓感染的开放性损伤,要尽一切努力反复清除坏死组织,促进开放伤口迅速愈合。在二次清创中,神经可能得到满意的修复,其次是伤口的关闭和愈合。伴随的血管损伤造成组织缺血,可能对神经再生产生不利的影响。

影响神经再生的几个主要因素是:①患者的年龄;②神经断端之间的缺损;③神经损伤至修复相隔的时间;④损伤平面;⑤神经断端的状况;⑥外科医师的经验及技术。下面仅讨论前 5 个因素。

一、年龄

毫无疑问,年龄影响神经再生的速度及程度。在其他因素相同的条件下,儿童的神经缝合成功率高于成人,老年人的神经缝合更容易失败;至今还不能完全解释其中的原因,这可能与中枢对周围神经损伤的适应潜能有关。目前还不十分清楚上限或下限年龄对缝合结果的影响,因为实际上已完成的所有有意义的研究工作都是针对军事人员,而他们的平均年龄是 18~30 岁。经验提示神经缝合时的年龄与正中神经和尺神经缝合后两点辨别觉恢复之间有密切关系。大多数年龄在 20~40 岁的患者,两点辨别觉在 30mm 范围内。10~19 岁的青少年两点辨别觉不超过 15mm,而 10 岁以下的儿童,两点辨别觉 < 10mm。但是他观察到,指神经缝合术后最终的两点辨别觉则与年龄无密切关系。另一研究发现,神经修复时年龄小于 20 岁的患者,两点辨别觉 < 6mm 的百分率高于 20 岁以上的患者。

二、神经断端间的缺损

损伤的性质是决定神经瘤和神经胶质瘤切除后遗留神经缺损大小的最重要因素。神经被锐利器具如剃刀或刀片切断后,神经近端及远端的损伤轻微,虽然神经两断端的回缩不可避免,但神经缺损一般较容易克服。相反,若神经离断是由高速子弹造成,神经近端及远端的损伤广泛。最终必须广泛切除两断端以显露正常神经束,造成较大的神经缺损。如果部分神经被子弹带走,像榴霰弹损伤,神经缺损会更大。修复神经缺损的方法包括:①神经游离;②神经移位;③关节屈曲;④神经移植;⑤骨短缩。因为神经向远端延伸时,神经内纤维排列不断地变换,所以神经缺损越大,两断端神经束排列方式就越不相同。越靠近侧的周围神经部分,这个规律越重要。普遍认为神经缝合部位张力过大对神经再生有害。神经游离后,肢体主要关节屈曲 90° 仍不能克服神经缺损,即应行神经移植。发现缺损约超过 2.5cm 时可影响修复效果,这就是缺损的上限。1949 年 Kirklin、Murphey 和 Berkson 的观察仍然是正确的,即神经缺损较小时恢复略佳。

三、神经损伤至修复的时间间隔

神经缝合术的延迟对运动功能恢复的影响要比对感觉功能的恢复更加严重。这和失神经的骨骼肌存活时间有关。失神经支配 18 个月后运动终板大量损失,肌纤维增加;因此,需要早期进行神经修复,以便在这种情况发生之前使肌肉恢复正常。实验研究显示早期行神经修复,轴突存活更好。

根据经验,Omer 指出在神经损伤后 3 周,每延迟修复 1 周将导致约 1% 的可恢复神经功能丧失。延迟修复对感觉恢复的影响尚不清楚;在退伍军人管理研究中,在神经损伤 2 年后进行缝合,发现其影响较小,一些患者还恢复了有用的感觉。有关感觉无法恢复的延迟临界极限仍然未知。

我们的经验是,对清洁的锐器伤立即或在最初的 3～7d 进行神经缝合。对广泛性软组织挫伤、撕裂伤、挤压伤或污染的损伤,神经近端和远端的损伤范围不能确定,建议延迟 3～6 周。

四、神经损伤平面

越是近端的神经损伤,运动和感觉功能的恢复越不完全,特别是在更远端的结构。近端肌肉恢复的条件更好,这是因为:①支配肢体远端部分的神经元受近端损伤后逆行性改变的影响更严重;②支配近端肌肉的神经纤维在神经干横断面上占的比例较大;③近端神经损伤后,在神经再生过程中,支配远端肌肉的新生轴突迷途和丧失的可能性要大于支配近端肌肉的轴突。除臂丛部分损伤外,如果没有超过延迟缝合的期限,不论损伤平面高低,都有可能恢复有用的功能。

五、神经断端的状况

神经缝合时断端的条件非常重要。细致地处理断端、无菌、仔细游离神经、保护神经血供、避免缝合张力及为神经提供一个极少瘢痕的基床都对神经再生有良好的影响。业已发现,4 个月时远端神经皱缩最重,余下的远端神经束横断面积减少到正常的 30%～40%。神经内的丛状结构和神经束的分散排列使得准确对接神经束和正确的神经轴突再生更加困难。外观满意的神经缝合并不保证神经内神经束排列满意,常见神经束排列错误。普遍认为神经近侧断端和远侧断端均应处理得清晰呈现神经束的排列类型。断端附近应没有瘢痕、异物或坏死组织,以免影响轴突再生。有时神经断端切除后可以满意地显露神经束,却留下一个不能将神经端对端缝合的缺损。如前所述,临床和实验均证实,神经修复时和后期活动过度屈曲的肢体时,神经缝合处承受过度的张力均可引起神经内大量的纤维化。这些发现,以及根据 Millesi 与 Millesi、Meissl 和 Berger 提倡的神经束间游离移植技术所取得的令人鼓舞的效果,说明这种技术对于修复张力太大或肢体过度屈曲或体位笨拙的神经缺损比较合适。

第十节 手术概述

一、适应证

创伤性周围神经缺损的手术探查指征如下:

1. 锐性伤已经明显地将神经离断,为了诊断、治疗和预后,应早期进行神经探查术。探查时可行神经缝合或延迟缝合。

2. 因擦伤、撕脱伤或炸伤而神经情况不明时,需手术探查确定神经损伤情况,并用缝线标记神经残端以便后期修复。

3. 神经的钝性伤或闭合性损伤,经过一段适当时间的观察而无临床或电生理恢复迹象,应行神经探查。并发于闭合性骨折的神经障碍亦应如此。在这种情况下,我们的做法是视神经及其支配肌肉的水平进行适当时间的观察,观察有无神经再生的迹象,如果没有再生则予以探查。如果在骨折闭合复位和石膏固定前神经是正常的,操作后即发生明显的神经损伤,应尽快探查神经。

4. 贯通伤,特别是低速子弹伤引起的神经损伤,应观察一段适当的时间,如果没有神经再生的迹象,应进行神经探查。

相反的,如果损伤神经的感觉、肌力、电诊断检查逐渐改善及 Tinel 征逐渐前移,则表明神经再生正在进行,应推迟神经探查。

二、手术时机

神经损伤后应尽快进行一期修复，这种观点由来已久。从神经远侧断端、运动终板、感觉末梢、肌肉、关节以及失神经肢体的其他组织出现的变化考虑，这种观点是符合逻辑的。关于一期、还是二期修复神经为好目前仍无定论。如果创伤是清洁的锐器伤，也没有其他重要的合并伤，那么伤后最初6～8h做一期修复或在伤后初期7～18d做延迟一期修复均为恰当。手术最好由经验丰富的医师在有合适的器械和人员的条件下完成。放大设备、新器械和新技术的开发以及许多用于神经外科的小器械的改进，改善了早期修复技术。一期修复可以缩短靶器官失神经支配的时间；因为神经断端切除极少，神经束对接将更准确。但是，关于战时的神经伤，所有一期缝合与早期二期修复相比并无优势可言。

一旦周围神经离断的诊断确立，如果条件允许并有修复的指征，不应指望神经能自发性再生而延迟手术。只有在患者的生命或肢体受到严重威胁时，方可长时间推迟手术。骨折不是手术禁忌证。骨折愈合前进行神经修复手术有2个优点：①如果需要骨短缩，切除一部分没有愈合或部分愈合的骨折比切除一段完全愈合的骨骼的难度要小得多；②如果伤后不久进行神经修复，关节活动范围的限制最小；越到晚期关节活动的限制越大，有可能出现不能用屈曲关节的方法来克服神经断端的缺损问题。

三、器械与设备

任何周围神经手术都应准备神经刺激器，许多耐用的和一次性的刺激器都有商品出售。神经刺激器对于手术中观察部分神经损伤，连续性神经瘤，定位并保留在伤处或近端瘢痕组织中包裹的、但仍有功能的神经分支是不可缺少的设备。术中记录体感诱发电位和神经动作电位对于外科手术计划和评估神经损伤是有帮助的。这些技术需要敏感先进的记录和监测仪器及训练有素的技术人员（这些监测技术的具体内容，请参考本章的参考文献）。

虽然这些方法有其技术上的复杂性，我们发现术中检查有助于判断神经部分损伤及神经瘤的连续性。捏持和分离细微组织的器械是必备的。使用气囊止血带、吸引器、双极电凝可为肢体的神经手术提供方便。明胶海绵和凝血酶可用于控制神经断端出血。对于缝合用线，作者多使用8-0、9-0和10-0单丝尼龙线。尼龙线的张力强度大、操作容易和组织反应小的特点使其成为目前首选的神经缝合材料。作者的经验是，大多数神经外膜修复最好用8-0或9-0尼龙线，而束膜或束组的修复用9-0或10-0的单丝尼龙线较为适当。

四、麻醉

上肢的周围神经手术可选用全身麻醉、区域阻滞麻醉或局部麻醉，下肢的手术可选用全身麻醉、脊髓麻醉或局部麻醉。局部麻醉的优点是在术中可以观察感觉冲动通过损伤神经的情况。但是要想观察准确，就应尽可能不要在神经周围注射麻醉药，这会造成术中疼痛。而且麻醉药常可能浸润神经周围的组织，从而影响运动神经对刺激的反应。通常，我们倾向于在上肢和颈部手术用全身麻醉，下肢手术用全身麻醉或脊髓麻醉。

五、消毒和铺单

在消毒和铺单前，确认正确的肢体和部位，并使用不可擦除的记号笔标记手术部位。因为术前很难预计切口的准确长度，所以，必须消毒整个肢体及邻近区域。对于上肢的手术，消毒范围应包括腋部、肩、颈部和胸部；下肢的任何手术都要包括后侧的臀部并向上到达髂嵴。当手术只涉及神经的远端部分，如肘或膝关节以远部分，在肘上或膝上使用衬垫良好的气囊止血带，从而减小了消毒范围。使用无菌止血带可能有助于更靠近端的损伤。

整个手术区域消毒后，在覆盖体表标志之前，用耐洗墨水在肢体上标出设计切口并画出交叉线。在消毒肢体上沿神经走行全长标记切口是个好方法。然后用无菌松紧织物包裹肢体，使肢体可以在无菌单上自由活动。如果刺激神经时希望观察手部的肌肉活动，可以不包裹手部，令其裸露。

第十一节　神经修复技术

神经修复手术的切口比其他任何外科手术切口都更为重要。每一个切口应可以向损伤的近端和远端充分延长，并尽可能地沿着神经走行延伸。切口绝对不能以直角跨过屈侧的皮肤皱纹。除了医师缺乏经验以外，与任何其他单一因素相比，短切口是造成更多无效神经手术的原因。千万不要顾忌大幅度延长切口，例如在修复尺神经或正中神经大的缺损时，切口可以从腋部直达腕部。

在显露损伤部位之前，必须首先从损伤部位的近端，然后从远端向损伤段显露，这样解剖和显露神经就比较容易，损伤残留在瘢痕中的神经及其分支的机会就少一些。如碰到连续性神经瘤，应当在损伤的近端及远端进行刺激，记录反应情况。从瘢痕组织中解剖神经时，应当反复刺激以确定是否还有功能尚存的分支。神经完全游离之前，需用缝线分别标记损伤段近侧及远侧的外膜，以便在需要缝合神经时断端对位准确，不出现旋转。同样，应观察神经外膜上纵行的血管排列关系，也可协助神经断端准确的旋转对位。

游离神经时，使用血管环可方便操作。暂无操作的神经部分应当用湿海绵覆盖。

如果神经没有完全离断，或神经瘤仍有连续性，可能难以决定神经松解、神经部分缝合或是全部神经缝合何者最佳。外科医师要善于根据自己的经验慎重考虑做出最佳选择。刺激损伤神经的近侧，观察远端肌肉的反应非常必要。如果在局部麻醉下手术，刺激损伤神经的远端可帮助判断感觉纤维是否逃过损伤或已经再生，但感觉反应远不如运动反应可靠。如果术中使用气囊止血带，刺激神经前要放松止血带，让肌肉神经从缺血状态下恢复过来，使诱发的肌肉反应更准确。损伤段的检查可能有助于确定手术的走向。可以将生理盐水注射到神经瘤中，如果生理盐水毫无阻碍地沿神经干向上、向下扩散，大概可以保留这个神经瘤。但此方法也可能误导，除非运动和感觉对刺激反应均良好，建议进行神经内探查。

一、神经内松解术

做神经内探查时，要想到可能需要做神经内松解和神经部分或全部缝合，要尽可能多地保留完整的神经外膜及正常神经。从损伤处的近侧纵行切开神经外膜，距离不要超过神经明显改变边缘0.5cm，损伤范围由触诊来决定。由于神经外膜会破损，除非需要，外膜切口不要从此点向近侧延伸过多，否则一旦需要做神经缝合，就要牺牲更多的神经。同样，切口也不可向远侧过度延长。两断端的神经外膜边缘可以用尼龙线向两侧牵开，将其充分潜行游离。如果可能，还要用尖刀或宝石刀片做神经束的分离，根据需要选用钝性或锐性分离。使用显微弹簧剪也有助于分离。手术医师要经常想到束间可形成丛状结构并予以保护。要正确区分神经内的纤维化组织和丛状结构的确很困难。若大多数神经束保持完整，并可以与神经瘤分开，则不需要进一步手术。相反，若刺激不能诱发反应，损伤段几乎没有发现完整的神经束，可切除神经瘤，进行神经缝合。做神经内分离时必须使用放大镜或手术显微镜，以免损伤正常的神经组织（见第63章）。

二、神经部分缝合术

较大的神经（如坐骨神经、臂丛的束及干）部分断裂常见。采用神经部分缝合治疗这样的损伤最适宜。对较小的神经，偶尔需要也有理由进行部分缝合，但在技术上从来没有完全缝合那样满意。同样，决定进行部分缝合常常存在困难。只有在非常仔细地观察损伤情况后才能做出决定。如果神经的50%，特别是50%以上的神经离断，建议做神经部分缝合。如果运动功能对刺激的反应良好，在某些神经如腓总神经或尺神经，为了恢复足背或小手指小面积的皮肤感觉而冒损伤运动束的危险则显然是不明智的。在较小的神经，如果多数神经束已离断，刺激少数残存神经束不能引出重要的运动反应，最好做神经完全缝合，因为缝合几条神经束常是不切实际的。

一旦决定实施神经部分缝合（图62-12），可根据需要向近侧及远侧纵向延长数厘米神经外膜的切口。完好的神经束应分离到同样距离，切除神经损伤部分的残端直到正常组织。做断端间的端－端缝合。若外膜无法缝合，可做束膜外膜缝合或束膜缝合。近侧及远侧神经束的分离要充分，以防神经完好部分的扭曲。

三、神经缝合和神经移植术

如果神经完全离断且符合上述条件，在充分切除神经近端及远端后，可行神经缝合。有时，在切除神经胶质瘤和神经瘤以后，留下一个相当大的

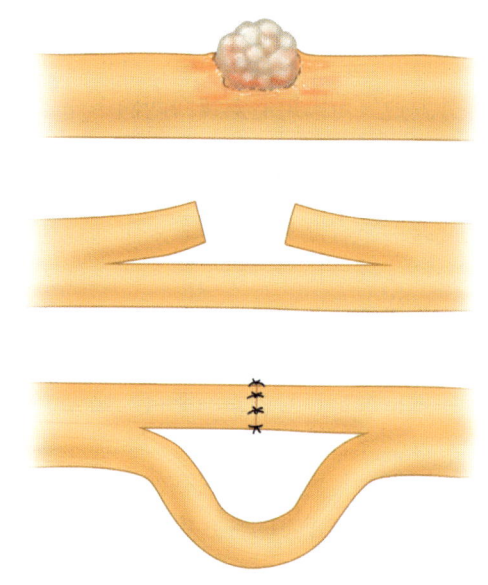

图 62-12 神经部分缝合方法

间隙或缺损（实际是神经组织的缺损），则难于选择以什么方法修复缺损。向近侧及远侧延长切口，有助于适当游离神经，闭合断端间的间隙。一般来讲，正中神经和尺神经在腕及肘部附近的较大缺损，通过近侧段及远侧段的游离，有可能直接缝合；在臂丛神经、桡神经、坐骨神经和腓总神经及前臂中段的正中神经短至 2～3 cm 的缺损就可能需要神经移植。一般认为，不论采用什么方法，在过度张力下修复神经都有损于神经的满意再生。普遍推荐的做法是，如果单根 8-0 尼龙线缝合外膜就能够维持神经断端的接触，就不存在过大的张力。

闭合神经断端之间缺损的方法

有数种方法可闭合神经断端之间的缺损而不损伤神经本身。最常用的方法是神经两断端的游离和调整肢体的姿势。其他方法包括神经移位、骨短缩、神经瘤球缝合、神经移植和神经交叉缝合（带蒂移植）。

1. 神经断端游离 大多数较小的缺损可以通过向近侧及远侧游离神经断端数厘米而闭合，所有神经缝合都要把神经两断端做一定程度的游离。一条神经可以耐受而又不影响神经再生的准确游离长度尚不清楚。但是，将神经与周围组织过多分离确实破坏神经的节段性血液供应，引起继发性缺血并增加神经内瘢痕形成。松解已证明对远端神经更不

利，Nicholson 和 Seddon 认为过度的神经游离对前臂正中神经修复后的恢复有不利影响。如果缺损 >2.6 cm 并需要广泛松解，只有 50% 的患者恢复到 M_3 或更好。大的缺损需要将神经与邻近组织广泛游离，以便在相对无张力条件下缝合外膜。在广泛游离 1 条神经之前，外科医师应估计到神经游离可能修复的最大间隙，过之则徒劳无功。术中切除远、近端神经瘤以后，肢体在解剖位置下测量神经缺损的长度（表 62-8）。不同文献中报道的指南差别很大（2.5～9.0 cm，取决于具体的位置，表 62-8）。

游离周围神经时，应尽量避免广泛剥离供应神经的小血管。应仔细保护运动支和基本的感觉支。神经运动支以远的缺损，通过神经游离较容易闭合。桡神经的肱桡肌支常妨碍发出点近侧神经缺损的闭合，如果肱二头肌功能正常，可以牺牲该分支而不会有明显的功能丧失。始终都要避免张力缝合。

2. 体位 通过屈曲关节来松弛神经，偶尔用其他方法如内收、外展、旋转及抬高肢体，在闭合大的缺损时与游离神经同等重要。使用这 2 种方法，几乎所有的周围神经的较大缺损都可以闭合，许多不满意的缝合则是没有尽最大可能做到这 2 点的结果。当过度屈曲的或不良位置的关节日后活动时，神经缝合处的张力会很大，可能引起神经内纤维化，影响轴突再生。所以，绝不可以通过强力屈曲关节来获得神经端对端缝合。合理的原则是

表 62-8　神经缺损的临界长度（Grantham 值）

神 经	位 置	缺损长度（cm）
上 肢		
桡神经	臂中段	8
正中神经（无移位）	前臂中段	4.5～6.5
尺神经（无移位）	前臂中段	3.2～5.0
骨间背侧神经	前臂	1
下 肢		
坐骨神经	股（大腿）中段	6.0～9.0
胫神经	膝	4.5～9.0
腓总神经	膝	6.4～8.1

（引自：Spinner M: *Instr Course Lect*, 33:487, 1984.）

屈膝、屈肘不要超过 90°。腕关节屈曲超过 40°也是不明智的。伤口良好愈合后，屈曲的关节每周伸直 10°，直到运动恢复。用关节屈曲的方法来克服肢体长神经的缺损非常重要。修复桡神经和腋神经时，肢体外旋和外展有帮助，如同修复臂丛时抬高肩带一样。极少数情况下，关节伸直有助于神经修复，如修复坐骨神经时伸直髋关节。必须强调，与其过度调整肢体位置做无张力缝合，不如采用神经移植。

3. **神经移位** 改变某些神经的解剖路径可以缩短神经断端间的距离，尤其是肘部的尺神经。如果正中神经的损伤部位在它的前臂长屈肌分支以远，可以将其移位到旋前圆肌的前方；如果胫神经损伤部位在它的小腿肌支以远，可以将其置于小腿比目鱼肌或腓肠肌的浅面。大多数外科医师推荐将桡神经近端移位到肱骨前方、肱二头肌深面以获得所需的长度。在大多数病例，假如已将桡神经游离至腋窝，并将其肱三头肌肌支沿神经干向上充分游离后，通过一个较简单的上臂外旋就可获得相当的长度。

4. **骨短缩** 治疗一般损伤时，缝合神经几乎从不需要骨短缩。即使在治疗战伤时，也很少用到骨短缩；在曾经使用过的骨短缩中，其原因都是因为肢体的多个关节由于骨折制动或石膏固定不当而僵直，造成屈曲受限。为了协助修复神经，极少对完整的长骨和大多数儿童骨骼使用骨短缩。如果肱骨已经骨折，为闭合尺神经、正中神经或桡神经损伤所造成的大缺损，骨短缩有其特殊价值。此类患者骨折愈合前做神经早期延迟缝合时，如有必要，短缩骨骼并不困难。如果骨折已经愈合，骨短缩就更加困难。如果没有股骨骨折，坐骨神经损伤时短缩股骨并不值得；反之，缩短股骨可能有用。如果没有骨折，千万不要短缩前臂或小腿的 2 根骨骼。

5. **神经移植** 由 Seddon 和后来的 Millesi 描述的神经束间移植适用于没有过大张力就不能一期修复神经者。一般说来，单纯由弹性回缩引起的神经缺损通常可以采用局部神经游离、有限地调整关节位置和一期修复予以克服。如果引起缺损的部分原因是神经组织的缺如，神经移植就是我们首选的治疗方法。自体腓肠神经是首选的移植来源。使用自体神经束间移植技术在无张力下修复神经缺损所取得的良好疗效已被报道。修复上肢指神经、正中神经、尺神经和桡神经皆获得尤为满意的疗效。在上肢的神经损伤修复中取得了更好的成就。38 例正中神经移植患者，82% 恢复实用性运动功能（M_3 或以上）；除 1 例外，其余患者都恢复保护性感觉。39 例尺神经移植患者，全部恢复实用性运动功能（M_{2+} 或以上），28% 恢复了两点辨别觉。还有 13 例桡神经移植，77% 的肌力恢复到 M_4 或 M_5 的水平。Kallio 和 Vastamäki 采用神经束间移植修复正中神经损伤 98 例，其中 47 例疗效为优或良。

6. **神经交叉缝合（带蒂移植）** 在四肢做神经交叉缝合手术既不明智也不可行。当正中神经和尺神经同时严重损伤，用其他任何方法都不能修复任一神经的缺损时，可在上臂再切断尺神经，取一长段尺神经，桥接正中神经缺损。正中神经的远端缝合到尺神经游离段的远端形成 U 形襻。应保留完整的神经血管。在近侧将尺神经部分切断，保留足够的移植长度。6 周后施行二次手术，完全切断尺神经，将其缝合到正中神经的远侧段。此手术适用于诸如前臂大面积缺血性坏死所致的神经损伤。但是，从目前的观点来看，类似的情况使用其他神经移植技术似乎更合适。

7. **神经束间移植的神经来源** 选择皮神经做神经移植应该非常小心，腓肠神经应用最多，在多数情况下也推荐使用它。每侧小腿可切取长达 40cm 的腓肠神经。前臂外侧皮神经移植修复指神经，这样手术不涉及另一侧肢体。解剖学研究显示，在神经束面积、整个神经面积以及神经束在神经横断面所占比例方面无显著差异。前臂外侧皮神经恰在肱二头肌腱外侧，沿着头静脉很容易找到。通过一个纵行切口可获得长达 20cm 的移植材料。前臂内侧皮神经、骨间背侧神经的终末关节支和尺神经的背侧感觉支也是修复指神经的移植材料。前臂内侧皮神经可以在贵要静脉附近找到。骨间背侧神经在腕部拇长伸肌腱的尺侧，紧贴骨间膜。桡神经浅支是一个很好的神经移植材料，尤其在高位桡神经撕裂伤中更为适用，因为要造成的神经缺损其实已经存在。但本方法不能常规使用，因为该支对手部的感觉功能很重要，特别是有正中神经缺损时。

8. **同种异体神经移植** 同种异体神经移植功能恢复可等同于自体移植；但是，它需要全身性免疫抑制。他克莫司（普乐可复）可以抑制 T 细胞增殖活化并且在术前 3d 开始给药，持续到术后 18 个月后。移植物选自 ABO 血型相容的个体（尸体或活体相关捐赠者）并于置入前 7d 保存在 4℃ 的 UW 溶液（器官保养液）。排斥和机会性感染的风险增加是潜在的并发症，去细胞同种异体神经移植因其可降低移植排斥反应的优点而被应用。这些移植物维持神经外膜、神经束膜和神经内膜的物理结构，使其迅速重建血运和宿主细胞重新填充。它们在直径 1～5mm，长度可达 5cm 的条件下是可用的。一项多中心的前瞻性研究纳入了 56 例患者，共 71 例神经修复手术的病例，其中主要功能恢复率为 86%。感觉恢复从 S_3 到 S_4，运动恢复从 M_3 到 M_5 不等。大多数移植应用在手指和指神经（48/71）；然而，也同时应用于正中神经（10/71）、尺神经（6/71）和桡神经（2/71）。平均缺损长度为（23±12）mm（范围：5～50mm）。

评估的结果显示，89%指神经、75%正中神经和67%尺神经得到恢复。虽然自体移植效果更好，但去细胞同种异体神经移植具有缩短手术时间、避免额外的手术部位发病率和相对无限供应的优点。

9. 人工合成神经导管　合成导管可用于桥接神经间隙。各种管道材料已被进行了研究，包括硅、I 型胶原、聚乳酸羟基乙酸、聚 L- 乳酸（PLLA）、聚乙醇酸（PGA）和聚乙烯醇（PVA）水凝胶。我们在使用合成导管方面没有任何经验，但它们通常是当没有足够的自体神经移植时而发挥作用的。目前，建议对缺损小于 3cm 的较小直径的感觉神经进行重建。

四、神经缝合技术

纤维蛋白凝块、微孔带、胶原套接管技术、黏合剂以及许多缝合材料和缝合技术都被用于神经缝合术。使用无反应和不吸收的材料如不锈钢丝和单丝尼龙线缝合神经已被广泛接受和应用。放大镜、合适的小器械及精细操作都是必不可少的。关于神经外膜及神经束膜缝合方法各自的优点，实验结果仍不一致。哪种方法更为优越的临床证据也不充分，至今尚无定论。每个外科医师选择哪种方法取决于他的训练和经验。部分人支持采用自体神经纤维移植的方法或者其他已上市的神经纤维胶用于修复神经损伤，他们主张尽量减少修复部位的间隔，但是尽量减少缝线缝合，这样可以减少瘢痕的长入。但没有报道称这样可以增加修复的强度，也仅仅只有一篇报道称这样不会阻碍神经再生。我们倾向于在神经外周用神经外膜束膜联合缝合，而对神经内大的神经束用神经束膜缝合。Sunderland 指出，神经束膜缝合并不是在每一病例都能准确无误地施行，因为：①只有在整齐清洁地横断后，神经断端的神经束方能准确匹配；②神经两断端的神经束数量可能并不一致；③神经内神经束间的差异可能需要更多的神经内缝合材料。他建议在下列情况下可采用神经束间缝合：a. 神经束组足够大，可以缝合保持神经束对位；b. 神经断端束的排列不匹配，如果进行神经外膜缝合，将导致轴突的无效再生；c. 在神经断端，每一神经束组都是由占据恒定位置的、形成某个特定分支的神经纤维组成。在腕部和腕上的正中神经和尺神经及肘关节及其近侧的桡神经可以见到后一种排列。他建议在这种情况下缝合神经束组。

神经外膜缝合

手术技术 62-1

- 显露并解剖神经两断端后，测定可否在没有过多张力的条件下经端 - 端缝合修复残余缺损。
- 在神经定位器里垫放 1 块消毒木压舌板，用锐利的剃刀片或钻石刃刀切除胶质瘤和神经瘤，也可使用锐利的神经剪刀。
- 约相距 1mm 连续切除神经断端，直到断端出现外观正常的神经束。最好用手术显微镜来判定。如果怀疑神经末端仍有瘢痕，神经的冷冻组织切片会有所帮助。做一些永久性的组织切片以供后期回顾，帮助判定预后。
- 如果神经远侧断端有胶质瘤，或近侧断端超过 1/3 为神经瘤，根据需要再做修整。
- 用明胶海绵或凝血酶控制过多的出血。
- 如果需要改变肢体姿势以减小神经张力，则需要助手的帮助。有时需要用 7-0 或 8-0 的尼龙线穿过神经做牵引或悬吊缝合。在这种情况下，我们在神经断端对拢后，用直的不锈钢 Keith 针或 Bunnell 针轻轻横向穿过每侧残端，将神经固定到邻近软组织上。

- 然后观察神经表面血管走向及神经内神经束的外形和位置，以判断神经是否旋转。在距每侧神经断端1cm处做神经外膜的定位线也有帮助。
- 在神经下面放1个塑料或橡皮手套片形成视觉对照，减少缝线时的麻烦。这种缝合通常用8-0或9-0的单丝尼龙线即可。
- 第1针缝在神经外膜的后面或深面，保留足够长的缝线，便于以后翻转神经。接着在神经的其余3个象限缝合另3针，同样保留足够长度的线。
- 尽可能准确地判断没有神经束的扭结或偏离。然后用8-0或9-0的尼龙线完成神经外膜间断缝合（图62-13）。
- 用4根象限引线翻转神经，确认后面缝合满意。距神经断端约1cm处的神经外膜上固定5-0不锈钢缝线，作为观察缝合是否断裂的X线片标记（我们很少使用该方法）。
- 闭合伤口前，去除神经断端的悬吊线或钢针，将肢体做幅度有限的运动，判断随姿势变化时缝合部位的张力。这样有助于确定术后肢体可以安全运动的范围。

神经束膜（神经束）缝合方法

手术技术 62-2

- 要实施神经束膜（神经束）缝合，外科医师必须能够熟练操作手术显微镜，还必须能够轻松而快速地使用纤细的10-0缝线。
- 按神经外膜缝合方法显露神经损伤部位，切除神经断端（手术技术62-1）。
- 避免两神经断端位置旋转。
- 用放大镜协助辨别神经远、近断端的相应束组。这时在消毒手套或缝线的包装纸上描出神经束组排列的简图是有帮助的。
- 用直不锈钢针将神经断端固定到周围软组织上。
- 纵行切开神经近侧和远侧的外膜，显露神经束；用9-0或10-0尼龙线间断分别缝合神经束（图62-14）。若神经由多根小神经束组成，可将几束作为一组缝合。
- 神经束匹配对合恰当后，用尼龙线间断缝合神经外膜；如果神经束缝合牢靠并且没有张力，则不需要神经外膜缝合，以减小术后的纤维化。

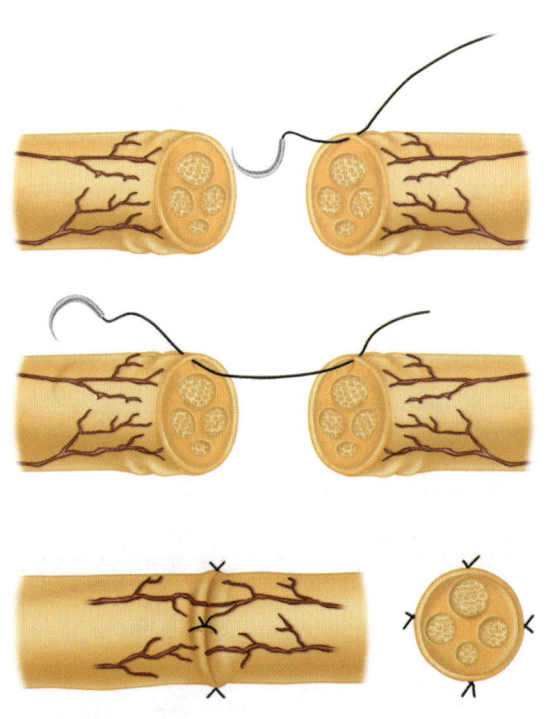

图62-13 神经外膜缝合（见手术技术62-1）

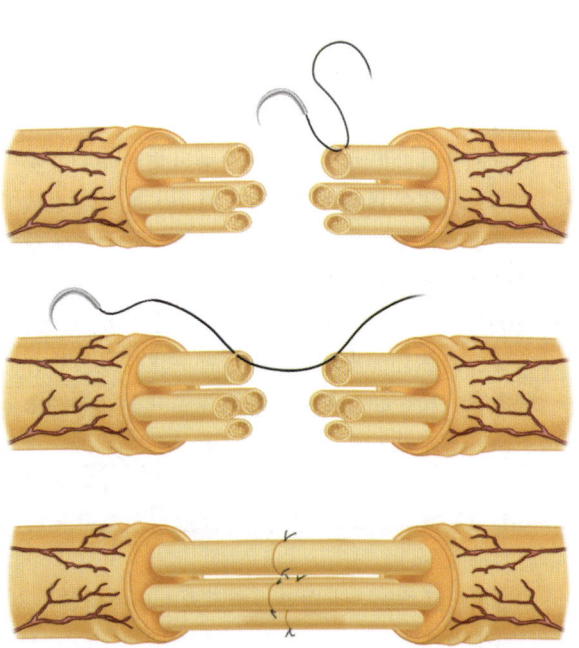

图62-14 神经束膜（神经束）缝合（见手术技术62-2）

神经束间移植方法

手术技术 62-3

（改良 Millesi 法）

- 保持肢体于伸直位，可避免术后移植的神经束有张力。
- 如神经外膜缝合法显露神经（手术技术 62-1）。
- 从外观正常的组织处开始，解剖并显露神经远、近断端。
- 从神经外观正常处切开断端的神经外膜。
- 从两侧的神经残端环形切除一圈神经外膜。
- 应用手术显微镜从神经的正常部分开始做神经内解剖，分别从远、近端向胶质瘤和神经瘤解剖。尽力鉴别大的神经束及较小神经束的束组。
- 用双极显微电凝镊电灼小血管分支确保止血。
- 如遇神经内纤维化，在纤维化开始处分别横断神经束或神经束组。解剖完成后，根据瘢痕的范围在不同水平横断神经束或神经束组。这时在每侧神经断端可以见到不同长度的 4～6 个神经束或神经束组。
- 放松止血带，用盐水纱布压迫伤口。
- 画出每侧神经断面的草图，确认相应的神经束或神经束组。损伤越靠近断端，越难确定神经束组。
- 采用临床方法判断匹配两断端的神经束及神经束组。
- 测量两侧神经断端间神经束和神经束组间的缺损以估计所需的移植神经长度。每个大的神经束或神经束组都需一段移植神经；移植神经的长度应比需要修复的全部缺损长 10%～15%。
- 移植神经可取自腓肠神经、隐神经、股外侧皮神经、前臂内侧和外侧皮神经、前臂背侧皮神经、桡神经浅支、尺神经背侧支及肋间神经（参见神经束间移植的神经来源部分）。大多数情况下我们使用腓肠神经。神经横断平面应选在供体神经近端可回缩至筋膜或肌肉下，以尽可能地避免痛性神经瘤的形成。
- 如选用腓肠神经，可在外踝后面做 1 个短横切口，显露腓肠神经。
- 仔细剥离神经和小隐静脉，小隐静脉位于该神经的浅后方。
- 牵拉神经可确定其在小腿的走行。
- 沿神经走行另做多个横切口，以进一步解剖。如果需要切取长段神经，可用单一纵行切口（图 62-15）。这样可以减少在解剖困难时牵拉供区神经造成的潜在损伤。虽然该步操作可用剪刀或神经剥离器，但应小心翼翼避免损伤神经干。
- 横断神经，任其近端回缩至小腿近端筋膜下。
- 关闭小腿切口，在进行余下手术操作时用盐水使移植神经段保持湿润。
- 切除移植神经段两断端多余的脂肪，将神经分割成段，使每段长度和神经断端间的神经束或神经束组间的缺损相匹配。
- 使用手术显微镜，将每段移植神经放入相应的神经束间，用 1 根 10-0 单丝尼龙线将每段移植神经的外膜与神经束或神经束组的神经束膜固定（图 62-16）。
- 如肢体已处于伸直位，移植神经没有张力，单线缝合即可。为了加固修复部位并减少所需的缝线，可按 Narakas 所述的方法，使用等量凝血酶和纤维蛋白混合而成的纤维蛋白胶。
- 仔细止血，闭合伤口，不放置负压吸引管。
- 该方法同样可用于连续性神经损伤或修复不成功的一期神经缝合术。

术后处理 神经缝合或神经移植术后，用石膏夹板或管型固定肢体。如肩胛带不需固定，上肢使用塑形的后侧石膏夹板固定通常即可满足要求；否则就要使用 Velpeau 绷带，并以石膏固定加强。下肢神

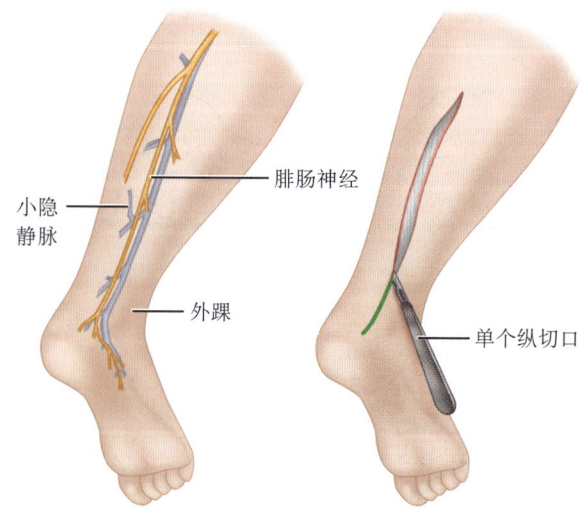

图 62-15 腓肠神经移植

如果需要长段移植神经，采用单个纵行切口以减小移植神经的牵拉损伤（见手术技术 62-3）

经缝合术后可能需用髋人字形石膏固定。单纯使用长腿石膏管型经常导致缝合处裂开。

术后 7～10 d 可更换伤口敷料。同时拆除缝线。去除石膏夹板或管型时，要特别小心，避免在缝合口产生张力。

关于端-端缝合后何时可安全地开始伸展关节至今仍有很大分歧。我们的观点是，在上肢使用石膏托固定 4 周，然后换用可逐渐伸展的塑料夹板 2～3 周。在下肢，特别是腓总神经或坐骨神经缝合后，至少使用髋人字形石膏固定 6 周；再根据缝线处的张力，使用长腿支具控制膝关节伸直 4 周或更长时间，直至膝关节可以完全伸直。最初 3 个月，应每月拍摄 X 线片，以检查缝合处是否完好。必须进行理疗，协助肢体功能的恢复。

神经束间移植后，关节制动不应超过 10 d。Millesi 建议将肢体准确固定在手术时的姿势。这样能维持移植神经的伸展位置，减少后期断裂的概率。然后去除石膏管型或夹板，开始所有关节的主动锻炼。根据 Tinel 征的前移来判断神经再生的进程。Tinel 征沿移植神经前移时，在远端缝合处可能会暂时停止前移；但最终将恢复进展。如 3～4 个月后仍无进展，则可能在远侧缝合处发生阻塞，应将该处切除，再做神经修复。

五、手术效果

神经松解术和神经部分缝合术的效果尚无法准确地判断。我们知道，神经缝合术后感觉和运动功能不可能完全恢复。桡神经缝合后很少能完全恢复，儿童的正中神经缝合后偶有完全恢复者。如有有利于影响恢复的因素（参见前述章节中神经缝合术后影响再生的因素），通常可以恢复一定的有用功能。神经恢复的程度因神经而异，与每根神经中运动和感觉成分的损伤程度有关。还必须知道，肢体整体功能的恢复并不一定与神经的恢复成正比。例如，1 例患者神经功能的恢复可能相当好，然而由于肢体的其他缺陷，整体功能的恢复可能并不满意。了解某条神经缝合后可能发生的结果是有帮助的，如有可用的资料，将在每条神经的讨论结束时予以叙述。

第十二节　颈丛神经损伤

第 1～4 颈神经的前支联合组成颈丛。上 2～3 个节段的感觉纤维组成枕小神经、耳大神经和颈前皮神经。下 2 个节段的感觉纤维组成锁骨上神经。肌支加入舌下襻支配甲状舌骨肌、颏舌骨肌、肩胛舌骨肌、胸骨甲状肌及胸骨舌骨肌。C3、C4、C5 神经的分支联合组成膈神经。起自颈髓上 5 个节段前角外侧部分的纤维构成脊副神经，该神经上行经过枕骨大孔进入颅腔。在该处，副神经接收它的颅根，颅根主要由终将并入迷走神经的根丝组成。这些根丝在脊副神经穿出颈静脉孔后离开该神经，然后并入迷走神经。脊副神经在颈部沿着二腹肌后腹的后面下行，接收 C2、C3、C4 神经前支的分支，并发出分支支配胸锁乳突肌。随后脊副神经离开胸锁乳突肌后面，继续下降支配斜方肌上 1/3。

脊副神经损伤

脊副神经在其走行的任何部位均可遭受损伤。该神经在颈后三角位置表浅，特别容易遭受穿刺伤。也可在手术时如颈淋巴结活检或颈部根治性清除时被损伤。Woodhall 准确描述了手术损伤该神经后的症状及体征：患者诉说患侧肩带和上肢普遍无力，肩关节外展不能超过 90°，以及从瘢

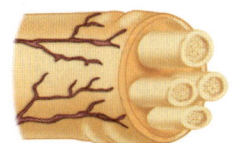
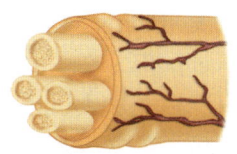
置于神经断端之间的神经移植

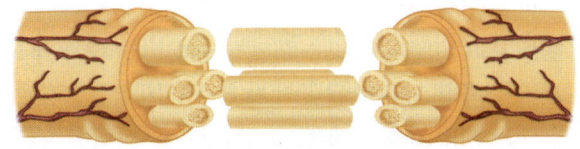
神经移植缝合就位

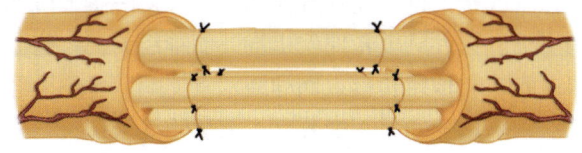

图 62-16　束间神经移植（见手术技术 62-3）

痕区的牵拉感到肩和上肢疼痛等程度不等的感觉障碍。疼痛可放射至肩胛骨内侧缘，也可沿上肢向下至手指，有时使上肢不能活动。患侧斜方肌上1/3常萎缩，患肩下垂，抬肩无力。肩胛骨旋向远端和外侧，轻度张开，肩胛骨下角比上角更靠近中线。上臂外展时这种姿势更为明显；上臂前举时，肩胛骨下角张开消失，这与前锯肌瘫痪所致的常见畸形不同。

（一）治疗

如果损伤为低速枪弹所致，并且没有血管或内脏损伤需要立即手术检查，最好观察3~4周。此后，如果电诊断检查证明斜方肌失神经支配，临床缺乏神经功能恢复迹象，则有神经探查指征。如果术中探及神经损伤并且条件允许，应努力做一期神经缝合术。然而，如果术中无法估计神经损伤的严重程度或由于恶性肿瘤而需切除一段神经时，神经重建应推迟2~3周，待伤口愈合后再行神经缝合或重建。另外，如果由于恶性肿瘤而切除了一段神经，患者的全身状况或后续治疗如放疗可能妨碍再做手术。当患者全身状况允许，症状需要继续治疗，并且由于神经切除造成的缺损过大以致不能进行端-端缝合时，可以选用的其他手术方法为神经束间移植（手术技术62-3）或肌腱移位术。

如果神经需要修复，这里介绍的入路可以为神经缝合或神经移植提供满意的显露。原发伤口愈合良好后，可在颈后三角中部、沿颈部皮肤皱褶做切口。应记住，脊副神经的终支在胸锁乳突肌的近、中1/3交界处穿出，斜向后下进入斜方肌外侧缘中、下1/3交界处。切口必须足够长，以便确认神经的远侧和近侧部分。必须注意不要把脊副神经与耳大神经和枕小神经相混淆。这时可刺激脊副神经的近端。斜方肌收缩表明脊副神经没有被切断。在颈后三角显露脊副神经的全长。如神经内或神经周围瘢痕广泛，则行神经松解术。如果神经已经离断，应游离其断端，并切至正常神经束，在无张力或几乎没有张力条件下进行神经端-端缝合术。应该避免为了做无张力神经缝合而用石膏将头、颈、肩固定在一个患者难以忍受的位置。相反，神经束间移植（手术技术62-3）可能是一个满意的方法。如果缝合处没有张力，可应用Velpeau绷带固定肩部3~4周。然后开始轻柔地自主活动，术后6~8周恢复正常的日常活动。

（二）脊副神经缝合的效果

关于脊副神经缝合效果，目前仍没有具有统计学意义的资料。有报道显示神经松解术或必要的神经缝合术可缓解症状和恢复功能。由于脊副神经是纯运动神经，可望取得良好的疗效。

第十三节　臂丛神经损伤

臂丛由C5、C6、C7、C8神经和T1神经的前支联合而成（图62-17）；C5神经经常接收C4神经的部分神经纤维，T1神经接收T2神经的部分纤维。每一神经根离开椎间孔后不久，通过灰交通支接收其交感成分。颈神经根从一个低位的颈部交感神经节接收其交感成分，T1神经根发出一白交通支后，从自己的交感神经节接收交感成分。

臂丛的形成始于斜角肌的远端。在此处，C5、C6神经根组成上干，C7神经延续单独组成中干，C8神经和T1神经根组成下干。3个干形成后在锁骨后面向下外侧走行，每个干再分成前股和后股。3根后股组成后束，上干和中干的前股组成外侧束，下干的前股单独延续为内侧束。臂丛3个束围绕着腋动脉，依其与动脉的关系而命名。

下面介绍具有外科意义的起于臂丛的神经。C5、C6、C7神经根从椎间孔走出后即发出胸长神经。该神经在臂丛后面横过颈部，沿胸壁外侧走向远端，支配前锯肌。肩胛背神经恰在C5神经根发出胸长神经支的外侧发出，同样在臂丛后面横过颈部；在其到达肩胛骨内侧缘的途中，支配肩胛提肌和大、小菱形肌。这两条神经是在神经根联合形成干之前发出的仅有的2条神经。

起于干的唯一具有外科意义的神经是肩胛上神经，就在锁骨上方起于上干的外侧。这是在锁骨上显露臂丛时可见到的第1个重要分支。该神经行向远端，经肩胛切迹到肩胛骨后方支配冈上肌，绕过肩胛冈外侧缘后支配冈下肌。臂丛的股没有分支。

胸外侧神经起于外侧束，胸内侧神经起于内侧束。两神经下行，经吻合襻相交通，支配胸大肌和胸小肌。胸大肌锁骨部仅由胸外侧神经支配，胸肋部由胸外侧神经和胸内侧神经双重支配。肌皮神经是外侧束仅有的另一个分支。该束的其余部分与内侧束一起形成正中神经。臂内侧皮神经和前臂内侧皮神经起自内侧束，然后内侧束分成2个主要支，一支是尺神经，另一支加入正中神经。

上、下肩胛下神经起于臂丛后束，支配肩胛下肌和大圆肌。胸背神经也起于后束，在2条肩胛下神经之间行向远端支配背阔肌。后束的最后分支是腋神经，该神经转向外侧绕过肱骨外科颈，沿途支配小圆肌、三角肌及三角肌表面皮肤，后束继续行向远方，在臂部成为桡神经。

一、臂丛神经损伤的病因及分类

战时臂丛神经损伤大多由穿刺伤引起。在平时，除产伤外，臂丛损伤可见于枪弹伤，刺伤，因摔倒、车祸或体育运动引起的臂丛牵拉伤及放射损伤。在多数大组病例中，车祸是最常见的原因。Narakas认为70%的臂丛神经损伤继发于车祸，其中70%为摩托车或自行车。另外80%臂丛损伤患者伴有其他的严重身体损伤。20%患者有腋动脉或锁骨下动脉断裂。常见的并发伤包括肱骨近端、肩胛骨、肋骨、锁骨及颈椎横突骨折以及肩关节、肩锁关节和胸锁关节脱位。脊髓损伤的患者被报道有2%～5%合并臂丛神经损伤，臂丛损伤也可伴有肩袖撕裂。臂丛神经伤的许多分类方法是根据最常用的上臂丛损伤（Erb损伤）和下臂丛损伤（klumpke损伤）。Leffert根据损伤机制及程度对其进行分类。前神经节和上神经节损伤发生在接近神经孔的位置，也就是神经根已从脊髓分离出来的位置，后神经节和下神经节损伤发生在神经末梢，神经根仍旧与脊髓相连续。

二、臂丛神经损伤的诊断

上臂丛损伤（Erb损伤）包括C5、C6神经根支配节段的病损，伴有或不伴有C7神经根功能障碍。典型的姿势为患侧上肢肘关节伸直，松弛地摆在躯干侧，内收和内旋。由于三角肌和冈上肌麻痹，上肢不能外展。由于冈下肌和小圆肌麻痹，上臂不能外旋。由于肱二头肌、肱肌和肱桡肌麻痹，肘关节不能主动屈曲。旋后肌麻痹造成前臂旋前畸形并且不能旋后。三角肌表面、前臂外侧和手的外侧面皮肤感觉丧失。上臂丛神经根从脊髓处撕脱造成的损伤不能进行手术修复，所以要予以鉴别。诊断依据为C5、C6神经根所支配节段的运动和感觉缺失；前锯肌、肩胛提肌和菱形肌的麻痹提示神经根损伤在支配这些肌肉的胸长神经和

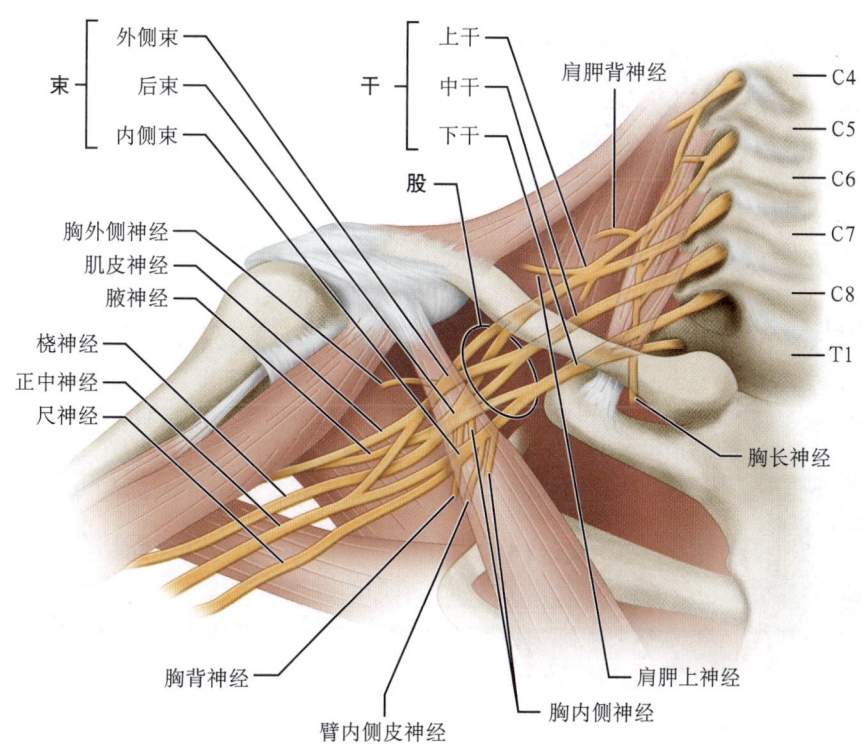

图 62-17　臂丛

肩胛背神经发出处的内侧。锥体束征（long tract signs）存在与否取决于脊髓是否损伤。由后支支配的节段性椎旁肌出现去神经电位常可证实该诊断。虽然证实脊髓造影如见到假性脊膜膨出或撕脱节段的神经根阴影缺失对诊断可能极有帮助（图62-18）。但脊髓造影在损伤早期可能并不准确，因为血块可能阻塞进入假脊膜膨出开口处。因此建议伤后6～12周再进行脊髓造影检查。CT横断面增强扫描能明显提高诊断的准确性（与术中发现的符合率为75%）。如果伤后早期应用CT脊髓造影，则有夸大神经根撕脱和造影剂外渗的倾向，这依然是一个悬而未决的问题。但是，伤后3～4周假性脊膜膨出的发生高度提示根性撕脱。应用MRI诊断臂丛牵拉伤已被报道成为首选的影像技术。目前，脊髓造影后的MRI和CT影像是诊断臂丛神经损伤的主要技术。

皮轴反射（cutaneous axon reflex）对鉴别节前椎管内病损和节后椎管外病损有帮助，虽然它们不能提示损伤的严重程度。反射可这样引出：在被检神经分布区的皮肤上滴一滴组胺溶液，在该处皮肤上划一痕，正常时依次出现血管扩张反应、风疹块形成和潮红反应。如果神经在节前损伤，皮神经分布区麻痹，但仍有正常的皮轴反射。如果神经在节后损伤，同样有皮神经分布区麻痹，可看到血管扩张和风疹块形成，但是没有潮红反应；皮轴反射阴性提示损伤发生在神经修复后有可能恢复的部位。寒冷血管扩张试验及感觉神经速度测定对鉴别损伤平面有帮助。

上臂丛损伤如能排除神经根撕脱伤，可进行手术探查，有时可修复神经。Rorabeck和Harris回顾了134例臂丛损伤，孤立性上干损伤预后最好。

通过C8神经和T1神经支配区的感觉和运动障碍节段性表现，伴有或没有C7神经功能紊乱可诊断下臂丛损伤（Klumpke损伤）。如伴有Horner综合征，检查者应警惕下臂丛撕脱性损伤的可能性，脊髓造影和肌电图有助于排除该损伤。除了穿刺伤，许多下臂丛损伤的原因还有难产、上臂外展位摔伤或腋杖引起的损伤。初始功能障碍主要表现在手内在肌萎缩及屈腕屈指肌麻痹。上臂、前臂及手的内侧感觉缺失。

臂丛的上干或下干损伤产生的感觉和运动障碍与其前支损伤造成的感觉和运动障碍基本相同，但是上干损伤后胸长神经和肩胛背神经的功能得以保留，下干损伤后不出现Horner综合征。臂丛诸股的孤立性损伤非常少见，经常伴有或被误认为束或干的损伤。

束损伤所致的功能障碍相当典型。外侧束损伤导致肌皮神经（肱二头肌麻痹）、正中神经外侧根（桡侧腕屈肌和旋前圆肌麻痹）和胸外侧神经（胸大肌的锁骨部麻痹）分布区的感觉和运动障碍。可以产生盂肱关节半脱位。通过剩余未损伤肌肉的积极康复训练可以预防盂肱关节半脱位。在肌皮神经自主支配的前臂前外侧小范围区域可探及感觉障碍。后侧束损伤产生下列神经分布区的感觉及运动障碍：肩胛下神经（肩胛下肌和大圆肌麻痹）、胸背神经（背阔肌麻痹）、腋神经（三角肌和小圆肌麻痹）和桡神经（伸肘、伸腕、伸指肌麻痹）。功能障碍主要包括肩关节不能内旋，上肢不能上举，前臂和手不能伸展。肱三头肌功能改善而不伴有三角肌功能恢复提示腋神经在四边孔受到卡压。感觉丧失常常仅限于三角肌表面的腋神经自主区。内侧束损伤导致由正中神经和尺神经联合损伤引发的运动障碍（不包括桡侧腕屈肌和旋前圆肌）和沿上臂和手内侧的广泛感觉缺失。有人报道，综合临床检查、常规肌电图和椎旁肌电图检查可以使80%的患者明确神经损伤的部位。

电诊法的研究可以在伤后3～4周获得损伤的

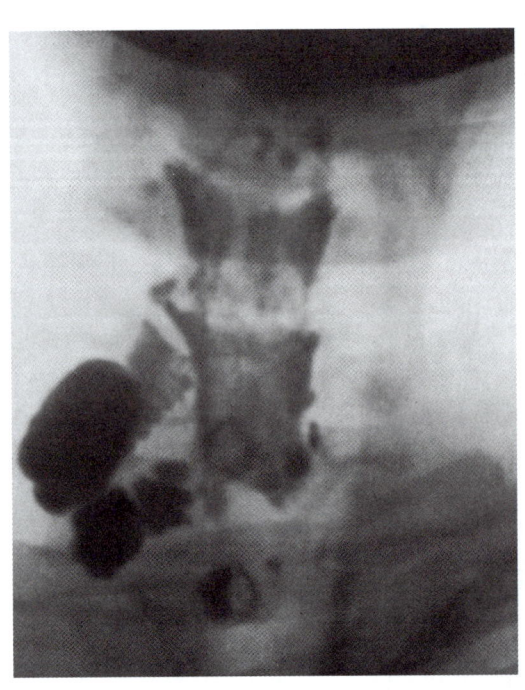

图62-18 碘苯酯脊髓造影显示C7神经根和C8神经根撕脱造成的假性脑脊膜膨出；C5神经根和C6神经根也被撕脱，但没有充盈；T1神经根仍有功能

诊断及分级，并在明确轴突损害的程度和损伤的完整性给予帮助。保护感觉神经动作电位表示节前损伤，连续的电生理研究对于辨别神经移植术和持续的失神经支配是有帮助的。在连续电生理研究中，活动性运动单位和纤维化电位的减少是自然恢复的表现。

三、臂丛神经损伤的治疗

（一）手术适应证

臂丛损伤可分为两大类：开放性损伤和闭合性损伤。

开放性损伤常由锐器或子弹所致。如果臂丛的组成部分已被锐器切断，患者在伤后很快就诊，且患者全身状况允许，应争取手术探查和一期神经修复。然而，通常必须首先治疗邻近的血管伤、纵隔伤或胸腔脏器伤，因此，必须延迟臂丛神经修复。这种情况下应检查臂丛，损伤处用金属线标记，以便后期检查和治疗。在初次手术中可用一个硅胶膜将神经结构与修复的血管或移植物分隔，以便将来手术分离时比较安全。如患者伤后未立即就诊，仅经初期处理，最好等待伤口愈合和其他损伤稳定。在观察期间，应仔细检查肢体并记录神经障碍情况以确定损伤平面，为后期检查做参照。伤后3～4周肌电图检查对判断损伤平面也有帮助。损伤后3～6周可以行臂丛探查、神经缝合、自体神经束间移植及神经松解术。已报道用这种方法治疗一小组患者，获得有限的功能恢复。这种方法特别适用于臂丛周围瘢痕形成并伴有神经传导阻滞者、很靠远端而能进行神经缝合或移植的撕裂伤和可以切除的但能留下足够的残端做神经修复或移植术的神经瘤。下干损伤后预后很差，但建议对上干和中干的锐器伤行手术探查。

有报道称经过修复的全瘫和截瘫患者和神经束移植的患者有改善，但是，神经移位术的效果不理想。

神经移位被证实使1/3的患者产生功能。

由低速子弹引起的开放性损伤，除非伤及邻近血管或内脏而需做紧急处理，否则没有必要早期探查。这些情况下，患者的情况通常不利于做臂丛神经的广泛修复或神经移植。应观察损伤情况及范围，并作记录。这些损伤经常导致神经失用或连续性中断。接着应观察一段时间，因为有可能自行恢复一定的神经功能。在神经损伤3～4周后应再次做肌电图检查以便确定肌肉失神经支配的范围。之后每隔4～6周定期复查。如经适当时间的检查证实无神经恢复迹象或恢复已经停止，进行神经探查和缝合、神经移植或神经松解可能有益。很难确定探查的时间，但伤后4～6周的观察期是可以接受的。在损伤全臂丛的高速子弹伤，严重的痉挛性疼痛和Horner综合征是预后不良的征兆。在一项研究中，枪伤患者手术后发现有少于10%的为完全性神经断裂。运动功能恢复达到3级或更好的超过50%。上干、外侧束和后侧束损伤的患者效果最好。

闭合性神经损伤最常见的原因是上肢过度受力外展（导致下臂丛损伤）或者上臂内收导致肱骨颈偏离到标准位置（导致上臂丛损伤）。Barnes将其分成下列4组：① C5、C6神经根损伤；② C5、C6、C7神经根损伤；③ 全臂丛的退行性变；④ C7、C8和T1神经根损伤（罕见）。他发现14例C5、C6神经根损伤的患者中有11例自发恢复肩外展和肘关节屈曲功能，并能对抗重力和部分阻力。19例C5、C6、C7神经根损伤的患者中有11例自发恢复抗重力和部分阻力下肩外展、屈肘和伸腕伸指功能。24例全臂丛退行性损伤患者中，7例没有任何恢复；10例显示C8神经和T1神经支配的肌肉恢复，但没有上位神经根恢复；7例显示C5神经和C6神经支配的肌肉恢复，但没有下位神经根恢复。Bonney也报道了24例这种类型的全臂丛损伤，恢复不完全；虽然斜方肌、菱形肌和前锯肌的功能恢复，但没有实用的伸腕或伸指功能。锁骨下臂丛神经损伤比锁骨上损伤少见，但预后较好。在一项研究中，锁骨下臂丛损伤有85%获得改善，优于锁骨上损伤的55%，这些损伤通常合并肩关节周围骨折和脱位，很少需要外科治疗。

与开放性臂丛神经损伤一样，治疗闭合性臂丛神经损伤时应在3～4周时行肌电图检查。应继续进行观察和理疗，在6～8周时如未发现功能恢复应做脊髓造影和皮轴反射试验等进一步检查。如果功能没有恢复，或功能恢复业已停止，或患者呈现孤立性的近端功能缺失而远端神经恢复良好这样的非解剖性功能恢复，并且有证据说明损伤平面在神经节后，伤后3～6个月应进行手术探查。

（二）手术目的

外科医师应有合理、明确的手术目的，优先顺序如下：①屈肘功能的恢复；②肩外展功能的恢复；③前臂及手内侧感觉的恢复。依据损伤的程度可选择不同的手术方法，包括一期神经缝合、神经松解、神经移植和神经移位术。术中需要对损伤神经进行刺激和记录。如神经有动作电位，单纯行神经松解术即可。如果神经完整性完全丧失或经神经损伤部分不能记录到动作电位，则需要切除并做神经移植。对于上臂丛神经根撕脱（图62-19），无接受神经移植的近侧断端，可考虑肋间神经移位至肌皮神经以恢复屈肘功能。用脊髓副神经移植肩胛上神经和用桡神经束移植腋神经使其支配侧面、中间或三头肌的长头，可以用于重建肩关节的内收和外旋。脊髓副神经和肩胛上神经邻近，可以做神经转位而不需神经移植。臂丛神经修补重建后，需要12～18个月来判断神经再生的程度。如认为恢复不满意，应考虑外周重建。可以考虑的肩关节周围肌腱转位包括Saha介绍的斜方肌转位代三角肌以改善外展功能（第34章），L'Episcopo介绍的背阔肌转位以改善外旋功能（第34章）。如果肩胛胸壁关节有活动度，肩关节融合术是有益的，可以通过阻止肩关节非自主内旋来改善肘关节的屈曲。肩关节应融合在外展20°～30°位，因为大多数患者很大程度上依赖上臂-躯干完成持握。恢复肘关节屈曲功能的手术包括背阔肌、胸大肌、肱三头肌、胸锁乳突肌和屈肌-旋前肌群转位（第34章）。Marshall等回顾了50例肌腱转位术的患者，发现背阔肌和肱三头肌转位最为可靠。即使手的功能丧失，肘关节的屈曲功能恢复对患者也是有益的。

极少实施截肢术。如果患者认定无功能的上肢是个累赘、毫无用处，那么截肢并安装假肢或许有所帮助。绝不要为缓解疼痛而实施截肢术。

（三）臂丛神经的综合手术入路

根据损伤的部位，臂丛可以从锁骨上方或下

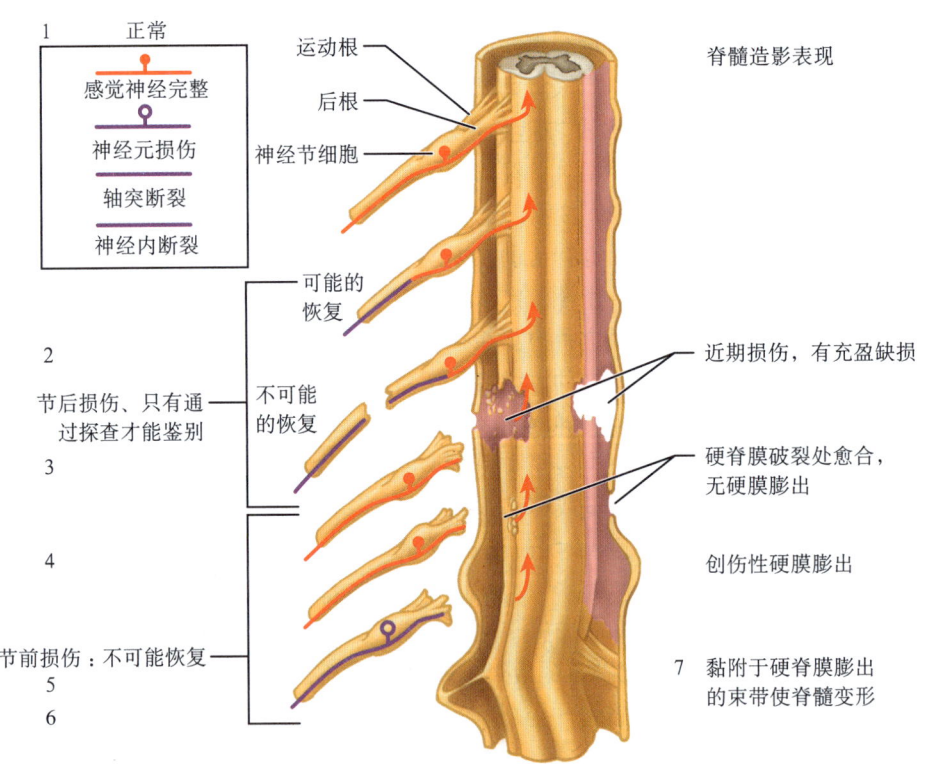

图62-19　臂丛根性损伤的类型（脊髓的后面观）
左侧，节前、节后损伤的类型及其预后。右侧，不同损伤的脊髓造影表现。1．正常神经根。2．后根神经节以远连续性损伤。所有轴突退变，轴突反射试验阴性，没有神经传导。如再生轴突能穿过神经内瘢痕，可能获得部分恢复。3．同2，但神经已经断裂。由于神经内广泛损伤，不可能修复。2和3的损伤仅能在颈三角探查时加以区分。4．近期神经节前损伤。神经根已从脊髓拉出，由于鞘内渗出，脊髓造影表现为充盈缺损。后神经根节细胞体完整。而它们的中央连接部退变（尚无法证实）；其周围轴突完整，这可经轴突反射试验或神经传导试验证实。5．同4，但硬脊膜破裂处已经愈合，脊髓造影表现正常。6．如果硬脊膜没有愈合，形成脑脊膜囊状膨出，造影明显可见。这里的神经根有广泛的间质损伤，足以破坏后根神经细胞。轴突反射试验和神经传导试验结果均是阴性，提示神经节后损伤，而不是脑脊膜膨出的脊髓造影表现。7．罕见的脊髓变形，源于节前神经根断裂

方显露。如果需在锁骨上方或附近行神经缝合术，可能需要切断锁骨。然而不截断锁骨亦可在其后方行神经移植。这里介绍的入路用于显露整个臂丛，每一部分均可单独用于显露臂丛的一部分。因为横切口不能延伸而限制了显露，我们不主张使用。

臂丛神经手术入路

手术技术 62-4

- 患者仰卧，背部垫沙袋。消毒铺单范围包括颈、胸上肢及双下肢，后者也应消毒以备神经移植取材。
- 自锁骨上 5 cm 处开始，沿胸锁乳突肌后缘做切口，再沿着锁骨上缘延伸直至三角肌胸大肌间隙的上部。继续沿三角肌胸大肌间隙向远端延伸。跨过腋前皱襞后，Z 字形转向腋窝。沿腋窝的皮纹方向切向后方，直至上臂内侧的中点，再平行于神经血管束向远端延伸（图 62-20）。
- 在锁骨上方，切开皮下组织和颈阔肌。
- 结扎颈外静脉，牵开或切断肩胛舌骨肌，显露深筋膜。由于锁骨下静脉（图 62-21）在此区下方几厘米，因此很少能看到。
- 横行切开深筋膜，清除显露的疏松结缔组织。
- 牵开或切断胸锁乳突肌的锁骨头，显露内侧的前斜角肌。通常要切断结扎颈横动脉，该动脉在膈神经浅面横过前斜角肌。
- 膈神经由外向内经过该肌，找到后向内侧牵开。此刻可见到臂丛的所有分支，它们从前斜角肌外侧缘深面穿出形成臂丛的上、中干和下干。
- 如需更加充分地显露各分支，横断前斜角肌，以便可以看到在断点下方的锁骨下动脉和断点上方的臂丛分支。
- 如欲见到或游离锁骨深面或其下面的臂丛部分，在锁骨中外 1/3 交界处继续向深分离。
- 依头静脉确定三角肌、胸大肌间隙，向远侧切开筋膜。
- 在肱骨止点近端 1 cm 处切断胸大肌腱，向内侧牵引，识别胸锁筋膜并纵行切开。
- 然后切断胸小肌腱，用一缝线标记后牵开。
- 从上至下显露锁骨后，用线锯锯断（如需要也可部分切除），分开断端。
- 在锁骨截骨前，可按其轮廓将一钢板塑形，作为预钻孔的模板，以方便神经重建后的锁骨对合。
- 只有绝对必需并且在锁骨上下方的组织分离干净后方可截断锁骨。
- 切断锁骨下肌，结扎切断头静脉。纵行切开上臂深筋膜及包绕神经血管束的深筋膜，显露整个臂丛。
- 臂丛各部之间及其与血管的关系，在标准的解剖书籍中都有详细描述，这里不再详细讨论。但有些部分需要特殊强调。

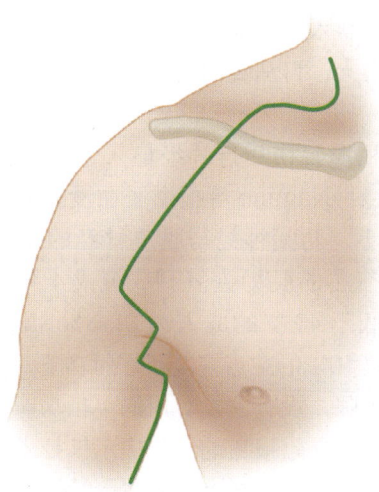

图 62-20 臂丛入路的皮肤切口（见手术技术 62-4，手术技术 62-11，手术技术 62-12）

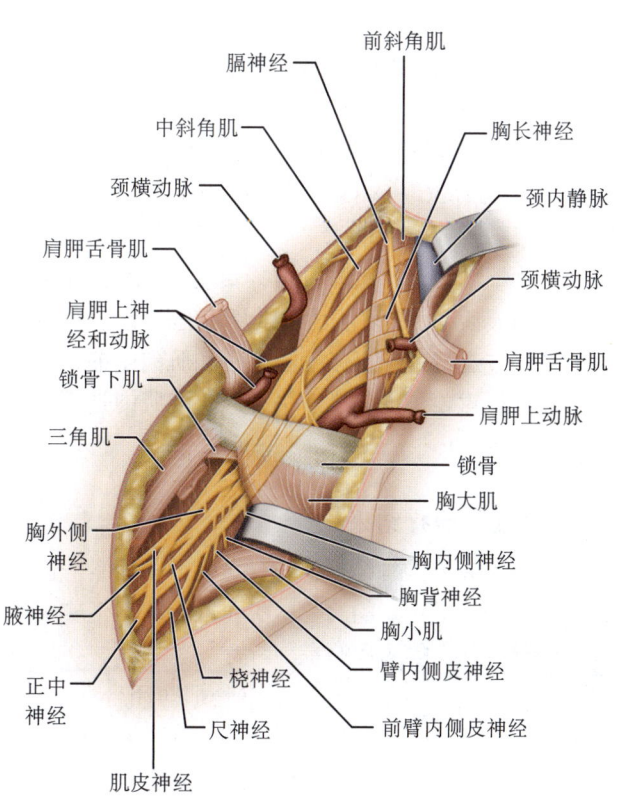

图 62-21 切断锁骨显露臂丛（见手术技术 62-4）

- 从上臂近端向远端分离时，经常首先发现前臂内侧皮神经横过粗大的腋静脉，不要将其误认为尺神经。尺神经就在附近，游离并向外侧牵引腋静脉即可看到。
- 向内侧牵拉腋静脉，可以看到腋动脉。向内侧牵拉腋动脉，即可充分显露神经血管束外侧的正中神经；而向外侧牵拉腋动脉、腋静脉和尺神经，可以很容易找到桡神经，它就位于神经血管束其他结构的后方。向近端追踪腋动脉，可见内侧束与外侧束的分支组成正中神经处，该动脉就在其后方。在该处近端、胸小肌腱后方，腋动脉将内外侧束分离，位于后束正前方。
- 最好能记住肌皮神经在外侧束发出点的变异：通常在胸小肌腱的深面，但也可在更远处发出。有时从外侧束发出多个分支形成该神经。腋神经在后束的发出点通常比肌皮神经从外侧束的发出点稍近一些，然后转向后方通过四边孔。

（四）闭合神经缺损的方法

臂丛的根、干和股等近端部分及其外侧的广泛缺损难以闭合，因为它可发出许多分支，使游离受到限制，这些分支包括肩胛上神经、胸前神经、肩胛下神经和腋神经。目前在臂丛神经重建中，取一侧或双侧的腓肠神经作束间移植是最常用的方法。由于修复处的张力很小，允许患者早期活动。

如行束间神经移植，术后要用 Velpeau 绷带制动。术后 36～48h 去除伤口内的全部引流物，10～14d 拆除缝线，3～4 周去除 Velpeau 绷带。4 周后开始主动的患肢钟摆样活动，6 周后开始轻度的外展活动。显著的功能恢复可能需要 3～5 年。此期间应进行理疗，以预防关节和肌肉挛缩。职业康复同样重要，电刺激对失神经支配肌肉是否有益尚无定论。

（五）治疗结果

与所有周围神经损伤一样，有很多因素可以影响臂丛神经损伤后的治疗效果。因而很难证实关于不同臂丛损伤的预后的多种断言。

一些臂丛神经损伤，通常是那些闭合性损伤，采用非手术治疗可望获得比较好的结果。Brooks 发现 C5、C6 神经根或上干损伤中自发性恢复满意，后侧束损伤恢复尚可，C8 神经和 T1 神经或内侧束损伤恢复较差。据报道，锁骨下臂丛神经损伤的预后较好（79%～98%）。上臂丛损伤比下臂丛损伤在修复后显示出更好的预后，神经移植技术的发展使得严重的神经牵拉伤的预后有了改善。虽然自体神经束内移植被报道有了良好的或不错的结果（44%～75%），但是仍有高于 50% 的患者功能不能完全恢复。通过神经移植来修复臂丛神经对于损伤后的功能恢复提供了一个有效的途径，这些损伤包括上、中干或锁骨后方和前方的神经；在神经离开神经丛的区域；C5、C6、C7 神经中任意 2 个脊神经外侧区域的撕裂，但不超过一个根性撕脱和不包括 C8 神经和 T1 神经以及正中神经和尺神经损伤；上丛的部分损伤但没有根性撕脱需神经丛修复合并与肌腱转位恢复手部功能。Terzis 等报道了 204 例臂丛神经重建术后的结果，其中 75% 肩胛上神经重建取得了好的或完美的结果，40% 为三角肌中间，48% 为二头肌重建，30% 为肱三头肌重建。

有些情况下，特别是锐器切割伤，可首选神经缝合术。通常 C5、C6 神经根损伤、上干损伤、外侧束在发出肌皮神经以近损伤者，经神经缝合术治疗可能获得某种程度的成功，而臂丛的其他部位损伤效果则不好。C8 神经根、T1 神经根损伤经修复后，手内在肌的功能恢复少见。但这并不意味着儿童臂丛的其他部分损伤或年轻人早期手术治疗后不能恢复有用的功能。臂丛神经的锐性断裂是修复效果最好的。

某些臂丛损伤适用于神经松解术，特别是在探查时发现神经成分完整，电刺激后有传导功能者。对于单纯行神经松解术的患者，很难判断神经功能恢复得益于手术还是纯粹的自发恢复。这种治疗的结果差异很大。臂丛周围若存在瘢痕，神经松解是有益的。

神经根撕脱伤后行神经植入术的经验已有大量文献报道。Nagano 等报道了在没有使用干预神经的前提下，肋间神经与肌皮神经的神经植入术后，肘关节屈曲肌力恢复到 3 级或 4 级者，儿童为 90%，低于 40 岁的成人为 81.8%。Narakas 和 Hentz 报道 50% 的患者恢复了屈肘功能，但肩关节功能恢复有限，没有恢复有用的手指功能。该技术并不常用，但文献报道的结果提示该技术是治疗某些神经根撕脱伤的一种有效方法，特别是在仅需恢复一项功能时。Songcharoen 报道了通过脊髓副神经到肩胛上神经移植的 577 名患者中，80% 的肌力恢复到3级或更高，同时肩关节可以外展60°和屈曲45°。Leechavengvongs报道了经过腋神经运动支支配肱三头肌长头后，7例患者中的5例取得了完美的功能恢复。Mackinnon推荐用桡神经分支支配肱三头肌内侧头，因为内侧头比外侧头和长头更适合它的长度，也不需要为了达到足够长度而去分离肌肉。

供体神经包括膈神经、副神经、肋间神经、深部的颈神经运动支、舌下神经和对侧的C7神经根。臂丛损伤后疼痛的外科治疗结果无法预测。至于Nashold介绍的后根入口区（DREZ）损伤手术，我们没有经验，但该方法确实有些成功病例。

Oberlin报道了在C5、C6神经根撕脱伤中将尺神经转移到肌皮神经中重建肘关节屈曲功能的病例。Teoul报道称62%的患者能达到MRC 4级。最近，Mackinnon推荐了一种双束移植方法，用尺神经运动支支配尺侧腕屈肌并用正中神经运动支支配桡侧腕屈肌来恢复肱二头肌和肱肌的功能。6例患者中，肘关节屈曲肌力达到4+/5级的有4例，达到4/5级的有2例。运动恢复一般认为在术后5.5个月期间。Coulet等报道尺神经移植比肋间神经移植有更好的结果。多个已发表报告的汇总数据表明，Oberlin手术和神经转位在恢复肘部屈曲和肩关节外展方面优于神经移植。

尺神经转位到支配二头肌的神经转位术

手术技术 62-5

(Oberlin等)

- 在上臂前面肱骨远端4cm处胸大肌肌腱处进入，为二头肌肌皮神经起点的体表投影（图62-22A）。
- 纵行切开皮肤，切口长8～10cm，横跨此投影点。切开二头肌筋膜并横向分离肌肉（图62-22B）。
- 确定二头肌和喙肱肌之间的肌皮神经，该神经的起点和分布有许多种变化。
- 确定同一水平的尺神经位置，用电刺激来明确。
- 显微镜下放大，进行进一步的解剖来明确二头肌的分支。通常血管蒂不会影响神经的解剖，因为血管有更多的横向定位。
- 从二头肌分离出约2cm长短的肌皮神经并离断（图62-22C）。
- 将远端由内侧向前方旋转以解剖尺神经。

- 切开尺神经外膜并分离出1～2束神经束至足够的长度，用低强度电刺激区分感觉束和运动束，如果外侧屈肌出现反应，则用此束做转移（通常此束是位于尺神经内的前方和内侧）。
- 将此束从尺神经上向远端分离超过2cm。
- 横向调整神经束并将其用11-0尼龙线无张力缝合到二头肌上（图62-22D）。神经吻合的位置位于肱动脉前方，最后在吻合处添加纤维蛋白胶。

从尺神经和正中神经到肱肌的双神经束转位

手术技术 62-6

(Mackinnon和Colbert)

- 患者仰卧位，上肢外展，取二头肌间沟的中央部分的皮肤切口，剥离至肱三头肌和二头肌间隙。
- 确定尺神经在肱动脉内侧，并辨认动脉侧面的正中神经。
- 通过触摸找到二头肌侧面深部的肌皮神经。通过电刺激肱肌和肱二头肌神经束来确定哪支缺少运动功能。
- 解剖二头肌和肱肌分支并将它们从肌皮神经近端分离，然后把它们牵向尺神经和正中神经。
- 供体神经选择是基于就近受体神经原则。通常二头肌支靠近正中神经而肱肌支靠近尺神经（图62-23），但并不都是这样。与受体神经无张力缝合是计划松解位置的原则。有一个经验就是松解供体神经的远侧和受体神经的近侧。用神经刺激可以帮助区分桡侧腕屈肌和尺侧腕屈肌多余的神经束。其他供体神经是来自正中神经的神经束，支配指浅屈肌和掌长肌。正中神经的运动支在神经的内侧，而尺神经的运动支在神经的侧面或中心位置。
- 运动肘关节以确定缝合是无张力的。神经内松解后，将多余的神经束在远端修整后用9-0尼龙线与二头肌支和肱肌支吻合（图62-23）。
- 如果需要可以放1枚引流管和镇痛泵，并将患者上肢用肩关节固定器制动，允许轻度的范围内的肘关节和肩关节活动。

术后处理 肩关节固定器在术后7d去除，肩关节功能锻炼在术后2周开始。在二头肌和肱肌功能恢复后就开始力量练习和后续功能锻炼指导。

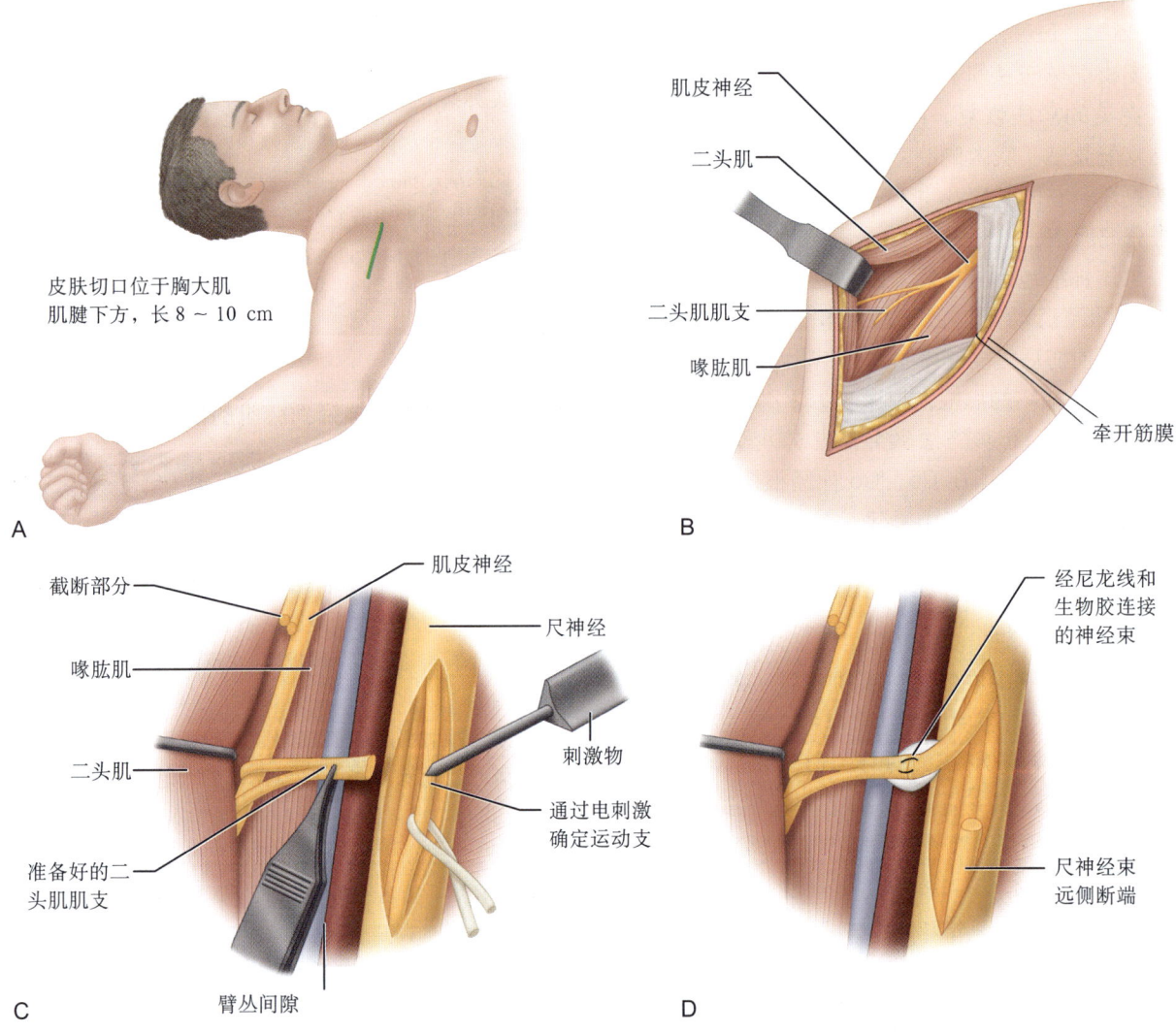

图 62-22 尺神经 - 肱二头肌神经移植术

A. 皮肤切口；B. 显露肌皮神经；C. 显微解剖和神经束，神经内解剖并通过电刺激明确运动支；D. 修复完成（见手术技术 62-5）

脊髓副神经移植重建肩胛上神经

手术技术 62-7

（Mackinnon 和 Colbert）

- 患者俯卧，确定副神经远端的位置、在肩胛切迹的肩胛上神经，标记两者间的横沟（图 62-24A）。
- 切开向下解剖到斜方肌。
- 沿肌纤维的走行横行劈开斜方肌，显露确认下方的冈上肌。切开冈上肌到肩胛骨上缘。
- 触摸确定肩胛切迹。用花生米（Peanut）钝性分离暴露肩胛上韧带，小心避免损伤肩胛上动脉，

它的走行正好跨越肩胛上韧带（图 62-24B）。保护动脉，在直视下分开韧带，暴露肩胛上神经。
- 刺激肩胛上神经确定其没有功能。
- 尽量向前上方分离该神经，以保证在无张力情况下缝合。向斜方肌内下方解剖以显露副神经。
- 在斜方肌深部钝性分离，神经电刺激，纵行切口确认副神经。
- 一旦确认神经，而且电刺激确保神经功能良好后，尽量向远端和下方解剖显露。肩胛上神经和副神经足够的显露有利于移植和无张力修复。
- 切开肩胛上神经近端和副神经远端。

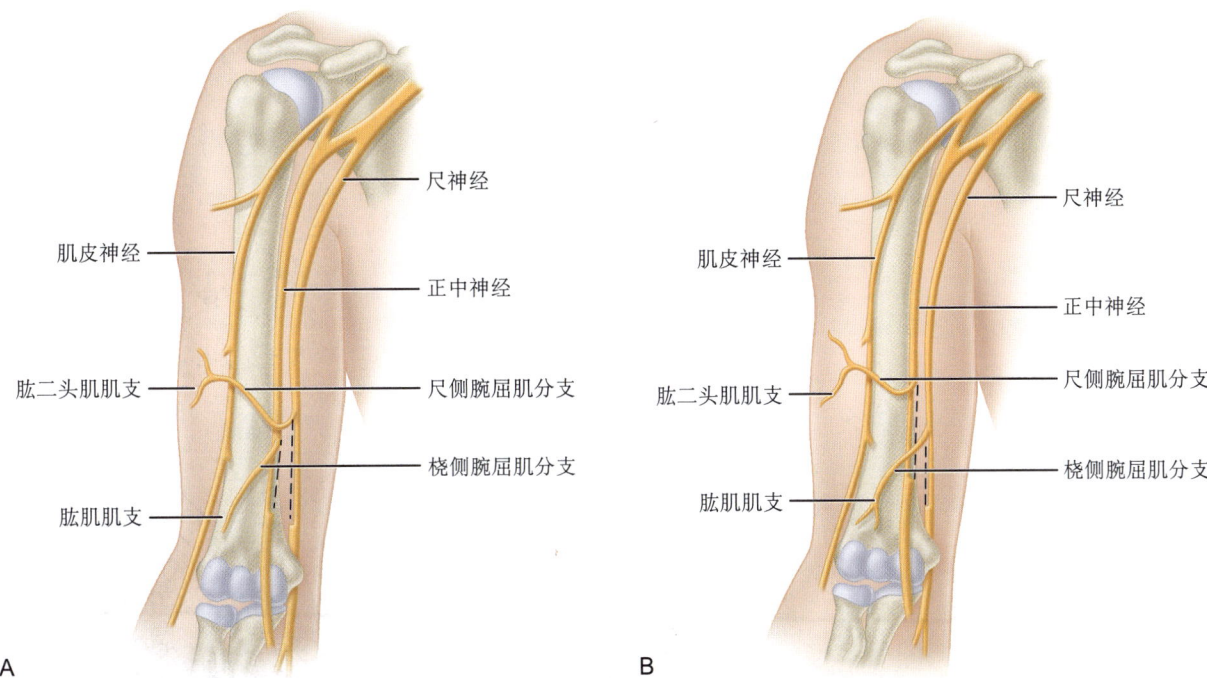

图62-23 双束转位修复肌皮神经

A．尺神经发出的尺侧腕屈肌肌支转位吻合肱二头肌肌支；B．正中神经桡侧腕屈肌肌支转位吻合肌皮神经的肱肌支（见手术技术62-6）

- 显微镜下将副神经近端和肩胛上神经远端用9-0尼龙线吻合（图62-24C）。

术后处理 患者术后使用肩关节固定器避免外展，但是可以小心地进行肘关节锻炼防止关节强直和尺神经刺激。2周时进行肩关节活动范围锻炼，冈肌功能恢复后进行力量和功能的运动锻炼。

桡神经移植重建腋神经

手术技术62-8

(Mackinnon和Colbert)

- 患者俯卧。
- 从四边孔上方三角肌后缘到肱三头肌内侧头和长头间的后中间隔做1个纵行切口（图62-25A）。切开到三头肌和三角肌层面。
- 切开三头肌间隔，在肱骨后缘暴露和桡神经一起走行的供体神经，确定四边孔，腋神经在其中走行（图62-25B）。

- 首先收缩三角肌的后缘。腋神经的皮支走行在三角肌深部，向近端游离该神经有助于确定残留的腋神经。大圆肌横向的肌腱部分位于三头肌长头腱的深层，是重要的解剖标志。
- 在大圆肌表面钝性分离定位腋神经，其也恰位于向后纤曲的肱动静脉表面。
- 刺激腋神经确认丧失功能。
- 通过电刺激确认支配三头肌内侧头的分支，它是一个贴近桡神经走行的单纯分支。
- 在远端切断该分支，向近端游离到大圆肌的下缘。
- 锐性切断腋神经的近端部分，包括支配大圆肌的部分。
- 在显微镜下用9-0尼龙线腋神经的远端和转位的内侧头神经在无张力的情况下间断缝合（图62-25C）。

术后处理 术后应用肩关节固定器，允许肘关节活动防止关节僵直。2周后进行肩关节活动范围的锻炼，在三角肌功能恢复后再进行肌力和功能训练。

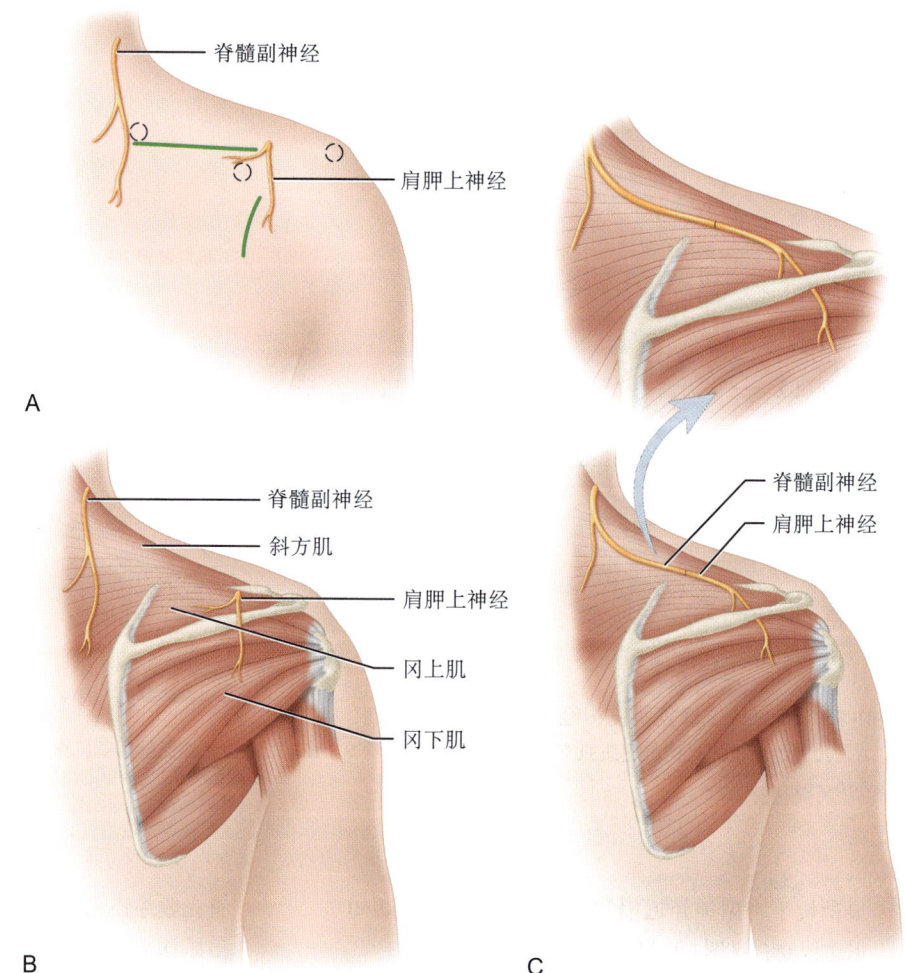

图 62-24 脊髓副神经转位到肩胛上神经
A. 计划手术切口；B. 神经转位之前；C. 重建肩胛上神经功能的神经转位（见手术技术 62-7）

四、臂丛卡压综合征

神经血管束离开胸廓时可被胸小肌的喙突附着点压迫。1945 年 Wright 首先报道此症，称其为"过度外展综合征"。当外展上臂或压迫喙突区时可产生上臂及肩部疼痛，并放射至前胸和肩胛周围。颈椎、胸和肩关节的 X 线片、血管造影或肌电图可协助诊断。热疗或姿势训练等非手术治疗通常可缓解症状；为了缓解持续性疼痛，有时可能需手术松解胸小肌。

五、肩胛上神经损伤

肩胛上神经起自臂丛上干，位于颈后三角，靠近肩胛舌骨肌的下腹。它越过颈后三角，经肩胛舌骨肌肌腹及斜方肌前缘下方到达肩胛上切迹，从上横韧带（肩胛横韧带）下方穿过肩胛上切迹进入冈上窝，然后发出 1 支运动支到冈上肌，1 支关节支到肩关节。其绕过肩胛冈外侧缘（冈盂切迹）进入冈下窝，发出冈下肌肌支及支配肩关节和肩胛骨的分支。颈后三角的穿刺伤、该区的癌症手术、锁骨上区的钝性伤或穿刺伤、肩胛骨上外侧部的骨折（特别是累及肩胛上切迹的骨折）、肩关节前脱位、肩胛上切迹卡压以及占位性病变（如冈盂切迹处的腱鞘囊肿）都可造成该神经损伤。

（一）检查

通常患者主诉肩关节疼痛及肩胛带无力。如神经在肩胛上切迹或其近端损伤，可见到冈上肌及冈下肌萎缩。单纯冈下肌萎缩提示卡压位于冈上窝以远，如冈盂切迹处。肌电图诊断检查对确诊有帮助。

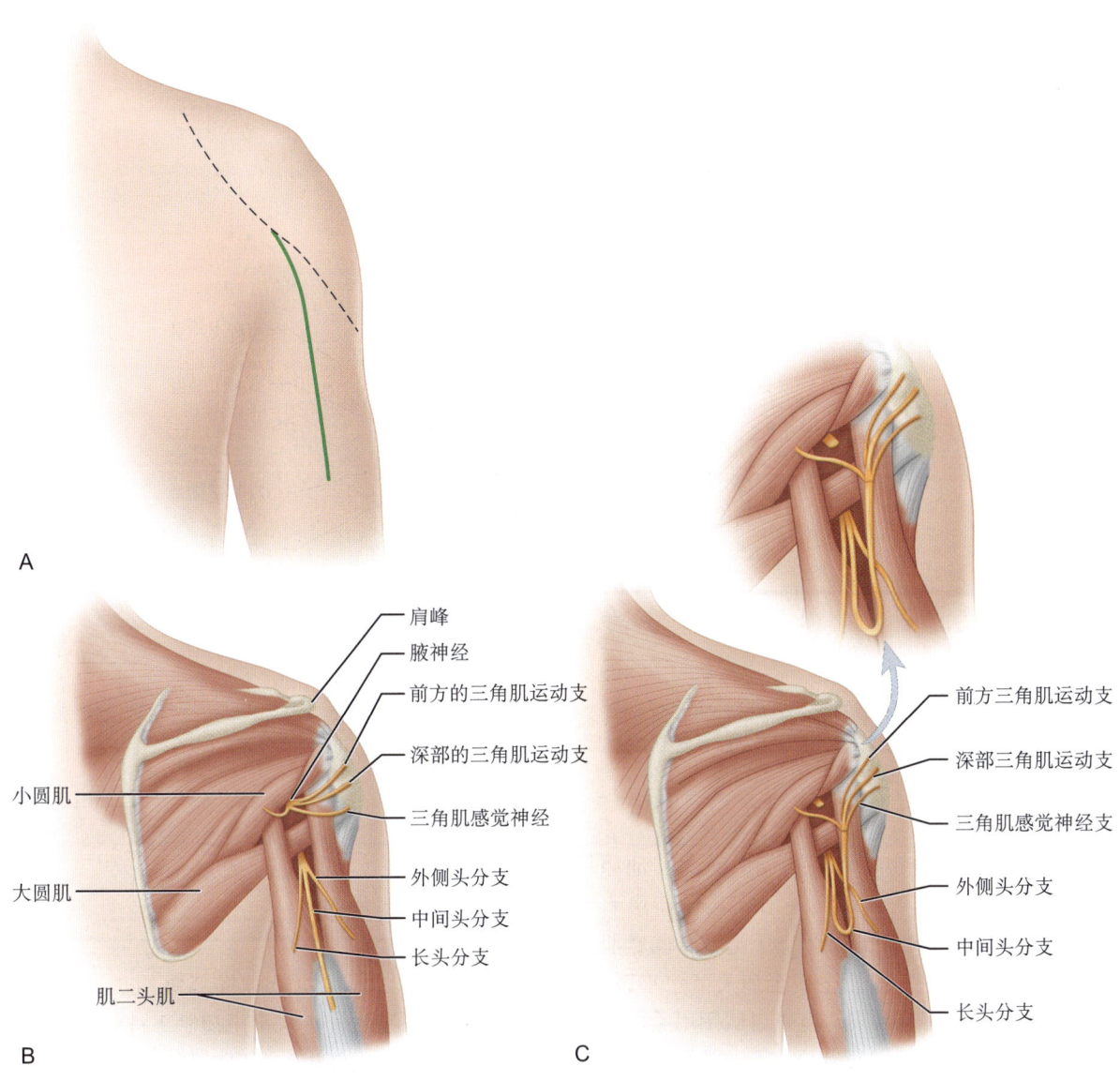

图 62-25　三头肌的神经向腋神经转位
A. 计划手术切口；B. 转位之前；C. 重建腋神经功能的神经转位（见手术技术 62-8）

（二）治疗

切断肩胛横韧带的后侧入路

手术技术 62-9（图 62-26）

（Swafford 和 Lichtman）

- 患者俯卧，在肩胛冈上方 3 cm 做与之平行的切口。
- 骨膜下掀起斜方肌显露冈上肌。
- 提起冈上肌，分离肌肉的上方和下方，找到肩胛上神经。
- 找到肩胛切迹，松解横韧带。
- 如肩胛切迹狭窄，有必要用咬骨钳扩大。扩大后应将切迹边缘锉光滑。
- 如切迹处神经没有卡压，沿神经继续分离到冈盂切迹，以排除该部的卡压，特别是仅累及冈下肌时。
- 松解后功能恢复的差异很大。关于该神经缝合后的效果尚无定论。

六、胸长神经损伤

单纯的前锯肌瘫痪很少是因为胸长神经损伤引起。该损伤可由锐器伤、钝器伤、头受强力牵

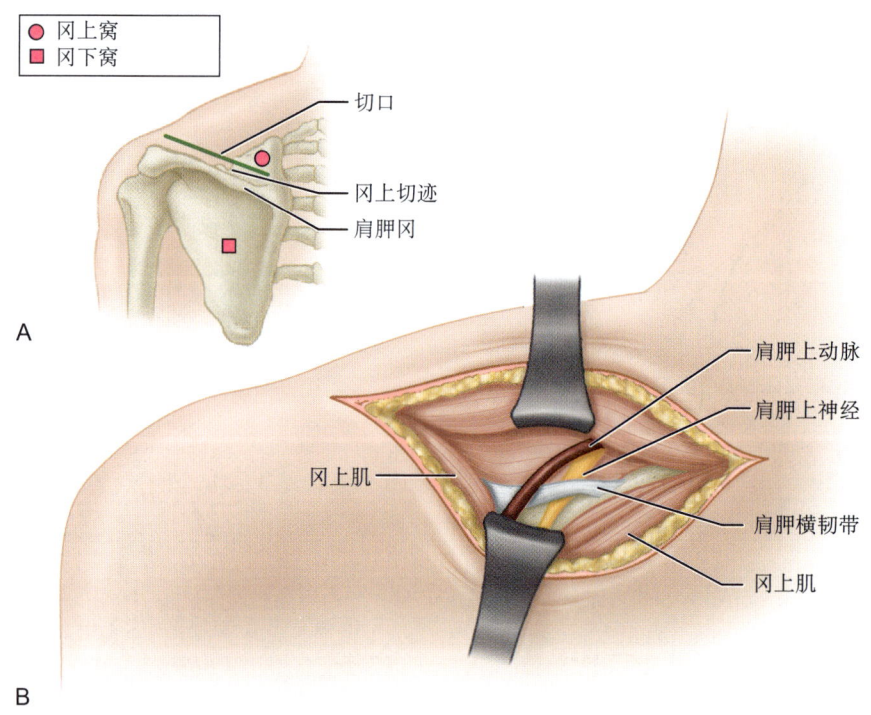

图 62-26 切断肩胛横韧带的后侧入路
A. 后路切断肩胛横韧带；B. 肩胛上动脉在肩胛上韧带之上，肩胛上神经在其下方（见手术技术 62-9）

拉远离肩部或扛重物时肩部下沉引起。其他原因包括冻伤、病毒感染或用肩关节支具保持患者于 Trendelenburg 位时压迫锁骨上区造成。前锯肌麻痹时，患者不能完全前屈上臂至肩关节水平以上，主动外展活动亦可能受限。当患者试图用手向前推动物体时，肩胛骨呈"翼状突起"，其内侧缘和下角过度隆起。

如果神经仅为牵拉伤而非断裂，通常将上臂抵在胸壁上固定肩胛带于伸展位即可。等待恢复的过程中注意预防肩关节、肘关节及腕关节挛缩。根据 Sunderland 的经验，神经功能可能在 3～12 个月恢复。Nath 等建议予胸长神经早期减压。Schippert 等报道通过锁骨上入路，为 6 例创伤后胸长神经麻痹患者进行神经减压。所有患者的疼痛减轻，活动障碍症状及"翼状肩"较前改善，肩关节活动范围增加。如果麻痹持续存在或神经已断裂，则预后较差，有实施重建手术的指征（见第 34 章的有关肌肉移位和筋膜移植治疗肩胛肌肉麻痹的讨论）。关于胸长神经缝合后的疗效，至今尚无重要的报道。胸长神经麻痹的重建手术见第 34 章。

七、腋神经损伤

腋神经由 C5、C6 神经纤维组成，是臂丛后束的分支，在肱骨头水平于肩胛下神经和胸背神经远端发出，然后绕过肱骨颈，通过四边孔支配三角肌和小圆肌。Ball 等描述了腋神经的解剖，强调后支支配小圆肌和三角肌的后侧部，通过上臂外侧皮神经支配表皮。皮神经于肩峰后外侧角下 6.3～10.9 cm 处，经三角肌内侧缘穿出筋膜。前支继续向前外侧走行支配大部分三角肌。在 19 例尸体标本中有 5 例三角肌后部仅接受来自腋神经前支的神经支配。该神经的损伤通常由肩关节周围的骨折或脱位、贯通伤或直接打击造成。在肩关节后路手术和肩关节镜中也可能损伤，而且损伤部位靠近四边孔处。偶尔，腋神经或其 1 条主要分支在四边孔内卡压，引起慢性疼痛和感觉异常，当上臂前屈或外展外旋时加剧。此种症状被称为四边孔综合征。

（一）检查

因为腋神经的损伤有时并不引起感觉缺失，所以诊断仅依赖于三角肌功能的存在与否。通常因上臂不能主动外展而容易发现三角肌瘫痪。然而，有文献明确地记载，由于冈上肌的作用和肩胛骨的旋转，在三角肌瘫痪的情况下上臂仍可充分外展。所以，在检查时必须观察和触摸三角肌的收缩。沿三角肌后缘插入电极很容易进行腋神经原位电刺激。在四边孔综合征中，感觉和肌力很少缺失，肌电图通常是正常的。锁骨下动脉造影时，如果旋肱后动脉在外展角度＜60°时出现闭塞可视为阳性。

（二）治疗

腋神经的手术入路

手术技术 62-10

- 患者应该采用侧卧位，以便前后显露，同时必要时方便进行腓肠神经移植。
- 若伤口位于前方，最好用显露臂丛远端的切口显露腋神经。虽然有时在腋部不剥离胸大肌腱也可以显露腋神经，但切断该肌腱止点可明显改善显露。
- 外旋上臂，沿腋神经进入四边孔。
- 必要时从喙突上断开喙肱肌、肱二头肌短头、胸小肌。
- 如果伤口在后方，经下述切口可看到腋神经出四边孔以后的部分。切口起自腋后襞近端5cm，与三角肌后缘平行向远端延伸，止于肱骨三角肌粗隆的后方。
- 将三角肌后缘与冈下肌、小圆肌和大圆肌及肱三头肌分离。
- 从四边孔出口处找到腋神经，其小圆肌分支常起自此处近端。在腋神经出四边孔后的不同距离，有时远至2.5cm，腋神经分为支配三角肌的运动支和至皮肤的感觉支。
- 如果神经在四边孔内损伤或有大的缺损需要闭合，则需要前后2个切口。

（三）闭合神经缺损的方法

束间神经移植是桥接神经缺损的首选方法；但是，经过向近端游离腋神经和臂丛后束到锁骨，以及沿臂丛向上剥离腋神经3～4cm，可闭合4～5cm的缺损。极少需要游离臂丛的其他手术如切除部分锁骨以获得更多的长度。术后体位固定同臂丛损伤。

束间神经移植闭合腋神经缺损的满意结果，这种移植技术优于广泛臂丛游离或锁骨切除。由于神经移植处张力最小，允许早期活动。神经转位变得更常用，桡神经部分转位修复腋神经被认为可恢复三角肌功能。

（四）腋神经损伤的预后

如果损伤是闭合性的，3～12个月可能看不到功能恢复的体征。但是大多数患者还是倾向于完全恢复的（约90%）。

（五）肌肉和肌腱转位治疗三角肌麻痹

肌肉和肌腱转位治疗三角肌麻痹已在第34章讨论。

八、肌皮神经损伤

肌皮神经由C5、C6神经纤维组成，是臂丛外侧束的一个分支。最常见的损伤原因为穿刺伤，但偶尔可由肩关节前脱位或肱骨颈骨折造成。如果该神经在腋部损伤，通常合并有臂丛的其他分支损伤。有时肌皮神经的完全离断可能漏诊，因为皮肤感觉缺失可能不明显，肱桡肌强有力的屈肘功能可能掩盖肱二头肌麻痹。此时，检查肌皮神经功能必须触摸肱二头肌以验证其是否收缩。

（一）检查

由肌皮神经支配的唯一可以准确检查的肌肉是肱二头肌。肱肌和喙肱肌难以触及。因为很少发生感觉完全丧失，所以感觉检查没有太大的意义。该神经损伤引起的功能障碍较身体其他主要神经损伤引起的障碍小，因此，有时甚至不必进行神经缝合，对老年患者尤其如此。

（二）治疗

肌皮神经的手术入路
手术技术 62-11

- 切口与显露臂丛更远部分一致（见图 62-20）。如能确定没有其他神经损伤，可在上述切口之前 2.5 cm 做上臂近端切口。
- 切断胸大肌肌腱，在肌皮神经从臂丛外侧束发出至穿入喙肱肌之前找到它。
- 沿肌皮神经穿过喙肱肌进入上臂，进入肱二头肌和肱肌之间。
- 该神经在穿出喙肱肌后即发出支配肱二头肌的肌支，在上臂中下 1/3 交界处或其近端平面发出肱肌支。没有必要再向远处显露该神经。

（三）闭合神经缺损的方法

通过向近侧游离臂丛外侧束至颈部和向远侧游离肌皮神经至其发出肌支处，肩关节过度内收，上臂放至胸前以放松臂丛，可以闭合长达 8 cm 的缺损。有时肌皮神经变异，不穿过喙肱肌，而是位于肱二头肌和肱肌间隙喙肱肌的内侧穿过腋窝。如同臂丛修复，先将全部缝线穿入神经断端，在打结前关闭除神经缝合处的切口。如果缺损过大，通过神经游离和改变肢体位置仍不能修复缺损，可行束间神经移植。

（四）肌皮神经损伤的预后

伤后 4～9 个月可出现肌皮神经恢复的征象。根据经验，不论是二期缝合还是神经移植，结果均非常满意。

九、桡神经损伤

桡神经是臂丛后束的延续，包含 C6、C7、C8 神经纤维，有时会有 T1 神经纤维。它是以运动为主的神经，支配肱三头肌、前臂的旋后肌、腕伸肌、指伸肌和拇伸肌。该神经损伤最常见于肱骨干骨折。其次是枪击伤。其他原因包括上臂和前臂近端的撕裂伤、注射性损伤及局部长期受压。

桡神经或其分支之一在行程中某处受压可产生桡神经卡压综合征。桡神经在上臂可受肱三头肌外侧头的纤维弓卡压。Frohse 腱弓、肘关节的骨折—脱位或脱位、前臂骨折，Volkmann 缺血性挛缩、肿瘤、肿大的滑囊、动脉瘤或肘关节的类风湿滑囊炎均可造成骨间背侧神经的卡压。Spinner 将骨间背侧神经卡压分成 2 类：Ⅰ型为该神经支配的所有肌肉均完全瘫痪，包括指总伸肌、示指固有伸肌、小指伸肌、尺侧腕伸肌、拇长展肌和拇短伸肌；Ⅱ型为这些肌肉中的 1 块或数块瘫痪。骨间背侧神经卡压可能是慢性、难治性网球肘的一个原因。这样的卡压称为桡管综合征，4 个可能引起压迫的解剖结构是：①桡侧腕短伸肌的起始处；②桡骨头周围的粘连；③桡侧返动脉襻；④骨间背侧神经进入旋后肌部位的 Frohse 腱弓。有时，卡压发生在旋后肌远侧缘骨间背侧神经出口处。疼痛部位在伸肌群下方桡骨头或桡骨头远侧，前臂抗阻力旋后时疼痛以及电生理诊断方法均有助于鉴别这种特殊类型的网球肘。如上臂桡神经卡压的症状和体征仅发生在肌肉活动后，可望自行恢复。如果卡压发生在其他情况下，特别是在前臂，手术探查和神经减压通常是有益的（见图 62-28）。

桡神经浅支的卡压引起前臂的疼痛及拇指背侧的感觉障碍。神经可在腕部手术或创伤后形成的瘢痕中受到卡压。据报道，该处过紧的饰物也是引起卡压的一个潜在原因。

桡神经修复后再生的效果比上肢的其他神经要好，主要原因是桡神经主要是 1 条运动神经，其次是它支配的肌肉并不参与手和指的精细活动。

（一）检查

桡神经支配的下述肌肉可以准确地检查，因为其肌腱或肌腹或两者均可触到，这些肌肉包括：肱三头肌、肱桡肌、桡侧腕伸肌、指总伸肌、尺侧腕伸肌、拇长展肌及拇长伸肌。桡神经损伤后产生伸肘及前臂旋后障碍，并有典型的垂腕畸形。没有经验的检查者常因患者仅在屈指情况下能伸腕而被误导。因此检查者应注意鉴别，因为运动分析常可造成神经功能检查的错误。肱骨中段及以远的桡神经损伤不会明显影响肱三头肌。在桡神经深浅支的分叉处损伤，肱桡肌和桡侧腕长伸肌仍有功能；因而上肢可以旋后，腕关节能够背伸。恰在肘关节近侧，桡神经对原位电刺激非常敏感；而其他部位则不然，结果也不准确。

相比之下，感觉检查并不重要，即使神经在腋部离断也是如此，因为该神经通常没有感觉自主支配区。如有自主支配区，则通常在第1骨间背侧肌表面，第1、2掌骨之间。但检查结果通常极不恒定，除桡神经在肘关节分叉处近侧完全离断以外，不能提供任何其他确切证据。

（二）治疗

桡神经手术入路

手术技术 62-12

- 经臂丛远端的常规切口显露腋部及上臂近1/3的桡神经（见图62-20），继续沿上臂向远端延伸，略比显露尺神经和正中神经的切口偏后。
- 切开神经血管束表面的筋膜，在后方的肱三头肌与前方的肱二头肌、肱肌和喙肱肌之间显露神经血管束。
- 显露并向外侧牵开神经血管束的浅层结构——尺神经、肱动静脉及正中神经，即可显露桡神经及其1、2个分支，首先是支配肱三头肌长头的分支，其次是支配内侧头的分支。
- 沿神经至其绕过肱骨处。
- 为显露肱骨干后侧和外侧的桡神经，沿三角肌远1/3的后缘，在三角肌与肱三头肌长头之间的间隙做切口，然后在上臂外侧向远方延伸，首先沿着肱桡肌的内侧面转向前；如果需要，在肘部偏向外侧，横过该肌肌腹和桡侧腕长伸肌。最后，如要显露桡神经深支，在前臂背面沿指总伸肌腱桡侧切向远端。
- 在肘关节近端切口，最好在桡神经的最浅部位予以显露，即切开肱肌和肱桡肌间的筋膜，将肱桡肌牵向外侧找到桡神经。切开筋膜，将肱三头肌外侧头牵向外侧，很容易向近端显露桡神经至其绕肱骨处。该入路变异小，如图62-27所示。
- 然后仔细向远端追踪该神经到达肘部。桡神经在肘关节近侧5~6cm处发出肱桡肌支，稍远一些发出桡侧腕长、短伸肌支。在肘部，该神经分为浅支和深支（骨间背侧神经）。
- 浅支为纯感觉神经，但应仔细保护以避免痛性神经瘤。深支经常遭受损伤，从而造成明显的功能丧失。

- 在上述切口的远端显露深支，从肘上8~10cm开始至前臂背侧中部（图62-28）。在肱桡肌深面显露进入旋后肌的深支。
- 如果损伤在该处或更远，则切开桡侧腕长、短伸肌与指总伸肌间的筋膜，分离该间隙，显露旋后肌以远的神经。
- 显露神经后，向近侧分离到达旋后肌远侧缘，在该处深支发出数条分支。
- 鉴别清楚这些分支后，垂直旋后肌纤维方向切开旋后肌的浅层，完全显露桡神经深支。

（三）闭合神经缺损的方法

束间神经移植是修复桡神经缺损的首选方法，但也有广泛游离方法桥接神经缺损的报道。在腋部和上臂的近端内侧，神经发出肱三头肌支以上，如不切断肱三头肌支，难以闭合6~7cm以上的缺损。切断肌支当然是错误的。此处切除部分肱骨也是不可取的。

在上臂中1/3，将桡神经从肘部游离到锁骨并广泛地游离神经分支、屈曲肘关节、外旋并尽量内收上臂使其横过胸前，以及必要时牺牲肱桡肌支（前提是肱二头肌有功能）可以修复10~12cm缺损。很多学者推荐将神经转至肱骨前面肱二头肌下方，借此增加神经长度，这在个别情况下行之有效。Gore报道了1例游离桡神经到肱三头肌的近侧支，将其缝合到桡神经远端，取得了良好效果。如肱骨有骨不连，可以切除3~4cm长的肱骨。但是，如果采用上述方法，则几乎没有必要切除部分正常肱骨来修复桡神经。与其选择如此广泛的分离和拙笨的肢体位置，还不如认真考虑束间神经移植。

（四）桡神经缝合的效果

桡神经缝合中只有运动功能的恢复至关重要。缝合该神经的患者中，89%可恢复近端肌肉的功能，63%恢复该神经支配的所有肌肉的有用功能，36%恢复不同程度的伸指和伸拇肌的精细控制。如果条件非常有利，大于3/4的患者可恢复该神经支配的全部肌肉的有用功能。Lee等报道了6例桡神经高位麻痹患者在进行9~11cm的神经移植后获得了良好的肌力恢复，建议神经重建应该优于肌腱移植。Pan等对224例桡神经损伤患者进行研究，发现肱骨外上髁水平以远的损伤，伸指及伸拇效果更好。

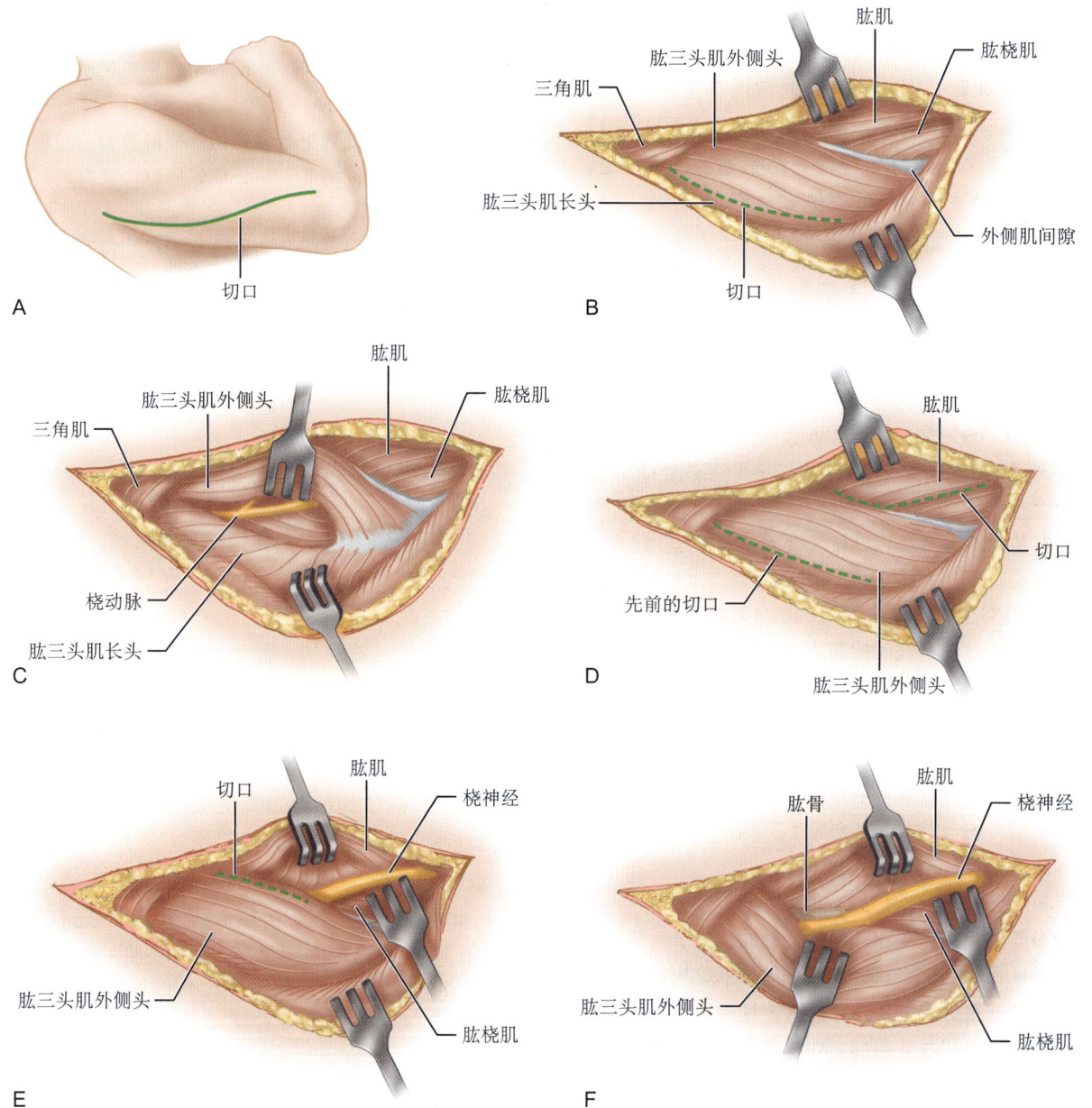

图 62-27 上臂中远 2/3 桡神经的显露

A. 皮肤切口起自三角肌后缘,沿中线延向远方,然后转向前外侧,止于肱桡肌和肱肌之间的间隙;B. 后侧皮瓣已切开并牵开。沿皮肤切口方向切开深筋膜。虚线表示肱三头肌长头和外侧头间的切开处;C. 牵开肱三头肌 2 个头,显露桡神经及其伴行血管束。将桡神经分离至肱三头肌外侧头下方;D. 上臂外旋数度,将肱桡肌近端和肱肌间隙分开,沿肱骨的前外侧显露桡神经;E. 虚线表示从肱骨上游离肱三头肌外侧头的切开处,以便显露外侧头深部的桡神经;F. 完成显露(见手术技术 62-12)

不论损伤处于肱骨的任何平面,至少 80% 的患者能恢复伸腕。合并肱骨骨折的桡神经横断伤往往因为效果较差而不建议一期修复。

(五) 延迟缝合的临界时限

受伤 15 个月以后才行缝合者不要期望运动功能的恢复。Zachary 发现,受伤 9 个月以后缝合骨间背侧神经,则不能恢复其支配肌肉的功能。

十、尺神经损伤

尺神经由 C8 神经和 T1 神经纤维组成,起自臂丛内侧束。其走行中任何部位均可由子弹损伤或撕裂伤而发生断裂。如损伤发生在上臂,毗邻的其

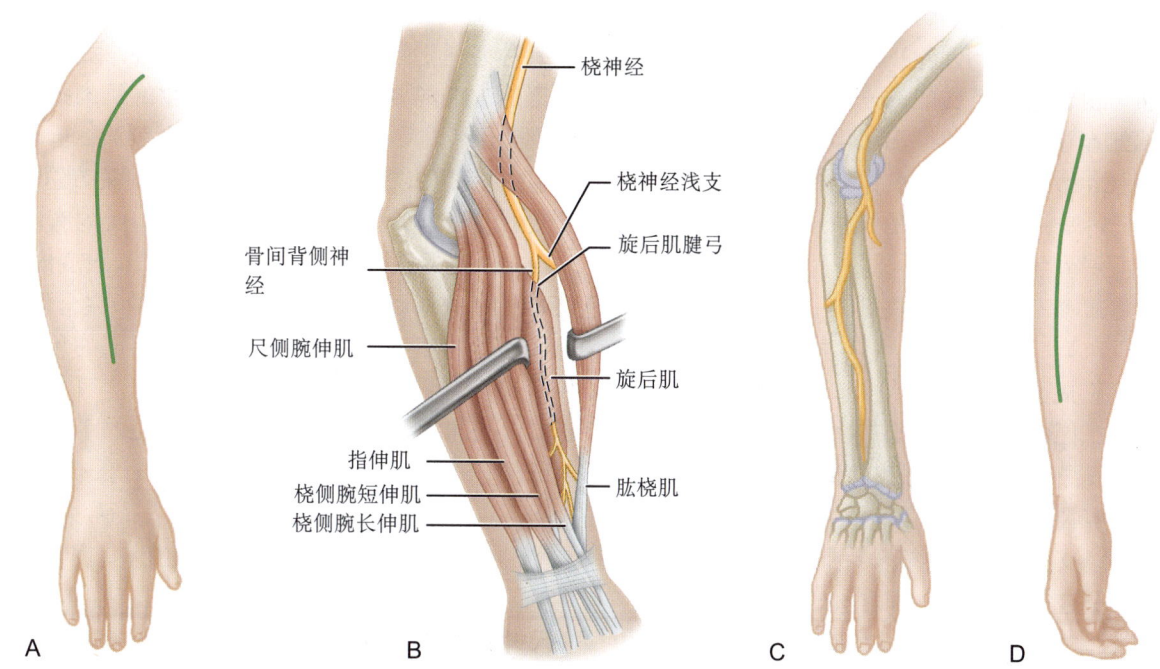

图62-28　桡神经骨间背侧支的显露以做桡神经卡压综合征的修复或者减压

A．切口线，前臂旋前，肘关节屈曲；B．显露神经；C．前臂在图A的位置时神经走行示意图；D．肘关节伸直位的切口线（见手术技术62-12）

他神经或肱动脉也可能损伤。在上臂中段，尺神经相对受到保护；但在上臂远端和肘部，经常由肘关节脱位、髁上或髁骨折造成损伤。伴有骨折或脱位的尺神经损伤可由原发创伤直接引起，或由骨折的多次复位所致，亦可由伤后一定时间形成的瘢痕造成。该神经最常在前臂远端和腕部损伤，原因可能是枪击伤、切割伤、骨折或脱位。平时生活中，腕部尺神经伤大多由切割伤造成。

神经牵拉、神经的半脱位或脱位以及神经卡压综合征也可以引起尺神经损伤，从而需要手术治疗。迟发性尺神经麻痹可由儿童的肱骨外髁骨折畸形愈合、肱骨内上髁骨折移位、肘关节脱位及神经挫伤造成。肱骨外髁骨折畸形愈合引起肘外翻畸形，尺神经逐渐受到牵拉，引起不完全麻痹。迟发性尺神经麻痹亦可发生于肱骨内上髁后方尺神经沟较浅、肱骨滑车发育不全或维持尺神经在尺神经沟正常位置的纤维弓薄弱者，从而引发尺神经反复脱位或半脱位。2 000例肘关节骨折中发现尺神经复发性脱位或半脱位者占16.2%。半脱位比脱位常见，更易造成尺神经重复损伤。大多数病例屈肘可加剧疼痛和麻木症状。内翻也可造成迟发性尺神经麻痹。

尺神经卡压或压迫也可发生在肱骨内侧髁上突（也与正中神经压迫相关）、接近内侧肌间隔的Struthers弓、尺侧腕屈肌的两个起始头之间以及腕部的Guyon管。1958年，Feindel和Stratford用"肘管综合征"描述肘关节附近无外伤史的压迫性尺神经病变。尺神经进入尺管后，先位于肱骨内上髁后方，再以肘关节为外壁，最后走行于尺侧腕屈肌的两个头外侧。在其他部位，尺神经可受到紧绷的筋膜或韧带、肿瘤、类风湿滑囊炎、动脉瘤、血管血栓形成或异常肌肉的压迫。

术后尺神经麻痹可由直接压迫肘部尺神经或术中肘关节屈曲时间过长造成。前臂在旋前位休息时特别容易造成尺神经卡压。有些患者可能已经存在亚临床肘管综合征，更易于发生该并发症。

（一）检查

尺神经在肘关节近端离断引起下述肌肉麻痹：尺侧腕屈肌、小指和环指的指深屈肌及第3、4蚓状肌、所有的骨间肌、拇收肌和小鱼际肌。偶尔，由于正中神经的异常支配，即使尺神经在该水平完全离断，手内肌功能也可能正常。这可能是由于支配手内肌的神经纤维包含在正中神经内，行至前臂中段时离开正中神经，加入尺神经（Martin-Gruber 吻合）。尺神经在腕部完全断裂通常引起尺神经支配的全部手内肌麻痹，除非在掌部存在连接尺神经和正中神经的解剖变异（Riche-Cannieu 吻合）。尺神经在腕部断裂，通常仅有拇对掌肌、拇短屈肌的浅头或外侧头及第1、2蚓状肌保留功能。

在临床实践中，仅有三块肌肉——尺侧腕屈肌、小指展肌和第1骨间背侧肌可以准确地检查。这些肌肉的肌腹或肌腱（或两者）容易触摸到或看到。有的医师试图根据熟知的肌肉功能检查其他肌肉，但可能被误导，因为有少数患者能以其他肌肉很好地替代麻痹肌肉的功能。

尺神经支配的肌肉萎缩以及小指和环指的爪状畸形通常是这些肌肉麻痹的确凿证据。然而，如果尺神经在肘关节近端损伤，由于小指和环指的指深屈肌也同时失去神经支配，可能不出现爪状手畸形。在肘部及腕部，进行该神经的原位电刺激检查方便易行。

感觉检查通常简单明了，但解剖变异可能引起不易理解的检查结果。只需要检查小指的中节和远节，这是尺神经的自主支配区（图 62-29）。该处对针刺毫无感觉则强烈提示尺神经完全断裂。如对感觉检查有所怀疑，皮肤阻抗试验或碘淀粉试验是有帮助的。

如考虑肘管综合征，如果在肱骨内上髁水平做尺神经叩击试验呈现阳性，屈肘试验阳性，则强烈提示明显的神经压迫性病变。肘关节完全屈曲时，通常在 1 min 内出现小指和环指麻木和刺痛。

Mackinnon 描述了划痕萎缩实验——检查者划过患者神经压迫区，患者两臂持续外旋。如果患者被压迫神经异常疼痛同时一个短暂的肌肉抵挡消失则为阳性。Ochi 等描述了另一个刺激试验，肩关节内旋试验，他们发现这个试验比肘关节屈曲试验更敏感，80% 受试者在试验开始 10 s 内有症状表现。做这个试验时，肩关节外展 90°，极度内旋，同时屈肘 90°，腕关节处于中立位，手指完全伸直。神经传导检查有所帮助，可表现为肘部的尺神经传导速度减慢，但在病变早期传导速度可能依然正常。肌电图检查可显示尺神经支配的手内肌出现纤颤。

（二）治疗

尺神经手术入路

手术技术 62-13

- 在腋部，可通过常规臂丛切口的远端显露尺神经。
- 在上臂显露尺神经，切口起自胸大肌腱部，转向腋部的自然皱褶，然后沿上臂内侧向远端延长。在肘关节上方 6~8 cm 处，切口略向后至内上髁后方（图 62-30）。
- 在前臂显露尺神经，沿前臂掌侧的尺侧缘向远端延伸到达近侧腕横纹。
- 在腋部和上臂尺神经就位于肱动脉内侧，通常在肱静脉下方。约在上臂中部，尺神经离开神经血管束，逐渐向后穿过肌间隔，在肱三头肌内侧头表面，进入肱骨内上髁后方的尺神经沟。此处，尺神经容易与前臂内侧皮神经混淆。
- 在尺神经沟内，尺神经无重要分支，可发出数支至肘关节和 1~2 分支到尺侧腕屈肌。
- 在尺神经沟以远，发出支配指深屈肌尺侧半的肌支和支配尺侧腕屈肌的其他分支。
- 通过游离尺侧腕屈肌的肱骨内上髁起始部或肱骨内上髁截骨，追寻尺神经到前臂。
- 尺神经在尺侧腕屈肌的桡侧指深屈肌表面向前臂远端走行。在前臂中上 1/3 交界处，尺动脉从外侧接近尺神经与之相伴进入手掌。在豌豆骨近侧 5~8 cm 发出背侧皮支，绕过尺侧腕屈肌腱深面到达腕和手的背侧。尺神经主干走行在尺侧腕屈肌肌腱远端外侧。在前臂远端，运动支位于尺神经尺背侧部分，它作为单一的束支，约占尺神经的

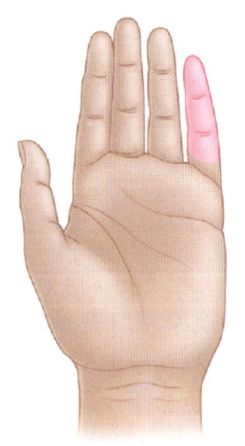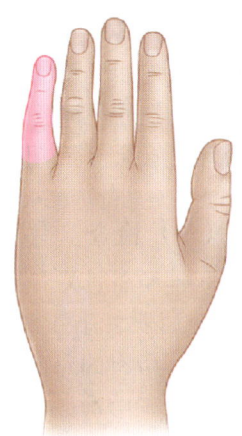

图 62-29 尺神经的自主感觉区

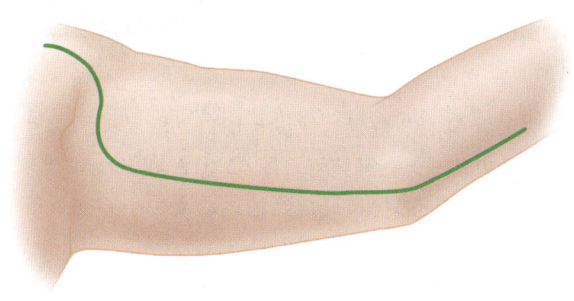

图 62-30 上臂探查正中神经和尺神经的皮肤切口（见手术技术 62-12 和手术技术 62-19）

30%。在 Guyon 管的远端，尺神经分为感觉支和运动支。运动支走行于小指屈肌及小指展肌深面，呈放射状支配手内在肌。

（三）闭合神经缺损的方法

尺神经在其走行的任何部分均可缝合。其缺损比其他神经更容易闭合，主要原因是它可移位至肘前窝而获得长度。如果损伤在前臂肌支以远，通过游离和移位神经、屈腕和屈肘、神经内分离其运动支以及牺牲关节支可以闭合 12～15 cm 的缺损。Bunnell 和 Zachary 报道，经屈肘和屈腕以及尺神经移位可以闭合 13 cm 的缺损。Choudhry 等在尸体研究中对比了在皮下、肌下、肌间进行尺神经移位闭合神经缺损，他们发现，不论什么类型的移位技术，都可减少跨过肘关节的缺损长度。然而，当各自之间进行比较，他们发现，肌间移位能最大程度减少缺损，之后为肌下移位及皮下移位。肘关节屈曲 90° 时，肌间移位至多能闭合 25mm 缺损（平均 23mm）。当肘关节伸直时，皮下移位实际上加剧了缺损。Trumble 和 McCallister 报道，神经移位可以修复前臂 2cm 的缺损和肘部 4cm 的缺损。尸体模型研究显示，尺神经移位对闭合前臂远端的神经缺损无效。在前臂近端，神经移位后要减少 11mm 以上的神经缺损则必须屈腕和屈肘超过 45°。

只有经过艰苦的努力分离出神经内的指深屈肌和尺侧腕屈肌肌支后方可进行神经移位。根据我们的经验，将尺神经置于该部位屈肌－旋前肌群筋膜浅层、较厚的皮下脂肪深面可以获得满意的结果。然后在神经内侧将皮下脂肪与筋膜缝合以防止神经滑回内上髁后方。也可以通过切断屈肌起点的腱性部分或切下内上髁再固定的办法，将尺神经移位至该屈肌－旋前肌群深面，用这种方法，尺神经向前移位至接近正中神经的位置。应切开肘关节近侧的内侧肌间隔，这样在屈伸肘关节时不会扭结或牵拉尺神经。作为拙笨姿势与广泛游离神经的替代方法，应考虑束间神经移植，这正是我们的首选方法。

如果必须移位神经并屈曲腕关节和肘关节，则需要使用塑形的从腋部到掌指关节的后侧石膏夹板固定。如果损伤在前臂，并且仅需屈腕即可闭合缺损，则使用塑形的从肘关节远端至掌指关节的后侧石膏夹板固定腕关节。

7～10d 拆除缝线，4 周后去除夹板。在佩戴夹板期间，应鼓励患者使用手指，保持掌指关节柔顺。去除夹板后，如果肘关节和腕关节仍处于屈曲状态，根据缝合部位的张力，使用可调节的铰链支具，在 2～3 周的时间内逐渐伸展关节。腕及肘关节可以伸展后，开始理疗，协助恢复关节的全部活动。肢体可以伸展后一般不再使用夹板。

（四）尺神经缝合的效果

运动功能的恢复比感觉功能的恢复更重要。尺神经缝合后，约有 50% 的患者有望恢复指、腕长屈肌的功能以及骨间肌和小鱼际肌的部分有用功能。仅有 5% 的患者恢复骨间肌的自主功能；78% 患者在有利条件下可恢复有用的运动功能；16% 可恢复独立的手指运动功能。约有 50% 患者有望重获有用的感觉，表现为自主神经支配区的触觉和痛觉恢复，但伴有持续的感觉过敏。30% 患者恢复触觉和痛觉，且没有感觉过敏；条件有利时，有 50% 患者可获得这种恢复。

据报道 50%～90% 的腕部一期或者二期神经吻合的患者可以获得很好的运动功能恢复（M_3）。Kokkalis 等在 Guyon 管内对 26 例尺神经损伤病例进行修复。他们报道了 25 例（96%）运动支损伤的病例运动功能恢复优良。18 例感觉支损伤病例 15 例（83%）恢复结果为优良。伤后早期（4 周内）修复比 4 周后效果更为显著。端端吻合与神经移植之间或不同区域修复之间比较无显著差异。作者总结认为，早期诊断及在 Guyon 管内仔细分离神经分支，对手术成功至关重要。Guyon 管内修复神经时需暴露充分，在此水平的神经移植可获得与端端吻合同样的修复效果。

腋窝部位的尺神经修复效果常不理想。报道称，纤维束间移植后，功能恢复至 M_3 级以上的治疗率约为 79.5%。

（五）延期缝合的临界时限

尺神经高位损伤 9 个月或低位损伤 15 个月以后缝合者，不要期待恢复有用的运动功能。高位损伤 9 个月以后很少有感觉功能的恢复，据说低位损伤 31 个月后仍有恢复。尺侧腕屈肌以上损伤 29 个月之后，或指深屈肌支以下损伤 18 个月之后不会有运动功能恢复。尺侧腕屈肌以上损伤超过 29 个月，指深屈肌以下损伤超过 31 个月不要期望感觉功能的恢复。

（六）神经重建

神经转位重建尺神经功能

1999 年，MacKinnon 和 Novak 介绍了一种神经转位技术，他们将骨间前神经的远端与尺神经的运动支吻合，试图从本质上改善尺神经损伤的恢复效果。2002 年，Haase 和 Chung 报道了 2 例通过该技术使尺神经损伤获得良好修复的病例。

手术技术 62-14

（Mackinnon 和 Novak）

- 取前臂前 1/3 位置，做纵行切口，沿尺神经血管纤维束切开，打开腕管（图 62-31A 和 B）。
- 在手掌腕骨部找到尺神经的运动支，小心向近侧松解至旋前方肌水平（图 62-31C）。
- 在肌肉表面解剖支配旋前方肌的运动神经支，在终末分支处切断。
- 切断尺神经的运动支时要留出足够的长度，以便在无张力的情况下和支配旋前方肌的运动神经吻合（图 62-31D）。
- 吻合术在显微镜下用 10-0 尼龙线完成。

术后处理 术后不采用外固定，允许即刻活动，可进行伸展和力量练习。

（七）迟发性尺神经麻痹及肘管综合征

治疗顽固性的迟发性尺神经麻痹可能需要将尺神经从尺神经沟中移出，必要时行神经松解，并将其前移至肘部屈肌表面。手术治疗前应先行非手术治疗。McGowan 将严重的肘管综合征分为三类，随后 Dellon 修正了分类标准。轻度异常含有断续的感觉异常和主观的功能减退。中度异常包括断续的感觉异常和可测定的功能减退、严重的异常表现

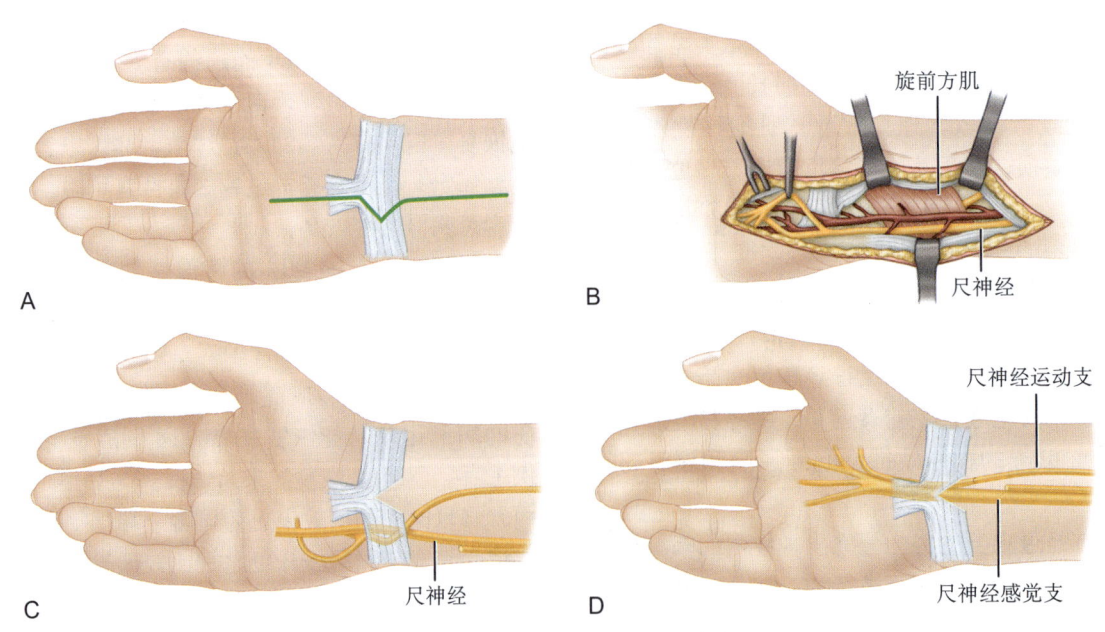

图 62-31　支配旋前方肌的骨间前神经运动支，可转位到尺神经深部运动支
A、B. 切口及外侧显露；C、D. 神经转位（见手术技术 62-14）

为持续的感觉异常和可测定的功能减退。在轻度到中度的肘管综合征患者中，应指导患者不要在工作中长时间屈肘，在睡眠时应使用伸展位夹板。夹板固定时不应将前臂维持在旋前位，否则可能加重症状。将毛巾或枕头固定在肘部可能足以限制睡眠时肘关节屈曲。一般在进行3个月的非手术治疗后再考虑手术治疗。Svernlov报道了轻度到中度的肘管综合征患者通过肘关节伸直夹板、患者教育和活动习惯改变等非手术治疗，89.5%得到了良好的改善。在中度和重度的病例建议行减压手术。

在行外科手术前，建议行细致的术前评估和EMG。肘管综合征的外科治疗包括单纯减压（切开或者内镜下）、肱骨内上髁切除及尺神经前移，前移后的神经可置于皮下、肌肉内或肌肉下。Taniguchi等报道了17例通过小切口进行单纯减压的病例中14例取得了满意的效果。Goldfarb等报道了56例患者仅有7%术后症状复发。前瞻性的随机研究最近表明尺神经原位减压和前置效果相似。内侧髁切除后45%～93%的结果良好，但是超过45%的患者在术后6个月后都发生了持续的肘关节内侧痛。在比较内侧髁微创切除和部分切除时，Amako等发现在恢复效果上没有区别，建议行内侧髁的微创切除。尺神经病变，经尺神经前移，从附着于内上髁的旋前肌和屈肌表面的前臂筋膜制成筋膜—真皮悬吊带，获得良好的效果。

肘管松解、皮下前移术和肌下前移术的术后效果没有明显差别。最近有研究比较了肌下和皮下尺神经前置术的效果也发现最终无明显差别。目前趋势是仅进行单纯的或者原位减压，小心松解任何及所有的受压组织，当患者有半脱位或持续的复发症状时行神经前置。简单减压后行翻修手术，更常见于有肘关节骨折或脱位病史的患者及轻度症状而行手术的患者。

尺神经原位减压

手术技术 62-15

- 肘关节屈曲，上肢外展，外旋，沿尺神经在肱骨内上髁到鹰嘴间走行做一个3～5 cm切口。
- 切开皮下组织，扩大筋膜层表面的无血管区，避免损伤前臂内侧皮神经，它常沿筋膜分布，在内侧髁远端3 cm。直角牵开器仔细抬高皮下组织，尽量不使皮神经从筋膜层分离。
- 确定内上髁和鹰嘴之间称为Osbourne韧带的厚筋膜，切开覆盖在尺神经上的筋膜，近端8～9 cm，远端包括尺侧腕屈肌2个头间的深浅筋膜，将神经放在软组织床上，避免医源性的半脱位。
- 再次仔细探查任何存在压迫的区域，屈曲肘关节确定神经不存在半脱位而横亘在内上髁上。如果存在半脱位，建议正规的前方转位。
- 仔细止血，关闭切口。柔软的敷料包扎，为防止神经粘连建议早期肘关节活动锻炼。

尺神经内镜下减压术 肘关节尺神经内镜下减压最早由Tsai在1999年报道，后来越来越普及。其手术效果类似切开松解原位减压。报道的优点包括小切口，更少的软组织切开，可能导致更少的切口痛觉过敏和前臂内侧皮神经损伤的机会。一项非随机化的3级研究报道切开减压有60%（15例中有9例）的患者效果满意，在内镜组有79%的（19例中有15例）患者手术效果满意。Dützmann等发现，肘管综合征行尺神经切开减压和牵开关节镜下原位减压，两者远期效果无显著差异。内镜手术近期效果更佳。

对此技术我们没有任何经验。

内镜下肘管松解术

手术技术 62-16

（Cobb）

- 患者仰卧，肘关节外展外旋放置在旁边的小桌上，在上臂放置止血带以不影响手术松解。将前臂抬离桌面，以保证肘管充分显露（图62-32A）。
- 驱血后上止血带，在肘管上切开2 cm的皮肤，恰好在内侧髁的后方，用组织剪显露切口到内上髁，如果遇到皮神经一定要保护，在最初的切口中避免突破深筋膜。
- 确定内上髁，用组织剪分离深筋膜，在深层的组织和深筋膜间创造一个间隙。沿尺神经走行分别向远近两端将脂肪组织和皮神经由深筋膜上分离下来。通过显露的部分进入脂肪组织或显露尺神经不造成分层。
- 将尺神经向后推向内上髁触诊确定尺神经，在肘管顶端开口。肘管的开口应该足够可以保证器械无阻碍地放入。如果看到肘后肌，可以直接在肘管上切断。

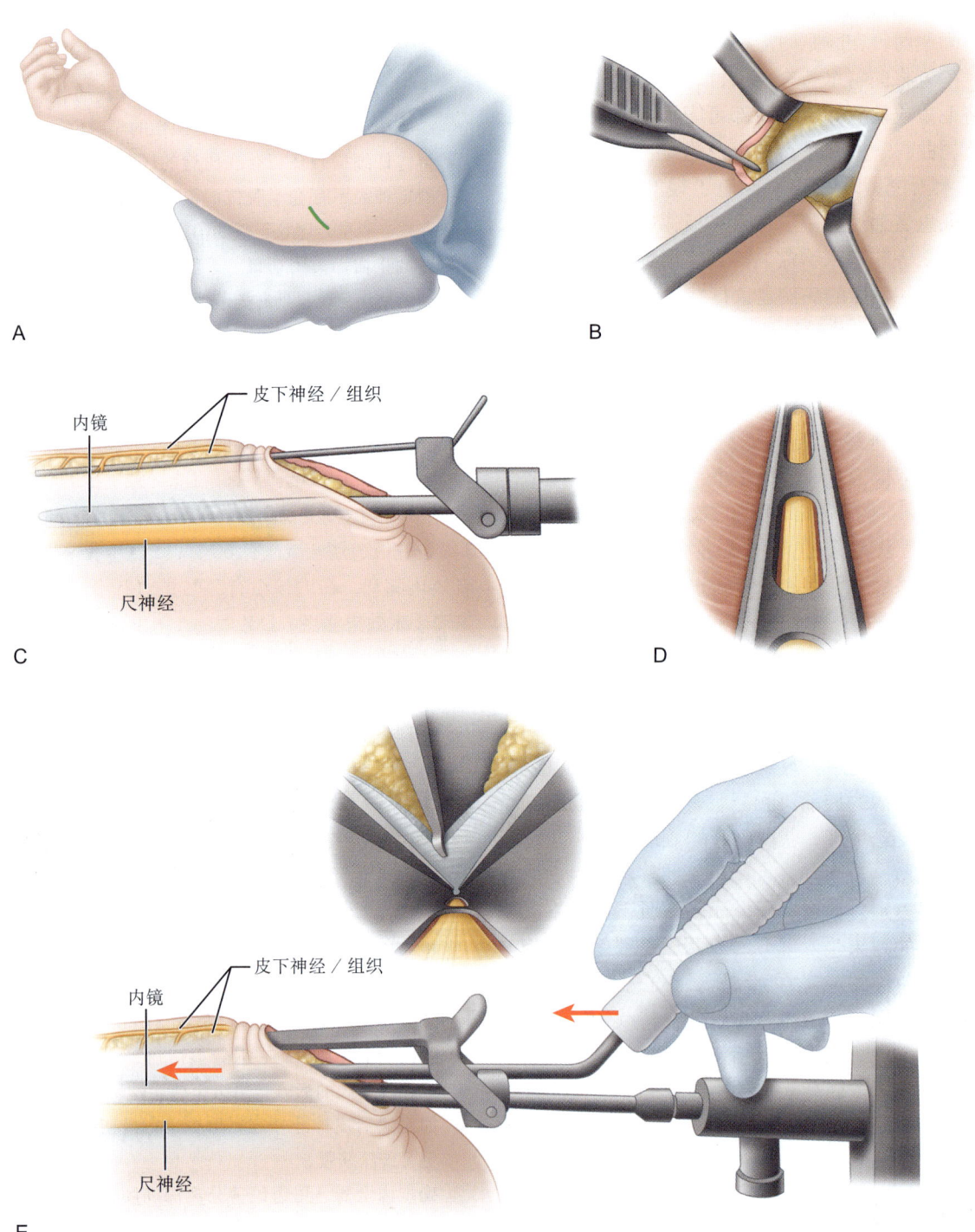

图 62-32 内镜下肘管松解

A. 切口;B. 刨削刀用于尺神经和肘管间的分离;C. 插套管,附属牵开器放在筋膜表面,避免损伤表面的皮神经;D. 确定尺神经位于套管内;E. 沿导管上孔用刀切断肘管顶部筋膜,插入目镜察看尺神经已从上方筋膜中分离出(见手术技术 62-16)

- 在尺神经和肘管间放置刨削刀，分别向远近端分离确认尺神经，脂肪组织和表皮神经充分抬高（图62-32B）。
- 插入套管到肘管，向近端在尺神经表面和肘管顶之间分离。附属牵开器放在筋膜表面，防止损伤表面的皮神经（图62-32C），如果遇到抵抗，退出器械，确定表面的组织高于筋膜。
- 一旦套管放置好，去掉套管，将镜子放在肘管和牵开器之间，确定此路径上没有表面的神经，将镜子放在肘管中，各方旋转观察下方孔，通过整个肘管的走行确定尺神经（62-32D）。
- 神经一旦清楚确认后，沿套管上孔用刀切断筋膜（肘管顶部）（图62-32E和插图）。将套管拉回目镜，检查松解的完整性。如果松解在这种方式还未确认，放置1个小牵开器，显露神经，将目镜放在牵开器下方仔细观察神经。
- 下一步，在肘管中放置插管套针，像前面描述的情况一样使用套管，旋前圆肌聚集，通过套管的上孔可以看到，可以松解。然而这个不是必须的而且可能导致无谓的出血。
- 松开止血带压迫止血。牵开器还在原位，通过关节镜由近端到远端观察术野，确定松解完全和止血。必要时可以使用双极电凝。
- 通过皮肤放置20个血管探针到伤口，使用可吸收缝线关闭皮下。局部注射0.5%的布比卡因（丁哌卡因）15~20ml和肾上腺素，去掉血管探针，弹力绷带包扎。

术后处理 患者要求有一定的活动度，大多在5~7d可以完全恢复活动度。去掉敷料获得活动度。

肱骨内上髁切除术

手术技术 62-17

- 沿尺神经的走行，以内上髁后方为中心做8 cm长的切口。
- 切至深筋膜，仔细保护臂内侧和前臂内侧皮神经（图62-33A）。
- 骨膜下显露内上髁，切开屈肌—旋前肌总腱起点，注意保护尺侧副韧带。
- 显露内上髁时要找到并向后方牵开尺神经，注意保护神经系膜。
- 用骨刀或咬骨钳去除整个内上髁和部分髁上嵴，以松解内侧肌间隔的附着部（图62-33B）。
- 向近侧显露并切除内侧肌间隔，直至喙肱肌止点处。作为一个潜在的压迫区，Strather弓也应松解。
- 用骨锉锉平骨切除部位，保证无骨嵴残留。
- 将骨膜与屈肌旋前肌总腱缝合，以防尺神经与粗糙的骨松质面接触。
- 任尺神经自然回到贴近肱骨内侧髁的位置。
- 放松止血带，仔细止血，常规缝合皮下组织和皮肤。

术后处理 伤口应以柔软的厚层敷料包扎，患者可耐受时即开始早期关节运动幅度锻炼。

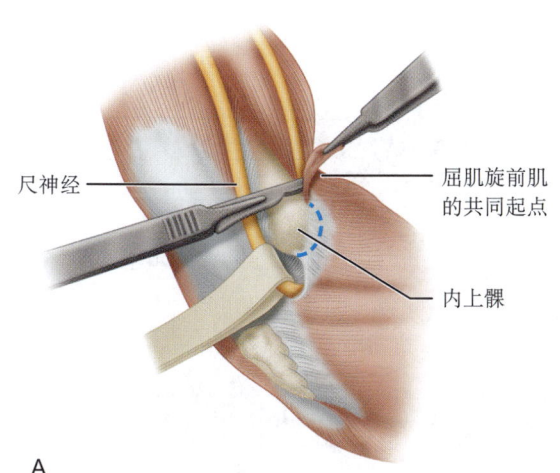
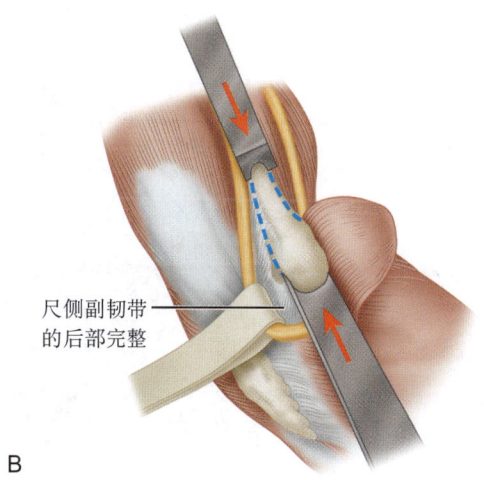

图 62-33 内上髁切除治疗尺管综合征的方法

A. 保护好尺神经，从内上髁剥离旋前肌屈肌群的起点；B. 以滑车的内侧缘为标记切除内上髁，骨切除后的锐利后缘必须锉圆滑（见手术技术 62-17）

尺神经移位

手术技术 62-18

- 上臂外展外旋，在肘后内侧面肱骨内上髁近侧 7cm 处开始做皮肤切口，向远端延伸至内上髁前方，并继续沿神经走行延向远端（62-34A）。
- 翻转前侧皮瓣显露屈肌总腱的起点。谨防损伤前臂内侧皮神经。
- 在内上髁后方的尺神经沟内找到尺神经，游离其软组织。游离尺侧腕屈肌的肱骨内上髁起点，以进一步显露尺神经。
- 找到支配指深屈肌和尺侧腕屈肌的肌支，仔细地在神经内向上解剖此 2 分支。
- 切除尺神经沟附近的任何纤维组织或骨刺，将神经移出（图 62-34B、C）。
- 如果有广泛的瘢痕形成，根据需要行神经或神经内松解。
- 将尺神经绕过内上髁置于肘前，将其放在该区厚层脂肪的深面，旋前肌屈肌肌群筋膜的表面（图 62-34D）。
- 切除内侧肌间隔，切除可能卡压或以其他方式损伤移位神经的任何其他腱性束带。切除时一定要确认已经切开内侧肌间隔至近侧的 Struthers 弓，在此处尺神经从前方间室穿至后方间室。
- 在神经内侧间断缝合数针，连接筋膜和皮下脂肪，以防止神经滑回内上髁后方。
- 关闭切口前放开止血带，仔细止血，因为术后该处可出现明显的血肿。
- 如欲选择尺神经肌下前移，在旋前圆肌浅头、桡侧腕屈肌、掌长肌和尺侧腕屈肌浅头之下插入一把止血钳，确保未包括正中神经。
- 锐性切断内上髁的腱性起始部，将屈肌群牵向远侧，仔细保护发自正中神经和尺神经的细小运动支（图 62-35）。
- 将尺神经置于屈肌群深面后，用不可吸收缝线将肌群起始腱缝回至内上髁。
- 也可将内上髁切下，尺神经移位至肘前靠近正中神经，再固定内上髁。

术后处理　固定肘关节于直角位置 3 周，然后开始并坚持理疗，以预防手部肌肉的继发性变化。继续使用适当的夹板固定，直至患者功能恢复到可以不用夹板或支具时才将其拆除。

十一、正中神经损伤

正中神经在腋部由臂丛的内侧束和外侧束合并而成，由 C6、C7、C8 神经和 T1 神经的纤维组成（图 62-36）。正中神经损伤常引起痛性神经瘤和灼性神经痛。从感觉的角度看，它比尺神经引起的伤残更严重，因为它影响手指的精细随意运动。

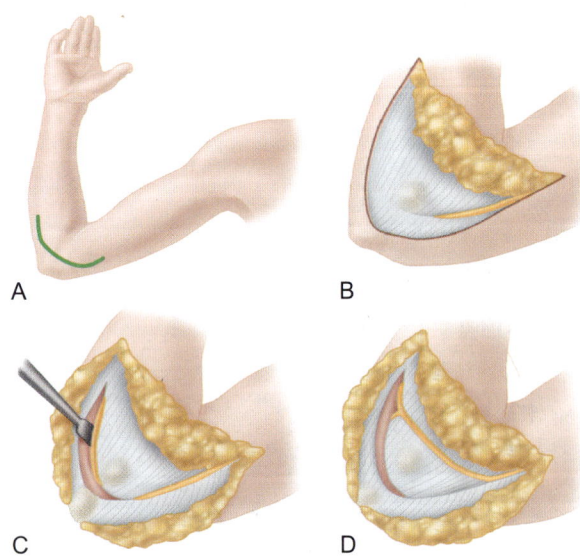

图 62-34　迟发性尺神经麻痹的神经移位方法
A．皮肤切口；B、C．显露和游离神经，从内上髁后方的瘢痕组织中和尺侧腕屈肌的肱骨头和尺骨头之间的腱弓深面游离尺神经；D．神经已移位至前方（见手术技术 62-18）

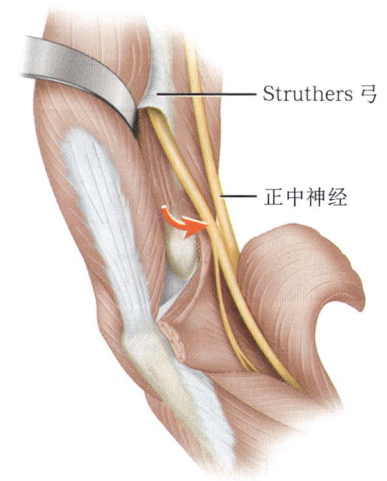

图 62-35　尺神经前移至肌肉下（见手术技术 62-18）

正中神经损伤常由撕裂伤造成，多见于前臂和腕部。Sunderland 指出，上臂的正中神经可源于相对表浅的裂伤、止血带过紧和肱骨骨折；靠近腋部的正中神经损伤常伴有尺神经、肌皮神经和肱动脉损伤。在臂部，Struthers 韧带也可压迫正中神经。在肘部，肱骨髁上骨折或肘关节后脱位可能累及该神经。正中神经功能障碍，如旋前圆肌综合征，可能由于神经受旋前圆肌、肱二头肌腱膜或屈指浅肌腱弓压迫引起；也可能由解剖变异引起，如旋前圆肌肥大、旋前圆肌起点过高、旋前圆肌内纤维束形成、正中神经经过旋前圆肌 2 个头的后方或起于尺骨的桡侧腕屈肌的副腱弓等。骨间前神经损伤可由骨折或裂伤引起，也可由下列结构压迫或卡压：屈指浅肌或旋前圆肌的腱性起始部、变异的肌肉如掌深肌和桡侧腕短屈肌、从指浅屈肌到拇长屈肌的副肌束和肌腱、拇长屈肌的副头（Gantzer 肌）、变异的桡动脉、尺侧副动静脉的血栓、肿大的肱二头肌滑囊或 Volkmann 缺血性挛缩。关于这些特殊的神经卡压的详细讨论，读者可参阅 Spinner 的大量报道和章末的参考文献。

在腕部，正中神经可因桡骨远端骨折或腕骨的骨折脱位造成损伤。

（一）检查

在前臂和手部，正中神经支配的、可比较准确检查的肌肉包括旋前圆肌、桡侧腕屈肌、指深屈肌（示指）、拇长屈肌、指浅屈肌和拇短展肌。在检查时正常肌肉的替代运动容易引起混淆。Sunderland 在其著作中全面总结了这些替代运动，提出了鉴别和避免替代运动的方法。一般说来，如果前臂能主动抗阻力维持在旋前位，说明旋前圆肌是正常的。如腕关节能主动维持在屈曲位，并可触及桡侧腕屈肌的收缩，则该肌是完好的。同样，如果腕关节处于中立位，拇指内收位，拇指的指间关节能抗阻力维持在屈曲位，则拇长屈肌是有功能的。要逐个检查每个手指的指浅屈肌，检查时其余各指维持被动伸展位。虽然拇指的对掌运动难以确定，如果拇指能主动地维持掌侧外展位，并可触及拇短展肌的收缩，即可确认该肌是有功能的。蚓状肌的功能不能单独测试，因为该肌无法触及，且其功能可能与骨间肌功能容易混淆。

在检查疑似旋前圆肌综合征的患者时，以下 3 种抗阻力试验会有所帮助：①肘关节屈曲位前臂抗阻力旋前，然后逐渐伸直肘关节，如产生症状说明病变位于旋前圆肌；②单独收缩中指的指浅屈肌，如产生桡侧三个半手指的感觉异常或麻木，提示卡压部位在指浅屈肌腱弓处；③肘关节的抗阻力屈曲旋后运动可以检查神经是否在肱二头肌腱膜处卡压。实施旋前肌压迫试验时，将拇指置于旋前圆肌近侧缘的上外侧，进行挤压；如 30 s 内出现正中神经分布区的疼痛和感觉异常则为阳性。其他提示旋前圆肌综合征的体征包括：旋前圆肌压痛、僵硬或明显膨大，叩击肌腹近端出现阳性 Tinel 征，正中神经支配的手外肌或手内肌出现不同程度的无力，偶尔在肱二头肌腱膜表面的前臂外形呈凹陷状。旋前圆肌综合征神经传导检查结果往往正常。

骨间前神经综合征可产生不同的症状或体征。典型患者会有前臂近端持续数小时的疼痛，检查时可见拇长屈肌、示指和中指的指深屈肌以及旋前方肌的无力或麻痹。在患者尝试捏持动作时，不能主动屈曲示指远节。与这些症状或体征不同的表现通常源于不典型的神经支配类型。例如，如果所有的指深屈肌均由骨间前神经支配，则这些肌肉均无力或麻痹。相反，如神经支配有重叠，中指的指深屈肌由尺神经支配，则该指不受影响。

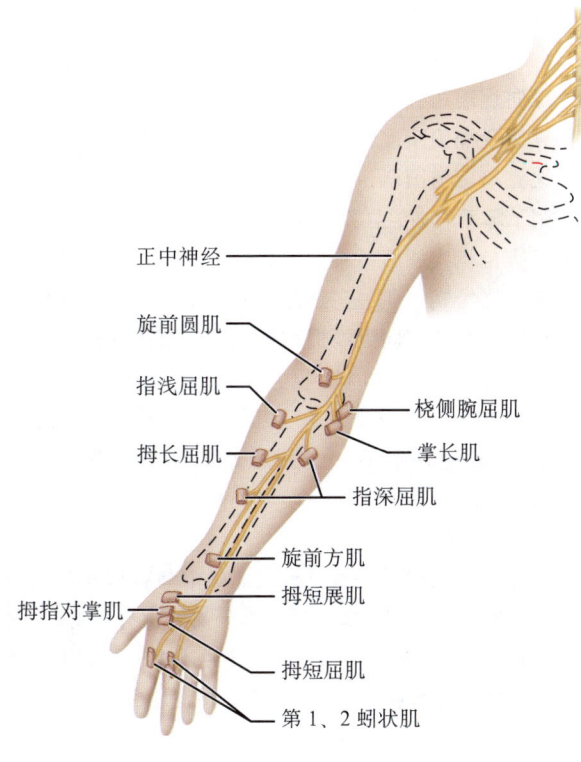

图 62-36　正中神经的起源、走行及分布

肌电图检查、茚三酮印迹试验及临床检查有助于鉴别该综合征。在典型病例，可见前臂屈肌群及大鱼际肌的萎缩。

正中神经感觉支配区的变异也易引起混淆。一般来说，拇指、示指和中指的掌侧面，环指桡侧半的掌侧面，示指和中指远节背侧面均由正中神经支配。正中神经的最小自主神经支配区是示指和中指远节的背侧面和掌侧面（图62-37）。碘-淀粉试验或茚三酮印迹试验可协助诊断。自主神经改变如脱水、皮肤萎缩及手指因指腹萎缩而变细也是提示感觉障碍的有用体征。

（二）治疗

大部分正中神经损伤都可能需要手术治疗。据Hartz等、Johnson、Spinner和Shrewsbury报道，正中神经手术探查和减压能有效地治疗迁延不愈的旋前圆肌综合征，80%～92%的患者症状缓解。据报道66%的患者仍遗留一些症状。对于兼有腕管综合征和旋前圆肌综合征症状者，术前准备时应特别重视神经传导检查。如腕管综合征的神经传导试验阳性，我们建议施行腕管减压术，期望术后近端症状亦可缓解。如果腕管综合征的神经传导试验阴性，我们推荐首先选择近端正中神经的探查和减压。对骨间前神经综合征，Spinner推荐下述方案：如系自发出现麻痹，应首选非手术治疗；如12周后临床或肌电图均无改善，则考虑行手术探查；如骨间前神经损伤系穿刺伤，建议一期修复。如不能修复神经，则按第71章所述内容进行肌腱转位术。腕管综合征在第76章讨论。

正中神经的手术入路

手术技术 62-19

- 显露正中神经可采用在上臂及肘部显露尺神经的相同入路，此入路可以避免横过肘窝的皮肤横纹（见图62-30）。
- 如欲显露前臂的正中神经，切口从内上髁延伸至前臂掌侧面，然后沿神经走行方向继续延向远端。在接近腕部时转向桡侧（如要同时显露正中神经和尺神经，则偏向尺侧），到达腕横纹后再沿其中1条返回腕中部。如欲探查腕部以远的神经，则沿鱼际纹延长切口。
- 沿神经走行方向加深切口切开筋膜。在肘部，切开筋膜前须广泛潜行分离皮瓣。
- 在上臂，向内侧牵开肱动静脉，于神经血管束的外侧显露神经。
- 在上臂的中远1/3交界处，神经交叉至动脉的内侧，通常经肱动脉的后方，但有时经过其前面。
- 神经在动脉内侧、肱二头肌腱膜深面进入前臂，然后行于旋前圆肌的2头之间，继之在前臂于指浅屈肌深面、指深屈肌浅面向远端走行。愈接近腕部，神经愈表浅，位于桡侧腕屈肌腱的深面，经该肌腱和掌长肌腱之间显露神经简便易行。
- 在肘部显露正中神经时，须切断肱二头肌腱膜在旋前肌屈肌群筋膜上的附着。
- 向桡侧解剖该肌群的筋膜，再沿旋前圆肌的近侧缘向远端和桡侧切开筋膜，然后向远端切开该肌表面及桡侧腕屈肌内侧缘的筋膜。这样可以广泛地游离旋前圆肌，将其与桡侧腕屈肌分离，从而利于随后的神经显露和切口闭合。
- 显露自指浅屈肌纤维下穿出的正中神经。向外侧牵开桡侧腕屈肌，向近侧牵开旋前圆肌，分开指浅屈肌纤维，向近端追踪神经的走行。这样即可显露正中神经的整个行程。
- 另一种方法是与神经平行切断指浅屈肌的桡侧起始点，并于旋前圆肌止点附近Z字形切开该肌（图62-38）。
- 正中神经在上臂无分支。
- 在肱二头肌腱膜深面发出支配旋前圆肌和桡侧腕屈肌的分支。支配旋前圆肌的分支通常有2支，1支到浅头，1支到深头。正中神经还相继发出数支到桡侧腕屈肌和掌长肌，1支到指浅屈肌，1支到指深屈肌。

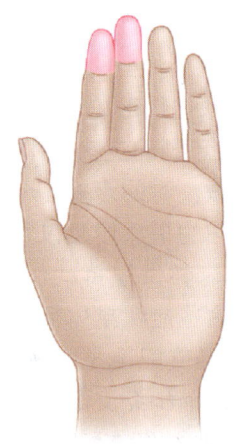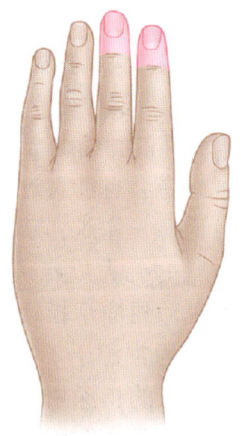

图62-37　正中神经的自主支配区

- 在经过旋前圆肌的2个头之后，从正中神经的后内侧发出骨间前神经，支配拇长屈肌、指深屈肌的桡侧半及旋前方肌。再向远还有数条分支发出支配指浅屈肌。在神经进入手部之前，不再发出其他重要分支。
- 当需要显露旋前圆肌深部的骨间前神经或需要做正中神经前移时，正中神经移位后行旋前圆肌附着部松解、Z字成形或舌瓣缝合（tongue-in-groove）是可行的。
- 行正中神经减压治疗旋前圆肌综合征时，应探查和松解所有潜在的卡压部位。
- 如遇到Struthers韧带，要切除从髁上突起始点到内上髁止点的全部韧带。
- 切开肱二头肌腱膜，追踪正中神经通过旋前圆肌的2个头之间。
- 松解旋前圆肌内或其下的所有肌间腱性束带，以及旋前圆肌深浅头之间的限制性筋膜带。
- 必要时可切断旋前圆肌的深头。
- 亦可将旋前圆肌浅头从其桡骨止点处切除，根据我们的经验，几乎不需要这样做。
- 向前方、远端及尺侧牵开旋前圆肌的浅头，即可探查进入指浅屈肌的神经。
- 正中神经进入指浅屈肌处常有腱膜弓，将其切断。
- 如遇到Gantzer肌，切除任何可能卡压正中神经的近端纤维束。

（三）闭合神经缺损的方法

闭合神经缺损的首选方法是束间神经移植，但下列方法有时可能有用。通过广泛游离神经、沿神经主干反向分离其分支及屈腕和屈肘，可以闭合肘关节近端8～10cm的神经缺损，肘关节远端12～15cm的缺损。如果损伤在旋前圆肌以远，将神经移至该肌之前可以获得更多的长度。神经向前移位的难易在一定程度上取决于其发出旋前肌屈肌群肌支的水平。如分支发出在远端，神经移位比在近端发出者要困难得多。在前臂中部的大面积毁损性损伤常需要做神经移位。在这类损伤中，大部分到屈指浅肌的肌支遭到破坏，因此没有必要考虑这些肌支。

在前臂近端的神经主干内充分向近侧游离至旋前圆肌、桡侧腕屈肌、掌长肌的肌支和骨间前神经，然后再游离远侧断端直至腕部和腕横韧带的深面，最后屈腕和屈肘，在屈肌和旋前肌之前缝合神经，完成神经移位。通过移位，可以获得2～3cm的长度，这样即可缝合原本无法吻合的神经。如果神经张力过大，应在其深部缝合筋膜及肱二头肌腱膜，使神经位于皮下，走行到腕关节。松解旋前圆肌的深头，切断并将桡侧腕屈肌置于正中神经深面可以使神经游离及转位于皮下更为容易。

针对尺神经术后的护理如前所述（见手术技术62-18）。

（四）正中神经吻合的效果

正中神经修复后运动功能的恢复极为重要。然而，没有正中神经感觉支配的手几乎是没有用的。即使感觉恢复到最好者，实体辨别觉仍可能有障碍。在理想情况下，正中神经缝合后约有50%的患者恢复痛觉和触觉及一定程度的实体辨别觉。此外，在同样理想条件下，约有90%的患者前臂长屈肌的运动功能可恢复至有用的程度。如损伤在上臂，鱼际肌恢复有用功能的患者则少得多，约占患者总数的1/3。在更远部位的损伤，约2/3患者可获得有用的运动功能恢复。据报道神经束间移植术后82%～90%的运动恢复良好，97%的感觉恢复。

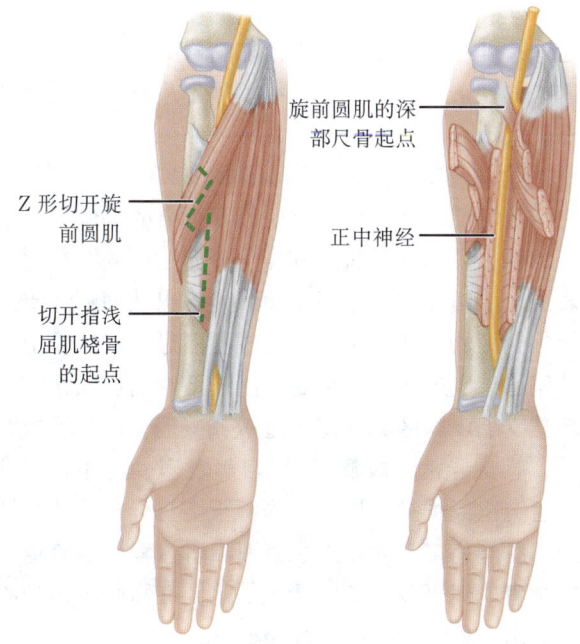

图62-38　在前臂全长显露正中神经的其他方法（见正文）（见手术技术62-19）

（五）延期缝合的临界时限

如果在正中神经高位损伤 9 个月后或者低位损伤 12 个月后再进行吻合修复，则手固有肌的运动功能不能恢复。超过上述时限，有效的感觉功能几乎不能恢复，但也有在 2 年之后吻合出现感觉恢复的。Zachary 发现超过 9 个月的旋前圆肌以近的损伤或超过 32 个月的拇长屈肌以远的损伤，有用的运动功能很难恢复。成人延迟吻合感觉功能恢复的临界时限，旋前圆肌以上损伤者约为 12 个月，拇长屈肌以下损伤为 9 个月。然而，儿童感觉功能恢复的时限可能更长。感觉功能的恢复如此重要，如果在预期的时间内感觉没有恢复，应考虑二次手术，因为这是恢复感觉功能的唯一办法。

第十四节　腰丛神经损伤

腰丛由 L1、L2、L3 神经和 L4 神经的前支交织组成。白交通支从 L1 神经和 L2 神经发出，L3 神经发出者较少见，L4 神经发出则极为罕见。所有前支均接收来自交感链的灰交通支。L4 神经对于骶丛的构成非常重要，和 L5 神经根的前支联合组成腰骶干（图 62-39）。因为 L4 神经同时参与腰丛与骶丛，所以通常称之为交叉神经。

L1 神经根前支向外延伸，分成髂腹下神经和髂腹股沟神经。在分叉前发出唯一的分支，与 L2 神经根的一个神经束合并成生殖股神经。L2、L3、L4 神经根前支分成前股和后股，所有的前股联合形成闭孔神经，后股联合形成股神经。L2 神经根和 L3 神经根后股的小分支联合形成股外侧皮神经。腰神经根有时因骨盆骨折或骶髂关节脱位的牵拉引起损伤。脊髓造影、肌电图和仔细的体检对判断这些损伤有帮助。与颈神经根撕脱伤不同，造影时硬膜憩室形成与腰神经根撕脱的关系并不密切。尽管修复腰神经根撕脱好像徒劳无功，但手术探查本身有助于对预后的判断。腰丛损伤也可能源于枪弹损伤。

髂腹下神经支配臀部外上方小面积皮肤及腹前壁耻骨正上方的部分皮肤（见图 62-8）。髂腹股沟神经支配沿腹股沟韧带覆盖耻骨联合的节段性条状皮肤，以及阴囊上部、阴茎根部和背侧及股（大腿）内侧面的皮肤。生殖股神经穿过腹股沟管，支配提睾肌和阴囊及股部邻近区域的皮肤。从外科角度看，

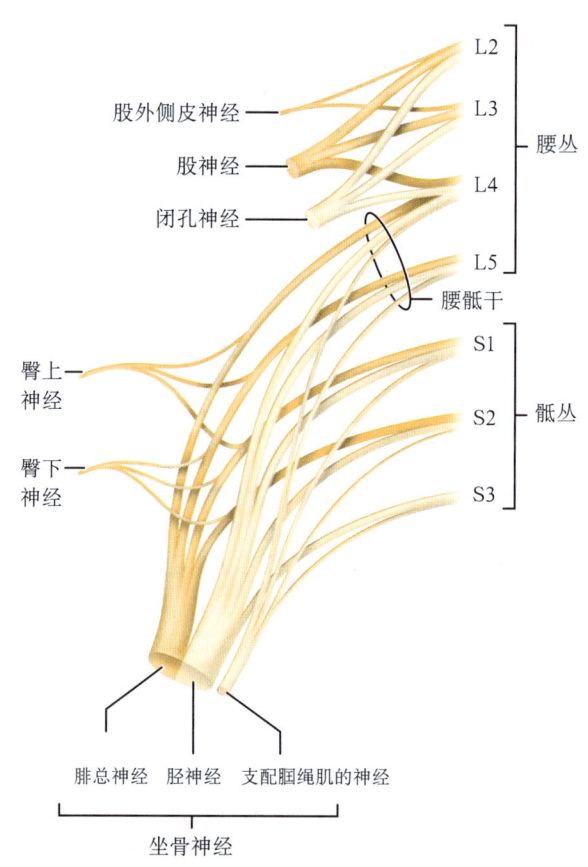

图 62-39　腰骶丛（简图）
L1 神经根未绘出，显示腰骶干或束

这 3 条神经是重要的，因为在疝修补术时可能损伤这些神经，引起持续性神经疼痛不适，可能需要进一步手术治疗。

股外侧皮神经由 L2 神经根和 L3 神经根组成。它行向髂前上棘部位，从腹股沟韧带的外侧附着部与髂前上棘和缝匠肌之间穿出。此后神经走行逐渐表浅，于腹股沟韧带下 10 cm 处穿出阔筋膜，支配股外侧区的皮肤。由于支具或腰围过紧在髂前上棘处压迫造成损伤或神经走行于皮下时出现损伤常引起其支配皮肤区域的感觉过敏或减退，这种现象称为"感觉异常性股痛"，可自然发病，常伴有腰椎间盘突出或神经卡压，可能源于姿势异常或持续性局部肌肉痉挛。大多数患者可自行恢复。偶有症状持续者，但极少因症状严重而需要在腹股沟韧带深面的出口处进行减压或神经松解。

闭孔神经由 L2、L3 和 L4 神经根前支的前股组成。它在骨盆内经髂总血管后方下降，然后出闭孔进入大腿。皮支支配股内侧皮肤，有时包括膝关

节内侧的皮肤。其运动纤维分成前支和后支，前支支配长收肌、股薄肌、短收肌和耻骨肌，并通过关节支支配髋关节；后支支配闭孔外肌、大收肌、有时也支配短收肌，并通过关节支支配膝关节。骨盆腔内肿瘤或胎儿可将闭孔神经压向骨盆壁。由于它和耻骨的位置关系，骨盆骨折或髋关节过度屈曲时可将神经挤向耻骨而引起损伤。由于其邻近骶髂关节和髋关节，如这些关节出现病变或受到损伤，闭孔神经亦可能被累及。在痉挛性病变导致下肢剪刀步态时，闭孔神经切断术有时有助于缓解髋内收肌的痉挛（第33章）。闭孔神经严重损伤后，大腿内侧肌肉萎缩、大腿远端内侧及膝内侧的感觉障碍、髋关节内收无力或麻痹都是常见的体征。

股神经损伤

股神经由L2、L3和L4神经根前支的后股组成。它经腹股沟韧带深面向远端走行，进入大腿时仍然位于股动脉的外侧。恰于腹股沟韧带远侧，股神经分为前、后2支，前支分成中间皮神经和内侧皮神经，支配股部的前内侧皮肤。前支的运动支支配耻骨肌和缝匠肌。股神经的后支发出隐神经，该神经是最大的皮神经，发出后伴股血管于缝匠肌下管内向远端走行，沿膝关节内侧穿出筋膜而行于皮下，支配小腿前内侧面的皮肤，向远端直至内踝和足弓。后支的肌支支配股直肌、股外侧肌、股内侧肌和股中间肌。

股神经损伤常由下腹部的穿刺伤引起（有时小肠也同时损伤），也可在该处手术时损伤。由于股神经和髂动脉彼此邻近，所以可能同时损伤。由于关注出血和这样的现象，即使股神经完全断裂，膝关节极少丧失主动伸直功能，所以，股神经的损伤和肌皮神经损伤一样经常漏诊。血友病、抗凝血治疗或创伤引起的腹壁血肿也可引起股神经病变。股神经的分支可在骨盆骨折时发生挫伤或牵拉伤。患者俯卧位手术时，必须注意避免该神经过度受压。

（一）检查

股方肌肉萎缩显而易见。患者通常稍能抗重力伸膝，并能站立和行走，特别是在水平地面上，因为腓肠肌、阔筋膜张肌、股薄肌及臀大肌可以协助稳定下肢。但患者通常感觉爬坡或上楼梯非常困难。股神经的自主支配区通常为恰在髌骨内上方的小块皮肤，而大腿的前侧及隐神经支配区至多仅有不同程度的感觉减退。将针式电极插入股神经附近进行电刺激检查对评估其功能具有重要价值。

（二）治疗

股神经手术入路

手术技术 62-20

- 切口起自髂前上棘上方5cm处，斜向远侧至股神经通过腹股沟韧带深面处。该处通常位于股动脉外侧2.5～3cm，股动脉搏动可以触及。
- 切口向内侧延伸2.5cm，以避免垂直穿过屈侧皮纹。切口继续向远端延长至股前侧。
- 在腹股沟韧带近侧加深切口，切开筋膜和腹外侧斜肌腱膜。
- 切开腹横筋膜，将腹膜牵向内侧以显露髂筋膜。
- 在此厚筋膜的深面可触及股神经。沿神经走行切开筋膜。
- 显露股神经，近侧至腰大肌外侧缘深面的神经穿出处，远端至腹股沟韧带的深面。
- 必要时可切开腹股沟韧带，可见神经进入股部并随即发出的运动支和感觉支。

（三）闭合缺损的方法

闭合8～10cm的缺损可能没有太大困难。神经近端可游离至腰大肌外侧缘，远端可游离股部近端的神经分支。尽量屈曲髋关节，缝合神经，重建腹股沟韧带。同其他下腹部手术一样关闭切口。髋人字形石膏固定髋关节于极度屈曲位。针对坐骨神经的术后护理如前所述。

（四）股神经缝合的效果

关于股神经修复的效果，目前仍没有显著的统计学资料。

第十五节 骶丛神经损伤

骶丛由L5、S1、S2和S3神经的前支组成（见图62-39）。L4神经发出一个粗的分支与L5神经根合成腰骶干。S4神经的一部分和S3神经的一部分组成阴部神经，有人认为它是骶丛的一部分，也有人认为它是独立的或称作阴部神经丛，还有人认为它是小尾丛的最上部分。各根的前支汇合后再分为前、后2股。后股形成的主干发出臀上及臀下神经，然后行向坐骨切迹组成坐骨神经的腓总神经部分。前股形成的主干组成坐骨神经的胫神经部分，也走向坐骨切迹。还有细小的分支于骨盆内发出，支配股方肌、闭孔内肌、上孖肌和梨状肌，这些与手术的关系不大。源于S1神经、S2神经和S3神经的小分支联合组成股后皮神经（股后侧皮神经），这是一支比较粗大的神经，在坐骨神经干内侧离开坐骨切迹，于深筋膜深面沿大腿后侧中央向远端走行，大致位于坐骨神经干之浅面。它常被称作小坐骨神经，支配整个股后部及腘窝的皮肤。臀上神经从梨状肌近端离开坐骨切迹，支配臀中肌及臀小肌，两肌的功能为外展和内旋髋关节。臀下神经和坐骨神经一起离开坐骨切迹，它支配臀大肌，该肌对伸髋关节非常重要。该肌瘫痪时，从蹲位或坐位站起、上台阶或爬坡时会遇到困难。骶丛可因骨盆腔内肿瘤受到压迫，也可在分娩或助产，特别是使用产钳时造成压迫。骶骨骨折或骶髂关节脱位也可以并发骶丛的损伤。

坐骨神经由L4、L5，S1、S2和S3神经纤维组成（图62-40）。它从坐骨切迹处出骨盆，在该处容易自主干辨认出外侧的腓总神经和内侧的胫神经。沿着主干的内侧面常可见一条达腘绳肌的小神经，易与坐骨神经主干分离。此处的坐骨神经是全身最大的神经，其横径为2～2.5cm。它支配整个小腿和足及股后部的肌肉，还有上述区域的感觉。它沿臀大肌深部下行至臀皱襞水平；此处，神经位于坐骨结节和大粗隆之间的凹陷内。在此以下坐骨神经走行较浅，在股远侧1/3神经出现分支。坐骨神经经过大腿后部时，其上部发出髋关节支。支配腘绳肌的神经纤维位于主干的内侧面，向内侧发出分支支配大收肌、半膜肌、半腱肌和股二头肌长头。主干的腓总神经部分向外侧发出分支支配股二头肌短头。恰在腘窝上方，坐骨神经分成2个主要分支；偏向外侧的腓总神经及较大的胫神经，胫神经沿着下肢中线继续向远端走行。

一、坐骨神经损伤

坐骨神经对于下肢就像臂丛在上肢一样重要。坐骨神经损伤通常由臀部或股（大腿）的枪伤所致，

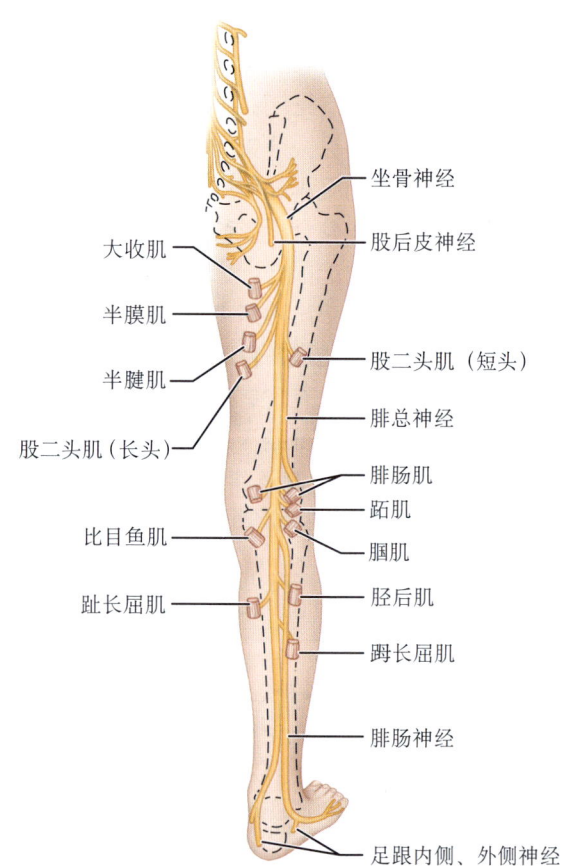

图62-40 坐骨神经的起源、走行和分布

其次可由髋关节的后脱位或骨折脱位引起，也可由臀部肌内注射或髋关节周围手术引起。坐骨神经损伤会由于长时间的全髋置换手术过程中骨折碎片刺激所致。如神经损伤系由髋关节脱位或骨折-脱位引起，腓侧部分损伤比整个神经损伤要常见得多。如神经与臀大肌、梨状肌和坐骨切迹解剖关系的变异造成对坐骨神经的压迫，可引发坐骨神经痛。在股部，坐骨神经常因贯通伤或股骨干骨折而损伤。由枪伤造成的坐骨神经近端1/3完全离断，或髋关节脱位引起的坐骨神经损伤很少引起半膜肌和半腱肌的麻痹。

（一）检查

坐骨神经支配的可以准确检查的肌肉中，由胫神经部分支配的包括腘绳肌、小腿三头肌、胫后肌和趾长屈肌，由腓神经部分支配的肌肉包括胫前肌、趾长伸肌（腓深神经）和腓骨长短肌（腓浅神经）。除趾短伸肌外，无法检查其他足内肌。坐骨神经断裂后，根据损伤的平面，肢体可产生马蹄足、爪状

趾畸形及该神经支配肌肉的萎缩。还可见到膝关节明显的屈曲无力、足不能背屈或趾不能伸直、足不能跖屈和外翻及足趾不能屈曲。若损伤累及腓神经部分，感觉障碍区主要分布在小腿外侧及足背。若胫神经损伤，感觉障碍区主要分布于足底。足跖面的感觉障碍可导致慢性溃疡。坐骨神经或胫神经损伤可引起自主神经功能障碍和慢性疼痛。由于坐骨神经位置太深，难以进行原位电刺激检查。只有电刺激引起肌肉收缩或疼痛时才有意义。肌电图对检查神经很有帮助。

坐骨神经的自主支配区（图62-41）包括距骨头及足跟的皮肤、足底的外侧及后侧部分及足背第2跖骨以外的区域，还有沿小腿外侧面向上的条带状皮区。坐骨神经分支胫神经（又分为足底内外侧神经）、腓总神经（又分为腓深和腓浅神经）和腓肠神经的自主支配区较小，将在后面描述。和其他神经的检查一样，皮肤阻抗试验和碘–淀粉试验具有诊断意义。

在多发伤中，沿神经走行叩击，找出刺痛最明显的位点，是一种定位神经损伤的相当准确的办法。准确地掌握不同神经分支发出的部位是有帮助的；但仅依此知识来定位神经损伤，不如神经叩击试验准确，因为分支从主干发出后可能受到损伤。

如果神经的1条分支损伤源于外部压迫，如石膏塑形不当或腿部交叉姿势不合理等，应纠正外部因素。如受压时间很长，应行探查和神经松解，但对预后应非常谨慎。如坐骨神经完全断裂伴有髋关节脱位或髋周骨折，手术探查有助于判断神经损伤的程度及修复的可行性。如坐骨神经完全断裂伴有股骨干骨折或膝关节骨折脱位，且早期无恢复征象，同样应早期探查。如坐骨神经损伤由穿刺伤造成，特别是损伤位于近端的臀部时，应早期探查和修复，以尽量缩短远端结构失神经支配的时间。

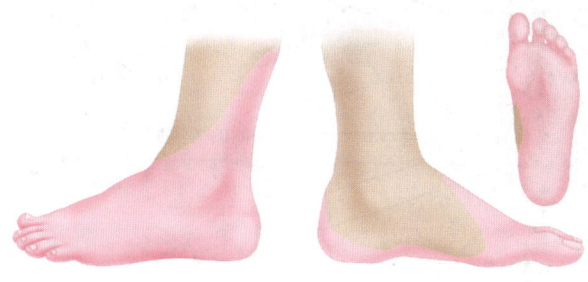

图62-41　坐骨神经的自主支配区

（二）治疗

坐骨神经的手术入路

手术技术 62-21

- 从坐骨切迹的穿出处至腘窝的胫神经和腓总神经分叉处，坐骨神经均易于显露。
- 如损伤邻近坐骨切迹，切口从髂后上棘开始，沿臀大肌纤维的方向斜向外下到达大转子内侧2.5cm处（图62-42）。然后弧形转向内侧，在臀股皱襞的远侧到达臀股皱襞中点的下方，最后沿股后侧向下延伸到达腘横纹上10cm处。
- 加深近端切口，切开臀大肌筋膜，分离臀大肌纤维向外侧至大转子。
- 纵行切开大腿筋膜直至臀股皱襞，自髂胫束切断臀大肌远侧纤维的附着点。然后将臀大肌连同其支配神经及血管翻向内侧，显露神经，近端可至梨状肌（图62-43）。
- 切断梨状肌，显露坐骨神经从坐骨切迹穿出处。
- 如需要更好地显露坐骨神经的切迹内部分，可用咬骨钳咬除部分骶骨。
- 如神经损伤距坐骨切迹较远，臀部切口也应更靠远端。
- 如损伤在股部，切口可始于臀皱襞处，并按前述方法沿股后侧向远端延伸，到达膝上10cm处。
- 沿皮肤切口纵行切开筋膜。
- 保护位于深筋膜深面的股后皮神经。在大腿近端找到股二头肌，牵向内侧，在切口的深部找到坐骨神经。在股二头肌深面向远端追踪神经，直至其分叉处。
- 如腓神经损伤，为更好地显露（Mayfield），可将切口的远端转向膝关节外侧。
- 沿神经走行绕过腓骨颈处，向远端延伸。如胫神经损伤，可将切口转向内侧，再沿小腿的内侧面向远端延长数厘米。这些切口有2个优点。首先，它们不跨越腘窝部皮肤皱褶，避免以后发生瘢痕挛缩或溃疡。其次，将膝关节屈曲时容易关闭切口。
- 如损伤位于股部的中1/3，后外侧切口更为可取。

（三）闭合神经缺损的方法

广泛游离神经，包括其2个分支，屈曲膝关节，过伸髋关节，可以闭合长达15cm的缺损。股骨骨折伴有坐骨神经离断时，即便有窦道存在，也应在股骨愈合前行神经手术，这一点非常重要，因为除了时间延长对于神经末端和肌肉的影响外，膝关节可能僵硬，不能充分利用屈曲膝关节闭合大的缺损。此外，可切除部分股骨闭合神经缺损。如已存在骨折，股骨部分切除可能是合理的选择，操作也方便。然而，如没有骨折，则不应缩短股骨。取而代之，自体神经束间移植可能更为合理，特别是年轻患者。

任何坐骨神经缝合术后，应用双髋人字形石膏固定下肢，患侧的固定范围从乳头到足趾，对侧至膝关节上方。必要时，患侧膝关节屈曲，髋关节伸展。术后10 d，石膏开窗，拆除缝线。6周后去除石膏，改用带铰链式膝关节的长腿支具，以便在此后的6周中逐渐伸直膝关节。采用理疗及功能锻炼恢复关节及软组织的功能。膝关节能够完全伸直后，采用适当的支具代偿小腿的麻痹。如采用自体神经束间移植修复坐骨神经，术后必须应用髋人字形石膏固定；但是，一般没有必要将膝关节和髋关节维持在痛苦的位置。另外，拆除缝线后，即可去除石膏，开始关节活动。

（四）坐骨神经缝合的效果

据Sunderland的观点，坐骨神经缝合的效果不佳，特别是神经支配的远端肌肉，原因是广泛的逆行性神经元变性、神经内再生纤维交错与定位错误及远端肌肉长期处于失神经支配状态而发生退变。通常，只有神经支配的近端肌肉，特别是腘绳肌和小腿肌，可望获得明显的恢复。如有感觉恢复，通常也只是保护性的。Delaria等报道22例行手术治疗的坐骨神经损伤病例，其中13例仅需神经松解，9例接受神经移植。神经松解的患者中，5例优（肌肉"完全"恢复），7例良，1例差；神经移植的患者中，4例优，4例良，1例差。

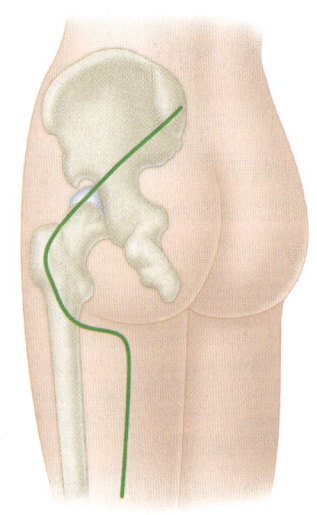

图62-42 显露坐骨神经近端部分的皮肤切口，起自髂后上棘，延向大转子，然后转向远侧沿股后面下行（见手术技术62-21）

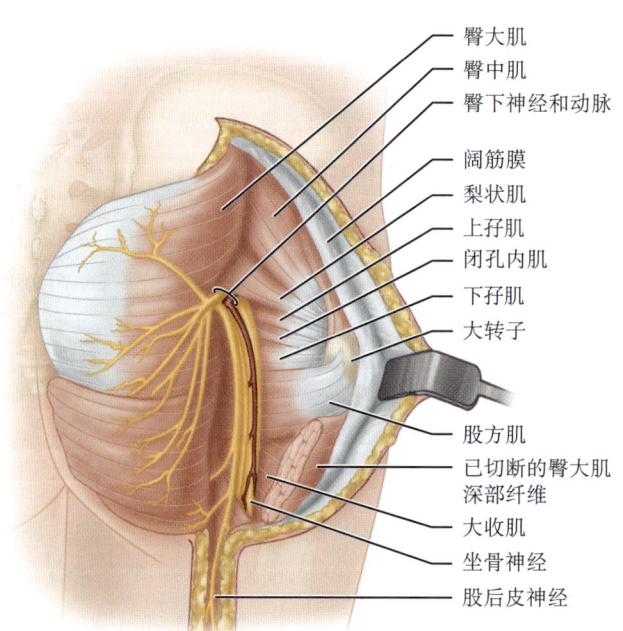

图62-43 臀部坐骨神经及相关结构的外科解剖（见手术技术62-21）

（五）延迟缝合的临界时限

Zachary 发现，如坐骨神经在股（大腿）高位损伤或臀部损伤，12～15 个月行缝合，则有望恢复有用的感觉和运动功能。

二、腓总、腓浅和腓深神经损伤

腓总神经为坐骨神经的分支，由 L4、L5、S1 和 S2 神经纤维组成。它比胫神经损伤更多见，即使在坐骨神经内也是如此。腓总神经可因膝关节周围外伤引起，包括腓侧副韧带断裂、腓骨小头的骨折和脱位、石膏甚至是交腿姿势时的压迫。骨折后腓浅神经的骨性卡压或运动时由深筋膜缺损的边缘卡压造成神经损伤也有报道。解除压迫因素通常可以缓解疼痛症状。

在腘窝上角附近分叉后，腓总神经比胫神经细小。腓总神经行向腘窝的外侧，绕过腓骨小头的后侧，再绕过腓骨颈，然后分成腓浅神经和腓深神经（图 62-44）。腓总神经本身较短，仅有 2 个感觉支，没有运动支。一支感觉支是腓肠外侧皮神经，支配膝关节和小腿近端 1/3 的外侧皮肤（见图 62-8）。另一支感觉支是腓交通支，与胫侧交通支合成腓肠神经，支配小腿后外侧和外踝、足外侧和第 4、5 趾的皮肤。如前所述，在腓骨颈或其稍下方腓总神经分成腓浅神经和腓深神经两支。

在小腿，腓浅神经于腓骨长肌与趾长伸肌和肌间隔之间继续走向远端，沿途发出 2 个运动支，分别到达腓骨长、短肌。然后，腓浅神经分为 2 条皮支，穿过深筋膜，下行支配小腿前外侧及足背的皮肤，但第 1、2 趾间的一小部分楔形区域除外。

腓深神经位于趾长伸肌之下，沿骨间膜表面斜向远端。沿其走行，发出运动支到达胫前肌、趾长伸肌、踇长伸肌、第 3 腓骨肌、趾短伸肌和第 1 骨间背侧肌，其终支延续为趾背皮神经，供应第 1、2 趾之间的趾蹼、踇趾背外侧面及第 2 趾的背内侧面。

（一）检查

腓总神经支配的可以准确检查的肌肉如前所述（见坐骨神经部分）。典型的腓神经损伤产生足下垂，不能用其他辅助或替代动作克服或掩盖。在腓骨头处进行原位刺激检查可能简便易行。该神经的自主支配区的位置和范围差异很大，但出现变化时可能具有诊断价值（图 62-45）。

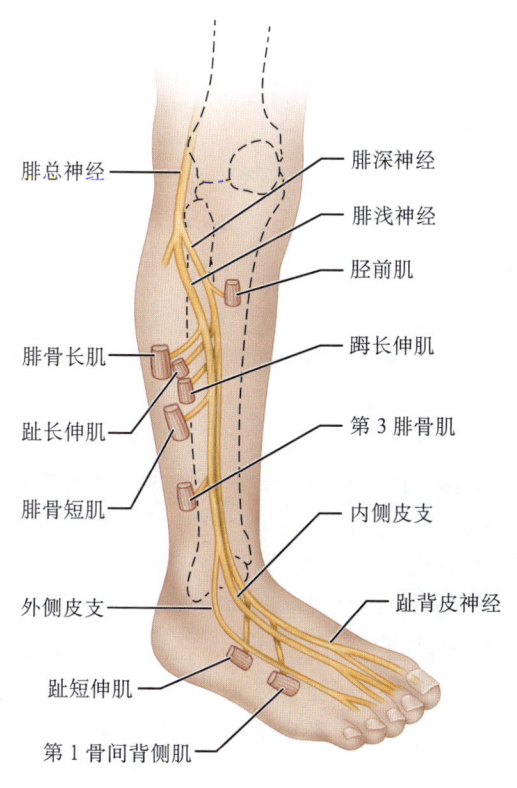

图 62-44 腓总、腓浅和腓深神经

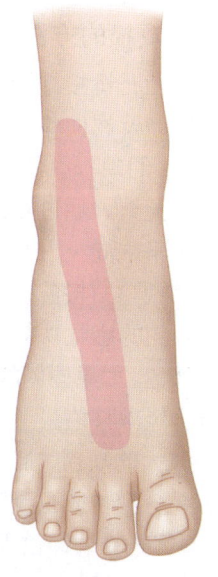

图 62-45 腓神经的自主支配区

（二）治疗

腓总、腓浅、腓深神经的手术入路

手术技术 62-22

- 腓神经在股（大腿）远端和腘窝的显露已在前面讨论过（见手术技术 62-21）。
- 如神经损伤在腓骨小头或以远，根据需要，切口可起自损伤部位远侧任何部位；在腓骨小头部，切口转向前方越过腓骨颈，再沿小腿的前外侧向远端延伸。
- 在切口近端切开筋膜，在股二头肌腱的内侧找到该神经。
- 向远端追踪神经，可见其在腓骨长肌的起点和腓骨之间绕过腓骨颈；恰在该处远侧，腓总神经分成腓深神经和腓浅神经。腓浅神经继续在小腿腓骨长肌和趾长伸肌之间的肌间隔内下行。腓深神经于趾长伸肌的深面下行，为完全显露该部分神经，必须游离该肌的起点。此段神经发出许多肌支。此后，可于胫前肌的深面、紧邻胫前动脉的外侧继续向远端追踪腓深神经。

（三）闭合神经缺损的方法

自体束间神经移植是桥接腓神经缺损的首选方法。通过广泛游离神经及屈曲膝关节，可以闭合腘窝部长达 10～12 cm 的缺损。腓骨颈以远则很难获得长度。但即使在此处，通过在股部及小腿游离神经、自小腿的神经干内向上方剥离神经分支并屈曲膝关节，仍可以闭合腓总神经 2 分支的较大缺损。Wood 指出，只有同侧的感觉功能受损时，才能截取同侧腓肠神经做移植，如果同侧的感觉功能完好，应该截取对侧腓肠神经做移植。

虽然可以闭合较大的缺损，腓神经的缝合处远比其他周围神经容易分离，其位于坐骨神经的一段也是如此，可能的原因是腓神经位于 2 个骨性结构，即腓骨和骨盆之间，2 点间没有其他软组织结构有效地保护神经免于张力损伤。大多数患者在术后用髋人字形石膏制动 6 周，在此后的 6 周内逐渐伸直膝关节，一般可以避免缝合处发生断裂。仅用长腿石膏是不够的，如不用髋人字形石膏固定缝合处常会裂开。

坐骨神经损伤术后护理如前所述。如果修复采用自体神经移植，可以缩短强制体位以及固定时间。

（四）腓神经缝合的效果

运动功能的恢复远比感觉重要，因为其位于足背的自主神经支配区很小。只有恢复足部抗重力背伸功能后，运动的恢复才有意义。在最理想的条件下，即低位损伤且断端缺损小，并早期缝合，60%～70% 的患者运动功能可恢复到上述程度。条件不利时成功率降低，但神经缝合仍有价值，除非手术延误的时间太长。一期缝合失败后，几乎没有二次缝合的指征以恢复运动功能。在一项 2014 年评估腓总神经修复效果的循证结构性综述中，George 和 Boyce 总结认为，大约 50% 的腓总神经损伤病例值得修复。他们指出，如果伤后 12 个月手术或移植长度超过 12cm，腓总神经修复效果欠佳。

（五）延期缝合的临界时限

腓神经损伤 12 个月以后再行缝合，无望恢复有用的运动功能。

（六）肌腱转位治疗腓神经麻痹

肌腱转位治疗腓神经麻痹的手术技术在第 34 章讨论。

三、胫神经损伤

胫神经由 L4、L5、S1、S2 和 S3 神经根的神经纤维组成，在坐骨神经的 2 个分支中更大更重要。它起于股部远侧 1/3，恰在腘窝的近端，腓总神经离开坐骨神经处。它经过腘窝中央继续行向远端，在进入比目鱼肌腱弓前，发出分支支配跖肌、比目鱼肌、腘肌以及腓肠肌的 2 个头（图 62-46）。在腘窝内还发出胫神经交通支，与腓神经交通支形成前文所述的腓肠神经。在比目鱼肌深面，胫神经沿胫后肌表面直行向远端，发出运动支支配胫后肌、跨长屈肌和趾长屈肌。在小腿远端发出足跟内侧支支配足跟内侧面的皮肤。然后，胫神经于内踝后下方穿过分裂韧带的深面，分成足底内侧神经和足底外侧神经，支配足内肌和足底皮肤，极似正中神经和尺神经在手部的分布。胫神经损伤产生严重的功能障碍，因为足底出现大片感觉缺失区。许多此类

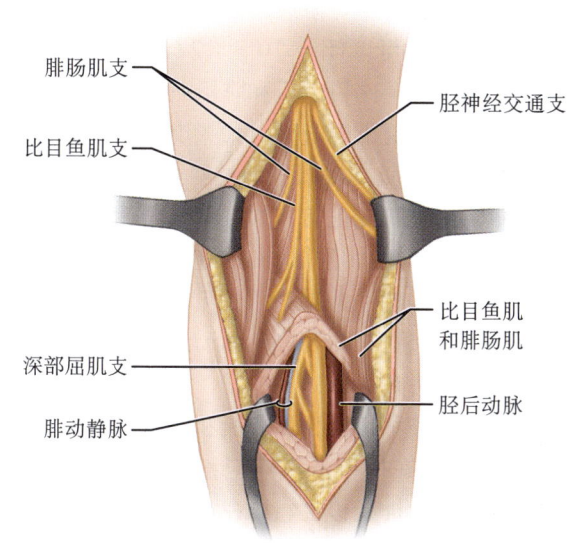

图 62-46 腘窝及小腿近 1/3 的胫神经解剖（显露见正文）

损伤还伴有灼性神经痛。胫神经完全损伤对足功能的影响，与正中神经和尺神经联合损伤对手部功能的影响一样严重。

在腘窝部，胫神经虽然有肌肉覆盖保护，在膝关节脱位时也可能发生损伤。在这种情况下，也可能同时伴有血管损伤，需要仔细检查。比目鱼肌深部的胫神经损伤常由刺伤引起。在肌支以远缝合神经可产生严重的足底感觉过敏。尽管如此，神经修复仍然值得尝试，特别是儿童和青年，以预防或尽量减轻足底的营养性溃疡。虽然腓肠神经断裂可能出现神经瘤，引起不适，但很少引起严重的临床症状。曾有报道腓肠神经在踝关节外侧受压的病例，主诉疼痛、皮肤感觉异常、感觉消失或感觉过敏，切除 1 个神经节或松解创伤性瘢痕后症状缓解。在踝关节的内侧面，胫神经可能在内踝以远、分裂韧带与距骨内侧面之间的跗管内受到压迫。

跗管综合征在第 86 章讨论。

（一）检查

该神经支配的可准确检查的肌肉已在坐骨神经损伤部分做过描述。胫神经的自主支配区（包括腓肠内侧皮神经）有差异，但通常包括足底（除了足背内侧缘）、足跟的外侧面及足趾的跖面。因为胫神经在腘窝深处，在该处刺激神经并不十分可靠，因此应行肌电图检查。胫神经通过比目鱼肌腱弓深部后，发出分支支配胫后肌、趾长屈肌和蹞长屈肌。趾长屈肌和蹞长屈肌可能难以检查，但蹞长屈肌腱可在内踝后方触及，它从该处经过并穿过足弓内侧。足内肌萎缩后可触及趾长屈肌腱，否则该肌不能触诊检查。胫神经经过比目鱼肌深面时的自主支配区小于其走行至腘窝时神经的自主支配区，因为腓肠神经已排除在外。胫神经在比目鱼肌深面损伤时可能需行肌电图检查，但在内踝后方刺激该神经则比较容易。

（二）腘窝部胫神经的手术入路

在腘窝部可采用已介绍的坐骨神经切口和入路暴露胫神经。通常，切口应避免跨过腘窝皮纹，必要时沿腘绳肌腱的内侧延长，然后紧贴胫骨内侧缘的后面切向远端（图 62-47）。该部分神经缺损的闭合方法、固定技术和术后处理均同坐骨神经损伤一节所述。

比目鱼肌深部胫神经的手术入路

手术技术 62-23

- 经纵行切口探查比目鱼肌深面或小腿远侧 1/3 的胫神经，切口起自小腿内侧胫骨位于皮下部分的后方，与胫骨平行延伸到踝部。
- 切开浅筋膜，找到并向外侧牵开跟腱。
- 显露深筋膜，在此筋膜下容易触及神经和动脉。
- 纵行切开深筋膜，在动脉外侧找到神经。此段神

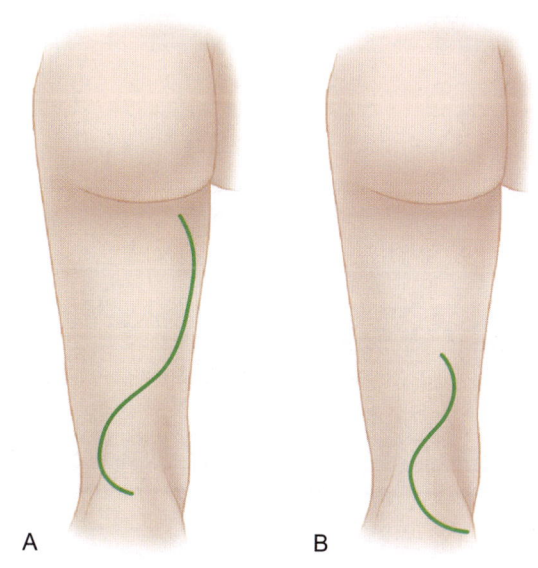

图 62-47 经坐骨神经切口和入路暴露胫神经

A. 腘窝区显露神经的 Mayfield 切口；B. 跨越皮纹做切口可能发生溃疡和挛缩

经的远端易于游离到踝，但其近端相当深在，位于比目鱼肌深面，胫后肌浅面，行于外侧的姆长屈肌和内侧的趾长屈肌之间。
- 在小腿中段的近侧，比目鱼肌的胫骨起点有碍显露，必须切断并牵向外侧，以显露胫神经进入比目鱼肌腱弓处。显露和游离胫神经需要非常小心，因为它与许多血管关系紧密。
- 使用气囊止血带，并在小腿远端 2/3 广泛显露神经，可以有效地减轻这些血管的出血。

（三）闭合神经缺损的方法

闭合胫神经缺损时，自体神经束间移植可能是一种避免笨拙的、有时甚至是痛苦的位置的有效方法。虽然胫神经损伤本身可以充分显露，但单纯游离这部分神经很难闭合较大的缺损。跖屈足部以增加长度，可导致踝关节马蹄挛缩，因而不推荐采用。因此，几乎总是需要按前述方法显露和游离腘窝内，甚至是腘窝上方的胫神经近端部分。相连 2 个切口，可显露和游离从股部至踝部的胫神经。另外，应仔细地在神经内逆行游离所有的肌支数厘米。膝关节屈曲 90°，可以闭合 10~12 cm 的缺损。偶尔，将神经移位至比目鱼肌和腓肠肌之间或两者的浅面，可以获得更大的长度。如果支配姆长屈肌和趾长屈肌的远端肌支被毁损，这种方法尤其适用。然而，即使这些肌支正常，如能将其向近端游离至腘窝处，也可进行神经移位。在缝合神经前确信可以闭合缺损后，特别是在缝合处可能存在张力的情况下，应先关闭腘窝的切口，因为缝合筋膜可能使已获得的长度略有减少。

如果神经被移位至比目鱼肌和腓肠肌之间或两者的浅面，也应在神经缝合前将比目鱼肌缝回起点。如果没必要进行神经移位，则在神经缝合后再缝合比目鱼肌。

坐骨神经损伤术后护理如前所述。

（四）胫神经缝合的效果

运动和感觉功能的恢复是非常重要的。即使是少许的痛觉恢复也有其价值，因为足部感觉丧失后易于发生营养障碍性损伤。

第十七部分
显微外科

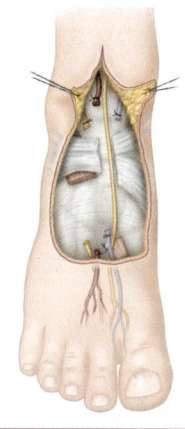

第 63 章

显微外科

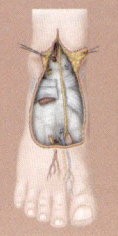

著者：Mark T. Jobe
译者：顾立强　陈　刚　顾凡彬　杨建涛
审校：曾炳芳　唐佩福

　　显微外科技术在骨科领域的应用范围日益扩大。如今，由 Koshima 等提出的"超级显微外科"这一概念，已被应用于亚毫米级血管的吻合。这一技术对远端肢体再植和穿支皮瓣是必需的。本章内容包括适用于手外科的显微外科操作（包括小血管和神经的修复）、应用显微血管技术进行上肢和下肢的复合组织移植以及对离断肢体进行再植的方法。

　　显微外科包括处理微细结构的外科操作，这些操作必须借助于手术显微镜的放大作用才能完成。虽然许多操作可借助于 5 倍的放大镜进行，但手术显微镜能够提供 16×～40× 的放大倍率，该放大倍率对处理直径 < 2 mm 的结构是必需的。解剖显露小神经和血管最常使用 6× 和 10× 的放大倍率，而血管神经的显微外科修复则使用 16× 和 25× 的放大倍率。对需要 1 位助手的外科手术，若助手也必须看清楚显微外科术野，则必须使用双人双目显微镜。对第 2 助手或 1 位参观者，可使用 3 人双目显微镜。其他接口可用于电视、电影和摄影。电动脚踏控制器有助于调节焦距和放大倍率。

　　一个外科医师，不管他的手外科技术多么熟练，也不应该期望能马上掌握显微外科技术。将显微外科技术用于患者之前，需要在动物实验室进行很长时间的训练去掌握显微外科技术。训练需要 2～3 周，每天训练 6～8 h。此后，需要经常的临床或实验室练习以保持熟练。有些外科医师需要更长时间的训练，而有的即使经过长时间的训练仍不能掌握显微外科技术。由于显微外科手术常需要很长时间，外科医师及其手术小组的效率就成为尽可能缩短手术时间所要考虑的首要因素。

　　必须消除使外科医师疲劳和降低效率的因素。用稳定的平台支撑肘部、维持舒服的姿势以及在临近手术时适当休息和避免摄入咖啡因以最大限度地减少颤抖，这些对手术成功都有帮助。多余的动作在手术显微镜下被放大，应予避免。外科医师必须训练自己坚持在镜下持续地观察和操作，这一过程必须依赖于他对自己看不见的手与镜下视野、显微镜之间的空间关系的感知。

　　简化的器械更受欢迎。一套包括 2 个或 3 个珠宝镊子（直的和弯的 2 种）和显微剪的器械是足以满足大多数显微外科操作的（图 63-1）。改良的珠宝镊子还可用作小血管精确止血的双极电凝。

　　有几种设计式样的显微血管夹可供使用。闭合压力小于 30 g/mm² 的血管夹更适合小血管，该压力一般能控制出血而不损伤血管内膜。显微冲洗套管和扩张探针也是有用的器械。

现在可以购得冲压无创伤缝合针（直径为50～139μm）上的纤细缝合线（直径为18～35μm），也可买到标号为9-0、10-0、11-0和12-0尼龙线。

对显微外科历史、显微镜、显微外科器械、缝合针线、训练方法以及技术的详细讨论可参阅相关文献。

第一节　显微血管技术

显微血管吻合法（端－端吻合法）

手术技术 63-1

- 在放大情况下仔细解剖显露选定的血管，若解剖的血管直径＜2mm，则使用手术显微镜。
- 使用珠宝镊子和显微剪小心去除血管周围的疏松结缔组织。
- 向远近两端游离血管的断端以获得吻合所需的足够长度。
- 用双极电凝器烧灼妨碍操作的侧支，继续游离血管直至血管两断端能容易地以最小的张力或无张力对合。
- 在血管的后面放置便于对照的有色橡胶或塑料片有助于观察血管。
- 不断用肝素化的乳酸盐林格溶液冲洗手术野。
- 去除血管两端足够的外膜以显露血管壁的所有层次。去除外膜的方法有2个：一是小心环行修剪；二是牵拉外膜，然后用类似包皮环切术的方式横行切断外膜（图63-2A、B）。6×～10×的放大倍率通常能满足上述解剖操作。

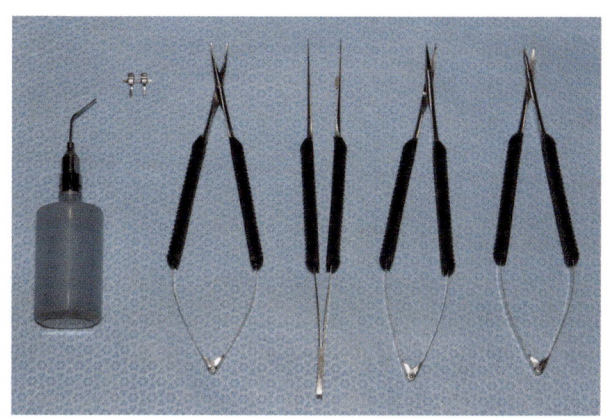

图 63-1　血管和神经修复的显微外科器械：小型眼科冲洗器、血管夹、显微持针器、珠宝镊和显微剪

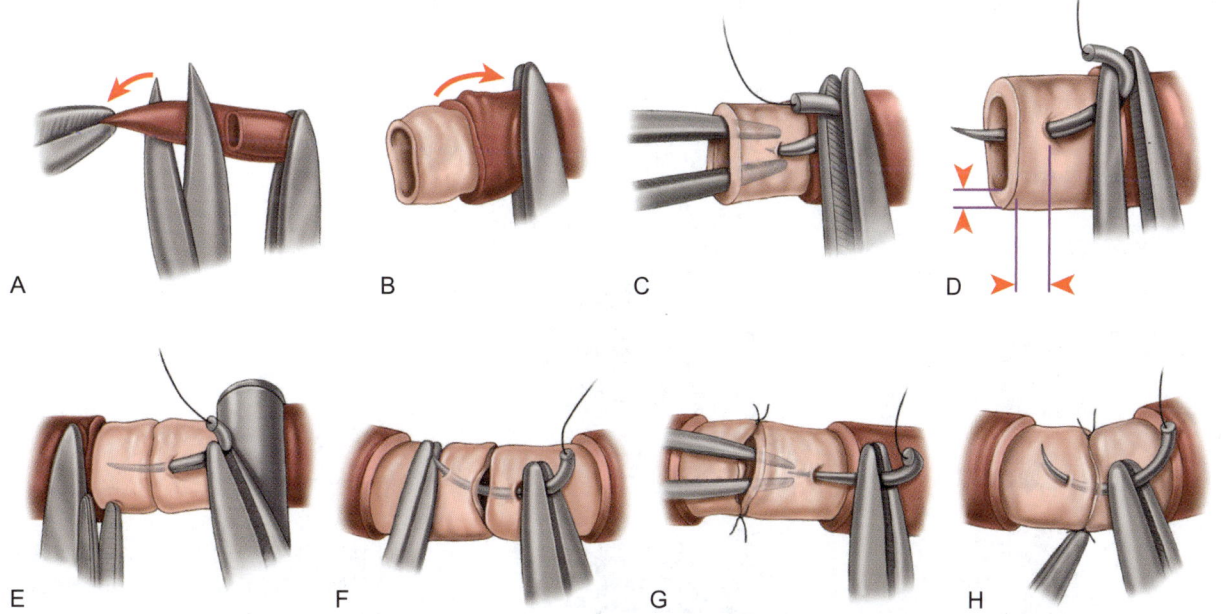

图 63-2　显微血管吻合的基本步骤

A．切除外膜。牵拉外膜，切除足够的外膜以免外膜突入血管腔。B．修剪外膜后血管断端的外观。C．第1针的缝合，可用镊子插入血管内对抗支撑避免损伤血管内壁。D．缝针穿过血管壁的全层，其边距略大于血管壁的厚度。E．缝针以同样的边距穿过对侧血管断端。F．镊子起对抗支撑作用，协助缝针穿过对侧血管断端。G和H．最初数针缝合完毕后，血管被固定，即可均匀吻合血管（见手术技术63-1）

- 修剪外膜后,继续用肝素化的乳酸盐林格溶液间断冲洗手术野。
- 用 25× 和 40× 的放大倍率观察血管内膜,切除血管壁直至血管断端显示正常为止。用血管夹合拢器使血管断端靠拢。
- 采用间断缝合法以防血管缩窄,每针都要穿过血管壁的全层(图 63-2C ~ F)。Chen 等在家兔模型上进行的研究显示:在直径 > 0.7mm 的动脉和直径 > 1mm 的静脉上,连续缝合技术可以明显减少吻合时间,并获得与间断缝合类似的通畅率。但是,我们并没有将这种技术应用在我们的研究中。
- 最初 2 针在血管周径上大约相距 120°。其线尾要留长些,作为牵引线。
- 转动血管夹合拢器显露血管后壁,在距最初 2 针 120°处再缝 1 针。
- 在剩余间隙添加缝针完成吻合(图 63-2G、H)。直径 1mm 的动脉通常需要缝合 5 ~ 8 针,而静脉通常需要缝合 7 ~ 10 针。
- 可以插入珠宝镊子的尖端或特制的扩张器轻轻扩张血管,也可轻轻夹持血管壁,但要避免对内膜的粗暴操作。表面使用利多卡因或罂粟碱可解除血管痉挛。
- 血管吻合完毕,首先去除吻合口下游的血管夹,然后再去除上游的血管夹。
- 不必担心缝线间极少量的出血,但过多的出血应采用重上血管夹或使充气止血带充气的方法给予迅速控制。在漏血处添加缝针,再次去除血管夹,放松止血带。
- 缝线处出血停止后,在吻合口远侧用镊子阻塞一段血管以检查吻合口的通畅情况。由近而远轻轻驱出该段血管内的血液,然后放开近侧的血管夹。若该段空虚血管迅速充血,则提示吻合口通畅。
- 缝合处应平整,没有吻合口狭窄、近端扩张或远端狭窄。吻合口附近可能形成细小的血小板凝块,但用肝素化的乳酸盐林格溶液冲洗或轻轻挤压血管可避免吻合口的阻塞。
- 吻合完成后,应尽快关闭覆盖血管的软组织以避免血管干燥。

显微血管端-侧吻合法

手术技术 63-2

- 经上述方法解剖游离血管后(见手术技术 63-1),用显微剪沿着血管纵轴在受区血管壁上仔细剪除一小片椭圆形血管壁(图 63-3)。
- 将待吻合至受区血管的血管断端修剪成 45°左右的角度。
- 开始吻合时先缝合椭圆的近远端。将线尾留长些

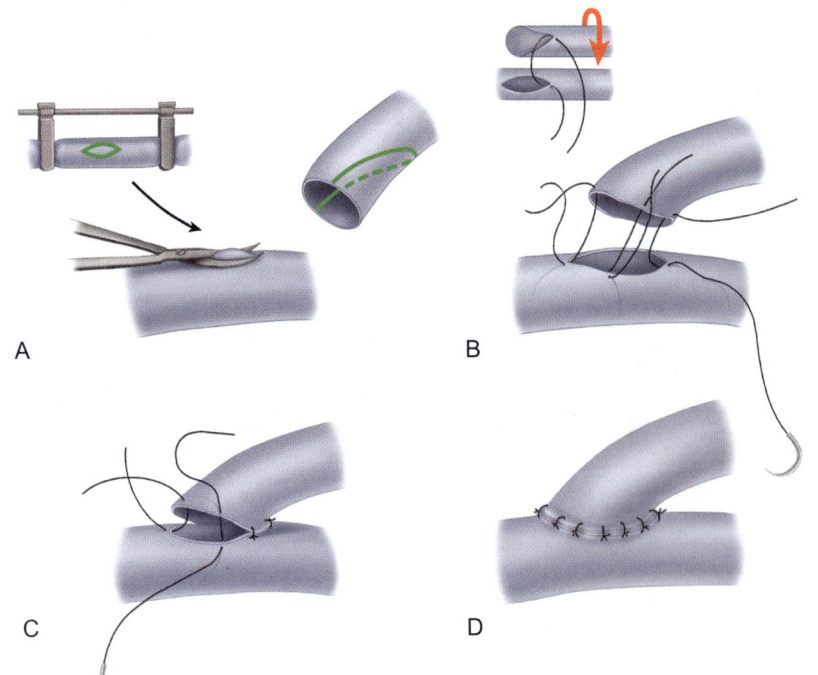

图 63-3 显微血管端-侧吻合
A. 在两血管夹之间用显微剪剪除一小椭圆形的血管壁(左上图);斜形修剪血管断端以匹配血管壁上的椭圆形缺口,达到与受体血管的良好对合(右上图);也可横行修剪血管以备 90°吻合;B. 开始缝合时先缝合开口两端。线尾暂时留长些以备牵引;C. 继续缝合,在吻合口四周间断缝合;D. 显微血管端-侧吻合完毕(见手术技术 63-2)

以备牵引，再沿牵引线之间的开口部分均匀缝合，完成吻合。
- 放开止血的血管夹或松开止血带，观察吻合口的通畅情况和血液流动情况。

显微血管静脉移植

手术技术 63-3

- 如果不能进行无张力的血管端端吻合，就需要缩短骨骼或静脉移植（图63-4）。可选用手背、前臂的掌侧和背侧以及足背上许多大小不同的静脉，使移植的静脉能大致接近受区血管的直径。这样有助于避免由涡流引起的血栓形成。
- 切取移植静脉时，用双极电凝器烧灼细小的侧支时要远离主干静脉壁。
- 切取静脉后，若作为动脉重建的桥接移植体，则将静脉端端倒置；若用于静脉重建，则不必倒置。倒置能避免小静脉内瓣膜阻挡血流。
- 静脉移植的吻合口缝合法类似于上述的端端吻合法。
- 用肝素化的林格溶液轻轻灌注移植静脉，再进行近侧吻合。
- 然后放开止血的血管夹以证实血流能通过移植静脉。
- 重新安置血管夹，进行远端吻合。
- 再次松开血管夹，证实血流通过2个吻合口。
- 血管直径有差异时可将血管断端修剪成斜形或鱼口状加以调节。
- 作为一种替代方案，也可以使用抹刀切开的血管吻合技术。在较小的血管中做一个纵切口，将第一针置于纵切口的顶点，并完成吻合（图63-5）。

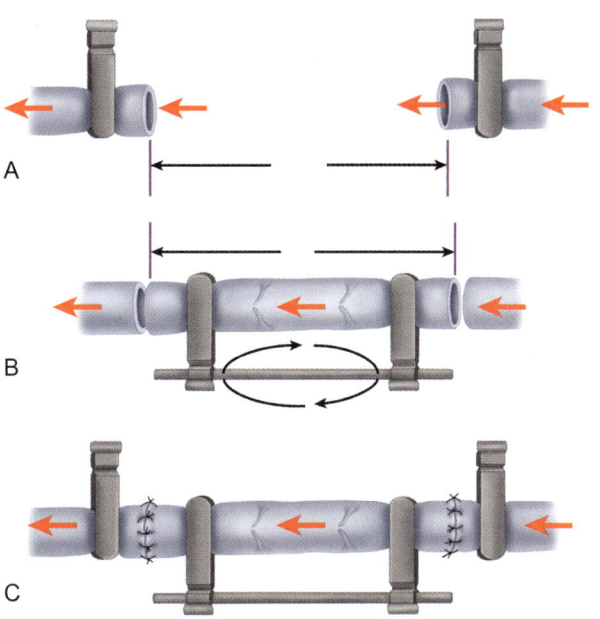

图 63-4　显微血管静脉移植
　　A．切除血管断端后的血管缺损（箭头示血管内血流方向）；B．切取移植静脉，两端倒置使血流通过静脉瓣膜，显微血管夹有助于稳定和控制血管和移植静脉；C．显微血管夹保持原位，血管吻合完毕。移植静脉的瓣膜维持正确的血流方向（见手术技术 63-3）

第二节　神经损伤的显微外科治疗

由于神经支配常有变异，评估术后神经再生时会引起混淆，因此，术前详细检查手部对确定运动和感觉障碍至关重要。许多因素影响周围神经缝合术的结果。这些因素包括致伤原因、神经损伤的范围、相关组织的损伤、损伤的平面、损伤与修复的

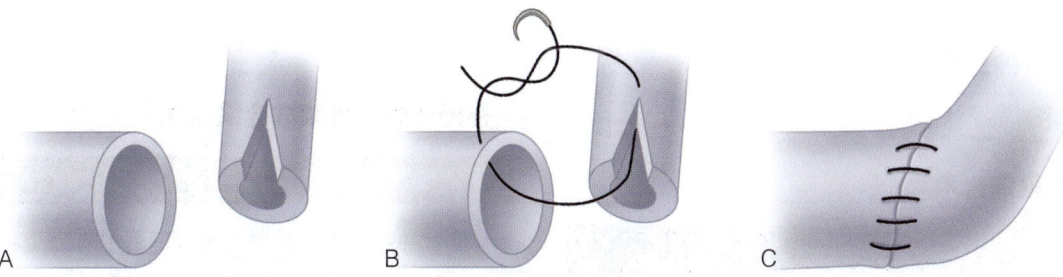

图 63-5　Ridha，Morritt 和 Wood 对端-端显微血管吻合技术进行了扩展
　　A．纵向切开较小直径的血管增加管腔周长以匹配相对吻合的血管；B．第一针应该置于小血管切口的顶端；C．完成血管吻合

时间间隔、骨折的固定、缝合材料、缝合技术、修复时神经断端的状况及更为重要的患者年龄和缝合部位张力的大小。

关于神经损伤的神经外膜与神经束膜（神经束）修复及一期修复与二期修复的争论至今尚未完全解决。基于对各个周围神经内部神经束排列的研究，特别是 Sunderland 的研究结果，对神经束数量较少的神经进行神经束膜（神经束）修复看来是合理的。该情况适用于指神经、腕部以远的正中神经和尺神经，可能还适用于肘部的桡神经。至于其他情况，采用缝合神经外膜（神经束组修复）的神经束分组可更好地匹配神经束。为获得满意疗效，通常需要联合应用神经外膜缝合、神经束膜缝合或神经外膜-束膜联合缝合术。

神经切割伤一期修复的最佳适应证是清洁的锐器伤，如玻璃和利刃伤。若患者的全身情况稳定、软组织和骨骼损伤的界限较易确定且不影响神经修复，若有合适的器械和助手且外科医师进行了适当的休息和准备，在受伤的当天即可进行修复。若相应的条件不允许受伤当天进行修复，神经锐性切割伤在 1 周内仍可进行满意的修复。若软组织或骨骼损伤广泛，神经损伤的范围难以确定，尤其是碾轧伤和撕脱伤，最好延后再修复神经，一般要等到软组织愈合良好后进行。

不管神经缝合术是一期修复（伤后 24 h 内）、延迟一期修复（伤后 2～18 d），还是二期修复（18 d 以上，3 个月以内），应用放大镜或显微镜都是非常有益的。神经外膜缝合用放大镜即可满足要求。若进行神经束膜（神经束）缝合术或神经外膜-束膜联合缝合术，或神经束间移植，手术显微镜的放大作用是必不可少的。应用显微外科技术吻合在下一节讨论。

一、一期神经缝合术

神经外膜缝合术

手术技术 63-4

- 用手术显微镜的低放大倍率（6×）或 3×～5× 放大镜显露近侧和远侧神经后，用精细的显微剪刀去除近、远断端神经外膜上多余的疏松组织。
- 轻轻修剪神经断端，辨别健康的神经组织，定位损伤神经近侧和远侧断端内位置相似的神经束和束组。
- 利用神经束的内部排列和神经外膜表面的小血管确定每个神经断端正确的旋转排列（图 63-6A）。
- 缝合神经时，在神经后方放置 1 小片蓝色或绿色的塑料片增加对比。
- 用 9-0 单丝尼龙线缝合神经后面的神经外膜（图 63-6B）。将该缝线打结或不打结，以备拉近神经断端。
- 接着，沿断端周边缝合，尽力使相应的神经束恰当对合，但不缝合神经束（图 63-6C）。缝合神经外膜通常需用 9-0 尼龙线，虽然补充缝合时可用 10-0 尼龙线。神经外膜缝合应达到无张力。

神经束膜（神经束）缝合术

手术技术 63-5

- 在手术显微镜的低放大倍率（6×）或 3×～5× 放大镜下解剖近侧和远侧神经。
- 用显微剪剪除神经断端的多余疏松组织。
- 去除神经断端的神经外膜及神经束组的神经外膜。
- 应用手术显微镜并在神经后方放置 1 片蓝色或绿色的塑料或气球橡胶片增加对比可使神经束的进一步解剖更容易。
- 努力使近侧和远侧的神经束组相对应。
- 频繁冲洗手术野，预防组织干燥和神经组织与背衬材料的黏附。
- 对合神经束并切除所有的神经外膜后，进行束间神经修复，修复神经时每束至少用 2 根 10-0 缝线相距 180°穿过神经束膜将神经束断端缝合在一起（图 63-7）。

神经外膜-束膜联合缝合术

手术技术 63-6

- 缝合神经外膜和束膜的神经缝合术有助于粗大神经的大束组对合，当神经不完全横断时可能更容易操作。神经外膜缝合增加神经修复的强度。
- 显露神经并切除多余组织后，对合近侧和远侧的粗大神经束组。

- 用 10-0 尼龙线修复神经中央部分的单个神经束或束组。
- 用 9-0 尼龙线依次穿过神经外膜和神经束膜的边缘，使位于邻近神经周边部分的神经束和束组对合（图 63-8）。
- 根据需要放置硅橡胶引流管引流，引流放置不能影响神经的修复部位；关闭伤口。

术后处理 手部和腕部的神经修复者，用非黏附性大网眼纱布敷料覆盖伤口，从手指到肘部，敷以柔软纱布和棉垫。用石膏夹板固定肢体，夹板通常放在需要制动的手、腕部和前臂的背侧。

术后初期石膏夹板固定 3 周，在此期间允许患者在夹板限制下做轻微的手指关节主动运动。术后 7~14 d，观察伤口，拆线。术后 3 周，更换石膏夹板。若腕关节已固定在屈曲位（如正中神经修复），在随后的 3~4 周逐渐伸直腕关节，首先至中立位，然后至轻度背伸位，以便渐渐将腕关节放置在手指和拇指能有效活动的位置。术后 4~8 周，对有自控能力的患者使用可拆卸的塑料夹板。

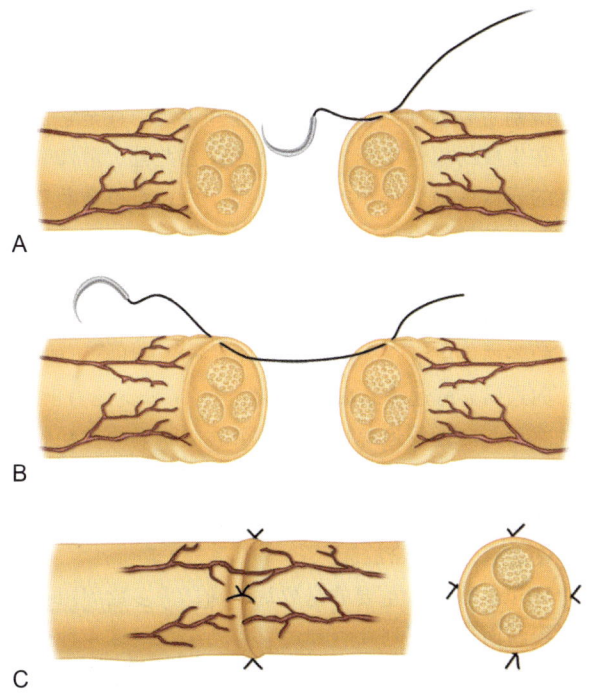

图 63-6 神经外膜缝合术
　　A．穿过外膜的缝线，根据表面血管和神经束的相对粗细和位置维持旋转对位；B．第 1 针留长些以备牵引，打结或不打结均可；C．周边间断缝合，缝合完毕（见手术技术 63-4）

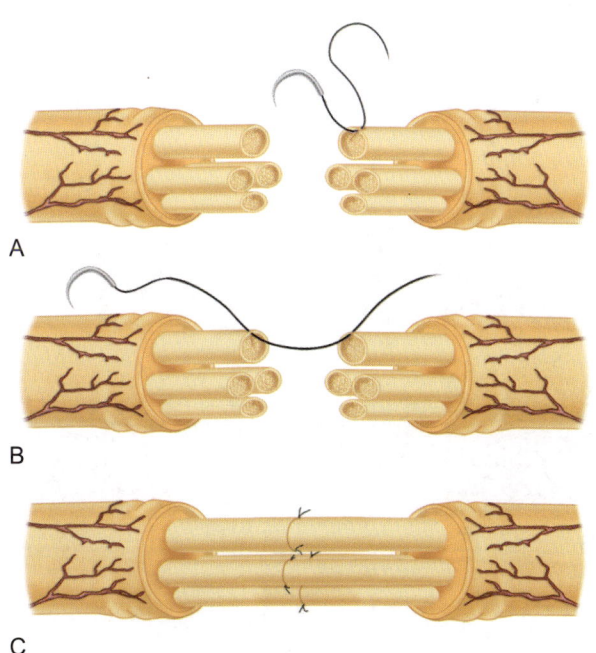

图 63-7 神经束膜缝合术
　　A．切除神经外膜，显露神经束；B．缝线穿过神经两断端相对应的神经束；C．神经缝合完毕。一般用 2 根 10-0 尼龙线缝合一个神经束（见手术技术 63-5）

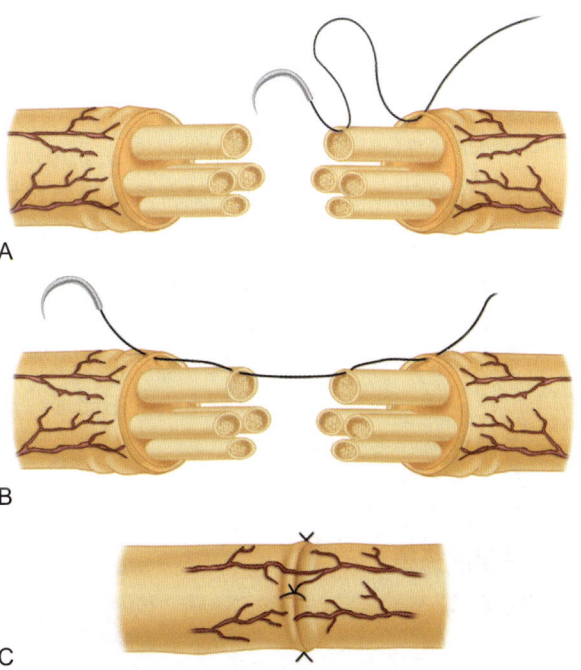

图 63-8 神经外膜－束膜联合缝合术
　　A．神经外膜切除后回缩，缝线穿过位于神经周边部分的粗大神经束附近的神经外膜，然后穿过神经束膜；B．缝线穿过对侧断端相应神经束的神经束膜，然后从外膜穿出；C．缝合其他恰当配对的神经束，完成修复（见手术技术 63-6）

术后6～12周，要十分注意，预防固定性挛缩。鼓励患者被动牵拉虎口。若有发生挛缩的趋势，则使用可拆装的虎口夹板。对手内肌瘫痪的患者，被动伸展手指可预防掌指背伸和近侧指间关节屈曲挛缩。若上述"爪状手"畸形引起不便，使用1个阻挡掌指关节过伸的可拆装夹板（lumbrical bar）是有益的。

术后8～12周，开始循序渐进的力量训练，每月对运动和感觉恢复情况进行临床评估。若Tinel征、静止触觉和移动触觉的辨别及震动觉已逐步恢复，则开始进行Dellon、Curtis和Edgerton所倡导的感觉再训练。

二、神经束间移植术

由于神经断端间存在缺损，神经损伤的二期修复常遇到困难。因为神经回缩，神经断端难以无张力靠拢。实验资料显示，神经修复的张力以及随后的神经内纤维化，是影响修复效果最有害的因素之一。为避免缝合处的张力，Mellesi设计了多根皮神经移植术，使神经近侧和远侧断端的神经束排列得以对应。神经束间移植术需要显微外科经验和训练；现已成功地用于桥接20cm以上的缺损。

神经束间移植尤其适用于下列3种主要情况：①桥接不能在无张力下进行神经缝合的神经节段性损伤引起的缺损；②神经（如肋间神经）移位修复臂丛远端；③通过神经移植建立游离肌肉移植的神经支配及带神经、血管蒂的游离皮瓣与局部神经间的联系。吻合血管的神经移植技术至今仍然未在临床上广泛应用，因为手术结果看上去并不比那些成功的游离移植好多少。

神经束间移植

手术技术 63-7

（改良Millesi法）

- 在手部和前臂，上充气止血带，在无血手术野中解剖损伤神经。采用适当的皮肤切口以便广泛显露损伤神经近侧的神经瘤和远侧的神经胶质瘤。
- 在近侧断端，于神经瘤近侧外观正常的部分切开神经外膜，进行分离；同法由远端外观正常组织向已形成瘢痕的远侧断端做由远而近的解剖。
- 辨别主要的神经束组，追踪这些束组，直至它们在生成的瘢痕中变模糊处为止。在此处，用锋利的显微剪横断细小的神经束组，用钻石刀横断较粗大的神经束组。如此使神经束组形成"阶梯样断面"。
- 经过神经束间解剖和神经束组横断后，不同长度的各神经束组应从神经断端向外突出。如有可能，向远侧显露远侧断端直至其发出终末分支处为止。然后，向近侧追踪神经束组至远侧断端的神经胶质瘤处，以辨别运动和感觉纤维（图63-9）。
- 神经两断端准备完毕，精确测量神经移植物的长度之后，止血带放气。
- Millesi强调，重要的是要认识到，大多数周围神经断面呈现下列4种神经束排列类型。这4种排列类型是：①孤束型神经束；②寡束型神经束；③多束成组型神经束；④多束不成组型神经束（图63-10）。
- 画一张神经两断端及其神经束排列的简图。根据近侧断端神经束的大小、数量和神经束组的排列努力辨别远侧断端相对应的神经束组。这只是一种临床估计方法。若缺损小，则较容易辨别相对应的神经束组。由于神经内神经束呈丛状排列，对较长的缺损，可能难以辨别相对应的神经束组。

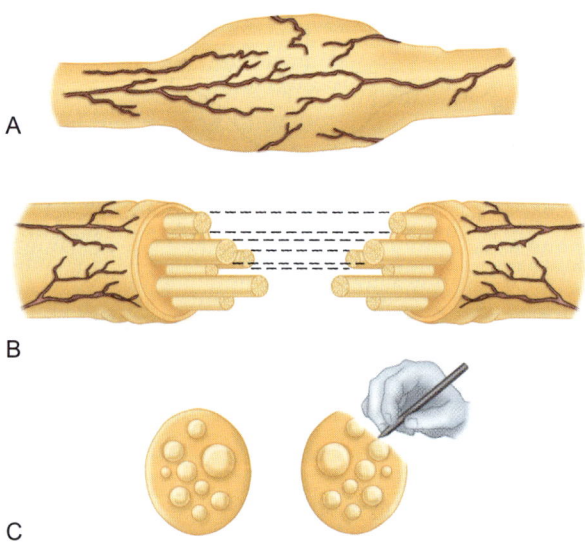

图63-9 神经移植前先切除神经瘤

A．神经瘤外观；B．根据瘢痕影响的范围，切除神经瘤和外膜，显露不同长度的神经束；C．切除瘢痕，对合神经断端相对应的神经束（参考手术技术63-7）

- 已被用作供体的神经包括腓肠神经、隐神经、前臂内侧和外侧皮神经、桡神经浅支和肋间神经。其中最常用的是腓肠神经（图63-11）。
- 应用充气止血带，在无血手术野中显露和解剖移植神经。解剖完毕，去除止血带，止血。
- 用林格溶液保持移植神经湿润。
- 用钻石刀将移植神经切成较缺损长10%～15%的神经段，测量神经缺损时要伸直肘关节和腕关节。横行切断神经移植物的时候务必要轻柔，避免神经外膜嵌入遮挡神经横断面。切除移植神经上多余的神经外膜和疏松组织。
- 将移植神经放入近侧和远侧断端之间。应用神经束组简图确定移植神经缝合到每侧神经断端的位置。
- 将移植神经与相应神经束组准确对合，用单根10-0单丝尼龙线缝合移植神经的每侧断端，缝线穿过移植神经的外膜和神经束组中某一神经束的束膜或束间结缔组织（图63-12）。
- 只要移植神经和神经断端对合准确，则不必添加很多缝线。但是，如果神经移植物对合得不好，则围绕第1针旋转神经断端，有必要再另外缝合数针。
- 小心关闭伤口皮肤，防止关闭伤口时产生的剪切力造成移植神经移位。如果前臂远侧切口的张力过大，尺侧做侧正中切口以减少移植部位表面缝线的张力，然后植皮覆盖侧正中缺损。
- 禁用负压引流。使用硅胶引流。
- 用衬垫良好的石膏夹板固定肢体，使肢体保持在整个手术过程中维持的位置。

术后处理 固定肢体8～10 d。随后去除夹板，允许关节自由运动。血肿应在术后早期清除。清除坏死皮肤，应用局部皮瓣或游离皮肤移植覆盖可能外露的移植神经。神经移植2周后，在指导下开始理疗，

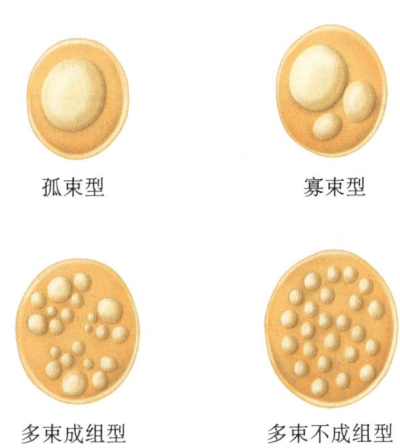

图63-10 周围神经内典型的神经束排列形式（参考手术技术63-7）

孤束型　寡束型　多束成组型　多束不成组型

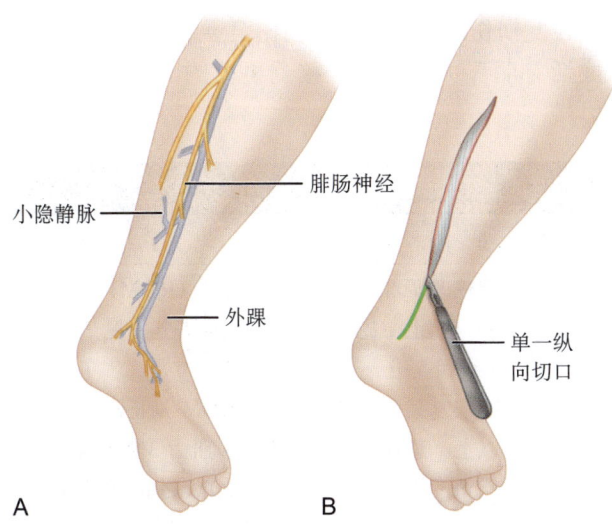

图63-11 切取腓肠神经的方法

A．腓肠神经位于外踝的后外侧，与小隐静脉邻近；B．采用单一纵行切口有助于切取神经，可减少牵拉和横断分支造成的神经损伤（参考手术技术63-7）

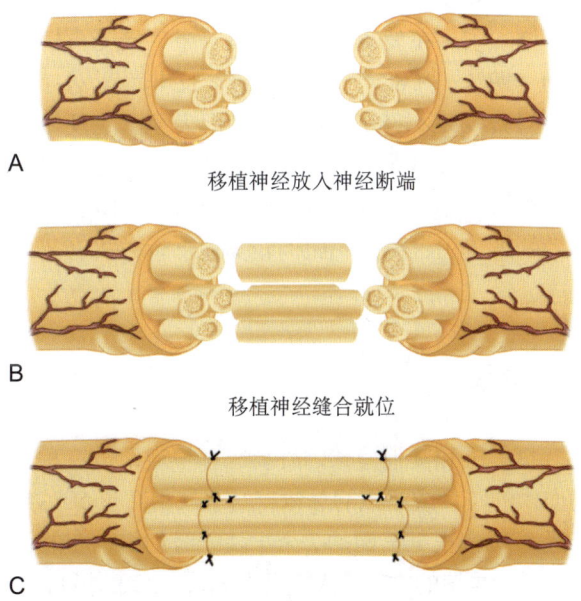

图63-12 束间神经移植的方法（Millesi）

A．切除神经瘤，完成神经解剖；B．将适当长度和粗细的移植神经段插入神经干缺损处；C．将移植神经缝合至对应的神经束断端之间（参考手术技术63-7）

辅以主动和主动辅助的运动幅度训练。检查 Tinel 征以了解神经再生的进展情况。当神经再生进展至约相当于移植神经的远端且持续 3～4 个月无进一步进展时，就应认为神经在远侧修复处再生受阻。应探查移植神经，切除远侧缝合处，进行端-端缝合。

第三节 再 植

自从 1962 年第一次开创性的尝试以来，世界各地的外科医师，包括 Kleinert、Bunke、Urbaniak、Meyer 和 Millesi 等对手指、手、足及肢体进行了成功的再植。Atroshi 和 Rosberg 回顾了来自不同国家流行病学数据发现，85%～95%再植发生在平均年龄 25～30 岁的年轻男性中。在包括儿童的研究中，3%～10%的患者年龄小于 10 岁。关于再植的系列病例报告提示，切断（发生率从 14%～53%不等）、粉碎（发生率从 11%～62%不等）和撕脱（发生率从 16%～29%不等）是主要的受伤机制。最近的一项调查来自国家医疗支出和利用项目全国患者数据库数据的研究发现，9407 例患者接受治疗的上肢截肢伤患者中，1361 人获得了再植。患者再植的平均年龄为 36 岁（范围 0～86 岁），未再植患者的平均年龄为 44 岁（范围 0～104 岁）。再植患者的医院花费和留院时间显著增加了。在教学医疗机构里，患者接受再植的比例（19%，1088/5795 名患者）比非教学医疗机构（7%，252/3386 例）更高。而大型医院及城市里的医院更有可能进行再植。同时付款人身份也影响着再植的比例：在自费，或接受医疗保险和医疗补助的患者里，再植的比例较其他支付方式者要低一些。

一、结果

据美国和其他国家的外科医师报道，再植和重建血供的肢体或组织的总体存活率从稍高于 50%到接近 92%。根据美国的 2 个学院一级创伤中心的记录，手指再植的成功率大概是 57%（69/135 指）。

大肢体再植的存活率 40%～80%，甚至更高。与肘下再植相比，肘上断肢再植的结果很不一致。报道的结果有一些变化，上臂和前臂近端再植存活率为 36%～90%，腕部或紧邻腕部的近侧再植具有稳定而满意的存活率，为 61%～88%。

手指和肢体再植成功不能仅用是否存活来衡量。在最终分析时，以有效功能恢复的程度衡量则更佳。虽然将再植肢体与正常的、未受伤的肢体进行比较具有一定意义，但若将再植肢体与所讨论平面的截肢或假肢功能相比较则更有意义。一项研究称，就功能而言，36%～50%的肢体再植患者得到了优秀或良好的结果，使用义肢的患者没有。还有人认为，两者之间类似的功能结果是可以预期的。多数学者采用不同的分级方案，这些方案根据重新工作的能力、肌肉功能、运动范围和感觉的恢复、日常生活能力及患者的满意程度等因素制定。Chen 等制定了功能评价的标准，该标准最适于评价多系统损伤，具有很大的普遍性，适用于比较复杂损伤的各组之间结果（表 63-1）。一些研究报道，再植后 62%～78%的患者成功恢复功能。Jones、Schenck 和 Chesney 采用一个计分方案评价接受再植患者，与一组在相同平面截肢的患者进行比较。在他们的少量患者中，作者发现拇指再植或多指再植者握力较截指者好。然而，单指再植患者的握力与截指者无明显差异。多指再植患者的功能略好于截指者。研究也强调了下述概念：只要可能，离断拇指应当再植；虽然断指的类型是再植手指能否存活的一个重要因素。在一项研究中，挤压或撕脱伤后再植只有 12%存活，如果伤害发生在掌指关节以近，存活率明显提高。对轻度损伤的断指，只有创伤至手术的时间间隔与成活有明显关系。已经接受再植的大多数病例对

表 63-1　肢体再植后功能评价的陈氏标准

分级	功　能
I	能恢复原来工作；运动范围（ROM）是正常 60% 以上；感觉完全或接近完全恢复；肌力 4 级和 5 级
II	能恢复某些合适的工作；ROM 是正常的 40% 以上；感觉接近完全恢复；肌力 3 级和 4 级
III	能进行日常生活活动；ROM 是正常的 30% 以上；感觉部分恢复；肌力 3 级
IV	存活肢体几乎没有有用功能

（引自 Ch'en CW, Qian YQ, Yu ZJ: Extremity replantation, *World J Surg* 2:513,1978.）

再植部分表示满意，以后遇到损伤还会再植；然而，有些人因为情绪压抑、经济损失和以后还需要手术而感到不满意。

尽管大多数患者能够重返某种工作，但我们的经验表明损伤越靠近侧，在适当的时间内重返伤前工作的概率越小。

几乎所有再植患者都不能耐受寒冷，这些症状会由于习惯的改变而减轻；也许需要2年或是更长的时间来适应。但单纯怕冷通常不会致残。尽管大多数病例恢复保护性感觉，两点辨别觉（尤其在愈靠近侧的损伤）极少＜10mm，精细触觉也极少恢复。大多数病例遗留某种程度的运动受限，尤其在关节损伤和手部屈肌腱损伤位于掌指关节和近侧指间关节之间时更是如此。

大肢体再植后的功能结果因患者的年龄、损伤平面以及损伤机制而不同。一般说来，损伤越靠远侧，损伤机制越锐利，患者越年轻，预后越好（96%儿童有极好的结果）。这很大程度上是依靠神经再生，使感觉和运动功能恢复的结果。如果断肢平面位于肘上，或者损伤累及肘关节，抑或是损伤位于前臂近侧的肌性部分，再植效果较差。由于手内肌损伤，经掌骨离断者预后不良。根据Patel等报道，腕部截肢伤的6例患者（随访时间平均4年，范围1～7年）中的再植功能如下：手的总运动范围与对侧肢体相比是38%（范围26%～59%），握力9%（范围0～18%）。指尖及手指的捏取等精细动作并未恢复。平均两点辨别觉为10.6mm（范围8～12mm）。所有结果得分，包括DASH评分都显示中度功能障碍（平均值76；范围45～82）。

尽管对愈靠近侧断肢的预后有保留，有些病例可以获得比佩戴假肢好得多的有用功能。

二、再植小组

上肢断肢再植应由受过手和上肢外科训练的外科医师进行。另外，需要应用手术显微镜的断指再植应由掌握可靠的微血管吻合技术（预期通畅率为90%或更高）的外科医师承担。

虽然再植可由1名外科医师和数名受过良好训练的能主动配合的助手来进行，但由几组外科医师轮流手术则更为理想。在涉及显微血管的操作阶段，台上至少有一位外科医师是能够胜任显微血管及神经修复的。除非意外情况，应每天24h有再植医师轮流参加手术。应有熟悉手术步骤、器械以及再植所需要的其他设备的助手。最后，重要的是医院应有能全天候保障再植手术的外科病房和重症监护室（ICU），应有术前、术中和术后提供基础护理的专用的护理和麻醉人员。

三、一般问题

功能再植后预期必须优于假肢或截肢，其差异应该值得去冒手术风险、花费时间和费用。在安排患者进行漫长而艰苦的康复治疗之前，必须慎重评估再植部分恢复有用的运动和感觉功能的可能性。离断部分再植时通常考虑下列因素：①患者的年龄；②损伤严重程度；③离断平面；④离断部分；⑤离断和再植之间的时间间隔（尤其是热缺血时间）；⑥多发或双侧断肢；⑦离断部分的节段性损伤；⑧患者的一般状况，包括其他较大的创伤或疾病；⑨患者康复的可能性（职业和智力）；⑩经济因素。上述问题将在后续的适应证和禁忌证部分继续讨论。

四、适应证和禁忌证

至于是否再植，最终取决于患者和外科医师，因此，离断部分的再植没有绝对适应证。下述讨论反映了我们现在的观点，并吸收了昔日著名学者已发表的建议。应当基于现有知识和经验，将所讨论的因素作为相对的指南。

（一）年龄

迄今报道的再植患者有数周的婴儿，也有年过70岁的老人。年幼患者提出了特殊的问题，对断指再植尤其如此，因为年幼患者的手指血管更细小，微血管吻合的技术难度更大。术后焦虑可能引起血管痉挛，儿童的康复也可能比成人更难预料。然而，相当满意的功能结果已有报道，且大多数学者对几乎任何部位的离断（包括儿童下肢部分）都考虑再植。由经验丰富的外科医师实施，儿童末节手指的再植成功率优于成人。儿童血管的直径为0.5mm，很难在血管远段放置血管夹，所以，为了静脉回流，实施掌侧静脉吻合术，或者控制下的放血都非常重要。

再植的年龄上限（超过此限就不应考虑再植）至今尚不十分清楚。神经再生能力差和关节僵硬是限制功能恢复的因素。老年患者的肘上、经肘以及前臂近侧平面离断再植后恢复手部功能的希望不大。在随后的肘关节平面下截肢的时候，保留肘关节有助于患者佩戴假肢的舒适和满意程度。前臂腱性部分及其远侧平面再植后感觉和运动恢复的可能性较大，因此，如果损伤位于远侧，应当将老年患者看作需要认真考虑的再植对象。来自全国的1998—2007年这10年间的患者数据提示：65岁以上患者的围术期并发症或死亡率与在65岁以下的患者并无显著差异（当这些患者接受断指再植手术之后）。所以年龄不是肢体远端再植的绝对禁忌证。

患者的生理状态，其他疾病的存在和日常活动水平也应该着重评估。

（二）损伤的严重程度

就再植后成活和功能恢复而言，预后最好的损伤类型包括：①清洁、锐利的"铡刀型"离断；②极局限的挤压离断；③近、远侧血管损伤很轻的撕脱性离断。理想的情况是肢体没有明显的其他损伤，尤其是近侧和远侧的血管损伤。必须对挤压和撕脱的血管进行清创，需要在血管断端间进行静脉移植。环形脱套损伤可重建血运，挽救手指；但是，如果皮肤完全脱套，或者手指已完全离断，可能需要静脉移植，则极难确定其有效功能的恢复。通过关节的环形撕脱损伤，截肢通常是最好的治疗方法。损伤广泛接触污染的土壤，尤其是在农场，有感染的高风险，再植术前应小心评估。

（三）损伤平面和离断部位

邻近肩关节再植后手功能恢复的预后较差，与不可预知的神经再生、肌肉萎缩、关节僵硬有关。经肱骨、肘关节和前臂近侧离断后均可能再植成功，从而保留有用的功能，对年轻健康的患者和清洁、锐利的损伤尤其如此。患者必须年轻，有明确的愿望期待神经再生以恢复功能。更远侧的断肢，不论是经前臂远侧、腕部、掌部，还是手指，都应认真考虑再植，因为感觉和运动恢复的前景一般比较满意。对于老年患者，肘上、肘关节、前臂近端再植的预后是有保留意见的，因为神经再生有问题，肘关节活动受限和持久性内在肌萎缩。在特定的患者中，考虑到佩戴肘下假肢的舒适和功能，保留肘关节的再植是有意义的。

不管神经肌腱是否撕裂以及是否累及关节，几乎任何平面的拇指离断都应当考虑再植（图63-14）。如果能够重建拇指血供，必要时可以通过神经移植或神经血管岛状带蒂皮瓣转移恢复感觉功能，也可采用肌腱移植或转移恢复运动功能。绞系伤伴有组织结构的挤压和撕裂，所以再植不会成功。指浅屈肌腱止点远侧的单指和多指离断再植可望获得满意的功能（图63-15）。但如果截断在更近侧的平面，特别是通过近侧指间关节，通常导致功能差。它们通常是僵硬的，往往因为挡道而损害剩余手指的整体功能。拇指离断是例外。虽然许多单指离断的患者没有再植仍生活良好，但对某些音乐家、其他特种职业者、某些儿童及考虑到其他美学或社会因素就值得再植。如果残留的其他手指损伤严重，尤其是在近节指肌腱神经损伤时，单指再植也可能有益。如有多指离断，至少在中指和环指位置再植2个手指，可使手指与拇指能良好地配合使用，从而获得捏和用力抓握功能。有时候，末节指骨截断最应该再植，已经有指尖再植成功的报道。Hattori等相信手指甲半月以近水平的截指是一个相对的再植指征。除了在一些中心医疗机构可能开展了以外，其他的医院里，可能因为难以辨认和吻合合适的血管，比较长的手术时间，相对来说更长的停工病休时间及更高的医疗费用等原因，而没有开展远端再植手术。指尖再植的指征仍然存在争议。

对于两侧断肢，每侧再植可能比两侧安装假肢功能好。如果一侧损伤广泛不适于再植或不可能再植，损伤轻的一侧应选择再植，有时一侧肢体还可再植至对侧更合适的残肢上。关节离断破坏了关节运动，但经关节融合、切除或表面关节成形术，或者在理想的条件下的硅胶人工关节成形术，仍可能保存一个满意的肢体。

（四）热缺血（缺氧）时间

肌肉在未冷藏情况下（20～25℃）缺血6h后出现不可逆性坏死，因此，手掌以近的离断应在此时限内再植。在冷藏的情况下（至4℃），该时限可延长至12h。没有肌肉的部位（手指），可允许的热缺血时间为8h或更长。在冷藏的情况下，该时限可延长至30h以上。只有少量肌肉的部位，

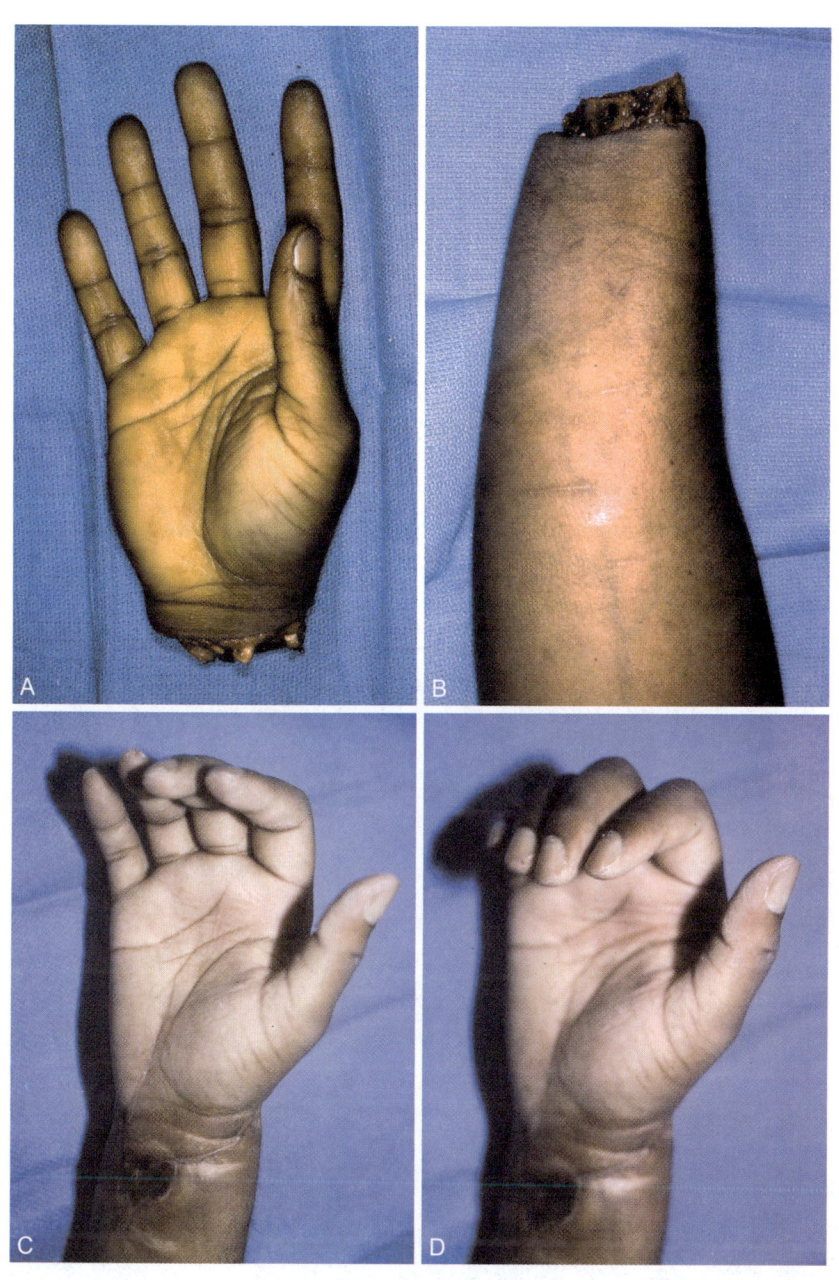

图 63-13 手部再植

如手再植的风险也许比较小,但是大的肢体例如前臂或肘关节以近的上臂,如果不能在 6～8h 重新获得血运,则不建议再植。这些包含着坏死肌肉的肢体再植后会伴随由肌蛋白血症、酸中毒和高钾血症导致肾功能损伤的危险增加。而且感染的风险也加大,肢体功能的远期效果也堪忧。

(五) 伤前存在畸形或残疾

如果断肢因某些先天性或获得性疾病已有畸形或残疾,再植亦不可能获得满意的功能。符合上述情况的疾病包括(但并不局限于):继发于以前烧伤或者碾轧伤的瘢痕畸形和挛缩、脊髓或周围神经损伤引起的严重功能障碍以及继发于卒中的畸形。

(六) 可能妨碍再植的其他情况

有时在引起断肢的同一事故中,患者遭受严重颅内、胸部、心血管或者较大的腹内脏器损伤,需要长时间保命手术。此时,由于缺血时间过长,不可能进行大肢体再植。对于断指,如果技术可行,患者情况许可,可将其置于冰箱内冷藏至 4℃保存,以备再植。

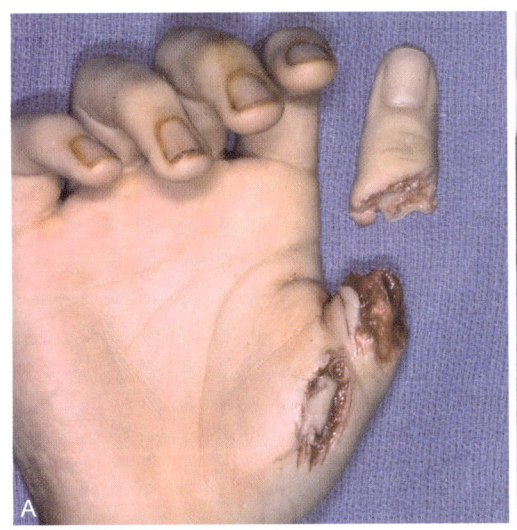

图 63-14 拇指再植

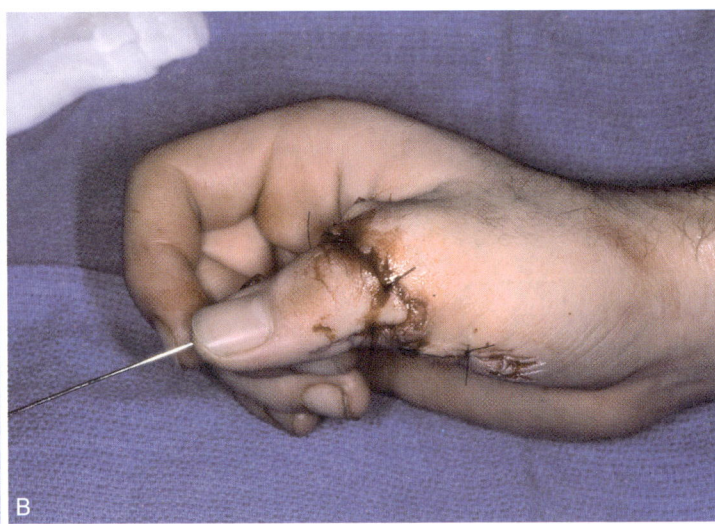

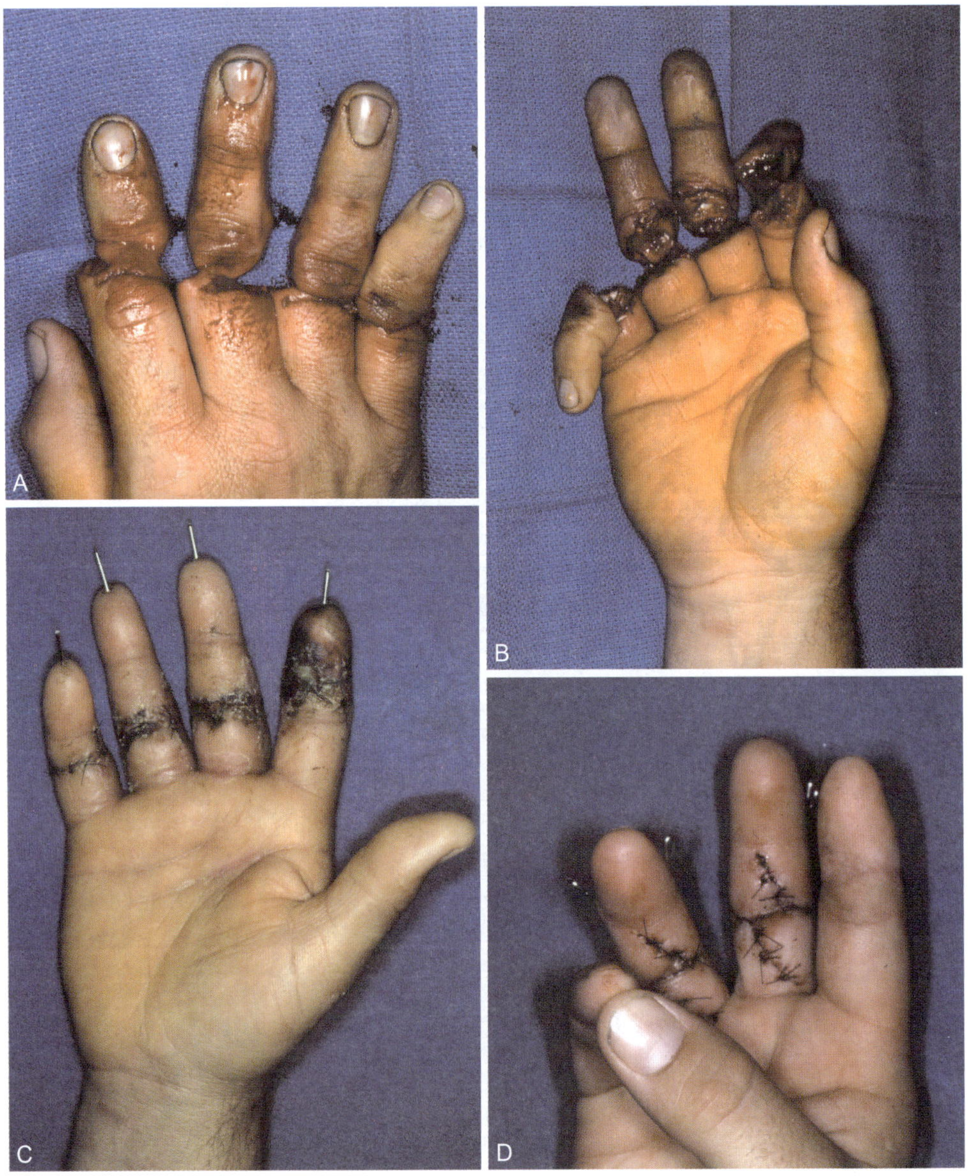

图 63-15 多指再植

男性,20岁,锯伤后多指再植。A、B. 指浅屈肌腱止点远侧交指离断;C. 再植7个月后手指屈伸;D. 感觉恢复,基本满足手的基本功能要求

伤前已有典型的影响周围血管的疾病可能不适合再植，在手术显微镜下观察血管外观不正常时尤其如此。糖尿病、类风湿关节炎、红斑狼疮、其他胶原性血管病及严重动脉粥样硬化均属于此种情况。严重慢性或失代偿性疾病，如冠心病、心肌梗死、消化性溃疡、恶性肿瘤及慢性肾病或肺部疾病可增加麻醉危险，使再植难以进行。

评估患有精神疾病的断肢患者需要慎之又慎。如果断肢事件是自残性断肢或精神病发作时蓄意自杀的一个环节，精神病发作经治疗能够稳定，但再植极可能失败。如果离断部分是患者精神异常的一个焦点，即使进行再植，离断肢体可能再次受伤。假如断肢确实是由于疏忽引起的，尤其是该患者的精神疾病得到控制，再植的前景可能较好。在急诊室对断肢患者做出正确的精神病学诊断极其困难。患有严重精神病的患者，不能觉察术后病情的细微变化，不能配合艰苦的康复治疗，作为再植患者，他们的治疗护理和恢复更加复杂。

五、患者和离断肢体的处理和运输

在受伤现场和边远医院，患者的状况最为重要。应优先处理较大的损伤，而不是离断的肢体，患者的全身情况应予稳定，明显的残肢出血应加压控制。不应试图钳夹或结扎血管。应加压包扎以便将患者运送至有再植能力的医院。若持续出血，暂时应用气囊止血带或血压计的袖带有所帮助。不应使用橡胶等弹力止血带，它们随后可能被绷带覆盖而被遗忘。

如前所述，重要的是将离断肢体冷藏在4℃左右以延长断肢的活力。发现断肢后，可用灭菌盐水、林格溶液或其他生理溶液轻轻冲洗，清除过度污染。然后用下列2个方法之一处理断肢：①可用无菌纱布或其他清洁材料包裹断肢，浸泡在灭菌乳酸林格溶液或生理盐水中，放入塑料袋内，然后密封；②浸泡在乳酸林格溶液或生理盐水的塑料袋内，然后将塑料袋放在热绝缘容器内的冰上，使断肢不与冰接触，以防冻伤断肢。不应使用干冰，也不应加温断肢。不应使用非生理性溶液如乙醇（酒精）和甲醛处理断肢。

不应对断肢血管试行钳夹、解剖、结扎或者插管，这样可能会进一步损害血管，而这些血管对断肢的血运重建可能是必不可少的。如果断肢是不完全离断，应轻轻地搬动。小心矫正可能损害边缘动脉或静脉血流的任何软组织扭结或旋转。用生理盐水浸湿的无菌绷带包扎肢体和断肢，用一个冰袋覆盖断肢。然后，用带衬垫的夹板勿过紧包扎，保护伤肢以便运送医院。

经适当地静脉输液，患者稳定时，即可运送患者及其断肢。虽然航空运输对长途旅行的患者，尤其是肢体离断的患者更有利，如果患者能在2～3h抵达再植医院，且离断的是已经适当冷藏的手指，就适合陆地运输。应与接收医院和再植小组取得联系，使其知道正在运送患者。

最后，最好使患者及其家人知道患者正在被转送到另一家医院，其他一些具有再植能力的外科医师将对患者的具体情况进行判断，并就治疗提出适当的建议。由于患者、家人及其朋友通常心神不安，如此沟通有助于将他们不切合实际的期望减小到最低限度。2010年的一个再植中心的报告说，在经过航空转运来预计接受再植的患者约有65%最后没有接受再植手术——这是因为伤情决定了是否可以再植。

六、术前准备

术前、术中和术后处理的某些方面随医院不同存在微小差别；但是，就再植而言，许多基本原则已达成共识。患者到达急诊科后即刻就有2个小组处理再植患者极为有益。一个小组检查准备患者的同时，另一个小组检查断离部分。

患者的评估和准备应包括：①损伤经过和病史，包括离断部分以往的严重疾病或创伤情况；②物理检查，尤其是排除其他重要器官系统的损伤；③经静脉输液、适当应用抗生素和预防破伤风注射后患者的稳定和复苏情况。检查血型，做交叉配血试验，必要时给予输血。在急诊科或外科手术室可插入留置性导尿管。在急诊科，应对断肢、残肢、胸部及其他有指征的部位做放射学检查。告知患者及其家人损伤的性质、关于断肢存活和功能恢复的不确定性、再植手术可能持续的时间、再次手术的可能性及再植肢体永远不能恢复正常的可能性。

术前准备

手术技术 63-8

- 在检查、准备患者的同时,再植小组的另一名外科医师可把断肢拿到外科手术室,清洁断肢,检查损伤的范围。
- 清洁断肢,然后将冰放在盘中,用无菌塑料单盖于冰上,再把1块无菌布单覆盖在塑料单和冰上,冷藏断肢。把断肢放在无菌布单上,在放大镜或显微镜放大下解剖断肢。
- 解剖断肢部分以显露动脉、静脉、神经、肌腱、关节囊、骨膜以及其他可保留的软组织。对手指,采用桡侧或尺侧正中切口可翻转背侧和掌侧皮瓣,常能获得良好的显露(图63-16)。指动脉和指神经容易找到,但寻找满意的静脉确实有些困难。仔细、温柔、细致的操作和剖析是找到这些解剖结构的必需条件。
- 小心保护这些微小结构,用8-0或9-0尼龙线予以标记,以便在神经修复和血管吻合时能容易地找到它们。
- 虽然应用静脉移植能提供无张力吻合,而我们的实践是缩短骨骼,通常在有较多骨骼可供切除的断指部分去除骨骼,但手指缩短极少超过1cm。
- 然后,在手指上安置内固定。我们通常插入一根纵行克氏针,联合应用1根斜行交叉的克氏针。有时,在关节附近使用骨间钢丝。通常不需要钢板和螺钉。
- 假如经过关节离断,或者伸肌装置无法修复,可进行关节融合术。
- 假如离断伤清洁而锐利,通常没有必要在吻合前灌注指动脉。
- 假如断肢被挤压或者撕脱,则可看到远端损伤的证据,为沿血管的瘀斑或擦伤和裂伤。在上述情况下,用小口径的硅橡胶导管和肝素化的林格溶液或生理盐水轻轻灌注指动脉和血管树。如果没有灌注液回流或者灌注液从远端损伤的血管外渗,吻合后就不可能维持血流通畅。短周期灌注对冲洗离断的手部、前臂以及臂部的血管树内的血液和代谢产物可能有益。
- 显露断手及其近侧离断部分的结构通常采用普遍认可的切口,这样可广泛显露待寻找和修复的结构。
- 在解剖断肢的同时,通常用长效局部麻醉药布比卡因对患者进行腋路臂丛阻滞麻醉。对大多数成人和大龄儿童的手指或手部再植,这通常能提供满意的麻醉。对近侧断肢、年幼的儿童、焦虑患者及长时间手术,如多发断指或两侧断肢(指),常常宁愿用全身麻醉。
- 将手术台铺垫妥当,使用保温毛毯预防长时间手术中身体受凉。
- 应用气囊止血带为残端初始手术提供一个无血的术野,并可控制随后出现的任何明显出血。
- 一旦患者感觉舒适,即可用抗菌溶液,通常是一种聚乙烯吡咯烷酮-碘溶液,彻底清洗残肢,并用生理盐水冲洗。
- 然后由1位具有显微外科训练和经验的手外科医师解剖残肢。
- 应用轻柔精细的技术,在放大镜或手术显微镜下辨别动脉、静脉和神经,用8-0或9-0尼龙缝线予以标记。
- 解剖肌腱,用4-0尼龙缝线予以固定以备修复。
- 开始再植前,清除近侧动脉残端的血凝块,打开残端,让动脉血自由流出。假如动脉血流出不畅,则可能需要继续解剖、切除血管,也可能需要进行静脉移植。

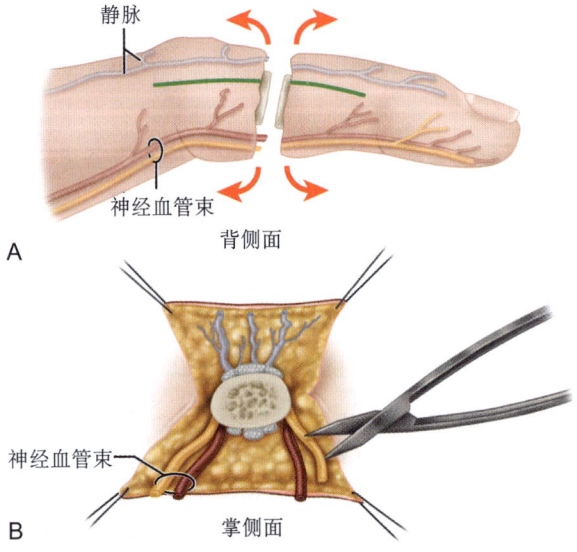

图 63-16 断指的解剖
A. 桡侧或尺侧正中切口(虚线)可翻转背侧和掌侧皮瓣;
B. 用显微外科器械和精细的技术小心轻柔地解剖待修复的结构
(参考手术技术 63-8)

七、修复顺序

彻底冲洗、清创和辨别所有结构后,开始修复。如后续的讨论所示,在某些因素或情况下需要改变修复的顺序。下面是我们修复损伤结构的常规顺序,讨论包括手指、手部和臂部的再植。

1. 缩短骨骼,进行内固定。
2. 修复伸肌腱。
3. 修复屈肌腱(第 2 步和第 3 步可以颠倒,也可推迟屈肌腱的修复)。
4. 修复动脉。
5. 修复神经。
6. 修复静脉。
7. 关闭或者覆盖创面。

如果时间允许,我们经常在修复伸肌腱后立即修复静脉。这样减少改变手部的位置,可在无血的术野内吻合静脉。这可以减轻静脉充血。而且,如果时间允许,在修复动脉之前修复神经更加容易。

拇指末节再植的时候,如果在固定骨骼之前就将移植静脉吻合至尺侧指动脉的终末支和最大的静脉,可能更容易操作;可以在伤口的近侧和背侧进行近侧的血管吻合。

八、骨与关节的处理

最低限度地剥离骨膜。缩短骨骼,以便无张力吻合血管和修复神经(图 63-17A)。缩短骨骼缩小了软组织的缺损,允许最大限度的软组织清创,从而将挤压伤转变为剪切伤。若进行静脉移植,对骨骼缩短的需求减少,但再植部分的存活有赖于移植静脉 2 个吻合口的通畅,而不是 1 个吻合口;而且,还需要额外时间切取静脉并进行吻合。然而,如果离断平面靠近没有遭受损伤的关节附近,静脉移植则可能是必要的。

拇指离断的骨骼缩短应控制在最低限度(图 63-17B)。我们发现手指短缩超过 1.0～1.5 cm,有时可影响该手指的功能。损伤手指关节的断离一般进行一期关节融合术(图 63-18C),但置入硅胶假体可保存关节的运动功能。这个方法大概最适用于锐利清洁的离断伤,保存可运动的关节能更好地满足职业需求。

固定指骨和掌骨一般用 2 根平行的髓内纵向克氏针,或单根髓内纵向克氏针,辅以 1 根斜行的克氏针控制旋转(图 63-18A 和图 63-17C)。如有可能,穿入克氏针应不妨碍关节运动。有时,离断位于未损伤关节的附近,则使用钻孔加钢丝环扎固定(图 63-18B)。必须注意维持轴线对线和控制旋转,处理多指断指时更应重视。我们发现再植时不必使用钢板和螺钉固定指骨或掌骨。虽然使用钢板螺钉是可以接受的,但常耗费时间。固定骨骼后可用 4-0 或 5-0 可吸收线缝合骨膜。Whitney 等研究了应用单根和交叉克氏针与有和没有克氏针支持的骨块间钢丝固定的临床结果(图 63-18D)。虽然初期结果显示全部各组均有类似的早期成角畸形,但骨块间钢丝固定的骨不连和并发症的发生率最低。

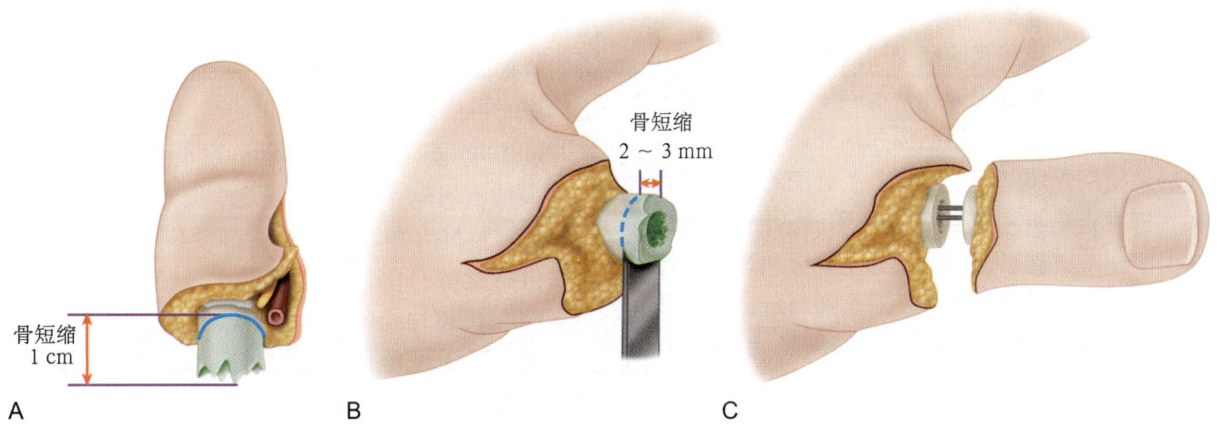

图 63-17　骨骼处理
A. 在手指,缩短 1 cm 通常可以无张力地血管吻合,且不过分影响手的功能;B. 用摆动锯缩短拇指近节指骨,每次锯除 2～3 mm,直至满意为止;C. 用纵行克氏针固定骨骼通常能满足要求

九、手指移位

有时由于离断部分或残肢损伤广泛，不可能恢复手指的解剖学结构。在这些情况下，将手指从其原来的解剖位置移位至一个更合适的位置可恢复一个有功能的部份。在两侧断指时，一侧手的断指再植至对侧手可能更合适。为给示指或中指提供一个用于捏持的手指，应优先重建拇指。也应考虑再植中指、环指和小指，以恢复手的杯状轮廓。在两侧断指考虑手指移位时，如有可能，应优先考虑优势手。

十、肌腱修复

再植时，通常按由骨骼层到更表浅层的顺序修复损伤的结构，这样的序列可能会延迟血管的修复，可以在不危及血管吻合的情况下修复深层结构。

（一）屈肌肌腱

如果离断伤的离断部分有挤压或撕裂，如果离断经过屈指浅肌肌腱止点的近侧，或者肌腱本身已经缺如，通常不一期修复屈肌肌腱。在这些情况下，计划进行延迟肌腱移植。预计要进行二期肌腱移植者，可在再植时插入硅胶棒。在置入硅胶棒前，应考虑创面的状况、污染程度以及感染的可能性。

在远侧指间关节附近、指浅屈肌止点远侧的屈肌肌腱损伤采用钢丝抽出缝合法。在手指中节部位的损伤，远侧肌腱残端则固定在骨骼或者腱鞘上。

位于近节指骨或其近侧的损伤，如果屈肌肌腱被整齐切断，通常一期修复2根肌腱。Waikakul等发现，在手指屈肌腱二区发生的损伤，如果将指深屈肌腱的近端同指浅屈肌腱的远端缝合起来，获得的效果比同时缝合深浅屈肌腱效果更佳，加速了这部分的再植进度。我们常用的肌腱缝合法包括用4-0 Mersilene缝线的改良Kessler法（见第66章）。正如Urbaniak所提倡的，首先在肌腱的每个断端分别进行缝合后，可先进行神经和血管的修复，随后再将缝线打结。这样有助于预防因手指屈曲而影响血管和神经的修复。在更近侧的腕部和前臂远端，可采用类似的方法或者褥式双直角缝合法。如技术上可行，用5-0或6-0非吸收性缝线，通常是尼龙线，修复手指屈肌腱鞘。如果屈肌肌腱在肌腹肌腱连接处损伤，以鱼口式褥式缝合法将肌腱缝合到肌腹上。

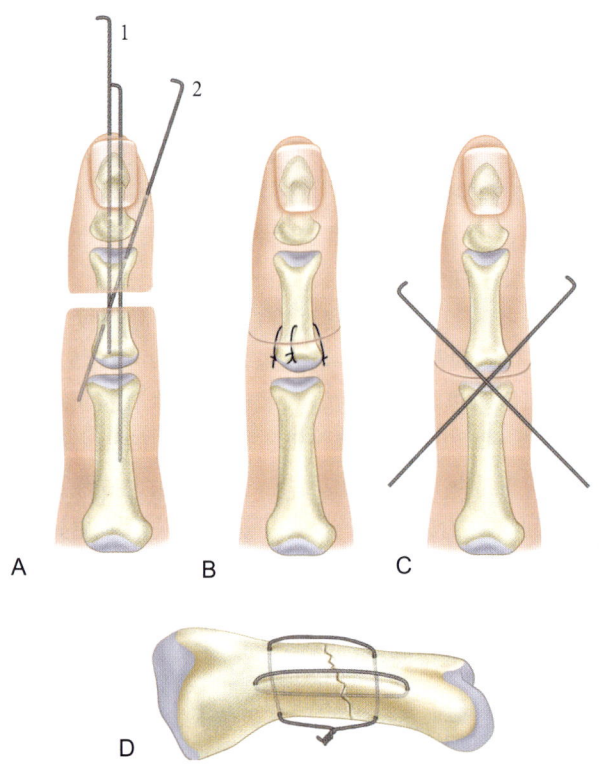

图 63-18　骨骼固定

A. 通常用2根平行的克氏针（1）或单根克氏针辅以1根斜形的克氏针固定骨骼（2）；B. 未损伤关节附近离适于环形钢丝固定；C. 经无法修复的损伤关节处的离断，用交叉克氏针进行一期关节融合术；D. 骨块间钢丝

更近侧离断的骨骼处理更复杂，使用髓内固定器械、接骨板和螺钉比远侧离断需要更多的技巧。若离断平面经过腕部，切除腕骨和穿关节斯氏针暂时固定可实现短缩，并保留运动功能。经前臂和臂部的离断通常短缩2～5cm，即可达到无张力的血管吻合和神经修复。

前臂离断，应用普遍接受的内固定原则；然而，因时间限制常需要修改。桡骨远端干骺端离断通常用斯氏针固定，较少使用钢板和螺钉。有时，我们也成功地使用骨块间钢丝固定。更近侧的离断用钢板和螺钉固定骨折两断端；或用Rush针或斯氏针行髓内固定；或者联合应用，如用钢板和螺钉固定桡骨，用髓内器械固定尺骨。对鹰嘴离断，使用髓内螺钉联合环形钢丝进行固定。如果肘关节粉碎，应尽力保存足够的骨质以便以后施行关节置换术。经肱骨离断通常用钢板和螺钉固定；然而，因骨折的形状和时间因素，可能需要进行骨折块间斯氏针固定或者髓内针固定。

（二）伸肌肌腱

用 4-0 不可吸收缝线修复伸肌肌腱。在掌指关节和腕伸肌支持带之间的伸肌肌腱损伤通常用褥式缝合修复。在伸肌支持带处的伸肌肌腱损伤通常需要切除部分支持带，以协助修复和随后的肌腱滑动。此处以及更近侧的肌腹肌腱连接处，褥式缝合通常可满足修复的要求。在肌腹肌腱连接处的损伤，将肌腱鱼口式插入肌腹进行修复，褥式缝合加强。

十一、血管修复

辨别掌侧的指动脉通常比寻找适合吻合的静脉更容易。指动脉恰好位于掌侧指神经的背侧。根据我们的经验，虽然一般可容易地找到两侧的指动脉，但经常见到示指桡侧和拇指桡侧的指血管发育不良。在拇指，若没有适合吻合的掌侧动脉，拇主要动脉可从背侧提供足够的血流。

血管修复的顺序

关于血管吻合的顺序，外科医师有不同观点。顺序可随离断的位置而变化。在手指，我们的体会是首先修复动脉。这样可在继续再植前评估通过吻合口和流经手指的血流是否充足。如果先修复静脉，医师必须等待动脉吻合后才能确定血液是否流经手指和通过静脉吻合口。先修复动脉还可使指背静脉充盈，有助于寻找难以发现的静脉。在指尖的断指，需确定尺动脉和桡动脉远端所形成掌横弓产生的中央动脉的走行和位置。它位于指腹中线、末节指骨掌侧，约 0.85 mm。指背侧终末静脉由甲襞静脉汇合而成，由远侧指间关节的远端中部处走向远侧指间关节水平，直径约 1 mm。Koshima 等报道，远端再植时延迟修复静脉的有效方法。他们会允许动脉修复后待静脉充盈和第 2 天让患者返回手术室吻合扩张的静脉。

如果离断发生在手掌、腕部、前臂或者更近侧，并且肢体的血供能够安全重建，如能在修复动脉前修复 2～3 根大静脉，有时可最大限度地减少失血。如果缺血时间达 6 h 或更长，则不应先吻合静脉。若离断时间已很长，先修复动脉可缩短缺血时间，最大限度地降低含有坏死肌肉的肢体再通血供的危险性。如果缺血时间达 6 h 或更长，可采用颈总动脉内膜切除分流管和脑室腹腔分流管连接动脉。这样可避免释放过量的钾、乳酸和肌红蛋白。此种情况下，如果先吻合动脉，随后应尽快修复静脉，以避免过多失血。此时，使用气囊止血带有助于控制出血。

用细小柔软的硅胶导管和肝素化的乳酸林格溶液灌注动脉可使大的和小的离断肢体受益。如果用肝素化的溶液轻轻灌注被挤压的断指和大而含肌肉的断肢，可能获得更高的成活概率。轻轻扩张和冲洗血管断端有助于清除血栓形成物。

再植的血管修复

手术技术 63-9

- 找到动脉，用细线标记后，从背侧皮瓣解剖静脉。在掌指关节和中节指骨中部之间，通常能找到 3～4 根合适的静脉。此点以远，可能只有 1～2 根合适的静脉。虽可找到掌侧静脉，但这些静脉的直径通常＜1 mm，可能不适于吻合。用细线标记静脉，继续准备待吻合的血管。
- 由于手掌、手背和前臂的血管较粗大，解剖这些血管不像解剖手指血管那样冗长乏味。这通常需要采用与皮肤横纹平行的掌中切口及手背和前臂的弧形切口或 Z 形切口。
- 找到并用缝线标记全部动脉和静脉后，轻柔精细地解剖上述血管，使其从周围组织中游离出来；根据要切断血管分支的大小，用结扎线、金属夹或双极电凝横断细小的侧支和分支。游离血管有助于进行无张力的吻合。
- 血管游离后，依血管断端间缺损的大小决定是否需要缩短骨骼，或静脉移植。
- 剥离血管外膜，它可能引起缩窄，切除血管断端的外膜。
- 使用肝素化生理盐水冲洗血管，浓度为 100 U/ml。
- 使用放大镜，包括手术显微镜，确定血管壁损伤的程度和范围。如果发现血管壁内有血栓形成的迹象或者内膜已经损伤，切除损伤段血管。如果撕裂伤似乎已将血管内膜抽出血管端外（望远镜状），则也要切除该段血管。广泛的撕裂或挤压伤可引起严重的血管壁损伤，足以妨碍血管的成功吻合。
- 血管准备就绪后，按上述顺序吻合血管。尽力修复两侧的指动脉和尽可能多的静脉，以每根动脉配 2 根静脉为好。在指动脉，使用小血管合拢夹。对较大血管，可使用类似的血管夹。牢记血管夹夹持的时间，对小血管（1 mm）尤其如此；使用时间应尽可能缩短，以<30 min为好。
- 松开血管夹后，用利多卡因或布比卡因浸渍血管以最大限度地减轻痉挛。
- 用10-0或11-0单丝缝线缝合手指血管。对手部、腕部和前臂远端，用7-0～9-0缝线是合适的；然而，近肘关节及其近侧的血管损伤则需要较粗的6-0和7-0缝线。大多数指动脉需缝合6～8针；指静脉需要8～10针，有时更多。可能会有少量的漏血，通常在数分钟内即可停止。
- 如果遇到血管痉挛，使用温盐水、局部利多卡因、布比卡因、利血平和硫酸镁可能有助于缓解痉挛。目前已广泛应用术中、术后全身肝素化，但我们应用右旋糖酐-40（低分子右旋糖酐）和阿司匹林抗凝血。
- 有时动脉和静脉损伤严重，没有满意的近侧血管可与远侧血管吻合，或者血管清创遗留的缺损太大，不能通过简单的端-端吻合修复。有些技术，如动脉段和倒置静脉段的嵌入移植、从伤指切取静脉和移位，邻近未损伤手指的动静脉蒂移位可能有助于挽救手指，否则该手指不能存活（图63-19）。移植静脉通常取自无法再植的离断部分、手背或前臂以及足部。在某些情况下，1条移植静脉与近侧1条指动脉吻合，采用端-侧吻合或者Y形静脉移植，可与远侧2条动脉相吻合。使用移植静脉时应注意维持其正确的方向（倒置），使血流不被静脉瓣阻挡。切取的移植静脉应与受区血管的直径大体一致。

移植的神经修复

手术技术63-10

- 牵开背侧和掌侧皮瓣，在指动脉浅侧寻找指神经。一般情况下，在吻合指动脉后，可容易地修复指神经。
- 轻柔解剖指神经，使之与周围结缔组织分离，游离神经，以便在无过大张力的情况下修复。偶尔，可能需要切断细小侧支以充分游离神经。
- 游离神经近侧和远侧断端后，在手术显微镜或放大镜下观察断端，将每侧断端修剪3～5 mm。
- 如果损伤锐利整齐，通常可以一期修复神经。用9-0或10-0单丝缝合材料缝合神经外膜2～4针，仔细对合靠拢神经束。
- 对更近侧的损伤，采用标准的掌侧切口解剖相应的神经干，切口要与手掌部的皮纹平行，沿前臂向近侧延长。对手掌部、腕部和更近侧的神经干，采用"神经束组"或周边神经束膜缝合。
- 如果离断部分被撕裂或者严重挤压使神经内损伤的范围模糊不清，下述几种方法可能有所帮助。
- 向近侧和远侧修整神经断端，直至神经的外观正常。嵌入一段移植神经，用显微缝合技术予以固定。移植神经可取自不能再植的离断部分、前臂外侧皮神经和腓肠神经。由于神经移植需要额外的手术时间及神经内损伤范围的不确定性，在再植手术中我们一般不进行一期神经移植。取而代之的是，采用8-0缝合线将撕裂或挤压神经的断端褥

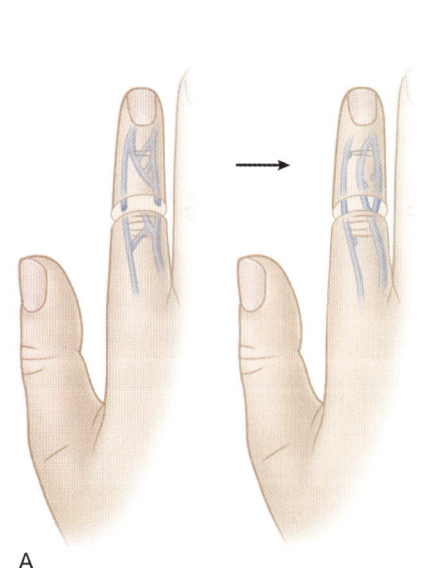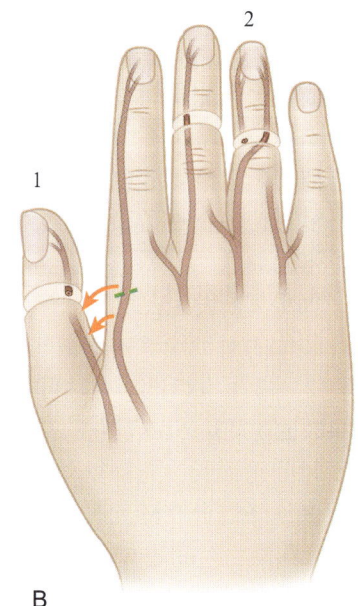

图63-19　血管移位

A．游离指背静脉，提供额外的远侧静脉与近侧血管吻合；B．游离动脉，使正常手指的动脉移位重建拇指血供（1）；移位同一手指的动脉重建远侧离断部分血供(2)。(参考手术技术63-9)

式缝合在一起,以备以后神经探查、清创、修复或移植。
- 如果神经断端不能靠拢在一起,一种可供选择的方法是将神经断端固定在周围的软组织上,以便在以后的神经移植时能容易地辨别和分离神经断端。
- 修复全部结构后,如能及时完成手术,没有过度肿胀,能无张力合拢皮缘,则一期关闭皮肤切口。
- 在手指及其更近侧的部位,某些区域可以让创面开放使之二期愈合,或者用移植皮片覆盖。如果创面开放,神经、血管、骨骼、关节和肌腱不应显露。
- 满意的可选方法包括用Z字成形术、局部皮肤转位、二期远位带蒂皮瓣、一期复合组织移植(游离皮瓣)和断层皮片闭合伤口。根据作者的经验,不需要一期远位带蒂皮瓣和游离皮瓣。联合应用皮瓣转位、断层皮片闭合伤口和让部分创面敞开可以取得令人满意的效果。
- 使用药用凡士林纱布覆盖皮肤创面,用大量敷料覆盖背侧和掌侧面。蓬松棉或者合成材料可提供柔软而贴附良好的敷料。用生理盐水或乳酸林格溶液浸湿衬垫,使血液更容易地吸附到绷带中,使绷带与肢体轮廓更容易贴附。任何时候都要避免局部加压。

术后处理 适当衬垫再植部分,在其掌侧面安放石膏托支持手指、手部和腕部。固定绷带时要避免过紧或过度缩窄。要显露手指尖和小块皮肤观察血液循环。术后第一周,每8h用生理盐水湿润绷带1次,防止干燥的血液形成环形硬痂,后者可能产生缩窄作用。为观察血液循环或者确定任何出血的来源和范围,可能需要早期、频繁地更换敷料;但我们的方针是对不复杂的再植首次更换敷料至少要延迟1周。这样可降低干扰脆弱血管吻合的危险性,减少诱发血管痉挛的概率。

只要再植部分的外观令人满意,通常将其放置在适当的位置,使手位于心脏平面。如果再植部分因静脉阻碍出现充血和发绀,用几个枕头垫高可能有益。如果再植部分因动脉供血不足而变苍白,可能需要将其降低至心脏平面以下以增加动脉血流。根据损伤的程度,术后通常让患者卧床休息3~7d。

术后早期,保持室内温暖、禁止患者和探视者吸烟及劝告患者不喝含咖啡因的饮料都是有助于预防血管痉挛的措施。应用合适的麻醉性镇痛药和镇静药(如氯丙嗪,25mg,每日4次)可以预防或者最大限度地减少与疼痛和情绪忧伤有关的血管痉挛。

术后神经阻滞有助于预防血管痉挛。如果将细小的硅胶导管留置在正中神经和尺神经附近,每6~8h注射0.25%布比卡因4~5ml足以预防血管痉挛。若需要控制血管痉挛,可进行星状神经节交感阻滞或腋路臂丛阻滞,每日1~2次。

不同的外科医师单一或联合使用各种不同的抗凝血药。最常用的有肝素、右旋糖酐-40(低分子右旋糖酐)、阿司匹林、双嘧达莫(潘生丁)和华法林(香豆素)。对于血栓形成危险性大的损伤,尤其是广泛的挤压伤或撕裂伤、吻合前血管断端血流不好、通过已完成的吻合口的血流不好或不明显、年幼儿童的再植,建议使用肝素。笔者的经验是使用右旋糖酐-70,每24h 500ml(儿童每日10ml/kg),共3d;联合应用阿司匹林,300mg,每日2次,共5~7d。术后1周常规应用抗生素。

十二、再植后循环危象的处理

如果再植部分出现循环不良的征象,及时判断和处理可能挽救再植部分,否则可能失去再植部分。在许多情况下,皮肤温度、氧分压、氢和荧光素的稀释度及其他因子的物理监测仪(参见本章后面的微血管术后监测技术)相当敏感,足以在临床上发生明显的缺血改变之前就监测到明显的血流变化。如果再植部分发凉,出现苍白和干瘪等符合动脉供血不足的征象,或者是再植部分发绀、充血和肿胀,符合静脉回流受阻的征象,在将患者送入手术室探查之前采取某些措施可能有助于解决问题。

室内应温暖舒适,应给予患者足够的镇痛药和镇静药,最大限度地减轻低落情绪。如前所述,应抬高再植部分,使之恰好在心脏平面之上,以促进静脉回流。医用水蛭(Hirudo medicinalis)对缓解静脉淤血非常有效;然而,水蛭可能是一个感染源,若有失活组织存在则不应使用。若怀疑动脉供血不足,把再植部分放在下垂位置可能有益。松开或去除石膏托和敷料,确保无任何物体对血管产生直接压迫,也无任何因素挤压肢体。用手指轻轻挤压血管,动脉要由近而远,静脉要由远而近。

在远端损伤,如果已经将硅胶导管放置在正中神经或尺神经附近,则注射0.25%布比卡因4~5ml。星状神经节交感阻滞及臂丛阻滞也有效,尤其是对于难以处理的血管痉挛。许多经验丰富的外科医师发现，在挽救一个濒于失败的再植部分时，将 3 000～5 000 U 肝素作为一个剂量静脉内应用有效，但这还不是我们的常规措施。

如果再植部分对上述措施没有反应，外科医师必须根据自己对该损伤的了解和经验，决定是否有必要重返手术室探查血管。一旦循环危象的确切体征明显，应迅速做出决定。如能在缺血征象出现后 4～6h 内再次手术，成功的可能性很大。

再次手术

手术技术 63-11

- 尽管临床体征可以提示问题出在动脉还是静脉，一旦决定再次手术，则应检查所有吻合口。
- 探查动脉吻合口，确定是否通畅。
- 如果 1 个或多个动脉吻合口不通，则切除吻合口，确保近侧断端有充足的血流"喷出"，然后修复血管。
- 如果近侧血流不足或者近侧动脉外观损伤严重，继续向近侧解剖，直到正常的动脉，嵌入一段倒置的移植静脉。
- 远侧动脉也可能遇到类似的问题。如果找不到正常的动脉干，则寻找其他动脉予以替代。必要时用静脉移植进行修复。检查远侧动脉血流和灌注，以及断离部分的外观。
- 探查全部静脉吻合口，评估通畅情况。如果多方努力仍不能恢复血流，则考虑再次截肢。
- 经初步探查，如果全部动脉吻合口均通畅，近侧和远侧动脉外观均没有痉挛、扭转、压迫或者血栓形成，接下来应将注意力放在静脉上。
- 如果全部静脉吻合口均通畅，应探查吻合口近侧和远侧的静脉，以排除压迫、扭转和血栓形成。如果发现有血栓形成，则切除这些血管段，然后行端-端吻合或嵌入移植静脉予以修复。如果发现静脉吻合口被血栓阻塞，应将其切除并行端-端吻合或静脉移植予以修复。
- 然后观察评估动脉和静脉血流及再植肢体的外观。如果全部可以利用的、合适的静脉均已被找到、修复或移植，仍不能恢复满意的血流，则考虑再次截肢。
- 对手指损伤，采用指腹切口和楔形切除指甲让静脉血渗出等措施可使足够的血流维持足够的时间，使手指存活。对这些患者，应密切监测血红蛋白和血细胞比容，以便及时纠正血容量的不足。

十三、其他并发症

虽然与血管修复有关的循环危象是再植后最紧急的并发症，但再植后早期出现的其他并发症还包括出血、皮肤坏死、肌肉间室肿胀引起的缺血及感染。过度出血可能来自未被烧灼的血管，或者起因于抗凝血治疗。明显的皮肤坏死通常发生在关闭皮肤以后，这些皮肤在最初的创伤性断肢时遭受严重的损伤，起初好像有活力，以后发生坏死改变。这就可能需要进一步的清创和用局部皮瓣或皮片二期闭合创面。再植后严重的脓毒症极其少见，根据需要，经过全身应用抗生素、创面清创及引流，通常能得到满意地处理。虽然肌肉间室压力过高可引起缺血，但该现象通常发生在大肢体再植，在臂部、前臂和手部，可用适当的筋膜切开术治疗。再植后第 1 周内，这些早期并发症可能需要在麻醉下进行伤口探查和换药。

晚期并发症，如骨不连或畸形愈合、肌腱粘连、关节僵直和神经功能恢复延迟等，通常用适于这些问题的常规方法处理。对骨不连或畸形愈合，可能需要骨移植和内固定。有滑动障碍的肌腱粘连可能需要肌腱松解术；在某些情况下，可能需要一期或二期肌腱移植。关节僵直可能需要关节囊切开术；如果损伤严重，对选择的病例行间置式关节成形术可保留关节的运动功能。如果一期神经缝合后在适当的时间内没有显示功能的恢复，或者是最初再植时没有同时修复神经，则可能需要再次探查，行修复或者神经移植术。具体重建手术的性质和时机的选择取决于每个患者的伤情和要求及外科医师的判断和经验。

十四、康复

每个患者的具体康复计划取决于多种因素，特别是患者的需求和动机以及再植部分损伤的程度。一般说来，再植后的最初 3 周内不要开始尝试骨骼、关节或肌腱的明显运动。然后，根据损伤程度，用治疗大多数肌腱、骨骼和神经复合伤相似的方式治疗大多数再植患者。再植 3 周后，鼓励大多数患者参加一项包括主动的、主动辅助的和保护下被动伸展和运动范围训练的分级康复计划，并以适当的动力和静力支具和夹板辅助康复。

十五、显微血管术后监测方法

显微血管手术（如再植和游离复合组织移植）术后，应为再植或移植的组织建立可靠的监测系统。虽然临床上容易辨别颜色、毛细血管再充盈、温度和饱满度，但由于这些因素的主观性，尤其是颜色和温度，仍存在判断错误的可能。上述原因以及相当严重的缺血损伤可能发生在明确的临床体征出现之前，促成了许多物理监测设备和技术的发展和应用。这些设备和技术包括超声和激光多普勒探头、体积描记法、皮肤温度探头、经皮氧分压测定、氢廓清技术和皮肤荧光测定。

多普勒探头和体积描记法都是判断动脉血流相当准确的指标；然而，在探测静脉血流时则不如探测动脉血流准确。业已清楚，经皮氧分压测定、氢廓清技术和皮肤荧光测定都是测定微循环变化的有效而敏感的方法；但目前使用皮肤温度检测探头是一项简单可靠的辅助临床判断的手段。将不同探头分别放置在重建血运的组织、邻近正常组织和敷料上，能持续检测温度的相对和绝对变化。再植手指温度降到30℃以下或者比正常手指低2~3℃以上则考虑是循环危象的一个征象。

在缺血出现临床征象前和温度变化出现前数小时，经皮氧分压测定可显示氧分压的改变。经皮氧分压等技术有望成为更为敏感的实用监测技术。

第四节 血运重建

肢体没有完全分离，可能引起不完全性截肢损伤或部分组织由于严重的血管阻断丧失活力。这些有血液循环障碍的肢体，有些可以最终存活，但可能存在持久的缺血，从而引起后期致残性怕冷和手内肌的萎缩或挛缩。有血供障碍的手指在受压变苍白后恢复正常的淡红色极其缓慢。处理这些手部损伤与再植基本相同；但是从受伤到血管吻合之间的时间间隔可以更长，手术可以由1个手术小组完成。术后常规如前所述。在腕部，若桡动脉和尺动脉同时被切断，一般应至少修复1条动脉。如果对手部的存活仍有疑问，应同时修复桡动脉和尺动脉。

特殊技术

为不可能行微血管吻合术的末梢指尖离断者，Brent报告了一种"袋形缝合术"。这种技术包含清创，将截去部分的表皮剥去，作为复合移植物再接回去，然后埋在对侧胸壁的皮下袋里3周。到那时把它移出来，在有活力的指尖上植皮。Lee等在腹部的皮下袋运用了这个方法。Muneuchi等报道对7根手指运用这项技术效果不理想，不推荐在甲弧影及其近心端损伤时使用这项技术。为了避免肩和肘的僵硬，Arata等改进了这个步骤，用同侧掌作为袋的位置。在他们的16例患者中，13例完全存活，剩下的3例出现部分坏死。

袋式血管吻合术

手术技术 63-12

（Arata等）

第1次手术

- 使用腕或上臂阻滞麻醉，上臂应用充气止血带，用生理盐水冲洗截去的部分和截肢残端，去除指甲。
- 将骨折的部位复位，用克氏针固定，尽可能短地切断克氏针。
- 不吻合血管，将离断的部分再固定到截肢残端。
- 将截断指固定到手指之后，用手术刀将其表皮剥离，直至真皮中层。
- 在同侧手掌做1个2cm的横切口，钝性剥离皮下层从而形成一个口袋。
- 将再固定好的断指插入口袋，在固定部位近端2mm平面将手指和手掌的皮肤缝合，以防止插入的手指从口袋中抽出。
- 使用纱布敷料轻微加压包扎，不用夹板固定。

第2次手术

- 第1次手术后16~20d，小心地从手掌皮袋里面移出再植的部分，缝合手掌皮肤。
- 将敷料换成湿的敷料，鼓励受伤的手指主动活动。
- 在第2次手术后约2周，断指的上皮化应该完成，再植部分逐渐趋于稳定。

有人描述了另外一种对末梢指尖断指再植的技术，包括将断指的掌侧的桡静脉与手指近端的指动脉吻合，形成一个动静脉吻合。在指尖做个横向的切口建立静脉引流。Yabe 等报道了 4 个案例，3 个存活，另 1 个发生部分坏死。

第五节 一期组织移植（游离组织瓣）

在显微外科技术出现以前，远处带蒂皮瓣已用于覆盖较大的软组织缺损。1946 年，Shaw 和 Payne 报道了他们应用以腹壁上浅血管和旋髂浅血管为基础的管状带蒂皮瓣的丰富经验。McGregor 和 Morgan 根据该报道和他们对 Bakamjian 胸三角皮瓣的分析及他们自己应用带蒂腹股沟皮瓣的经验，阐述了随意皮瓣和轴型皮瓣的区别。随意皮瓣不以任何具体的、特定类型的循环为基础。随意皮瓣的长宽比 > 2：1，失败的危险就会增加。轴型皮瓣则以一个明确而比较恒定的动脉供血为基础，该动脉供血以 1 条或数条动脉为中心。轴型皮瓣没有严格的长宽比要求。根据动脉血供的类型，轴型皮瓣一般被分为皮瓣和肌皮瓣。皮瓣棘以生存的恒定循环来自单一动脉，该动脉穿过深面的皮下组织，经皮肤-皮下血管供其上方的皮肤。肌皮瓣由深部血管穿过肌肉和深筋膜提供皮肤动脉供血（图 63-20）。穿支皮瓣，首先由 Koshima 和 Soeda 提出，是皮肤或皮下组织瓣，其血供来源为单个血管分支及其皮肤穿支血管。筋膜及肌肉不会随皮瓣一起掀起，因此，其对供区的影响更少，对受区的外形更有利，也不需要一个繁琐的解剖和分离。常见的穿支皮瓣包括包括腹壁下动脉深支穿支皮瓣、股前外侧穿支皮瓣、胸背动脉穿支皮瓣、臀上下动脉皮瓣等。

虽然不同学者随后描述了取自不同供区、用途各异的多种游离皮瓣，本节仅介绍已被证实，用于四肢重建手术的皮瓣。

一、适应证和优点

带蒂皮瓣的传统适应证与游离皮瓣的适应证相似；但是，游离皮瓣的多种用途使其能处理的问题增多。每个病例必须具体考虑。在大多数情况下，应用游离皮瓣意味着应用较传统的随意或轴型皮瓣是不可能或不恰当的。目前，游离皮瓣的适应证如下，但并不局限于此：

1. 二期，有时甚至是一期覆盖伴有重要结构（如血管、神经、肌腱、骨骼和关节）外露的大面积皮肤和软组织缺损。

2. 覆盖后期重建手术不理想的软组织床（如妨碍肌腱移植、肌腱移位、神经修复或神经移植、骨骼固定和骨移植的瘢痕、慢性流水的溃疡和慢性骨髓炎等）。

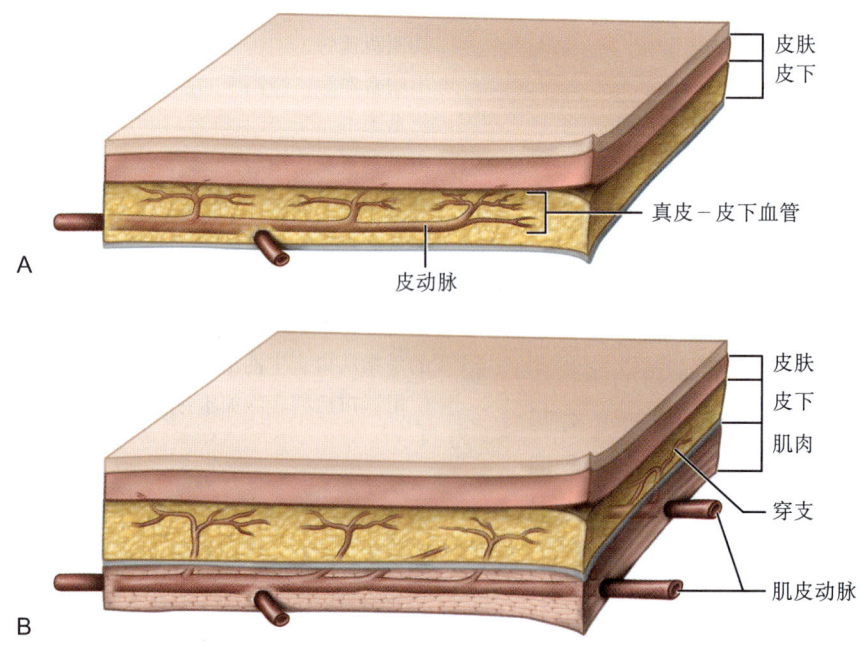

图 63-20 轴型皮瓣的动脉供血
A. 皮瓣，依靠单一动脉供应皮肤和皮下血管；B. 肌皮瓣，以穿过肌肉和筋膜到达表面皮肤的深部肌皮动脉为基础

3. 替代烧伤、放射、癌根治术和瘢痕挛缩后活动部位形成的不稳定瘢痕。

4. 无合适的随意皮瓣或轴型皮瓣可资利用的覆盖问题。

5. 不希望或不可能将肢体长期固定在不方便的位置上的覆盖问题。

6. 为满足功能需要而重建特定组织（如手部或足跖侧的感觉，手指再造，前臂大块骨骼肌缺损的替代，上肢和下肢骨缺损的替代，手指关节缺失或毁损的替代，手和前臂功能性骨骺的替代，先天性和发育性畸形的矫正，包括桡侧棒状手畸形和先天性胫骨假关节）。

与较传统的方法相比，游离皮瓣可能具有如下优点：

1. 一般一期完成手术。
2. 供区的选择通常受到较少的限制。
3. 供区与受区在颜色、质地、厚度和毛发分布的匹配方面具有更大的灵活性。
4. 许多情况下无须依靠皮肤移植就能够一期闭合供区创面。
5. 大多数供区遗留的外观可以接受。
6. 有持久血供的血管丰富的组织能够替代缺血的或无血管的组织。
7. 若有适应证，为重建肢体，可在复合组织移植中包括吻合血管的骨移植、有功能的关节、骨骺和骨骼肌。
8. 不需要长期固定在不方便的位置，因而使患者的日常活动更自由。
9. 受区附近的关节能够比传统方法更早地活动，预防关节僵硬和挛缩。
10. 住院时间通常缩短。

二、禁忌证和缺点

1. 虽然几乎没有应用游离皮瓣的绝对禁忌证，但在下述情况下外科医师应有保留地应用游离皮瓣：

（1）外科医师既没有受过显微外科训练，又没有显微外科经验。

（2）公共机构对重建显微外科项目的支持不足。

（3）需要覆盖或组织重建的部位没有合适的血管可供利用。

（4）受区先前的创伤或放射可能已经严重破坏了受区血管，使其不能用于血管吻合。

（5）如果只有1条大的动脉供应足或手，将其作为游离皮瓣的受区血管，即使采用端-侧吻合也可能危及足或手的存活。

（6）年龄本身可能不是一个禁忌证；然而，假如严重的全身性疾病使严重的麻醉意外危险性增大，则应当考虑其他的治疗方法。

（7）假如全身性疾病，如动脉粥样硬化、脉管炎或其他损害，已经引起血管系统的损伤，虽然显微血管手术不一定会失败，但与没有疾患的血管相比，失败的可能性更大。

（8）假如供区以前做过手术，供区血管可能已被损伤，就不能使用该供区。

（9）肥胖使解剖血管蒂困难或者根本不可能。臃肿肥大的皮瓣难以操作，且难以在不引起吻合口的张力、扭转或断裂的条件下置入。有时会由于脂肪组织的阻碍，无法看清血管蒂，因而不能进行满意的吻合操作。

2. 游离组织移植的缺点包括下列几方面：

（1）初期手术时间较传统皮瓣长。游离皮瓣需要 4～10 h，主要取决于所选择的皮瓣和手术小组的经验。

（2）手术可能操作困难而冗长乏味。

（3）通常需要 2 个手术小组。

（4）假如出现血管内血栓，游离皮瓣完全失败的危险性很大。

（5）据报道，与传统方法相比，游离皮瓣失败的总体风险性更大。Sharzer 等举例，游离皮瓣的失败率为 10%～30%。另外，游离皮瓣移植后再次手术率可以高达 25%。

（6）迟至术后 10 d 仍可发生术后血管并发症（通常发生在最初的 24 h 内）。

三、游离组织瓣的选择

至今已有大量游离皮瓣被介绍。选择某一个具体皮瓣，而不选另一个皮瓣，可能受许多因素的影响。受区对组织的具体要求非常重要。需要全层覆盖吗？皮肤移植或传统皮瓣可以满足要求吗？确实需要游离皮瓣吗？只需要单纯的覆盖吗？覆盖的厚度和大小如何？需要皮肤感觉、骨骼、关节、神经或有功能的肌肉吗？总的说来，若无效腔很小，又必须选择相匹配的皮肤和皮下组织以恢复皮肤感觉时，应选择游离皮瓣，而不是游离肌瓣。

在某一具体情况下，供区和受区的血管条件和可用性是确定哪种皮瓣最合适的重要因素。一般说来，应选择能满足特定受区组织要求的最简单的手术。皮瓣的设计应当这样，一旦皮瓣失败，可以进行满意的补救手术。在大多数情况下，影响皮瓣选择的一个重要因素很可能是外科医师本人应用某种皮瓣的经验。

这里将讨论复合组织瓣（游离组织瓣）的一期移植在修复和重建上肢和下肢的创伤、感染、肿瘤、先天性和发育性疾病中的应用。应当首先考虑最简单的手术，如局部和远处带蒂皮瓣。在不能采用较传统的方法的情况下，应当考虑显微外科手术；而且，在某些情况下应优先考虑使用游离皮瓣。

（一）上肢

已经证明，在上肢的软组织缺损的单纯覆盖、感觉的恢复、骨缺损的重建、无功能骨骼肌单位的替代，以及足趾移植再造拇指和手指方面，游离组织移植是有效的。吻合血管的足趾关节移植至手指关节及足趾和腓骨骨骺移植至手指和前臂骨骺都给处理难度很大的上肢重建问题带来了希望。

目前，最常用于上肢的游离皮瓣包括覆盖软组织缺损的腹股沟皮瓣和足背皮瓣。足背皮瓣还有一个优点：具有来自腓深和腓浅神经的神经支配，可用于恢复手部的感觉。对有相当大无效腔的大面积缺损，尤其是位于肘关节附近者，可用游离肌肉移植，后者包括背阔肌、前锯肌和腹直肌。股薄肌、背阔肌和胸大肌已被用于恢复前臂的骨骼肌功能。全部或部分𧿹趾、第2足趾和第3足趾已被成功地用于拇指和手指重建。吻合血管的肋骨、髂嵴和腓骨移植已被用于上肢和手部的骨骼重建。

上肢的大多数软组织缺损可用直接关闭、皮肤移植、局部皮瓣或远处带蒂皮瓣治疗；如果技术上可行，这些方法仍然是首选的。在上肢进行即时的游离皮瓣覆盖。该方法需要最初彻底清创，清除所有没有活力或可能没有活力的组织，以及一个经验丰富、人员配备精良的显微血管手术队伍。

（二）下肢

在下肢，治疗骨髓炎时为满足软组织覆盖的需求，已经成功应用背阔肌、前锯肌、腹直肌、股薄肌、阔筋膜张肌、游离腹股沟皮瓣和肩胛皮瓣。足背皮瓣作为一个带神经血管蒂皮瓣，也被用于恢复足跖侧的感觉功能。虽然肋骨和髂嵴已被用于修复下肢的骨缺损，但这些骨骼的弯曲度和相对脆弱的特点限制了它们的实用价值。吻合血管的腓骨移植已成功地应用于许多下肢骨骼问题，这些问题包括肿瘤外科引起的缺损、创伤和先天性异常如先天性胫骨假关节等。虽然吻合血管的腓骨已被用于治疗股骨头缺血性坏死，但由于还没有积累相当数量患者的长期结果，迄今为止其疗效尚未确定。

几位学者已经讨论了应用游离组织瓣治疗创伤后慢性骨髓炎。肌皮瓣似乎比随意皮瓣更抗感染。一些初步报道在治疗骨髓炎用微血管皮肤和肌皮瓣是乐观的，但一部分人不乐观。各种并发症、皮瓣失败、反复感染已经有报道。Gordon 和 Chiu 报道了他们应用分期游离组织移植和骨移植治疗 14 例感染性胫骨不连的经验。他们认为仅用游离肌肉移植就可以有效治疗没有节段性骨缺损的感染性骨不连。对小的缺损（< 3 cm），他们推荐在游离皮瓣覆盖成功后进行后外侧植骨。胫骨和腓骨的节段性缺损最好用随后的游离腓骨移植治疗。

对 > 15 cm 的大面积软组织缺损，倾向于选用背阔肌肌瓣。对较小的下肢远端缺损，如骨髓炎的死骨摘除术后，肌瓣（如股薄肌、前锯肌或腹直肌）可能更好。

四、术前要求

精通显微血管技术，以及必须通过尸体解剖熟悉各种皮瓣的血管解剖。

术前必须综合评价将要接受皮瓣手术的患者。患者应健康，足以忍受可能费时很长的手术，所有失活组织在游离皮瓣覆盖之前均需进行彻底清创。应有可以证明的正常供区和受区血管。通过周围脉搏的临床触诊、手部的 Allen 试验和超声多普勒探头可评估血管是否合适。有些医师认为血管造影可能更有助于评估血管状况，尤其是评估一个受损的下肢血管状况的时候。然而，术前血管造影可能导致血管损伤，有时手术显露是评估血管的唯一途径。静脉造影可以有助于确定深静脉系统是否完好；尤其是当浅静脉系统不足的时候。尽管应用血管造影评估血管可能有困难，假如供区血管有任何疑问，应用血管造影可能有所帮助。

术前告知患者与此手术有关的危险性、意外情况和可能发生的问题。另外，应做实验检查（包括出凝血因素的检查）和适当的输血准备。

五、手术的总体计划

避免手术室的温度过低。将患者放置在可加热和制冷的毯子上。用直肠或食管探头监测体温。假如设计的手术可能持续数小时，要插留置导尿管。麻醉诱导后，将患者放在合适的体位，以便接近供区和受区2个部位。骨性突起或者神经血管结构要衬垫，避免过度压迫。在患者身上经测量和描绘画出受区缺损的图形，将画出的缺损图形放在供区上，以便在移植时确定合适的供区。经触诊和使用多普勒探头确认供区和受区血管的走行，用皮肤标记笔标记其走行。在四肢，可使用气囊止血带维持术野无血完成大部分的解剖操作。一旦找到主要的结构，根据需要，对止血带进行间断充气和放气。

进行游离组织移植，尤其是较大的移植，一般需要2个手术小组。1组准备受区，清创瘢痕和所有坏死组织，包括坏死的骨。显露所有受区血管，以确定可以利用的动静脉蒂的合适长度。如果需要静脉移植，应在供区组织转移前切取，以尽可能缩短移植组织的缺血时间。在此解剖过程中，注意避免把血管剥离干净，因为这样可能引起血管的顽固痉挛，影响已设计的组织移植。在四肢，如果肢体的循环依赖于单个动脉，必须确定经端-端还是端-侧吻合利用该动脉，或者究竟是否利用该动脉。如果计划修复神经或肌腱，也要找到这些结构。

当第1组医师正在准备受区时，第2组医师解剖供区，一般以已经确认的供区动脉的走行作为轴线画出组织瓣的轮廓。游离皮瓣的切口通常从血管蒂部开始。如果已找到合适的动脉和静脉，则继续进行皮瓣的解剖。假如在首次解剖的身体一侧没有找到满意的血管，在患者体位和术前计划允许的情况下，可探查对侧。

游离皮瓣后，在受区完全准备妥当并确定受区血管能够经血管蒂为供区组织供给足够的血液循环以维持皮瓣存活之前，保持皮瓣与血管蒂相连。一旦确定受区和受区血管准备完毕，供区的血管蒂有足够的长度，则横断血管蒂。一般先夹住并横断动脉，允许静脉回流一段时间。然后再夹住并横断静脉。至此皮瓣准备完毕，可以移植至受区。供区小组将皮瓣传递给受区小组。将皮瓣连接至受区的同时，供区小组关闭供区创面。虽然经直接对合皮缘一般能关闭供区创面，但有时可能需要断层皮片。

受区小组用大针距的缝线缝合皮瓣边缘，将其松松地固定在受区部位，皮瓣固定必须稳固以预防血管的剪力或吻合口断裂。皮瓣要放置在方便血管吻合的位置。一般不需要使用各种溶液灌注皮瓣。

然后将无菌罩覆盖的显微镜放至手术野，集中精力解剖血管周围的外膜和软组织。解剖要轻柔，以避免对血管壁不适当的损伤。进行显微血管吻合时要先吻合动脉，再吻合静脉。在至少吻合完毕1条静脉之前将血管夹继续放在动脉上有时有所帮助，这样，在吻合静脉时皮瓣不会因动脉灌注而充血。由于血管夹可能损伤血管壁，所以放置时间不能过长。

只要血管合适，可以使用，应当尽可能多地进行吻合。血管吻合时，可开始使用肝素或右旋糖酐-40抗凝血治疗。去除动脉和静脉上的血管夹，判断通畅情况。如果皮瓣经吻合口灌注，动脉通畅试验将显示血流通过吻合口，排空的静脉将迅速充盈。在大多数情况下，皮瓣呈温暖的淡红色，伴有迅速的毛细血管再充盈而没有明确的静脉淤血是灌注充足的良好指标。灌注良好的其他标志还包括皮瓣皮肤边缘的出血及在皮瓣边缘的微小刺伤中迅速流出鲜红的血液。

如果进入皮瓣的血流有疑问，可使用多普勒探头探查血流，尽管探查可能并不可靠。同样的，给患者静脉内注射荧光素，用紫外线灯观察皮瓣荧光素的灌注情况。如果动脉发生痉挛，有时局部应用布比卡因或利多卡因可缓解痉挛。如果在上肢因血管痉挛引起的问题继续存在，星状交感神经节阻滞可能有所帮助。

一旦建立了满意的动脉和静脉血流，如果条件许可，应将注意力转移至其他的重建手术，如骨骼、肌腱或者神经移植和肌腱移位等。如果条件不允许这些大范围的手术，应将这些手术延迟至另外的时间。接着将皮瓣的边缘缝合在适当的位置。最好用移植皮瓣的皮肤或者受区局部的皮肤覆盖血管。没有完全被游离皮瓣覆盖的外露部位需用游离皮片覆盖。为了术后更容易地观察皮瓣，在最初的手术中，我们常规不使用断层皮片覆盖游离移植的肌肉。注意避免张力过大，以防覆盖的皮肤或肌肉压迫阻断血管。必要时，可在皮瓣下留置负压引流，引流管要远离血管吻合口处，以免拔除引流时引起吻合口断裂。

不管是在上肢，还是在下肢，使用敷料时应注意避免过度压迫皮瓣或环形压迫皮瓣近侧的肢体。作者的经验是在创面边缘以及移植皮肤上覆盖大网眼油纱。然后松松地覆盖纱布绷带。接着均匀地衬垫管型棉垫，根据具体情况，使用石膏夹板保护手部和腕部，或者足部和踝部。虽然预先控制患者从麻醉药清醒的方式有困难，但应尽一切努力避免剧烈的肌肉紧张、颤抖和来回摆动，上述现象有时会发生于麻醉苏醒阶段。

六、一般术后处理

让患者住在重症监护室可以保证定时监测患者的生命体征和皮瓣的血液循环。如果患者有需要特别监测技术的疾病，重症监护室可能是最安全的地方。在无并发症的手术之后，如果病房护士和住院医师熟悉这类术后处理，患者在他的病室中也可以得到安全的护理。室内应保持温暖，避免过凉，以预防寒冷诱发的血管痉挛。保持室内安静，尽量减少探视者，预防可引起血管痉挛的情绪波动。禁止患者和探视者吸烟，以避免尼古丁诱发的血管痉挛。还应避免冷饮和含咖啡因的饮料。

一般用药包括抗生素、镇静药、镇痛药和不同组合的抗凝血药物。抗凝血治疗的常规因外科医师个人的喜好而不同，某些患者不用具有强烈抗凝血作用的抗凝血药物，有些经验丰富的外科医师常规使用肝素，其他医师则使用右旋糖酐-40，而我们现在的经验是使用右旋糖酐-70（右旋糖酐），每24小时500ml，至少3d。另外，通常加用阿司匹林，300mg，每日2次。

受伤肢体一般应保持在心脏水平或者略微抬高以避免静脉淤血。如果皮瓣出现缺血，可降低该部分改善动脉血流。如果皮瓣淤血，可适当抬高受伤部位，使其略高于心脏水平以改善回流。如果皮瓣出现危象，不应花费大量时间进行上述操作，因为很可能需要再次探查，等待改善可能会失去宝贵的时间。

许多技术可以满意地监测皮瓣的循环。不管使用何种技术，医师和护士进行经常的临床观察是必不可少的。

七、监测

目前可使用的监测技术包括超声和激光多普勒扫描、手指体积描记法、核素清除率分析、荧光素灌注测定、经皮氧分压测定和光体积描记法。连续温度监测应用广泛，目前好像是测定再植手指和吻合血管游离皮瓣温度的最简单的方法。该方法需要使用3个温度探头，1个放置在再植手指或手上，第2个放在邻近或对侧手指上，第3个放在绷带上以测定周围环境温度。正常手指温度为30～35℃。再植手指的温度与对照手指相差应在2～3℃。如果再植手指的温度降到30℃以下，很可能形成动脉或静脉血栓，应考虑再次探查游离皮瓣的再植部分。

如果有足够的临床缺血体征伴有任何一种物理监测仪器显示缺血指标，应将患者送回外科手术室探查吻合口。如果皮瓣苍白、没有毛细血管再充盈，或皮瓣发绀淤血；如果用11号刀片刺破皮瓣时没有鲜红色出血，或者出现深紫色渗血，则表明皮瓣处于危险状态，有进行再次探查的指征。

如果发现动脉血栓，应切除动脉吻合口和至少1个静脉吻合口。这样在重新吻合动脉后可以判断皮瓣的灌注。如果静脉血栓是问题的根源，切除静脉吻合口使皮瓣任意出血数分钟，以便在重新修复静脉之前确定皮瓣灌注和回血是否满意。如果发现因血管扭转或紧张引起一段血管的血栓形成，可能需要嵌入静脉移植挽救皮瓣。按前述方法包扎伤口，重新开始术后常规处理。

恢复该部位的活动，活动量因接受组织移植的部位情况不同而异。如果仅仅进行了单纯软组织覆盖，一旦伤口愈合和水肿的情况许可，就可以活动该部位。如果进行了吻合血管的骨移植或有功能的肌肉移植，活动应根据这些手术的要求而定。如果已经进行游离肌肉移植，术后2～3d常规将患者送回手术室，进行任何必要的进一步清创和断层皮片移植。采用的常规治疗将在下文讲述每个游离组织移植手术的部分予以讨论。

八、游离腹股沟皮瓣

由McGregor和Jachson推广的髂股（腹股沟）带蒂皮瓣，已经广泛地用于上肢的修复和重建。自从1973年Daniel和Taylor记载成功地应用该皮瓣进行游离移植的报道以来，许多外科医师已经发现该皮瓣能有效地解决头、颈、躯干以及上肢和下肢重建手术中遇到的覆盖问题。尽管该皮瓣已用于手部,但尤其适用于肘关节附近的覆盖问题。该皮瓣也有助于覆盖外露的胫骨和处理足部,特别是足跟部的问题。在某些需要骨移植的情况下,可利用旋髂浅动脉或旋髂深动脉将其下面的髂嵴包含在腹股沟皮瓣中。

游离腹股沟皮瓣的优点包括可切取面积大、位于毛发稀疏的部位、供区并发症少、有多个动静脉系统、可将骨骼与上面的皮肤联合移植以及在显微血管外科技术出现以前已作为传统的带蒂皮瓣得到应用。缺点包括肥胖患者的皮瓣可能过厚、颜色搭配问题、血管蒂一般不长、血管解剖困难、缺乏满意的神经支配及腹股沟区先前的外科手术可能已经损伤了必要的血管。主要因为皮瓣的血管蒂短而不恒定,作为游离组织移植,腹股沟皮瓣已经不如早期那样流行。

血管解剖 一般认为,髂股皮瓣主要接受股动脉的分支旋髂浅动脉的动脉供血。解剖学研究表明动脉血供有变异,有时腹壁下浅动脉起主要作用(图63-21)。Taylor 和 Daniel 发现旋髂浅动脉和腹壁下浅动脉的起源有 3 种类型(图 63-22),48% 的标本中,两者有共同的起源;35% 的标本中有 1 条粗大的旋髂浅动脉,而没有腹壁下浅动脉;17% 的标本中 2 条动脉有各自的起源。有时 2 条动脉起自其他血管而不是股动脉,约 1/3 的标本中两者的关系是对称的。血管直径为 1.1~1.4mm。

旋髂浅动脉从起点处即走行在股神经的浅面,位于筋膜下,直至缝匠肌的外侧缘才穿过深筋膜进入皮下组织,供应髂前上棘外侧的皮肤-皮下血管丛。皮瓣的回流则通过相对恒定的腹壁下浅静脉和变异较多的旋髂浅静脉。这些静脉可分别汇入股静脉,一般在股静脉的前面;也可发现在隐静脉窝处合并在一起。旋髂浅动脉的轴线大约自腹股沟韧带下 5cm 开始,通常以与腹股沟韧带平行的方向走向髂前上棘和肩胛骨的下角。

在设计腹股沟皮瓣时,应牢记血管的大致走行。如果要在皮瓣中包含髂嵴,表面的皮肤和浅层的循环可为髂嵴供给足够的血液;然而,Taylor、Townsend 和 Corlett 却证实了来自旋髂深血管的

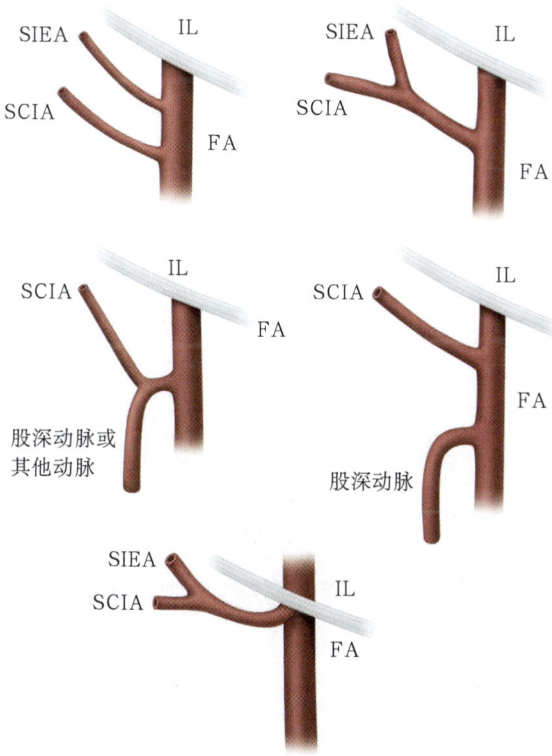

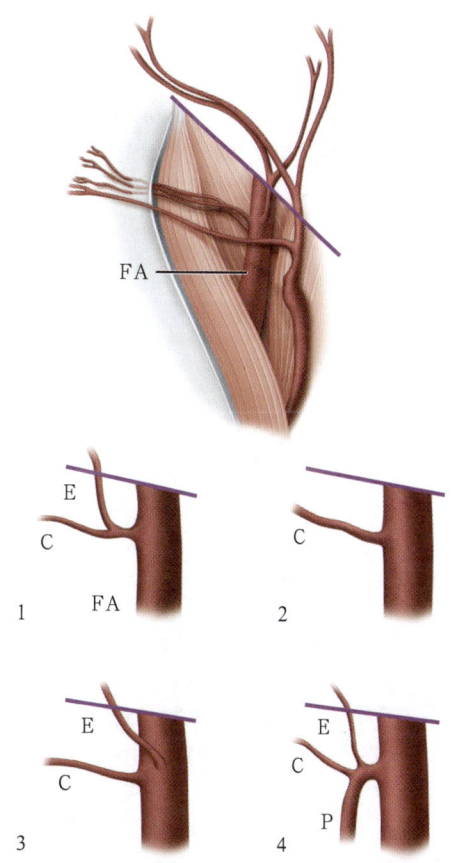

图 63-21 腹股沟皮瓣的血管解剖

供应髂腹股沟区的动脉蒂存在变异。IL. 腹股沟韧带;FA. 股动脉;SCIA. 旋髂浅动脉;SIEA. 腹壁下浅动脉

图 63-22 起自股动脉(FA)或其他干动脉(P)的旋髂浅动脉(C)和腹壁下浅动脉(E)起源的相互关系

1. 共同起源;2. 腹壁下浅动脉缺如,由旋髂浅动脉代偿;3. 分别起源;4. 起源于非股动脉之干动脉

血供对骨循环的重要性。这些血管的解剖在腹股沟区完成。

腹股沟皮瓣的选取

手术技术 63-13

- 患者仰卧位，在同侧的臀下垫大量卷曲的布巾或沙袋。
- 消毒皮肤，铺单，使外科操作上方可达肋弓下缘，内侧达耻骨结节，远端到大腿和膝的四周，后侧达侧腹部。将大腿置于手术野中，在显露血管蒂时可方便地外展和外旋，在关闭供区时可以屈曲。
- 开始解剖血管前，用多普勒探头探查并画出旋髂浅动脉的大致走行。用纸、塑料胶片或其他合适的材料画出受区缺损的轮廓，将图样放在腹股沟区，方向一般与腹股沟韧带平行并沿着旋髂浅动脉的走行（图 63-23）。可切取 30 cm × 20 cm 大小的腹股沟皮瓣。然而，位于髂前上棘外侧的皮瓣部分是随意皮瓣，其长度与蒂部的宽度比必须为 1.5∶1 或更小。
- 可从皮瓣的内侧端或外侧端开始显露血管的入路。Daniel、Taylor、Harii 和 Ohmori 倾向于从皮瓣的外侧缘进行解剖和分离，以免损伤血管，或无法确定血管，或当显微外科血管移植不可能的时候，此皮瓣还可以转化为带蒂皮瓣。O'Brien 等则推荐从皮瓣的内侧端开始解剖，这样可以确定动脉干是否合适。Jackson 还指出，有 4 类情况可能不适合吻合显微血管的移植：①有多个不适于吻合的小静脉；②单根小静脉；③数条动脉但没有 1 条足够大而适于吻合；④ 1 条极其狭窄的动脉。
- 一般情况下，笔者主张从皮瓣的内侧端开始显露血管。如能小心谨慎，尽管血管不适于吻合，如果待覆盖的部位在上肢，则仍可制成带蒂皮瓣。这里描述了 2 种入路，因为有些情况下使用一种方法可能比另一种更好。不管哪种情况，要牢记的标志有耻骨结节、髂前上棘、腹股沟韧带和股动脉的搏动。
- 若从皮瓣的内侧端开始解剖，以腹股沟韧带下 5 cm 左右为中心在股动脉表面做纵行切口。应用轻柔的锐性和钝性解剖，到达股动脉的内侧，仔细观察起自股动脉内侧或前面的旋髂浅动脉（图 63-24）。
- 还要辨认静脉，轻轻解剖之。
- 跟踪向外侧走行的旋髂浅动脉。血管解剖要包括覆盖缝匠肌的筋膜直至发现动脉穿过筋膜进入缝匠肌外侧缘附近的皮下脂肪。在到达该点以前，

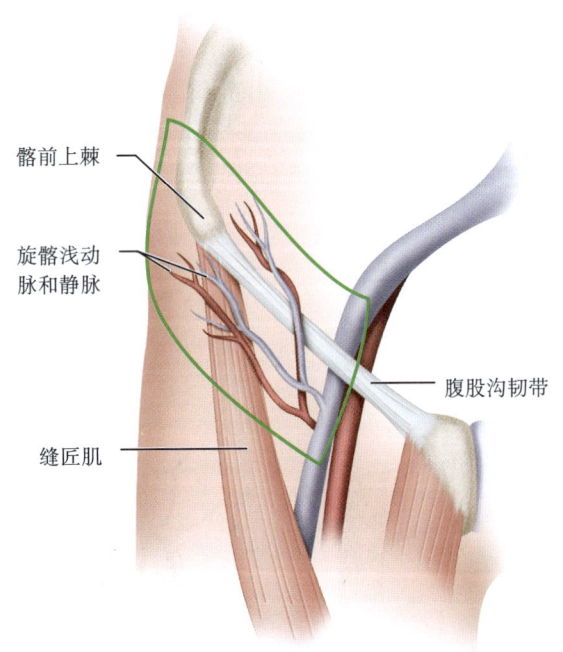

图 63-23　腹股沟皮瓣的解剖
以旋髂浅血管轴线为中心的皮瓣轮廓，血管在缝匠肌外侧缘穿过缝匠肌筋膜（见手术技术 63-13）

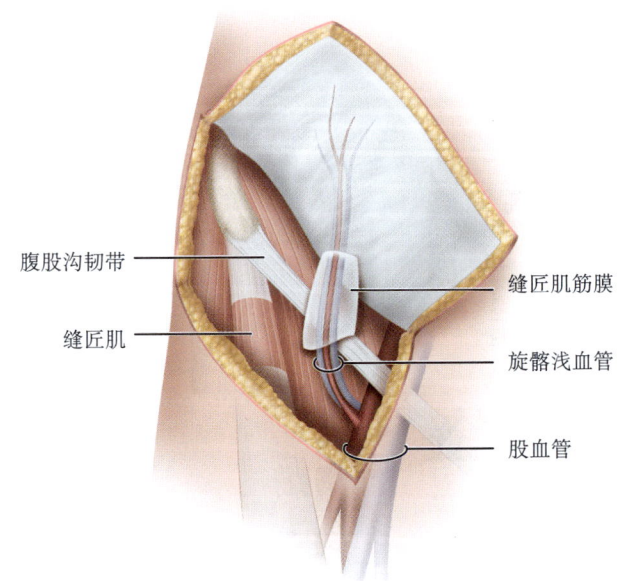

图 63-24　腹股沟皮瓣的解剖
缝匠肌筋膜连同皮瓣已被解剖掀起，保护旋髂浅动脉和静脉（见手术技术 63-13）

根据需要切开皮肤上皮瓣的轮廓，以便辨别血管和肌肉的标志。

- 一旦解剖出血管蒂并找到合适的动脉和静脉，即可切开游离整个皮瓣。在受区准备完毕并找到合适的受区血管之前，不要横断皮瓣血管。如果血管不适于吻合，且受区在上肢，仍可将此解剖好的皮瓣制成带蒂皮瓣。
- 若从皮瓣的外侧端开始解剖，也要在腹股沟区画出与受区相称的皮瓣轮廓。如前所述，皮瓣的轴线在腹股沟韧带下 5 cm 左右。按画出的轮廓切开皮瓣的边缘，但保留完整的内侧皮肤桥。
- 由外向内进行解剖，当越过缝匠肌外侧缘后，将深筋膜带在皮瓣上。
- 找到并辨别血管后，在股三角内髂肌和股神经浅面解剖旋髂浅动脉直至股动脉。
- 在该部位的股静脉前面寻找腹壁浅静脉。
- 评估血管的大小。若有明显的血管痉挛，局部应用布比卡因或利多卡因予以缓解。
- 如果血管合适，即可切断内侧的皮肤桥。然而，在受区准备完毕之前，不应切断皮瓣血管。如果血管不适于显微血管吻合，而缺损又在上肢，可将皮瓣作为带蒂皮瓣使用。
- 如果待覆盖的缺损位于下肢，而血管又不适于吻合，不管采取哪种入路显露血管，都必须选择其他供区或者放弃手术。
- 在腹股沟皮瓣被游离而仅有血管蒂相连，且受区已准备就绪后，先横断动脉，使静脉继续回流，然后切断静脉。
- 用缝线标记血管，以免血管回缩到皮下组织中而找不到。
- 将皮瓣置入受区缺损内，调整方向，使皮瓣血管与受区血管匹配。
- 在皮瓣的边缘缝数针固定线，以免吻合血管时皮瓣移位。
- 先缝合动脉，再尽快缝合静脉，以免皮瓣内静脉淤血。
- 在一个小组吻合血管的同时，另一个小组关闭腹股沟区的缺损。一般可进行创面皮缘对皮缘的直接闭合。经潜行游离皮缘和屈曲髋关节可最大限度地减少创面张力，使创面对合。

术后处理 患者的一般护理与上述要点基本一样。监测皮瓣的血液循环，维持髋关节于屈曲位 5～7 d；然后开始逐渐伸直髋关节，再持续 7～10 d。

九、股前外侧皮瓣

Song 等首先报道了这种筋膜皮瓣，将其应用在头部和颈部的烧伤性痉挛的重建。最近，Javaid 和 Cormack 描述了这个皮瓣在手重建中的作用。他们发现这个皮瓣是可靠的，在 7 例患者中没有一个失败。这一皮瓣的优点是它有充足的大小（≤800 cm^2）和长血管蒂（≤15 cm）。它还有可能作为一种流通皮瓣给手指提供新血管来增加血液的供应。在 Maamoon 关于它用于覆盖足的承重部位的报道中，它也有可能可以通过股外侧皮神经而获得感知。这一皮瓣一般都很厚，但是将其作为筋膜皮瓣联合植皮使用的时候可以避免这个问题。如果穿支穿过了股外侧肌，剥离可能会很困难。Kimata 等发现在 74 例患者中，有 4 例患者出现找不到穿支血管（5.4%），而 81.9% 的患者存在肌肉穿支。这种皮瓣技术不适合用于肥胖患者，特别是女性，还有那些股（大腿）上很多汗毛的男性。

血管解剖 游离的股前外侧皮瓣是基于旋股外侧动脉降支的。这个降支在股直肌和股外侧肌之间通过，它的内径>3 mm。在将较大的分支供给股直肌之后，它还通过穿支穿过肌间隔或股外侧肌前方 4 cm，分布于皮肤。最大的穿支可以到达髂骨嵴的前上方和髌骨上外侧缘连线中点外侧 2 cm 和远侧 2 cm 的深筋膜。静脉回流是通过 1 个或者 2 个与旋股外侧动脉降支伴行的静脉。与旋股外侧动脉降支伴行的是股外侧肌的运动神经分支，在剥离的时候需要保护。

皮瓣剥离

手术技术 63-14

（Javaid 和 Cormack）

皮瓣设计

- 手术之前，用多普勒超声探头进行探测，对穿支定位，多普勒超声探头传感器的频率应该是为 8 MHz，然后在皮肤上做上记号。
- 术中，先确定缺损的情况，并确定可能的受区的动脉和静脉情况。
- 将需要吻合的受损部位通过合适的切口连接起来，避免在完整的皮肤下面穿隧道，手术后的肿胀可能会继发皮肤张力增加,从而使穿过这里的血管蒂受压。
- 用纸剪成一个可以覆盖缺损和吻合位点的式样,来确定这个皮瓣和它的血管蒂是否设计成为"蝌蚪"还是"覃"状。
- 按照主要穿支和蒂的情况,将这张纸放在股(大腿)的合适位置,对皮瓣进行适当的设计。

游离皮瓣
- 患者仰卧位,使用无菌驱血止血带将施氏针固定在髂前上棘(图 63-25)。在皮肤和深筋膜切开处的内侧边缘开始皮瓣游离。
- 股前外侧皮神经从髂前上棘向下走行的过程中会同皮瓣区相会,可以从这个皮瓣的前缘将其解剖出来,如果你计划做一个感觉神经皮瓣的话也可以将这个分支包括在其中。
- 继续游离皮瓣,在股直肌和股外侧肌之间显露肌间隔,来探查它的降支。
- 继续探查,直到从旋股外侧血管降支来的筋膜穿支或是肌肉穿支被看见。分离并结扎任何通过肌肉但是不给皮肤供血的分支。
- 如果发现肌肉穿支的属支是从主要穿支的上方和下方发出,那么应该保留 2 支或是更多的穿支来增加皮瓣与其蒂之间的血管连接。
- 如果没有发现肌肉穿支,则仔细游离起自股外侧肌肉前束延伸向皮肤的穿支。
- 当皮瓣的血供确定以后,游离皮瓣的基底和远端。
- 松开止血带。如果需要建立"蝌蚪形"的皮瓣,通过皮肤切口向近端构建வ。分离皮瓣蒂部的时候不要高于腹直肌动脉起点和静脉回流汇入点,因为这是腹直肌的唯一血供,不可损伤。在这一水平,降支的伴行静脉可能汇聚形成 1 支单一静脉,然后与来自腹直肌的静脉汇合。
- 通常股(大腿)上皮肤的缺损不能直接地闭合,可能是因为切取某些深筋膜后,肌肉膨胀,妨碍闭合。掀起皮肤边缘,将它们缝合到肌肉上,来减少缺损的面积,用从同一股内层方向取来的网状的中厚皮片来覆盖剩下的区域。

十、肩胛和肩胛旁皮瓣

以旋肩胛动脉系统为基础的皮瓣包括肩胛皮瓣和肩胛旁皮瓣。肩胛皮瓣是一个多用途的皮瓣,可覆盖 10 cm × 16 cm 的缺损。供区不遗留明显功能障碍。虽然皮瓣的血管进入处比较臃肿,但皮瓣皮肤薄而无毛。血管蒂长度是一定的,长 4~9 cm。

肩胛皮瓣的游离和解剖相当快捷,适于小面积的皮肤缺损。其缺点包括皮瓣无皮神经供应和供区瘢痕有扩大的倾向,从而限制了该皮瓣在女性中的应用。

血管解剖　肩胛皮瓣的血液循环来自旋肩胛动脉及其伴行静脉的横行皮支。旋肩胛动脉是肩胛下动脉的一个主要分支,旋肩胛动脉的分支有几个终支(图 63-26)。较上方的分支供应冈上肌和冈下肌部分。下方的或肩胛下分支供应的肌肉和皮肤达肩胛骨下角平面。一个降支分为沿背阔肌边缘继续下行的肩胛旁皮动脉和 1 个横行的肩胛皮动脉。

肩胛皮动脉穿过三边孔,后者由上方的小圆肌、下方的大圆肌和外侧的肱三头肌长头组成。2 条静脉与旋肩胛动脉相伴行。

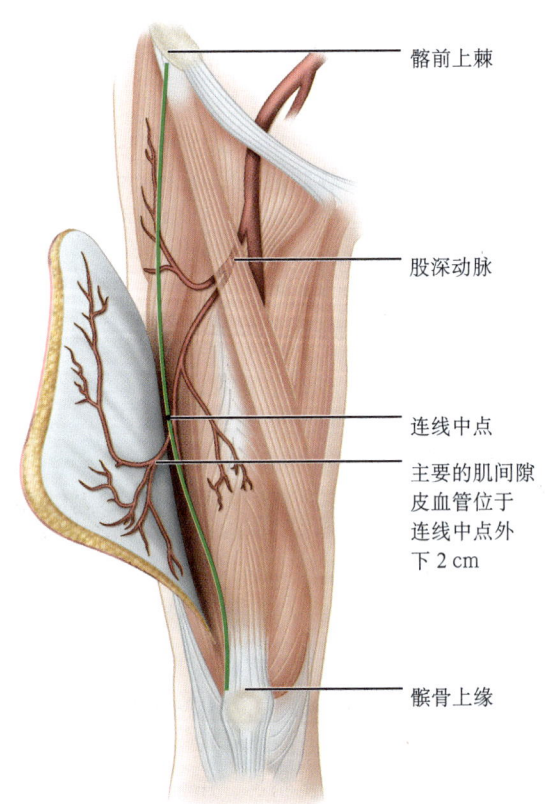

图 63-25　游离皮瓣皮肤的股前外侧皮瓣标记

用无菌驱血带将斯氏针固定在髂前上棘,游离皮瓣(见手术技术 63-14)

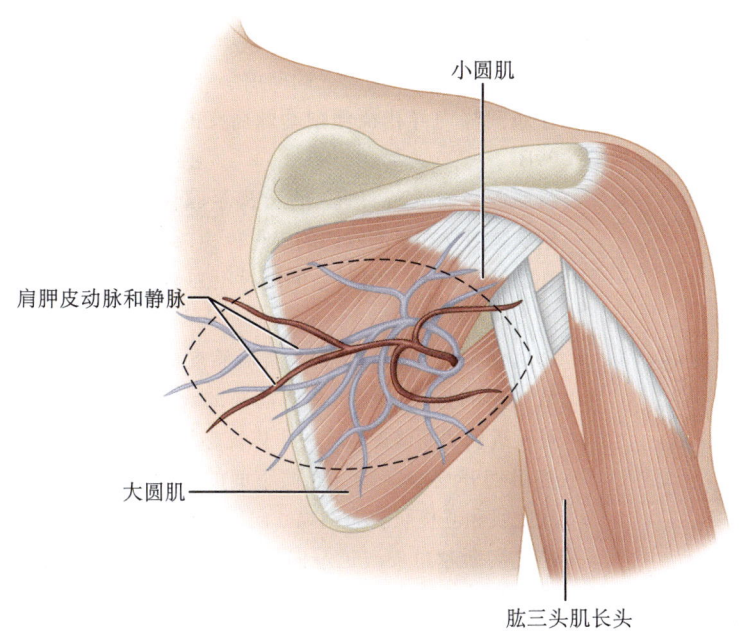

图 63-26　肩胛皮瓣的血液循环

　　肩胛皮动脉及其 2 个伴行静脉穿出三边孔，供应肩胛骨下 2/3 表面的皮肤。肩胛皮瓣由虚线标出（见手术技术 63-15）

肩胛部解剖方法

手术技术 63-15

（Gilbert；Urbaniak 等）

- 患者俯卧，或侧卧于腋垫上，使胸部能移动以便在需要时转为俯卧位。如果将皮瓣用于上肢，应选择对侧肩部作供区。若受区血管为胫后动脉，应选择对侧肩部作供区。若选用胫前-足背系统，供区为同侧肩胛区。
- 铺单时不包裹上臂，使之能全幅度地活动，特别是内收和外展，方便血管蒂的解剖。
- 将上臂放于体侧，以肩胛骨为中心画出横向皮瓣的轮廓。Urbaniak 等指出用"2 cm 法则"画出肩胛皮瓣轮廓（图 63-27）。皮瓣的内侧缘达脊柱棘突旁 2 cm，外侧缘可达腋后皱襞上 2 cm。下缘可达肩胛下角上 2 cm，上缘达肩胛冈下 2 cm。
- 从脊柱棘突旁约 2 cm 皮瓣内侧端开始做皮肤切口，掀起皮瓣。
- 切开皮瓣的外侧缘、上缘和下缘。使用放大镜协助解剖。
- 向上牵开三角肌，辨别组成三边孔的小圆肌、肱三头肌长头和大圆肌。
- 向外牵开肱三头肌的长头，向上牵开小圆肌，向下牵开大圆肌。
- 在小圆肌筋膜的表面间隙内，沿小圆肌的下缘解剖显露旋肩胛动脉及其伴行静脉（图 63-26）。

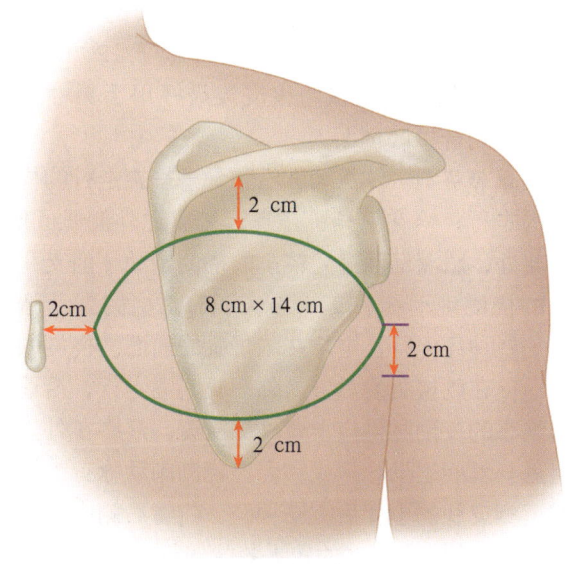

图 63-27　画肩胛皮瓣轮廓的"2 cm 的法则"

　　内侧缘可达棘突旁 2 cm，外侧缘可达腋后皱襞上 2 cm，下缘可达肩胛下角上 2 cm，上缘达肩胛冈下 2 cm（见手术技术 63-15）

- 完全切开并游离皮瓣使之仅与血管蒂相连，确定受区准备完毕后，向近侧解剖血管蒂，切断血管，烧灼和结扎近侧血管断端，亦可使用止血夹；用显微血管夹夹闭皮瓣血管蒂。
- 游离皮缘，关闭供区，必要时放置引流。

- Nassif 等描述了肩胛旁皮瓣，该皮瓣接收旋肩胛动脉的 1 个分支肩胛旁皮动脉的供血。皮瓣的方向更垂直，与背阔肌的前缘相平行。关于皮瓣的详细资料，读者可参阅相关文献。

十一、上臂外侧皮瓣

上臂外侧皮瓣是一个以桡侧副动脉后支为基础的筋膜瓣或筋膜皮瓣，该动脉是肱深动脉的直接延续。皮瓣的最大直径有一定的限制（10 cm×15 cm）。然而，其优点是皮瓣较薄，可借助于臂后侧皮神经恢复神经支配，可在同侧切取修复前臂和手的损伤，避免了在多处进行手术。如果切取筋膜瓣，可为手和手指缺损提供薄而柔韧的覆盖。其主要缺点是血管蒂较短（2～6 cm），血管直径不恒定（1～3 mm）。皮瓣的蓬松度可能是个小问题，上臂外侧皮瓣的多用途特性使之利大于弊。Graham 等回顾了 123 例上臂外侧皮瓣的结果，认为该皮瓣最好用于男性，以便一期闭合供区创面。

血管解剖 肱深动脉沿肱骨干螺旋走行的桡神经沟走行，恰在三角肌止点远侧穿过外侧肌间隔。在此处，肱深动脉分为较小的桡侧副动脉前支和较大的桡侧副动脉后支（图 63-28）。桡侧副动脉前支与桡神经伴行，走行在肱桡肌的前面。桡侧副动脉后支在肱桡肌的后方沿外侧肌间隔走行，沿途发出细小的皮动脉供应上臂外侧皮瓣，最终在外上髁附近与骨间返动脉形成吻合。桡侧副动脉有支配皮瓣远侧皮肤的上臂后侧皮神经、前臂后侧皮神经和 2 条直径约为 2 mm 的较大静脉伴行。

上臂外侧皮瓣解剖方法

手术技术 63-16

- 患者仰卧，消毒铺无菌单，整个上肢到腋窝消毒暴露。若可能，使用无菌止血带保证术野无血。上臂放于胸前，肘关节屈曲，便于解剖。
- 皮瓣的中心为从三角肌止点到外上髁走行的外侧肌间隔（图 63-29A）。
- 切开皮瓣后缘，切开覆盖肱三头肌的筋膜。
- 在肱三头肌及其筋膜之间向前解剖至外侧肌间隔。在肌间隔内寻找桡侧副动脉后支的皮支（图 63-29B）。
- 将肌间隔与肱三头肌钝性分离至肱骨，注意桡侧副动脉后支在肌间隔内的走行。
- 在肱三头肌和三角肌之间继续沿血管蒂向近侧解剖（图 63-29C）。
- 辨认保护桡神经。寻找上臂后侧皮神经，该神经从皮瓣的近侧、肱三头肌筋膜的浅面进入皮瓣。可从近侧切断该神经，用于恢复感觉功能。
- 然后切开皮瓣前缘，连同下面的筋膜一起掀起，从肱肌和肱桡肌表面剥离，向后至外侧肌间隔。
- 结扎切断越过皮瓣远端向远侧走行的桡侧副动脉后支及其伴行静脉（图 63-29D）。

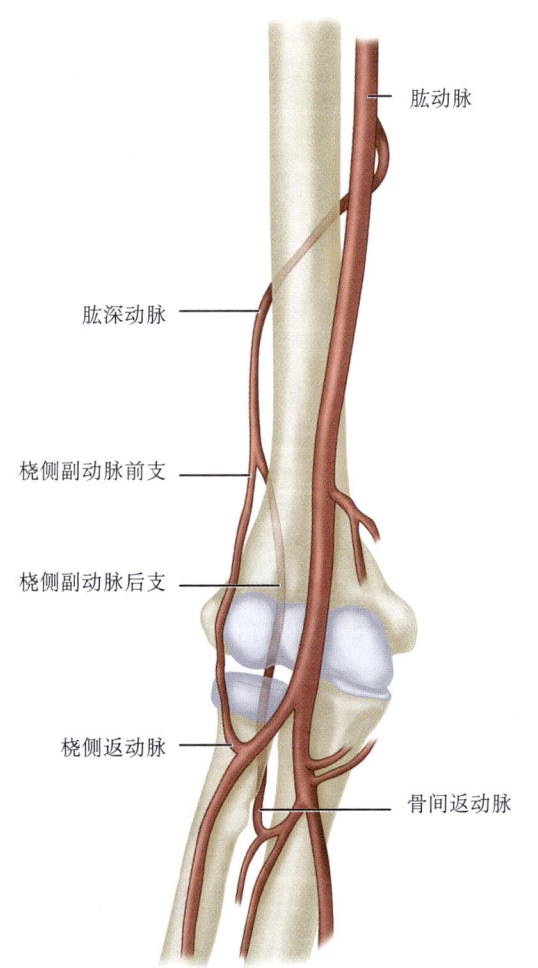

图 63-28 上臂外侧皮瓣的血管解剖

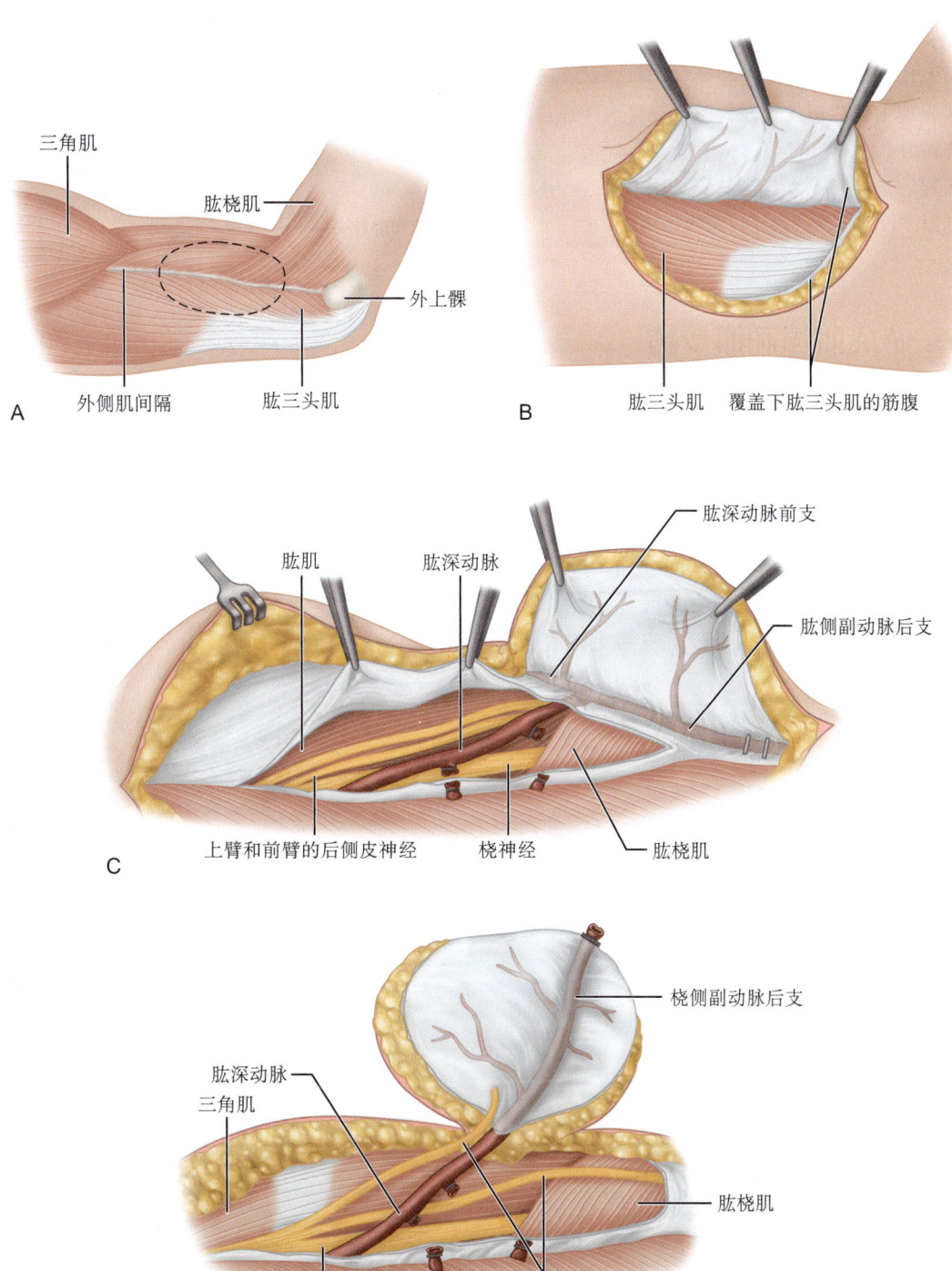

图 63-29　上臂外侧皮瓣的解剖方法

A．以外侧肌间隔为中心的上臂外侧皮瓣轮廓；B．初期的后侧切口，在肱三头肌筋膜深面掀起皮瓣，显示外侧肌间隔内的桡侧副动脉后支的皮肤分支；C．显露血管蒂；D．与蒂相连的游离皮瓣以及上臂和前臂后侧皮神经（见手术技术 63-16）

- 在近侧，结扎切断桡侧副动脉前支，获得足够的血管蒂长度后，切断肱深动脉及其伴行静脉。虽然可以保留前臂后侧皮神经，但一般将该神经包括在皮瓣内。
- 如果皮瓣的宽度 < 6 cm，则放置负压引流，一期关闭创面，否则根据需要进行皮肤移植。

第六节 游离肌瓣和肌皮瓣

游离的肌瓣和肌皮瓣的用途有 2 个，目前已经广泛用于覆盖上肢和下肢的软组织缺损以及头、颈和躯干软组织缺损的外形重建。第 2 个主要用途是利用有功能的神经肌肉单位移植替代面部和四肢的瘫痪肌肉单位。肌瓣有随时间推移而萎缩、体积逐渐缩小的趋势，而供区的功能障碍一般不明显。除非要恢复局部感觉外，游离肌瓣较肌皮瓣更适宜游离组织移植。

一、背阔肌移植

1896 年 Tansini 将带蒂背阔肌皮瓣用于乳房重建的报道和背阔肌作为带蒂肌皮瓣在躯干和头颈部重建中的广泛应用，Baudet 等、Harii 等及 Maxwell 等成功地进行了背阔肌的游离移植。由于该肌皮瓣面积大、血管蒂长而恒定且血管直径合适，因此已广泛用于软组织覆盖。

血管解剖 背阔肌起于胸背筋膜、髂嵴和下 3 个肋骨，覆盖后背下部的大部分区域，行向外侧，止于肱骨肱二头肌沟的下部。背阔肌的主要血供来自肩胛下动脉的胸背支及其伴行静脉。胸背动脉紧贴背阔肌前缘的深面走行，在背阔肌深面、距背阔肌止点 8 ~ 12 cm 处进入该肌（图 63-30）。

如果在旋肩胛动脉下方切取胸背动脉，其直径为 1.5 ~ 3 mm。次要的血管供应来自腰动脉和肋间后动脉的穿支，从内侧进入皮瓣。胸背神经伴随着同名动脉走行，直径约 2mm，包含 2 ~ 3 个分支。全部肌肉及其表面覆盖的大部分皮肤可随胸背神经血管束移植。根据需要，可在该肌表面设计不同大小和方向的皮瓣。

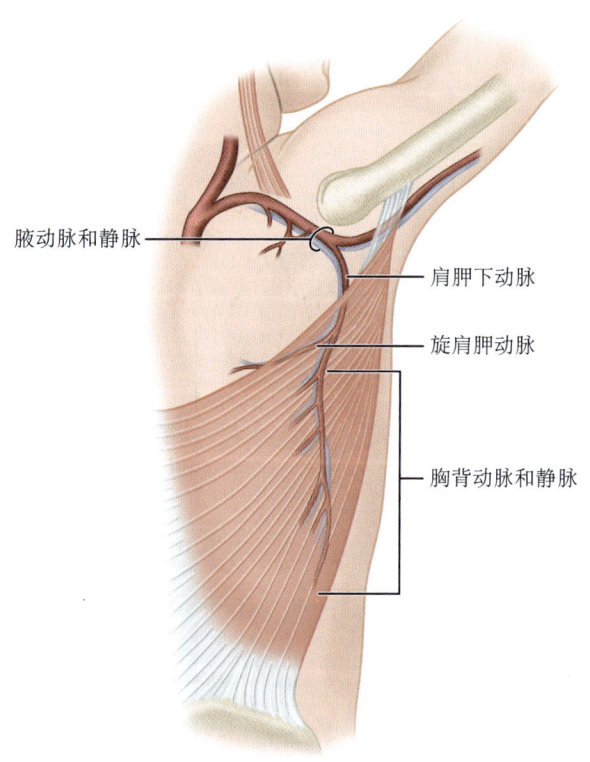

图 63-30 背阔肌皮瓣的血管供应

肩胛下动脉的胸背支及其伴行静脉从背阔肌的深面、距肱骨止点 8 ~ 12 cm 处进入该肌。胸背神经（未画出）与动脉伴行

背阔肌皮瓣的解剖方法

手术技术 63-17

- 患者侧卧，用沙袋和肾形托维持体位。
- 准备患者，铺无菌单，使整个肩部和胸部的前侧和后侧外露。整个上肢消毒后裸露以便容易地来回移动。
- 从腋后皱襞的前缘到髂嵴的中点沿背阔肌前缘画一条线。
- 虽然覆盖背阔肌的大部分皮可以移植，对上肢重建，一般不需要这样。如果将要切取的岛状皮肤用于上肢覆盖，最好设计使用背阔肌的前下部（图 63-31A），这样可以直接关闭供区。如果将待切取的皮瓣用于覆盖较大的缺损（如在下肢），可画出较大的岛状皮肤，宽度为 10 ~ 12 cm，或者切取肌肉，不带覆盖的皮肤，将肌瓣缝至受区后用断层皮片覆盖肌腹。
- 从腋窝开始，沿背阔肌前缘做弧形切口，包括皮瓣的轮廓。

- 认清背阔肌的背面,以免将皮肤与肌肉分离。
- 如果只切取肌瓣,沿背阔肌前缘后方3cm做切口(图63-31B)。
- 在前侧将背阔肌与前锯肌分离。还要在皮岛的远侧将背阔肌的前缘从髂嵴后部分离。
- 向后牵开肌肉,在肌肉的深面朝脊柱方向向内侧解剖。结扎或烧灼从内侧进入肌肉的穿支血管。游离背阔肌的前缘和远侧止点后,就可以自由地操作肌肉,以(更好地)解剖分离出神经血管蒂部。在背阔肌止点附近,距前缘1~2cm处触摸血管蒂。游离血管蒂时要仔细解剖。
- 用双极电凝烧灼从背阔肌穿入胸壁肌肉的分支。
- 在胸背血管蒂的深面和前方辨认并保留支配前锯肌的胸长神经。辨别支配背阔肌的神经,该神经与胸背血管蒂伴行。
- 向近侧解剖血管蒂,至前锯肌的分支以上水平可

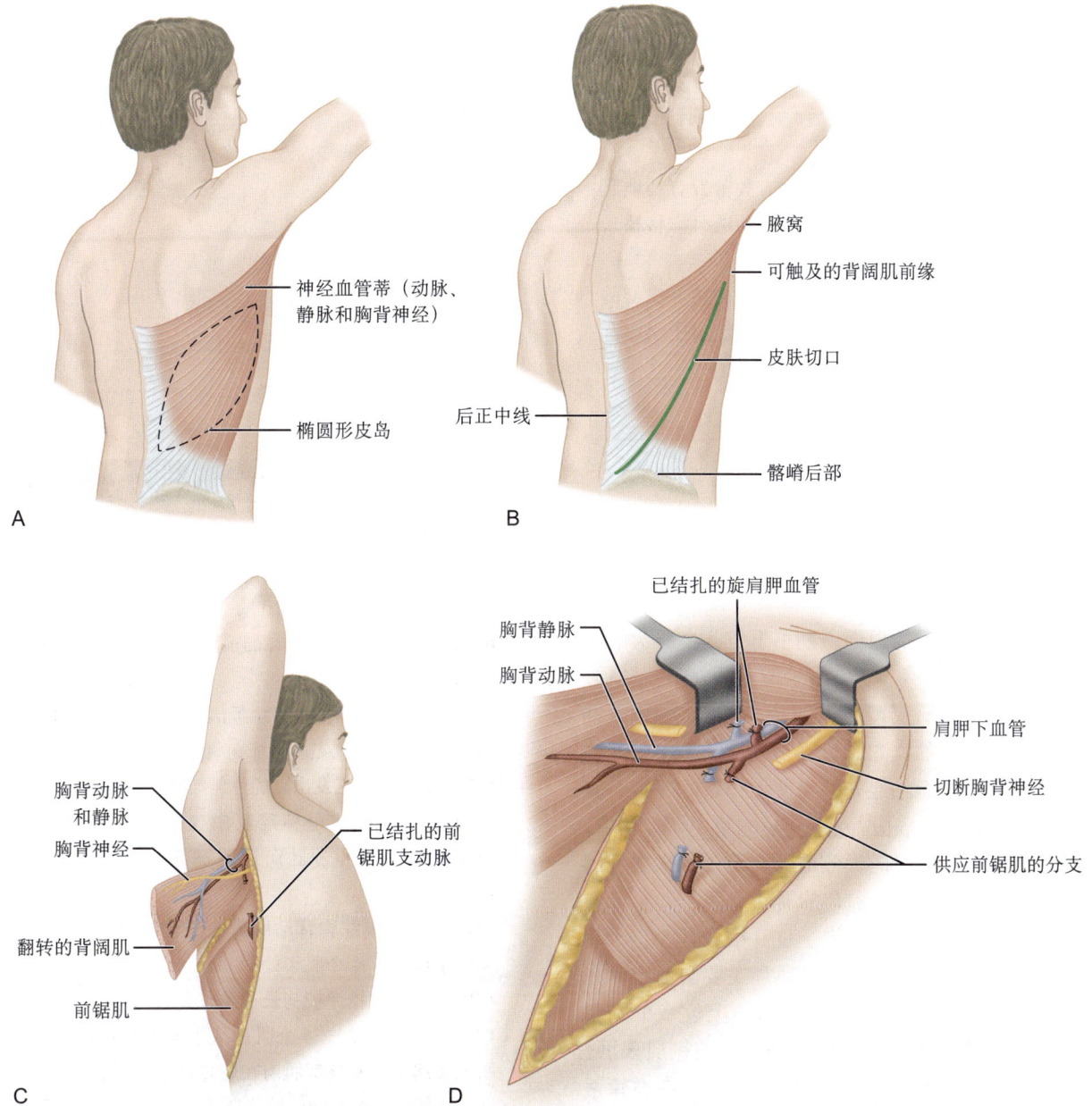

图63-31 背阔肌肌皮瓣的解剖方法

A.背阔肌肌皮瓣的设计,注意皮瓣位于背阔肌的前下部;B.背阔肌瓣的切口在背阔肌前缘后方3cm,与该缘平行;C.游离背阔肌瓣,远侧和后内侧部分已经分离,允许向头侧解剖血管蒂,供应深面前锯肌的前方动脉分支已被切断;D.切断旋肩胛动脉,可向上解剖至肩胛下动脉在腋动脉的起源处(见手术技术63-17)

获得 8～12cm 的血管蒂长度（图 63-31C）。除非前锯肌包括在肌皮瓣中，否则可将血管蒂向前的供应前锯肌的分支钳夹切断。
- 如果血管蒂愈长愈好，可向近侧解剖，结扎切断旋肩胛血管。这样，血管蒂可包括从腋动脉发出的整个肩胛下动脉（图 63-31D）。
- 解剖神经血管蒂后，继续向内侧和上方解剖，游离肌肉在胸壁上的近侧附着点。
- 确定受区（上臂或小腿）需要的肌肉量，然后再切开皮瓣的内侧皮肤直至肌肉。
- 将皮瓣的真皮层缝合到筋膜上，以免剪力作用而分离。
- 只有在受区完全准备妥当后，才可切断肌腱止点，切断神经血管蒂。
- 如果需要有功能的肌肉，根据有关前臂有功能肌肉移植部分所述的方法（见下章功能肌肉移植），确定最大的有功能长度。
- 将肌肉移植至受区，关闭供区。根据切除皮瓣的大小，可能需要断层皮片覆盖供区。负压引流有助于预防供区发生积液或血肿。
- 术后当天即可开始肩关节活动。

二、前锯肌皮瓣

1982 年 Takayanagi 和 Tsukie 首先发表了关于游离前锯肌皮瓣的报道。利用下位 3 个肌齿的肌皮瓣，以胸背动脉为基础，用于覆盖两处下肢缺损。Brody 等指出该肌皮瓣的 3 个主要优点：①供区并发症少；②3 个独立的肌齿容易分开塑形；③其耐用性和与深面组织粘连的特点便于稳定的抓握。该肌皮瓣较薄，血管蒂长，可经较短的腋中切口切取。只要不损伤胸长神经的近侧部分，至今尚未发现因切除下位 3～4 个肌齿引起的翼状肩胛。

血管解剖 前锯肌起自上位 9 根肋骨，止于肩胛骨内侧缘。其下位 3～4 个肌齿主要由恒定存在的胸背动脉前支供应（图 63-32）。上位 6 个肌齿主要由胸外侧动脉供血。胸长神经沿前锯肌表面、恰在血管蒂前方走行，支配全部肌齿。若在血管蒂中保留肩胛下动脉（直径为 2～3mm），可切取长度为 15cm 的血管蒂。

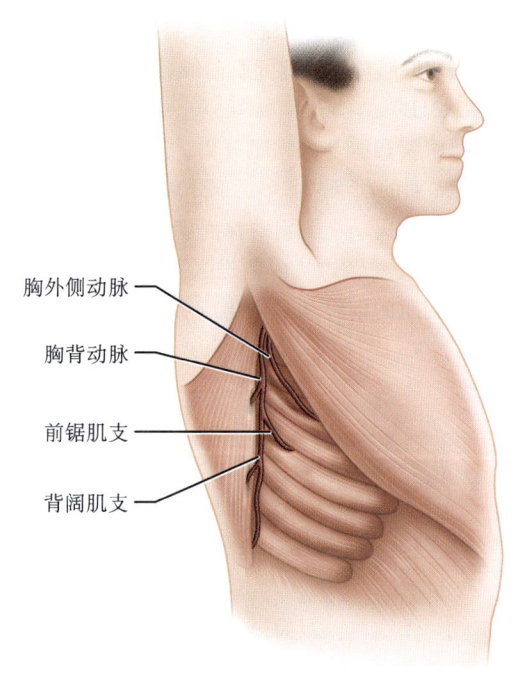

图 63-32　前锯肌的血管解剖

前锯肌皮瓣解剖方法

手术技术 63-18

- 患者侧卧。
- 准备整个上肢以及一侧胸廓并铺单。
- 沿腋中线，以第 6～10 肋为中心做直切口（图 63-33A）。在背阔肌前缘的前方加深切口，直至覆盖前锯肌的疏松组织。
- 充分外展上臂，小心钝性解剖，紧贴背阔肌的下面寻找胸背动脉及其支配前锯肌的前支（图 63-33B）。紧靠该前支发出点的远侧结扎切断胸背动脉。
- 经直接显露或使用神经刺激仪寻找胸背神经，在沿胸背动脉和静脉向近侧解剖时要小心保护该神经。
- 然后向远侧跟踪胸背动脉前支，至该动脉进入前锯肌下位 3～4 个肌齿处。
- 在此点近侧寻找保护胸长神经。
- 然后，将下位 3～4 个肌齿从下面的肋骨和肋间肌上掀起。切断该部肌肉在肩胛骨上的止点。
- 证实该部肌肉经血管蒂灌注良好，然后切断血管蒂。
- 注意细致止血，然后置负压引流，关闭创面。

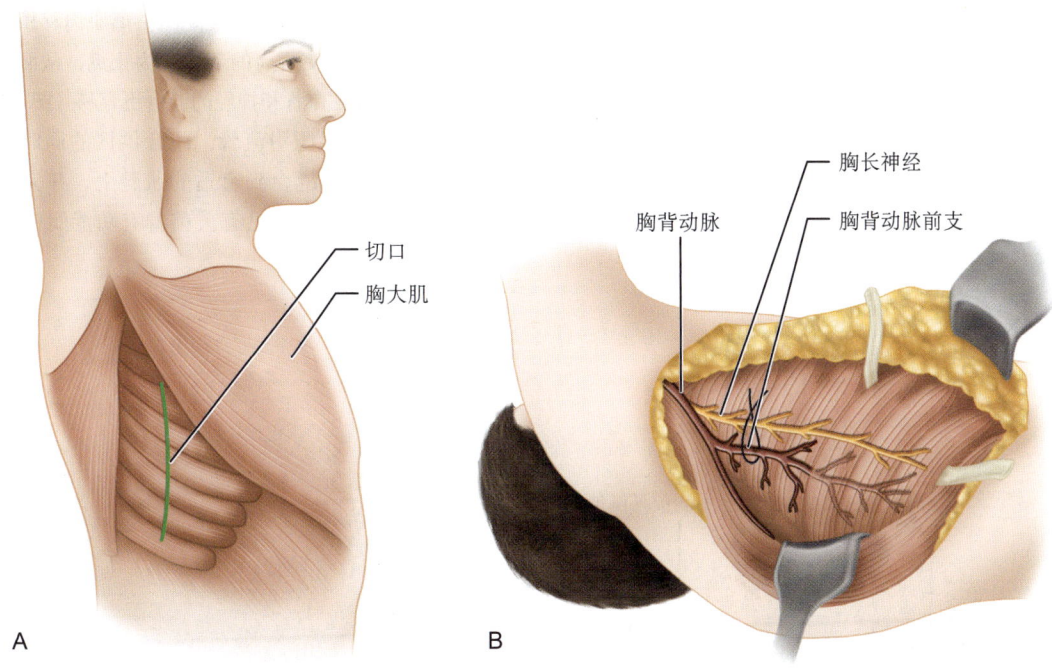

图 63-33　前锯肌皮瓣的解剖方法
　　A. 游离前锯肌肌皮瓣的皮肤切口；B. 解剖分离前锯肌游离肌皮瓣（参考手术技术 63-18）

三、胸大肌移植

由于胸大肌的血管蒂短、供区并发症相当明显，目前很少利用胸大肌做游离肌肉移植，而更常作为带蒂肌瓣用于头颈部的重建手术或屈肘功能重建。偶尔将胸大肌作为带神经支配的、有功能的游离肌肉移植，用于恢复屈指功能。只切除胸大肌的胸骨头部引起的功能障碍很小。

血管解剖　胸大肌是肱骨的内旋肌和内收肌，有 2 个主要的组成部分。上部（锁骨部）起自锁骨的内侧半，向外下走行，止于二头肌沟的外侧缘。下部（胸肋部）起自胸骨的前面、第 2～6 肋软骨和腹外斜肌腱膜。该部行向外侧，在该肌锁骨部的深面止于肱骨。

胸大肌的主要血供来自胸肩峰动脉的胸肌支（图 63-34），此胸肌动脉发出供应胸大肌锁骨部的上支和供应胸骨头的下支。正是这个下支作为胸大肌胸骨头部移植的血管蒂。根据 Manktelow 等观察，这 2 支恒定，在解剖中 100% 出现。胸骨部还可有 2 个较不恒定的动脉供应，一个是胸肌动脉的分支（40% 的解剖中出现），另一个是胸外侧动脉的分支。

主要动脉和伴行静脉直径足够大，可进行吻合。根据 Mathes 和 Nahai，主要血管蒂约 4 cm 长，直径为 2.5 mm。Manktelow 发现有 5～6 个神经支支配胸肋部，这些神经一般为单束神经支，从胸小肌的上方和下方以及穿过该肌肉纤维到达胸大肌。每个神经有特定的支配区，很少重叠。

胸大肌移植解剖方法

手术技术 63-19

（Manktelow；Ikuta）

- 准备胸廓和上臂，铺无菌单，使上臂能自由活动。
- 一般选择前臂受区同侧的供区肌肉。
- 在待切取肌肉的胸壁上画出椭圆形的皮瓣轮廓，皮瓣位于乳头水平以下，长轴与胸大肌下缘平行。
- 切口从肩部开始，弧形向前，通过胸大肌胸骨头部，然后向下至腹直肌的止点。
- 切开标记的待切取皮肤至深筋膜。
- 将皮肤缝至胸肌筋膜上以防剪力使之分离。
- 游离去除与胸肌筋膜相延续的腹直肌筋膜，显露全部肌肉止点。
- 掀起并游离肌肉表面的剩余皮肤。
- 寻找神经血管蒂的方法有 2 个：一是掀起胸大肌的下缘，显露其深面，寻找下胸肌动脉的主支及其伴行静脉。在显露血管蒂前,寻找外侧和下方的神经。解剖应仔细,这些神经容易受到损伤。另一个方法是分开胸大肌的胸骨部和锁骨部,寻找神经血管蒂。

- 由内向外解剖肌肉并仔细地解剖神经血管蒂之后,确定受区已准备完备。
- 切断胸大肌在肱骨上的止点。
- 如果将该肌用作带神经支配的游离肌肉移植,在前臂翻转该肌,使肌肉的起点变为止点,从而使神经血管蒂与受区血管和神经的缝合更容易(图63-35)。
- 一个小组置负压引流管、闭合供区的同时,另一个小组将肌肉缝合到合适的肌腱上,并完成显微神经血管修复(参见有关前臂有功能肌肉移植的一般方法)。

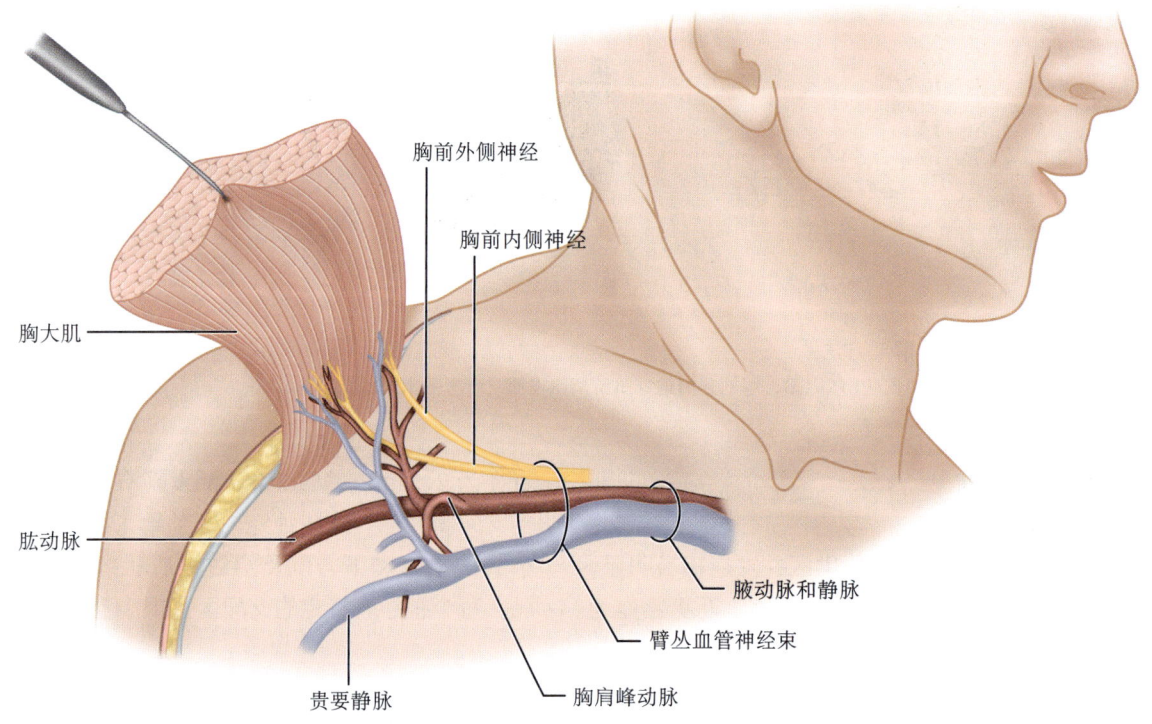

图63-34　胸大肌的血管供应

该肌的主要血供来自胸肩峰动脉的胸肌支。胸肋部还接收5～6个单束神经支的支配

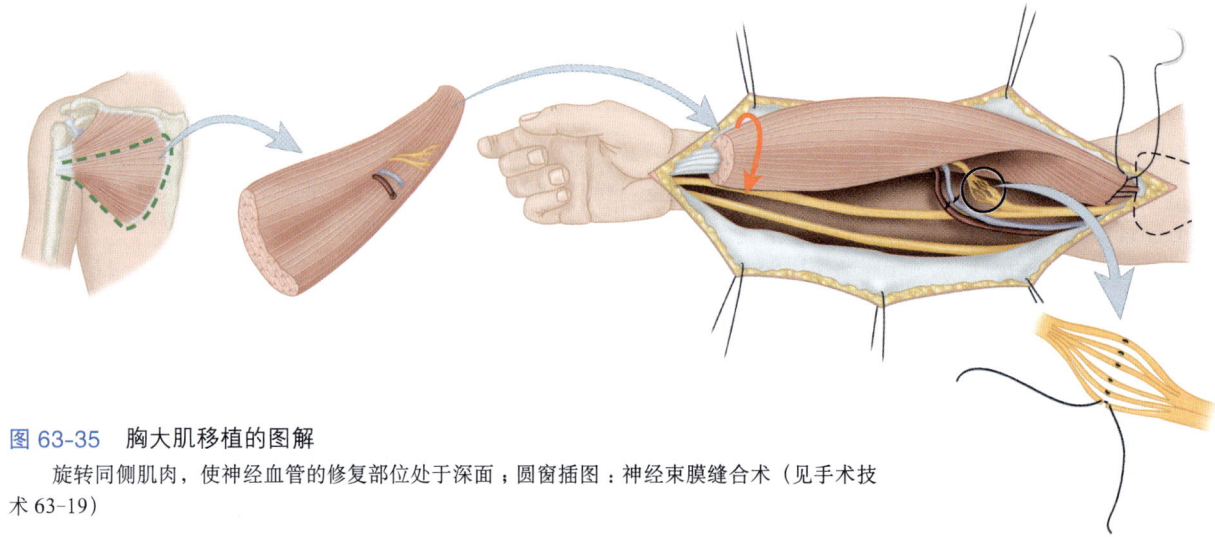

图63-35　胸大肌移植的图解

旋转同侧肌肉,使神经血管的修复部位处于深面;圆窗插图:神经束膜缝合术(见手术技术63-19)

四、阔筋膜张肌肌皮瓣

尽管阔筋膜张肌的筋膜面不能与受区粘连，但仍可将其作为带感觉神经支配的皮瓣、有功能的神经肌肉单位和带部分髂嵴骨质的骨肌皮瓣用于覆盖上肢或下肢的软组织缺损。由于该肌的滑动有限，作为带神经支配的屈肌替代物的功能受到限制。然而，它可用于替代伸肌功能。可切取以该肌中轴为中心的、带下面肌肉的 10 cm×30 cm 皮瓣。

血管解剖　阔筋膜张肌起自髂嵴的前部，止于股（大腿）阔筋膜，有单一的主要动脉，即起自股深动脉的旋股外侧动脉横支。血管蒂在髂嵴下方 10 cm 左右进入该肌的中点。动脉供应走行于股直肌的深面，发出分支至股直肌、股外侧肌和臀小肌（图 63-36B）。静脉回流则通过伴随动脉蒂的 2 个伴行静脉。可切取 6～8 cm 长的血管蒂，血管直径为 2～2.5 mm。

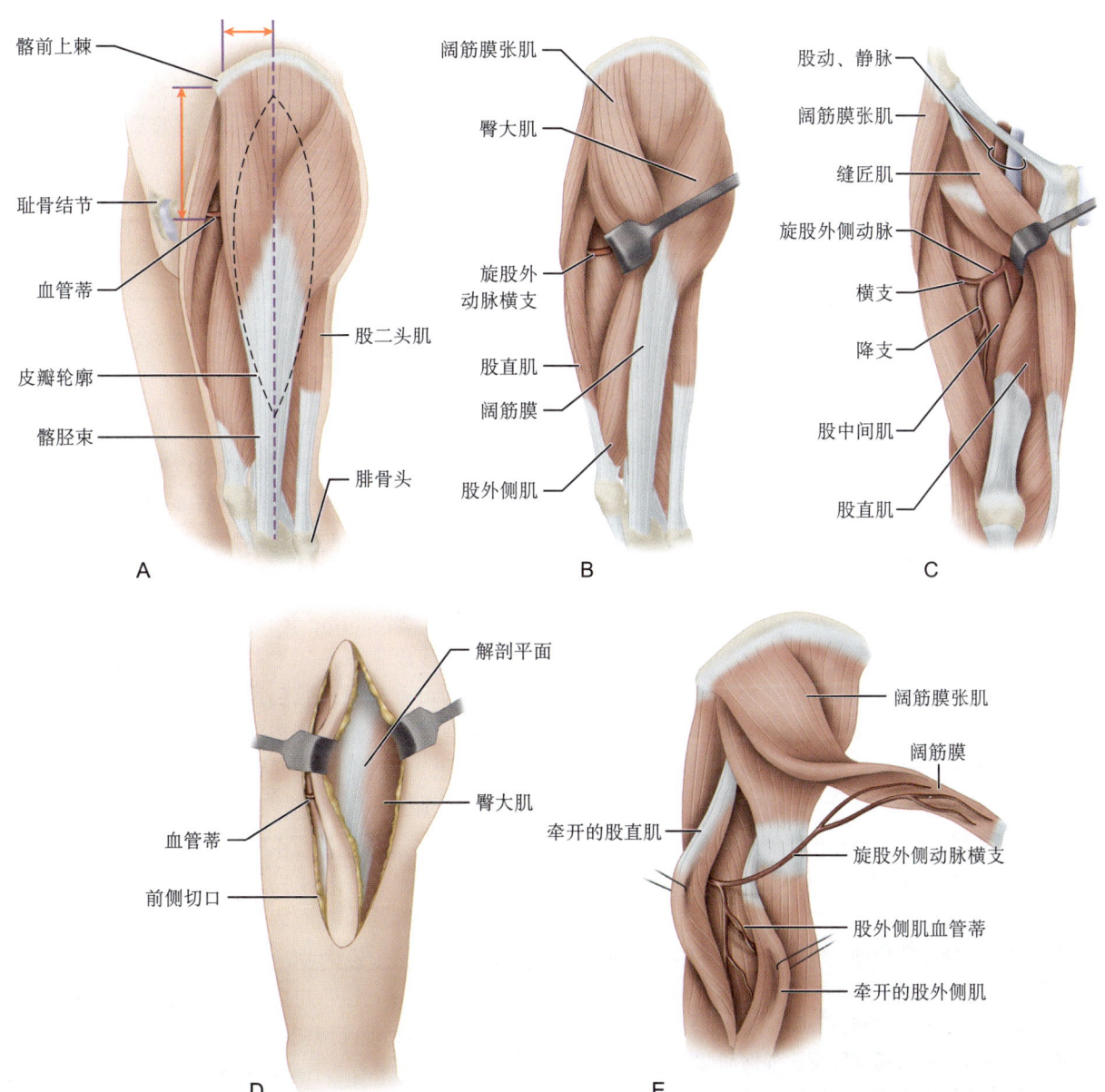

图 63-36　阔筋膜张肌肌皮瓣的解剖方法

A．阔筋膜张肌肌皮瓣或肌皮瓣的标志和皮肤切口，注意血管蒂在耻骨结节平面；B．从前内侧开始进行解剖，寻找股直肌深面的旋股外侧动脉的横支；C．游离血管蒂；D．后侧解剖在阔筋膜张肌和臀大肌之间进行；E．由远而近游离掀起阔筋膜张肌肌皮瓣（见手术技术 63-20）

阔筋膜张肌由臀上神经的一个分支支配运动功能，该神经在血管蒂的近侧进入肌肉。该肌的皮肤区位于大腿外侧，2条直线之间：前方直线从髂前上棘至股骨外侧髁，后方直线通过大粗隆；皮肤区从髂嵴延伸至膝关节。该皮肤区接受第12胸神经的皮支和股外侧皮神经的感觉支配。第12胸神经的皮支进入皮瓣的后上部附近的皮下组织，股外侧皮神经在髂前上棘远侧 8～10 cm 处进入皮瓣的内侧部皮下组织。

阔筋膜张肌肌皮瓣解剖方法

手术技术 63-20

- 在股外侧的近端，根据受区要求画出所需皮肤区的轮廓。肌瓣和肌皮瓣的中轴位于从髂前上棘后方 3 cm 处到腓骨头所画的连线上（图 63-36A）。
- 在髂前上棘下方约 10 cm 处估计血管蒂进入皮瓣的位置做标记。该点通常位于从耻骨结节向外所画的横线上。
- 如果待移植的是带感觉神经的皮瓣、骨肌皮瓣或游离功能组织瓣，在做皮肤切口前应确定前内侧的股外侧皮神经区、后外侧的第12胸神经感觉支配区、运动神经的可能部位和所需取骨的位置。
- 设计组织瓣，以便将所需要的神经血管修复部位和骨质能放置于受区的合适位置上。
- 切开皮瓣前缘、皮下组织和深面的阔筋膜（图 63-36B）。
- 如果要在移植组织中包括感觉神经，要在此处解剖寻找神经。股外侧皮神经在髂前上棘下方 5～10 cm 处进入皮瓣。在皮下组织内找到神经，向近侧解剖，然后切断该神经，要在找到血管蒂之前分离出足够长的神经蒂，以备修复。
- 在阔筋膜的深面继续向前内侧解剖，直至阔筋膜张肌与股直肌之间的间隙（图 63-36C），该间隙一般比较明显。
- 在股直肌深面钝性解剖，确定旋股外侧动脉横支的位置。
- 辨别向远侧走行进入股外侧肌的降支，将之结扎。
- 在股直肌深面向内侧跟踪旋股外侧动脉及其 2 条伴行静脉至其在股深动脉的发出处。注意在此处的解剖中不要损伤股神经。

- 在清楚地找到血管蒂之后，切开皮瓣的后缘。将皮瓣的边缘在近端同肌肉缝合，在远端，同阔筋膜缝合，以防止皮瓣同其深面的结构分层。
- 在臀大肌和阔筋膜张肌之间的间隙进一步分离，向内侧解剖直至血管蒂（图 63-36D）。在此段的解剖中，用牵开器保护血管蒂。
- 切断阔筋膜张肌远端，向头侧方向游离肌皮瓣（图 63-36E）。
- 在近侧掀起皮瓣的上缘，在血管蒂进入处的上方切断近侧肌肉。
- 若移植包括骨质，在切开掀起皮瓣的上缘后继续向近侧解剖至髂嵴平面。
- 用骨刀切取阔筋膜张肌及其下面的髂嵴。
- 在受区完全准备妥当之前，保留完整的血管蒂；然后切断血管以备移植。
- 放置粗引流管，关闭创面。
- 只要受区许可，术后第 1 天即可开始髋膝关节运动和负重行走。

五、股薄肌移植

股薄肌可用作游离肌瓣或肌皮瓣。由于该肌很小，外形长而窄，用于软组织覆盖受到限制，但特别适合于带神经支配有功能的游离肌肉移植。其血管蒂短，以旋股内侧动脉的 1 个终末支为基础，血管直径为 1～2 mm。患者仰卧位时切取皮瓣方便，供区并发症极少。

血管解剖　股薄肌起自耻骨体前面和下支以及坐骨，在股内侧长收肌和缝匠肌的后方下行，止于胫骨近端的内侧面，缝匠肌肌腱的后侧深面，半腱肌止点的前方。其神经支配来自闭孔神经前支的 1 个分支，该分支分 2～4 个神经束，于股薄肌起点下 6～10 cm 处进入该肌。

闭孔神经与主要血管蒂旋股内侧动脉及其伴行静脉相伴行，旋股内侧动脉及其伴行静脉在距股薄肌起点 8～12 cm 处起自股深动脉和静脉（图 63-37）。可切取的血管蒂长度为 4～6 cm，血管直径为 1～2 mm。还有 2 个小血管蒂为股浅动脉的分支，位于远侧，可以切断。切取股薄肌后未见明显的功能障碍。

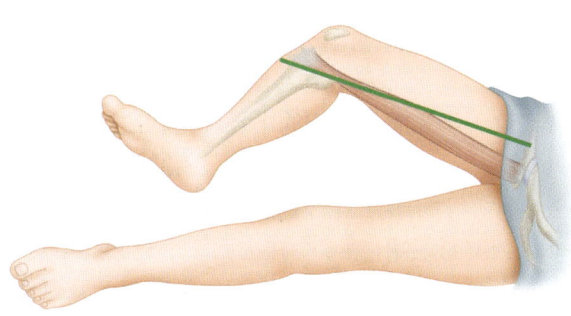

图 60-38　股薄肌的解剖

股薄肌位于从内收肌起点到胫骨结节所画直线的后方（见手术技术 63-21）

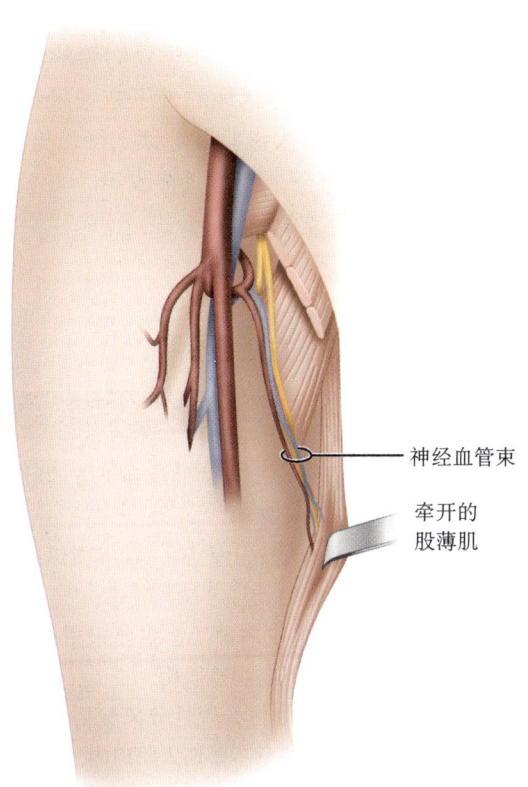

图 63-37　股薄肌的神经血管蒂

股薄肌的主要血管蒂进入该肌的近侧 1/3，包括旋股内侧动脉的分支和股静脉的属支以及闭孔神经的前支

- 从后侧解剖游离股薄肌，用手指向近侧和远侧钝性分离。
- 结扎或烧灼在该肌远侧深面遇到的小血管蒂。
- 如果要将该肌作为有功能的肌肉单位进行移植，按有功能的肌肉移植至前臂所描述的方法设置缝线标记，确定肌肉的生理长度。
- 在大腿远端做短切口，钝性分离找到股薄肌肌腱，在确定所需长度后切断远侧肌腱。
- 为避免肌肉移位，在原位松松地缝合肌肉，在前臂准备完毕之前，使肌肉仍与未离断的蒂和起点相连。
- 然后切断起点和神经血管蒂，将肌肉单位移到前臂的受区。

股薄肌皮瓣解剖方法

手术技术 63-21

- 准备整个下肢，铺无菌单，露出腹股沟、股（大腿）和膝关节，以便方便地来回移动下肢。外展外旋髋关节、屈曲膝关节，可显露从腹股沟到膝关节的股内侧部。
- 从长收肌起点到胫骨结节画一条直线，股薄肌应位于该直线的后方（图 63-38）。
- 切取肌皮瓣时，以股薄肌的近侧部为中心画出皮瓣的轮廓，因为 Manktelow 发现该肌远侧部的皮瓣不可靠。
- 画出皮瓣的轮廓后，沿画线切开皮肤。
- 向下切至股薄肌，将皮缘缝合到下面的肌肉上。
- 解剖股薄肌的前面，将长收肌与股薄肌分开，向前牵开长收肌。此时可发现进入股薄肌深面的神经血管结构。
- 结扎或烧灼血管侧支，可得到较长的血管蒂。

六、腹直肌移植

1980 年，Pennington、Lai 和 Pelly 首次描述游离腹直肌瓣，从此得到日益推广，其主要原因是以腹壁下动脉（深支）为基础的血管蒂粗而恒定，容易解剖。患者仰卧位时解剖容易；若能保持腹直肌鞘后层完整并修复了前层，疝形成不再成为问题。使用腹直肌很少或不引起功能障碍。先前的疝修补术或横行的腹部瘢痕可能妨碍利用该肌。该肌还可作为肌皮瓣来切取，只要能够一期关闭创面，可使用尽可能多的表面皮肤。

血管解剖　每侧腹直肌均起自耻骨嵴，止于第 5、6、7 肋的肋软骨（图 63-39）。此处的肋软骨非常靠近，该肌的止点实际上是水平的。腹直肌呈很规则的长方形，宽 7～10 cm，长可达 30 cm。腹

直肌包裹在腹直肌鞘内。腹直肌鞘的前层全长都完整，而后层在远侧只有在弓状线以近才是完整的，弓状线位于脐和耻骨之间的中点，弓状线以下的后层只有腹横肌和腹横筋膜组成。股直肌被腱划分成4~5个横行的部分。一个腱划出现在脐平面，另一个在剑突的下端，第3个在上面2个之间的中点，还有一个可出现在脐与耻骨之间。腹壁下动脉（深支）起自髂外动脉，起点处直径为3~4mm，有2条伴行静脉。该动脉恰在腹股沟管的深面发出，穿过腹横筋膜，在弓状线的外下方进入腹直肌鞘，沿腹直肌的深面进入该肌，继续上行，与腹壁上动脉的分支形成吻合。腹直肌接收第7~12肋间神经的节段性神经支配。

腹直肌皮瓣解剖方法

手术技术 63-22

- 患者仰卧，准备从上方的肋缘到下方的耻骨结节的整个腹部，铺无菌单。
- 从肋缘下至耻骨结节上方3~4cm做纵行旁正中切口（图63-40A）。
- 向深部切开腹直肌鞘前层。主要采用钝性分离，解剖下面的腹直肌与腹直肌鞘。
- 在前侧的横行腱划区，锐性分离腱划区与浅面的腹直肌鞘前层，注意不要切入肌肉内。
- 夹住烧灼遇到的多支筋膜-皮肤穿支血管。
- 向内侧牵开肌肉，用组织剪钝性解剖，在腹直肌鞘的下部，腹直肌的外侧深面寻找血管蒂（图63-40B）。血管蒂约在中、下1/3交界处进入腹直肌。

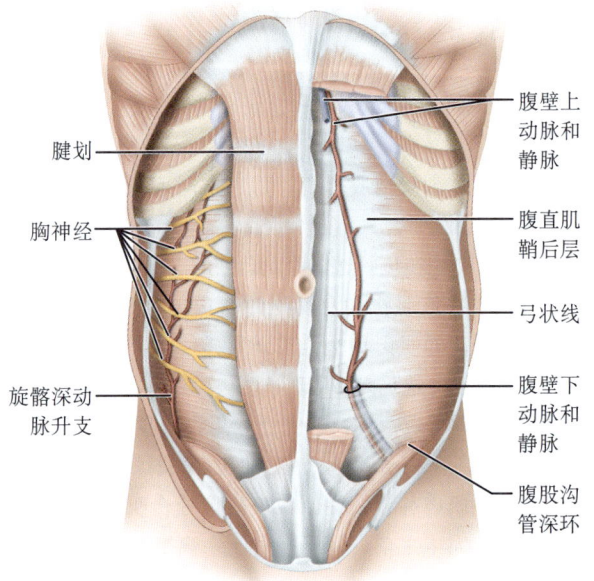

图 63-39 腹直肌及腹直肌鞘的解剖

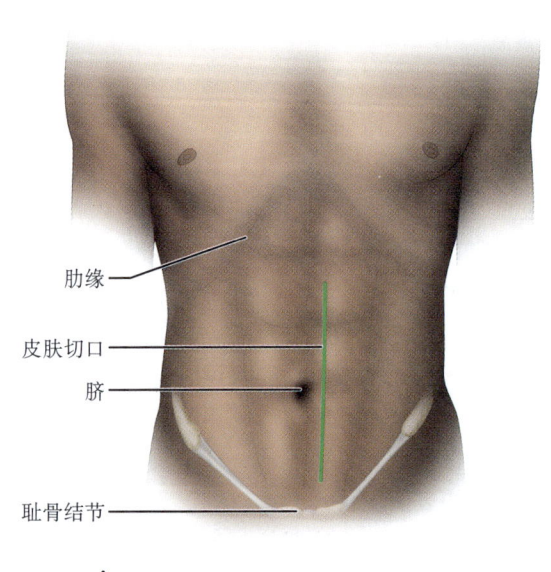

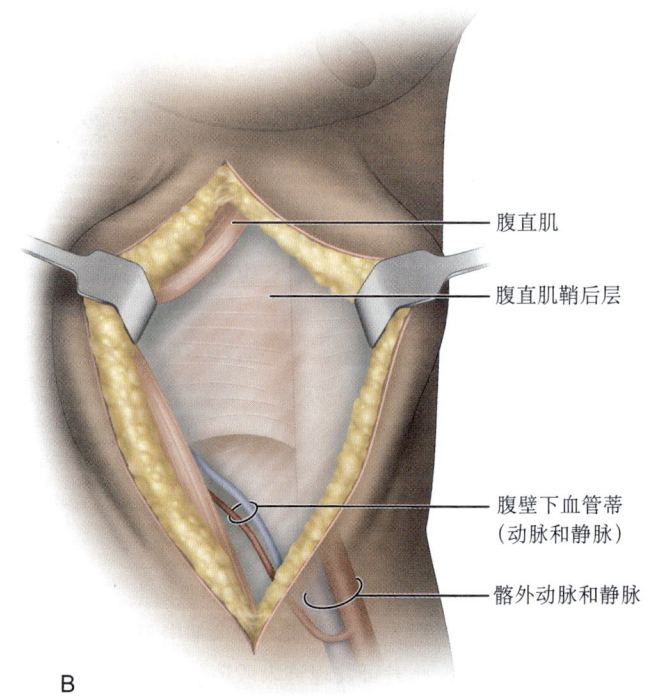

图 63-40 腹直肌瓣的解剖方法

A．切取腹直肌的旁正中切口；B．游离腹直肌瓣，向内侧牵开腹直肌，可见腹壁下动脉在腹直肌鞘的外下部进入腹直肌的后面法（见手术技术63-22）

- 向外下方追踪腹壁下动脉及其伴行静脉到髂外血管的起始处。然后,切断肌肉的两端,保护血管蒂。观察整个肌肉的全长在只有腹壁下动脉供血的时候可以得到充分的灌注。
- 受区准备完毕后,即可在近起点处结扎切断血管蒂。
- 仔细观察腹直肌鞘后层,如果该层受损,用坚韧的非吸收缝线予以修复以防疝形成。
- 置引流管,用 3-0 非吸收缝线缝合腹直肌鞘前层。
- 分层关闭皮下和皮肤。

第七节 有功能的神经肌肉移植

1970 年,Tamai 等用犬模型证明采用显微血管吻合和神经修复可将有功能的神经肌肉单位移植至受区。有功能的游离肌肉移植可用于替代前臂的屈肌和伸肌、面部的表情肌和小腿的伸肌。

至今已经发现能够用于此手术的肌肉有胸大肌、背阔肌、股薄肌、股直肌、趾短伸肌和前锯肌。半腱肌、阔筋膜张肌和肱桡肌也可用于有功能的肌肉移植。选择某个肌肉取决于供区肌肉的肌力和收缩幅度、受区对覆盖皮肤的要求、是否有可利用的运动神经和屈肌腱断端的位置。此方法的优点在于通过移植一个可随意控制的有活力的肌肉来重建某个功能的缺损,而且,术后对供区的功能影响也很小。其缺点包括:①失去 1 块有功能的肌肉;②神经再生时间长;③需要显微血管技术;④手术时间长。

如果简单的方法,比如肌腱移植,就足以满足需要的功能重建,那么就使用肌腱移植,而不是游离肌肉移植。要获得成功,患者的积极性是手术成功的关键。

在术前评估和计划中应注意以下因素。应仔细评估受区的需要和神经血管解剖。受区应具备 1 条未受损的运动神经以支配移植的肌肉。在前臂,最常使用的是正中神经的指浅屈肌支或骨间掌侧神经。应通过病史和物理检查、肌电图以及必要时采用外科手术探查仔细评估受区神经。血管造影用于评估受区血管,在某些情况下供区血管也要进行造影检查。待移植的肌肉大小、肌力和收缩幅度方面应与要替代的肌肉相似。

如果需要大块肌肉,应优先选择背阔肌或胸大肌。如果需要小块肌肉,股薄肌、前锯肌或指短伸肌可以满足要求。肌肉及其神经血管蒂应容易显露。受区肢体的关节应灵活,肘、腕和手指关节应有有效的运动范围。近侧关节应稳定,肌力要平衡。受区需要良好的皮肤覆盖。必要时,在大多数情况下移植的肌肉可携带一块岛状皮肤。

有功能肌肉的游离移植

关于切取某一特定供区肌肉的细节,读者可参考前面的章节。开始手术前,应准备合适的监测方法、骨性突起的合适衬垫、加热毯和留置导尿管。2 个手术小组可更有效而迅速地完成手术,且通常是必不可少的。

有功能的肌肉游离移植

手术技术 63-23

前臂准备
- 根据先前前臂曾否外科手术、术前的临床检查、肌电图和动脉造影确定供区动脉和神经的大致位置。
- 制作 1 个纸模板,协助定位神经血管束(图 63-41)。这也有助于确定需要皮肤覆盖的区域。
- 使用气囊止血带以便进行快速的初期解剖。初期解剖后,可根据需要对止血带进行充气和放气。
- 为充分显露,一般需要长的弧形切口或 Z 形切口。
- 应计划将桡动脉、尺动脉或 1 个合适的大分支作为受区血管。

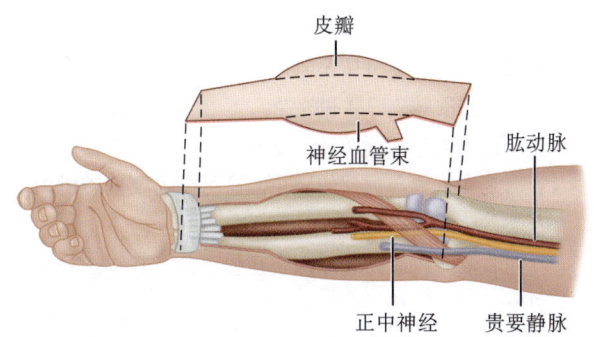

图 63-41 纸模板

纸模板协助术前计划皮肤覆盖的需求、肌肉肌腱的缝接和神经血管的修复(见手术技术 63-23)

- 在屈肌侧，根据需要计划显露尺神经、正中神经和前臂骨间掌侧神经。在伸肌侧，设计使用桡神经的分支。
- 如果有大量瘢痕，从正常的未损伤区向瘢痕区进行仔细解剖，以免损伤受区的神经血管。
- 显露骨间掌侧神经和动脉可能需要Z形切断旋前圆肌，以备后期修复。
- 至于静脉引流，则利用所选动脉的伴行静脉或该部位的浅静脉。
- 显露指深屈肌腱，将肌腱从周围瘢痕中解剖分离，以确保肌腱滑动满意。
- 在远端找到屈肌腱以备与肌腱连接，并显露内上髁及其附近筋膜以备替代屈肌腱的肌肉在近端附着。
- 显露固定伸肌替代物的外上髁和伸肌起点。
- 设计用局部皮瓣或移植肌肉上的皮肤覆盖修复的远侧屈肌肌腱。
- 必要时用皮片覆盖移植肌肉的近侧肌腹。
- 吻合前，确定受区动脉有自由的搏动性出血。

前臂有功能的肌肉移植（Manktelow）

- 解剖供区肌肉后，在前臂受区准备完毕之前，保持肌肉与其主要血管蒂、起点和止点相连。确定受区血管适合吻合，移植的一切准备工作均已就绪，使肌肉的缺血时间缩至最短。
- Manktelow提倡，下列方法有助于确定固定移植肌肉的合适张力，在伸展功能有障碍时更是如此：摆放肢体，使肌肉处于最大的生理长度；对背阔肌和胸大肌，肩关节要充分展开；对股薄肌，膝关节要完全伸直（图63-42）。
- 肢体保持合适的位置，在肌肉表面间隔5cm做缝线标记。在移植并重建血供后，从肌肉的新起点向新止点牵拉肌肉，恢复该肌长度，使标记缝线之间恢复5cm的间隔。
- 确定长度后，即可切断肌肉的起点和止点，仔细切断肌肉的动脉、静脉和神经。
- 立即将肌肉移植到前臂的最佳位置，以利于神经血管修复和近端与远端的固定。这可能需要翻转肌肉断端，使其起点变为止点。
- 在屈肌侧，将肌肉起点固定在内上髁及其附近的筋膜上。
- 在伸肌侧，将肌肉的起点固定在外上髁、筋膜和骨膜上。
- 将肌肉松松地缝在适当的位置上，以免修复神经血管时发生移位。

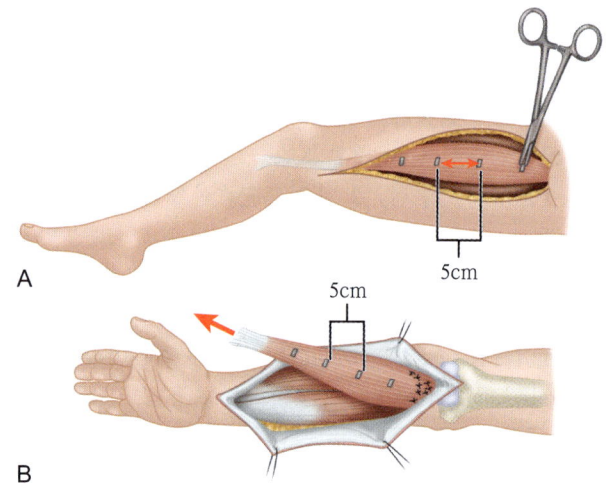

图63-42 有功能肌肉的游离移植

A．股薄肌移植，在肌肉上间隔5cm放置金属夹，确定移植前肌肉的长度；B．移植肌肉近端固定，牵引肌肉以恢复移植前的长度，使金属夹之间之恢复5cm的间隔（见手术技术63-23）

- 在一个小组固定肌肉的同时，另一个小组关闭供区。
- 放置移植肌肉要便于吻合动脉和静脉（图63-43）。还有，确定血管修复的位置要使神经修复点尽可能地靠近肌肉，这样可缩短肌肉失神经支配的时间。Manktelow报道大多数病例的距离为2～3cm。
- 修复动脉前修复1条或多条大静脉可减少失血；然而，只要能缩短缺血时间，修复的顺序并不重要。血管修复完成后，用10-0或11-0尼龙线小心进行束间缝合以修复神经。
- 牵拉移植的肌肉至适当长度，恢复肌腹上预先确定的5cm间隔，在受区肌腱上标记出适当的修复位置。
- 按标记的位置将指深屈肌肌腱与移植的肌肉进行编织。
- 在受区肌腱与肌瓣固定前，采用侧-侧缝合将受区肌腱固定在一起。如果移植的肌肉没有肌腱，将受区肌腱缝入移植的肌肉，用褥式缝合给予固定。
- 用局部皮瓣或移植肌肉携带的皮肤覆盖远端的肌肉肌腱修复处。可用断层皮片覆盖近侧的肌肉。
- 松松关闭创面，以免压迫血管，用石膏夹板将腕关节和手指固定在适度屈曲位，以减轻肌肉和肌腱修复处的张力。

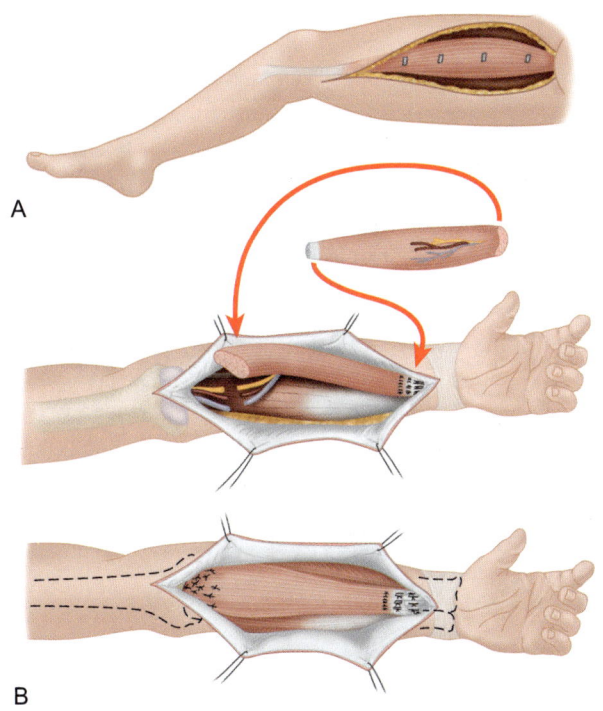

图 63-43 有功能肌肉的游离移植

A. 取自右侧股部的有功能股薄肌移植，翻转肌肉以匹配左前臂的神经血管修复，如果使用同侧股薄肌则不需翻转；B. 移植完成，肌肉的近端固定在筋膜和骨膜上，远端与屈肌肌腱编织缝合（见手术技术 63-23）

术后处理 维持体循环有良好的周围灌注，确保足够的补液量。根据外科医师的训练、经验和主张，术后可常规进行抗凝治疗。

术后 3 周开始轻柔的被动牵拉训练，直至获得完全的运动范围。一般在 2～4 个月出现神经再支配，即可开始主动屈曲手指。一般在术后 6～12 个月，日常训练可包括主动抗阻力练习。整个过程要使用可增加肌力和运动范围的各种物理治疗方法。移植后 2～3 年肌力方可稳定。

第八节　吻合血管的游离骨移植

Ostrup、Fredrickson 和 Doi 等首先报道应用显微血管技术移植肋骨，将其作为移植骨修复犬的下颌骨的实验获得中成功。他们的工作表明，吻合血管的移植骨由髓腔和骨膜血管供血保持存活，并且不经"爬行替代"而愈合。

1975 年，Taylor、Miller 和 Ham 首先报道 1 例临床应用吻合血管的游离骨移植重建经传统骨移植治疗失败的胫骨大的缺损。这项技术可以解决骨科许多问题。包括创伤、放射和肿瘤切除后的长骨缺损，先天性胫骨假关节和上肢的先天性和获得性骨缺损。在脊柱侧弯、脊柱融合中使用该技术作为伴行血管的骨移植。吻合血管的伴有骨膜或骨内膜的股骨内髁游离骨移植物已经证实在治疗尺骨、掌骨、锁骨、胫骨、肱骨、下颌骨和舟骨骨不连越来越多地得到了应用。

1. 正如 Taylor 的总结，吻合血管的骨移植（腓骨）具有下列优点：

（1）一期完成手术。

（2）为了在吻合血管时维持稳定，可将移植骨的近端和远端钉在胫骨中。

（3）管状骨比贴附骨皮质移植更坚固。

（4）出血的，伴有骨膜和骨内膜循环的骨块移植至受区。

（5）如果吻合失败，腓骨可作为传统的骨皮质移植发挥作用。

2. 缺点如下：

（1）手术时间长，使其主要的应用限制在年轻患者。

（2）只能用作择期手术。

（3）供区出现并发症，可引起膝关节和踝关节症状。

（4）不易估计吻合口是否通畅。

（5）供区和受区肢体均需牺牲 1 条主要血管。

3. 目前认为髂嵴、肋骨和腓骨是吻合血管的骨移植的最好供区（图 63-44）。对大多数骨科重建手术，如果腓骨的循环还未受到损伤，应作为优先选择的供骨。腓骨具有下列特点：

（1）腓骨是一个直的骨皮质。

（2）成人可切取长 26cm 左右的移植骨。

（3）可利用肌肉和近端的关节面，对儿童可利用近端的骨骺。

（4）血管蒂由腓动脉（直径为 1.5～2.5mm）和 2 条伴行静脉（直径为 2～3mm）组成，其长度为 1～5cm。

（5）解剖表浅明确。

（6）并发症少见，注意保护腓神经和胫后血管后更少发生。

（7）一般情况下，不能利用其表面的皮肤和神经。

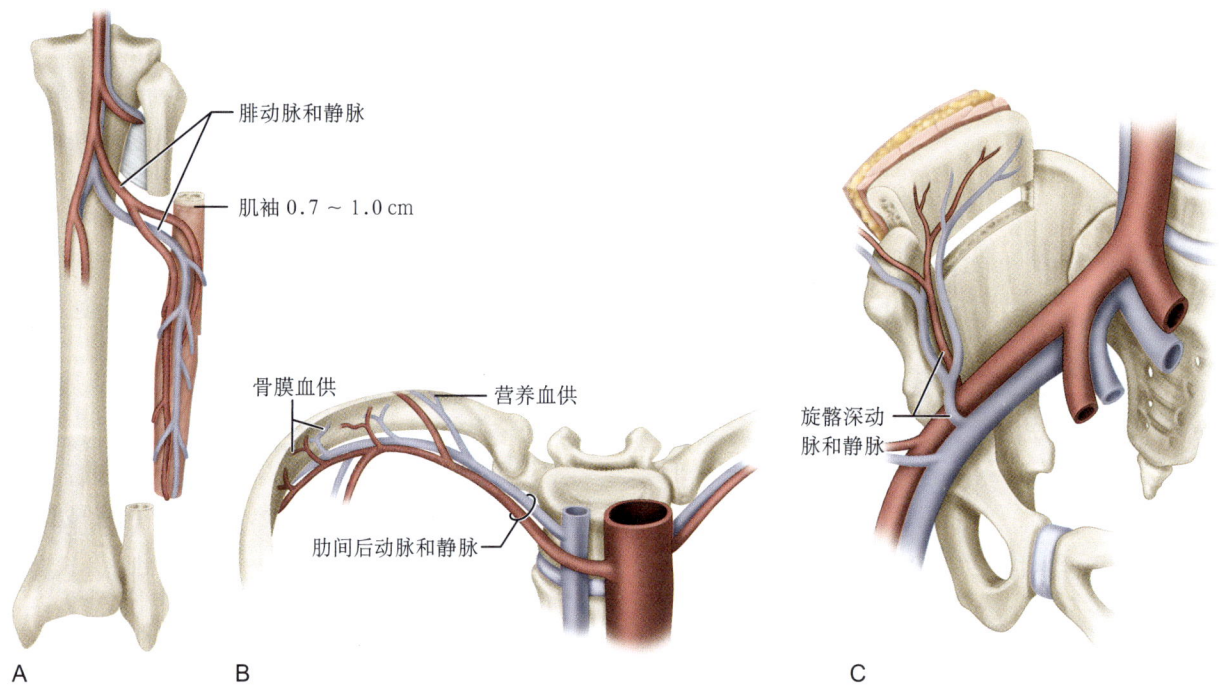

图 63-44　吻合血管的骨移植

吻合血管的骨移植的 3 个最佳来源及其血液供应。A. 对长骨缺损，优先选择带腓血管的腓骨；B. 带肋间血管的肋骨；C. 带旋髂深血管的髂嵴。B 和 C 描绘的部位更适合较短的骨缺损和下颌骨重建

（8）可用于长骨缺损。

4. 髂嵴移植的特点如下：

（1）髂嵴是一个弯曲的皮质骨松质。

（2）可利用长度为 8～10cm。

（3）血管蒂由旋髂浅动脉（直径为 0.5～3mm）或旋髂深动脉及腹壁下浅静脉（直径为 1.5～3mm）组成，其长度为 1～5cm。

（4）如果利用浅血管，则解剖表浅。如果选择深血管，则解剖深在而费力。

（5）可利用表面的皮肤和皮神经。

（6）没有可以利用的肌肉、关节面和骺板。

（7）并发症包括腹壁疝和皮神经残端的神经瘤。

（8）可作为骨和皮肤复合组织瓣移植用于肢体和下颌骨重建。

5. 吻合血管的游离肋骨移植具有下列特点：

（1）肋骨是一个弯曲柔韧的膜性骨。

（2）可切取长度为 30cm。

（3）血管蒂包括肋间后动脉（直径为 1.5～2mm）和单根肋间静脉（直径为 1.2～2.5mm），其长度为 3～5cm。

（4）解剖深在、困难，可能需要插管开胸。

（5）并发症可包括气胸。

（6）可利用肋间神经、表面皮肤、肌肉和关节面。

（7）没有可利用的骺板。

（8）最适用于需要复合皮肤和骨骼移植的下颌骨重建和肢体损伤。

一、适应证

吻合血管的骨移植适用于不能进行传统骨移植时，尤其是软组织覆盖不良时。也可用于传统骨移植失败的情况。据报道，此技术在治疗先天性假关节方面是有用的。还可用于肿瘤或诸如骨纤维异常增生症等疾病切除后的骨重建。

二、术前计划

骨移植供区的选择应该根据受区的需要。对节段性缺损和 <6cm 的骨缺损，可应用传统的骨移植。对 6～10cm 的缺损，可选用髂嵴或腓骨。对 >10cm 的缺损，可选择吻合血管的腓骨移植。

应进行供区和受区肢体的血管造影，以便设计和获得有关血管变异或损伤的资料。Taylor 推荐的

方法是，将供区小腿血管造影图像上带血管蒂的腓骨图像叠加在受区小腿的 X 线片上。这样可设计吻合口的位置、估计血管的大小和对骨骼的要求。该过程可在解剖室内预先进行演练，以提高手术技术。

三、吻合血管的游离腓骨移植

腓骨是最常用的吻合血管的游离移植骨。其长度和直线形轮廓使其成为长骨重建的优先供体。腓骨具有坚硬的骨皮质，可用钢板螺钉坚强固定。在止血带控制下可迅速解剖，一般认为腓骨是可以切除的骨骼。其血管蒂由腓动脉（直径为 1.5～3mm）和伴行静脉组成，长度为 6～8cm。滋养动脉在腓骨的中 1/3 进入腓骨。可切取 26cm 长的腓骨。可携带踇长屈肌或比目鱼肌作为游离骨-肌肉复合体，或者携带表面皮肤作为骨-皮肤复合体。下面介绍切取腓骨的 2 种方法：一个是后侧入路，另一个是外侧入路。由于外侧入路更迅速、更容易，我们更主张外侧入路。

切取腓骨的后侧入路

手术技术 63-24

（Taylor）

- 采用硬膜外麻醉或全身麻醉，常规准备（包括插留置导尿管）后，置患者于俯卧位。外展小腿至另一张桌子。2 个手术小组同时手术。使用气囊止血带维持手术野无血。
- 从供区小腿的腘窝开始切口，斜向外侧的腓骨、然后沿腓骨向远侧延伸。
- 在比目鱼肌和腓骨肌之间向深面做切口，向内侧延伸此切口，进入腘窝。
- 翻转皮瓣，显露下面的肌肉。
- 辨认腓总神经，以及保护它的胫侧和腓侧分支。
- 保留近侧腓骨肌和伸肌在胫骨和腓骨头上的附着。
- 辨别胫前血管。
- 在腓骨的外侧面和前面保留 5～10mm 的肌袖。
- 从后方开始向后内侧解剖，从股骨离断腓肠肌的外侧头和跖肌，向内侧牵开腘窝血管和胫神经。
- 与腓骨和胫后血管相平行切开比目鱼肌 1～2cm，追踪腘窝血管和胫后血管至腓血管的起源处。
- 向远侧解剖腓血管至踇长屈肌的起点，解剖过程中结扎数个大的比目鱼肌肌支。
- 沿腓动脉走行锐性解剖，小心切开踇长屈肌，在腓骨上遗留 1cm 的肌袖。
- 然后根据受区需要的腓骨长度在近端和远端切断腓骨。
- 保留腓骨肌近端的附着和胫侧副韧带以维持膝关节稳定。保留远端 25% 的腓骨以维持踝关节的稳定。对儿童，用横行螺钉将腓骨远端固定在胫骨上，注意避免腓骨歪斜。
- 从远端开始，与腓骨平行地切断骨间膜和胫骨后肌，完全游离与血管蒂相连的腓骨。
- 切除腓骨近侧和远侧 1～3cm 骨膜，以便将腓骨插入受区骨骼。
- 放松止血带，止血，确定腓骨的循环是否良好。
- 受区完全准备妥当后，小心横断血管蒂，将移植骨转移到受区。
- 切除的具体方法将在下面讨论。
- 根据需要，置负压引流管，关闭供区缺损。

术后处理 术后处理与下文描述的外侧入路相同。

切取腓骨的外侧入路

手术技术 63-25

（Gilbert；Tamai 等；Weiland）

- 患者仰卧，供区下肢屈髋屈膝，足部轻度内旋。同侧臀下垫一个大沙袋。解剖初期使用气囊止血带以维持手术野无血。
- 沿小腿的外侧以腓骨为中心做切口，从腓骨颈向远侧的踝关节延伸（图 63-45A）。
- 切开皮肤和皮下组织，达腓骨长肌与比目鱼肌之间间隙处的浅筋膜。
- 切开腱膜，在腓骨长肌的后方、比目鱼肌的前方纵向解剖（图 63-45B）。
- 在切口的远侧部分辨别腓骨长肌肌腱以确定方向（图 63-45C）。
- 沿后侧的比目鱼肌和外侧的腓骨长肌之间的间隙切开筋膜。
- 钝性分离，掀起切口远侧的比目鱼肌，向近侧分离至该肌在腓骨近端的起点处。
- 在此处，辨认恰好位于比目鱼肌深面、几乎与腓骨相贴的腓血管。

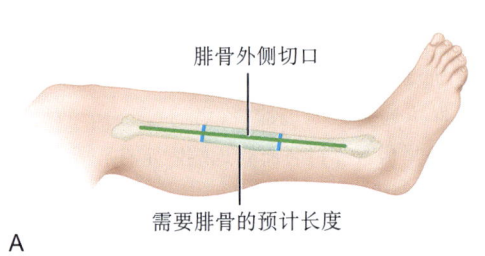
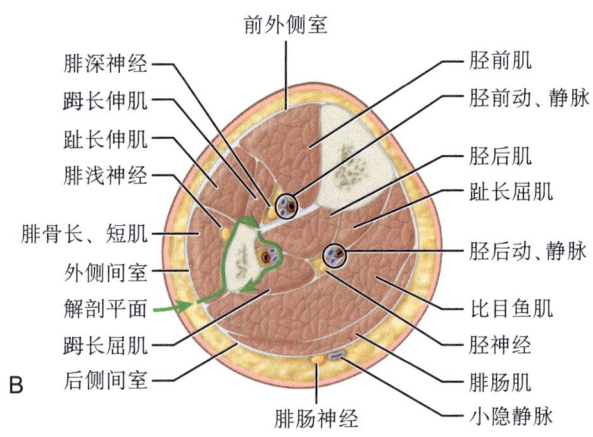
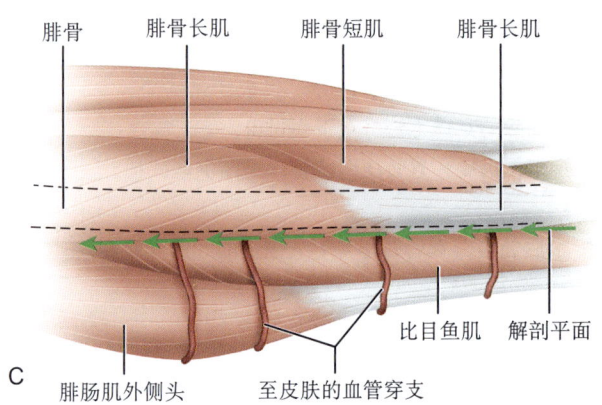
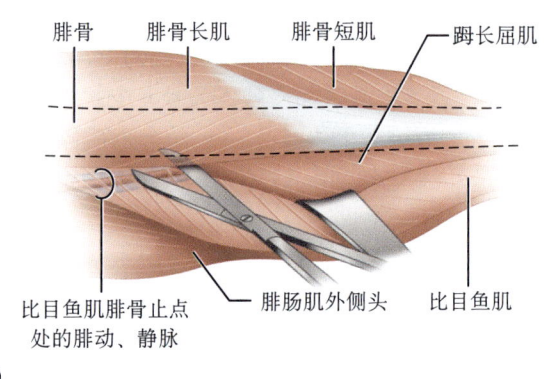
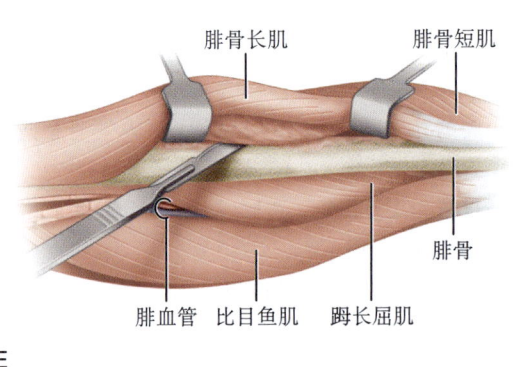
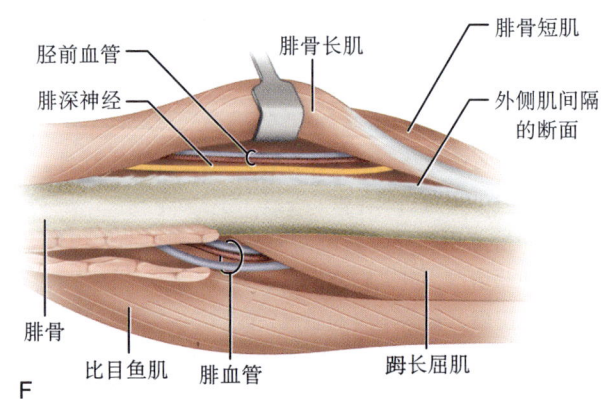

图 63-45 切取腓骨的外侧入路

A．吻合血管的游离腓骨移植，皮肤切口；B．小腿横断面，显示环绕腓骨设计的解剖路径；C．确定并分离比目鱼肌和腓骨肌之间的间隙；D．在近侧的解剖中辨别恰位于比目鱼肌的腓骨起点的远侧深面的腓血管，用剪刀分离比目鱼肌的起点；E．腓骨前侧的解剖，以骨膜外方法分离腓骨肌，保护近端的腓总神经；F．经过前侧肌间隔继续前侧解剖，将前侧的肌肉从腓骨分离，保护腓深神经和胫前血管

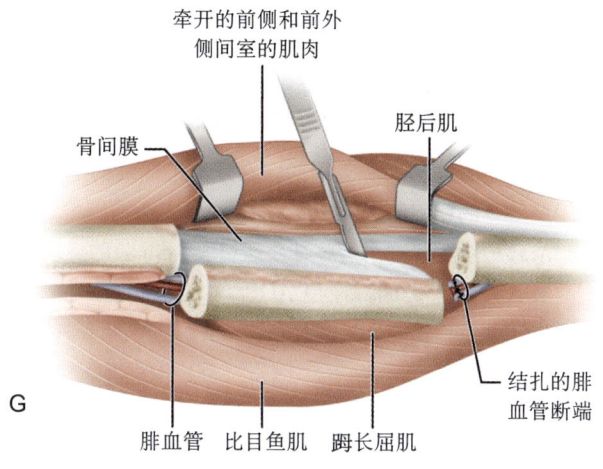
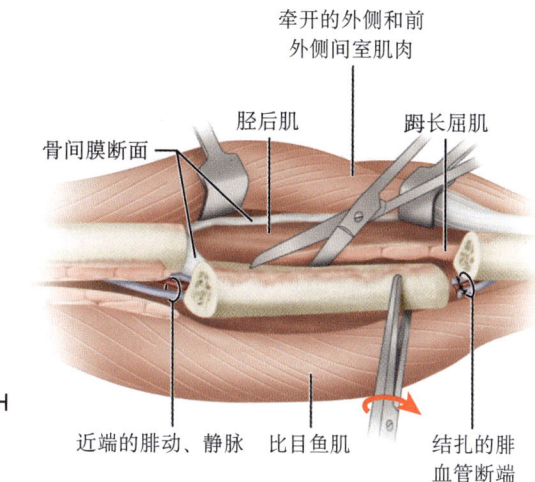
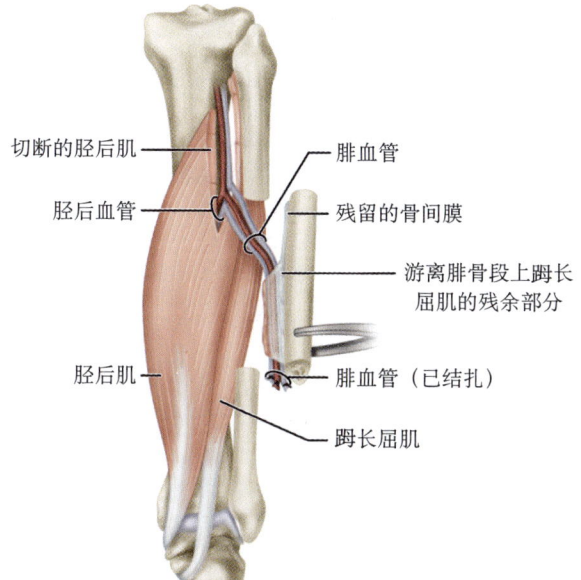

图 63-45（续）

G. 用 Gigli 线锯完成远端和近端截骨，可见远端结扎的腓血管，外旋腓骨以便贴近腓骨切开肌间隔；H. 从腓骨分离胫后肌；I. 分离跛长屈肌并保留薄层肌肉保护腓血管，完成解剖（见手术技术 63-25）

- 一旦找到血管蒂，锐性切断比目鱼肌的腓骨起点（图 63-45D），以便在随后游离血管蒂时向后方充分牵开比目鱼肌。
- 接着，在小腿的远端，通过观察紧靠腓骨肌后方的细条状脂肪组织辨别腓骨肌和跛长屈肌之间的间隙。跛长屈肌位于腓骨肌的后方，并位于覆盖腓骨后外侧面的比目鱼肌的深面。腓血管走行在跛长屈肌内，因此得到保护。
- 向前牵开腓骨肌，在骨膜外锐性分离腓骨肌（图 63-45E）。在该阶段的解剖中，小心辨认并保护切口近侧的腓浅神经，此处腓浅神经与腓骨紧贴，可见其在腓骨肌内下行。注意腓血管的后方受跛长屈肌良好保护。
- 继续沿腓骨向前解剖，在前方肌间隔处贴近腓骨将其切断。
- 以相似的骨膜外方式尽可能地显露掀起前侧骨筋膜室，保护胫前血管和腓深神经（图 63-45F）。
- 在腓骨近侧截骨处环绕腓骨放置 Gigli 线锯。截骨应在腓骨近侧 1/3 内，确保滋养动脉包括在切取的骨段内。放置 Gigli 线锯时，向后牵开腓血管，向前牵开腓浅神经和腓深神经以及胫前血管。
- 然后，在腓骨远侧截骨处，紧贴腓骨钝性分离出骨膜外面。
- 用 Gigli 线锯截断腓骨，保护周围的软组织。在远侧截骨处的近侧和远侧锐性掀起 1 cm 跛长屈肌。向前牵开腓骨，向后牵开跛长屈肌，辨别紧贴腓骨走行的腓血管。记住，在小腿的远端，腓血管可能穿过骨间膜至前方继续下行。辨别腓血管后

- 将其结扎切断。
- 用持骨器夹住腓骨，外旋，以显露残留的前侧骨筋膜室的肌肉，将其从腓骨锐性切断。
- 轻轻向外牵引腓骨，由远而近地紧贴腓骨切开骨间膜（图63-45G）。注意在此阶段的解剖中不要将腓骨从腓血管上撕脱。
- 接着，在直视腓血管下，从前侧分离胫后肌（图63-45H）。应钳夹或用双极电凝烧灼腓动脉的细小胫后肌肌支。
- 最后从腓骨上游离踇长屈肌，在腓血管附近保留一薄层肌肉（图63-45I）。
- 此时，移植的腓骨仅与血管蒂相连，放松止血带后应有出血。我们常规使腓骨维持灌注，尽可能地缩短缺血时间。然后，将腓动脉及其伴行静脉从其在胫后血管起源处切断。
- 进行止血。将踇长屈肌松松地缝在骨间膜上，置引流管，分层关闭皮下组织和皮肤。不要尝试关闭筋膜，以防发生术间室综合征。
- 切取后，应立即将腓骨牢固地固定在受区骨骼上，最好将腓骨的每个断端插入受区骨骼的髓腔内，然后再用钢板和螺钉加固。这种固定方法依赖于受区的条件。固定前，要认真根据供区动脉和静脉考虑蒂的长度和位置。固定完成后，即进行动脉和静脉吻合。

术后处理　应根据骨移植的位置进行制动。如果骨移植位于膝下，应使用长腿屈膝管型石膏固定3～5个月，以免负重。术后第1周内通常进行骨扫描检查，判断移植骨的灌注。通过X线摄片和临床判断确定移植骨与受区骨的愈合情况，在移植骨开始出现肥大时即可允许完全负重，这可能需要15个月或者更长时间。可能还需要普通的骨移植给予加强。如果移植骨用于膝关节融合、移植至股骨或者患者为幼儿，可能需要带骨盆带的长腿管型石膏或髋人字形石膏对移植骨进行充分制动，促进愈合。一旦愈合开始，移植骨逐渐肥大，即可安装矫形支具，并一直穿戴至肢体能够完全负重时为止。

远侧胫腓融合预防进行性外翻畸形：对将来会有明显生长的儿童，切取腓骨干后有发生踝关节外翻畸形的危险，所以对该年龄组的儿童，推荐远侧胫腓融合。

远侧胫腓融合预防进行性外翻畸形

手术技术 63-26

- 按上述方法切取腓骨干后，在远侧干骺端的上方，胫腓骨的相邻面切除2～3cm的骨皮质。
- 从移植腓骨或剩余的腓骨残端切取3cm长的骨块，嵌入胫腓骨之间，应用AO加压技术固定2枚骨皮质螺钉，使之穿过腓骨和移植骨，进入胫骨（图63-45）。

术后处理　戴长腿、屈膝非负重管型石膏6周，然后再戴髌韧带负重管型石膏6周。

髂嵴通过皮肤分布的旋髂浅动脉及阔筋膜张肌的附着而获得血供（如图63-44C）。Taylor，Townsend和Corlett所展示的旋髂深系统提供了一个最佳的血液供应。

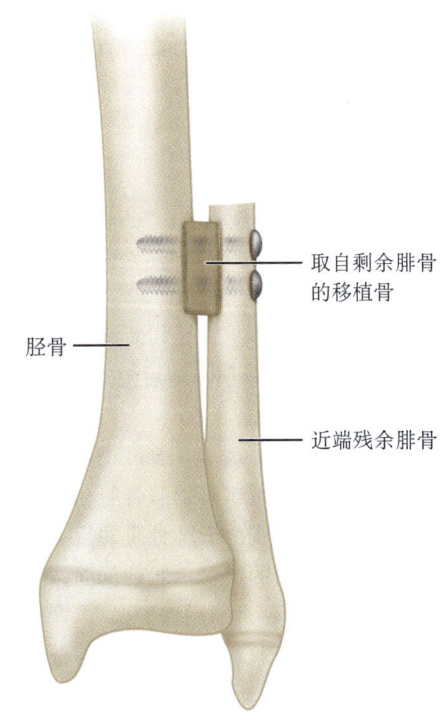

图63-46　儿童腓骨供区的处理
应包括远侧胫腓融合，以预防进行性外翻畸形（见手术技术63-26）

游离髂嵴骨移植

手术技术 63-27

（Taylor、Townsend 和 Corlett；Daniel；Weiland 等）

- 两个手术小组同时工作。患者仰卧，使用全身麻醉。
- 经触诊寻找股血管，用多普勒探头标出旋髂浅动脉的走行，大致平行腹股沟韧带，指向髂嵴方向。如果将旋髂浅系统及其表面的皮肤作为骨皮瓣使用，画出皮瓣的轮廓和血管的走行。
- 在内侧的血管表面做垂直切口，解剖辨别旋髂浅动脉和腹壁下静脉。
- 由下而上并向外侧进行解剖，在缝匠肌外侧缘附近血管穿出处切开筋膜。
- 随着分离向外侧延伸，继续在筋膜浅面掀起皮瓣；在解剖过程中，要保留皮肤和软组织在髂嵴上的附着处。
- 掀起皮瓣、找到并保护血管后，即可切取髂嵴，按重建计划切取足够的骨质。
- 横断血管后，将移植骨移植至受区。
- 若要应用旋髂深动脉和静脉，可使用与上述相似的方法进行解剖。确认旋髂浅动脉和静脉及腹壁下静脉后，在与腹股沟韧带平行的方向上延伸皮肤切口，继续在腹股沟韧带上方解剖。
- 从髂外动脉和静脉发出处辨别旋髂深动脉和静脉。
- 横断腹外斜肌、腹内斜肌和腹横肌。钝性解剖显露腹外筋膜，显露有髂肌附着的髂嵴内板的后面。
- 旋髂深动脉约在髂嵴内侧缘下方 2.5cm 处沿腹横肌和髂肌筋膜形成的管道内走行。注意避免损伤精索、血管和股神经分出的生殖股神经。
- 根据旋髂深动脉画出皮瓣的轮廓，用摆动锯或骨刀从髂嵴的外侧面开始截骨。保留表面的皮肤或皮下组织及其在髂嵴上的附着点，避免损伤供应皮肤的营养血管。
- 髂骨的弯曲使切取髂嵴不能超过 10～12cm 长。截骨有助于减少弯曲。
- 在髂嵴的内板保留髂肌的覆盖以保护骨质的营养血管。
- 经屈曲髋关节，可一期关闭供区。
- 然后将移植骨置入受区。将髂嵴固定在受区可能比腓骨的固定更困难。由于髂嵴短，置入或嵌入可能损失其长度。也可采用外固定架或固定架和螺钉联合应用固定植骨。在移植的髂嵴上固定钢板可能遇到困难。

术后处理 术后处理与上述腓骨移植的术后处理相似（见手术技术 63-25）。

四、吻合血管股骨内侧髁骨瓣

Sakai 在 1991 年第 1 次描述了从股骨内侧髁吻合血管的游离骨瓣。Fuchs 等描述其广泛用于治疗锁骨和舟状骨骨不连。皮瓣起于膝降动脉，尤以膝内侧动脉多见，或两者兼而有之。膝降动脉是膝以上约 13cm 由股浅动脉发出的分支，于近端内收肌裂孔处分为 2 个或 3 个分支，即关节支、肌支、隐支。膝降动脉存在于约 90% 的标本中。该分支起始于膝关节以上 11cm 处，位于大收肌腱沿内侧肌间隔后部的深处或侧方。膝下动脉于腘动脉 5cm 以上起始于深或横向的内收肌肌腱后方的内侧肌间隔，11% 的关节支吻合膝降动脉（图 63-47）。

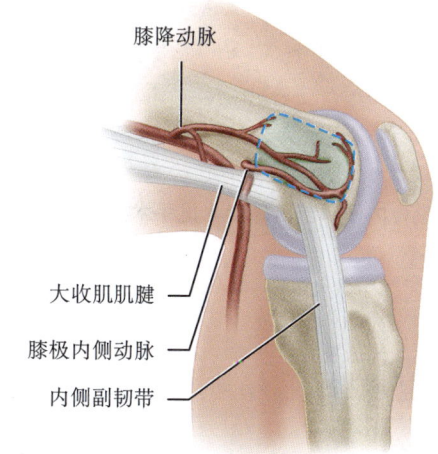

图 63-47　股骨内侧髁骨瓣骨皮瓣

股骨内侧髁骨瓣骨皮瓣

手术技术 63-28（图 63-48）

- 在大腿远端内侧相当于大收肌和缝匠肌间做一纵行切口，牵开大收肌和缝匠肌显露后方的膝升降血管。注意股骨内侧髁表面的一膝升降动脉组成的这一血管区域。
- 注意股骨髁内侧血管弓。骨膜骨游离皮瓣包括这个血管弓，注意保留内侧副韧带。限制移植的近端位于干骺端骨干交界处。
- 将骨膜与底层的骨皮质和骨松质剥离到适当的范围。5 cm×7 cm 是移植骨的最大尺寸。
- 解剖膝降血管蒂近端,结扎大隐静脉肌肉的分支,切断股浅血管的起点。可以获得直径 1～2 mm、长度约 7 cm 的血管。
- 结扎和分离的膝上血管,除非医师想要把它们作为血管蒂。

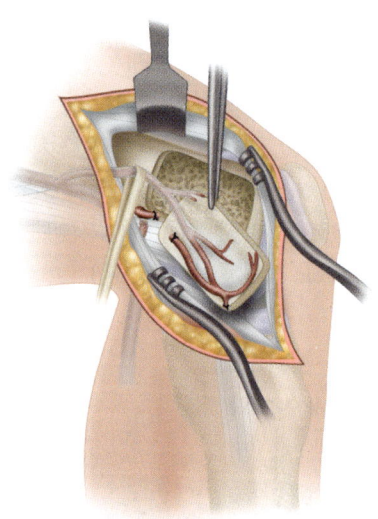

图 63-48　股骨内侧髁游离骨瓣(见手术技术 63-28)

五、切取复合肋骨移植体

临床上应用吻合血管的肋骨移植有两种类型,一种是后肋移植,此处骨质有髓腔循环和骨膜循环(见图 63-44B);另一种是后外侧(节段性)肋骨移植,此处骨质仅有骨膜血管供应。这两种类型的移植骨存活率相似。

必须进行选择性动脉造影判断大根动脉(arteria radiculomedullaris magna)或 Adam Kiewicz 动脉的位置,该动脉通常从下位肋间动脉或上位腰动脉的背支发出,一般位于左侧。重要的是确定该动脉的位置,以确保此动脉不从所选的肋间动脉发出。Ostrup 推荐应用左侧或右侧第 9 肋作为吻合血管的游离肋骨移植的主要供区。

复合肋骨移植体

手术技术 63-29

(Ostrup)

- 两个手术小组同时工作。全身麻醉下患者取侧卧位,以便显露肋骨全长,正对第 9 肋中部切开皮肤,从背侧中线附近开始,沿肋骨斜向外下方。
- 经浅筋膜、背阔肌和竖脊肌继续解剖,在上述肌肉下面分离出一个平面,以显露肋骨及其邻近肋间隙。
- 至此可在肋骨上缘附近切断后锯肌、下锯肌和肋间肌。沿同一方向小心打开胸膜。
- 在该肋骨下方的肋间隙、接近下位肋骨的上缘切开肌肉和胸膜。肋间组织应包括在复合肋骨移植体内,以保证血管系统的完整。
- 测量所需肋骨的长度,在移植肋骨的远端分离结扎肋间后血管,从外侧切断肋骨。
- 游离肋骨,经透明胸膜从内侧显露肋间血管,显露范围从血管的起点到血管消失在肋骨下肌肉处。
- 钝性解剖,将血管蒂与其上覆盖的胸膜分离;在血管蒂的起点附近放置血管钳。
- 在血管蒂的移植体侧使用显微血管夹夹闭,结扎血管蒂的中央侧后,切断血管蒂。从交感干深面传递血管蒂。
- 在肋间动脉附近切断肋间神经。
- 始终牢记血管蒂,切断肋骨移植体剩余的内侧附着点。
- 切断肋骨头颈的韧带和肋间肌,离断肋椎关节。
- 在远离动脉主干处切断结扎肋间动脉的背(脊髓)支。
- 分层关闭胸壁,插入 1 根胸腔引流管。
- 将移植肋骨固定在受区,一般用钢丝缚牢肋骨两端。复合肋骨移植的显微血管吻合操作尤为困难,因为与其他动脉相比肋间动脉的壁薄且缺乏弹性,只有 1 条静脉,也必须小心吻合。
- 虽然肋骨移植可用于替代先天性或获得性长骨缺损,如胫骨、肱骨、桡骨和尺骨的病变,但它最合适的适应证似乎是下颌骨修复,这包括下颌骨置换、用肋骨和胸膜替代下颌骨和口腔黏膜,以及用胸膜替代口腔黏膜、肋骨替代下颌骨和胸壁皮肤替代面颊部皮肤的完全置换术。

术后处理　术后处理与腓骨移植相同,但移植腓骨的接合、愈合和肥大可能需要更长的时间。

第九节 足部复合游离组织移植

足部结构的神经血管供应使其成为解决许多问题，特别是足部和手部问题的、用途非常广泛的组织供区（图63-49）。本节包括有关足部神经血管解剖的讨论，该讨论涉及作为游离组织移植最常使用的具体结构。本节还包括各种足部组织瓣[包括足背皮瓣、第1趾蹼、趾腹和"蹬趾甲"（wraparound）皮瓣、骨与关节、骨骺和蹬趾、第2、3趾移植]的优点、缺点、各种用途和讨论。

一、神经血管解剖

标准的解剖学教科书将足背动脉描述为穿过伸肌下支持带的胫前动脉的延续。足背动脉经过踝关节前方时，位于内侧的蹬长伸肌和外侧的趾长伸肌之间。单一的伴行静脉可在动脉的内侧或外侧走行。腓深神经紧邻动脉的外侧。经过跗骨时发出跗内侧动脉和跗外侧动脉，在跖骨基底部发出行向外侧的

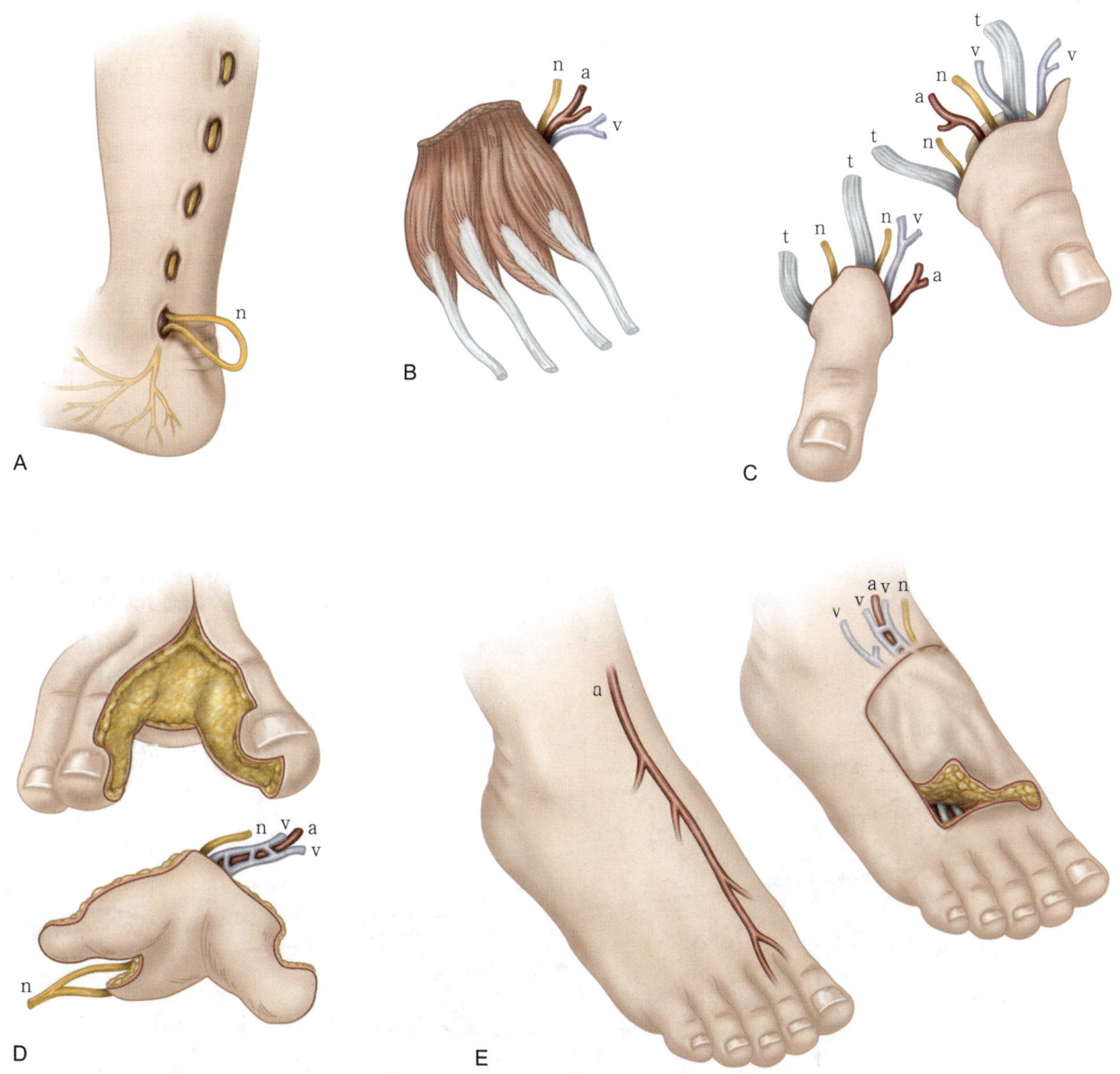

图63-49 足部作为游离组织的多功能供区

A. 腓肠神经移植；B. 趾短伸肌肌瓣；C. 第1、第2趾游离组织移植；D. 带神经血管第1趾蹼游离皮瓣；E. 足背皮肤或皮肤神经血管游离组织瓣。上述所有手术均需要显微外科技术。a. 动脉；v. 静脉；n. 神经；t. 肌腱

弓状动脉。第2、3、4跖背动脉发自弓状动脉，前行至相应骨间背侧肌的背侧（图63-50）。

第1跖背动脉是足背动脉的延续。跖背动脉一般在第1骨间背侧肌的背侧向前行，发出分支至表面皮肤、第1、2跖骨和骨间背侧肌。在第1、2趾趾蹼附近，第1跖背动脉至少分为2支：1支穿过姆长伸肌腱的深面，供应姆趾内侧；另一支供应姆趾和第2趾相对缘。

足底深支或交通动脉在第1跖骨底发自足背动脉，经第1骨间背侧肌两头之间行向足底，与足底外侧动脉吻合，组成足底弓。足底深支还发出1个分支至姆趾内侧面。第1趾骨底动脉是足底深支的延续，在第1骨间隙内行向远端，分支并从足底侧供应第1、2趾的相对缘。

已经有很多重要的解剖变异被注意到。第一跖背动脉在78%~88%的患者中位于第1跖骨间肌表面或是位于其中，而在12%~22%的患者中此动脉位于第1跖骨的足底侧（图63-51）。其余病例的变异包括第1跖背动脉位于第1跖骨的足底侧、第1跖背动脉缺如及第1跖背动脉与第1跖骨底动脉缺如（图63-52）。虽然足背动脉的直径为1.8~3mm，但该动脉也可能发育极其不良和狭窄。

足趾和足的背侧静脉回流汇入足背静脉弓，然后流入大、小隐静脉（图63-53）。其余的静脉回流通过足背动脉的伴行静脉。

足趾和足的背侧接收腓浅神经分支的感觉支配，第1趾蹼由腓深神经支配，足底由足底内侧神经的趾底固有神经支配（图63-54）。所有这些神经均可用于供应带神经的皮瓣。

二、足背皮瓣

足背游离组织移植的优点有：动静脉蒂的直径大，可切取的血管蒂长，有神经支配，皮瓣薄，可包含骨块，供区愈合后不易察觉，有时可切取大皮瓣（10cm×10cm）。其缺点有：解剖技术难度大而费时，供区瘢痕可能疼痛和肥大，切取面积常常受限（7cm×7cm或更小），假如胫后动脉或足动脉缺如或不通畅则不能使用该皮瓣等。足背游离皮瓣可用于手掌、虎口和足部的覆盖问题，尤其适应于需要保护性感觉的区域。

由于足部血管可能存在变异，有益的做法是用多普勒探查和动脉造影从2个方向或侧面观察供足的足背动脉，以发现可能妨碍皮瓣移植的任何变异。假如皮瓣要移植到足部或手部的严重损伤部位，受区也应行动脉造影，以评价受区血管。手术需要2个小组的外科医师分别解剖供区和受区。

足背游离皮瓣移植

手术技术63-30

■ 确定足背动脉的走行后，用皮肤标记笔画出血管的大致走行。将足维持在下垂位置，使静脉充盈，确定足背静脉的类型。再用皮肤标记笔标记静脉。根据受区需要画出皮瓣的边缘（图63-55）。一般

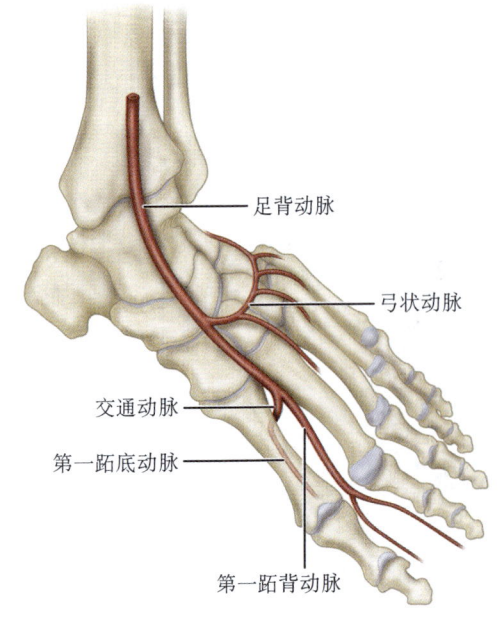

图63-50 姆趾的动脉解剖

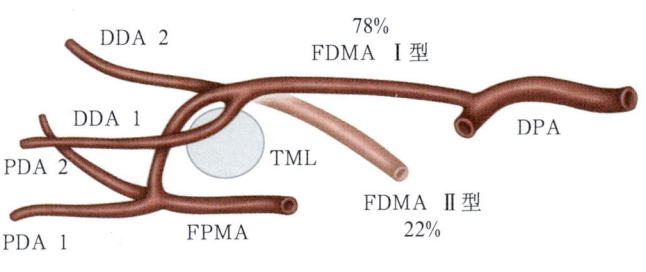

图63-51 已发表的姆趾血管供应变异的一个简图

DDA. 趾背动脉；DPA. 足背动脉；FDMA. 第1跖背动脉；FPMA. 第1跖底动脉；PDA. 趾底动脉；TML. 跖骨间横韧带

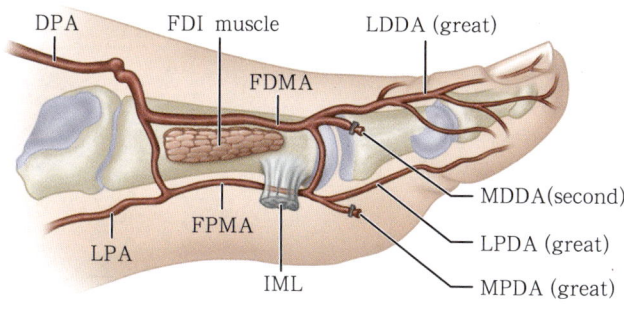

ⅠA 型

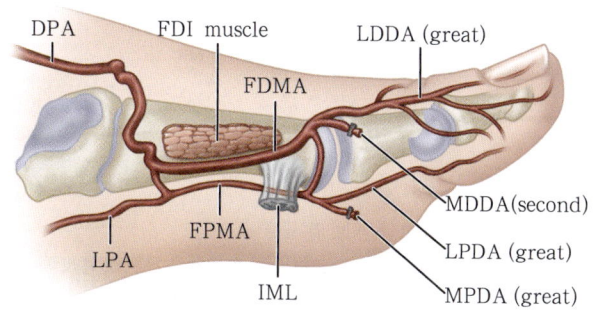

ⅠB 型

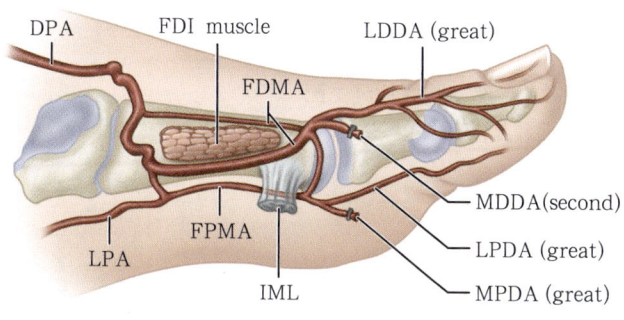

ⅡA 型

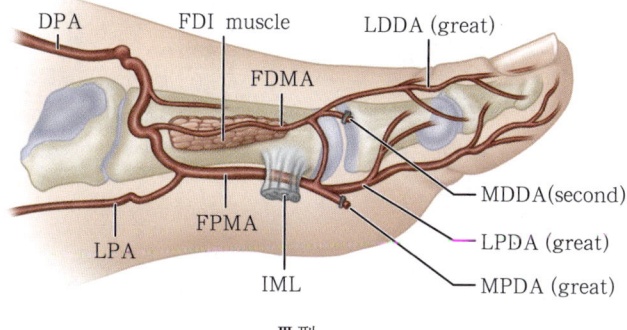

ⅡB 型

Ⅲ型

图 63-52　第 1 跖骨动脉的解剖学变异

DPA. 足背动脉；LPA. 足底外侧动脉；FDMA. 第 1 跖背动脉；FPMA. 第 1 跖底动脉；LDDA (great). 供应姆趾的外侧趾背动脉；MDDA (second). 第 2 趾内侧趾背动脉；LPDA (great). 姆趾外侧趾底动脉；MPDA (second). 第 2 趾内侧趾底动脉；FDI muscle. 第 1 骨间背侧肌；IML. 跖骨间韧带；A. 动脉

说来，皮瓣近端不应超过伸肌支持带，远端大约不应超过可触及的足背动脉搏动远侧 2cm 或者姆趾关节平面。将皮瓣内缘限制至姆长伸肌腱、外缘限制至第 5 趾趾长伸肌腱，如此形成的皮瓣较小，但通常可避免因剥离足内侧而引起的供区瘢痕并发症。

- 用包裹肢体法驱血，气囊止血带充气，开始解剖标记皮瓣的内缘。解剖必须在伸肌腱旁组织浅面进行，以便为断层皮片移植保留一个良好的受床。继续解剖至姆长伸肌腱，切开其上的深筋膜。
- 向下解剖至第 1 跖骨骨膜，辨别足背动脉及其静脉和腓深神经。若要切取带神经的皮瓣，则要找到腓浅神经的分支，将其近端横断，掀起皮瓣时将其保留在解剖平面的浅面。
- 继续向外侧和远端解剖，寻找第 1 跖背动脉、足底深支（交通动脉）和弓状动脉的起点。找到足底深动脉后，给予结扎切断。
- 若要切取骨质，此时可切取部分或全部第 2 跖骨，将其与皮瓣连在一起。
- 继续向远端解剖，解剖要在腱旁组织浅面进行，不要显露肌腱。
- 掀起皮瓣，切断姆短伸肌腱。有些外科医师将姆

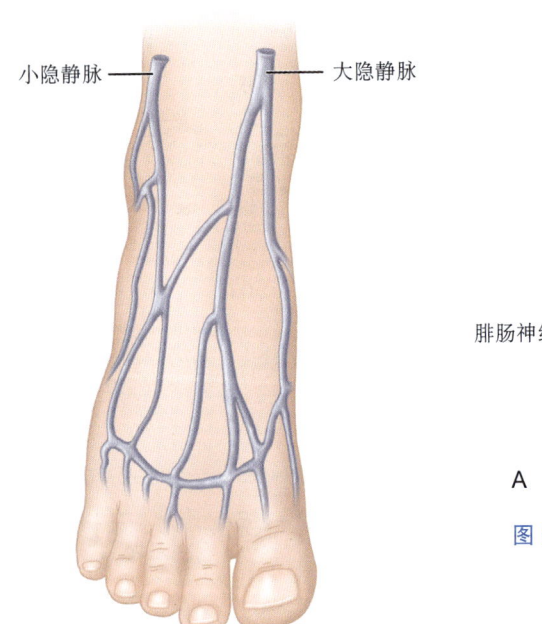

图 63-53　足部的静脉回流
大、小隐静脉系统的属支用于回流足背和足趾游离皮瓣

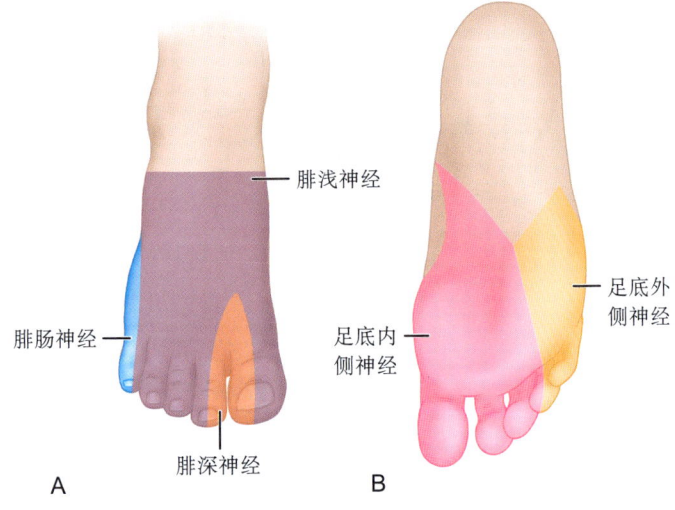

图 63-54　足部皮肤的神经支配
A. 足和趾背侧的感觉支配；B. 足和趾底侧的感觉支配

- 短伸肌腱带在皮瓣内；若将𝐦短伸肌留在足部，有时有助于覆盖肌腱和骨骼。
- 继续向远端解剖，将第 1 跖背动脉保留在解剖平面的浅层，切开皮瓣边缘以便掀起皮瓣。
- 皮瓣远端形成后，结扎切断支配足趾的远端动脉分支。
- 切开皮瓣的远端皮缘和伸肌支持带附近的近端皮缘。
- 若需要长血管蒂，Z 形切开伸肌支持带，解剖足背动脉和胫前动脉，切断细小侧支。
- 在足背动脉上暂时安放小血管夹，以确信胫后动脉足以供应足部的血供。
- 然后修复伸肌支持带。
- 确定受区小组已经解剖完毕受区后，即可结扎切断足背动脉，将皮瓣传递至受区，开始用断层皮片关闭供区。
- 将皮瓣置入受区，缝合皮瓣远端，以便在缝合血管神经时皮瓣不发生移位，然后完成血管吻合。吻合血管一般先修复动脉，后修复静脉。
- 局部应用 2% 利多卡因或罂粟碱可有效地减轻血管痉挛。
- 必要时缝合神经，关闭切口。

术后处理　用绷带和夹板合理包扎受区，避免缩窄，并可观察部分皮瓣。然后，通常执行前面概述的一般术后常规。供区用绷带加压包扎并抬高肢体 7～10d，使移植的皮片充分恢复。弹性绷带包扎或穿弹性袜 3～6 个月，用于减小供区瘢痕的增生和不稳定。

根据接受重建的部位确定活动。在手部，皮肤愈合后，感觉正在恢复时，即可开始循序渐进的康复治疗。在足部或下肢，一旦皮肤愈合，水肿消退，即可进行循序渐进的步行训练，起初不负重，延长抬腿时间，逐渐过渡到可以忍耐的完全负重。如果移植到足部的是带神经皮瓣，必须等到感觉恢复后才能自由地进行活动，足部应有缓冲鞋垫予以保护。

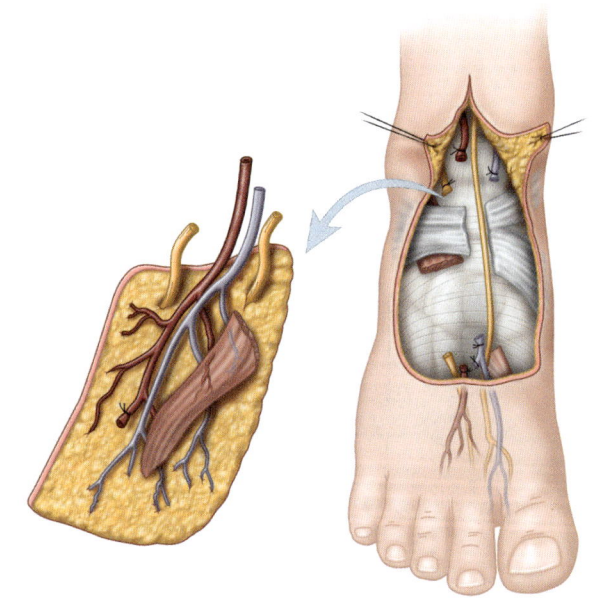

图 63-55　足背游离皮瓣
供区通常需要皮片移植（见手术技术 63-30）

三、带神经血管的第1趾蹼、趾腹和半趾腹游离皮瓣

第1、2趾之间趾蹼的神经血管供应使该区适于移植到手部需要恢复感觉的部位,尤其是拇指。在详细的解剖学研究基础上,1975年Gilbert等报道了首例第1趾蹼游离组织移植成功。

应用第1趾蹼和趾腹供区的优点有:①第1趾蹼有恢复功能性感觉的良好潜能,趾腹两点辨别觉为10～18mm;②趾腹皮肤光洁无毛,与手指皮肤极为相似;③第1趾蹼血供稳定;④可用皮瓣较大,可重建拇指表面,尤其适用于踇趾甲皮瓣;⑤足背皮瓣加第1趾蹼可覆盖较大区域;⑥若用断层皮片妥善覆盖,供区并发症极少。

该皮瓣的缺点很少,主要是手术需要2个小组和存在因血管血栓形成而损失整个皮瓣的危险性。如果愈合延迟或皮片不能覆盖供区,也可能引起麻烦。皮瓣在某些病例因疼痛、超敏感和寒冷忍耐力而影响疗效。

May等发现远侧交通动脉即第1跖背动脉的终支与趾跖侧动脉系统的交通有3种类型(图63-56):①远侧交通动脉汇入到第1跖底动脉的分叉处;②远侧交通动脉与第1跖跖侧动脉交通;③远侧交通动脉与第2跖底动脉汇合。第1趾蹼背侧还有第1跖背动脉的第1、2趾背动脉分支供应。解剖这些皮瓣时,应牢记上述关系和其他可能存在的变异。

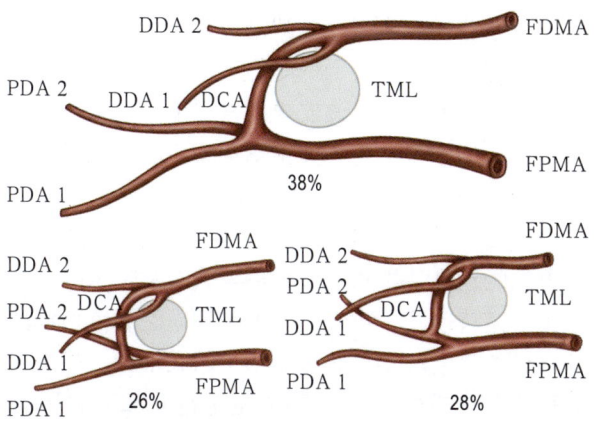

图63-56 第1趾蹼间隙循环的变异
已经发现远侧交通动脉与趾底动脉之间有3种类型的交通。DCA:远侧交通动脉;DDA:趾背动脉;FDMA:第一跖背动脉;FPMA:第一跖底动脉;TML:跖间横韧带

如上所述,第1、2趾相对面由3条神经支配。第1趾腹的外侧和第2趾腹的内侧最重要的神经支配来自位于第1趾蹼间隙的趾总神经的趾底支。趾固有神经的直径一般为1～1.5mm,能被单独解剖至趾总神经,可提供足够的长度以便修复拇指或手指的固有神经。腓深神经的2个分支进入第1趾蹼背侧,支配第1、2趾相邻的背侧面。这些分支也可用于支配游离趾蹼皮瓣。腓浅神经的终支极细小,终末处距趾背太远,不能支配第1趾蹼或趾腹皮瓣。

第1趾蹼区神经血管游离皮瓣移

手术技术63-31

- 与足背皮瓣一样,术前用多普勒探头和动脉造影从2个方向检查判断足部的动脉供应。如果第1跖背动脉发育不全或缺如,则有必要使用第1跖底动脉作为皮瓣的主要动脉。
- 根据触及的动脉搏动和使用多普勒探头在皮肤上画出动脉的走行。令足部悬垂在手术台边缘,使静脉充盈,以辨别静脉类型;然后标记静脉的走行。
- 测量拇指或手指受区,确定皮瓣的大小。第1趾蹼可切取6cm×10cm～8cm×12cm的皮瓣。如果需要大块皮肤,可将足背皮瓣包括在第1趾蹼皮瓣内;在计划解剖时应考虑到这一点。
- 用皮肤标记笔在第1趾蹼处画出皮瓣的轮廓。
- 用包裹法驱血,气囊止血带充气。
- 在足背的第1、2跖骨之间,采用弧形或Z形切口沿动脉表面开始解剖。
- 解剖要小心精细,辨认足背动脉,沿足背动脉解剖至足底深支,结扎切断足底深支,沿第1跖背动脉向远侧解剖。
- 掀起并切断踇短伸肌腱以显露该动脉。将腓深神经包括在动脉蒂内。
- 随着解剖向远端延伸,掀起皮瓣的内外侧缘,寻找回流静脉。通常,在第1趾蹼间隙背侧可发现较大的静脉,与足背内侧的大隐静脉主要属支相交通。
- 如果第1跖背动脉缺如或发育不良,在第1、2跖骨之间做纵行足底切口,与足背皮瓣画线轮廓相交通。
- 寻找趾底动脉,该动脉位于相应趾固有神经的背

侧。向近侧解剖趾底动脉和神经，以便寻找第 1 跖底动脉和趾底总神经。通常，如果第 1 跖背动脉发育不全，第 1 跖底动脉的直径则较大，适于吻合。足背和足底的解剖都应显露足够长的动脉、静脉和神经，以避免嵌入移植。

- 形成神经血管蒂后，掀起第 1 趾蹼皮肤，解剖一定要在血管神经的深面进行，将血管神经带在皮瓣内，不使皮肤失去血管供应。
- 在解剖供区的同时，受区小组解剖手部受区，并切取闭合趾蹼创面的断层皮片。
- 若要切取第 1、2 趾腹或半趾腹皮瓣（图 63-57），根据接受手指的需要画出小块皮肤轮廓。
- 在到达趾蹼前，血管的解剖与趾蹼解剖一样。在第 1 趾蹼处，若跨趾是供区，解剖趾动脉和静脉分支，使供应跨趾外侧的分支带在皮瓣内。
- 同法处理趾神经，在近端解剖趾底神经，从趾底总神经分离出支配跨趾外侧的趾底神经。
- 若第 2 趾是供区，解剖神经和血管，使之包括在第 2 趾内侧的皮肤和趾腹内。
- 若受区为拇指，仔细解剖并保留指掌侧固有神经、桡神经浅支、拇主要动脉和指背与手背静脉。若其他手指接受趾蹼或趾腹皮瓣，寻找并游离待吻合的指固有动脉、指神经和指背静脉。
- 1 个小组用皮片关闭供区缺损的同时，另一个小组将趾蹼、趾腹或半趾腹皮瓣松松地缝合在受区缺损处。在拇指，第 1 跖背或跖底动脉与拇主要动脉或腕部的桡动脉行端-端或端-侧吻合。
- 修复手背静脉时，将隐静脉系统的分支与头静脉

系统进行吻合。
- 在掌侧，将趾底固有神经与指掌侧固有神经缝合；在背侧，将腓深神经与桡神经浅支缝合。在手指，缝合第 1 趾背动脉和指总或指固有动脉。
- 缝合指背静脉和隐静脉属支、指固有神经和趾底神经。

术后处理 第 1 趾蹼、趾腹和半趾腹皮瓣的术后处理与足背皮瓣基本相同（见手术技术 63-30）。移植部位用绷带包扎，夹板制动，并密切观察 5~7 d。处理常规与一般术后处理部分叙述的常规相同。这些皮瓣移植的目的既为覆盖，也同样为恢复感觉，因此在感觉开始恢复之前，患者必须预防该部位的切割、烧伤和起疱等损伤。

四、带神经血管蒂的游离跨趾皮瓣

1980 年，Morrison 等报道他们应用吻合血管的跨趾的游离复合组织瓣移植环绕传统的、不吻合血管的自体髂嵴移植再造拇指的经验。该皮瓣包括趾甲、跨趾背侧、外侧和跖侧的皮肤。据说该皮瓣对拇指掌指关节及其远侧的断离是一个良好的重建方法。其优点包括：①能恢复长度、大致体积、感觉、运动和拇指的美观；②可靠的神经血管供应；③只需一次手术；④保留了足部骨骼；⑤几乎没有步态紊乱；⑥供区后遗症极少。其缺点包括：①需要 2 个手术小组；②可能因血栓形成而丧失整个皮瓣；③移植骨可能被吸收；④缺乏指间运动；⑤如果皮片移植失败或者近侧解剖过多，可能引起严重的供区并发症；⑥由于不能估计合适的长度，所以不能用于儿童。虽然该皮瓣通常用于拇指掌指关节以远截指的拇指重建，拇指掌指关节以近截指并非绝对禁忌证。

和足部的大多数显微血管手术一样，应经过 2 个方向的动脉造影和多普勒检查头以及临床触诊判断第 1 跖背动脉是否合适。当足部缺乏第 1 跖背动脉，可能需要解剖足底显露第 1 跖底动脉。如果接受移植的手部损伤广泛，可能还需要手部动脉造影。术前测量正常拇指的长度和周径。应用受伤拇指同侧的足趾，以便将外侧趾底神经与尺侧指神经缝合。2 个手术小组合作可加快手术。一个小组解剖足部，另一个小组解剖手部和切取髂嵴骨块。

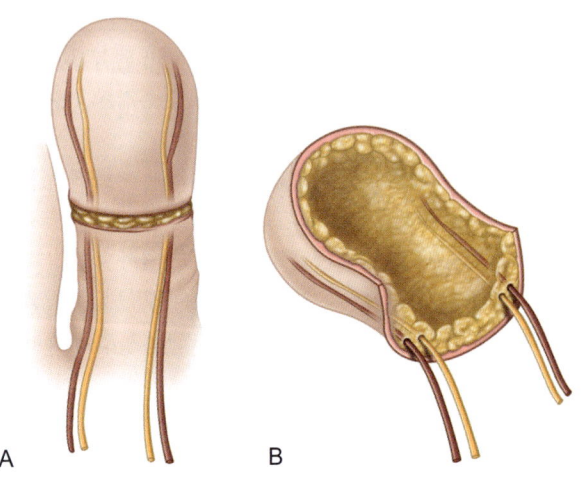

图 63-57 趾腹游离皮瓣
A．标记出皮瓣轮廓，开始在足趾解剖皮瓣；B．从足趾切取带趾动脉、伴行静脉和神经的皮瓣（见手术技术 63-31）

游离踇趾皮瓣移植

手术技术 63-32

(Morrison 等；Urbaniak 等；Steichen)

足部解剖

- 画出皮瓣的轮廓，使整个踇趾的皮肤脱套样剥离，仅遗留踇趾内侧和远端的细条带形皮肤（图 63-58）。皮肤条带的远端应延伸至趾甲前端的外侧角。皮肤条带的宽度应根据覆盖与正常拇指的相仿区域所需的皮肤量而定。一般保留宽约 1cm 的皮肤条带。
- 皮瓣不应向踇趾根部的近侧过度延伸。趾蹼处保留足够的皮肤以便闭合创面。
- 标记第 1 跖背动脉的走行。令足部下垂，上静脉止血带，标记充血的足背静脉。
- 在第 1、2 跖骨之间做纵行切口。
- 寻找足背动脉。
- 然后向远端解剖至第 1 跖背动脉。
- 如果第 1 跖背动脉位于足底，或者跖底动脉是踇趾的主要动脉，在第 1 趾蹼处做足底切口。在第 1 趾蹼处找到足底外侧动脉，沿纵行切口向近端解剖。
- 结扎供应第 2 趾的血管分支，但保留供应皮瓣的所有分支。
- 在动脉外侧，解剖进入趾皮瓣的腓深神经，将其近端切断，使神经的长度适合受区要求。
- 解剖进入皮瓣的足背静脉。
- 烧灼侧支，保留尽可能长的动静脉蒂。
- 如果使用的是跖底动脉，因静脉蒂的长度不足，可能需要静脉移植。
- 神经血管蒂解剖完毕后，在踇趾根部做横行切口，但不要损伤皮瓣的回流静脉。
- 掀起足趾皮瓣，并将其打开，寻找足底外侧神经血管束。
- 游离神经血管束，使之完整地保留在皮瓣内。
- 解剖并找到内侧神经血管束，使之完整地保留在内侧的皮肤带内。
- 在甲床下，采用轻柔的骨膜下锐性解剖分离趾甲下趾皮瓣，避免损伤指甲的生发层。
- 将远节趾骨的远端位于甲下的长约 1cm 的粗隆截下，使其包含在切取的皮瓣内。
- 保留踇长伸肌的腱周组织，以便接受断层皮片移植。
- 掀起皮瓣的足底面，保留趾底的皮下脂肪。避免损伤内侧皮肤带的循环。
- 在适当的平面从趾总神经上解剖外侧趾底神经。
- 若不将外侧趾底动脉作为动脉蒂，则将其电凝切断。
- 此时，除了由第 1 跖背动脉的趾背分支和隐静脉系统的属支组成的血管蒂外，皮瓣应当是游离的（图 63-59）。

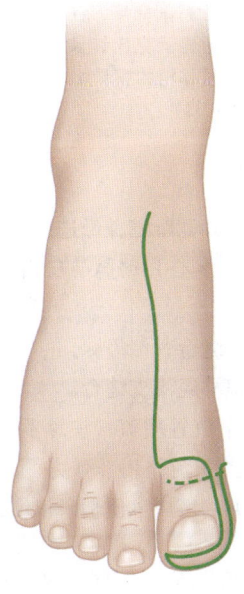

图 63-58 踇趾甲皮瓣

画出皮瓣的轮廓，使整个踇趾的皮肤脱套样剥离，仅保留一窄条延伸至趾甲外侧角的皮肤。皮肤带的宽度（一般为 1cm）根据拇指所需的皮肤量而定（见手术技术 63-32）。

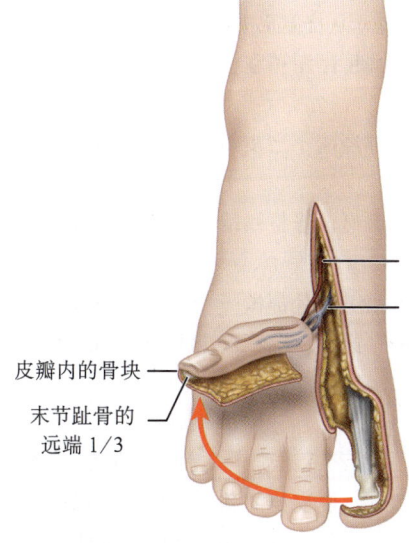

图 63-59 踇趾甲皮瓣

解剖完毕，血管蒂保持完整，神经未显示。注意皮瓣内远节趾骨的尖端（见手术技术 63-32）。

- 放松止血带，确认皮瓣经动静脉蒂供血。皮瓣变成淡红色可能需要 30～60 min。将血管浸泡在温盐水和利多卡因中可能有助于缓解血管痉挛。
- 皮瓣变成淡红色后，确认手部准备完毕，在血管上安放血管夹，切断血管前要结扎血管或在血管上放置小止血夹（图 63-60）。
- 将皮瓣移植至手部的同时，用断层皮片细心覆盖跗趾。切除 1 cm 远节趾骨可使内侧皮瓣绕跗趾趾端旋转。用断层皮片覆盖跗趾的跖侧、背侧和外侧。必要时可用固定模维持固定皮片，防止移位。Morrison 等曾提倡使用交趾皮瓣闭合跗趾创面，但通常并不需要。

手部解剖

- 负责准备手部的小组还必须切取带皮质-骨松质的髂嵴骨块，将其雕刻成与对侧正常拇指相近的长度和粗细。正常拇指内收时指尖距示指近侧指间关节约不足 1 cm。
- 在手部，需准备 2 个部位（图 63-61）。一个是紧邻鼻烟壶区的桡侧远端部位，一个是拇指残端本身。
- 气囊止血带充气，在虎口区做纵行切口。
- 解剖并游离 2 条以上的手背静脉。
- 在第 1 骨间背侧肌和拇收肌之间，寻找游离拇主要（第 1 掌心）动脉。
- 寻找桡神经浅支。
- 向近端解剖动脉蒂，至拇指根部附近腕掌或掌指关节处的预计吻合平面。
- 取拇指残端直切口，从桡侧正中越过指端至尺侧正中，解剖残端，掀起背侧和掌侧骨膜下组织瓣约 1 cm。
- 显露解剖尺侧指神经瘤；当皮瓣可以移植时，切除神经瘤。
- 切除骨端的所有瘢痕，修整残端使其新鲜以接受髂嵴骨块移植。
- 在近节指骨底或第 1 掌骨部做一个凹陷，使骨块能放入凹陷，用克氏针、螺钉或小型钢板和螺钉予以固定（图 63-62）。
- 确认皮瓣由动脉蒂供血。
- 切断动静脉蒂，用缝线标记动脉、静脉和神经。
- 用皮瓣包裹移植骨，使皮瓣的外侧缘位于移植骨的尺侧。如果移植骨过大，应根据需要进行修整。
- 将皮瓣松松地缝合在合适的位置，使趾甲朝向背侧，神经血管蒂位于虎口处。
- 在放大情况下，用 9-0 或 10-0 尼龙线将拇指尺侧

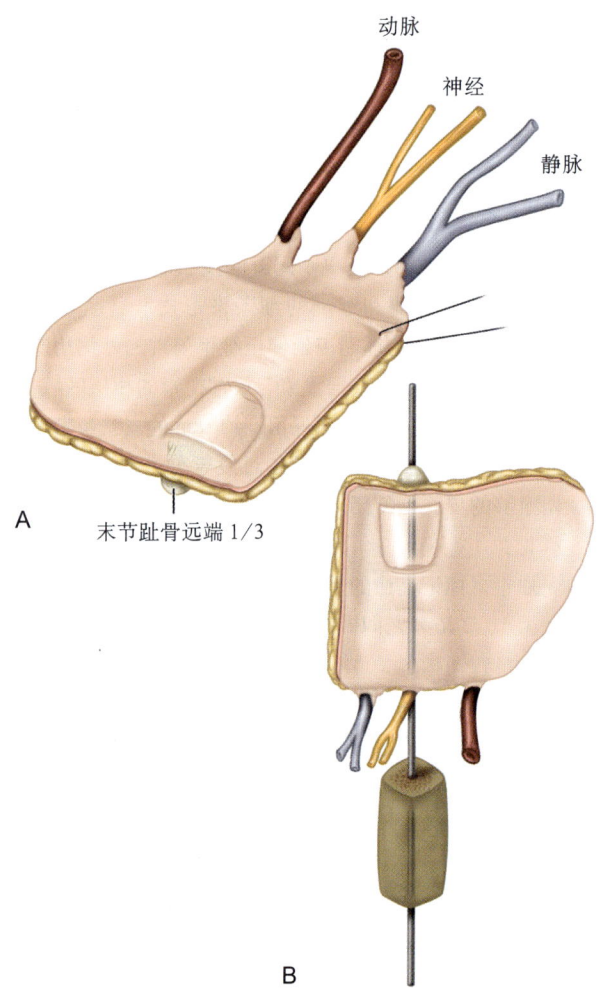

图 63-60 跗趾甲皮瓣

A. 切断神经血管，解剖完毕，注意远节趾骨的远端部分保留在皮瓣内；B. 简图显示克氏针像穿"羊肉串"样先穿过远节趾骨的远端，再穿过移植的髂骨块，使软组织可以"环绕"移植骨（见手术技术 63-32）

指神经与皮瓣的外侧趾底神经进行缝合。
- 将拇主要（第 1 掌心）动脉与皮瓣的第 1 跖背动脉缝合。
- 建立动脉血流，缝合背侧静脉。
- 将腓深神经与桡神经浅支缝合。
- 需要时在皮瓣下放置引流，注意不要在动静脉或神经修复处放置引流。用非弹力绷带包扎手和拇指，要留出足够的区域以便临床和仪器监测。

术后处理 术后连续应用阿司匹林（每日 300 mg）和右旋糖酐-70（每日 500 ml）5～7 d。有些外科医师还应用双嘧达莫（50 mg 每日 2 次）。一般不用肝素。第 1 周，供足和手部要抬高。监测皮肤颜色、

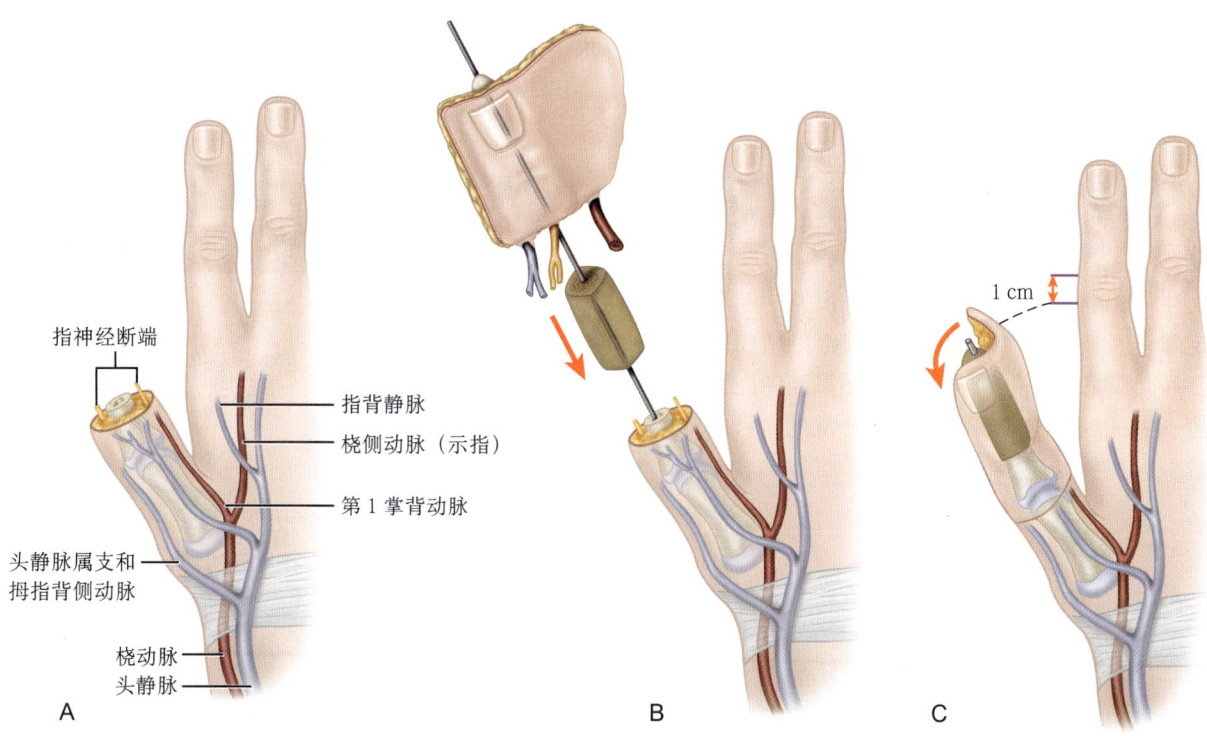

图 63-61　踇趾甲皮瓣的手部解剖

A．取外侧正中切口显露解剖拇指残端。解剖虎口背侧，寻找头静脉和桡动脉及其分支；B．用克氏针固定移植的髂骨块和软组织，以备神经和血管修复；C．用软组织"环绕"髂骨块。注意再造拇指的长度，拇指尖距示指近侧指间关节约不足 1 cm（见手术技术 63-32）

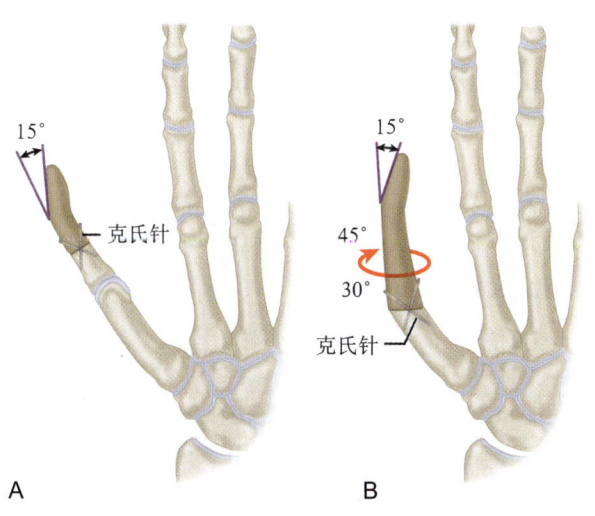

图 63-62　髂骨块的固定

A．对于掌指关节这侧的离断伤，所移植髂骨块应平行于指骨长轴固定；B．对于掌指关节近侧的离断伤，所移植髂骨块应屈曲 30°、内旋 45° 固定，这样的位置能使重建后的拇指与其他指对掌（见手术技术 63-32）

饱满度和毛细血管充盈。监测皮肤温度是另一方法。病房温度保持在 24℃（74°F）以上。要保持适当的湿度。禁止患者和进入病房的任何人吸烟。如不需要较早处理伤口，术后 7～10 d 更换绷带和夹板。3 周后，在保护下开始进行拇指的主动运动。足部创面愈合后，即可开始循序渐进的保护性负重，在可以忍耐的情况下允许患者逐渐增加活动量。一般不需要用鞋垫保护踇趾。

第十节　踇趾和手指再造

一、一期踇趾移植

1967 年，Cobbett 报道首例人的一期足趾至手的移植。30 年后随访时，这名患者从事木材检验工作，显示了良好的长期效果。

关于第 1 足趾移至手或是第 2、3 足趾移植用于拇指和手指再造的技术已经有了很大的进展和改良。临床上关于利用第 1 足趾重建拇指和第 2、3 足趾复合体重建拇指和手指的疗效已经得到了确认。恢复了保护性感觉，握力相当于对侧的 40%~80%，而且几乎全部患者对再造手指的外观均感到满意。

生物力学评价提示，姆趾缺失没有引起明显的行走障碍。然而，严重的供区并发症如植皮区延迟愈合和足背瘢痕肥厚已有报道。如果高度注意解剖细节、供区缺损的闭合和术后处理常规，可以有效地减少这些并发症。

（一）适应证

姆趾移植至手可用于从掌骨基底部到指间关节水平断离后的拇指再造。该手术可为其他手指重建能对指的拇指，因此可能最适于手部的多发伤和多发断指。对掌指关节平面或其附近的拇指缺失，若邻近没有可拇指化的手指，推荐足趾移植至手部再造拇指。其他学者认为：第 1 掌骨全部缺失的创伤性拇指缺失最好用其他方法如手指拇指化或第 2 趾移植治疗，因为第 1 跖骨缺失将影响行走功能。

在开始如此大的再造手术之前，应当考虑患者的年龄、动机、职业以及与供区有关的爱好。由于其他足趾一般比拇指细而短，通常主张选择姆趾作为拇指再造的供区。

（二）术前计划

与其他的足部皮瓣一样，术前评估应包括足部循环的全面评估，这包括动脉搏动的临床评估，应用多普勒探头和 2 个方向的动脉造影图像。另外，如果对可利用的受区血管有任何疑问，应做手部的动脉造影。这些措施还有助于用记录的资料证明胫后动脉的供血是否合适。

尽管一般利用同侧的姆趾，但若需要足部内侧的皮肤覆盖再造拇指，有时应选择对侧姆趾。Buncke 发现放在拇指部位的姆趾黏土模型有助于选择足趾和确定所需的皮肤量。如果姆趾存在不可接受的尺寸差异，则可采用 Wei 等描述的修整趾移植。该技术具有拇指大小匹配环绕技术，又允许指间关节运动的优势。

拇指再造前，可采用传统的覆盖方法如植皮或带蒂皮瓣覆盖受区软组织缺损，或者在拇指重建时姆趾移植联合足背皮瓣移植来满足受区的软组织需求。一般倾向于选择断层皮片覆盖手部受区，而不是足部供区，原因是结果难以预料，尤其是在足背部。

一期姆趾移植手术方法

手术技术 63-33

（改良 Buncke 法）

- 患者的体位应使供区的足和受区的手都容易显露。使用有衬垫的手术台，并附带能加热和冷却的毛毯和食管或直肠测温探头。
- 用留置导尿管监测尿量。
- 需要 2 个手术小组，1 组做手部，另一组做足部。
- 用皮肤标记笔画出手部和足部的切口，为 2 个部位准备合适的软组织覆盖。

足部解剖

- 根据多普勒探查的结果，画出足背动脉的走行。将足部悬于手术台边缘，保持在下垂位置，使静脉充盈。应能容易地看到足背主要的浅静脉。在第 1 跖骨的内侧定位大隐静脉的属支。在肢体驱血、止血带充气前画出静脉的走行。
- 用包裹或抬高肢体法驱血，气囊止血带充气。
- 采用足背直、弯或 Z 形切口寻找并保留足背静脉和足背动脉及其远端的延续第 1 跖背动脉。
- 如果术前检查提示第 1 跖背动脉位于足背侧，由近而远进行解剖，小心保护该动脉。结扎或钳夹血管侧支。
- 如果发现主要动脉位于足底侧，从第 1 趾蹼近侧解剖，在紧邻第 1 跖骨头足底侧负重区的外侧延伸做纵行切口。
- 向近端解剖获得足够长的动脉。为游离趾底动脉，有时必须切断跖横韧带。
- 如果对主要血管的位置有疑问，从第 1 趾蹼处开始解剖，向近端延伸。在第 1 趾蹼处结扎供应第 2 趾的动脉，向近侧游离第 1 跖骨动脉，直至可以确定该动脉可以从足背或足底解剖为止。在确认姆趾经动静脉蒂供血及手部解剖完毕之前，不要横断近端的血管联系。
- 沿足背动脉解剖至姆短伸肌，切断并掀起姆短伸肌，显露足背动脉外侧的腓深神经。保留腓深神经，以备与拇指区的一条受区神经缝合。
- 沿第 1 跖动脉解剖至第 1 趾蹼，保留供应姆趾的全部分支，结扎或烧灼供应第2趾的分支。
- 解剖游离浅静脉，形成长静脉蒂。
- 在第1趾蹼处，解剖姆趾外侧的趾底神经，小心向近侧解剖显露趾总神经，将其与第2趾的趾神经分离。
- 同法解剖姆趾内侧的趾底神经，并尽可能地向近侧游离。努力保留2条神经。
- 根据拇指受区的要求，切取尽可能长的神经蒂。少数情况下可能需要神经移植。
- 确定手部所需肌腱的大致长度。
- 在解剖血管的同一切口内，在伸肌支持带附近或更近侧切断姆长伸肌腱。
- 在足底的中部或近侧做横行切口，切取足够长度的姆长屈肌腱。
- 钝性解剖寻找肌腱，将其与足部的趾长屈肌腱的连接分离。这些与其他肌腱的连接使经踝部切口松解姆长屈肌腱极其困难。
- 在跖趾关节处离断姆趾。如果想重建新的掌指关节，可将关节囊带在姆趾上。
- 应保留跖骨头的足底侧；如果从跖骨近端的背侧向远端的足底侧做斜行截骨，则可将第1跖骨的背侧部分带在姆趾上。
- 在手部解剖完毕并确认姆趾有足够的血液循环之前，要保留血管蒂的联系。
- 放松止血带，足部止血。将姆趾从足部断离后，关闭足部切口，需要时可放置细而薄的引流条。
- 应将皮瓣做成可以侧-侧闭合足部切口的形状，也可能仅遗留小块需要植皮的区域。
- 闭合足部切口后，用大量非弹力绷带加压包扎。

手部解剖
- 手部解剖一般需要2个切口。在拇指根部背外侧面画出背侧弧形切口线，再沿大鱼际皮纹经腕管表面向近端延伸到前臂远端，画出掌侧切口线。
- 用抬高或弹力带包裹肢体驱血。开始解剖前将气囊止血带充气。
- 在解剖学鼻烟窝附近做弧形的背侧切口，向拇指残留骨骼的尖端延伸。
- 寻找并游离拇长伸肌、拇短伸肌和拇长展肌的肌腱以及头静脉及其属支、桡动脉及其远端的第1掌心（拇主要）动脉和桡神经浅支及其分支。
- 掀起皮瓣显露残留的拇指。
- 做与大鱼际屈褶线平行的掌侧切口，向近侧延伸斜向越过腕横纹。

- 寻找并显露至拇指的指神经分支、拇长屈肌肌腱、可以利用的拇收肌和拇短展肌肌腱和适于缝合的指掌侧固有动脉。
- 放松止血带，充分止血。后面的操作可在放松止血带的情况下进行，或为最大限度地减少出血和协助血管神经吻合，也可间断使用止血带。
- 在姆趾近节趾骨基底部做一凹陷，将拇指掌骨或指骨的残余部分重新塑形并插入趾骨的凹陷内，使移植姆趾对位。必要时用克氏针再进行内固定加固。
- 修复屈肌和伸肌肌腱，尽可能地使作用于姆趾上的力平衡。May等已经提出了一个重建可用肌腱附着点的方案（图63-63）。
- 确信受区桡动脉分支有充足的血流后，将足背动脉与第1掌心或桡动脉吻合。
- 动脉吻合完毕，开始静脉内灌注右旋糖酐-40（低分子右旋糖酐）（或肝素，根据习惯而定）。
- 将大隐静脉系统与头静脉系统吻合。通常，吻合1条动脉和1条静脉即可满足需要。
- 将姆趾外侧趾底神经与拇指尺侧指神经、内侧趾底神经与桡侧指神经进行缝合。在可以利用的情况下，将桡神经浅支与腓深神经分支进行缝合。

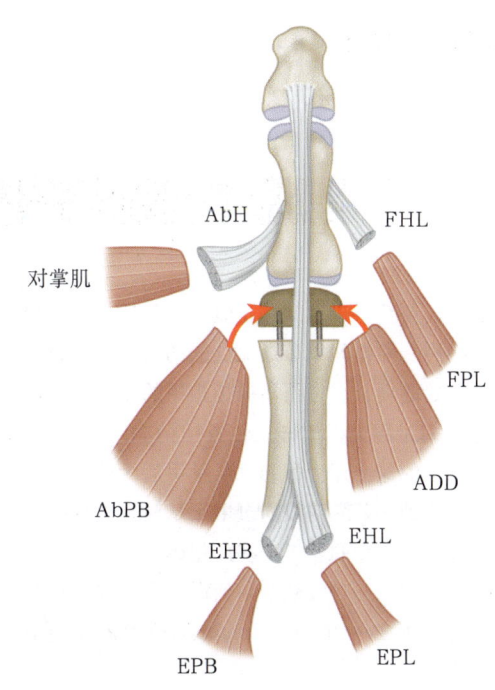

图63-63 姆趾移植至拇指部位

May提出的重建可用肌腱附着方案。AbH. 姆展肌；AbPB. 拇短展肌；ADD. 拇收肌；EHB. 姆短屈肌；EHL. 姆长屈肌；EPB. 拇短伸肌；EPL. 拇长伸肌；FHL. 姆长屈肌；FPL. 拇长屈肌（见手术技术63-33）

- 松松地闭合创面，根据需要放置细小的薄橡皮引流条进行引流。
- 必要时可行皮肤移植。
- 用大量的非弹力绷带不加压包扎，用石膏夹板保护拇指、手部和腕部。

术后处理 继续按习惯方法进行抗凝治疗。许多学者推荐应用右旋糖酐-40或肝素3~5d。患者保持安静，抬高手部和足部。采用临床观察和任何可以利用的物理仪器监测血液循环。术后3~5d监测尿量和测定血红蛋白和血细胞比容，直至上述指标稳定在正常水平为止。术后2~4周避免患足行走可有效地减少供区并发症。起初用弹性绷带包扎足部，拆线后穿弹力袜可有效减轻水肿。如果一侧足未受影响，患者可以使用助行器或拐杖尝试步行；但必须注意预防再造拇指的损伤。如若可能，要延迟5~7d更换绷带敷料。保护拇指3~4周，然后开始轻柔的保护性主动运动，在10~12周逐渐过渡到更积极的运动。直到感觉恢复后才可进行一些力量性活动。

修整过的跨趾移植

此方法设计用于解决移植后移植手指显得过大的问题。

手术技术 63-34
（WEI 等）

- 手术之前，要获得正确的测量数据，包括正常拇指甲床处的周长及指间关节最宽处的周长，以及近端指骨中点处的周长。将正常拇指指甲的测量宽度数据放样到跨趾甲上，放样点位置稍稍靠内侧放置。以跨趾甲上的这个点为标志，从趾甲后缘甲上皮开始，向近侧画一条纵向线通过甲床基质到近骨指骨的基底部作为截骨的参考。在此基础上，将正常拇指的测量数据一一对应地绘制到跨趾上，并在每个点上额外增加2~3mm的宽度，以确保无张力下的伤口关闭。
- 由近向远逐渐缩窄多余的内侧皮肤条（也就是正常足趾和拇指周长之间的差异部分）直至足趾尖距离甲下2mm处以便后期的伤口。近端切口线取决于截趾平面。

供区切取
- 在标准的止血带下进行供区的切取。
- 血管的确认和神经肌腱的切取根据手术技术63-33的描述来施行。
- 切开皮肤，深至远节趾骨骨膜，尽量减少对趾腹纤维间隔的分离，并由远及近掀起内侧皮条。将切取平面继续向近端延伸，暴露内侧的部分骨膜、内侧副韧带及关节囊。
- 掀起皮瓣时，保护好供区跨趾内侧神经血管束，确保其仍然保留于供区的跨趾上。
- 从掌侧做一个纵向切口，向两边从骨膜下掀起骨膜、内侧副韧带及关节囊（形成半环形关节组织瓣），直至近节远节足趾趾骨的表面中线。
- 使用摆动锯进行纵向截骨，从内侧开始去除4~6mm的骨质，包括内侧关节的突出部分及2~4mm的指骨骨干部分。将截骨边缘用骨锉处理为光滑的轮廓。
- 将半环形皮瓣包括骨膜，内侧副韧带和关节囊拉拢覆盖于截骨后的裸露骨质表面，间断缝合备用。
- 切开内侧近端的皮肤后选择合适的截趾平面，将供体足趾适当游离仅仅留下其血管蒂和供区相连（图63-64）。

受区的准备
- 第二组手术人员在供区准备的同时准备受区。
- 适当安置移植的跨趾，皮肤切口必须仔细计划和安排，并考虑到可能的联合关节融合或重建（这些取决于截肢水平）。
- 如同手术技术63-33中描述的那样施行修整后的足趾移植。
- 关闭供区的创面；必要的时候，可以适当利用内侧皮条的近端部分以达成无张力缝合。

术后护理 术后护理同手术技术63-33之后描述的那样。

二、第2、3趾移植

虽然跨趾移植、环绕手术和其他传统手术对拇指再造有益，但对拇指和多个手指缺失或仅有完整拇指的手，损伤之严重，仅进行拇指再造还不够。若缺失一个以上的手指，多趾移植肯定有益。单足

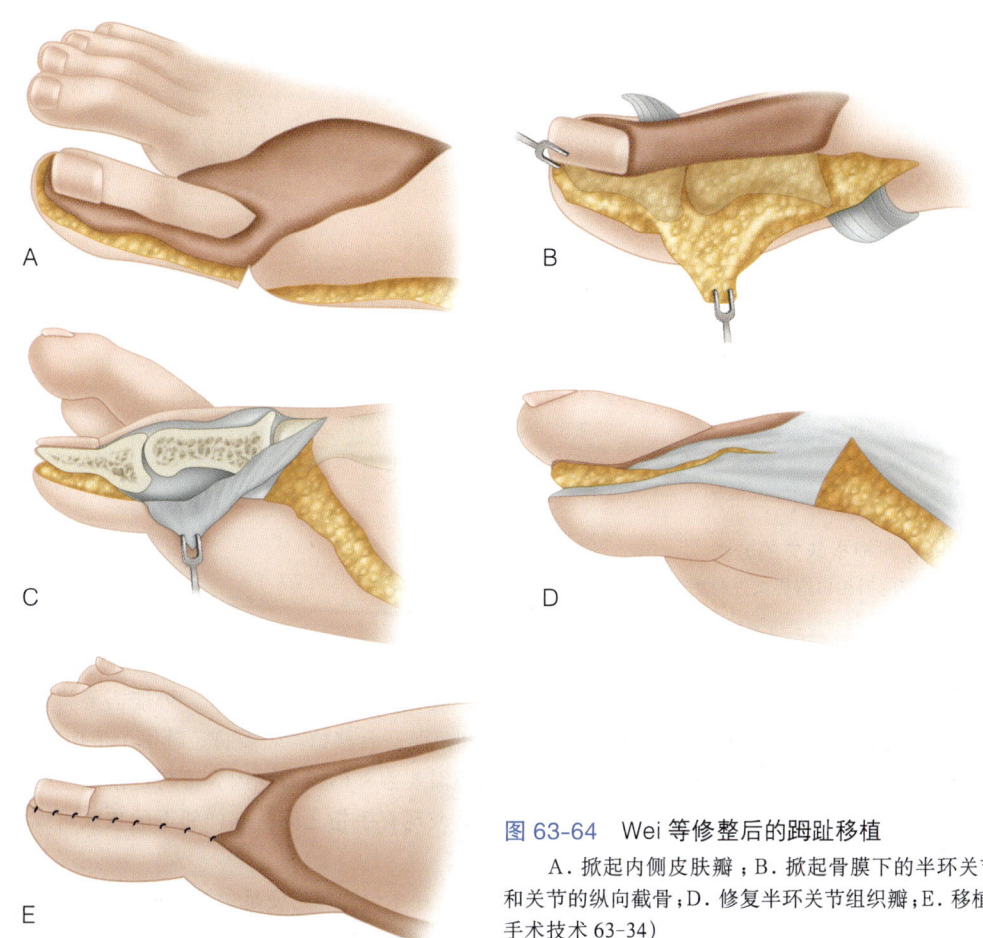

图 63-64　Wei 等修整后的踇趾移植
A. 掀起内侧皮肤瓣；B. 掀起骨膜下的半环关节组织瓣；C. 趾骨和关节的纵向截骨；D. 修复半环关节组织瓣；E. 移植之前关闭创面（见手术技术 63-34）

第 2 趾、双足第 2 趾或单足第 2、3 趾均可用作再造手指以恢复拇指的对掌。后者可作为一个的带神经血管的移植物进行移植。Leung 将适合第 2 趾移植的拇指缺失分为 4 种类型，作者主张第 2 趾移植，而不是踇趾移植（图 63-65）。

Gordon 等评估了一组 16 例取自对侧足的双足趾移植再造 38 个手指的资料。若手部遗留 1～2 个手指，足趾移植可为捏握提供更宽和更有力的接触面，还能改善功能和外观。他们发现，移植后手指活动可达到有效范围，手功能明显改善；如果术后严格遵循不负重的常规，足部并发症极小。将分次双趾移植的方法与双趾同时移植的方法相比，这些学者发现，双趾同时移植的总体手术时间和术后住院时间缩短。若同时将两趾（通常取自双足）移植至手部，总体费用也减少。与单足切取带部分跖骨的两趾相比，每侧足切取 1 趾对步行的影响更小。

术前准备

像所有足部移植手术一样，要确定供应待移植趾的动脉位置。除了临床评价和多普勒探查以外，还要用动脉造影从 2 个方向观察确定足部其他的循环是否合适。评价手部受区的需求有助于确定何处用何趾。Buncke 推荐在手部使用手指的黏土模型。同样也可选用根据患者足趾的褐藻胶印迹制成的石膏模型。选用的足趾可能受到获得性创伤后遗症或姿势性畸形如瘢痕和锤状趾，或受到先天性异常和血供不良的限制。

若要移植单趾，需要 2 个手术小组；若从双足移植两趾，则需要 3 个小组，2 个小组切取足趾，1 个小组负责手部。

患者卧于用可加热和冷却毛毯衬垫良好的手术台上，其体位应使双足和患手都能方便地显露。用食管或直肠温度计监测体温，用留置导尿管观察尿量。

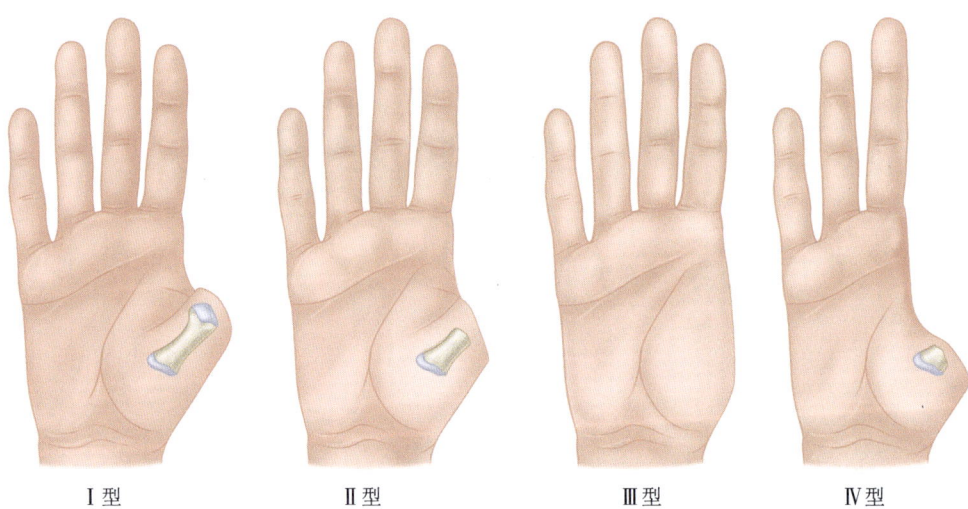

图 63-65 Leung 对拇指缺失的分类
对考虑不同类型的拇指再造显微外科手术有用

第2、3趾移植手术方法

手术技术 63-35

足部解剖

- 根据手部皮肤覆盖的需要画出足部皮瓣的轮廓（图63-66）。
- 如果再造平面位于拇指掌指关节或其远侧，一般不需要额外的皮肤。如果再造的平面在腕掌关节平面，或者拇指指列完全缺如，可能需要将足背皮瓣和足趾联合移植。若要将足趾用于手指再造，一般不需要额外的皮肤，因为可将足趾放在受指的顶端或现有手指之间，这样邻近的皮肤可以满足要求。
- 将足悬在手术台边缘，使足背静脉充盈，用皮肤标记笔画出大小隐静脉系统的属支。
- 用弹力包裹或抬高法使小腿驱血，气囊止血带充气。

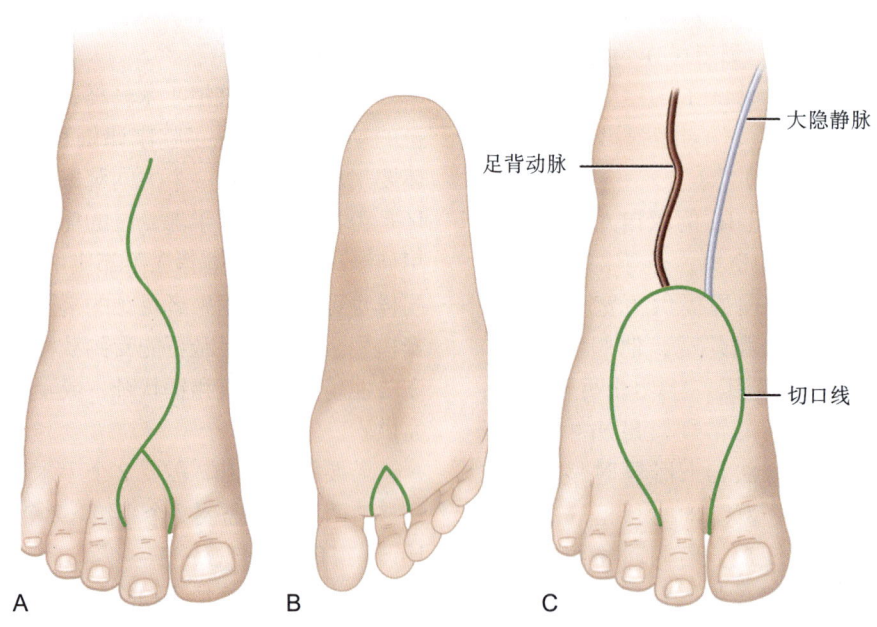

图 63-66 第2足趾移植
A. 切取第2趾的切口，足背切口可显露神经血管结构；B. 切取足趾的足底切口；C. 如果手部需要额外的皮肤，画出足背皮瓣的轮廓。虚线表示动脉和静脉的走行（见手术技术 63-35）

- 先掀起足背的皮瓣，寻找游离隐静脉的属支。
- 小心解剖，逐渐显露静脉蒂。
- 然后定位腓浅神经，将其分支连在足趾上。
- 在踝关节附近解剖血管的同一切口内，在近端横断趾长伸肌和趾短伸肌肌腱。
- 寻找并游离足背动脉，保留该动脉行向外侧供应第2跖骨的分支完整。在第1趾蹼处切断供应姆趾的分支。
- 第2或第2、3趾的血液循环可由足背动脉和第1跖背动脉供应，或者由与跖底动脉和趾底动脉相通的交通动脉供应。采用足底切口寻找和解剖趾底神经、趾长和趾短屈肌肌腱、趾底动脉和跖底动脉的远侧部分。
- 虽然经足背切口可以解剖足底结构，但需要行跖骨截骨才能显露足底结构，使进入足底结构的足背入路更加复杂。
- 如果拇指或手指再造在掌指关节或其远端，则在跖趾关节平面切取足趾。
- 如果再造平面更靠近端，可在适当的长度进行跖骨远端截骨以满足手部的需要。
- 至此解剖完毕。
- 在手部准备好接受移植手指之前，保留血管蒂的完整。
- 放松气囊止血带，确认足趾由动脉蒂供血。用小血管夹阻断足背动脉系统，然后阻断跖底动脉，确定哪个动脉供应足趾的血流更好。
- 手部准备完毕后，结扎动静脉，切断血管蒂。
- 闭合足部创面，根据需要放置细小的引流条。
- 用大量非弹力绷带加压包扎足部。

手部解剖
- 正如姆趾手术和姆趾甲皮瓣部分所述，若要再造拇指，至少需要 2 个切口。画出待用切口。
- 上肢驱血，气囊止血带充气。做背侧弧形切口，从解剖学鼻烟窝延伸至拇指残端，显露手背静脉、伸肌肌腱、桡动脉及其第 1 掌心支和桡神经浅支的分支。
- 做与大鱼际皮纹平行的掌侧切口，解剖指神经、拇长屈肌腱和任何可以利用的动脉分支。
- 若要将足趾移植到掌指关节远侧的手指上，要形成背侧和掌侧皮瓣，显露指背静脉、指总伸肌腱、指掌侧动脉和神经以及屈肌腱。
- 如果待移植的足趾带部分跖骨以替代掌指关节或其近侧缺如的部分掌骨，做背侧弯切口显露手背静脉的属支、伸肌腱和残留的掌骨。
- 在掌侧，做一个斜行越过掌横纹的切口，显露指掌侧总动脉、指总和指固有神经及屈肌腱。
- 放松止血带，仔细止血。
- 手部解剖完毕、准备就绪后，结扎切断供应待移植足趾的血管，按之前描述的方法关闭足部创面，开始进行将足趾与拇指或其他手指的位置连接起来。
- 纵行克氏针固定骨骼最简便；然而，联合应用克氏针与钢丝缝合或小型钢板与螺钉固定效果也令人满意。
- 在手掌部或腕部附近缝合屈肌和伸肌肌腱。
- 尽管足趾的跖底动脉或趾底动脉可与手指的指动脉吻合，但一般将第一跖背动脉同桡动脉或第一掌心支吻合起来。开始吻合动脉前，至关重要的是要证实受区动脉的断端有强有力的搏动性出血。
- 动脉吻合完毕，手背静脉应有明确的回流出血。
- 将足趾的趾底神经与手指或拇指的指神经缝合；在可能的情况下，将桡或尺神经的背侧皮支与伴随足趾的腓浅或深神经的分支缝合。松松闭合皮缘，必要时放置细薄的橡皮引流条。还可能需要补充植皮（图 63-67）。
- 用大量非弹力绷带包扎，掌侧加石膏夹板。

术后处理 手部和足部抬高。禁止患者或病房内的探视者吸烟。病房应保持温暖，应给予患者充分的镇静，避免情绪剧烈波动。足部加压包扎至少 2 周，接着穿弹力袜 2~4 个月以控制水肿。术后 1~3d，密切观察移植手指的血液循环；假如出现循环危象，应将患者送回手术室探查吻合口。手部制动 3~4 周，然后移植手指开始施行循序渐进的主动锻炼计划。为减少切取第 2 趾、第 2、3 趾或每侧足切取第 2 趾引起的并发症，应抬高足部 2 周以上。Gordon 强调，如果两足都是供区，再用 2 周轮椅是很重要的，此时在双拐或助行器保护下开始步行，直到患者能方便地几乎无疼痛地行走为止。对移植指的完全使用应延迟至满意的运动和有效的感觉恢复之后。

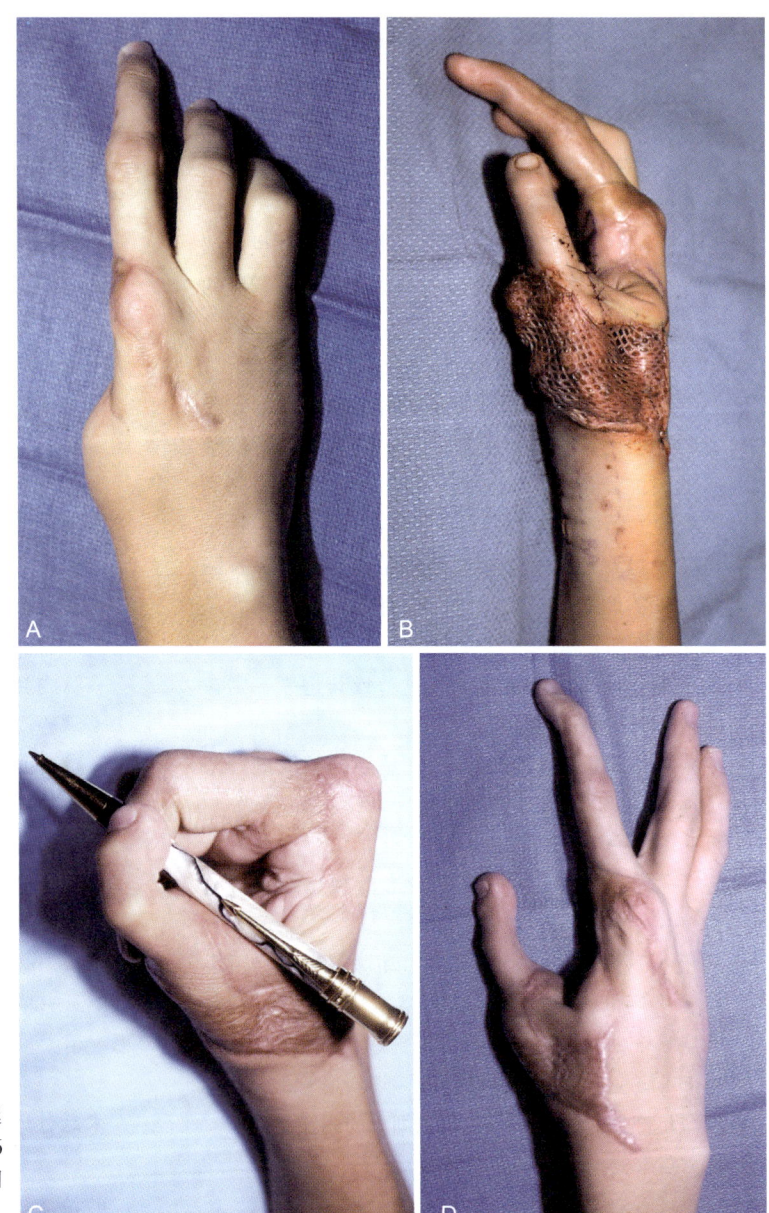

图 63-67　第 2 趾移植至拇指部位

A．爆炸伤引起的拇指和示指离断；B．延迟第 2 趾游离移植和植皮再造拇指；C．术后 6 个月，具有捏持功能，外观满意；D．显示指间关节的主动伸直运动（见手术技术 63-35）

第十一节　吻合血管的带关节和骨骺的游离组织瓣

许多外科医师的临床经验提示带血管蒂移植的全关节可以存活，具有运动功能而没有出现退变。该方法很有前途，尤其是在同种异体移植领域。

Weiland 等和 Wray 等的临床报道认为吻合血管的骨骺移植后可继续生长。Brown 等严密的实验工作证明，吻合血管的游离骨骺移植后能长期存活，并能有效地生长。Singer 等在一组小量病例的报道中认为，吻合血管的足趾跖趾关节移植到手指的掌指关节，不仅可提供无痛、有用、稳定的运动，还可以提供接近正常的生长潜力。足趾近侧趾间关节移植到手指的近侧指间关节，由于难以恢复运动和维持生长能力，没有取得预期的效果。Foo、Malata 和 Kay 报道 3 例游离关节移植和 1 例双关节移植，关节稳定，并保留了生长能力，但近侧指间关节的运动范围限制在 30°。虽然这类移植为解决某些小儿外科问题带来了希望，但上述作者警告，仍有许多问题尚未解决，在该方法广泛地应用于小儿之前还需要进一步研究。

第十二节 吻合血管的神经移植

Taylor研究了在需要大神经移植、受区条件差和需要粗大神经干远处移植情况下移植神经的存活问题。在动物实验中，他将1条供区神经连同其主要的动静脉系统移植到受区，采用显微血管技术重建神经的血液循环。根据实际工作，他发现吻合血管的移植神经，全长均恢复良好的微循环，包含更密集的轴突，轴突再生的速度约为电缆式移植对照组的2倍。临床上，他应用26cm长的吻合血管的桡神经移植修复2例Volkmann缺血性坏死引起的正中神经缺损；第3例是用桡神经移植修复12cm长的正中神经缺损；第4例是修复高压电击伤引起的20cm长的正中神经和尺神经缺损。本例利用了取自一侧上臂残端的30cm长的正中神经和尺神经。Taylor发现重建血管的移植神经再生速度为每月3.2~6cm，使人们有理由对此持谨慎的乐观态度。由于获得血供良好且可切取的合适供体有困难，且理论上存在可能因微血管血栓形成将粗大的移植神经转变成神经干移植的缺点，因此，该方法几乎没有实用价值。Taylor建议，该方法只用于传统神经移植难以进行或根本无法进行的年轻患者。